J. Koppenberg, R. Albrecht, U. Pietsch, M. Ruppert, W. Voelckel (Hrsg.)

Fälle Luftrettung

Joachim Koppenberg, Roland Albrecht, Urs Pietsch,
Matthias Ruppert, Wolfgang Voelckel (Hrsg.)

Fälle Luftrettung

Mit Beiträgen von:
Tobias Aigner, Schneisingen/Schweiz; Prof. Dr. med. Roland Albrecht, Zürich/Schweiz; Tobias Barnstorf, München; Sebastian Berchtold, Wolfratshausen; Dr. Elisa Bresadola, Bozen/Italien; Dr. med. Anna Brunello Gordola/Italien; Mattia Corti, Wilderwil/Schweiz; Dr. med. Reinhard Doppler, Rottenmann; Giorgio Faustinelli, Samedan/Schweiz; Dr. med. Arne Fleischhacker, Weßling; Dr. med. univ. Marius Forster, Durach; Dr. med. Rüdiger Franz, Emden; Dr. med. Michael Gäßler, Überlingen; Dr. med. Eric Haffner, Lahr; Alexander Hausmann, Immenstadt; Dr. med. Ulrich Heindl, München; Dr. med. Niels Holthof, Bern/Schweiz; Simon Hübenthal, Weßling; Simon Ilger, Hohenlockstedt; Prim. Dr. Marc Kaufmann, Bozen/Italien; Prof. Dr. med. Jürgen Knapp, Bern/Schweiz; Dr. med. Joachim Koppenberg, Scuol/Schweiz; Dr. med. Marc Kumpch, Kaiserslautern; Dr. med. Bernd Landsleitner, Nürnberg; Bernd Lang, Wien/Österreich; Dr med Michael Lehmann, Zürich/Schweiz; Philipp Lex, Wessling; Prof. Dr. med. Volker Lischke, Frankfurt a. M.; PD Dr. med. Roman Lukas, Dortmund; Dr. Maria Mair, Bozen/Italien; Dr. med. Andreas Mehl, München; KD Dr. med. Philipp Meyer, Aarau/Schweiz; Niklas Meyer, Koblenz; Dr. med. Johannes Moeckel, St. Gallen/Schweiz; Dr. med. univ. Luca Moroder, Bozen/Italien; Peter Christian Müller, Samedan/Schweiz; Ricardo Muster, Zürich/Schweiz; Dr. med. Eike Neubert, Adenau; Dr. med. Pablo Pütz, Zürich/Schweiz; PD Dr. med. Simon Rauch, Bozen/Italien; Dr. med. Florian Reifferscheid, Kiel; Dr. med. Oliver Reisten, Zermatt/Schweiz; Sereina Roffler, Basel/Schweiz; Michael Rosner, Horn /Österreich; Dr. med. Matthias Ruppert, Weßling; Dr. med. Martin Schiffahrt, Nürburg; Dr. med. Mathias Schmid, München; Dr. med. David Schurter, Zürich/Schweiz; Martin Stoffaneller, Innsbruck/Österreich; PD Dr. med. Markus Stuhr, Hamburg; Beda Suter, Untervaz/Schweiz; Dr. med. Sylvain Tosetti, Zürich/Schweiz; Dr. med. Mila Trauth, St. Gallen/Schweiz; Dr. med. Philipp Venetz, Bern/Schweiz; Prim. Univ. Prof. Dr. med. Wolfgang Voelckel, Salzburg; Dr. med. Elisabeth Wechselberger, Schwaz/Österreich; Florian Wechselberger, Wien/Österreich; Dr. med. Julian Wehrle, Olten/Schweiz; Dr. med. Daniel Werner, München; Dr. med. Chadlia Willms, Koblenz; Dr. med. Christian Wölfel, Törigen/Schweiz

ELSEVIER

Elsevier GmbH, Bernhard-Wicki-Str. 5, 80636 München, Deutschland
Wir freuen uns über Ihr Feedback und Ihre Anregungen an kundendienst@elsevier.com

ISBN 978-3-437-21337-3
eISBN 978-3-437-06512-5

1. Auflage 2026

Wichtiger Hinweis: Die medizinischen Wissenschaften unterliegen einem sehr schnellen Wissenszuwachs. Der stetige Wandel von Methoden, Wirkstoffen und Erkenntnissen ist allen an diesem Werk Beteiligten bewusst. Sowohl der Verlag als auch die Autorinnen und Autoren und alle, die an der Entstehung dieses Werkes beteiligt waren, haben große Sorgfalt darauf verwandt, dass die Angaben zu Methoden, Anweisungen, Produkten, Anwendungen oder Konzepten dem aktuellen Wissensstand zum Zeitpunkt der Fertigstellung des Werkes entsprechen.
Der Verlag kann jedoch keine Gewähr für Angaben zu Dosierung und Applikationsformen übernehmen. Es sollte stets eine unabhängige und sorgfältige Überprüfung von Diagnosen und Arzneimitteldosierungen sowie möglicher Kontraindikationen erfolgen. Jede Dosierung oder Applikation liegt in der Verantwortung der Anwenderin oder des Anwenders. Die Elsevier GmbH, die Autorinnen und Autoren und alle, die an der Entstehung des Werkes mitgewirkt haben, können keinerlei Haftung in Bezug auf jegliche Verletzung und/oder Schäden an Personen oder Eigentum, im Rahmen von Produkthaftung, Fahrlässigkeit oder anderweitig übernehmen.

Für die Vollständigkeit und Auswahl der aufgeführten Medikamente übernimmt der Verlag keine Gewähr.
Geschützte Warennamen (Warenzeichen) werden in der Regel nicht besonders kenntlich gemacht (®). Aus dem Fehlen eines solchen Hinweises kann nicht geschlossen werden, dass es sich um einen freien Warennamen handelt.

Bibliografische Information der Deutschen Nationalbibliothek
Die Deutsche Nationalbibliothek verzeichnet diese Publikation in der Deutschen Nationalbibliografie; detaillierte bibliografische Daten sind im Internet über https://www.dnb.de abrufbar.

26 27 28 29 30 5 4 3 2 1

In ihren Veröffentlichungen verfolgt die Elsevier GmbH das Ziel, genderneutrale Formulierungen für Personengruppen zu verwenden. Um jedoch den Textfluss nicht zu stören sowie die gestalterische Freiheit nicht einzuschränken, wurden bisweilen Kompromisse eingegangen. Selbstverständlich sind **immer alle Geschlechter** gemeint.

Planung: Dr. Barbara Schweighofer; Projektmanagement: Ulrike Schmidt
Redaktion: Ulrike Marquardt, Renningen-Malmsheim
Herstellung: Der Buchmacher, Arthur Lenner, Windach
Satz: Thomson Digital, Noida/Indien
Druck und Bindung: Drukarnia Dimograf Sp. z o. o., Bielsko-Biała/Polen
Umschlaggestaltung: SpieszDesign, Neu-Ulm
Titelfotografie: Prof. Dr. med. Roland Albrecht, Schweizerische Rettungsflugwacht Rega, Zürich(CH)

Aktuelle Informationen finden Sie im Internet unter **www.elsevier.de**

Vorwort

Es freut uns außerordentlich, die erfolgreiche Fallbuchserie mit dem vorliegenden Werk nun auch um den Bereich der „Luftrettung" erweitern zu können. Die insgesamt 61 Kasuistiken bieten spannende und lehrreiche Fälle aus der langjährigen gelebten Praxis erfahrener Einsatzkräfte aus dem Bereich der Helicopter Emergency Medical Services (HEMS).

Das vorliegende Fallbuch unterscheidet sich von ähnlichen Werken im Wesentlichen in zwei Bereichen und macht es dadurch einzigartig: Da sich die medizinischen Algorithmen und das medizinische Wissen in der Luftrettung grundsätzlich nicht von der allgemeinen präklinischen Notfallmedizin unterscheiden, liegt der Fokus insbesondere auf den Besonderheiten bzw. Unterschieden, die sich durch das Rettungsmittel Helikopter ergeben. Dazu zählen Aspekte wie Aviatik, Wetter, Kommunikation, spezielle Einsatzgebiete, Gelände, Teamzusammensetzung, operationelle Verfahren und technische Anforderungen. Die Einsatzmöglichkeiten und Grenzen des Luftrettungsmittels im deutschsprachigen Raum werden aufgezeigt und anhand realer Einsätze kritisch reflektiert. Neben den erfahrenen Luftrettungsnotärztinnen und -ärzten bringen auch andere Crewmitglieder, wie Notfallsanitäterinnen und Notfallsanitäter, Pilotinnen und Piloten sowie Leitstellenmitarbeitende, ihre Überlegungen ein. So entsteht idealerweise eine 360-Grad-Teambetrachtung der Fälle für die Lesenden.

Um das reine Storytelling spannender Einsätze weiterzuentwickeln, wurden die Fälle von den Autorinnen und Autoren gemäß den Vorgaben der Herausgeber aufgearbeitet und aus didaktischen Gründen – bis auf wenige Ausnahmen – nach einer einheitlichen Struktur präsentiert. Dies dient einer besseren Lesbarkeit und entspricht insbesondere dem strukturierten Vorgehen bei einem Luftrettungseinsatz. Auf diese Weise werden angehende HEMS Crew Member sowie alle Berufsgruppen, die mit Helikoptercrews zusammenarbeiten, bereits beim Lesen mental auf ein strukturiertes Vorgehen im Echtbetrieb vorbereitet. „Alte Hasen" finden dabei dennoch immer wieder neue oder interessante Entdeckungen.

Am meisten profitieren die Lesenden von den „Tops & Flops" im Sinne einer persönlichen und kritisch-reflektierenden Einschätzung des erfahrenen Autorenteams: Was ist besonders gut gelaufen? Was würde man beim nächsten Mal anders machen? Was hat einen beim Einsatz am meisten beschäftigt oder herausgefordert? Um die Einzelkasuistiken zu „boostern", werden zum Schluss zudem optionale Entwicklungswege im Sinne von „Was wäre, wenn …?" erläutert und diskutiert, sodass der Blick deutlich über den Einzelfall-Tellerrand hinausgeht. Die wichtigsten Erkenntnisse werden schließlich in prägnanten Kernaussagen zusammengefasst, um die „Take-home-" beziehungsweise „Take-to-the-next-mission"-Message nachhaltig vermitteln zu können. Die Perspektive wird zudem durch Drohnen- und Jet-Repatriierungseinsätze abgerundet.

Bedanken möchten wir uns auf Seiten des Verlags namentlich bei Frau Dr. Barbara Schweighofer, Frau Ulrike Schmidt und Frau Ulrike Marquardt für ihre außerordentliche professionelle, stets angenehme und freundliche Begleitung und Unterstützung. Unser Hauptdank gilt unseren zahlreichen engagierten Autorinnen und Autoren, die neben ihrem bereits intensiven Arbeitsalltag in ihrer wertvollen Freizeit zusätzlich Zeit und Energie dafür aufgebracht haben, ihre persönlichen Einsätze und Erfahrungen mit uns zu teilen und diese selbstkritisch zu analysieren. Besonders hervorzuheben ist, dass sämtliche Honorare der Autorinnen, Autoren und Herausgeber freiwillig als Spende an „Ärzte ohne Grenzen" fließen, wodurch das Buch einen weiteren lebensrettenden Ansatz verfolgt.

In diesem Sinne wünschen wir viel Freude beim Lesen. Wir hoffen, dass dieses Buch auch zu einem persönlichen „Durchstarten" beiträgt. Die Herausgeber wünschen viele „happy landings"!

Februar 2026
Dr. med. Joachim Koppenberg,
Prof. Dr. med. Roland Albrecht,
Prof. Dr. med. Urs Pietsch,
Dr. med. Matthias Ruppert und
Prim. Univ. Prof. Dr. med. Wolfgang Voelckel

Herausgeber

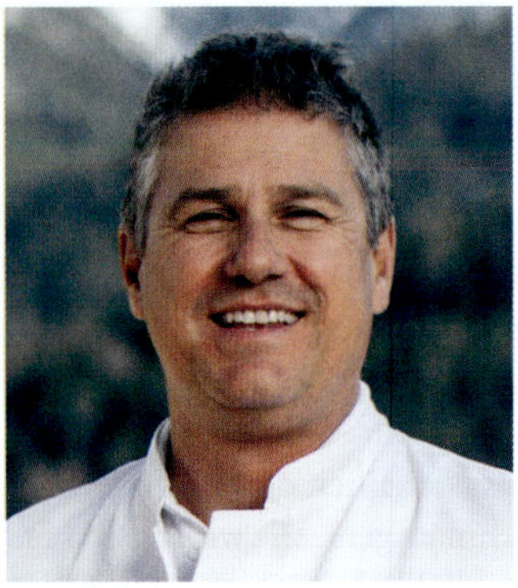

Dr. med. Joachim Koppenberg
Ausbildungen: Facharzt Anästhesiologie, FA Notarzt SGNOR, FA Klinische Notfallmedizin SGNOR, Leitender Notarzt SFG/CSAM, FA Interventionelle Schmerztherapie SSIPM, Schmerzspezialist SPS, International Diploma in Mountain Medicine und Diploma in Expedition and Wilderness Medicine.
Aktuelle Tätigkeit: Chefarzt der Abteilung für Anästhesiologie, Schmerztherapie und Notfallmedizin, Ospidal Scuol/CH.
Notarzttätigkeit: Kontinuierliche Notarzttätigkeit bodengebunden seit 1998 und in der Luftrettung seit 2002, zunächst bei der DRF, von 2006 bis 2010 beim ÖAMTC und seit 2009 bei der Rega. Ärztlicher Leiter Rettungsdienst und LNA Kanton Graubünden.
Interessen- und Forschungsschwerpunkte: Notfallmedizin, Patientensicherheit und Versorgungsforschung.

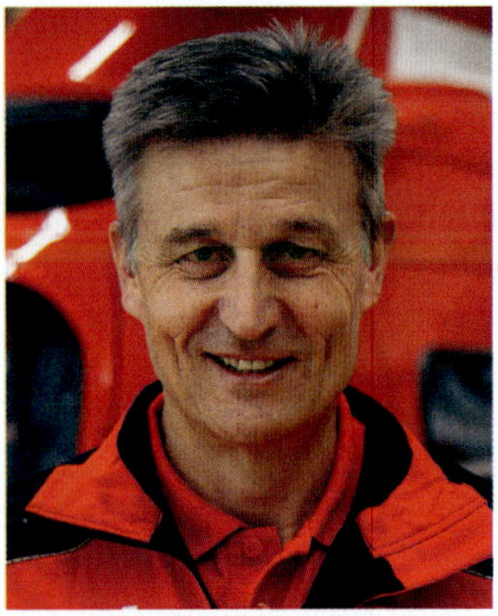

Prof. Dr. med. Roland Albrecht
Ausbildungen: Facharzt Anästhesie und Intensivmedizin, FA Notarzt SGNOR, FA POCUS Ultraschall
Aktuelle Tätigkeit: Chefarzt Schweizerische Rettungsflugwacht Rega, Chefarzt Alpine Rettung Schweiz (ARS), Kaderarzt Klinik für operative Intensivmedizin, Kantonsspital St. Gallen/Schweiz.
Notarzttätigkeiten: langjährige Erfahrung in der Schweizer Luftrettung sowie weltweite Repatriierungen mit dem Ambulanzjet
Interessen- und Forschungsschwerpunkte: prähospitales Atemwegsmanagement, prähospitale Versorgung unter extremen Bedingungen, Helikoptereinsätze und Einsätze mit dem Ambulanzjet mit herzunterstützenden Devices (IABP, Impella und ECMO), Einsätze national/international für hochinfektiöse Patienten mit der Patient Isolation Unit (PIU). Lehrauftrag für präklinische Notfallmedizin, speziell Flugrettungsmedizin, Universität Bern/Schweiz

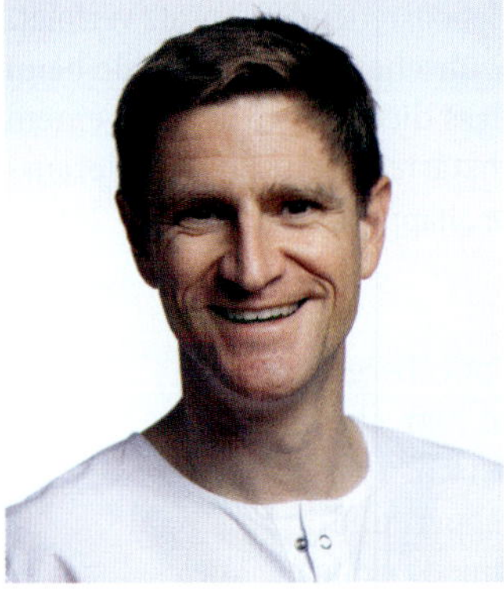

Prof. Dr. med. Urs Pietsch
Ausbildungen: Facharzt Anästhesie und Intensivmedizin; ZB Notfallmedizin, Diploma in Mountain Medicine und Diploma in Mountain Emergency Medicine; FA POCUS Ultraschall
Aktuelle Tätigkeit: stellvertretender Chefarzt Klinik für operative Intensivmedizin, Kantonsspital St. Gallen/Schweiz
Notarzttätigkeiten: langjährige Erfahrung in der Schweizer Luftrettung
Interessen- und Forschungsschwerpunkte: prähospitales Atemwegsmanagement, alpine Luftrettung, Simulation im Rettungswesen und in der Intensivmedizin, Patientensicherheit und prähospitale Versorgung unter extremen Bedingungen. Lehrauftrag für präklinische Notfallmedizin, Universität Bern/Schweiz

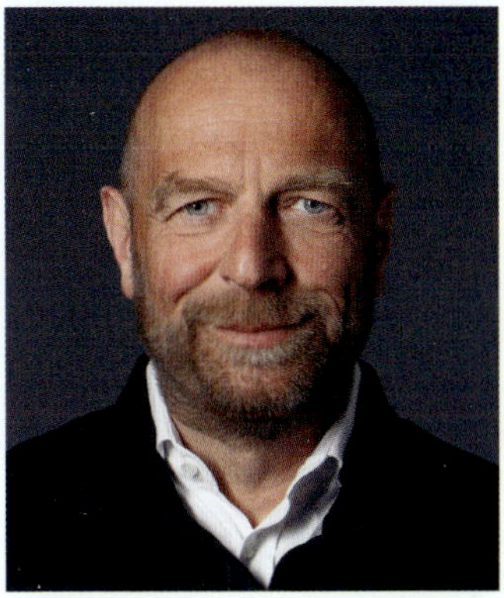

Dr. med. Matthias Ruppert
Ausbildungen: Facharzt für Anästhesiologie, ZB Notfallmedizin; Qualifikation Ärztlicher Leiter Rettungsdienst, Leitender Notarzt
Aktuelle Tätigkeit: Geschäftsführer Medizin ADAC HEMS Academy, Notarzt ADAC Luftrettung
Notarzttätigkeiten: Notarzt-, Intensivtransport- und Luftrettungsdienst bei verschiedenen Aufgabenträgern in Deutschland und Österreich seit 1996 (alpine und maritime Missionsprofile, Fixtau- und Windenoperation)
Interessen- und Forschungsschwerpunkte: Notfallversorgung unter schwierigen Bedingungen; Human Factors, Teams und CRM, Methoden der Patienten- und Einsatzsimulation

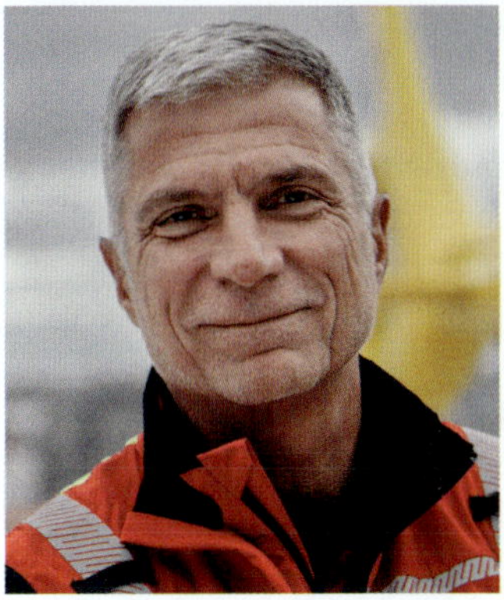

Prim. Univ. Prof. Dr. med. Wolfgang Voelckel, M.Sc
Ausbildungen: Facharzt für Anästhesiologie und Intensivmedizin, Europäisches Diplom für Anästhesiologie und Intensivmedizin, Master of Health Science, Ärztlicher Leiter Rettungsdienst
Aktuelle Tätigkeit: Ärztlicher Leiter ÖAMTC Flugrettung, Wien; Ärztlicher Leiter und Abteilungsleiter Anästhesiologie und Intensivmedizin, Unfallkrankenhaus Salzburg; Sprecher Traumanetzwerk Salzburg; Assoc. Univ. Prof. Faculty of Health Sciences, Department of Quality and Health Technology, University Stavanger, Norwegen
Notarzttätigkeiten: Seit 1978 in der Notfallmedizin. Als Notarzt in der Flugrettung seit 1988 (Schweizer Rettungsflugwacht 1988 bis 1995; ÖAMTC Flugrettung seit 1995). Lehrauftrag in Pre-hospital Critical Care, Universität Stavanger
Interessen- und Forschungsschwerpunkte: Notfallmedizin, Atemwegs-, Trauma- und Gerinnungsmanagement.

Autorinnen und Autoren

Tobias Aigner, Universitätsspital Zürich, Klinik für Herzchirurgie, 8091 Zürich/Schweiz
Prof. Dr. med. Roland Albrecht, Schweizerische Rettungsflugwacht Rega, Rega-Center, Zürich/Schweiz
Tobias Barnstorf, Berufsfeuerwehr München / ADAC Luftrettung, München
Sebastian Berchtold, Berufsfeuerwehr München / ADAC Luftrettung, München
Dr. Elisa Bresadola, Landeskrankenhaus Bozen, Direktion für Notfall-, Anästhesie und Intensivmedizin Bozen/Italien
Dr. med. Anna Brunello, Rega Basis Ticino, Locarno Airport, Gordola/Italien
Mattia Corti, Schweizerische Rettungsflugwacht Rega, Basis Wilderswil/Schweiz
Prim. Dr. med. Reinhard Doppler, Landeskrankenhaus Rottenmann, Bad Aussee und OEAMTC Flugrettung, Wien/Österreich
Giorgio Faustinelli, Rega Basis Engadin, Samedan/Schweiz
Dr. med. Arne Fleischhacker, ADAC Luftrettung gGbmH, Bereich Medizin, Weßling
Dr. med. univ. Marius Forster, Luftrettungszentrum Christoph 17 Kempten, Durach
Dr. med. Rüdiger Franz, NHC Northern Helicopter GmbH, Emden
Dr. med. Michael Gäßler, Praxis für Allgemeinmedizin & Anästhesie, Überlingen
Dr. med. Eric Haffner DESA, Ortenauklinikum Lahr
Alexander Hausmann, Immenstadt
Dr. med. Ulrich Heindl, ADAC Luftrettung gGmbH, Luftrettungsstation Christoph 1, München
Dr. med. Niels Holthof, Inselspital, Universitätsspital Bern, Universitätsklinik für Anästhesiologie und Schmerzmedizin, Bern/Schweiz
Simon Hübenthal, ADAC Luftrettung gGmbH, Weßling
Simon Ilger, ADAC Luftrettung, Luftrettungsstation Itzehoe Christoph 67, Hohenlockstedt
Prim. Dr. Marc Kaufmann, Landeskrankenhaus Bozen, Direktion für Notfall-, Anästhesie und Intensivmedizin, Bozen/Italien
Prof. Dr. med. Jürgen Knapp, FESAIC, Universitätsspital Bern, Klinik für Anästhesiologie und Schmerztherapie, Bern/Schweiz
Dr. med Joachim Koppenberg, OSPIDAL, Abteilung für Anästhesiologie, Schmerztherapie und Notfallmedizin, Scuol/Schweiz
Dr. med. Marc Kumpch, Klinik für Anästhesie, Intensiv-, Notfallmedizin und Schmerztherapie, Westpfalz-Klinikum Standort 1, Kaiserslautern
Fabian Kurz, ADAC Luftrettung gGmbH, Luftrettungsstation Christoph 1, München
Dr. med. Bernd Landsleitner, DIAKONEO KdöR, Klinik Hallerwiese-Cnopfsche Kinderklinik, Abteilung für Anästhesie und Intensivmedizin, Nürnberg
Bernd Lang, Christophorus Flugrettungsverein, Wien/Österreich
Dr. med Michael Lehmann, Schweizerische Rettungsflugwacht Rega, Rega-Center, Zürich-Flughafen/Schweiz
Philipp Lex, ADAC HEMS Academy GmbH, Weßling
Prof. Dr. med. Volker Lischke, Bergwacht Im Deutschen Roten Kreuz, Frankfurt a. M.
PD Dr. med. Roman Lukas, DRF Stiftung Luftrettung gemeinnützige GmbH, Station
Dr. Maria Mair, Südtiroler Sanitätsbetrieb, NAI|EMAR GESUNDHEITSBEZIRK BOZEN, Direktion für Notfall-, Anästhesie und Intensivmedizin, Bozen/Italien
Dr. med. Andreas Mehl, ADAC Luftrettung gGmbH, Luftrettungsstation Christoph 1, München
KD Dr. med. Philipp Meyer, Kantonsspital Aarau AG, Kinderspital, Klinik für Neonatologie Aarau/Schweiz
Niklas Meyer, Bundeswehrzentralkrankenhaus Koblenz, Christoph 23, Koblenz
Dr. med. Johannes Moeckel, Schweizerische Rettungsflugwacht Rega, Rega-Basis St. Gallen/Schweiz
Dr. med. univ. Luca Moroder, Landeskrankenhaus Bozen, Direktion für Notfall-, Anästhesie und Intensivmedizin, Bozen/Italien
Peter-Christian Müller, Schweizerische Rettungsflugwacht Rega, Einsatzbasis Engadin, Samedan/Schweiz

Ricardo Muster, Schweizerische Rettungsflugwacht Rega, Rega-Center, Flughafen/Schweiz
Dr. med. Eike Neubert, DRK Notarztstandort Adenau
Prof. Dr. med. Urs Pietsch, Kantonsspital St. Gallen, Klinik für Operative Intensivmedizin St. Gallen/Schweiz
Dr. med. Pablo Pütz, Klinik Hirslanden, Institut für Anästhesiologie und Intensivmedizin, Zürich/Schweiz
PD Dr. med. Simon Rauch, PhD, EDIC, Institut für Alpine Notfallmedizin, Eurac Research, Bozen/Italien und SABES/Krankenhaus Meran, Abteilung für Anästhesie und Intensivmedizin, Meran/Italien
Dr. med. Florian Reifferscheid, Universitätsklinikum Schleswig-Holstein, Campus Kiel, Klinik für Anästhesiologie und Operative Intensivmedizin, Kiel
Dr. med. Oliver Reisten, Air Zermatt/Schweiz und Solothurner Spitäler, Solothurn/Schweiz
Sereina Roffler, Universitäts-Kinderspital beider Basel, Basel/Schweiz
Dr. Michael Rosner, Landesklinikum Horn/Österreich und ÖAMTC Flugrettung, Christophorus 2, Krems-Gneixendorf/Österreich
Dr. med. Martin Schiffarth, ADAC Luftrettung gGmbH, Nürburg
Dr. med. Mathias Schmid, München Klinik Harlaching, München
Dr. med. David Schurter, Schweizerische Rettungsflugwacht Rega, Rega-Center, Zürich-Flughafen/Schweiz
Martin Stoffaneller, Mag., MED-EL Elektromedizinische Geräte Gesellschaft m.b.H., Innsbruck/Österreich
PD Dr. med. Markus Stuhr, BG Klinikum Hamburg, Abteilung für Anästhesie, Intensiv-, Rettungs- und Schmerzmedizin, Hamburg
Beda Suter, Schweizerische Rettungsflugwacht Rega, Einsatzbasis Untervaz/Schweiz
Dr. med. Sylvain Tosetti, Klinik für Anästhesie, Universitäts-Kinderspital Zürich-Eleonorenstiftung, Zürich/Schweiz
Dr. med. Mila Trauth, HOCH Health Ostschweiz, Klinik für Anästhesiologie, Rettungs- und Schmerzmedizin, St. Gallen/Schweiz
Dr. med. Philipp Venetz, Universitätsklinik für Intensivmedizin, Inselspital, Universitätsspital Bern/Schweiz
Prim. Univ. Prof. Dr. med. Wolfgang Voelckel, Unfallkrankenhaus Salzburg, Abteilung Anästhesie und Intensivmedizin, Salzburg/Österreich und ÖAMTC Flugrettung, Wien/Österreich
Dr. med. Elisabeth Wechselberger, Bezirkskrankenhaus Schwaz Betriebsgesellschaft m.b.H, Schwaz/Österreich
Florian Wechselberger, ÖAMTC Flugrettung, Wien/Österreich
Dr. med. Julian Wehrle, Departement Perioperative Medizin, Kantonsspital Olten/Schweiz
Dr. med. Daniel Werner, Universitätsklinikum der Ludwig-Maximilians-Universität München (LMU), Klinik für Anästhesiologie, Campus Großhadern, München
Dr. med. Chadlia Willms, Bundeswehrzentralkrankenhaus Koblenz, Christoph 23, Koblenz
Dr. med. Christian Wölfel, Athmomed, Thörigen/Schweiz

Funktionsbezeichnungen und Definitionen in der Luftrettung in der DACHS-Region (Deutschland, Österreich, Schweiz, Südtirol/Italien)

EASA*	Deutschland	Österreich	Schweiz	Südtirol/Italien
Helicopter Emergency Medical Service (HEMS)	Luftrettung	Flugrettung	Luftrettung	Flugrettung
HEMS helicopter	Rettungstransporthubschrauber (RTH)	Notarzthubschrauber (NAH)	Rettungshelikopter	Notarzthubschrauber (NAH)
flight crew / pilot in command**	Pilot	Pilot (PIL)	Pilot	Pilot
flight crew member	Co-Pilot			
technical crew member in HEMS***	Technical Crew Member HEMS (TC-HEMS),	Flugretter (FLR)	HEMS Crew Member (HCM)	Flugretter (HCM)
technical crew member in HHO***	Technical Crew Member Hoist Operator (TC-HHO), Windenoperator	Flugretter (FLR), HHO-TCM	HEMS Crew Member (HCM), Windenoperator (WOP)	Windentechniker (HHO-TCM)
medical passenger****	Notarzt	Flugrettungsarzt (FLRA)	Medical Crew Member (MCM)	Notarzt
task specialist*****	Bergretter; Ergänzendes Besatzungsmitglied (EBM)	Bergespezialist (BSP)	Rettungsspezialist Helikopter (RSH), Fachspezialist Suche (FSS), Leiter Helikopter Einsatz Suche (HESU)	Bergretter
ITH	Intensivtransporthubschrauber (ITH)	Intensivtransporthubschrauber (ITH)		

* Definitionen gemäß der „HEMS Regulation" der European Aviation Safety Agency (EASA) basierend auf der Durchführungsverordnung (EU) 2023/1020 vom 24. Mai 2023

** flight crew member: „Flugbesatzungsmitglied": Ein zugelassenes Besatzungsmitglied, das während der Flugdienstzeit mit für den Betrieb eines Luftfahrzeugs wesentlichen Aufgaben betraut wurde.

*** technical crew member: „technisches Besatzungsmitglied": ein Besatzungsmitglied, das kein Mitglied der Flugbesatzung oder Flugbegleiter ist und vom Betreiber zur Unterstützung des Piloten am Boden oder im Luftfahrzeug, während eines HEMS-, VEMS-, HHO- oder NVIS-Flugbetriebs im gewerblichen Luftverkehr eingeteilt ist, was die Bedienung speziell eingerüsteter Ausstattungen an Bord einschließen kann. (Ergänzung: Diese Funktion wird in den meisten Fällen durch eine paramedizinisch ausgebildete Person [Notfallsanitäter, Rettungssanitäter etc.] in Doppelfunktion ausgeführt.)

**** medical passenger: „medizinischer Passagier": Ein Angehöriger eines medizinischen Berufs, der während eines HEMS-Flugs in einem Hubschrauber an Bord ist, wozu unter anderem Ärzte, Krankenschwestern und Rettungsassistenten gehören.

***** task specialist: „Aufgabenspezialist": Eine Person, die vom Betreiber oder einem Dritten ernannt ist oder als Unternehmen handelt und Aufgaben am Boden durchführt, die in unmittelbarem Zusammenhang mit einer spezialisierten Aufgabe stehen, oder die spezialisierte Aufgaben an Bord eines Luftfahrzeugs oder von einem Luftfahrzeug aus durchführt.

Fehler gefunden?

An unsere Inhalte haben wir sehr hohe Ansprüche. Trotz aller Sorgfalt kann es jedoch passieren, dass sich ein Fehler einschleicht oder fachlich-inhaltliche Aktualisierungen notwendig geworden sind.

Sobald ein relevanter Fehler entdeckt wird, stellen wir eine Korrektur zur Verfügung. Mit diesem QR-Code gelingt der schnelle Zugriff.

https://www.elsevier.com/de-de/resources/errata

Wir sind dankbar für jeden Hinweis, der uns hilft, dieses Werk zu verbessern. Bitte richten Sie Ihre Anregungen, Lob und Kritik an folgende E-Mail-Adresse: kundendienst@elsevier.com

Abkürzungen

ACLS	Advanced Cardiac Life Support
AED	Automatisierter Externer Defibrillator
ALS-CPR	Advanced Life Support Cardiopulmonary Resuscitation
ARDS	Acute Respiratory Distress Syndrome
ARS	Alpine Rettung Schweiz
ATLS	Advanced Trauma Life Support
BLS	Basic Life Support
bpm	Herzschläge pro Minute (Herzfrequenz)
BSP	Bergespezialist
BWK	Brustwirbelkörper
CO	Kohlenmonoxid
CPAP	Continuous Positive Airway Pressure
CPC	Cerebral Performance Category
CPR	Kardiopulmonale Reanimation
CRM	Crew Resource Management
CRT	Rekapillarisierungszeit
CTV	Crew Transfer Vessel
DD	Differenzialdiagnose
DMS	Durchblutung, Motorik, Sensibilität
EBM	Ergänzendes Besatzungsmitglied
ECET	End of Civil Evening Twilight
ECMO	Extracorporale Membran Oxygenation
eCPR	Extrakorporale Kardiopulmonale Reanimation
EF	Ejektionsfraktion
EVD	Ventrikeldrainage
FLR	Flugretter
FLRA	Flugrettungsarzt
frakt.	Fraktioniert
FSS	Fachspezialist Suche
ft	Feet
GCS	Glasgow Coma Scale
GND	Ground
h	Stunde
HBO	Hyperbare Oxygenation
HCM	HEMS Crew Member
HEC	Human External Cargo
HEMS	Helicopter Emergency Medical Service
HESU	Leiter Helikopter Einsatz Suche
HEZ	Helikopter-Einsatzzentrale
HHO	Helicopter Hoist Operator, Windenoperation
HIGE	Hover in Ground Effect
HKS	Herz-Kreislauf-Stillstand
HLF	Hilfeleistungslöschfahrzeug
hm	Höhenmeter
HOGE	Hover out of Ground Effect
hPa	Hektopascal
HWS	Halswirbelsäule
GCS	Glasgow Coma Scale/Glasgow Coma Score)
IAPB	Intraaortale Ballonpumpe
IMSI	International Mobile Subscriber Identity
ICU-Versorgung	Intensivmedizinische Versorgung
ITH	Intensivtransporthubschrauber
ITW	Intensivtransportwagen
kA	Kiloampere
kPa	Kilopascal
kgKG	Kilogramm Körpergewicht
kn	Knoten
LNA	Leitender Notarzt
LT	Leitstelle Tirol
LVS	Lawinenverschüttetensuchgerät
LWK	Lendenwirbelkörper
MAD	Mucosal Atomization Device
MANV	Massenanfall von Verletzten
MAP	Mittlerer arterieller Blutdruck (Mean Arterial Pressure)
mbar	Millibar
MCM	Medical Crew Member
MEL	Medizinische Einsatzleitung
MILS	Manuelle Inline-Stabilisierung
m ü. M.	Meter über dem Meeresspiegel
MV	Megavolt
NA	Notarzt
NaBic	Natriumhydrogenkarbonat
NACA	National Advisory Committee for Aeronautics
NAH	Notarzthubschrauber
NAS	Numerische Analogskala
NBO	Normobare Oxygenation
NEF	Notarzteinsatzfahrzeug
NHN	Normalhöhennull
NIV	Nichtinvasive Beatmung
NRS	Numerische Rating-Skala
NVG	Night Vision Goggles
NVIS	Night Vision Imaging System
OHCA	Out-of-Hospital Cardiac Arrest
OSG	Oberes Sprunggelenk
PAT	Pediatric Assessment Triangle, Pädiatrisches Beurteilungsdreieck
PEA	Pulslose elektrische Aktivität
PF	Pilot Flying
PIC	Pilot in Command
PLT	Patientenleittasche
Pmax	Maximaler Druck
PPH	Postpartale Hämorrhagie

PTCA	Perkutane Transluminale Koronarangioplastie
PVK	Peripherer Venenkatheter
Rekap-Zeit	Rekapillarisierungszeit
Rekoflug	Rekognoszierungsflug
RIVA	Ramus interventricularis anterior
ROSC	Return of Spontaneous Circulation
RSH	Rettungsspezialist Helikopter
RSI	Rapid Sequence Induction
RTH	Rettungstransporthubschrauber
RTW	Rettungswagen
SNZ	Sanitätsnotrufzentrale
SOP	Standard Operating Procedure
SOV	Service Operation Vessel
SHT	Schädel-Hirn-Trauma
SIRS	Systemisches inflammatorisches Response-Syndrom
SRHT	Spezielle Rettung aus Höhen und Tiefen
STEMI	ST-segment elevation myocardial infarction/ST-Hebungsinfarkt bzw. ST-Strecken-Hebungsinfarkt
TC-HEMS	Technical Crew Member HEMS
TC-HHO	Technical Crew Member Hoist Operator
t	Tonne
TEL	Technischen Einsatzleitung
TP	Transition Piece
TVT	Tiefe Venenthrombose
UIAA	Union Internationale des Associations d'Alpinisme
VAG	Vesikuläres Atemgeräusch
VAS	Visuelle Analogskala
VHF	Virales Hämorrhagisches Fieber
VHFli	Vorhofflimmern
VRS	Verbale Rating-Skala
WAHiBeLLU	Wagen für Hilfsbedürftige bei Liegendtransport und Luftrettung
WEA	Windenergieanlage
WOP	Windenoperator
ZVK	Zentraler Venenkatheter

Inhaltsverzeichnis

IV Spezifische Einsatzarten

V Interhospitaltransporte

I Grundlagen

KAPITEL

1

Bernd Lang
Unter Mitwirkung von: Wolfgang Voelckel

Ein Notfall: unterschiedliche Herangehensweisen

Fallbericht

Setting

Helikopterstandort
Alpiner Standort in Österreich
Hubschrauber
Airbus Helicopters EC135 T2+
Besatzung
Pilot, FLR (Notfallsanitäter und Bergespezialist), FLRA (Flugrettungsarzt)
Operationelle Besonderheiten im alpinen Rettungseinsatz
Fixtaubergeverfahren (HEC-Mission), variables Tau, variable Sicherung, angestürztes Aus- und Einsteigen, Seilbahnassistenz. Analog- und Digitalfunk mit der Option zur Einwahl in das Mobiltelefonnetz.

Alarmierung

An einem Sommertag geht um 14:00 Uhr bei der Rettungsleitstelle ein alpiner Notruf ein. Eine Klettergruppe hat aus der Distanz beobachtet, wie sich ein einzelner Wanderer im steilen Gelände verstiegen hat. Bei dem Versuch, in dem steilen Gelände umzukehren, stürzte er mehrere Meter ab und blieb im Steilgelände (Schrofengelände) reglos liegen. Die Leitstelle ermittelt mit den Anrufern die vermuteten Einsatzkoordinaten und alarmiert den am nächsten gelegenen Notarzthubschrauber (NAH).

Die Alarmmeldung an die NAH-Besatzung lautet: ALP-A2-TRAUMA; Bergnotfall, Person abgestürzt, schwer verletzt/bewusstlos. Unbehinderte Sicht am Notfallort, Hubschrauberlandung wegen Rinne nicht möglich. Parallel mitalarmiert: Bergrettung. Die Telefonnummer des Melders wird übermittelt.

Preflight-Abklärungen (Wetter/Team/Einsatztaktik)

Für das Einsatzbriefing wird das von der Leitstelle übermittelte Satellitenbild mit der vermuteten Einsatzstelle genutzt (➤ Abb. 1.1). Aufgrund des Bildes ist klar, dass es sich um steiles, schwer zugängliches Gelände handelt und vermutlich spezielle Rettungstechniken zur Anwendung kommen werden, um zum Patienten zu gelangen (➤ Tab. 1.1).

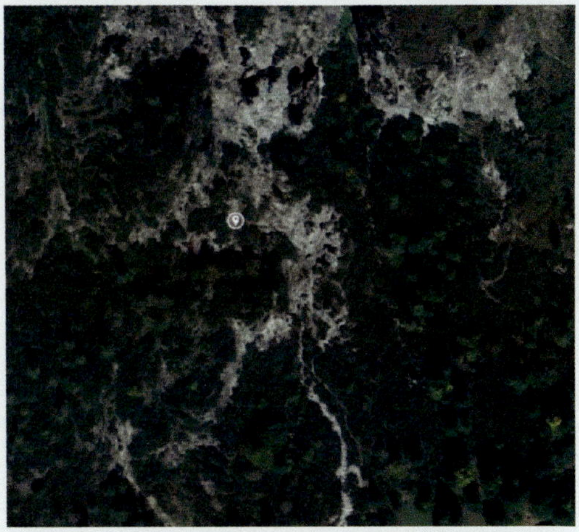

Abb. 1.1 Satellitenbild der Unfallstelle [M1692]

Tab. 1.1 Abklärungen und Gedanken

Pilot	Ruhiges Wetter. Einsatzgebiet vertraut, keine weiteren Risiken gemäß Hinderniskarte (Leitungen etc.). Gemäß Höhe des Einsatzortes sind ausreichende Leistungsreserven des Hubschraubers vorhanden.
FLR	Standardeinsatz mit Fixtaubergung in steilem, schwer zugänglichem Gelände wird erwartet. Mögliche Risiken: Absturzgefahr am Einsatzort, Steinschlag, bewaldetes Gelände. Ggf. ist eine variable Sicherung am Einsatzort erforderlich.
FLRA	Erwartet einen bewusstlosen/polytraumatisierten Patienten in absturzgefährlichem alpinem Gelände. Ggf. erweiterte Versorgung an der Unfallstelle erforderlich.
Einsatzkräfte vor Ort?	Zum Zeitpunkt des Alarms keine Ersthelfer beim Patienten. Eine telefonische Einweisung durch die Melder mittels Mobiltelefons wird erwartet.

Anflug und Ersteindruck

In einem sogenannten High Reconning verschafft sich die gesamte Flugrettungscrew im Überflug bzw. Schwebeflug oberhalb der Einsatzstelle einen Eindruck von den wesentlichen Einflussfaktoren am Notfallort (z. B. Luftfahrthindernisse, alpine Gefahrenquellen, Lage des Patienten und möglicher Zugang). Dabei bestätigt sich das Bild der Melder. Der Patient liegt in sehr steilem Gelände und zeigt keine zielgerichteten Bewegungen (➤ Abb. 1.2). Ein angestütztes Aussteigen des FLRA ist nicht möglich. Die Crew trifft die Entscheidung zur Durchführung einer Fixtaubergung mit 30 m Taulänge. Anschließend sucht die Crew einen geeigneten Zwischenlandeplatz zum Landen.

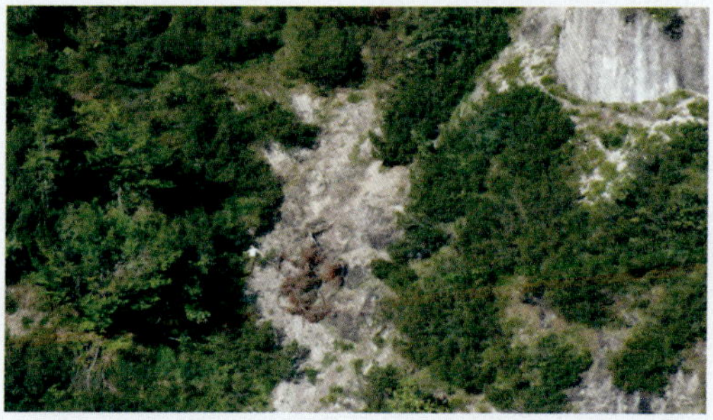

Abb. 1.2 Einsatzstelle: Patient aus der Luft [M1692]

1.1 Rettungsprozedere: Standardablauf Fixtaubergung (Österreich)

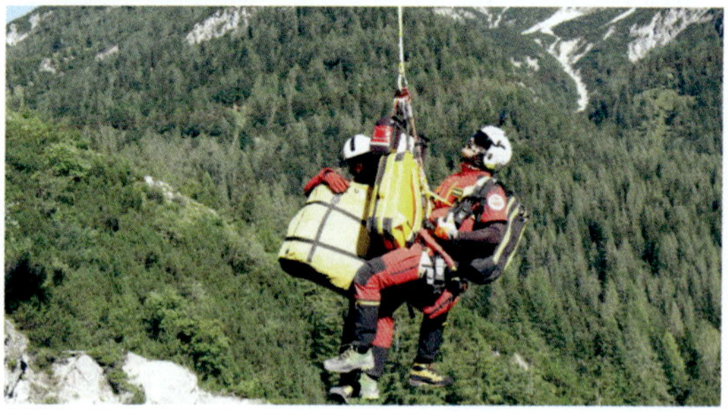

Abb. 1.3 Vorbereitung Fixtaubergung am Zwischenlandeplatz [M1692]

In einem Briefing entscheidet sich die Crew aufgrund der Steilheit des Geländes vor Ort, nur gesichert zu arbeiten, um die Gefahr der Eigengefährdung durch Absturz zu reduzieren (SOP Fixtau in Kombination mit einer variablen Sicherung im Gelände). Aufgrund der Meldung und des ersten Eindrucks muss von einem kritischen Polytrauma ausgegangen werden. Das Equipment für die Erstversorgung wird festgelegt: Notarztrucksack, Sauerstoffrucksack, Bergesack, Alpinrucksack und variable Sicherung (➤ Abb. 1.3).

Der Anflug am Notfallort wird etwas oberhalb des Patienten gewählt, um an einer geeigneten bzw. ausreichend festen Latschenkiefer einen Standplatz zur ersten Sicherung anzubringen. Hier sichert sich die Crew vor dem Aushängen des Fixtaus. Die kurze Zeit der Fixierung des Hubschraubers wird dem SOP folgend durch die klar definierten Call-outs zwischen FLR und Pilot kommuniziert. Nachdem der Hubschrauber unter Beobachtung des FLR den Notfallort verlassen hat, wird eine variable Sicherung an dem errichteten Standplatz (2-Punkt-Verankerung) aufgebaut und die Crew kann sich, gesichert durch die flexible Steuerung des Sicherungsgerätes, die notwendigen vier Meter zum Patienten hangabwärts begeben. Dort angekommen wird der Patient vor der Gefahr des weiteren Abstürzens gesichert.

1.2 Medizinische Ersteinschätzung und Erstmaßnahmen nach Eintreffen

Die Crew führt das Primary Survey durch und schätzt die Situation auf mögliche weitere alpine Gefahren ein. Sie beginnt mit der Versorgung des Patienten. Nach der klinischen Untersuchung, der Monitorüberwachung der Vitalfunktionen und der Verabreichung der Medikation wird der Patient umgelagert und im Bergesack positioniert. Für diesen wurde kurz davor mit der Lawinenschaufel eine kleine ebene Fläche geschaffen, um vorausschauend die Möglichkeit der weiteren Interventionen im steilen Gelände zu erleichtern.

Nach verbesserter Positionierung leitet der FLRA eine Notfallnarkose ein und führt erfolgreich die Intubation durch. Die Crew und der Patient sind dabei über die variable Sicherung die ganze Zeit gesichert. Nachdem die Abholbereitschaft hergestellt wurde, wird der Pilot am Zwischenlandeplatz darüber informiert, dass er mit dem Fixtau zur Abholung kommen kann (Call-out: „Fertig zum Abholen + drei Personen, Patient im Bergesack + variable Sicherung hergestellt“).

In der ganzen Phase der Patientenmanipulation und speziell beim Einpacken bis zum Abheben am Notfallort wird ein besonderes Augenmerk auf die Kabelverbindungen und die Schläuche gelegt, um vor allem eine Diskonnektion bzw. Manipulation des Tubus zu verhindern. Die Zeit der Crew am Notfallort von Ankunft mit dem Tau bis zur Abholung mit dem Fixtau beträgt ca. 50 min. Nach Eintreffen des Hubschraubers am Einsatzort wird das 30-m-Fixtau in das Rettungstrapez eingehängt, die Fixierung durch Kappen des Verbindungsseils gelöst und der Flug zum Zwischenlandeplatz durchgeführt. Dort angekommen wird die medizinische Situation reevaluiert. Nachdem sich der Patientenstatus den Umständen entsprechend stabil darstellt, wird dieser ohne weitere Behandlungsmaßnahmen in den Hubschrauber verladen und in das nächstgelegene Schwerpunktkrankenhaus transportiert.

1.2.1 Einsatztaktische Überlegungen zum Einsatzablauf

Neben der Frage der Eigensicherung und der Sicherung des Patienten ist im oben beschriebenen Szenario die Frage nach dem Umfang und der Dringlichkeit der notfallmedizinischen Versorgung hervorzuheben. Die maximale Versorgung eines Notfallpatienten in derart schwierigem Gelände ist eine logistische Herausforderung für das medizinische Team und erfordert Training sowie vorausschauendes Agieren. Nicht zu unterschätzen ist auch die körperliche Fitness, die dafür erforderlich ist. Auch der Einsatz einer mechanischen Reanimationshilfe wäre in der beschriebenen Situation im Rahmen der Möglichkeiten. Damit wäre das aktuell Mögliche für dieses Set-up ausgeschöpft.

Es ist jedoch auch möglich, dass sich Teams in solchen Situationen für eine Crashrettung entscheiden, um die Versorgung des Notfallpatienten unter besser kontrollierbaren Rahmenbedingungen am Zwischenlandeplatz fortzusetzen. Dabei wird die Exposition am Notfallort selbst sowohl für den Patienten als auch für die Crew reduziert. Der Zeitpunkt der tatsächlichen Versorgung wird dabei jedoch nach hinten verschoben.

Die Rettung des Patienten kann – wie oben beschrieben – unter Verwendung eines Bergesacks erfolgen oder für ein schnelleres Vorgehen mithilfe eines Bergedreiecks. Dabei ist zu berücksichtigen, dass bei der Lagerung des Patienten Kompromisse eingegangen werden müssen. Diese Crashbergungen können situationsabhängig durch den FLR allein oder auch zusammen mit dem FLRA durchgeführt werden.

1

MERKE

Die schlussendliche Entscheidung, mit welcher Strategie ein alpiner Rettungseinsatz durchzuführen ist, wird von folgenden Punkten beeinflusst:

- Rahmenbedingungen am Notfallort (fliegerische Aspekte, Wetter, Tageszeit, Geländebeschaffenheit)
- Zustand des bzw. der Patientin/des Patienten; erforderlicher Umfang der medizinischen Erstversorgung
- Kompetenzen und Erfahrungen der Crew, Crew-Zusammensetzung
- Zusammenarbeit mit Bergrettungsspezialistinnen/Bergrettungsspezialisten und Einsatzkräften vor Ort
- Vorhandenes Equipment und Verfahren (Fixtau vs. Winde vs. kombinierte terrestrische – Hubschrauberrettung)

1.3 Besondere einsatztaktische Anforderungen der alpinen Flugrettung

In der alpinen Flugrettung prägen unterschiedliche rettungstechnische Ansätze die Qualität der notfallmedizinischen Versorgung. Besonders Fixtau- und Windenbergung werden oft gegenübergestellt, da ihre jeweiligen Vor- und Nachteile die Sicherheit, Stabilisierung und Geschwindigkeit des Einsatzes beeinflussen. Ferner bestimmen jedoch zahlreiche weitere Faktoren die Einsatzfähigkeit eines Rettungssystems. Entscheidend ist, vielfältigen alpinen Notfallszenarien mit standardisierten Abläufen und gefestigten Kompetenzen zu begegnen.

Moderne Infrastruktur und Trends wie Seilbahnen, E-Bikes oder Klettersteige ermöglichen auch weniger erfahrenen oder körperlich wenig trainierten Personen den Zugang zu alpinen Regionen. Für Rettungseinsätze bedeutet dies, dass mangelnde Erfahrung, fehlende Fitness und Zeitdruck – bedingt durch Verletzungsschwere, absturzgefährliches Gelände und wechselnde Umweltbedingungen – stets mitzudenken sind. Wetter, Höhe und Kälte verschärfen die Lage zusätzlich und können Komplikationen wie Hypothermie verursachen.

MERKE

Da sich Situationen rasch ändern und vermeintlich sichere Bedingungen schnell lebensbedrohlich werden können, sind schneller Patientenzugang und ein effizientes Rettungsverfahren von zentraler Bedeutung.

1.3.1 Systemische Überlegungen

Flugrettungsbetreiber mit einem alpinen Einsatzspektrum müssen sich einige essenzielle Fragen stellen und beantworten (➤ Tab. 1.2).

Tab. 1.2 Alpine Flugrettung – wie und womit?

Hubschraubertyp	• Größe • Leistung in großer Höhe • Maximale Zuladung • Kostenstruktur
Alpine Bergetechnik	• Fixtaubergung • Rettungswinde max. zwei Personen • Kombinierte Verfahren: variables Tau vs. Verlängerung Winde
Teamkonstellation	• Drei- oder Vier-Crew-Konzept • Evtl. Aufnahme von Bergespezialisten
Zusammenarbeit mit Bergrettung	• NAH arbeitet selbstständig – Bergrettung im Stand-by • NAH nimmt fallweise Bergespezialisten auf, der das Team unterstützt • NAH nimmt immer Bergespezialisten auf, der den Rettungseinsatz übernimmt
Umfang der medizinischen Versorgung im alpinen Gelände	• Keine Maßnahmen – Crashbergung • Nur Basismaßnahmen, z. B. Analgesie • Erweiterte Versorgung inkl. Monitoring • Maximale Versorgung inkl. Airwaymanagement und Notfallnarkose
Kompetenzen im Team	• Notarzt/Notärztin mit oder ohne alpine Qualifikation • FLR mit oder ohne erweiterte medizinische Kompetenz • Flug am Fixtau mit Patienten/Patientin – auch für FLRA ohne FLR möglich • Flug an Winde oder Fixtau mit Patienten/Patientin für FLR auch ohne FLRA möglich
Umfang der Ausrüstung	• Notfallmedizin • Rettungstechnik
Welche Verfahren sind etabliert?	• Fixtaubergung • Variables Tau (aktives Abseilen des Flugretters am Fixtau) • Statische Winde (Aus- bzw. Einfahren der Winde im Schwebeflug) • Dynamische Winde (Aus- bzw. Einfahren der Winde im An-/Abflug)

1.4 Andere Systementscheidungen – andere Lösungen

In anderen Ländern werden spezielle Rettungsmethoden nach unterschiedlichen Konzepten und Protokollen durchgeführt. Diese führen dann natürlich auch zu anderen Herangehensweisen und Lösungsansätzen im beschriebenen Fall.

1.4.1 Norwegen

In Norwegen setzt man auf ein 3er-Crew-Konzept: PIC (Pilot/Pilotin), TCM (Rettungssanitäter/Rettungssanitäterin) und MCM (Notarzt/Notärztin).

In Norwegen kommt aktuell der historisch entwickelte Ansatz der Fixtaubergung zum Einsatz (➤ Abb. 1.4). Als Verfahren wurde dabei festgelegt, dass, während der PIC den Helikopter steuert, der MCM gesichert an der offenen Schiebetür der Kabine sitzend und auf den Kufen stehend, direkten Blickkontakt zum unter dem Hubschrauber am Fixtau hängenden TCM hat. Dieser gibt über standardisierte Handzeichen die gewünschten Richtungsangaben ab, die vom MCM über das Interkommunikationssystem im Helikopter an den PIC weitergegeben werden und so umgesetzt werden können.

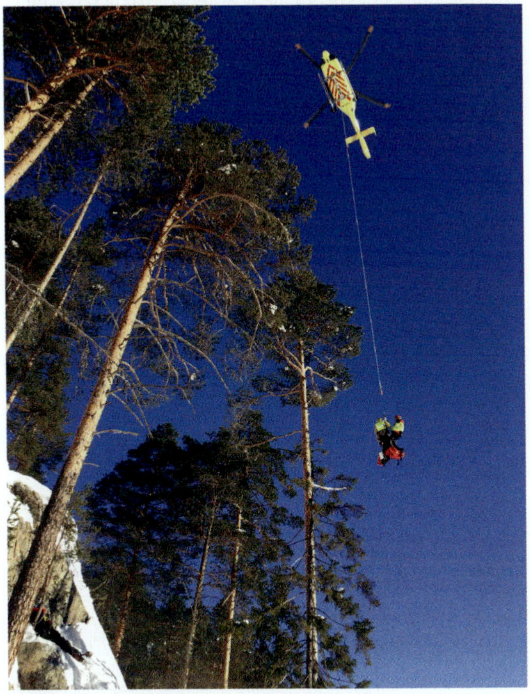

Abb. 1.4 Fixtaubergung in Norwegen [M1692]

Dies hat zur Konsequenz, dass in Situationen, in denen der Zugang zum Patienten ausschließlich über eine spezielle Rettungstechnik – wie etwa die Fixtaubergung – möglich ist, die notfallmedizinische Versorgung am Einsatzort durch den notfallmedizinisch umfassend qualifizierten TCM eigenständig erfolgen muss. Mit ihm hat man dabei jedoch auch einen umfassend trainierten Spezialisten für spezielle (alpine oder Seenot) Rettungstechniken am Boden.

In Norwegen setzt man sich gerade intensiv mit der zukünftigen Variantenentscheidung zwischen Fixtaubergung und Windenbergung auseinander. Mit methodischen Ansätzen und wissenschaftlich begleitet, versucht man, den aktuellen Ansatz der Fixtaubergung mit dem entwickelten Verfahren der Windenbergung zu vergleichen. In einem definierten Testgebiet werden durch eine zusammengesetzte Crew an festgelegten Einsatzstellen (simulierten Notfallorten) Einsätze geflogen, bei denen entweder die Fixtaubergungsmethode oder die Rettungswinde zum Einsatz kommt. Dabei werden verschiedenste Parameter erhoben, um die beiden Bergevarianten gegeneinander abzuwägen (Mattingsdal et al. 2025).

1.4.2 Schweiz

In der Schweiz blickt man bereits auf eine sehr lange Tradition in der Flugrettung zurück. In dieser Zeit wurden auch viele innovative einsatztaktische Lösungen in das System integriert. Die Schweizer Rettungsflugwacht vertraut ebenfalls auf ein 3er-Crew-Konzept mit Piloten/Pilotin, HCM (Rettungssanitäter/Rettungssanitäterin), MCM (Notarzt/Notärztin) und hat an allen Standorten Windenrettungskompetenz 24/7 etabliert. Bei einfachen Bergesituationen kann der HCM vom Helikopter aus den MCM auch allein mittels Rettungswinde zum Notfallort ablassen. In solchen Fällen agiert der MCM entweder allein oder ggf. mithilfe anderer Rettungskräfte vor Ort. In rettungstechnisch komplexeren Situationen besteht die Möglichkeit, im Pick-up-System einen Rettungsspezialisten Helikopter der ARS aufzunehmen, der dann den MCM im Einsatzfall bei der medizinischen Versorgung und alpinen Rettung unterstützt.

Vor allem bei der Notwendigkeit von Windenrettungseinsätzen (➤ Abb. 1.5), die ein „Longline-Verfahren" erfordern, um auch in sehr steilem Gelände das Risiko eines möglichen Felskontaktes mit dem Rotor zu minimieren, können Winde und Fixtau kombiniert werden. Dazu wird ein Fixtau der gewählten Länge in die Rettungswinde eingehängt, die dann auf die erforderliche Länge ausgefahren wird (Pietsch et al. 2021).

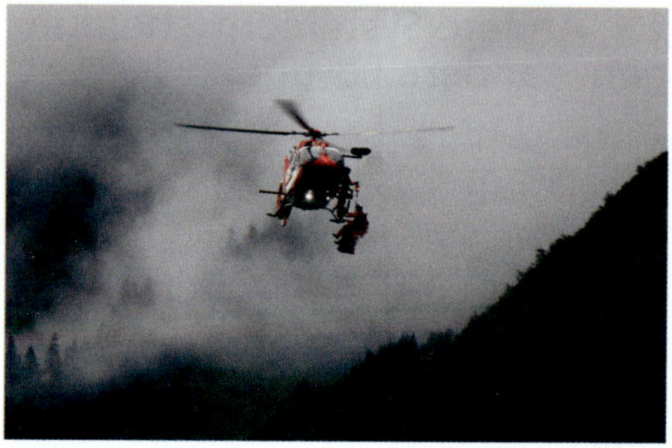

Abb. 1.5 Windenbergung Schweiz [M1692]

Zusammenfassung

Die Systemgestaltung von Flugrettung hat einen entscheidenden Einfluss auf die Möglichkeit der Handlungsfähigkeit von Crews im Einsatzgeschehen. Im internationalen Vergleich und anhand von Flugrettungsorganisationen kann beobachtet werden, dass unterschiedliche Zugänge zu vergleichbaren Ergebnissen führen. In der Detailanalyse gibt es jedoch sehr viel voneinander zu lernen, um im Austausch durch neue Impulse die einzelnen Systeme weiterzuentwickeln. Eine Maxime sollte sein, die handelnden Crews mit möglichst vielen und sicheren Handlungsoptionen auszustatten, sodass sie dann nach Analyse der vorliegenden Situation die besten Entscheidungen im Sinne der Patienten und Patientinnen treffen können.

LITERATUR

Mattingsdal H, Dahle TN, Abrahamsen EB et al. Workload in helicopter rescue operations – A comparison of two different rescue methods in a randomized cross-over design. Safety Science. 2025; 192: 106996.

Pietsch U, Knapp J, Mann M et al. Incidence and challenges of helicopter emergency medical service (HEMS) rescue missions with helicopter hoist operations: analysis of 11,228 daytime and nighttime missions in Switzerland. Scandinavian Journal of Trauma, Resuscitation and Emergency Medicine. 2021; 29(1): 92.

KAPITEL

2

Marc Kaufmann und Luca Moroder

Funk & Flug: Kommunikation im Einsatz

Fallbericht

Setting

Helikopterstandort
NAH-Basis in Südtirol mit durchschnittlich 1.100 Einsätzen pro Jahr, davon 80 % Primäreinsätze

Helikopter
Airbus H145 mit Rettungswinde

Besatzung
Pilot, HHO-TCM (Windentechniker), HCM (Flugretter), Notarzt

Operationelle Besonderheiten
Rettungswinde, Nachtflug, Lawinenequipment, Equipment zur Spaltenbergung, Interhospitaltransport/Intensivtransport, Neugeborenentransport (Inkubator), ECMO-Transport

Alarmierung

An einem sonnigen Julitag geht um 13:36 Uhr in der Landesnotrufzentrale Südtirol ein Notruf von einem Berg in den südlichen Dolomiten ein. Ein Mann ist abseits vom Wanderweg, der zum Gipfel führt, ca. 20 m abgestürzt. Er ist wach und ansprechbar, es handelt sich um ein isoliertes Extremitätentrauma. Der Notfallort befindet sich auf circa 2.250 m ü. M. Aufgrund der Einsatzmeldung werden der nächstgelegene Notarzthubschrauber (NAH) sowie die lokale Bergrettung um 13:40 Uhr über Funk alarmiert.

Preflight-Abklärungen (Wetter/Team/Einsatztaktik)

An diesem Tag herrscht sonniges Wetter mit vereinzelt harmlosen Wolken am Himmel, sodass die Witterungsbedingungen kein Hindernis darstellen. Die alarmierte Bergrettung arbeitet zum Zeitpunkt des Notfalles zufällig in der Nähe des Einsatzortes einen anderen Einsatz ab. Dadurch ist ein Bergretter in kürzester Zeit abholbereit (➤ Tab. 2.1).

Tab. 2.1 Abklärungen und Gedanken

Landesnotrufzentrale	Bearbeiten des Einsatzes mit Alarmierung des NAH, des Brandschutzdienstes am Stützpunkt sowie der lokalen Bergrettung
Pilot	Flugwetter unproblematisch, gute Kenntnisse der Einsatzzone
HHO-TCM	Eingabe der Koordinaten in die organisationseigene App mit Kontrolle der Flughindernisse (Seile, Stromleitungen, Seilbahnen) am Einsatzort
Notarzt	Die Einsatzmeldung über einen Absturz aus etwa 20 m Höhe könnte auch mit einer schwereren Verletzung einhergehen. Um nichts zu übersehen, entscheidet sich der Notarzt für eine komplette Traumauntersuchung am Notfallort.
HCM	Strategische Koordination des Einsatzes und Kommunikation mit der Landesnotrufzentrale und der Bergrettung
Bergrettung	Stellt einen Bergretter für den Einsatz bereit, weitere Mitglieder sind in unmittelbarer Nähe bei Bedarf abholbereit.

Anflug und Ersteindruck bei Landung

In unmittelbarer Nähe des Einsatzortes wird der Bergretter aufgenommen. Aufgrund der Lage des Notfallortes an einem steilen, felsdurchsetzten Berghang ist anfangs unklar, ob ein Ausstieg im Schwebeflug möglich ist oder doch die Rettungswinde benötigt wird. Der Windentechniker begibt sich daher zur medizinischen Crew in die Kabine, um eine eventuelle Windenrettung vorzubereiten.

Während des Anflugs bereiten Notarzt und HCM das medizinische und technische Equipment vor, darunter den Notarztrucksack, Monitor und die Rettungswindel. Mit der technischen Crew wird vereinbart, unmittelbar nach Erreichen des Patienten eine Traumauntersuchung durchzuführen, um den möglichen Bedarf des Bergesacks

2

abzuklären. Falls erforderlich, würde dieser zum Patienten abgewindet werden. Beim Überflug sichtet die Crew den Patienten an der Südflanke des Berges in einem steilen Felsgelände. Etwa 30 m entfernt befindet sich der Grat, der flugtechnisch gut erreichbar ist. Die Crew entscheidet sich folglich für einen Ausstieg im Schwebeflug am Grat, gefolgt von einem kurzen Fußmarsch zum Patienten (➤ Abb. 2.1).

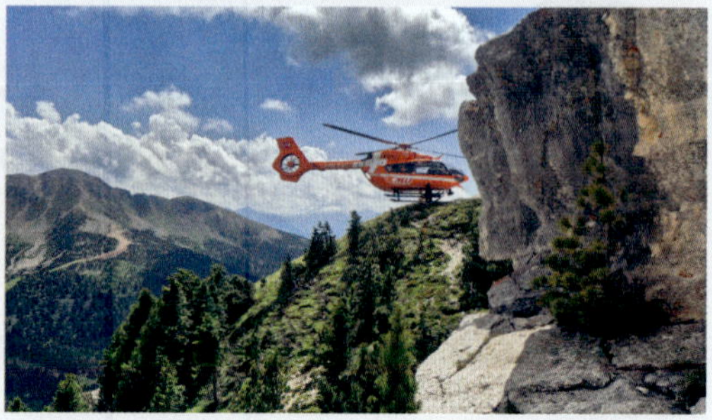

Abb. 2.1 Schwebeflug am Grat in sicherer Entfernung zum Notfallort [M1721]

2.1 Medizinische Ersteinschätzung und Erstmaßnahmen nach Eintreffen

Am Notfallort wird der Patient sitzend vorgefunden. Das Gelände ist steil und es besteht Absturzgefahr. Die Untersuchung ergibt folgende Befunde: xABCD stabil (➤ Tab. 2.2). Der Patient klagt über starke Schmerzen an der linken Schulter und dem linken Hemithorax.

Über den direkten Funkkanal informiert die medizinische Crew die Technik über die aktuelle Situation. Die Versorgungszeit wird auf etwa fünf Minuten geschätzt. Da der Patient nicht mehr eigenständig weitergehen kann, erfolgt die Rettung mithilfe einer Rettungswindel und der Seilwinde. Der Notarzt begleitet den Patienten dabei. HCM und Bergretter kehren zum Grat zurück, um dort im Schwebeflug erneut zuzusteigen.

Tab. 2.2 xABCDE

xABCDE	Beschreibung	Maßnahme
e**X**sanguination	Keine Blutungen sichtbar	–
Airway	Frei	–
Breathing	Spontanatmung, SpO_2 96 % bei Raumluft, Auskultation o. B., Exkursion o. B.	–
Circulation	RCT 2 s, Pulse sind kräftig	–
Disability	GCS 15, keine neurologischen Defizite	–
Exposure & **E**nvironment	Schmerzen Schulter links ohne peripher-neurologische Ausfälle oder Durchblutungsprobleme, Schmerzen Hemithorax links; Absturzgefährdung	Immobilisation der Schulter mittels Dreiecksverband

VERDACHTSDIAGNOSE

Verdacht auf Schulterluxation und Thoraxprellung links, xABCD-stabil, NACA 3

2.2 Anamnese

Der Patient rutschte beim Bergwandern über etwa 20 m in felsdurchsetztem Gelände ab und kam auf einem kleinen Trampelpfad zum Liegen (➤ Tab. 2.3).

Tab. 2.3 SAMPLER

SAMPLER	Beschreibung
Symptome und Befunde	Schmerzen, Schulter und Hemithorax links
Allergien	Keine
Medikation	Keine
Patientenvorgeschichte	Keine relevanten Vordiagnosen
Letzte Mahlzeit	Kleine Brotzeit am Gipfelkreuz
Ereignisse direkt vor dem Notfall	Bergwanderung
Risikofaktoren	Keine

2.3 Medizinische Versorgung und Maßnahmen

Nach der Ersteinschätzung, einschließlich der Untersuchung, immobilisiert der Notarzt die linke Schulter mit zwei Dreieckstüchern. Bei einer Schmerzintensität von NRS = 5 erfolgt die Anlage eines peripher-venösen Zugangs an der unverletzten Extremität sowie die Gabe von 0,1 mg Fentanyl. Darunter wird eine zufriedenstellende Schmerzreduktion erreicht. Anschließend legt der Notarzt die Rettungswindel an und bereitet sich auf den Abtransport mittels Seilwinde vor.

2.4 Rettungsprozedere

Für das Rettungsprozedere entscheidet sich das Team vor Ort, den Patienten mithilfe der Rettungswindel und der Seilwinde zu bergen. HCM und Bergretter begeben sich zuvor zum Grat, um dort im Schwebeflug wieder aufgenommen zu werden, während der Notarzt beim Patienten bleibt (➤ Abb. 2.2). Der Patient wird im Vorfeld über die bevorstehende Maßnahme informiert und entsprechend instruiert.

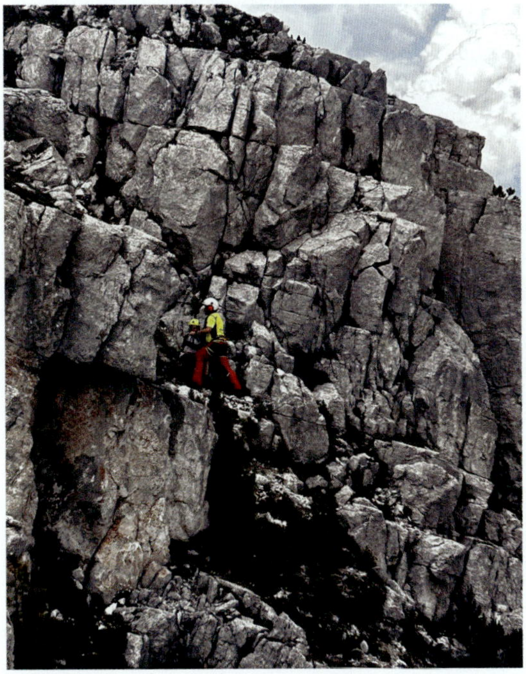

Abb. 2.2 Notfallort im exponierten Gelände [O768]

2.5 Zielklinik und Transport

Die Crew fliegt den Patienten nach standardisierter Voranmeldung in das nächstgelegene Krankenhaus. In diesem Fall ist es das Zentralkrankenhaus in unmittelbarer Nähe des Stützpunktes.

2.6 Klinischer Verlauf

Die Diagnostik im Krankenhaus zeigt eine Schulterluxation dritten Grades links. Der Patient wird nach der Reposition bandagiert und entscheidet sich für die weitere chirurgische Versorgung im heimatnahen Krankenhaus. Der NAH meldet sich nach Übergabe des Patienten in der Notaufnahme wieder einsatzbereit.

2.7 TOPS & FLOPS in der Kommunikation

Ein erfolgreicher NAH-Einsatz steht und fällt mit der Kommunikation. Klare, präzise und strukturierte Absprachen zwischen allen Beteiligten – von der Alarmierung bis zur Übergabe des Patienten – sind essenziell, um schnell und vor allem sicher handeln zu können. Besonders wichtig ist dabei die Antizipation möglicher Szenarien und entsprechender Lösungen.

2.7.1 Vorabklärung und Einsatzplanung

Der erste Kommunikationsstrang betrifft die Notrufzentrale. Hier werden die grundlegenden Informationen zum Einsatzort, zur medizinischen Situation und zur Erreichbarkeit eingeholt und mit der Alarmierung an die Crew weitergegeben. Diese Daten ermöglichen es dem Team, bereits während des Anflugs eine Einsatzstrategie zu entwickeln. Die frühzeitige Kontaktaufnahme mit dem zuständigen Bergretter vor Ort ist essenziell, um den genauen Ort für ein Pick-up zu definieren und die lokalen Einsatzbedingungen zu klären. Dies verhindert unnötige Suchflüge und spart wertvolle Zeit.

2.7.2 Teamabsprache nach dem Überflug

Nach dem Überflug über die Einsatzstelle erfolgt eine erneute detaillierte Absprache im Team. Pilot, Notarzt, HHO-TCM, HCM und Bergretter besprechen gemeinsam das genaue Vorgehen. Besonders wichtig ist hier die Antizipation möglicher Komplikationen. Sollte sich die Lage am Einsatzort anders als erwartet darstellen, werden alternative Szenarien durchgespielt – in diesem Fall etwa der Einsatz der Rettungswinde anstelle eines Schwebefluges. Dasselbe gilt für das Aufnehmen der medizinischen Crew und des Patienten vom Einsatzort.

2.7.3 Minimale Kommunikation an der Rettungswinde

Während des Windenmanövers ist die Kommunikation auf das absolut Notwendige zu reduzieren. Hier gilt das Prinzip der „minimalen Sprachbelastung“: Nur essenzielle Kommandos und Informationen werden am Funk übermittelt, um Missverständnisse oder Verzögerungen zu vermeiden. Handzeichen als Ergänzung und Back-up sowie standardisierte Kurzbefehle ersetzen lange Funksprüche, wodurch sich das Team auf den sicheren Ablauf konzentrieren kann (➤ Abb. 2.3).

2.7.4 Standardisierte Kommunikation mit dem Zielkrankenhaus

Nach der medizinischen Versorgung und Rettung des Patienten oder auch während des Transports im NAH erfolgt die standardisierte Anmeldung im Zielkrankenhaus über die Notrufzentrale. Auf diese Weise wird garantiert, dass das Team der Notaufnahme sich

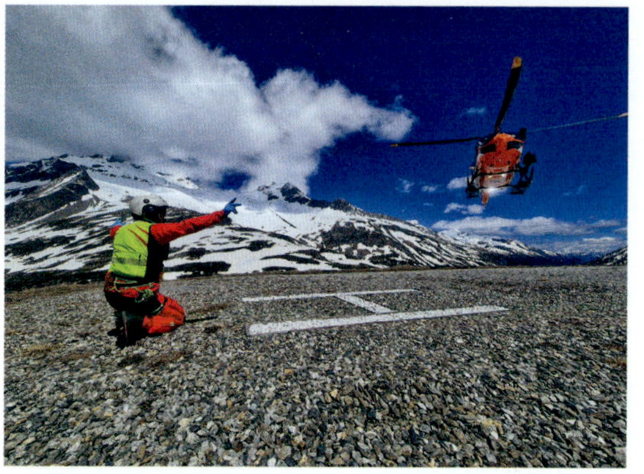

Abb. 2.3 Einweisung des Hubschraubers mittels Handzeichen [M1721]

optimal vorbereiten kann. Klare und strukturierte Informationen über Patientenstatus, Verdachtsdiagnose, erwartete Ankunftszeit und gewünschtes Übernahmeteam ermöglichen einen nahtlosen Übergang in der Patientenversorgung.

2.7.5 Mögliche Nachteile und Kommunikationsflops

Trotz bester Vorbereitung kann es in der Praxis immer auch zu Kommunikationsproblemen kommen. Einige häufige Fehler und Herausforderungen sind:

- Unklare oder widersprüchliche Informationen: Wenn Einsatzdetails nicht präzise übermittelt werden, kann es zu Verzögerungen oder Fehleinschätzungen kommen.
- Überlastung durch zu viele Funksprüche: Besonders in Stresssituationen besteht die Gefahr, dass zu viele oder gar irrelevante Informationen kommuniziert werden.
- Missverständnisse zwischen Einsatzkräften: Unterschiedliche Begrifflichkeiten oder unpräzise Formulierungen können zu Fehlentscheidungen führen.
- Fehlende Antizipation von Alternativszenarien: Wenn sich die Situation vor Ort anders als erwartet darstellt, aber keine alternativen Vorgehensweisen besprochen wurden, kann dies zu Verzögerungen, improvisierten, suboptimalen Lösungen oder sogar Fehlern führen.
- Technische Störungen: Funkprobleme, schlechte Verbindungen oder Störsignale können die Kom-

munikation erschweren oder sogar unmöglich machen. Aus diesem Grund ist z. B. der Funkcheck zu Dienstbeginn sowie bei jedem Ein- und Aussteigen sehr wichtig.

MERKE

Ein erfolgreicher NAH-Einsatz steht und fällt mit der Kommunikation. Besonders wichtig ist dabei die Antizipation möglicher Szenarien und entsprechender Lösungen.

Was wäre, wenn ...

- ... der Patient doch schwerer verletzt gewesen wäre als initial gemeldet?
  - In diesem Fall hätte der NAH das fehlende Material in einer zweiten Rotation an den Einsatzort bringen müssen. Die Konsequenzen für den Einsatzablauf wären folgende gewesen:
  - Der Bergretter hätte sich vom Einsatzort entfernen müssen, um das Material in einer sicheren Entfernung entgegenzunehmen. Notarzt und HCM hätten für kurze Zeit eine helfende Person weniger bei der Sicherung und Versorgung des Patienten.
  - Alternativ wären zusätzliche Bergretter erforderlich gewesen. Eine Abholung im Tal hätte allerdings weitere zehn Minuten Zeit beansprucht.
  - Eine Alternative wäre, das fehlende Material mittels Seilwinde direkt zum Patienten zu bringen. Da sich der Einsatzort jedoch in felsdurchsetztem Gelände befindet, würde Gefahr bestehen, durch den Downwash des Rotors Geröll oder Steine auf den Patienten und die versorgende Mannschaft zu schleudern.
  - Eine erweiterte Traumaversorgung inklusive invasiver Maßnahmen wäre am Notfallort aufgrund der Steilheit nicht problemlos möglich gewesen, sodass der gesamte Einsatz in zwei Phasen hätte geteilt werden müssen: Evakuation und dann Versorgung an einem sicheren Zwischenlandeplatz.

Dieses Szenario unterstreicht die Bedeutung einer frühzeitigen Einholung zusätzlicher Informationen sowie einer bestmöglichen Lageeinschätzung bereits nach dem Überflug und klarer Kommunikation im Team.

Zusammenfassung

Effektive Kommunikation ist das Rückgrat eines jeden NAH-Einsatzes. Von der ersten Vorabklärung über die präzisen Absprachen im Team bis hin zur minimal gehaltenen Kommunikation während kritischer Phasen. Klare und gezielte Kommunikation spart wertvolle Zeit und erhöht die Sicherheit für Patienten und Crew gleichermaßen.

LITERATUR

Böll B, Naendrup JH, Reifarth E et al. Interdisziplinäre und interprofessionelle Kommunikation im Team. Med Klin Intensivmed Notfmed. 2022; 117(8): 588–594.

Flentje M. Kommunikation im Notfall – Was ist wichtig für eine effektive Notfallversorgung. EuroMedica. 2015; 5(1): 16–19. Aus: https://journal-archiveuromedica.eu/archiv-euromedica-01-2015/archiv_euromedica_01_2015_market_01_08_2015_16_19.pdf (letzter Zugriff: 27. August 2025)

Dartiguelongue JB, Cafiero PJ. Communication in health care teams. Archivos Argentinos de Pediatría. 2021; 119(6): e589–e593. Aus: https://www.sap.org.ar/docs/publicaciones/archivosarg/2021/v119n6a12e.pdf (letzter Zugriff: 27. August 2025)

KAPITEL

3

Reinhard Doppler

In-Cabin-Monitoring bei schwerem Polytrauma

Fallbericht

Setting

Helikopterstandort

Hubschrauberstützpunkt im Bereich der Alpen: Das Spektrum umfasst neben dem üblichen Aufgabengebiet eines Notarztstützpunkts einen hohen Anteil an alpinen Notfällen, auch zahlreiche Verkehrsunfälle aufgrund einer stark befahrenen Durchzugsstraße sowie ein deutlich erweitertes Einsatzgebiet nach ECET durch die 24/7-Einsatzbereitschaft. Hinzu kommen vor allem nachts eine hohe Anzahl an Intensiv- bzw. Sekundärverlegungen.

Helikopter

H 135 T3

Besatzung

Pilot, FLR (Flugretter), FLRA (Flugrettungsarzt)

Operationelle Besonderheiten

24/7-Operation (Nachtflug), Fixtaubergeverfahren (HEC-Mission), Variables Tau, angestütztes Aussteigen, Seilbahnevakuation

Alarmierung

An einem Tag im Januar nach Einsetzen der Dunkelheit um 17:05 Uhr (ECET 16:20 Uhr) wird der Notarzthubschrauber (NAH), der 24/7 einsatzbereit ist, mit der Notfallmeldung „Pkw gegen Fußgänger" zu einem Verkehrsunfall im Bereich einer tunnelartigen Lawinenüberbauung einer Bundesstraße gerufen.

Bereits in der Vergangenheit stellte sich diese Stelle als unfallträchtig heraus. Die Bundesstraße wurde an dieser Stelle durch einen Straßentunnel künstlich überbaut, um einen Schutz gegen die an dieser Stelle häufig zu erwartenden Lawinenabgänge zu gewährleisten. Zudem findet sich ca. 100 m weiter eine Straßenkreuzung, die gelegentlich von Fußgängern zur Überquerung der Bundesstraße genützt wird. Da diese aber bereits außerhalb des bebauten Siedlungsgebiets liegt, queren Fußgänger immer wieder die stark befahrene Straße im Bereich der Unfallstelle und sind für Pkw-Lenker oftmals spät oder nicht erkennbar.

Preflight-Abklärungen (Wetter/Team/Einsatztaktik)

Das Wetter ist in dieser sternenklaren Nacht ausgezeichnet. Es ist der Jahreszeit entsprechend kalt. Die Temperatur am Notfallort beträgt −6 °C. Der Einsatzort ist den Einsatzkräften gut bekannt und in acht Minuten erreichbar (➤ Tab. 3.1).

Tab. 3.1 Abklärungen und Gedanken

Pilot	Der Einsatzort ist gut bekannt, von einer Landemöglichkeit direkt am Notfallort ist auszugehen. Es gibt im Bereich des Notfallorts keine Stromleitungen oder andere Hindernisse. Eine sichere Landung ist auch in der Dunkelheit möglich. Auch ein eventueller Transport in ein Haus der Maximalversorgung unter Nachtflugbedingungen ist möglich.
FLR	Der Einsatzort ist auch dem FLR gut bekannt, von einer Landemöglichkeit direkt am Notfallort ist auszugehen.
FLRA	Durch die Lage des Notfallorts und die an dieser Stelle üblichen Geschwindigkeiten ist von einem schweren Trauma mit massivem Verletzungsmuster auszugehen.
Einsatzkräfte vor Ort?	Arzt vor Ort und mit alarmiert sind zwei RTWs, Polizei, Feuerwehr

Anflug und Ersteindruck bei Landung

Während des Anflugs erfragt die Crew die eingesetzten Rettungsmittel. Mitalarmiert wurden zwei RTWs, die Polizei sowie die Feuerwehr. Ein weiteres Notarztmittel wurde bislang nicht mit alarmiert, allerdings ist ein Arzt als Ersthelfer vor Ort.

Unmittelbar vor der Landung erfolgt die Meldung, dass die Straße mittlerweile gesperrt ist und der Hubschrauber in unmittelbarer Nähe zur Unfallstelle landen kann. Aufgrund des gut abgesicherten Landeplatzes können FLR und FLRA unmittelbar nach der Landung zum Notfallort aufbrechen. Ein Absichern des Hubschraubers ist nicht erforderlich. Es ist rasch erkennbar, dass ein regloser Patient am Ausgang des Tunnelportals auf der Straße liegt und von einem Zivilisten offenbar mittels Beatmungsbeutel beatmet wird. Auffällig ist allerdings, dass kein Unfall-Pkw zu sehen ist und somit die Kinetik der Kollision nicht erfasst werden kann.

3.1 Medizinische Ersteinschätzung und Erstmaßnahmen nach Eintreffen

Bei Eintreffen der Crew um 17:13 Uhr zeigt sich ein 45-jähriger Patient, der bewusstlos auf der Straße liegt und offenbar stark aus dem rechten Ohr geblutet hat. Der zufällig vorbeikommende Arzt entpuppt sich als Kollege des eigenen Stützpunkts, der bei offensichtlicher Ateminsuffizienz bereits mit einer assistierenden Beutel-Masken-Beatmung begonnen hat. Die orientierende Notfalluntersuchung zeigt derzeit keine floride Blutung nach außen. Die Atemwege sind offensichtlich gefährdet und die Atemtätigkeit des Patienten ist insuffizient. Der Kreislauf ist instabil. Der Puls der A. radialis mit etwa 130 Schlägen pro Minute ist schwach tastbar. Der Patient ist nicht ansprechbar und zeigt auch keine gerichteten Abwehrbewegungen auf Schmerzreize, sodass das GCS mit 5 zu bewerten ist. Abgesehen von einer offensichtlichen schweren Kopfverletzung finden sich derzeit keine Hinweise auf weitere knöcherne Verletzungen (➤ Tab. 3.2).

VERDACHTSDIAGNOSE

Polytrauma mit schwerem Schädel-Hirn-Trauma

3.2 Anamnese

Die Anamnese ergibt, dass entgegen der Alarmierungsmeldung kein Verkehrsunfall vorliegt, sondern der Patient offensichtlich in suizidaler Absicht vom Dach der Tunnelkonstruktion auf die darunterliegende Fahrbahn gesprungen ist. Deswegen gibt es auch kein Unfallauto und keine weiteren Verletzten (➤ Abb. 3.1).

Aufgrund des Unfallmechanismus muss neben der sichtbaren schweren Kopfverletzung außerdem von

Tab. 3.2 xABCDE

xABCDE	Beschreibung	Maßnahme
e**X**sanguination	Schwere Kopfverletzung mit stattgehabter Blutung aus dem rechten Ohr	Keine sichtbare bzw. kontrollierbare Blutung, ggf. Beckengurt
Airway	Gefährdet, aber nicht verlegt	Zügige Intubation wird angestrebt
Breathing	Insuffiziente Spontanatmung	Assistierende Beutel-Maske Beatmung durch anwesenden Ersthelfer
Circulation	Offensichtliche Kreislaufinsuffizienz, der periphere Puls ist schwach tastbar und tachykard	Venöser Zugang, Volumensubstitution, ggf. Vasopressor
Disability	Bewusstlos	Zügige Intubation angestrebt
Exposure & **E**nvironment	Abgesehen von der Kopfverletzung keine offensichtlichen weiteren Verletzungen; der Patient liegt bei Minusgraden auf der kalten Fahrbahn	Rasche Bergung von der kalten Fahrbahn angestrebt

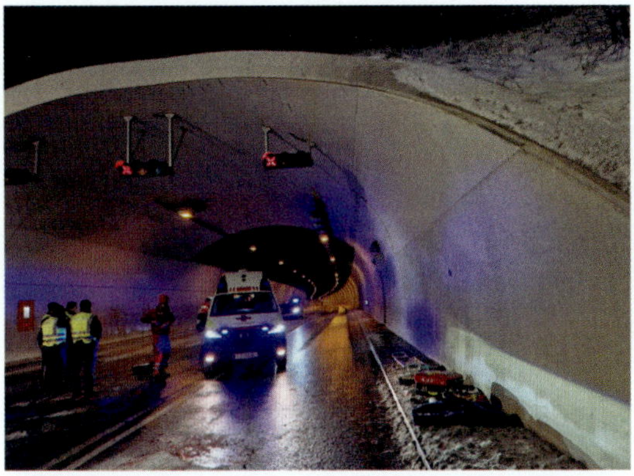

Abb. 3.1 Der Patient ist vom höchsten Punkt des Tunnelportals auf die darunterliegende Fahrbahn gesprungen [M1693]

Tab. 3.3 SAMPLER

SAMPLER	Beschreibung
Symptome und Befunde	Offensichtliche schwere Kopfverletzung mit Blutung aus dem Ohr und Bewusstlosigkeit
Allergien	Keine erhebbar
Medikation	Keine erhebbar
Patientenvorgeschichte	Offenbar gibt es eine psychiatrische Vorgeschichte, die aber ohne Relevanz für die jetzige Versorgung ist.
Letzte Mahlzeit	Unbekannt
Ereignisse direkt vor dem Notfall	Der Patient scheint seitlich über einen zur Wartung genutzten Weg auf die Lawinenverbauung geklettert zu sein und dann vom höchsten Punkt auf die darunter liegende Fahrbahn gesprungen zu sein. Einen Kontakt mit einem Fahrzeug gab es nicht.
Risikofaktoren	Keine

einer Verletzung des Beckens, der inneren Organe sowie der Wirbelsäule ausgegangen werden. Eine neurologische Beurteilung eventueller Paresen ist wegen der Bewusstseinslage schwierig, allerdings zeigt der Patient ungerichtete Bewegungen beider oberer Extremitäten (➤ Tab. 3.3).

3.3 Medizinische Versorgung und Maßnahmen

Der FLRA legt rasch zwei venöse Zugänge und appliziert zwei Beutel mit balancierter kristalliner Lösung. Der FLR des NAH bereitet zwischenzeitlich alle benötigten Medikamente und Materialien für die angestrebte Intubation des Patienten vor.

Eine rasche Orientierung über die Qualifikationen der Sanitäter der eingesetzten RTWs ergibt, dass noch ein weiterer Notfallsanitäter verfügbar ist. Dieser wird beauftragt, das Monitoring des NAH anzulegen, während alle anderen Sanitäter angewiesen werden, Schaufeltrage und Vakuummatratze für die ebenfalls rasch angestrebte Bergung von der kalten Straße vorzubereiten. Nach Einbruch der Dunkelheit ist die Temperatur rasch abgesunken und liegt bei –6 °C. Nachdem alles für die Intubation vorbereitet wurde, erfolgt 10 min nach Eintreffen eine Narkoseeinleitung mit 5 mg Midazolam, 50 mg Esketamin sowie 100 mg Rocuronium. Der Patient wird problemlos mittels Videolaryngoskop orotracheal intubiert. Bei der nachfolgenden Auskultation zeigt sich die Lunge beidseits belüftet und die Beatmung gelingt über den Tubus (8,0 ID) unbehindert. Das zwischenzeitlich angelegte Monitoring zeigt eine Sinustachykardie mit 130/min, die oszillometrische Blutdruckmessung ergibt einen Blutdruck von 80/60 mmHg, die Sauerstoffsättigung zeigt jetzt 90 % und die Kapnografie 32 mmHg.

Zur weiteren Narkoseaufrechterhaltung wird in weiterer Folge parallel zur Bergung des Patienten ein Perfusor mit 50 ml Propofol 2 % sowie zur zu erwartenden notwendigen Kreislaufstabilisierung ein weiterer Perfusor mit 5 mg Noradrenalin in 50 ml NaCl vorbereitet. Zudem erhält der Patient 1 g Tranexamsäure sowie zur weiteren Schmerztherapie fraktionierte Fentanyl-Gaben (insgesamt kumulativ 300 mg).

3.4 Rettungsprozedere

Der Patient wird nach erfolgter Erstversorgung mittels Schaufeltrage auf die bereits vorbereitete Vakuummatratze gelegt und zum Zweck des Wärmeerhalts in einen bereitstehenden und vorgeheizten RTW gebracht. Dort wird unter geschützten Bedingungen ein Secondary Survey bzw. eine neuerliche genauere Exploration des Verletzungsmusters durchgeführt. Aufgrund der Leitsymptome Bewusstlosigkeit, offensichtliche Weichteilverletzung im Kopfbereich und Ateminsuffizienz ist von einem schweren Schädel-Hirn-Trauma auszugehen. Die Pupillen sind zu diesem Zeitpunkt beidseits eng, nicht reagibel. Die Wirbelsäule ist nicht beurteilbar, allerdings zeigte der Patient vor der Narkoseeinleitung ungerichtete Bewegungen beider oberer Extremitäten, sodass zumindest nicht von einer Tetraplegie bzw. einer Verletzung der Halswirbelsäule auszugehen ist.

Der Thorax ist in der klinischen Untersuchung stabil und auskultatorisch seitengleich belüftet. Es finden sich keine Prellmarken. Das Abdomen ist ebenfalls weich, keine Prellmarken. Das Becken erscheint unter Kompression stabil, es wird aber prophylaktisch aufgrund des Unfallhergangs und der Kreislaufinstabilität ein Beckengurt angelegt. Das Monitoring wird um eine kontinuierliche tympanische Temperaturmessung ergänzt. Die dabei ermittelte Körpertemperatur liegt bei 30,1 °C. Es wird die Anlage einer invasiven Blutdruckmessung erwogen. Nach einer einmaligen Fehlpunktion und wegen der beengten Platzverhältnisse im Rettungswagen, wo nur eine Körperseite für eine Versorgung zugänglich ist, wird mit Hinblick auf das Zeitmanagement auf einen zweiten Punktionsversuch verzichtet. Zudem weist der Patient mittlerweile nach Volumensubstitution mit einer Herzfrequenz von 100/min, einem $etCO_2$ von 40 mmHg und einem deutlich höheren Blutdruck stabilere Werte auf. Bei einem Blutdruck von 160/90 mmHg kann die Katecholamin-Substitution bzw. die Förderrate des Perfusors reduziert werden.

Die Umlagerung des Patienten von dem RTW in den NAH verläuft problemlos (➤ Abb. 3.2). Der Patient wird an das Beatmungsgerät im NAH angeschlossen, das Monitoring in der Halterung des NAH fixiert. Unter Nachtflugbedingungen ist der FLRA allein mit dem Patienten in der Kabine, da der FLR zur Unterstützung des Piloten im Cockpit benötigt wird. Der FLRA bereitet aus diesem Grund die wichtigsten Medikamente für den Transport vor und stellt sicher, dass alle Geräte im angeschnallten Zustand erreicht und bedient werden können.

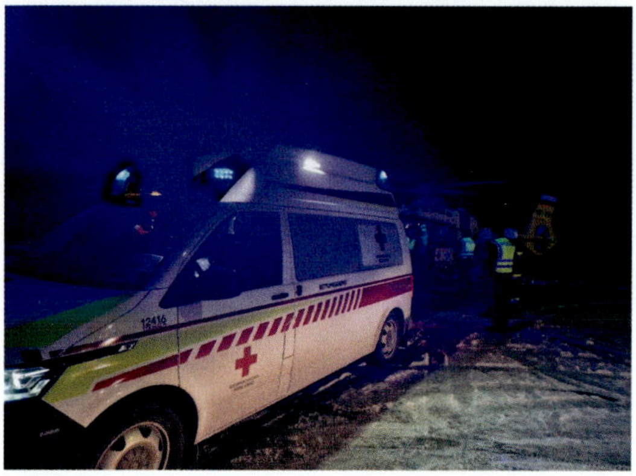

Abb. 3.2 Der Hubschrauber kann trotz Dunkelheit in unmittelbarer Nähe zum Notfallort landen [M1693]

3.5 Zielklinik und Transport

Nach entsprechender Vorankündigung und einmaliger Nach-Relaxierung mit 50 mg Rocuronium wird der Flugtransport in eine Klinik der Maximalversorgung angestrebt, wobei die erwartete Flugzeit ca. 30 min beträgt.

Unmittelbar nach dem Start des Hubschraubers unter „Night Vision Goggles"-Sichtflugbedingungen (45 min nach Eintreffen am Notfallort) fällt die Messung der Sauerstoffsättigung aus. Der FLRA versucht durch Umplatzieren des funktionierenden Sensors die Messung zu reaktivieren, aber alle Maßnahmen bleiben erfolglos. Eine alternative Positionierung z. B. am Fuß ist wegen der eingeschränkten Zugänglichkeit des Patienten in der Kabine nicht möglich. Zu diesem Zeitpunkt sind aufgrund der Hypothermie des Patienten und der Vasopressor-Gabe die Extremitäten kalt. Eine Rekapillarisierungszeit kann nicht mehr ermittelt werden. Die Beatmungsparameter sind unverändert. Die inspiratorische Sauerstoffkonzentration wird auf 1,0 gestellt.

Zudem kann kurz darauf durch den auf ein Messintervall von 5 min eingestellten oszillometrischen Blutdruckmesser kein Blutdruckwert mehr ermittelt werden. Auch durch einen mehrfachen Neustart der Messung ist es nicht mehr möglich, einen aktuellen Wert zu ermitteln.

Der FLRA kommuniziert den Ausfall von Sauerstoffsättigungsmessung und Blutdruckmessung mit dem Piloten und dem FLR. Es werden verschiedene

Lösungsmöglichkeiten besprochen: Zwischenlandung zur Anlage einer invasiven Blutdruckmessung. Die Flugroute führt aber überwiegend über gebirgiges Gelände und eine Landung in der Dunkelheit, wenn auch mit Night Vision Goggles, wäre mit einem eventuellen Risiko für die Crew und den Patienten verbunden. Außerdem bedeutet eine Zwischenlandung einen Temperaturabfall in der Kabine und einen erheblichen Zeitverlust.

Durch den Ausfall der SaO_2-Messung sowie der nichtinvasiven oszillometrischen Blutdruckmessung bei dem komatösen, beatmeten Patienten ist die fortlaufende Beurteilung unter Nachtflugbedingungen (reduziertes Licht in der Kabine) erheblich erschwert.

Somit bleiben dem FLRA mit dem EKG und der Kapnografie nur mehr zwei „Surrogatparameter" für die Beurteilung der Kreislaufsituation und der Beatmung. Die jetzt stabile Herzfrequenz zusammen mit dem stabilen endexspiratorischen CO_2 um 40 mmHg wird vom FLRA als Ausdruck einer ausreichenden Kreislaufsituation interpretiert. Nachdem vor Abflug durch die kontinuierliche Katecholamin-Gabe eine Überkorrektur der Hypotension erfolgt war, ist es während des Flugs möglich, schrittweise die Noradrealininfusionsrate zu reduzieren. Die kontinuierliche Beurteilung der Kapnografiekurve bleibt während des gesamten Fluges ein wertvoller und verlässlicher Parameter. Bei konstantem Beatmungsvolumen bleibt das $etCO_2$ unverändert. Ein Abfall des endexspiratorischen CO_2 wäre aufgrund eines erhöhten pulmonalen Totraums hinweisend auf eine Kreislaufinsuffizienz. Bis zur Landung an der Zielklinik orientiert sich der FLRA an der Kapnografiekurve und der Herzfrequenz.

Unmittelbar nach der Landung im Zielkrankenhaus ermittelt der auf ein 5-Minuten-Intervall eingestellte Blutdruckmesser unerwarteterweise wieder einen Blutdruck von 110/80 mmHg. Wenig später kann auch wieder die Sauerstoffsättigung gemessen werden. Sie beträgt 98 %. Die Herzfrequenz von 100/min und das endexspiratorische CO_2 von 40 mmHg sind unverändert geblieben. Der Patient kann somit mit stabilen Vitalparametern im Schockraum übergeben werden.

3.6 Klinischer Verlauf

In der Zielklinik werden folgende Verletzungen festgestellt:

- Subgaleales Hämatom frontoparietal links
- Subarachnoidal- und Kontusionsblutungen frontal bzw. frontobasal beidseits
- Multiple Schädelkalottenfrakturen mit Verlauf bis in die Schädelbasis und Pyramiden
- Fraktur der Frontobasis rechts mit Einstrahlung in den N. opticus
- Fraktur mediale Skapula links
- Fraktur 1. u. 2. Rippe rechts mit Pneumothorax rechts von bis zu 1,7 cm
- Fraktur mehrerer Processus transversi von LWK 1–5
- Fraktur der Massa lateralis links mit Beteiligung der Neuroforamina links S 1/2, S 2/3 und S 3/4
- Fraktur des hinteren Schambeinasts sowie des oberen Schambeinasts rechts
- Symphysensprengung mit Luxation

Aufgrund der zunächst unklaren zerebralen Prognose wird der Patient mit einer Hirndrucksonde sowie einem Fixateur extern im Bereich des Beckens versorgt. Während der nächsten drei Wochen bleibt die zerebrale Prognose des Patienten weithin ungewiss und er wird schließlich tracheotomiert und in ein Krankenhaus in Heimatnähe verlegt. Dort kommt es zunehmend zu einer Besserung, sodass eine chirurgische Versorgung aller noch ausstehenden operativ zu versorgenden Läsionen, insbesondere des Beckens, in die Wege geleitet wird. Schließlich können auch das Tracheostoma entfernt und der Patient mobilisiert werden, sodass er rund zwei Monate nach dem Ereignis ohne neurologische Auffälligkeiten in die Rehabilitation entlassen werden kann.

3.7 TOPS & FLOPS

TOP:

- Die Anwesenheit eines höchst qualifizierten Kollegen als Ersthelfer am Notfallort war sehr hilfreich. Trotz der Anwesenheit von zwei Notfallsanitätern und mehreren Rettungssanitätern war

der FLRA im Zuge einer zeitkritischen Maximalversorgung für eine zusätzliche hoch qualifizierte ärztliche Unterstützung dankbar.
- Die Antizipation der präklinisch nicht diagnostizierbaren schweren Beckenverletzung und deren prophylaktische Behandlung war sicherlich sehr wichtig. Beckeninstabilitäten, die zu hohem Blutverlust führen können, sind oft präklinisch nicht erkennbar und nur durch den Unfallhergang vermutbar. Daher macht es Sinn, insbesondere bei instabilen polytraumatisierten PatientInnen prophylaktisch eine Beckenschlinge anzulegen.
- Durch das parallele Nutzen aller Ressourcen konnte wesentliche Zeit gespart werden. Es macht Sinn, parallel zu invasiven notfallmedizinischen Maßnahmen auch gleich den Abtransport mitzudenken und vorzubereiten und Maßnahmen, die gleichzeitig durchführbar sind, nicht hintereinander zu koordinieren.

FLOP: Der Ausfall wesentlicher Teile des Monitorings wie Blutdruckmessung und Messung der Sauerstoffsättigung, insbesondere bei narkotisierten und beatmeten Patienten, stellt ein außergewöhnliches Problem dar, das in diesem Fall durch die indirekte Kreislaufbeurteilung über die Kapnografie kompensiert werden konnte. Dies gelingt aber auch nur unter stabilen maschinellen Beatmungsbedingungen bzw. nur dann, wenn keine pulmonale Pathologie vorliegt.

MERKE
- Die Kapnografie gibt nicht nur Auskunft über die korrekte Tubuslage, sondern erlaubt auch Aussagen über die Kreislaufsituation des Patienten im Sinne eines redundanten Monitorings.
- Ein „Stehenbleiben" wie es bodengebunden mit dem RTW möglich ist, würde unter Nachtflugbedingungen eine „Außenlandung" mit allen einhergehenden Risiken bedeuten und scheidet als Option aus.
- Unter Nachtflugbedingungen ist der FLRA über längere Zeit und unter eingeschränkter Beurteilbarkeit allein mit dem Patienten in der Kabine. Eine sorgfältige Vorbereitung von Medikamenten und Geräten ist damit von zentraler Bedeutung.

Was wäre, wenn …

- … keine Kapnografie eingesetzt worden wäre?
  Bei jeder Intubation muss eine Kapnografie eingesetzt werden. Auf jedem Notarztmittel sollte auch ein Back-up für einen möglichen Ausfall der Kapnografie mitgeführt werden. Wie dieser Fall zeigt, erlauben die $etCO_2$-Werte in gewissem Umfang auch Rückschlüsse auf die Kreislaufsituation (Kupnik und Skok 2007).
- … kein Beckengurt angelegt worden wäre?
  Bei instabilen Traumapatienten muss in Abhängigkeit vom Unfallhergang immer mit einer schweren Beckenverletzung gerechnet werden, auch wenn die klinische Untersuchung keine Hinweise dafür bietet. Die Anlage eines Beckengurts sollte daher großzügig und in Zusammenschau mit dem Unfallmechanismus indiziert werden. Gemäß Richtlinien ist die Anlage eines „Pelvic Binders" bei Anzeichen einer hämodynamischen Instabilität angezeigt (Trentzsch et al. 2025).

Zusammenfassung

- Eine rasche zielgerichtete Versorgung von Traumapatienten ist von großer Bedeutung.
- Beckenverletzungen sind oft schwer diagnostizierbar. Eine großzügige Anlage eines Beckengurts kann lebensrettend sein.
- Ein umfassendes Monitoring kann den Ausfall einzelner Komponenten teilweise wettmachen.

LITERATUR

Kupnik D, Skok P. Capnometry in the prehospital setting: are we using its potential? Emerg Med J. 2007; 24: 614.

Trentzsch H, Goossen K, Prediger B et al. Stop the bleed – Prehospital bleeding control in patients with multiple and/or severe injuries – A systematic review and clinical practice guideline – A systematic review and clinical practice guideline. Eur J Trauma Emerg Surg. 2025; 51: 92.

Maria Mair, unter Mitarbeit von Dominik Hunziger
Unter Mitwirkung von: Giorgio Faustinelli und Martin Felix

KAPITEL 4 „Achtung Steinschlag“: technische Rettung im exponierten Gelände

Fallbericht

Setting

Helikopterstandort
Höchstgelegene Einsatzbasis der Schweiz auf 1.707 m ü. M. mit durchschnittlich 700 Einsätzen pro Jahr, davon 90 % Primäreinsätze

Helikopter
Leonardo AW109SP

Besatzung
Pilot, HCM, MCM (Notärztin), optional RSH (Rettungsspezialist Helikopter) der Alpinen Rettung Schweiz im Milizsystem

Operationelle Besonderheiten
Nachtflug, Rettungswinde (auch nachts), Longline, Tau, Seilbahnevakuation, Eisrettung

Alarmierung

An einem Septembertag um ca. 16:45 Uhr erreicht die Helikopter-Einsatzzentrale (HEZ) ein Notruf: Ein Bergsteiger sei unter einem Stein eingeklemmt, es reiche ein Stemmeisen, um den Stein leicht anzuheben, die Person sei nur leicht verletzt, angestütztes Aussteigen sei möglich. Der Einsatzort befindet sich auf ca. 2.500 m an einem exponierten Westgrat.

Preflight-Abklärungen (Wetter/Team/Einsatztaktik)

Der erfahrene Pilot und der HCM überprüfen anhand der Koordinaten das Einsatzgebiet. Es handelt sich um hochalpines Gelände, wettertechnisch problemlos. Der ortskundige Pilot äußert sogleich Bedenken, dass es sich wohl nicht um einen „Bagatelleinsatz“ handeln könnte, ein angestütztes Aussteigen sei evtl. nicht möglich, viel wahrscheinlicher ein Windeneinsatz. Zudem werde ggf. noch mehr Manpower benötigt, wobei aufgrund eines Line-Checks an diesem Tag bereits ein zweiter HCM an Bord ist. Es werden auch Bedenken geäußert, dass der Einsatz mit Einbruch der Dunkelheit deutlich erschwert werde und daher das Zeitfenster bis dahin genutzt werden müsse. Der Start des Rettungstransporthubschraubers (RTH) erfolgt um 17:06 Uhr (➤ Tab. 4.1).

Tab. 4.1 Abklärungen und Gedanken

HEZ	Primär nur RTH alarmiert, wartet auf Lagerückmeldung, um ggf. RSH aufzubieten.
Pilot	Gute Ortskenntnisse, das Wetter ist gut. Er bezweifelt, dass ein angestütztes Aussteigen möglich ist und daher ein Windeneinsatz nötig sein könnte.
HCM	Bleibt bis zur Sichtung vorn im Cockpit.
MCM	Bereitet sich auf eine Windenaktion vor. Sie ist beruhigt, Patient sei ja unverletzt.
Weiteres Teammitglied?	Zweiter HCM ist an Bord (Line-Check).
Einsatzkräfte vor Ort?	Bergkameraden als mögliche Laienhelfer sind vor Ort.

Anflug und Ersteindruck bei Landung

Beim Überflug um 17:16 Uhr bestätigt sich die Annahme, dass sich der Einsatz im hochalpinen, schwer zugänglichen Gelände befindet und ein großer Felsbrocken anzuheben ist. Die HEZ wurde darüber informiert und ein weiterer ziviler Helikopter mit zwei RSH sowie einem Bergführer und zusätzliches technisches Material angefordert. Nach dem Sichtungsflug landet der RTH an einer nahegelegenen Hütte. Mittels mehrerer Human-External-Cargo-(HEC)-Operationen werden am Fixtau durch den zivilen Helikopter drei RSH, die

4

MCM und mehrere Stemmeisen zum Einsatzort geflogen, sodass die MCM um ca. 17:50 Uhr beim Patienten eintrifft (➤ Abb. 4.1).

Der erste Eindruck weicht deutlich von der scheinbar banalen Einsatzmeldung ab: Der 75-jährige männliche Patient liegt unter einem großen Felsbrocken (ca. 100 × 60 × 25 cm, ca. 0,5t) eingeklemmt in einer Rinne, kopfabwärts liegend und durch einen Kameraden gestützt. Der Fels bedeckt das gesamte Abdomen, das Becken sowie die unteren Extremitäten.

Der Patient ist ansprechbar, blass und kaltschweißig. Aufgrund des absturzgefährdeten Geländes kann die MCM zunächst nicht direkt am Patienten arbeiten. Die restlichen drei Kameraden des Patienten sind unverletzt und am Seil gesichert.

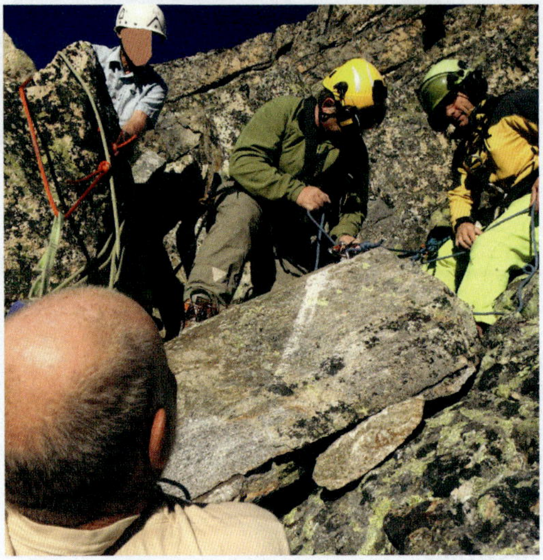

Abb. 4.1 Felsblock, Patient und Bergretter [M1694]

4.1 Medizinische Ersteinschätzung und Erstmaßnahmen nach Eintreffen

Ein Bergführer kümmert sich um die Sicherheit der MCM. Mittels Bohrhaken wird zunächst der Felsbrocken gesichert, um zu verhindern, dass der Stein beim Anheben ins Rutschen kommt und den Patienten aufgrund der Scherkräfte weiter schädigt (➤ Abb. 4.2).

Es wird auch die Möglichkeit eines Anhebens des Felsens durch den Helikopter diskutiert, jedoch als zu gefährlich eingestuft. Auch das Einfliegen hydraulischer Kissen der Feuerwehr wird in Erwägung gezogen. Mithilfe der mitgeführten Brecheisen kann der Stein langsam unter ständiger Nachsicherung sachte angehoben werden, sodass der Patient um 18:16 Uhr befreit werden kann. Zur definitiven medizinischen Versorgung wird er zunächst ca. drei Meter weiter abgeseilt (➤ Tab. 4.2).

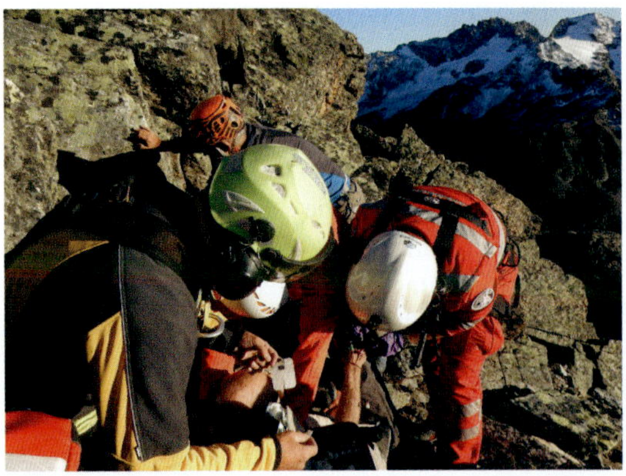

Abb. 4.2 Erstversorgung im hochalpinen Gelände [M1694]

VERDACHTSDIAGNOSE

Schweres Becken- und Abdominaltrauma, ggf. massive Blutung

Tab. 4.2 xABCDE

xABCDE	Beschreibung	Maßnahme
e**X**sanguination	Große offene blutende Verletzung der Leistenregion	Beckengurt für Kompression
Airway	Frei	–
Breathing	Spontan, AF 25/min	–
Circulation	Tachykard, schwacher Radialispuls, blass, Rekap-Zeit verlängert	Volumenbolus
Disability	Ansprechbar	Vorsichtige Analgosedation
Exposure & **E**nvironment	Steinschlaggefahr, Absturzgefahr Hypothermiegefahr	Sicherung des Steines mittels Bohrhaken vor Ort

4.2 Anamnese

Die vierköpfige Wandergruppe befand sich im Abstieg, als sich in einer Rinne ein großer, ca. 500 kg schwerer Stein löste und den Patienten unter sich begrub. Die Masse des Felsbrockens und das Verletzungsmuster wurden von den Bergkameraden hochgradig unterschätzt (➢ Tab. 4.3).

Tab. 4.3 SAMPLER

SAMPLER	Beschreibung
Symptome und Befunde	Unter Stein Blut sichtbar, nicht abschätzbar, wie viel
Allergien	Keine
Medikation	Nicht bekannt
Patientenvorgeschichte	Gesund und fit
Letzte Mahlzeit	Auf dem Gipfel
Ereignisse direkt vor dem Notfall	Mehrstündige Anstrengung
Risikofaktoren	Alter, Dämmerung

4.3 Medizinische Versorgung und Maßnahmen

Die MCM bereitet sich auf eine mögliche Massivblutung nach Mobilisation des Steines und der dadurch fehlenden Kompression vor und informiert die Crew. Es steht nur wenig Platz zur Erstversorgung vor Ort zur Verfügung und eine schnellstmögliche Windenbergung und Überführung in ein Traumazentrum wird geplant.

Vor Ort wird zur Windenbergung ein Horizontalnetz eingesetzt und vorab darin ein Beckengurt platziert. Nach der aufwendigen Befreiung des eingeklemmten Patienten wird das Ausmaß der Verletzung erstmals ersichtlich, eine große offenen inguinale Verletzung, die mäßig stark blutet. Ein großlumiger Venenzugang wird angelegt und eine niedrig dosierte Analgosedation mit Ketamin und Fentanyl verabreicht (10-mg-weise bzw. 50-µg-weise). Die Blutung kann durch einen Verband und einen fest verschlossenen Beckengurt vermindert werden.

4.4 Rettungsprozedere

Zügiger Abtransport mittels Windenaktion durch den RTH zum Zwischenlandeplatz um 18:34 Uhr. Der Patient wird während der Bergung durch die MCM begleitet.

4.5 Zielklinik und Transport

Die Crew entschließt sich, den Patienten zügig in den Einsatzhelikopter zu verladen und nach Voranmeldung das ca. 20 min entfernte Zentrumsspital anzufliegen. Die HEZ informiert das Zielspital für eine Schockraumalarmierung. Der Patient ist während des Transports weiterhin bei Bewusstsein, jedoch hämodynamisch instabil. Im Flug wird ein weiterer Venenzugang gelegt und Tranexamsäure (1 g) verabreicht. Bei Eintreffen im Zentrumsspital sind A und B stabil, C ist instabil. Die Bergung der restlichen Bergsteiger und RSH erfolgt problemlos parallel durch den zivilen Helikopter (➢ Abb. 4.3).

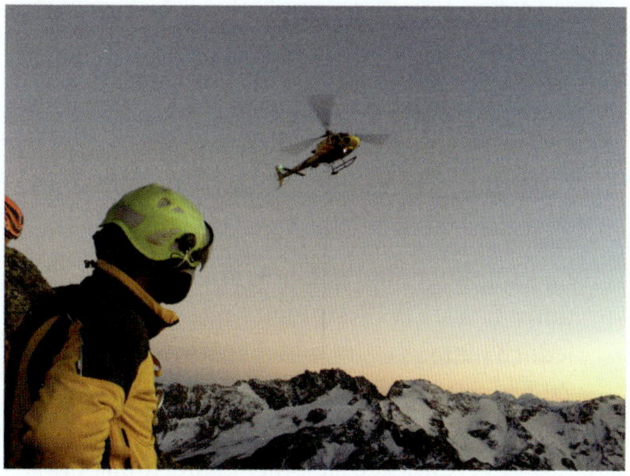

Abb. 4.3 Taubergung der Bergretter [M1694]

4.6 Klinischer Verlauf

In der Klinik können folgende Diagnosen erhoben werden:

- Thoraxtrauma mit Rippenserienfrakturen rechts
- Azetabulumfraktur rechts
  - Weichteildefekt femoral bis ins Skrotum reichend
  - V. femoralis communis geschlitzt, A. femoralis und Nerv intakt

Es sind eine Notoperation und mehrere Nachoperationen nötig für die Wiederherstellung von Perfusion und Funktion der Leiste rechts. Der Patient erholt sich erfreulicherweise letztlich dennoch vollständig.

4.7 TOPS & FLOPS

TOP war …

- … die initiale Intuition des Piloten, dass es sich nicht um einen Bagatell-Schnelleinsatz handeln könne und dass schnell nach der ersten Sichtung der Unfallstelle ein zweiter ziviler Helikopter für Material und das Zubringen von mehreren RSH und Rettern angefordert wurde.
- … das technische Verständnis des RSH, der Plan B und C parat hatte, falls sich der Stein nicht anheben ließe.
- … der zügige Abtransport inklusive Windenbergung, nachdem der Patient befreit werden konnte.
- …, dass auch die restlichen RSH und Berggänger vor Einbruch der Dunkelheit mittels Fixtau geborgen werden konnten.

Ein **FLOP** war,

- dass die MCM vor Ort keine Gefäßklemme anbringen konnte, weil sie nur mit einem Bergerucksack (Material für Minimalversorgung) vor Ort war.
- dass die Hypothermie nicht ausreichend bekämpft werden konnte.
- dass die Begleiter an der Unfallstelle nicht intensiver betreut werden konnten während der aufwendigen technischen Bergung.

MERKE

- Jeder im Team sollte stets seine Bedenken bzgl. der Einsatzstrategie äußern.
- Schweres technisches Gerät für eine Bergung wie in diesem Fall kann in der Luftrettung nur bedingt eingesetzt bzw. zugeführt werden. Dies erfordert viel technisches Know-how und Improvisationsgeschick.
- Ein Beckengurt kann auch als wirkungsvolles Kompressionsmittel bei äußerer Blutung eingesetzt werden sowie hämostatisches Material.

Was wäre, wenn …

- … die Dunkelheit hereingebrochen wäre? Rettungsflüge sind in der Schweiz auch nachts unter Einsatz der Rettungswinde möglich, jedoch hätte es den Einsatz sicher erschwert. Zudem wäre der Patient ggf. schneller ausgekühlt.
- … der Felsbrocken sich nicht hätte anheben lassen?

Der Patient wäre womöglich im Wissen des Verletzungsmusters verblutet, auch weil der Einsatz aus technischer Sicht sehr zeitaufwendig war. Eine Notamputation wäre aufgrund der Einklemmung nicht möglich gewesen. Als Ultima Ratio hätte doch der Versuch des Anhebens des Steins mittels Helikopter in Betracht gezogen werden müssen.

Zusammenfassung

- Wenn eine Einsatzmeldung suspekt/unglaubwürdig erscheint, lieber bedacht im Team überlegen und die Einsatzstrategie überdenken.
- Die Faktoren Zeit und Manpower spielten zum Gelingen dieses Einsatzes eine wesentliche Rolle, ebenso die Leader-Funktion des erfahrensten RSH.
- Für die MCM war es während der aufwendigen technischen Bergung schwierig, lediglich „Zaungast" zu sein, zumal sie wusste, dass der Patient dringend medizinisch versorgt werden musste. Dem „Stop-the-Bleeding"-Konzept konnte vor Ort nur provisorisch entsprochen werden.
- Der Beckengurt konnte als effektives Kompressionsmittel bei der äußerlichen Blutung eingesetzt werden. Priorität hatten die schnelle und sichere technische Bergung inklusive Windenbergung sowie die Sicherheit von Rettern und Begleitpersonen.
- Ein eFAST-Sonografie während des Fluges ins Zentrumspital hätte zusätzliche Informationen über mögliche innere Blutungen gegeben.
- Der Einsatz zog auch ein großes Medieninteresse nach sich, dessen Auswirkungen man sich in der Notfallmedizin stets bewusst sein muss.

KAPITEL

5

Philipp Venetz
Unter Mitwirkung von: Philipp Grand, Robi Andenmatten

In-Cabin-/ In-Flight-Treatment bei adipösem Polytrauma

Fallbericht

Setting

Helikopterstandort
Gebirgsbasis auf 1.624 m ü. M., etwa 1.000 Helikoptereinsätze pro Jahr, davon 90 % Primäreinsätze
Helikopter
Bell 429
Besatzung
Pilot, HCM, MCM (Notarzt), bei Bedarf RSH (Rettungsspezialist Helikopter)
Operationelle Besonderheiten
Primäreinsätze im Hochgebirge (hauptsächlich in Winter- und Sommersaison), etwa 15 % der Einsätze mit Rettungswinde (HHO) oder MERS (Longline, Tau).

Alarmierung

Anfang Juni um 17:21 Uhr erfolgt eine Anforderung von der Kantonalen Einsatzzentrale (KWRO) für einen Verkehrsunfall mit zwei verletzten männlichen Personen. Ein Kleintransporter mit Fahrer und Beifahrer hat Schafe transportiert, ist in einer Linkskurve von der Straße abgekommen und konsekutiv über eine steile Böschung abgestürzt. Dabei hat er sich mehrfach überschlagen und wird nach etwa 70 m durch einen Baum gestoppt. Die Crew des Rettungshelikopters, der nur zwei Flugminuten vom Einsatzort entfernt ist, begibt sich unmittelbar vor Ort und meldet um 17:31 Uhr, dass sie dringend Verstärkung benötigen.

Zum selben Zeitpunkt absolviert die Crew des nachgeforderten Helikopters einen Einsatz, bei dem sich eine Mountainbikerin am OSG verletzt hat. Aufgrund der dringlichen Einsatzmeldung für den Verkehrsunfall bespricht die Crew kurz gemeinsam das weitere Vorgehen. Im Konsens wird entschieden, die Patientin mit der OSG-Verletzung nach Erstversorgung und Analgesie zur drei Flugminuten entfernten Gebirgsbasis zu fliegen. Dort wird sie von der stationierten Ambulanzcrew übernommen und ins Spital weitertransportiert. Nach kurzer Übergabe und Hot Refueling startet die Helikoptercrew unmittelbar wieder Richtung Einsatzort.

Preflight-Abklärungen (Wetter/Team/Einsatztaktik)

Die ➤ Tab. 5.1 gibt einen kurzen Überblick über die Situation.

Anflug und Ersteindruck bei Landung

Beim Anflug zum Einsatzort (16:43 Uhr) sieht die Crew den komplett zerstörten weißen VW-Bus auf dem Dach zwischen einem Weidezaun und Bäumen liegend (➤ Abb. 5.1). Die Crew des ersteintreffenden Rettungshelikopters (HCM und

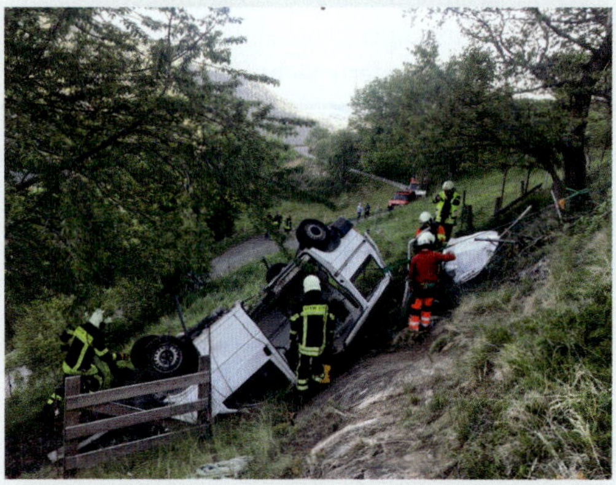

Abb. 5.1 Situation Unfallplatz im Rahmen der Aufräumarbeiten nach Bergung der beiden Patienten [M1695]

Tab. 5.1 Abklärungen und Gedanken

KWRO	Bereits vor Ort trifft die Besatzung des Rettungshelikopters gemeinsam mit HCM und MCM auf zwei Insassen des völlig zerstörten VW-Busses sowie auf mehrere tote und schwer verletzte Schafe. Der Fahrer des Kleintransporters erleidet ein schwerstes Polytrauma, der Beifahrer zeigt sich mit mittelschweren Verletzungen im Primary Survey stabil, sodass sich die Crew primär um den schwerstverletzten Patienten kümmert.
Pilot	Wetter schön, kein Nebel, kaum Wind – problemlos. Nach kurzem Wettercheck im Überflug zum Einsatzort wird zudem klar, dass die Wetterverhältnisse auch einen Transport ins Zentrumsspital ohne Probleme erlauben. Der Pilot kommuniziert dies entsprechend der Crew. Aufgrund der Meldung des vor Ort befindlichen HCM des ersten Helikopters soll die Bergung des schwer polytraumatisierten Patienten mittels Winde erfolgen. Deshalb bereitet sich die Crew auf dem Überflug für die Windenaktion vor, damit keine Zwischenlandung mit entsprechender Zeitverzögerung notwendig wird.
HCM	Steigt aufgrund der Einsatzmeldung primär hinten in die Kabine ein, bereitet die Windenaktion vor und kommuniziert per Funk mit vor Ort befindlichem HCM. Die Crew vor Ort hat den Patienten offenbar bereits für die Windenbergung im Rettungssack vorbereitet – er sei aber in einem „sehr schlechten Zustand“.
MCM	Gemäß Information durch die vor Ort befindliche Rettungscrew soll sich die nachgeforderte Crew primär um den schwerstverletzten Patienten kümmern. Da geplant ist, den Patienten unmittelbar vom Unfallplatz zu bergen und eine Crew bereits vor Ort ist, wird kein zusätzliches Material mitgenommen. Der Rettungssack wird an die Winde mitgenommen, um diesen im Austausch vor Ort zu belassen.
Weiteres Teammitglied?	Keines
Einsatzkräfte vor Ort?	Polizei und ein Rettungshelikopter vor Ort

MCM) hat den schwer verletzten Patienten im Rettungssack für die Windenbergung vorbereitet und weist ein.

Der MCM des zweiten Helikopters wird per Winde zur Crew abgelassen. Es benötigt eine gute Kommunikation zwischen MCM und Helikoptercrew, da am Einsatzort diverse Hindernisse (Zäune, Eisenstangen) vorhanden sind, die durch die teilweise behinderte Sicht (Bäume) von oben nur eingeschränkt beurteilt werden können. Das Gelände ist abschüssig, aber nicht anspruchsvoll. Beim Eintreffen hängt der MCM den zweiten Rettungssack aus und unmittelbar danach den bereits für den Transport vorbereiteten Patienten ein. Der Plan ist, zum etwa drei Minuten entfernten Heliport zu fliegen, um dort den Verletzten am Zwischenlandeplatz zu versorgen.

5.1 Medizinische Ersteinschätzung und Erstmaßnahmen nach Eintreffen

Anlässlich der Erstbeurteilung während der Windenaktion schätzt der MCM den männlichen Patienten auf etwa 70 Jahre, tief komatös mit präterminaler Schnappatmung und schwerem Polytrauma (➤ Tab. 5.2). Zudem ist der Patient deutlich adipös, geschätzt etwa 150 kg. Die Crushbergung aus dem zu diesem Zeitpunkt noch nicht gesicherten Kleintransporter und Lagerung im Rettungssack war deshalb für die ersteintreffende Crew bereits anspruchsvoll und offensichtlich schweißtreibend.

VERDACHTSDIAGNOSE

Schweres Polytrauma nach Verkehrsunfall mit Schädel-Hirn-Trauma (führend), Verdacht auf HWS-Verletzung mit Differenzialdiagnose (DD) spinalem Schock (Herzfrequenz), bilateralem thorakoabdominalen Trauma und Extremitätenverletzungen (Unterschenkel beidseits) und sehr wahrscheinlich hämorrhagischem Schock bei klinisch deutlich gestörter Mikrozirkulation.

Tab. 5.2 xABCDE

xABCDE	Beschreibung	Maßnahme
e**X**sanguination	Sichtbar große (circa 20–25 cm) klaffende Rissquetschwunde am Schädel, gemäß Angaben Erstversorger Verletzungen Unterschenkel beidseits, zusätzlich Thoraxtrauma mit möglichem Hämatothorax	Initial keine möglich; im Verlauf i. v.-Zugang, forcierte Volumengabe und TXA
Airway	Teilweise durch Sekret verlegt	Freimachen der Atemwege und Esmarch während Windenaktion. Einlage Güdeltubus und Präoxygenierung mittels assistierter Spontanatmung während Transport, ITN-RSI mit C-Mac #4
Breathing	Zyanotisch, erste gemessene SpO_2 70 %	O_2-Gabe (8 l per Reservoirmaske)
Circulation	Gut palpabler Radialispuls, auffallend normokard (DD: unter Betablockertherapie, VHFli? Spinaler Schock?); Rekapillarisierungszeit deutlich verlängert – als Hinweis für hämorrhagischen Schock	Initial keine nötig, allerdings passt Herzfrequenz nicht zum klinischen Zustand des Patienten
Disability	Seit Unfall immer GCS 3, Pupillen beidseits mittel weit mit fraglicher Lichtreaktion	–
Exposure & **E**nvironment	Nichts Spezielles	–

5.2 Anamnese

Eine Anamnese ist nicht möglich und somit keine Angaben über eventuelle Begleiterkrankungen, regelmäßige Medikation oder Allergien. Klinisch offensichtlich ist die Adipositas mit wahrscheinlich metabolischem Syndrom. Im Verlauf kann das Zielspital durch Angaben der Angehörigen herausfinden, dass der Patient bei Vorhofflimmern oral antikoaguliert ist. Zur Frequenzkontrolle besteht eine Betablockertherapie.

5.3 Medizinische Versorgung und Maßnahmen

Gemäß Ersteinschätzung des MCM handelt es sich um einen etwa 70-jährigen, schwer adipösen, polytraumatisierten Patienten. Während des Überflugs an der Winde zum Zwischenlandeplatz wird klar, dass es prinzipiell nur zwei Möglichkeiten gibt:

A) Eine Landung mit Versuch der Stabilisierung vor Ort – gleichbedeutend mit Zeitverlust in der Rettungskette bei offensichtlich kritisch krankem und instabilem, zunehmend hämorrhagisch schockiertem Patienten und

B) der Versuch einer Versorgung während des Fluges ins Zentrumsspital (Flugzeit etwa 20 min).

Aufgrund der Schwere der Verletzungen und der bis dato gemachten positiven Erfahrung mit In-Cabin- und In-Flight-Treatment entscheidet sich die Crew nach kurzem Austausch für eine „Load-and-(try to)-treat-Strategie“. Nach großem Kraftakt und mit zusätzlicher Hilfe des Piloten des zweiten Rettungshelikopters gelingt es, den Patienten auf den Bahrentisch des Helikopters zu heben, und die Crew (HCM und MCM in der Kabine) startet nach Voranmeldung („Schockraum, instabiler Patient – noch unversorgt“) Richtung Zentrumsspital. Nach kurzem Briefing werden HCM und MCM in der Kabine im Intercom isoliert. Der Pilot kann sich somit ungestört um Flug und Funkverkehr kümmern, und die Behandlungscrew in der Kabine hat optimale Rahmenbedingungen für die interprofessionelle Kommunikation während der geplanten Versorgung.

Die Erstversorgung am Unfallplatz umfasste lediglich das Anlegen eines harten Halskragens (Stiffneck) und die Bergung in den Rettungssack mit Vorbereitung für den Abtransport per Winde. Die Anlage eines Beckengurtes war wegen der Adipositas nicht möglich. Nach dem Start Richtung Zielspital besprechen HCM und MCM kurz gemeinsam das weitere Vorgehen.

A/B Primär erfolgt eine Optimierung des A/B-Problems durch Absaugen von ausgedehntem Sekret, Einlage eines Güdeltubus und anschließend Präoxygenierung durch assistierte Spontanatmung. Unter diesen Maßnahmen kommt es zum Anstieg der initial nativ gemessenen SpO_2 von 65 % auf > 90 %. Der Stiffneck wird bis zur Intubation vorerst belassen.

C Die Anlage eines 18G PVK am rechten Handrücken gelingt trotz erschwerter Bedingungen. Daraufhin Beginn mit Volumengabe bolusweise mithilfe einer 50 ml Perfusorspritze. Klinisch ist der Radialispuls stets gut palpabel. Eine nicht-invasive Blutdruckmessung gelingt aber während des gesamten Einsatzes trotz wiederholten Versuchen und Wechsel von Blutdruckmanschetten an beiden oberen Extremitäten nicht (a. e. infolge Adipositas und Vibration auf Flug). Nach Intubation hilft deshalb lediglich die $etCO_2$-Kurve mit Verlauf als „hämodynamisches" Monitoring.

5

D Weiterhin GCS 3 mit mittel weiten und lichtreaktiven Pupillen. Aufgrund der weiterhin nicht suffizient kontrollierten A und B Situation sowie tief komatösem Patienten entscheidet sich die Crew bei eingeschätzt halbwegs stabilen Kreislaufverhältnissen für die Induktion und Intubation. Ein erschwertes Atemwegsmanagement infolge Adipositas und suboptimaler Lagerung sowie eine eventuelle Verschlechterung der Gesamtsituation bedingt durch die Begleitverletzungen – insbesondere im Bereich des Thorax und des wahrscheinlich bestehenden hämorrhagischen Schocks werden antizipiert und bewusst in Kauf genommen. Durch die bereits begonnene Präoxygenierung stabilisiert sich die SpO_2 um 95 %.

Nach Einleitung mit wenig Midazolam (2,5 mg) bei ohnehin komatösem Patienten Fentanyl (50 µg) sowie Succinylcholin (200 mg) wird der Patient primär mittels C-MAC und S-Guide bei Cormack and Lehane 3 im zweiten Versuch orotracheal intubiert. Bewusst kommt Succinylcholin zum Einsatz, um einerseits optimierte Intubationsbedingungen zu erreichen und nach erfolgtem Atemwegsmanagement geplant auf eine assistierte Spontanatmung am Tubus zurückzukehren. Damit wird eine geringere Auswirkung auf die Hämodynamik (insbesondere das Risiko eines Rechtsherzversagens) angestrebt, da durch tiefere intrathorakale Drücke im Vergleich zur positiven Druckbeatmung das Risiko für die Entwicklung eines Spannungspneumothorax zusätzlich reduziert werden kann. Nach Intubation prompter $etCO_2$-Nachweis um 30 mmHg. Die Intubation erfolgt unter Inline-Stabilisierung der HWS durch den HCM – der Halskragen muss für den zweiten Versuch geöffnet werden; anlässlich der ersten Laryngoskopie zeigte sich initial ein C+L Grad IV. Auf dem Transport werden erneut 2,5 mg Midazolam und 50 µg Fentanyl und kurz vor Landung im Zielspital zudem 40 mg Esmeron verabreicht.

Etwa zehn Minuten nach Intubation zeigt sich ein zunehmender Anstieg der Herzfrequenz mit inzwischen nur noch minimalem Ansprechen auf weitere Volumengabe; klinisch besteht weiterhin primär der Verdacht auf einen hämorrhagischen Schock. Als Differenzialdiagnose wäre zusätzlich ein obstruktiver Schock bei Spannungspneumothorax möglich.

5.4 Rettungsprozedere

Die Windenaktion verläuft problemlos. Retrospektiv lag – wegen des Gewichts des Patienten (geschätzt 150 kg) plus MCM (90 kg) sowie Material (Rettungssack 10 kg) – die Gesamtbelastung an der Winde sicher noch unterhalb der Zulassung von 270 kg. Andernfalls müsste die Bergung mittels MERS (Fixtau) erfolgen. Auf dem aktuellen Einsatz wird kein MERS mitgeführt; es wäre aber auf der drei Minuten entfernten Einsatzbasis verfügbar und könnte durch den Piloten selbstständig montiert werden.

5.5 Zielklinik und Transport

Aufgrund der Verletzungsschwere und des kritischen Zustandes entscheidet sich die Crew für einen Transport ins universitäre Traumazentrum. Die Anmeldung erfolgt durch den MCM noch vor dem Start telefonisch direkt an den diensthabenden Kaderarzt.

5.6 Klinischer Verlauf

Etwa zehn Minuten nach Eintreffen im Schockraum und kurzer Übergabe kommt es zur akuten Kreislaufinstabilität bis zur pulslosen elektrischen Aktivität (PEA). Es erfolgt eine 6-minütige mechanische und medikamentöse Reanimation bei hämorrhagischem Schock. Bei weiterhin bestehendem Verdacht auf Spannungspneumothorax wird dreimalig versucht, diesen mittels Nadeldekompression zu entlasten. Aufgrund der Weichteilsituation bei Adipositas gestaltet sich die Maßnahme aber frustran. Schließlich erfolgt die Anlage von bilateralen Thoraxdrainagen, linksseitig entleert sich ein ausgedehnter Hämatothorax bei Rippenserienfrakturen. Aufgrund des persistierenden hämorrhagischen Schocks trotz Massentransfusion (> 50 Blutprodukte) und Gerinnungskorrektur (Patient antikoaguliert bei Vorhofflimmern) erfolgt eine notfallmäßige linksseitige Thorakotomie. Hierbei zeigen sich ausgedehnte Lungenlazerationen, weshalb aufgrund der derangierten Gerinnung primär ein Packing erfolgt. Anschließend wird der Patient auf die Intensivstation übernommen. In der zerebralen Computertomografie zeigen sich als weitere relevante Verletzungen ein schweres Schädel-Hirn-Trauma mit traumatischer Subarachnoidalblutung und Kontusionsblutungen parietooccipital beidseits. Diesbezüglich erfolgt die Anlage einer externen Ventrikeldrainage zur invasiven Messung des intrakraniellen Drucks. In der CT-Traumaspirale bestehen neben dem schweren Thoraxtrauma mehrere Wirbelsäulenverletzungen. Stabile Frakturen von insgesamt drei HWK, eine instabile LWK-2-Fraktur sowie Extremitätenfrakturen: eine dislozierte Humerusfraktur rechts sowie Unterschenkelfrakturen mit Logensyndrom der Unterschenkel beidseits durch massive Einblutungen. Hierfür erfolgt eine beidseitige Logenspaltung. Intraabdominale oder Beckenverletzungen bestehen nicht.

Der weitere intensivmedizinische Verlauf ist geprägt durch ein progredientes systemisches Inflammationssyndrom (SIRS) mit Entwicklung eines Multiorganversagens. Trotz maximaler intensivmedizinischer Maßnahmen mit Mehrorganersatztherapie verstirbt der Patient am vierten Tag nach dem Unfallereignis.

5.7 TOPS & FLOPS

TOP:

- Die „Golden Hour of Schock“ kann durch den raschen Transport und die Versorgung unterwegs eingehalten werden und der Patient erreichte (knapp) lebend das Zielspital.
- Der Einsatz zeigt, was aufgrund der deutlich besseren Platzverhältnisse, im Hinblick auf das Einsatzspektrum optimierter Ergonomie sowie Einsatz von modernen Hilfsmitteln (insbesondere Videolaryngoskop, Ultraschall) auch während des Lufttransports möglich ist. Auch wenn kein 360°-Zugang besteht, ist ein gemeinsames Arbeiten in der Kabine für zwei Crewmitglieder auch während des Fluges möglich; was das Anlegen von Zugängen, Atemwegsmanagement und, falls nötig, je nach Konfiguration der Kabine auch eine zumindest unilaterale Einlage einer Thoraxdrainage erlaubt.

FLOP:

- Die Wahl des Zielspitals kann sicherlich diskutiert werden. Im Prinzip wäre das näher gelegene Kantonsspital als Traumazentrum zehn Minuten Flugzeit weniger weit entfernt gewesen.
- Auch wenn dieser Einsatz zeigt, was prinzipiell möglich ist, stellt sich die Frage, wie viele Tasks von einer kleinen Crew gleichzeitig mit hoher Qualität abgearbeitet werden können. In diesem Fall hat alles reibungslos geklappt – was aber, wenn eine Rückfallebene oder zusätzliche Ressourcen notwendig werden?
- Die Crew wählte eine „All-in-Strategie“, obwohl bereits am Unfallort die Überlebenswahrscheinlichkeit des Patienten aufgrund von Alter, Habitus, Verletzungsmuster und klinischem Zustand als minimal eingeschätzt wurde. Schließlich kam es trotz massiven Aufwands auch innerklinisch zum Versterben des Patienten. Retrospektiv wäre das Einleiten einer palliativen Therapie am Zwischenlandeplatz nach erfolgter Bergung medizinisch sinnvoller gewesen.
- Die Anlage eines invasiven Blutdruckmonitorings wäre für diesen Patienten – zeitnah nach i. v.-Zugang sinnvoll gewesen. Die dafür nötige Ausrüstung war zu diesem Zeitpunkt auf dem Helikopter aber noch nicht verfügbar.

MERKE

- In ausgewählten Fällen (intubationspflichtige Patienten mit zeitkritischen Verletzungen) kann die Prähospitalzeit in der Luftrettung verkürzt werden, indem Narkoseeinleitung und Intubation in der Helikopterkabine während des Transports ins Traumazentrum durchgeführt werden.
- Diese „In-Cabin Rapid Sequence Induction" sollte aber nur durch trainierte Teams und Vorliegen einer klaren Standard Operating Procedure (SOP). In diesem Fall wurde von der bestehenden SOP abgewichen und entschieden, einen Patienten mit erwartet schwierigem Atemweg auch in-flight einzuleiten, da die Versorgung in-cabin am Zwischenlandeplatz keine objektiven Vorteile zu bringen schien.
- Makro- ist nicht gleichbedeutend mit Mikrozirkulation, „Blut-Druck" ist gleichbedeutend mit „Blut-Fluss". Ein kurzer Blick auf die Mikrozirkulation (Mottling, Rekap-Zeit) kann helfen, Schockpatienten bei vordergründig „stabiler" Makrohämodynamik zu detektieren.

Was wäre, wenn ...

- ... der i. v.-Zugang rechts nicht gelänge?
  Linksseitig wäre es aufgrund der Positionierung des Patienten im Helikopter und der anatomischen Gegebenheiten sicherlich schwierig geworden. Auch eine Punktion der V. jugularis externa wäre bei diesem Patienten sicherlich anspruchsvoll gewesen. Plan B war die Anlage eines intraossären Zugangs am rechten Humerus rechts – retrospektiv allerdings ebenfalls herausfordernd durch das relevante Weichteilplus bei Adipositas und die innerklinisch diagnostizierte Fraktur im Bereich des rechten Humeruskopfs.
- ... der Patient zu schwer wäre für die Windenaktion?
  Insgesamt scheint dieses Szenario zu selten, als dass es rechtfertigen würde, auf jedem Einsatz ein Fixtau mitzunehmen. Ein relevanter Vorteil des Taus wäre sicherlich, dass sich auch der HCM ins Gelände begeben kann und insbesondere schwer verletzte Patienten als Team erstversorgt werden können.
- ... der Patient zu schwer wäre für das Einladen in den Heli?
  Auf dem Heliport als Zwischenlandeplatz wäre genug Personal verfügbar gewesen. Ansonsten hätte es ein Aufgebot von zusätzlichen Ressourcen benötigt (Polizei, First-Responder, ggf. Passanten). Bei schwer adipösen Patienten müssen die Gewichtslimits der HEMS-Konfiguration (in diesem Fall der seitlich ausfahrbare Bahrentisch) eingehalten werden.
- ... die Intubation nicht gelänge?
  Bei erwartet schwierigem Atemweg hat die Crew vor Induktion eine supraglottische Atemwegshilfe (IGEL, Größe 5) als Back-up-Plan definiert. Ein chirurgischer Atemweg im Falle einer „Cannot-intubate-cannot-oxygenate-or-ventilate-Situation" (CICOV-Situation) wäre bei Adipositas und aufgrund der anatomischen Verhältnisse nur nach medianem Längsschnitt und stumpfer Präparation bis zum Lig. conicum möglich gewesen.
- ... während des Fluges der Thorax links drainiert werden müsste?
  Dieses Szenario stellt eine klare Limitierung des fehlenden 360°-Zugangs zum Patienten in der Helikopterkabine dar. Rechtsseitig ist die Anlage einer Thoraxdrainage problemlos auch in-cabin und in-flight möglich. Linksseitig hätte – bei fehlender Erfahrung mit dem Zugang nach Monaldi – eine Entlastungspunktion durchgeführt werden müssen; allerdings gelang dies im Schockraum auch nach mehreren Versuchen nicht.
- ... die Crew primär eine palliative Therapie eingeleitet hätte?
  Allerdings: Der Patient war initial – soweit beurteilbar – hämodynamisch noch stabil und es bestanden keine eindeutig nicht überlebbaren Verletzungen.
- ... der Patient unterwegs versterben würde?
  In diesem und bereits beim Start antizipierten Fall wäre die Crew zur Einsatzbasis zurückgeflogen und hätte den Patienten nach Todesfeststellung und Meldung als außergewöhnlichen Todesfall der Polizei übergeben. Wie allerdings wäre wohl die Rechtslage im Falle eines Gutachtens aufgrund der verwendeten Off-Label-Strategie gewesen?

Zusammenfassung

- Ein Rettungsmittel darf kein reines Transportmittel mehr sein. Eine ergonomische Konfiguration muss das Arbeiten in der Kabine unterwegs ermöglichen.
- In-Flight-Treatment ist für eine entsprechend ausgebildete Crew auch unter erschwerten (im wahrsten Sinne des Wortes) Bedingungen problemlos möglich. Auch wenn kein wie oft propagierter 360°-Zugang zum Patienten besteht, sind die wesentlichen prähospitalen Maßnahmen für einen kritisch kranken Patienten sicher durchführbar. Die aktuellen technischen Hilfsmittel, insbesondere Videolaryngoskopie, präklinischer Ultraschall und invasive Blutdruckmessung, erlauben auch eine erweiterte Versorgung von instabilen Patienten während des Fluges. Allerdings können gewisse Sicherheitsaspekte (Tragen der Gurte während des gesamten Fluges) für die Behandlungscrew nicht immer erfüllt werden.
- Speed is Life: Kritisch kranke Patienten müssen so schnell wie möglich in ein Zentrumsspital. Insbesondere bei Windenaktionen kann ein In-Flight-Treatment und Verzicht auf Versorgung am Zwischenlandeplatz zu einer relevanten Reduktion der Prähospitalzeit führen.
- Die $etCO_2$-Messung ist als Parameter für die Überwachung der Hämodynamik hilfreich, insbesondere im Rahmen der Reanimation. Bei kritisch kranken und adipösen Patienten ist die $etCO_2$-Messung jedoch hinsichtlich ihrer Wertigkeit eingeschränkt und sollte lediglich als Trendvariable betrachtet werden.
- Für instabile Patienten und Patienten mit schwerem Schädel-Hirn-Trauma soll die Anlage eines invasiven Blutdruckmonitorings erwogen werden. Für eine routinierte Crew ist dies ohne relevante Zeitverzögerung bereits vor Ort oder auch während des Transports möglich.
- Beim Atemwegsmanagement sollte stets auch an den physiologisch schwierigen Atemweg gedacht werden. Möglich sind hämorrhagischer Schock und alternativ obstruktiver Schock bei Spannungspneumothorax.

5

LITERATUR

Butterfield ED, Price J, Bonsano M et al. Prehospital invasive arterial blood pressure monitoring in critically ill patients attended by a UK helicopter emergency medical service – a retrospective observational review of practice. Scand J Trauma Resusc Emerg Med. 2024; 32(1):20.

Kattan E, Ibarra-Estrada M, Ospina-Tascón G et al. Perspectives on peripheral perfusion assessment. Current Opinion in Critical Care. 2023; 29(3): 208–214.

Knapp J, Venetz P, Pietsch U. In cabin rapid sequence induction. Anaesthesist. 2021; 70: 609–613.

Kolaparambil Varghese L J, Völlering JJ, De Robertis E et al. Efficacy of endotracheal intubation in helicopter cabin vs. ground: a systematic review and meta-analysis. Scand J Trauma Resusc Emerg Med. 2024; 32(1): 40.

Lima A, Bakker J. Clinical assessment of peripheral circulation. Current Opinion in Critical Care. 2015; 21(3): 226–231.

Maeyama H, Naito H, Guyette F X et al. Intubation during a medevac flight: safety and effect on total prehospital time in the helicopter emergency medical service system. Scand J Trauma Resusc Emerg Med. 2020; 28(1): 89.

Nassar BS, Schmidt GA. Capnography for Monitoring of the Critically Ill Patient. Clin Chest Med. 2022; 43(3): 393–400

Sandroni C, De Santis P, D'Arrigo S. Capnography during cardiac arrest. Resuscitation. 2018; 132: 73–77.

KAPITEL

6 Limitation Wetter: Gewitter und Blitzschlag

Marius Forster
Unter Mitwirkung von: Benjamin Höflinger, Mathias Kennerknecht, Anne Schulz, Elmar Baumann

Fallbericht

Luftrettungsstation im Allgäu

Helikopterstandort
Luftrettungszentrum in Süddeutschland
Helikopter
Airbus H135
Besatzung
3-Mann-Crew: Pilot (Bundespolizei, Fliegerstaffel), TC-HEMS, TC-HHO (Bayerisches Rotes Kreuz), Notarzt (Rotes Kreuz)
Operationelle Besonderheiten
Taurettung bis 2021, Rettungswinde seit 2021

Alarmierung

Um 10:35 Uhr erfolgt die Alarmierung des Rettungshubschraubers mit einem unscharfen Meldebild: „Hilferufe vom Berg". Einsatzort auf 1.749 m N. N.

Preflight-Abklärungen (Wetter/Team/Einsatztaktik)

An diesem Tag liegt eine kritische Wettersituation vor. Ab 10:00 Uhr zieht eine angekündigte Gewitterfront mit südwestlichem Verlauf über das Gebiet hinweg (➤ Abb. 6.1 und ➤ Abb. 6.2). Diese kann im Wetterradar nachvollzogen werden. Es herrscht Gewitterlage mit atmosphärischer Aufladung unter besonderem Sicherheitsaspekt: Blitzschlaggefahr besteht bis 5 km, in manchen Fällen bis 15 km Radius um eine Gewitterzelle (➤ Kap. 6.4). Eine mächtige Gewitterwalze schiebt sich bedrohlich über das Einsatzgebiet.

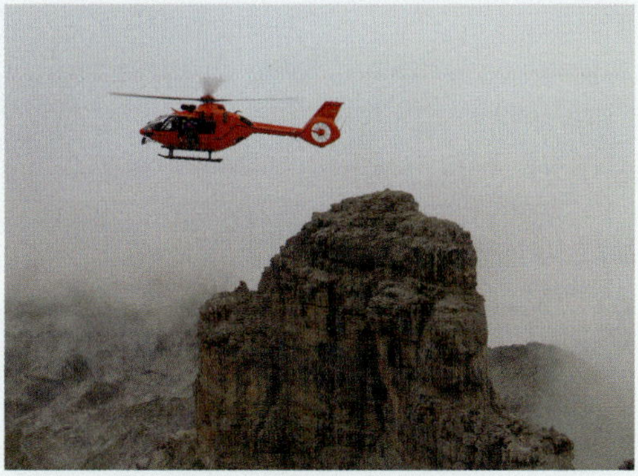

Abb. 6.1 Bergrettung [M1696]

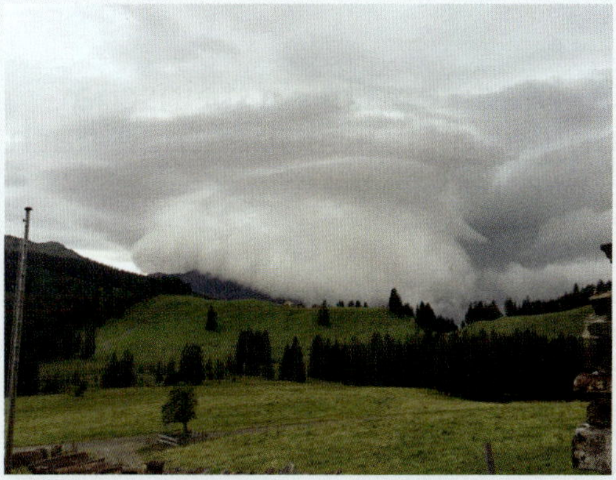

Abb. 6.2 Gewitterwalze über dem Einsatzgebiet. Zufallsaufnahme vor eingehendem Notruf [M1696].

Anflug und Ersteindruck bei Landung

Entlang des Allgäuer Hauptkamms türmen sich weiter dunkle Wolken auf (➤ Abb. 6.3). Der Wind aus südwestlicher Richtung ist böig zwischen 20 kn und 30 kn. Nach Funkkontakt zum Bergwachteinsatzleiter wird ein Luftretter an einem Kliniklandeplatz unterstützend aufgenommen. Dieser berichtet nach Zustieg von einem Rückruf beim Notrufmelder: Ein Alphirte, der nach einem schweren Gewitter nach seinem Vieh sehen wollte, habe aus Gipfelnähe (1.750 m ü. M.) wiederholt Hilferufe vernommen. Demnach sei das Gewitter am Einsatzort inzwischen abgezogen. Es gelingt ein problemloser Anflug Richtung Gipfel bei solider Windsituation. Der

Pilot überfliegt den Bergkamm: Dabei werden **zwei Patienten** erkannt:

- Eine Person unter einem Nadelbaum liegend, wobei lediglich die Beine herausspähen.
- Die zweite Person befindet sich in etwa 20 m Abstand steil abfallend unterhalb der ersten, zwischen einer Baumgruppe, und macht sich durch Winken bemerkbar.

Notärztin und Luftretter steigen im Schwebeflug in der Nähe der Patienten aus. Aus dem unmittelbaren personellen Ressourcenmangel heraus triagiert die Notärztin **Patientin 1** unter dem Baum liegend, während der Luftretter zu **Patient 2,** ca. 20 m unterhalb, absteigt.

6.1 Medizinische Ersteinschätzung und Erstmaßnahmen nach Eintreffen

Die Situation der beiden Patienten wird in ➤ Tab. 6.1 bzw. ➤ Tab. 6.2 kurz dargestellt.

Tab. 6.1 xABCDE Patientin 1: weiblich, unter Baum liegend, Herz-Kreislauf-Stillstand

xABCDE	Beschreibung
e**X**sanguination	Nicht erkennbar
Airway	–
Breathing	APNOE
Circulation	–
Disability	GCS 3
Exposure & **E**nvironment	Baum mit Blitzeinschlagsspuren und Verkohlung

Tab. 6.2 xABCDE Patient 2: männlich, zwischen niedriger Baumgruppe sitzend, ansprechbar

xABCDE	Beschreibung
e**X**sanguination	Äußerlich nicht erkennbar
Airway	Frei, spricht
Breathing	Unauffällig, physiologisches Atemmuster
Circulation	Blasses Kolorit, Radialispuls kräftig, tachykard ca. 120/min, Rekapillarisierung < 2 s
Disability	GCS 15, Pupillen isokor, mittelweit. Hemiparese Arm/Bein links
Exposure & **E**nvironment	Bein rechts in Astgabel eingekeilt

VERDACHTSDIAGNOSE

Blitzschlag mit zwei exponierten Personen.

6.2 Anamnese

Der Patient 2 berichtet von einem schweren Gewitter, während er sich mit seiner Ehefrau in Gipfelnähe befand. Schutzsuchend setzten sie sich unter einen Baum. Er vernahm einen lauten Knall und sei mehrere Meter durch die Luft geflogen und über das steil abfallende Gelände abgestürzt. Er habe im Anschluss lange um Hilfe gerufen. Seither könne er seine linke Körperhälfte (Arm/Bein) nicht mehr bewegen. Außerdem habe er Schmerzen im rechten Unterschenkel (➤ Tab. 6.3).

Tab. 6.3 SAMPLER

SAMPLER	Beschreibung
Symptome und Befunde	Hemiparese links, Schmerzen im Unterschenkel rechts
Allergien	Nicht bekannt
Medikation	Antihypertensivum
Patientenvorgeschichte	Arterielle Hypertonie
Letzte Mahlzeit	Frühstück
Ereignisse direkt vor dem Notfall	Indirekter Blitzschlag
Risikofaktoren	Stromimpuls

6.3 Gewitter und Energieübertragung

Gewitter entstehen durch das Aufeinandertreffen unterschiedlich temperierter Luftmassen und die dadurch entstehende Ladungsdifferenz innerhalb der meist hoch aufgetürmten Wolken (Cumulonimbus-Wolke). Dieses Spannungsfeld gleicht sich zwischenzeitlich unter Auslösung eines Blitzes aus: Ein Blitz überträgt enorme Mengen elektrischer Energie.

Während in Haushalten in der Regel Niederspannung unter 1.000 V („Haushaltsstrom") und in Industrieanlagen häufig Hochspannung über 1.000 V verwendet wird, erreicht ein Blitz Spannungen von bis zu 1.000.000 V (1 MV) bei Stromstärken von bis zu 200 kA. Durch den rasanten Verlauf entlang eines Blitzkanals entstehen extreme Temperaturen bis zu 50.000 °C. Demgegenüber besteht eine sehr geringe Expositionsdauer von < 0,02 s.

Bei einem Blitzschlag existieren mehrere Möglichkeiten eines Energieübertrags auf den Körper:

- **Direkte Übertragung:** Der Einschlag findet sich in der Regel am Kopf oder Schultergürtel. Zumeist verläuft ein solches Ereignis primär tödlich.
- **Indirekte Übertragung:** Dabei kann ein Energieübertrag auch mit Abstand zum Blitzeinschlag erfolgen:
  - Beim **„Überschlagseffekt"** springt ein Teil der Energie von z. B. einem getroffenen Baum auf den in unmittelbarer Nähe befindlichen Menschen über. Dieser Mechanismus dürfte beim vorliegenden Fallbericht maßgeblich gewesen sein.
  - Beim **„Kontakteffekt"** besteht Kontakt zu einem Objekt, in welches ein Blitz auch in mehreren Metern Entfernung einschlägt, z. B. Klettersteig-Stahlseil.
  - Beim **„Schrittspannungseffekt"** besteht eine Potenzialdifferenz zwischen den beiden Beinen. So kann Strom den Körper vom einen zum anderen Bein auch in über 200 m Entfernung zum Einschlag durchfließen. Dieser Effekt ist auch verantwortlich dafür, dass mehrere Personen (oder Tiere) gleichzeitig betroffen sein können.

Aufgrund der sehr kurzen Übertragungsdauer eines Blitzes (s. o.) und der Möglichkeit eines sog. „Skin Effects" mit Entladung entlang der Körperlängsachse gegenüber dem Hautwiderstand, können Blitzschläge auch überlebt werden. Dennoch ist die Letalität, insbesondere bei direktem Einschlag in den Körper, sehr hoch (Deutscher Wetterdienst o. J., Liebold et al. 2022, Spelten und Hinkelbein 2013, Zack, Rothschild und Wegener 2007, Bartsch 2013).

6.4 Medizinische Aspekte eines Blitzschlags

Bei einem Blitzschlag stehen häufig die medizinischen Aspekte Bewusstlosigkeit oder Herz-Kreislauf-Stillstand sowie jegliche Begleitverletzungen (Polytrauma) durch die ausgelöste Druckwelle im Vordergrund.

- **ZNS, peripheres Nervensystem:** Es können generalisierte Krampfanfälle ausgelöst werden oder primäre Bewusstlosigkeit resultieren. Insbesondere das Atemzentrum kann direkt gestört werden, mit der möglichen Folge eines hypoxievermittelten Herz-Kreislauf-Stillstandes. Durch die extreme Depolarisation am peripheren Nervensystem können Lähmungserscheinungen unterschiedlicher Ausprägung, Dauer und Folge auftreten.
- **Herz:** Am Herzen wird durch den Stromimpuls zumeist unmittelbar eine Asystolie provoziert. Maligne Herzrhythmusstörungen (z. B. Extrasystolie, Vorhofflimmern, ventrikuläre Tachykardie, Kammerflimmern) finden sich häufiger bei Unfällen mit „Niedrigspannung".
- **Polytrauma:** Durch die entstehende Druckwelle und das mögliche meterweise „Abschleudern" eines Körpers sind Folgeverletzungen jeglicher Art und jeglichen Ausmaßes möglich. Besondere Aufmerksamkeit sollte somit bestehen gegenüber Schädel-Hirn-Traumata (Anprall), Thoraxtrauma, z. B. Pneumothorax, Becken-/Extremitäten- oder Wirbelsäulen-Traumata (Liebold et al. 2022, Spelten und Hinkelbein 2013, Bartsch 2013, Campbell und Alson 2018).

Die notfallmedizinische Versorgung erfolgt symptomorientiert und basiert auf Algorithmen zur Reanimation oder Traumaversorgung.

6.5 Medizinische Versorgung und Maßnahmen

Der notfallmedizinische Fokus wird aufgrund des fortgeschrittenen Zeitintervalls und fehlender personeller Ressourcen auf Patient 2 gelegt. Limitierte personelle Kapazitäten sind ein häufiges Problem in der Initialphase der luftgebundenen Alpinmedizin. Hauptziel der Versorgung ist eine zeitkritische Rettung.

Die abgekühlte Umgebungstemperatur zeigt 12 °C, der Patient liegt seit geraumer Zeit im nassen Gras und ist entsprechend akut hypothermiegefährdet. Überdies besteht weiter eine dynamische Wetterlage mit inkonstant böigem Wind, was eine regelmäßige Reevaluation durch den Piloten erfordert.

Es erfolgt die Ersteinschätzung nach einem Traumaalgorithmus. In einer schnellen Traumauntersuchung ergeben sich über die beschriebene Hemiparese links hinaus lediglich multiple Abschürfungen und der Verdacht einer distalen Unterschenkelfraktur. Invasive Maßnahmen sind zu diesem Zeitpunkt nicht akut erforderlich.

MERKE

Alpine Wetter- und Geländefaktoren spielen eine entscheidende Rolle, ob, wo und wie bestimmte weiterführende Maßnahmen (z. B. Immobilisation, Intubation, Thoraxdrainage u. Ä.) realisierbar sind.

6.6 Rettungsprozedere und Zielklinik

Aufgrund der Steilheit des Geländes und des Einsatzortes zwischen Latschenkiefern ist eine unmittelbare Übernahme an das Rettungstau nicht möglich. Durch zwei weitere, inzwischen eingeflogene Bergwachtmänner wird ein Seilgeländer installiert. Hierüber kann der Patient mithilfe eines angelegten Rettungsdreiecks gesichert bergauf befördert werden. Erst hier ist ein Umlagern in einen Luftrettungssack möglich. Aus freiem Gelände werden die Notärztin sowie der Patient ans Tau genommen. Der Hubschrauber steuert die unmittelbar im Tal gelegene Klinik direkt an.

Zeitversetzt wurde die verstorbene Patientin durch die Polizei geborgen. Die Bergung eines Leichnams wird gesetzlich nicht durch einen Rettungshubschrauber durchgeführt.

6.7 Klinischer Verlauf

Es erfolgt die Schockraumversorgung und ein Polytraumascan in der Computertomografie. Es bestätigt sich die vermutete Unterschenkelfraktur. Weitere Organverletzungen sind nicht nachvollziehbar. Der Patient wird zur Überwachung auf die Intensivstation übernommen. Hier zeigt sich die Hemiparese im zeitlichen Verlauf vollständig rückläufig. Höhergradige Herzrhythmusstörungen zeigen sich zu keiner Zeit.

Zur Prävention eines akuten Nierenversagens, ausgelöst nach Muskel-/Gewebsdestruktion durch den Stromfluss und das Trauma (Crush-Niere), erfolgt ein erhöhter Flüssigkeitsdurchsatz. Organische Folgeschäden können vermieden werden und der Patient wird am Folgetag auf die Normalstation verlegt. Die Unterschenkelfraktur wird komplikationslos operativ versorgt. Zur Verarbeitung der Ereignisse erhält der Patient psychologische Unterstützung.

6.8 Mögliche Einsatzszenarien

Was wäre, wenn …

- … das Gewitter weiter über der Einsatzstelle gestanden hätte?
  - Schicksalhaft wäre ein hubschrauberunterstützter Einsatz aus Gründen der Sicherheit für das gesamte Team in diesem Moment nicht realisierbar gewesen.
  - Wettereinflüsse stellen eine wesentliche Limitation der Luftrettung dar.
- … der Patient primär schwerere Folgeverletzungen präsentiert hätte?
  Aufgrund der alpinen Geländeexposition hätte sich die Einsatztaktik zunächst wenig verändert: Absturzsicherung und zügige Rettung aus dem Gefahrenbereich. Anschließend wäre optional ein Absetzen an einem „Zwischenlandeplatz" in günstigerem Gelände zur adäquaten Versorgung möglich gewesen.
- … personelle Ressourcen für eine suffiziente Reanimation vorhanden gewesen wären?
  - Sehr wünschenswert – aufgrund des fortgeschrittenen Zeitintervalls bis zum Eintreffen allerdings perspektivisch mit demselben traurigen Ergebnis.
  - Eine kardiopulmonale Reanimation im alpinen Gelände stellt besondere Herausforderungen an das Rettungsteam. Insbesondere fordernd ist die möglichst kontinuierliche Thoraxkompression. Aufgrund unwegsamer Gegebenheiten kommt mechanischen Kompressionshilfen hier wiederum besondere Bedeutung zu.
- … zum Einsatzzeitpunkt bereits die Rettungswinde anstelle des Taus hätte eingesetzt werden können?
  - Ablaufprozesse hätten durch die Winde zeitlich weiter optimiert werden können.
  - Erwähnenswert im Zusammenhang mit atmosphärischer Aufladung ist die Möglichkeit einer elektrostatischen Entladung über den Windenhaken auf den Retter mit einem schmerzhaften Stromschlag. Durch eine am Windenhaken befestigte sog. „Antistatik-Leine" kann dies durch Erdung meist vermieden werden.

6

Zusammenfassung

Blitzunfälle sind insgesamt seltene, jedoch häufig imposante Einsätze aufgrund der enormen Energieübertragung auf den menschlichen Körper. Im notfallmedizinischen Fokus steht die meist primäre Bewusstlosigkeit mit der möglichen Lähmung des zentralen Atemzentrums. Luftrettungseinsätze im Kontext einer Gewitterlage heben erneut den besonderen Sicherheitsaspekt für die gesamte Crew hervor. Dies verdeutlicht, dass diverse Einflussfaktoren die Einsatztaktik speziell in der alpinen Luftrettung mitbestimmen.

LITERATUR

Bartsch A. Strom- und Blitzunfall. Notfall Rettungsmed. 2013; 16: 643–652.

Campbell J, Alson R. Präklinische Traumatologie. Göttingen: Hogrefe. 2018; 334–339.

Deutscher Wetterdienst o. J. Aus: www.dwd.de (letzter Zugriff: 05. Juni 2025)

Liebold F, Adams N, Hinkelbein J. Strom- und Blitzunfälle im Rettungsdienst. Notfallmedizin up2date. 2022; 17(4): 423–440.

Spelten O, Hinkelbein J. Strom- und Blitzunfälle im Rettungsdienst. Notfallmedizin up2date. 2013; 8(1): 41–54.

Zack F, Rothschild M, Wegener R. Blitzunfall – Energieübertragungsmechanismen und medizinische Folgen. Dtsch Arztebl. 2007; 104(51, 52): A 3545–9.

KAPITEL 7

Ricardo Muster
Unter Mitwirkung von: Alberto Guetg, Martin Felix

Wetterumsturz: Rettung an der Grenze

Fallbericht

Setting

Helikopterstandort
Höchstgelegen Einsatzbasis der Schweiz auf 1.707 m ü. M. mit durchschnittlich 700 Einsätzen pro Jahr, davon 90 % Primäreinsätze

Helikopter
Leonardo AW109SP

Besatzung
Pilot (CDR/Commander), HCM (Rettungssanitäter), MCM (Notarzt), optional RSH (Rettungsspezialist Helikopter) der Alpinen Rettung Schweiz im Milizsystem

Operationelle Besonderheiten
Nachtflug, Rettungswinde (auch nachts), Longline, Windenseilverlängerung (Tarzaman), Tau, Seilbahnevakuation, Eisrettung

Alarmierung

Es ist an einem Märztag kurz vor Mittag. Eine Kaltfront ist angekündigt, aber aktuell ist das Wetter in der Region der Einsatzbasis noch sonnig. Etwa 38 km entfernt hat sich das Wetter bereits so stark verschlechtert, dass ein österreichischer Rettungshubschrauber (RTH) den Einsatzort an der schweizerisch-österreichischen Grenze wetterbedingt von Norden her nicht erreichen kann. Deshalb bittet die österreichische Einsatzzentrale die Helikopter-Einsatzzentrale (HEZ) der Schweiz um Prüfung, ob ein RTH den Einsatzort von Süden aus anfliegen kann.

Vor der Alarmierung telefoniert die HEZ mit dem Hüttenwart der zum Unfallplatz westlich gelegenen Berghütte. Dieser berichtet von leichtem Schneefall, horizontaler Sichtweite von 600 m, windstillen Bedingungen und von Gipfeln im Nebel.

Die HEZ alarmiert die Einsatzcrew des nächstgelegenen RTH und nimmt zusätzlich telefonisch Kontakt mit der Crew auf, um die speziellen Umstände zu besprechen. Die Meldung lautet: „Skitourengruppe, fünf Personen vor Ort. Eine Person ist verletzt, weiblich, erwachsen, mit Verdacht auf Beinfraktur."

Preflight-Abklärungen (Wetter/Team/Einsatztaktik)

Im morgendlichen Briefing wurden die angekündigte Schlechtwetterfront aus Nordosten besprochen sowie die aktuelle Lawinensituation benannt, die sich auf 2+ (mäßig) beziffern lässt (➤ Tab. 7.1).

Anflug und Ersteindruck bei Landung

Problemloser Überflug in Richtung Unfallregion in das von der Alpensüdseite wetterbegünstigte Haupttal. Beim Anflug zum Unfallort zunehmende Sichtreduktion und übergreifende Wolken von Norden her. Erster Rekognoszierungsflug um 12:13 Uhr (➤ Abb. 7.1) mit hoher Volte und Sichtung von vier Personen im steilen Gelände. Davon befinden sich zwei Personen in einer aus-

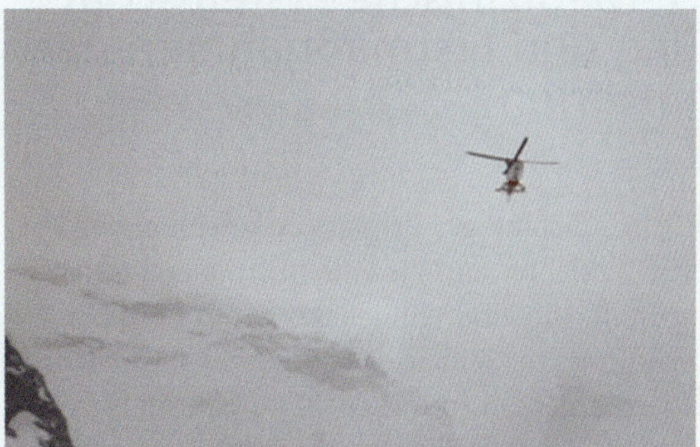

Abb. 7.1 Aufnahme Rekognoszierungsflug aus Sicht der Skitourengänger um 12:13 Uhr [O783]

Tab. 7.1 Abklärungen und Gedanken

HEZ	Abklärungen mit dem Einsatzleiter Unfallplatz (ELUP) der Alpinen Rettung Schweiz (ARS): Terrestrischer Aufstieg aus dem Norden ab nächstgelegener Hütte dauert ca. zwei Stunden und aus dem Süden ebenfalls zwei Stunden (führt jedoch durch steinschlaggefährdetes Gebiet).
Pilot	Im Telefonat mit dem Hüttenwart einer Hütte östlich des Einsatzorts ergibt sich eine abweichende Einschätzung zur Wetterlage im Vergleich zu den Abklärungen der HEZ: Wetter gut, freie Sicht auf nächstgelegenem Gipfel auf 3.312 m ü. M. ca. 1,2 km Luftlinie zum Unfallplatz entfernt, kein Schneefall, wenig Wind.
HCM	Unterstützt den Vorschlag des Piloten, das Wetter vor Ort mit einem Rekognoszierungsflug vor Ort zu erkunden. Der Gedanke der jeweiligen Risikoeinschätzung ist präsent.
MCM	Vorbereiten der PSA (persönliche Schutzausrüstung) beim Stichwort „off-Piste". Die mäßig hohe Lawinengefahr wird nochmals in Erinnerung gerufen und das LVS (Lawinenverschüttetensuchgerät) sowie das eingeschaltete Pieps-Back-up-Gerät werden körpernah verstaut. Unbekannte Faktoren: Unfallkinematik. Art und Umfang der Beinverletzung bleiben unklar. Mögliche Zweitverletzungen sind nicht sicher auszuschließen. Weitere Gedanken: Können die verbleibenden vier Skitourengänger die Skitour fortführen, oder müssen sie per Helikopter evakuiert werden?
Weiteres Teammitglied?	Es wurde entschieden, einen Rekognoszierungsflug ohne zusätzlichen RSH durchzuführen. Auch aufgrund der nahenden Wetterfront und der zeitlichen Komponente.
Einsatzkräfte vor Ort?	Keine Einsatzkräfte vor Ort. Neben dem Partner der Patientin befindet sich auch eine dreiköpfige Skitourengruppe am Einsatzort mit vorhandener Notausrüstung (Schaufel, Rettungsdecke, Biwaksack, Verbands- und Immobilisationsmaterial).

gehobenen Mulde sitzend. Weitere vier Personen können auf einem Pass ca. 30 hm oberhalb der Unfallstelle auf 3.044 m ü. M. lokalisiert werden. Eine Landung ist wegen der diffusen Sichtverhältnisse und schlechten Referenzen auf dem Pass nicht möglich.

Die Crew entscheidet, den MCM per Windenaktion bei der Patientin abzusetzen und eine schnelle Bergungsaktion ohne medizinische Maßnahmen im Sinne einer Crashbergung durchzuführen.

Ein Zwischenlandeplatz wird aufgesucht und die Windenaktion vorbereitet. Es erfolgt der zweite Anflug mit zwischenzeitlich deutlich gebesserten Sichtverhältnissen. Der MCM kann erfolgreich um 12:25 Uhr bei der verunfallten Person abgesetzt werden.

7.1 Medizinische Ersteinschätzung und Erstmaßnahmen nach Eintreffen

Auf ein vollständiges Primary Assessment wird bewusst verzichtet und die Patientin als nicht kritisch eingestuft. Um eine Windenaktion mit Bergedreieck durchführen zu können, bedarf es einer wachen, nicht agitierten Person (minimal 20 kgKG und maximal 150 kgKG) ohne Indikation zur Wirbelsäulenimmobilisation (➤ Tab. 7.2).

Die Patientin ist wach, befindet sich in stabilem Zustand mit einer bestätigten Monoverletzung am

Tab. 7.2 xABCDE

xABCDE	Beschreibung	Maßnahme
e**X**sanguination	Kein Hinweis auf offen dislozierte Unterschenkelfraktur	–
Airway	Frei, Trachea nicht verlagert	–
Breathing	AF 15/min	–
Circulation	Kräftig palpabler Radialispuls, normokard	–
Disability	GCS 15	–
Exposure & **E**nvironment	Erste Zeichen der Unterkühlung mit Kältezittern	Installation Rettungsdecke zirkulär um den Stamm

Unterschenkel rechts. Ein Bergedreieck wird rasch installiert, und nach etwa drei Minuten wird die Crew zur Bereitschaft für die zweite Phase der Windenaktion angefunkt. Eine Funkverbindung lässt sich jedoch nicht herstellen. Aufgrund des zuvor durchgeführten Briefings ist beiden Seiten allerdings klar, dass nach einer kurzen Zwischenlandung und der Deponierung von Material zur Verbesserung der Leistungsreserven des Helikopters die Windenbergung unverzüglich fortgesetzt wird.

Innerhalb weniger Minuten verschlechtert sich das Wetter derart, dass sich Pilot und HCM gezwungen sehen, sich vom nahegelegenen Zwischenlandeplatz zurückzuziehen, das deponierte Material wieder einzuladen und einen tiefer gelegenen Landeplatz anzusteuern. Auch dieser muss wenig später – wegen des Frontdurchganges – in Richtung Haupttal wieder verlassen werden, um den Rettungshubschrauber (RTH) nicht zu blockieren.

VERDACHTSDIAGNOSE

Geschlossene, wenig dislozierte Tibia- sowie Fibulafraktur rechts

7.2 Anamnese

Die Skitourengängerin und deren Begleitperson befanden sich bereits drei Tage auf einer vordefinierten Route und wollten als letzte Etappe grenzüberschreitend die Tour beenden. Bei der begonnenen Abfahrt verlor die Patientin die Balance, die Skier überkreuzten sich und die Patientin stürzte. Dabei habe sie im Unterschenkel ein Knacken wahrgenommen. Sofortig einschießende Schmerzen ließen ein Weiterkommen nicht mehr zu. Auch der Versuch, das rechte Bein zu belasten, scheiterte (➤ Tab. 7.3).

Eine weitere Skitourengruppe stieß dazu und bemerkte die missliche Lage. Am Unfallplatz war eine Mobilfunkverbindung nicht möglich, sodass eine Alarmierung ca. 30 m oberhalb auf dem Pass abgesetzt werden konnte.

Tab. 7.3 SAMPLER

SAMPLER	Beschreibung
Symptome und Befunde	Schmerzen Unterschenkel rechts mit Instabilitätsgefühl. Eine Belastung ist nicht mehr möglich.
Allergien	Keine
Medikation	Keine
Patientenvorgeschichte	Gesund
Letzte Mahlzeit	Frühstück
Ereignisse direkt vor dem Notfall	Abfahrt „off-piste" im steilen Gelände
Risikofaktoren	Keine

7.3 Medizinische Versorgung und Maßnahmen

Die unmittelbare medizinische Erstversorgung der Unterschenkelverletzung limitiert sich auf die Schienung mittels SAM-Splint und zusätzlich einen Kinderhalskragen zirkulär um den rechten Unterschenkel. Dank der Immobilisation und der damit verbundenen geringen Schmerzen kann während der gesamten Rettungsaktion auf das Anlegen eines peripheren venösen Zugangs zur intravenösen Analgesie verzichtet werden. Der Hauptfokus zielt darauf ab, die Patientin sowie auch alle anwesenden Personen vor der Gefahr einer möglichen Unterkühlung zu bewahren.

Als erste Maßnahme werden Rettungsdecken zirkulär stammbetont zwischen zwei Isolationsschichten angebracht. Als zweite Maßnahme wird die Patientin an einen Ort mit möglichst wenig Windexposition evakuiert. Sobald die Kommunikation mit der Crew wiederhergestellt werden kann, geht es hauptsächlich darum, ein Wetterfenster zu finden, um die initiierte Windenaktion doch noch zu beenden. Hierzu wird nebst der bestehenden Crew ein weiterer Helikopter einer Partnerorganisation angefordert. Mehrere Anflüge werden durchgeführt, ein Sichtkontakt kann jedoch nicht hergestellt werden. Zeitgleich mit der Anforderung der Partnerorganisation wird auch die terrestrische Rettung wieder aktiviert.

Gegen 14:00 Uhr wird das Wetter zunehmend unbeständig mit starkem Schneefall, Wind aus westlicher Richtung von 20–25 kn und einem Temperatursturz

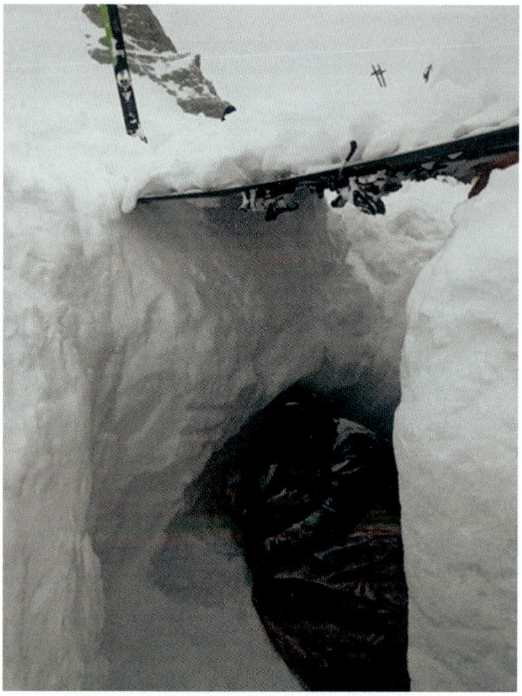

Abb. 7.2 Skitourengängerin in Biwaksack in windgeschützter Schneehöhle [O783]

von mehr als 10 °C auf –8 °C. Eine Flugrettung ist ab diesem Zeitpunkt und auch im restlichen Tagesverlauf nicht mehr möglich. Als weitere Maßnahme wird eine Schneehöhle gegraben und die Patientin darin verbracht (➤ Abb. 7.2).

7.4 Rettungsprozedere

Um 18:00 Uhr trifft das terrestrische Team der Bergrettung auf dem Plateau ein. Zuerst wird die Patientin in den mitgeführten Schlitten umgelagert und zusätzlich mit einer Ready-Heat-Decke (eingenähte chemische Wärmeelemente, die beim Öffnen der Verpackung und Ausschütteln eine Betriebstemperatur von 38–40 °C über acht Stunden erreichen) geschützt und mit einer Witterungsschutzdecke eingepackt. Die Außentemperatur beträgt zu diesem Zeitpunkt –14 °C.

Es beginnt ein sechsstündiger Abstieg bis ins Tal. Die Retter der lokalen Ortsstelle sind mit den lokalen Gegebenheiten bestens vertraut und reevaluieren kontinuierlich die Situation auf mögliche Gefahren. Die erste Etappe führt über ein kurzes, aber steiles Stück mit einer Hangneigung von > 30° (Lawinengefahr!). In den Stunden zuvor fielen Neuschneemengen von ca. 30 cm. Weiter führt der Abstieg zu einer ersten Berghütte über einen Gletscher. Ab der Hütte steht eine motorisierte Unterstützung in Form von einem Quad zur Verfügung.

Auf der nächsten Etappe müssen zwei Bäche gefurtet werden (➤ Abb. 7.3). Zusätzlich wird ein weiteres Schneemobil mit zugehörigem Windenaufzug bereitgestellt, um die im Schlitten liegende Patientin über einen steilen Gegenhang hochzuziehen. Es kommt zu einem weiteren Rendezvous mit dem zuvor organisierten Tunneltaxi, gefolgt vom ersten Transfer in einen beheizten Raum nach etwa zehn Stunden eisiger Kälte. Die letzte Etappe führte mit einer extra dafür in Betrieb genommenen Gondel in das Tal auf 1.037 m ü. M.

7.5 Zielklinik und Transport

Die Patientin konnte nach sechs Stunden Ausharren auf 3.044 m ü. M. und weiteren sechs Stunden Bergeaktion bis ins Tal in die Obhut des Rettungsdienstes übergeben werden. Sie wurde mit einem RTW in die nächstgelegene Klinik überführt.

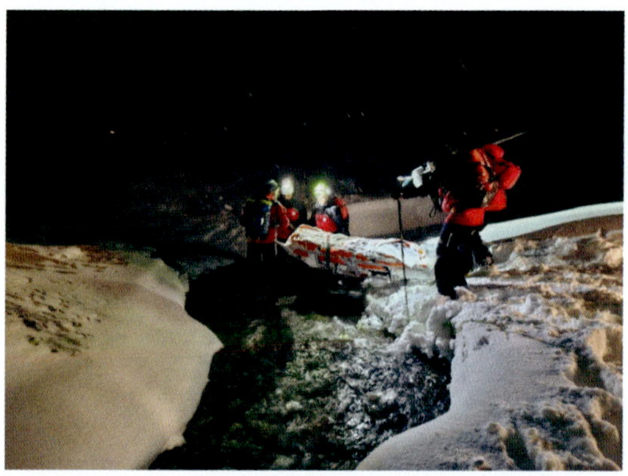

Abb. 7.3 Furten von einem Bach. Links oben im Bild: (fern) zu erahnende Scheinwerfer eines Schneemobils mit Windenaufzug [O782]

7.6 Klinischer Verlauf

In der Zielklinik wurde die Patientin noch am Folgetag operiert und sie konnte das Spital zeitnah verlassen. Folgeschäden, gerade im Hinblick auf mögliche Erfrierungserscheinungen bei prolongierter Kälteexposition, gab es glücklicherweise keine.

7.7 TOPS & FLOPS

Als **TOP** ist bestimmt die perfekt aufeinander abgestimmte terrestrische Rettungskette zu betrachten. Dies erstreckt sich von der koordinierten Aufgabenverteilung bis hin zum Antizipieren von schwierigen Passagen, welche mit den entsprechenden Einsatz-/Bergemitteln gemeistert werden konnten. Ebenfalls sehr wichtig ist das richtige Einschätzen möglicher Gefahren bei stetig wechselnden meteorologischen Gegebenheiten.

Hervorzuheben ist auch die Zivilcourage, welche die am Unfall unbeteiligten Skitourengänger bewiesen haben. Sie trotzten allen widrigen Umständen und ließen den MCM als einzigen professionellen Retter nicht allein mit der verletzten Person zurück.

Als **FLOP** kann das fehlende vollständige Briefing kurz vor der Windenaktion betrachtet werden. Trotz der bekannten Schlechtwetterfront wurde kein Alternativplan verbal formuliert, falls der MCM nicht erneut aufgenommen werden könnte. Auch die Möglichkeit einer Direktbergung, bei der sich der MCM nicht vom Windenhaken trennt, wurde zu wenig in Betracht gezogen.

Ein weiterer **FLOP** war sicherlich die vom MCM nur ungenügend (unvollständig) mitgenommene persönliche Schutzausrüstung. Obwohl er daran dachte, bevor die Windenaktion gestartet wurde, entschied er sich bewusst dagegen, die zusätzliche Schutzausrüstung aus dem Helikopter mitzunehmen, um vermeintlich Zeit zu sparen. Hier wurde unnötigerweise ein erhöhtes Risiko eingegangen. Vor jeder Aktion muss sich der MCM immer wieder, und sei der Fall noch so banal, die vier S (Safety, Scene, Support, Situation) in Erinnerung rufen.

In der Rettungskette entstand eine Verzögerung von ca. 2,5 Stunden. Die initial aufgebotene terrestrische Rettung befand sich im Stand-by, als die Luftrettung involviert wurde. Die Redundanz war gegeben, wurde aber erst reaktiviert, als Gewissheit bestand, dass eine Luftrettung nicht mehr möglich war.

MERKE

Eine Bergungsaktion unter rasch wechselnden Wetterbedingungen besonders im alpinen Gelände erfordert viel Erfahrung, Flexibilität und die Fähigkeit, Unvorhergesehenes antizipieren zu können. Hierzu müssen genaue Absprachen unter allen Crewmitglieder erfolgen, ein Plan B und C formuliert sein und keine unverhältnismäßigen Risiken eingegangen werden. Gerade wenn es vermeintlich schnell gehen muss (hier: drohende Wetterfront), muss ruhig und überlegt gehandelt werden („10-für-10"-Prinzip)

Was wäre, wenn …

- … die Windenaktion fünf Minuten vorher stattgefunden hätte?
  - Die Patientin hätte wie vorgesehen durch eine speditive Windenaktion geborgen und zügig in das nächstgelegene Spital geflogen werden können. Die Crew hätte kaum bemerkt, dass sich die Wetterverhältnisse nur kurze Zeit später drastisch verschlechterten.
  - Doch was wäre mit den verbliebenen Skitourengängern passiert? Der weitere Abstieg über Gletscher wäre bei schlechten Sichtbedingungen, Neuschnee und Kälte gegebenenfalls eine große Herausforderung geworden. Je nach Einschätzungsvermögen der lokalen Gegebenheiten, technischer Ausrüstung und Know-how am Berg hätte trotzdem eine terrestrische Rettungsaktion für die unverletzten Personen initiiert werden müssen.
- … die Windenaktion zehn Minuten später durchgeführt worden wäre?

In diesem Falle wäre eine Windenaktion aufgrund der schlechten Sichtverhältnisse gar nicht mehr möglich gewesen und eine terrestrische Rettung unter Einhaltung des kalkulierbaren Risikos nötig geworden. Dies hätte im konkreten Fall wahrscheinlich sogar eine Zeitersparnis von ca. 2,5 Stunden bedeutet.

- … von Anfang an ein RSH dabei gewesen wäre? Ein zusätzlicher RSH hätte zum einen eine weitere wertvolle Einschätzung zum vorherrschenden Wetter sowie Gelände geben können. Zudem bietet die mitgeführte Grundausrüstung des RSH mehr Möglichkeiten, am Berg selbstständig agieren zu können. Im konkreten Fall wäre jedoch eine terrestrische Rettung mit einem RSH und einem MCM ohne weitere Unterstützung nicht möglich gewesen.

Zusammenfassung

Aus medizinischer Sicht handelte es sich um eine Banalität bzw. in den Bergen um einen Routineeinsatz. Operationell entwickelte sich aufgrund des Wetterumsturzes jedoch eine Rettungsaktion mit über 38 direkt und weitaus mehr indirekt beteiligten Personen. Zurückgelegt wurden insgesamt 21,9 km im alpinen Gelände unter schwierigsten Verhältnissen, davon 1.158 hm im Aufstieg und ein summierter Abstieg von 3.147 hm. Von Anfang bis Ende erstreckte sich die Rettungsaktion insgesamt über zwölf Stunden.

Der geschilderte Fall zeigt auf, wie aus einem vermeintlich medizinisch einfachen Fall kontextabhängig eine potenziell lebensbedrohliche Situation entstehen kann. Dies nicht nur für die verunfallte Person, sondern auch für die Rettenden. So wie ein Patient kontinuierlich überwacht und reevaluiert wird, müssen auch die nicht patientenbezogenen äußeren Gegebenheiten kontinuierlich überwacht, reevaluiert und operationelle Strategien nachjustiert werden.

Zuletzt ist in diesem Fall niemand zu Schaden gekommen. Dennoch zeigt aber ein Blick hin zu den Bergunfällen an der Haute Route im Wallis 2018 und nochmals 2024, wie ähnliche Umstände durch eine Hypothermie einen fatalen Ausgang nehmen können. Eine gute Vorbereitung (Kenntnisse der lokalen Topografie, Wetter, körperliche Fitness, richtige Einschätzung von Skills und Know-how), die passende (Not-)Ausrüstung sowie Risikofaktoren auf ein Minimum zu reduzieren, sind dabei entscheidende Schlüsselfaktoren am Berg. Dies gilt für Gerettete und Retter gleichermaßen.

Gerade im alpinen Gelände muss sich der MCM auch immer darauf einstellen, dass er auch für längere Zeit nur mit seiner persönlichen Schutzausrüstung auf sich allein gestellt sein könnte.

Giorgio Faustinelli
Unter Mitwirkung von: Paolo Menghetti, Joachim Koppenberg

KAPITEL 8

Aviatische Herausforderung: Einsatz in unbekanntem Gebiet

Fallbericht

Setting

Helikopterstandort
Höchstgelegene Einsatzbasis der Schweiz auf 1.707 m ü. M. mit durchschnittlich 700 Einsätzen pro Jahr, davon 90 % Primäreinsätze
Helikopter
Leonardo AW109SP
Besatzung
Pilot (CDR = Commander), HCM (Rettungssanitäter), MCM (Notarzt), optional RSH (Rettungsspezialist Helikopter) der Alpinen Rettung Schweiz im Milizsystem
Operationelle Besonderheiten
Nachtflug, Rettungswinde (auch nachts), Longline, Windenseilverlängerung (Tarzaman), Tau, Seilbahnevakuation, Eisrettung, Instrumentenflug

Alarmierung

Anfang März erhält die Helikopter-Einsatzzentrale (HEZ) um 18:37 Uhr eine Anfrage der benachbarten Rettungsleitstelle Lombardei/Italien mit der Bitte um Abklärungen für einen nächtlichen Primärrettungseinsatz im alpinen Gelände auf ca. 3.200 m ü. M. Ein 45-jähriger Patient sei bei einer Skitour ca. 10 m abgestürzt und habe sich eine Rücken- und Schulterverletzung zugezogen. Der Unfall habe sich bereits um ca. 16 Uhr ereignet. Aufgrund fehlender Funkabdeckung musste der Alarmierende für eine Netzverbindung zuerst zu einer Berghütte abfahren. Weitere vier Skitourengeher inkl. Bergführer seien vor Ort. Die Topografie soll eine Landung direkt am Unfallort gut ermöglichen.

Um 18:50 Uhr wird die Einsatzcrew des nächstgelegenen grenznahen Rettungshubschraubers (RTH) alarmiert, die sich zu diesem Zeitpunkt nach dem Tagdienst auf der Basis mit 30 min Vorlaufzeit nachts im Bereitschaftsdienst zu Hause befindet.

Preflight-Abklärungen (Wetter/Team/Einsatztaktik)

Die Crew trifft sich zeitnah auf der Basis und es finden in einem Briefing diverse Absprachen statt: Wetter im Überflug und am Unfallort, Flughindernissituation im unbekannten Einsatzgebiet, Tankmöglichkeiten in der Einsatzregion, anfliegbare Spitäler in der Nähe und Crewzusammensetzung (➤ Tab. 8.1). Da ein Bergführer vor Ort ist und eine Landung an der Unfallstelle möglich ist, entscheidet die Crew, keinen RSH mitzunehmen. Eine Funkverbindung bzw. Telefonkonferenz mit den Personen vor Ort ist nicht möglich. Für die Crew ist es der achte Folgeeinsatz an diesem Tag.

Anflug und Ersteindruck bei Landung

Der Start erfolgt um 19:18 Uhr. Gemäß Standard Operation Procedure (SOP) fliegt der Pilot mithilfe der Nachtsichtbrille (NVG, Night Vision Goggle), am Helm montiert. Der ebenfalls im Cockpit sitzende HCM unterstützt ihn in der Wetterbeurteilung und Navigation. Primär geschieht dies durch das Naked-Eye-Prinzip: Dabei warnt der HCM den Piloten, wenn die Sichtbedingungen ohne NVG beurteilt, schlechter werden. Scheint eine Fortsetzung des Fluges aufgrund zu geringer Sichtreferenzen für den HCM nicht mehr möglich, so muss eine Flugwegänderung oder eine Umkehr durch den Piloten durchgeführt werden. Der HCM darf seine Nachtsichtbrille nur kurzzeitig benützen, um sich ein Gesamtbild zu machen und muss diese dann wieder zur Seite legen.

Da nach dem Verlassen der Funkreichweite der HEZ kein Funkkontakt mehr möglich sein wird,

Tab. 8.1 Abklärungen und Gedanken

HEZ	Nach der Alarmierung der Crew holt der EL (Einsatzleiter) weitere Informationen bei der italienischen Leitstelle ein: • Bestätigung der Diagnose, Alter und Geschlecht des Patienten, Sturzmechanismus • Die Personen werden beim Herannahen des RTH mit Taschenlampen auf sich aufmerksam machen. • Die Erlaubnis für die Einsatzdurchführung im Ausland liegt effektiv vor. • Die italienische Leitstelle schlägt zwei potenzielle Zielspitäler vor. • Betankung in der Nähe beider Zielspitäler ist möglich. Die Crew kann kurzfristig entscheiden.
Pilot	• Der Einsatzort ist unbekannt und liegt im Hochgebirge. • Auf über 3.000 m ü. M. muss gemäß Wetterprognose und der aktuellen Wettersituation mit einem starken, böigen Wind aus nördlicher Richtung gerechnet werden (ca. 60 km/h). Dies kann die Leistung des Helikopters negativ beeinflussen und zu operationellen Einschränkungen führen. • Deswegen wird auf die Mitnahme eines RSH bei guter Landemöglichkeit verzichtet. Das ermöglicht ein geringeres Einsatzgewicht und somit mehr operationelle Freiheiten. • Da der Unfallort ca. 20 Flugminuten entfernt liegt und die definitive Einsatztaktik erst vor Ort festgelegt werden kann, werden zur Standardbetankung von 300 kg noch 60 kg Zusatztreibstoff vor dem Start getankt. Dies erhöht zwar das Einsatzgewicht und reduziert somit die Leistungsreserve am Einsatzort, erhöht aber die mögliche Flugzeit und den Spielraum bis zur nächsten Betankung. Die geschätzte benötigte Flugzeit bis zur Betankung liegt bei ca. 1h. Die mögliche Flugzeit liegt mit der gewählten Betankung bei ca. 1h 20 min. Bei der Landung vor der Betankung muss noch die gesetzlich vorgeschriebene Final-Reserve von 70 kg vorhanden sein. • Das Startgewicht liegt bei 3.010 kg, was 165 kg unter dem maximalen Abfluggewicht ist.
HCM	• Unbekanntes Einsatzgebiet in der Nacht: Grundsätzlich alles einen Schritt langsamer als üblich planen. • Kabelsituation in unbekanntem Gelände: Aufgrund der Höhe eher keine variablen Seile zu erwarten, keine Seilbahnen oder fixe Installationen in der näheren Umgebung. • Betankung im Anflug sowie Tankmöglichkeiten vor Ort – nach Absprache mit dem Piloten gemäß obigen Ausführungen • Gute Absprache im Team notwendig.
MCM	• Bei einem Absturz von 10 m kann ein Polytrauma nicht ausgeschlossen werden. Da es sich aber offensichtlich nur um einen Patienten handelt, ist die Standardausrüstung ausreichend. Der Unfall hat sich schon vor mehreren Stunden ereignet, daher kann sich die Situation zwischenzeitlich dramatisch verschlechtert haben, oder aber es handelt sich um einen weiterhin stabilen Patienten mit nur peripheren Monoverletzungen. Aufgrund der zeitlichen Komponente könnte, je nach Ausrüstung der Skitourengeher aggravierend eine zusätzliche ausgeprägte Hypothermie vorliegen und ggf. auch die bisher Unverletzten betreffen. • Der Einsatz findet in der Nacht in einer unbekannten Bergregion statt. Der Patient muss in einer nicht bekannten ausländischen Klinik in einer Fremdsprache übergeben werden. Das macht sich der MCM zwar bewusst, löst aber aufgrund der Crewzusammensetzung keinen Stress aus. Einerseits sind Pilot und HCM sehr erfahren und eingespielt und beide sprechen „zufällig" fließend Italienisch, sodass das eigene „Urlaubsitalienisch" kein ernsthaftes zusätzliches Risiko für den Patienten darstellen wird.
Einsatzkräfte vor Ort	Keine terrestrische Bergrettung zur Unterstützung vor Ort und im Tal vorhanden. Vier Bergkameraden inkl. Bergführer sind vor Ort beim Patienten.

wird durch die Crew die vorgesehene Landezeit mitgeteilt. Zudem wird abgemacht, dass sich die Crew jeweils telefonisch meldet, um die Informationen über den Einsatzablauf an die HEZ zu übermitteln. Da ein Patient und vier zu evakuierende Personen erwartet werden, bespricht die Crew im Anflug die möglichen Vorgehensweisen:

Variante 1
Falls es der Zustand des Patienten zulässt, will man zuerst die Evakuation der Unverletzten durchführen und anschließend den Patienten ins Spital bringen. Dies hätte den Vorteil, dass der Transport für alle Personen rasch stattfinden könnte und für den Patienten nur eine relativ kleine Zeitverzögerung bis zum Eintreffen im Spital entstehen würde.

Variante 2
Falls der Zustand des Patienten kritisch sein sollte, wird zuerst der Patient ins Spital gebracht. Anschließend muss aufgetankt werden, damit die Evakuation der unverletzten Begleiter durchgeführt werden kann. Dies wäre mit einer ziemlich langen Wartezeit für die Begleiter verbunden.

Die Gruppe macht wie vereinbart mit Taschenlampen auf sich aufmerksam. Der Rekognoszierungsflug bestätigt die vermutete Windsituation. Durch den nördlich vorgelagerten Grat des Hauptgipfels, welcher ca. 150 m höher liegt, besteht über der Unfallstelle und im Anflugbereich ein Lee-Abwindrotor. Der Anflug muss aus topografischen Gründen aus Süden erfolgen und befindet sich somit ungünstiger Weise im Rückenwind. Das erfordert bedeutend mehr Leistung als ein Anflug im Gegenwind.

Bei einem HEMS-Einsatz ist vorgeschrieben, dass das Einsatzgewicht stets ein theoretisches Schweben außerhalb des Bodeneffekts (HOGE, Hover out of Ground Effect) ermöglichen muss.

Das Gewicht des RTH bei der ersten Landung beträgt ca. 2.940 kg und ermöglicht gemäß Leistungsberechnung (Standardluftdruck 1013hPa/Außentemperatur –11 °C) theoretisch ein HOGE auf ca. 4.200 m ü. M. Ein Schweben außerhalb des Bodeneffektes an der Unfallstelle scheint aber aufgrund starker Abwinde und Rückenwind bei der Landung nicht möglich zu sein. Da der Landeplatz aber eine kompakte, großflächige Schneedecke ohne aufwirbelnden Neuschnee ist und somit das Ausnützen des Bodeneffektes ermöglicht, kann die Landung trotzdem durchgeführt werden. Ein Schweben im Bodeneffekt (HIGE, Hover in Ground Effect) ermöglicht eine größere Schwebehöhe bzw. stellt eine bedeutende Leistungsreserve dar. Wie vorinformiert, kann an der Einsatzstelle problemlos in der Nähe des Patienten gelandet werden (➤ Abb. 8.1).

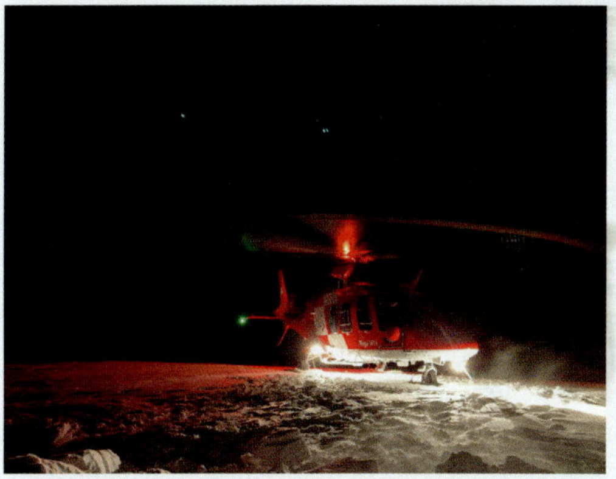

Abb. 8.1 Landung 3.200 m ü. M. an der Einsatzstelle um 19:37 Uhr [T1398]

8.1 Medizinische Ersteinschätzung und Erstmaßnahmen nach Eintreffen

Es handelt sich um eine niederländische Skitourengruppe, sodass die Verständigung auf Englisch problemlos möglich ist. Der Patient ist erfreulicherweise wach und ansprechbar sowie ABCD-stabil mit einem GCS von 15. Nach dem Bodycheck bestätigen sich die Verdachtsdiagnosen BWK-Fraktur ohne Neurologie und eine Klavikulafraktur rechts. Die Schmerzen werden gesamthaft mit einer erträglichen VAS von 3 angeben. Der Patient beklagt nur ein mäßiges Kälteempfinden (➤ Tab. 8.2).

VERDACHTSDIAGNOSE
BWS-Fraktur ohne Neurologie, Klavikulafraktur rechts, Hypothermie Grad I

8

Tab. 8.2 xABCDE

xABCDE	Beschreibung	Maßnahme
e**X**sanguination	Keine Blutung	–
Airway	i.O.	–
Breathing	i.O.	–
Circulation	Stabil	Prophylaktischer i.v.-Zugang (ohne Infusion bei Frostgefahr)
Disability	GCS 15, keine neurologischen Ausfälle	–
Exposure & **E**nvironment	Patient ist gut geschützt in einem Biwaksack und in einer windgeschützten Mulde gelagert. Er fühlt sich erschöpft und leicht unterkühlt.	Keine weiteren Maßnahmen erforderlich, da Patient bereits gut versorgt ist.

8.2 Anamnese

Einer seiner Kameraden schildert den Unfall folgendermaßen: Bei der Skiabfahrt gegen 16 Uhr sei der Patient im freien Gelände über eine ca. 10 m hohe Felskante in den Schnee abgestürzt – keine Bewusstlosigkeit, keine Amnesie. Er wurde dann umgehend von seinen Kameraden immobilisiert und versorgt und in einem Biwaksack in eine windgeschützte Mulde gebracht. Er sei stets bei Bewusstsein gewesen und habe sich in der Zeit nicht verschlechtert (➤ Tab. 8.3). Die anderen vier Skitourengeher werden kurz evaluiert. Sie sind effektiv unverletzt und auch nicht deutlich unterkühlt.

8.3 Medizinische Versorgung und Maßnahmen

Seit dem Unfall sind ca. 3,5 Stunden vergangen und der Patient ist immer noch ABCD-stabil mit einem GCS von 15, sodass ein schweres Polytrauma grundsätzlich als unwahrscheinlich gelten darf. Die Untersuchungen und Maßnahmen werden daher aufgrund der Kälte und des bereits guten Hypothermieschutzes im Biwaksack auf ein Minimum reduziert: Es erfolgt eine klinische Untersuchung einschließlich der RR-Palpation; eine periphere Sättigung lässt sich nicht messen. Zur Sicherheit wurde ein peripherer i. v.-Zugang gelegt, jedoch weder Medikation noch Volumen (wegen der Kälte) appliziert, vor allem, da der Patient bei einer VAS von 3 ausdrücklich keine Schmerztherapie wünscht. Der Patient wird achsengerecht in den Bergesack (zusätzlicher Hypothermieschutz) auf die Vakuummatratze (V. a. BWS-Fraktur) umgelagert. Zusätzlich werden zwei großflächige Wärmepads in den Bergesack gelegt.

8.4 Rettungsprozedere

Nachdem sich die Situation nach der Evaluation als stabil herausgestellt hat, werden mit der Crew und dem Bergführer das weitere Prozedere und die Transportabfolge besprochen. Der Patient ist stabil und muss liegend transportiert und hospitalisiert werden. Zudem müssen vier unverletzte Skitourengeher inkl. Ausrüstung an einen sicheren Ort evakuiert werden, da eine weitere Abfahrt im Dunkeln nicht sinnvoll ist und als zu gefährlich eingestuft wird.

Man beschließt gemeinsam, die vorbesprochene Variante 1 durchzuführen. Der MCM schätzt die Si-

Tab. 8.3 SAMPLER

SAMPLER	Beschreibung
Symptome und Befunde	Schmerzen BWS ohne Neurologie und Klavikula rechts
Allergien	Keine
Medikation	Keine
Patientenvorgeschichte	Gesund und belastbar
Letzte Mahlzeit	Zuletzt gegessen: gegen 14 Uhr. Bis vor kurzem immer wieder warmen, gesüßten Tee getrunken.
Ereignisse direkt vor dem Notfall	Bei der Abfahrt mit den Ski über eine ca. 10 m hohe Felskante in den Schnee abgestürzt.
Risikofaktoren	Keine

8

tuation als so stabil ein, dass er zunächst zusammen mit dem medizinischen Material und dem Bergführer mit dem Patienten am Einsatzort verbleibt. Dies gilt insbesondere, da der Hypothermieschutz optimal gegeben ist. So kann bereits nach 18 min vor Ort um 19:55 Uhr der Evakuationsflug mit dem Piloten und HCM gestartet werden. Im RTH hat es in der Kabine Platz für drei gesicherte sitzende Personen. Wegen der schwierigen Windsituation und der damit verbundenen Leistungsproblematik wird zunächst nur eine Person inkl. Material ins Tal (Nähe Autoparkplatz) geflogen. Da keine Unterstützung im Tal vorhanden ist, wird der Landeplatz selbstständig gewählt und beurteilt. Die unbekannte Flughindernissituation muss gründlich rekognosziert werden. Insbesondere nachts in unbekanntem Gelände stellt diese eine große Gefahrenquelle dar.

Während der Zwischenlandung im Tal wird die HEZ via Bordtelefon über den Ablauf und die Absichten informiert. Die HEZ informiert darauf die italienische Leitstelle, welche ihrerseits die Anmeldung im Zielspital übernimmt. Anschließend werden zwei weitere Unverletzte abgeholt und am selben Ort abgesetzt. Der Helikopter kehrt um 20:35 Uhr zurück und gemäß Absprache wird der Patient unter drehendem Rotor eingeladen. Der Abflug in Richtung Klinik erfolgt um 20:41 Uhr. Der Patient ist während der Wartezeit vor Ort und während des Flugs stets stabil.

8.5 Zielklinik und Transport

Die südlich gelegene Klinik auf 250 m ü. M. wird nach 23 min Flugzeit um 21:04 Uhr erreicht. Der Patient kann wenig später weiter ABCD-stabil in der Notaufnahme übergeben werden. Dank des italienisch sprechenden HCM gelingt die Übergabe optimal – was in diesem speziellen Fall vor allem angesichts der für die Klinik ungewöhnlichen Rahmenbedingungen von Vorteil ist und weniger aufgrund der Verletzungen.

Nach der Übergabe des Patienten erfolgt um 21:38 Uhr der Überflug zum nahegelegenen Flughafen zwecks Betankung. Nach der Landung um 21:42 Uhr

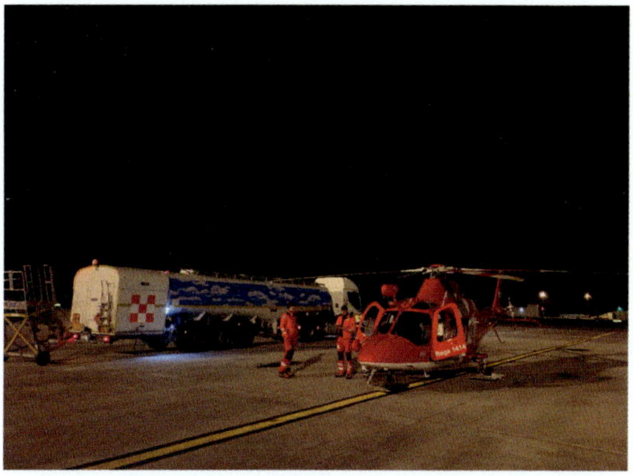

Abb. 8.2 Betankung und Warten am ausländischen Flughafen [T1398]

wird unverzüglich aufgetankt (➤ Abb. 8.2). Da ein Abflug vom Flughafen nur mit einem vorher aufgegebenen Flugplan erlaubt ist, wird über mehrere Kanäle vergeblich versucht, einen Flugplan aufzugeben:

- Mit zwei Apps auf dem Tablet-PC, welche die Flugplanaufgabe elektronisch ermöglichen,
- durch den Einsatzleiter in der HEZ,
- durch eine Nachbarbasis in der Schweiz und
- telefonisch bei der schweizerischen Flugsicherung.

Schlussendlich klappt die Flugplanaufgabe telefonisch bei der italienischen Flugsicherung und der RTH kann endlich nach über einer Stunde „Blockierung" um 22:47 Uhr zum Rückflug starten. Die Landung auf der Basis erfolgt um 23:14 Uhr nach insgesamt acht Nachtlandungen, einer totalen Flugzeit von 1 h 40 min und einer Gesamteinsatzzeit von Start bis Landung (19:18–23:14 Uhr) von 3 h 56 min.

8.6 Klinischer Verlauf

In der Klinik können eine stabile BWK-Fraktur 10 sowie eine Klavikulafraktur rechts bestätigt werden. Die Hypothermie kann mit einer Körperkerntemperatur von 34,2 °C dem Stadium I zugeordnet werden. Der Patient wird zwei Tage später in die Niederlande rückverlegt und die Klavikulafraktur operativ versorgt.

8.7 TOPS & FLOPS

Als echte **TOPS** können

- die überlegte Preflight-Planung und Absprache im Team inkl. Variantenplanung dank der erhaltenen Informationen,
- die Unterstützung durch die HEZ,
- die Fremdsprachenkenntnisse der Crew und
- die unkomplizierte Hilfe durch die italienische Flugsicherung in einer für die Luftrettung eher ungewöhnlichen Situation (nächtliche Flugplanung im Ausland) sowie
- die Kameradenrettung und der ideale Hypothermieschutz des Verletzten

gewertet werden.

Als **FLOP** muss der große Zeitverlust durch die Blockierung am ausländischen Flughafen wegen der ungewöhnlich schwierigen Umstände bei der Flugplanaufgabe vor dem Rückflug gewertet werden. Nur dank der Erfahrung und Fremdsprachenkenntnisse der Crew dauerte diese Phase nicht noch länger als die eine Stunde.

MERKE

„Expect the Unexpected": Sei stets auf einen unerwarteten, nicht alltäglichen Einsatz vorbereitet – auch nachts und nach einem bereits ereignis- und einsatzreichen Tag.

Was wäre, wenn ...

- ... die Situation am Unfallort nicht klar gewesen wäre?
  Normalerweise wird im Hochgebirge ein oder sogar mehrere RSH mitgenommen. Dies geschieht aus Sicherheitsgründen und zur Unterstützung der Crew. Damit verbunden ist aber eine Erhöhung des Einsatzgewichts, wodurch der Spielraum bezüglich der operationellen Möglichkeiten des Helikopters und der Mitnahme von Personen in der Kabine kleiner wird. Die Flexibilität wird eingeschränkt und die Einsatzdauer kann sich erheblich verlängern. Wäre die Situation am Unfallort unklar gewesen, hätte mindestens ein RSH mitgenommen werden müssen.
- ... Wolken oder Nebel den Einsatz behindert hätten?
  Wenn die Wettersituation keine direkten Flugwege ermöglicht, so ist dies mit Umwegen verbunden und erfordert oft ein komplett anderes Treibstoffmanagement. Die Rettung bzw. die Evakuation dauert länger und muss eventuell durch ein Auftanken sogar unterbrochen werden. Wenn ein Anflug nicht möglich sein sollte, müssen vielleicht terrestrische Bergretter organisiert werden und möglichst nahe zum Unfallort transportiert werden. Glücklicherweise war das Wetter bezüglich Wolken und Nebel problemlos.
- ... sich der Patient wider Erwarten während der Wartezeit am Einsatzort mit dem MCM und dem Bergführer doch verschlechtert hätte?
  Eine Kommunikationsverbindung zwischen dem Helikopter und dem MCM war nicht vorhanden. Daher hätte der MCM mit dem medizinischen Material und der Unterstützung des Bergführers den Patienten eskalierend behandeln und bis zur Rückkehr des Helikopters warten müssen. Dabei hätte es maximal eine Verzögerung bis zum Abflug in die Klinik von 20 min ergeben (Dauer einer Evakuationsrotation).

Wolfgang Voelckel und Martin Stoffaneller
Unter Mitwirkung von: Christoph Oberhumer

KAPITEL 9 Fahrradsturz als Mogelpackung: Bauchgefühl versus Guidelines

Fallbericht

Setting

Helikopterstandort
NAH-Basis im Herz der Alpen auf 580 m ü. M., 700 Einsätze pro Jahr

Helikopter
Airbus Helicopters EC135 T3

Besatzung
Pilot, FLR (Flugretter), FLRA (Flugrettungsarzt)

Operationelle Besonderheiten
Nachtflug, Longline-Tau, Seilbahnevakuation, Transportinkubator, Corpuls CPR, Thoraxkompressionsgerät, variable Ausrüstung bei entsprechender Alarmierung

Alarmierung

Vormittags um 11:20 Uhr geht bei der Rettungsleitstelle ein Notruf über einen Fahrradsturz auf einer Straße ein (RD-A2-VERKEHR). Ein Fahrradfahrer ist offenbar gestürzt, bewusstlos und schwer verletzt. Weitere Personen, auch Kinder, sind nicht betroffen. Es befinden sich keine brennenden Fahrzeuge an der Unfallstelle, und Gefahrstoffe sind nicht involviert.

Preflight-Abklärungen (Wetter/Team/Einsatztaktik)

Die Flugwetterbedingungen an diesem Tag sind stabil, bei guter Sicht und leichtem Föhn (➤ Tab. 9.1).

Tab. 9.1 Abklärungen und Gedanken

Pilot	Evaluation Landeplatz in bebautem Gebiet, sonst problemlose Einsatzbedingungen.
FLR	Einsatzort und zu erwartende Situation sind bekannt. Mountainbikelenker nach Sturz auf der Straße. Gedanklich stellt sich der FLRA beim kurzen Anflug auf ein Polytrauma ein.
FLRA	Meldebild suggeriert Schädel-Hirn-Trauma als Ursache für die Bewusstlosigkeit.

Anflug und Ersteindruck bei Landung

Die reine Flugzeit zum Notfallort beträgt sieben Minuten. Nach drei Minuten Flugzeit informiert die Leitstelle über eine aktualisierte Lage am Einsatzort: Der neue Status lautet laufende Reanimation (CPR) durch den zuerst eingetroffenen Rettungswagen (RTW).

Beim High Reconning trifft das Team die Entscheidung, auf einem etwa 130 m vom Notfallort entfernten Parkplatz zu landen. Nach einer unproblematischen Landung auf dem befestigten Parkplatz trifft das Team am Notfallort während der laufenden Reanimation ein.

9.1 Medizinische Ersteinschätzung und Erstmaßnahmen nach Eintreffen

Zunächst kann Folgendes festgestellt werden:

- Herzstillstand mit suffizienter CPR durch RTW-Team
- Keine Verletzungszeichen, Sturzgeschehen auch hinsichtlich Auffindeort unwahrscheinlich
- Einsatzstelle relativ exponiert im Kreuzungsbereich einer Straße am Ortsrand

Das NAH-Team findet einen suffizient reanimierten Patienten mit gesichertem Atemweg unter 30:2-Beatmung mittels Beatmungsbeutel vor. Die Pupillen sind eng, der Patient erscheint „wach" unter Herzdruckmassage, Schnappatmung ist erhalten (➤ Tab. 9.2).

VERDACHTSDIAGNOSE

Herz-Kreislauf-Stillstand unklarer Ätiologie. DD: Schädel-Hirn-Trauma mit Bewusstlosigkeit und Hypoxämie.

9.2 Anamnese

Das Ereignis ereignete sich vermutlich gegen 11:15 Uhr. Der erste Notruf ging um 11:16 Uhr in der Rettungsleitstelle ein. Passanten fanden den Patienten in Fahrradkleidung neben seinem Mountainbike liegend. Die RTW-Besatzung traf um 11:25 Uhr ein und begann unmittelbar mit der Reanimation – der Patient zeigte lediglich Schnappatmung und keine Lebenszeichen. Das RTW-Team sicherte die Atemwege gemäß den Vorgaben des Rettungsdienstes Tirol mithilfe eines Larynxtubus.

Das Team des NAH erreicht den Einsatzort um 11:31 Uhr und übernimmt die weitere Versorgung.

Tab. 9.2 xABCDE

xABCDE	Beschreibung	Maßnahme
e**X**sanguination	i. O. kein Hinweis für Trauma mit Blutungssituation	–
Airway	Larynxtubus durch RTW-Team	Lagekontrolle mit Kapnografie – erster Wert 20 mmHg unter CPR
Breathing	Suffiziente Beutelbeatmung	Beatmung 30:2
Circulation	Herz-Kreislauf-Stillstand, CPR durch RTW-Team	EKG-Diagnostik: initialer Rhythmus, Kammerflimmern
Disability	Bewusstlos	Bodycheck: kein Hinweis für Verletzung
Exposure & **E**nvironment	i. O.	Warmer Herbsttag

9.3 Medizinische Versorgung und Maßnahmen

Der FLRA übernimmt die Kopfposition. Das erste Monitoring zeigt einen $etCO_2$-Wert von 18 mmHg unter Beutelbeatmung. Das initiale EKG dokumentiert Kammerflimmern. Um 11:33 Uhr erfolgt die erste Defibrillation, woraufhin eine Asystolie eintritt. Die V. jugularis externa wird mit einem 1,2 mm Venflon punktiert.

Das Team führt die CPR leitlinienkonform fort – mit der Gabe von insgesamt 5 mg Suprarenin und 300 mg Amiodaron fraktioniert. Zwei weitere Defibrillationen bleiben ohne ROSC, es zeigt sich lediglich kurzzeitig eine pulslos elektrische Aktivität. Der $etCO_2$-Wert bleibt dabei konstant über 20 mmHg.

Mittlerweile treffen die Feuerwehr (Sichtschutz und Straßensperrung) und der Einsatzleiter Rettungsdienst (alarmiert um 11:33 Uhr) ein. Der Rettungsdienst bringt das LUCAS-Thoraxkompressionssystem zum Einsatzort. Um 11:46 Uhr, 31 min nach Ereignisbeginn, beginnt die mechanische Reanimation mittels LUCAS. Der $etCO_2$-Wert steigt unter LUCAS-CPR auf 45 mmHg. Auffällig ist: Der Patient wirkt über den gesamten Reanimationsverlauf hinweg klinisch wach.

Um 11:48 Uhr fällt die Entscheidung zur Aufnahme in das eCPR-Programm, trotz nicht mehr erfüllter Einschlusskriterien. Der FLRA setzt die Universitätsklinik umgehend in Kenntnis. Der Patient wird unter LUCAS-CPR in den RTW verbracht. Die Narkose erfolgt mit Ketamin (100 mg), Midazolam (5 mg) und Rocuronium (100 mg). Anschließend entfernt der FLRA den Larynxtubus und führt eine videolaryngoskopische Intubation durch. Zu diesem Zeitpunkt entwickelt sich ein blutiges, schaumiges Lungenödem.

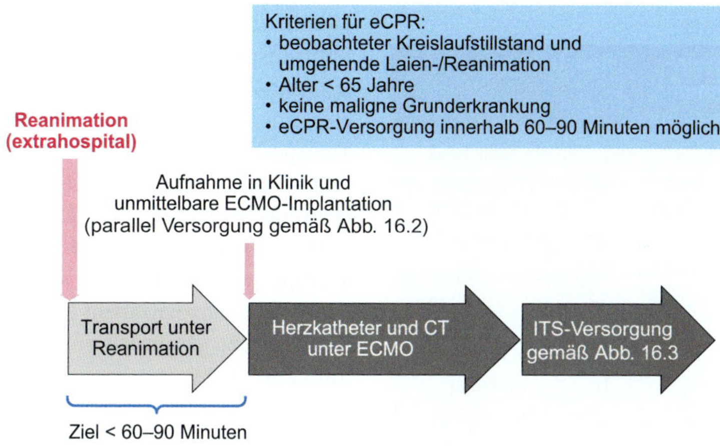

Abb. 9.1 Präklinischer Leitfaden eCPR-Leitfaden [L141]

9.3.1 Zur eCPR

Die Patientenselektionskriterien zur eCPR umfassen (Magnet und Poppe 2022)

- den beobachteten Herz-Kreislauf-Stillstand,
- einen CPR-Beginn in den ersten 5 min,
- einen defibrillierbaren Erstrhythmus,
- Lebenszeichen unter Reanimation,
- anhaltendes Kammerflimmern,
- das Erzielen eines intermittierender Spontankreislaufs unter CPR,
- ein endtidales CO_2 anhaltend > 10 mm Hg sowie
- das Patientenalter und
- den Gesundheitszustand.

Im Einsatzbereich des Rettungsdienstes in Tirol wurden folgende Einschlusskriterien definiert und das Programm mit März 2024 initiiert (➤ Abb. 9.1). Von zentraler Bedeutung sind die Einhaltung enger Zeitgrenzen und der Einsatz eines mechanischen Thoraxkompressionsgerätes während der Transportphase (➤ Abb. 9.2).

In der Literatur finden sich weiter gefasste Einschlusskriterien (Magnet und Poppe 2022). Zusätzlich demonstrieren erste Pilotprojekte die Durchführbarkeit einer ECMO-Therapie am Einsatzort unter CPR (Lamhaut et al. 2017, Hutin et al. 2022). Die Ergebnisse der eCPR sind in den ersten randomisierten multizentrischen Studien bzw. Metaanalysen divergent. Einige Autoren sehen keinen Überlebensvorteil (Suverein et al. 2023, Gomes et al. 2023), während andere Publikationen hingegen höhere Überlebensraten sowie ein deutlich besseres neurologisches Outcome identifizieren (Wongtanasarasin et al. 2023, Alfalasi et al. 2022, Reddy et al. 2025, Scquizzato et al. 2023).

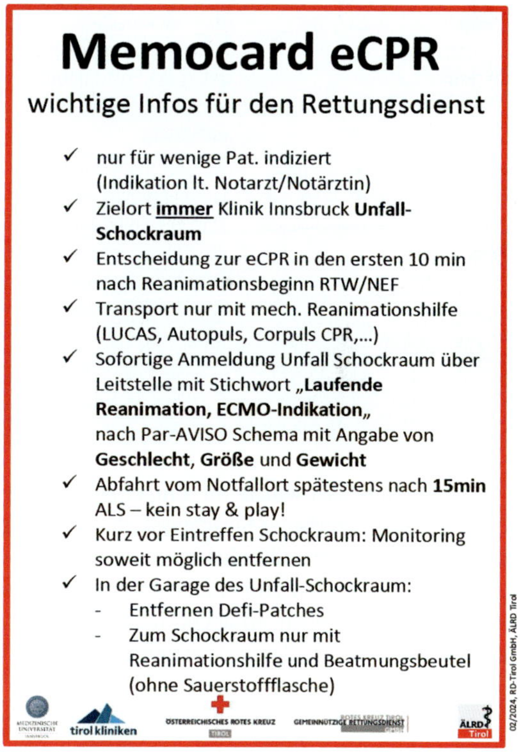

Abb. 9.2 Memocard eCPR [W1390]

9.3.2 eCPR-Richtlinien versus Bauchgefühl

In der retrospektiven Einsatzanalyse wurden folgende Einschlusskriterien erfüllt bzw. trotz abweichender Richtlinie die Entscheidung zur eCPR getroffen (➤ Tab. 9.3).

Tab. 9.3 Einsatzanalyse

eCPR-Guideline	Übereinstimmung/ Abweichung	Beurteilung
Beobachteter Kreislaufstillstand	Vermutlich von Melder beobachteter Kollaps	Eintritt Herzstillstand unbekannt. Spekulation: selbstständiges Absteigen vom Mountainbike.
Laienreanimation bei Eintreffen	Keine	Beginn einer suffizienten CPR durch RTW-Team 10 min nach Kollaps; ACLS durch NAH-Team 16 min nach Kollaps
Entscheidung zur eCPR in den ersten 10 min	Entscheidung nach 33 min	Verfügbarkeit LUCAS-Device 31 min nach Kollaps
Intermittierender Spontankreislauf	Gegeben	Trotz elektrischer Aktivität war nur kurzzeitig ein Puls tastbar, was dem Bild bei PEA entspricht.
Abfahrt vom Notfallort spätestens nach 15 min	Abfahrt mit RTW 55 min nach Kollaps	Abfahrt auch durch Notwendigkeit der Narkoseeinleitung bei scheinbar „wachem" Patienten verzögert.
Endtidales CO_2 anhaltend > 10 mmHg	Endtidales CO_2 unter LUCAS-CPR anhaltend > 40 mmHg	Suffizienter Blutfluss unter CPR

Zusammengefasst wurde die Entscheidung zur eCPR trotz nicht gegebener Einschlusskriterien durch das klinische Bild einer überdurchschnittlich effektiven CPR mit scheinbar gutem zerebralem Blutfluss (anhaltend enge Pupillen, erhaltene Schnappatmung, vermeintlich „wacher" Patient) getroffen.

9.4 Zielklinik und Transport

Der Abtransport erfolgt mit dem RTW unter fortlaufender LUCAS-CPR, um bei maximalem Platzangebot und zusätzlichem Personal direkt am Patienten schnellst- und bestmöglich reagieren zu können. Angesichts der zu erwartenden Fahrzeit von unter 15 min wird der bodengebundene Transport dem Lufttransport vorgezogen. Maßgebliches Entscheidungskriterium ist der potenzielle Zeitverlust durch eine erneute Umlagerung sowie den innerklinischen Transportweg vom Dachlandeplatz bis zum Schockraum. Ein relevanter Zeitvorteil durch den Helikoptertransport besteht somit nicht.

Die LUCAS-CPR wird während des gesamten Transports fortgeführt, um weiterhin ein optimales Reanimationsmanagement unter bestmöglichen Bedingungen zu gewährleisten. Abfahrt mit dem RTW um 12.10 Uhr.

9.5 Klinischer Verlauf

Das Team trifft um 12.23 Uhr im Schockraum der Universitätsklinik ein. Bei Ankunft zeigt sich ein kurzfristiger ROSC mit tastbaren Pulsen. Nach der Umlagerung übernimmt das Schockraumteam die Versorgung. Die Thoraxkompressionen werden beendet, und es erfolgt eine transösophageale Echokardiografie (TEE).

Dabei zeigt sich ein deutlich dilatierter und hypokinetischer linker Ventrikel – Hinweis auf ein ausgeprägtes Linksherzversagen. Kurz darauf fällt der nun invasiv gemessene arterielle Blutdruck erneut ab. Die LUCAS-CPR wird sofort wieder aufgenommen, zeitgleich erfolgt die Kanülierung der Femoralgefäße zur Vorbereitung auf die ECMO (extrakorporale Membranoxygenierung, ➤ Abb. 9.3 und ➤ Abb. 9.4). ECMO-Start um 12:43 Uhr, 80 min nach Beginn des Herz-Kreislauf-Stillstands (vermuteter Ereigniszeitpunkt zwischen 11:15 Uhr und 11:20 Uhr).

In der Folge Durchführung einer PTCA (Perkutane Transluminale Koronarangioplastie) mit dem Befund einer verschlossenen linken Koronararterie. Unmittelbar nach der Intervention ergibt sich ein klinischer Hinweis auf eine Thoraxwandblutung infolge der prolongierten Thoraxkompression. Eine angiografische Darstellung bestätigt arterielle Blutungsquellen, daher wird ein Coiling beider Aa. mammariae internae durchgeführt.

Trotz invasiver Maßnahmen persistierte das linksventrikuläre Pumpversagen, sodass die ECMO für insgesamt zwei Tage aufrechterhalten wurde. Anschlie-

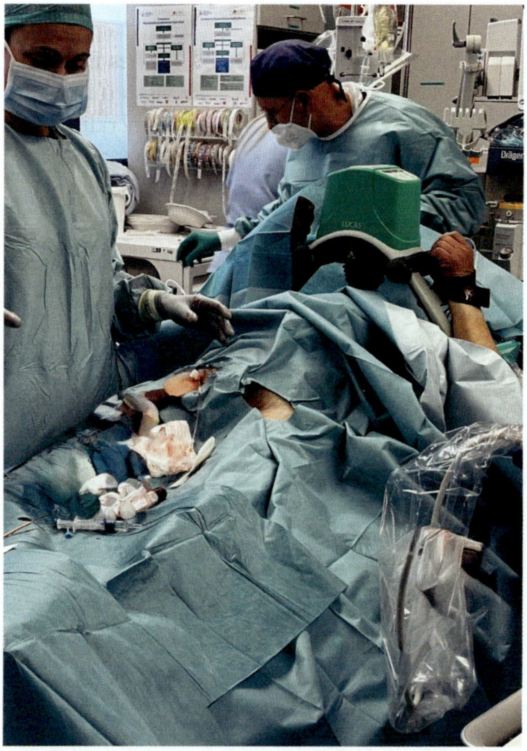

Abb. 9.3 Kanülierung der Femoralgefäße zur Anlage der ECMO unter laufender eCPR mittels LUCAS [M1698]

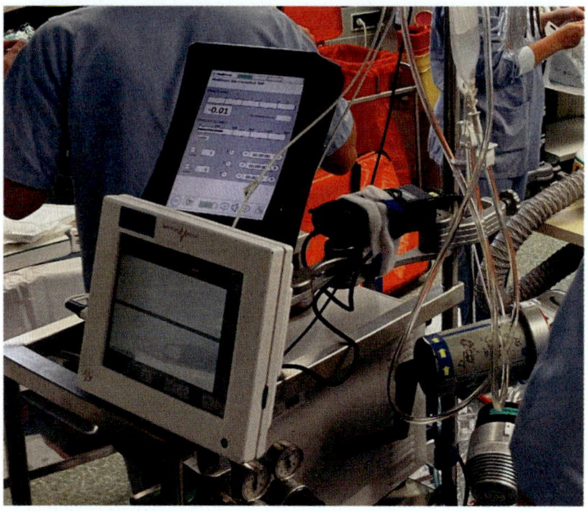

Abb. 9.4 ECMO in Stand-by-Funktion unmittelbar vor Anschluss [M1698]

ßend gelang das Weaning, die Extubation erfolgte am fünften Tag nach dem Ereignis. Nach weiteren 14 Tagen konnte der Patient mit einem CPC-Score von 1 (Cerebral Performance Category) in die neurologische Rehabilitation überführt werden.

Drei Monate nach dem Kreislaufstillstand zeigte sich eine vollständige körperliche Erholung. Der Patient berichtete über eine Amnesie für die Zeitspanne von etwa zehn Tagen vor dem Ereignis bis zum Weaning auf der Intensivstation.

9.6 TOPS & FLOPS

Ein großes **TOP** in diesem Fall war die Verfügbarkeit des LUCAS-CPR-Gerätes am Notfallort.

Ein **FLOP** war zu diesem Zeitpunkt, dass die Mannschaft des NAH die mechanische Reanimationshilfe nicht zum Einsatz mitgenommen hat, da diese zu diesem Zeitpunkt noch als optionales Therapiegerät, abhängig von der Einsatzmeldung, mitgeführt wurde. Mittlerweile ist die Reanimationshilfe fixer Bestandteil der Einsatzausrüstung.

Ein weiteres **TOP** war das Vertrauen auf das Bauchgefühl, das trotz nicht gegebener Einschlusskriterien das Zeitfenster für einen erfolgreichen Einschluss in das eCPR-Programm weiter offenstand. Dies war nur durch die optimal abgestimmte Durchführung der CPR und das professionelle Handeln aller Beteiligten möglich.

Das **ultimative TOP** war aber das erst sechs Monate zuvor ins Leben gerufene eCPR-Projekt in Tirol mit einer perfekten innerklinischen Behandlungsstruktur und der Verfügbarkeit aller Ressourcen.

MERKE

- Nicht jede Reanimation im Umfeld eines Unfalles mit mechanischer Einwirkung ist eine Traumareanimation.
- Die Etablierung eines eCPR-Programms erfordert eine umfassende Logistik, in dem Rettungsdienst und aufnehmende Klinik optimal abgestimmt sein müssen.
- Abweichungen von Richtlinien erfordern Erfahrung und eine fortlaufende Evaluierung der Entscheidung im Behandlungsverlauf.
- Auch wenn der NAH das schnellere Transportmittel ist, kann ein Patiententransfer mit dem RTW vorteilhaft sein (NAH als Notarztzubringer).

Was wäre, wenn …

- … der Patient doch ein relevantes Trauma erlitten hätte?
  Die Behandlung des Herz-Kreislauf-Stillstands ist unabhängig von der Ätiologie führend. Eine traumatologische Abklärung erfolgte in der Klinik nach Stabilisierung unter ECMO-Therapie.
- … das LUCAS-Device nicht verfügbar gewesen wäre?
  Vermutlich wäre bei einem Transport unter manueller CPR das Outcome schlecht gewesen.
- … eine transthorakale Ultraschalluntersuchung unter CPR am Einsatzort durchgeführt worden wäre?
  Ggf. wäre das Linksherzversagen erkennbar gewesen. Alle Entscheidungen wurden aber aufgrund des klinisch-neurologischen Eindrucks getroffen.
- … ein Transport nur nach ROSC als sinnvoll erachtet worden wäre?
  Vermutlich wäre die Reanimation erfolglos abgebrochen worden.

Zusammenfassung

Vertrauen auf das Bauchgefühl – Abweichungen von Richtlinien begründen: Trotz nicht gegebener Einschlusskriterien war die Entscheidung für die eCPR lebensrettend und ermöglichte eine vollständige neurologische Erholung des Patienten. Die Entscheidungsschritte wurden im gesamten Behandlungsverlauf immer wieder kommuniziert und von allen getragen. eCPR-Programme werden zukünftig in vielen Rettungsdienstbereichen eine wichtige Behandlungsoption sein. Wo und wann präklinische ECMO-Programme sinnvoll etabliert werden können, bleibt abzuwarten.

LITERATUR

Alfalasi R, Downing J, Cardona S et al. A Comparison between Conventional and Extracorporeal Cardiopulmonary Resuscitation in Out-of-Hospital Cardiac Arrest: A Systematic Review and Meta-Analysis. Healthcare. 2022; 10: 591.

Gomes DA, Presume J, Ferreira J et al. Extracorporeal cardiopulmonary resuscitation for refractory out-of-hospital cardiac arrest: a systematic review and meta-analysis of randomized clinical trials. Intern Emerg Med. 2023; 18: 2113–2120.

Hutin A, Ricard-Hibon A, Briole N et al. First Description of a Helicopter-Borne ECPR Team for Remote Refractory Out-of-Hospital Cardiac Arrest. Prehosp Emerg Care. 2022; 26: 89–92.

Lamhaut L, Hutin A, Deutsch J et al. Extracorporeal Cardiopulmonary Resuscitation (ECPR) in the Prehospital Setting: An Illustrative Case of ECPR Performed in the Louvre Museum. Prehosp Emerg Care. 2017; 21: 386–389.

Magnet I, Poppe M. Extrakorporale Reanimation – Kriterien, Bedingungen, Outcome: Ein Reality-Check. Med Klin Intensiv Notfallmed. 2022; 117: 325–332.

Reddy S, Garcia S, Hostetter LJ et al. Extracorporeal-CPR versus Conventional-CPR for Adult Patients in Out of Hospital Cardiac Arrest – Systematic Review and Meta-Analysis. J Intensive Care Med. 2025; 40: 207–217.

Scquizzato T, Bonaccorso A, Swol J et al. Refractory out-of-hospital cardiac arrest and extracorporeal cardiopulmonary resuscitation: A meta-analysis of randomized trials. Artif Organs. 2023; 47: 806–816.

Suverein MM, Delnoij TSR, Lorusso R et al. Early Extracorporeal CPR for Refractory Out-of-Hospital Cardiac Arrest. N Engl J Med. 2023; 388: 299–309.

Wongtanasarasin W, Krintratun S, Techasatian W et al. How effective is extracorporeal life support for patients with out-of-hospital cardiac arrest initiated at the emergency department? A systematic review and meta-analysis. PLoS One. 2023; 18: e0289054.

KAPITEL

10

Marc Kaufmann und Luca Moroder

Pro RTH: „Hin und weg"

Fallbericht

Setting

Helikopterstandort
NAH-Basis in Südtirol mit durchschnittlich 1.100 Einsätzen pro Jahr, davon 80 % Primäreinsätze

Helikopter
Airbus H145 mit Rettungswinde

Besatzung
Pilot, HHO-TCM (Windentechniker), HCM (Flugretter), Notarzt

Operationelle Besonderheiten
Rettungswinde, Nachtflug, Lawinenequipment, Equipment zur Spaltenbergung, Interhospitaltransport/Intensivtransport, Neugeborenentransport (Inkubator), ECMO-Transport

Alarmierung

An einem späten Oktobertag geht um 10:22 Uhr in der Landesnotrufzentrale Südtirol ein Notruf ein: Ein Mann ist in schwierigem, exponiertem Gelände aus großer Höhe abgestürzt. Seine Begleiterin kann die genaue Position, ein Wanderweg auf etwa 2.500 m Höhe präzise angeben. Aufgrund der Meldung werden sofort der nächstgelegene Notarzthubschrauber (NAH) sowie die lokale Bergrettung alarmiert. Die Alarmierung erfolgt um 10:25 Uhr über Funk.

Preflight-Abklärungen (Wetter/Team/Einsatztaktik)

An diesem Tag herrscht sonniges Herbstwetter, der Himmel ist wolkenlos, sodass die Witterungsbedingungen kein Hindernis darstellen. Der Pilot prüft die von der Landesnotrufzentrale übermittelten Koordinaten am Stützpunkt-Computer mithilfe von Google Earth und bestätigt die Einsatzstelle als exponiert. Im Rahmen der standardisierten Alarmierung bei Alpinnotfällen meldet sich ein Bergretter der lokalen Bergrettungsstelle als einsatz- und abholbereit (➤ Tab. 10.1).

Tab. 10.1 Abklärungen und Gedanken

Landesnotrufzentrale	Bearbeiten des Einsatzes, Alarmierung des NAH und der lokalen Bergrettung sowie des Brandschutzdienstes am Hubschrauberstützpunkt.
Pilot	Flugwetter unproblematisch, gute Kenntnisse der Einsatzzone.
HHO-TCM	Eingabe der Koordinaten in die organisationseigene App mit Kontrolle der Flughindernisse (Seile, Stromleitungen, Seilbahnen) am Einsatzort.
Notarzt	Die Einsatzmeldung „Sturz aus großer Höhe" lässt auf eine erhebliche Unfalldynamik schließen, mit vermutlich schwersten, evtl. sogar tödlichen Verletzungen. Bestätigt die absolute medizinische Dringlichkeit des Einsatzes und die Mitnahme eines Bergretters zur Unterstützung bei der Versorgung und Bergung.
HCM	Strategische Koordination des Einsatzes und Kommunikation mit der Landesnotrufzentrale und der Bergrettung.
Bergrettung	Stellt einen Bergretter für den Einsatz bereit, weitere Mitglieder rücken im Tal als Reserve nach.

Anflug und Ersteindruck bei Landung

In unmittelbarer Nähe des Einsatzortes nimmt der NAH den zugewiesenen Bergretter im Tal auf. Da ein Einsatz der Rettungswinde aufgrund der Meldung sehr wahrscheinlich ist, begibt sich der Windentechniker bereits in die Kabine, um die Windenrettung vorzubereiten. Der Bergretter informiert die Hubschraubercrew im Detail über das Gelände und den genauen Einsatzort. Vieles deutet auf ein schweres Trauma hin.

Notarzt und HCM bereiten daraufhin das medizinische und alpintechnische Equipment vor, bestehend aus Notarztrucksack, Monitor und

Bergesack. Vier Minuten nach Aufnahme des Bergretters erreicht der Hubschrauber bereits den Einsatzort (➤ Abb. 10.1). Beim Überflug wird eine etwa 25 m hohe, steile Felswand sichtbar, an deren Fuß große Felsblöcke liegen, die nach etwa weiteren acht Metern in eine steile, absturzgefährdete Rinne übergehen. Aufgrund der Geländekonstellation entscheidet sich die Crew für einen Ausstieg im Schwebeflug, in unmittelbarer Nähe zum Patienten (➤ Abb. 10.2). Nach der medizinischen Versorgung soll die Bergung mittels Rettungswinde erfolgen.

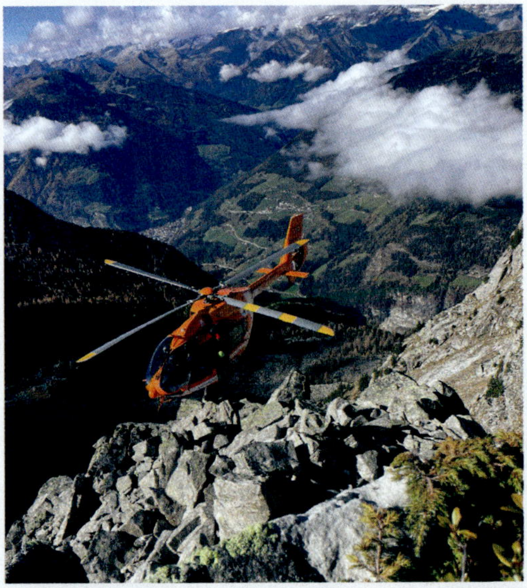

Abb. 10.1 Ausstieg im Schwebeflug am Notfallort [O769]

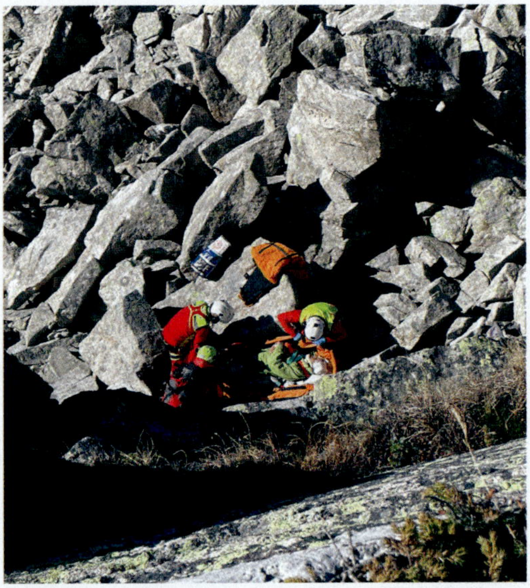

Abb. 10.2 Einsatzszenario aus der Vogelperspektive [O769]

10.1 Medizinische Ersteinschätzung und Erstmaßnahmen nach Eintreffen

An der Einsatzstelle wird der Patient auf großen Felsbrocken auf dem Rücken liegend vorgefunden. Er ist wach und in dieser Position nicht absturzgefährdet. Die Erstuntersuchung ergibt folgende Befunde: xABCDE stabil, eine kleinere Blutung aus einer Rissquetschwunde am Hinterkopf, GCS 14, fragliche initiale Bewusstlosigkeit mit retrograder Amnesie zum Unfallhergang. Schmerzen an den Sprunggelenken beidseits und multiple Exkoriationen (➤ Tab. 10.2).

Über den direkten Funkkanal wird die technische Crew im Hubschrauber über die Situation informiert. Die medizinische Versorgung wird voraussichtlich etwa zehn Minuten dauern. Der NAH fliegt daher zu einem Zwischenlandeplatz in der Nähe und wartet dort auf die Freigabe für die Windenrettung des Patienten.

VERDACHTSDIAGNOSE

Schädel-Hirn-Trauma I° und Wirbelsäulentrauma der BWS ohne Neurologie, bei erheblicher Unfalldynamik (Sturz aus großer Höhe), xABCD-stabil, NACA 4

Tab. 10.2 xABCDE

xABCDE	Beschreibung	Maßnahme
e**X**sanguination	Rissquetschwunde okzipital	Wundverband
Airway	Frei	–
Breathing	Spontanatmung, SpO_2 90 % bei Raumluft, Auskultation o. B., Exkursion o. B.	–
Circulation	RCT 2 s, Pulse kräftig	–
Disability	GCS 14, Patient zeitlich, örtlich und situativ desorientiert; fragliche initiale Bewusstlosigkeit mit retrograder Amnesie	–
Exposure & **E**nvironment	Schmerzen, Sprunggelenke beidseits und thorakale Wirbelsäule; keine Absturzgefährdung	Halskrause

10.2 Anamnese

Der Patient (männlich, 63 J.) stürzte beim Bergwandern über eine etwa 25 m hohe Felswand und kam in unwegsamem Gelände zwischen großen Felsblöcken rücklings zum Liegen. Eine Begleitperson konnte zu ihm absteigen, leistete Erste Hilfe und setzte den Notruf ab (➤ Tab. 10.3).

Tab. 10.3 SAMPLER

SAMPLER	Beschreibung
Symptome und Befunde	GCS 14, Rissquetschwunde okzipital, Schmerzen, Sprunggelenke beidseits
Allergien	Keine
Medikation	Tamsulosin
Patientenvorgeschichte	Prostatahypertrophie
Letzte Mahlzeit	Frühstück
Ereignisse direkt vor dem Notfall	Bergwanderung
Risikofaktoren	Keine

10.3 Medizinische Versorgung und Maßnahmen

Nach der Ersteinschätzung stabilisiert der Bergretter den Kopf des Patienten, während der Notarzt die okzipitale Wunde mit einem Wundverband versorgt und die Halswirbelsäule mit einer Halskrause immobilisiert. Anschließend erfolgt die strukturierte Beurteilung nach dem ABCDE-Schema, einschließlich eines vollständigen Bodychecks sowie der neurologischen Untersuchung aufgrund von Schmerzen im Bereich der thorakalen Wirbelsäule.

Bei einer Schmerzintensität von NRS > 6 wird ein intravenöser Zugang gelegt und fraktioniert 0,1 mg Fentanyl verabreicht, woraufhin eine deutliche Schmerzreduktion eintritt. Nach erneuter Evaluation bleibt die klinische Situation stabil, sodass der Patient für den Abtransport vorbereitet werden kann (➤ Abb. 10.3).

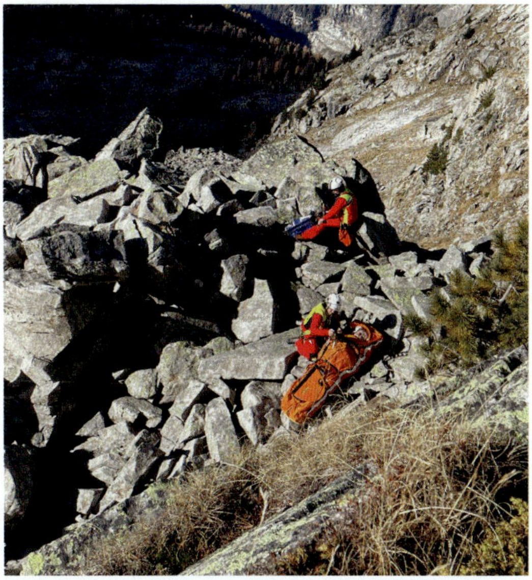

Abb. 10.3 Position von Notarzt und HCM vor der Windenaktion [O769]

10.4 Rettungsprozedere

Für die Rettung entscheidet sich das Team, die Vakuummatratze des Bergesacks auf einem großen, flachen Felsblock vorzubereiten und bereits etwas abzusaugen, um eine gewisse Steifigkeit zu erreichen. Dies erleichtert das spätere Umlagern des Patienten.

Vorbereitung der Rettung

- Der Notarzt bleibt am Kopf des Patienten (➤ Abb. 10.4).
- Bergretter und HCM positionieren sich seitlich.
- Die Begleitperson erhält die Anweisung, den Windensack mit Vakuummatratze nach Kommando des Notarztes unter den Patienten zu schieben.
- Nach kurzer Absprache im Team wird der Patient achsengerecht auf die Vakuummatratze gelagert.

Stabilisierung und Sicherung

- Das Ventil wird kurz geöffnet, damit die Vakuummatratze der Körperform des Patienten angepasst werden kann – danach wird erneut abgesaugt.
- Der Patient wird mit Gurten fixiert, der Bergesack wird verschlossen und zusätzlich gesichert.
- Die Spinne des Bergesacks wird kontrolliert, während sich der Notarzt für den Abtransport mit der Rettungswinde vorbereitet.
- Gleichzeitig bereitet der HCM den Notfallrucksack und Monitor für die Windenrettung vor.

Durchführung der Windenrettung

- Die technische Crew des NAH wird über Funk informiert und erhält die Freigabe zur Windenaktion inklusive Informationen zum Zielkrankenhaus.
- Nach drei Minuten erreicht der Hubschrauber den Aufnahmepunkt.
- In der ersten Rotation wird der HCM samt Equipment mit der Rettungswinde geborgen.
- In der zweiten Rotation folgen Notarzt und Patient im Bergesack, welcher direkt in die Kabine verladen wird (➤ Abb. 10.5).

Abschließende Maßnahmen

- Der Bergretter unterstützt die Begleitperson beim Abstieg.
- Ein Rendezvous mit einem Bergrettungsfahrzeug auf einem nahegelegenen Forstweg ermöglicht die Weiterfahrt ins Tal.

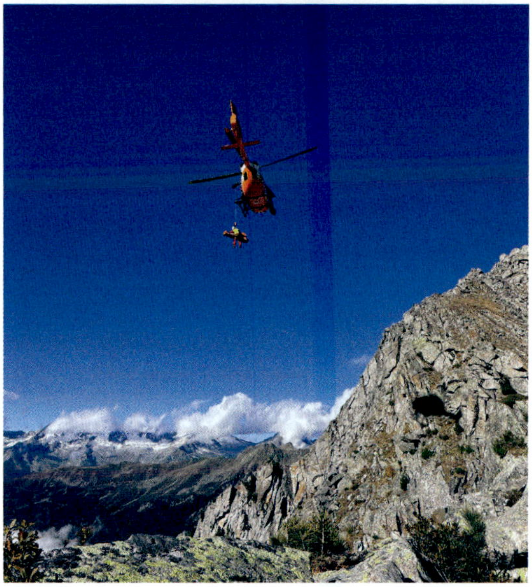

Abb. 10.4 Windenrettung mit Patienten im Bergesack [O769]

10.5 Zielklinik und Transport

Der Patient wird nach telefonischer Voranmeldung über die Landesnotrufzentrale aufgrund des Schädel-Hirn-Traumas mit vermuteter begleitender Wirbelsäulenverletzung an das Zentralkrankenhaus mit Möglichkeit zur Maximalversorgung geflogen.

10.6 Klinischer Verlauf

Die Schockraumdiagnostik zeigt ein Subduralhämatom mit einer Ausdehnung von 5 mm sowie eine Verletzung des Bandapparates am rechten Sprunggelenk. Der Patient wird stationär zur Überwachung aufgenommen und kann nach zwei Tagen in häusliche Pflege entlassen werden. Es folgen diverse

Kontrollen bezüglich der Schmerzsymptomatik am Sprunggelenk. Der NAH meldet sich nach Übergabe im Schockraum am Dachlandeplatz des Zielkrankenhauses wieder einsatzbereit frei.

10.7 TOPS & FLOPS

TOP war sicher die Absprache im Team vor Erreichen des Einsatzortes, vor allem bezüglich der wirbelsäulenschonenden Arbeit in ausgesetztem Gelände bei beschränkten Personalressourcen. Unwegsames Terrain, ungünstige Witterungsbedingungen, alpine Gefahren wie Steinschlag oder Absturzgefahr und ein begrenzter Zugang zum Patienten erschweren in der Regel die Anwendung standardisierter Immobilisationstechniken wie Schaufeltrage oder Spineboard. Dennoch ist die wirbelsäulenschonende Rettung essenziell, um Sekundärverletzungen zu vermeiden. Neben der Stabilisierung der Halswirbelsäule mittels Halskrause wird als alternative Möglichkeit im alpinen Umfeld auch die primär „manuelle Stabilisierung" der Wirbelsäule mit nachfolgender direkter Immobilisation auf der Vakuummatratze angewandt. Eine enge Zusammenarbeit und Koordination zwischen NAH-Besatzung und Bergrettung ist dabei unerlässlich.

Ein weiteres **TOP** war der Einsatz der Rettungswinde für einen schnellen und schonenden Abtransport des Patienten. Notfallorte im alpinen Gelände sind für bodengebundene Retter vielfach nur sehr zeitaufwendig oder schwer erreichbar. Eine terrestrische Rettung ist praktisch immer mit Erschütterungen, Umlagerungen, Schmerzen und langen Transportzeiten verbunden. Ein zusätzlicher relevanter Vorteil der Rettungswinde besteht darin, qualifizierte notärztliche Versorgung direkt zum Patienten zu bringen.

In der Schwerverletztenbehandlung ist die „Golden Hour of Trauma" oft entscheidend für das gute Überleben, Verzögerungen in der Erstversorgung können die Prognose erheblich verschlechtern. Aufgrund der Standardverfahren und entsprechenden Konfiguration der Kabine im eingesetzten NAH (kein Aufbau der Rettungsliege, direkte Sicherung am Boden) kann der Patient ohne Zwischenlandung und ohne weiteren Zeitverlust in die Zielklinik transportiert werden.

Ein Nachteil der Windenbergung ist allerdings aufgrund von Rotorwind, Lärm und heiklen technischen Abläufen die eingeschränkte Beurteilbarkeit des Patienten sowie die weitgehend fehlende Interventionsmöglichkeit über mehrere Minuten. Alle notwendigen medizinischen Maßnahmen müssen daher bereits vor dem Aufwinden des Patienten erfolgen.

In bestimmten Situationen kann es sinnvoll sein, sich am Einsatzort auf absolut lebensrettende Maßnahmen zu beschränken und den Patienten schnellstmöglich aus dem alpinen Gefahrenbereich zu evakuieren. Die weitere Versorgung kann in diesem Fall in der Hubschrauberkabine im Flug zum Zielkrankenhaus erfolgen.

Windenrettungseinsätze sind insgesamt selten. Je nach Stützpunkt schwanken die Angaben zwischen 1–10 % der Einsätze. Um die nötige Sicherheit und Kompetenz zu gewährleisten, sind neben einer soliden Basisausbildung auch kontinuierliche Trainings der Crew unerlässlich.

Ein **FLOP** im Einsatz war das Management des venösen Zugangs. Während des Fluges wurde eine Elektrolytinfusion zum Offenhalten des Zuganges appliziert. Dabei stellte sich heraus, dass die Venenverweilkanüle paravaskulär lag, wodurch eine erneute Punktion erforderlich wurde. Aufgrund der limitierten Platzverhältnisse im Hubschrauber kann diese Maßnahme mitunter erhebliche Schwierigkeiten bereiten. Die Anlage eines zweiten peripheren Zugangs am Notfallort oder eine genaue Kontrolle nach der Anlage des ersten Zugangs hätte in diesem Fall die Einsatzdauer nicht wesentlich verlängert. Aber sie hätte eine sichere Medikamenten- und Flüssigkeitsgabe während des Fluges gewährleistet.

MERKE

Die Möglichkeit einer Windenrettung stellt eine äußerst schnelle, sichere und patientenschonende Rettungsmethode in unwegsamem Gelände dar.

Was wäre, wenn …

- … das Wetter umgeschlagen hätte und ein Abtransport mittels Rettungswinde nicht möglich gewesen wäre?
  - Es hätte folglich ein bodengebundener Abtransport erfolgen müssen, zumindest bis unter die Wolkendecke, wo ein Hubschrauber landen könnte. Die Konsequenzen für den Einsatzablauf wären gewesen:
  - Zusätzliche Bergretter wären erforderlich gewesen, um den Patienten sicher ins Tal oder zu einem geeigneten Landeplatz zu transportieren.
  - Eine geländetaugliche Bergetrage sowie entsprechendes Material hätten bereitgestellt werden müssen.
  - Die Entscheidung für einen bodengebundenen Abtransport hätte rechtzeitig getroffen werden müssen, um ausreichend Personal und Ausrüstung an den Einsatzort zu bringen.

Dieses Szenario verdeutlicht die Wichtigkeit einer frühzeitigen Wetterbeurteilung und flexibler Einsatzplanung, um im Notfall alternative Rettungsstrategien schnell umsetzen zu können.

Zusammenfassung

- Dieser Einsatz zeigt eindrucksvoll die Möglichkeiten und Vorteile der Flugrettung bei der Versorgung von Notfällen im alpinen Gelände. Insbesondere die Möglichkeit einer Windenrettung stellt eine äußerst schnelle, sichere und patientenschonende Rettungsmethode dar.
- Die gut abgestimmte und professionelle Zusammenarbeit zwischen NAH-Besatzung und lokaler Bergrettung ermöglichte eine optimale Versorgung des verunfallten Patienten, basierend auf der Kombination von schneller medizinischer Versorgung, wirbelsäulenschonender Bergung und direktem Transport ins Traumazentrum.

LITERATUR

Hawkins SC, Williams J, Bennett BL et al. Wilderness Medical Society Clinical Practice Guidelines for Spinal Cord Protection: 2024 Update. Wilderness Environ Med. 2024; 35(1_suppl): 78S–93S.

Pasquier M, Geiser V, De Riedmatten M et al. Helicopter rescue operations involving winching of an emergency physician. Injury. 2012; 43(9): 1377–1380.

Pietsch U, Strapazzon G, Ambühl D et al. Challenges of helicopter mountain rescue missions by human external cargo: need for physicians onsite and comprehensive training. Scand J Trauma Resusc Emerg Med. 2019; 27: 17.

Pietsch U, Knapp J, Mann M et al. Incidence and challenges of helicopter emergency medical service rescue missions with helicopter hoist operations: analysis of 11,228 daytime and nighttime missions in Switzerland. Scand J Trauma Resusc Emerg Med. 2021; 29: 92.

KAPITEL

11 Unerwartet instabil: Material und Personal

Mila Trauth
Unter Mitwirkung von: Thomas Bischofberger, Marc Steiner, Andreas Benz, Ignaz Niedermann

Fallbericht

Setting

Helikopterstandort
Mittellandbasis auf 655 m ü. M. mit breitem Einsatzspektrum und durchschnittlich 900 Einsätzen pro Jahr

Helikopter
Airbus Helicopters H145 D-2

Besatzung
Pilot, HCM, MCM (Notarzt), optional RSH (Rettungsspezialist Helikopter) der Alpinen Rettung Schweiz im Milizsystem

Operationelle Besonderheiten
Nachtflug, Rettungswinde, ECMO-Transporte, IABP-Transporte, Isolette

Alarmierung

An einem schönen Sommertag im Juli wird um 11.38 Uhr ein Notruf von der Sanitätsnotrufzentrale (SNZ 144) an die Helikopter-Einsatzzentrale (HEZ) weitergeleitet. Ein Mann sei beim Wandern kollabiert. Der Einsatzort befindet sich im alpinen Gelände auf ca. 2.100 m ü. M. auf einem Bergwanderweg. Eine Windenrettung ist indiziert. Der nächstverfügbare Rettungshelikopter (RTH) wird angefordert, das Einsatzstichwort lautet „männlich, 70 Jahre alt, Kreislaufkollaps". Die Crew bestätigt 30 s nach Alarmeingang die Übernahme des Einsatzes.

Preflight-Abklärungen (Wetter/Team/Einsatztaktik)

Bereits im morgendlichen Daily Briefing wurde das Tageswetter besprochen. Es ist ein vorwiegend sonniger und warmer Sommertag mit vereinzelten Wolken, wenig Wind und einzelnen Nebelfeldern in der Höhe. Die Nebelfelder werden als potenziell einsatzrelevant erachtet. Der Einsatzort ist allen Crewmitgliedern bekannt. Es ist ein Bergwanderweg unterhalb von einem Grat, der über schräg abfallende Steinplatten verläuft. Schneefelder sind ebenfalls zu erwarten. Eine große Gondelbahn, eine Materialseilbahn sowie Hochspannungsleitungen befinden sich in der Nähe des Einsatzortes. Eine Landung wird aufgrund des unebenen Geländes vermutlich nicht möglich sein. Die Crew diskutiert, ob primär ein RSH mitgenommen werden soll. Sie entscheidet sich bei bekannter Topografie und guter alpiner Erfahrung des MCM dagegen. Die Crew lässt via HEZ aber einen RSH auf Stand-by setzen. Zu dieser Jahreszeit ist zusätzlich mit vielen Wanderern im Einsatzgebiet zu rechnen (➤ Tab. 11.1).

Tab. 11.1 Abklärungen und Gedanken

HEZ	Bearbeitung der eingehenden Notrufe und Erfassung der Koordinaten. Alarmierung der RTH-Crew, Einsatzkoordination und Anmeldung des Patienten im Zentrumsspital
Pilot	Einsatzort bekannt. Mögliche Gefahren: Kabel und Nebelfelder. Diverse Zwischenlandeplätze sind um den Einsatzort vorhanden.
HCM	Einsatzort bekannt. Gefahrenbeurteilung zusammen mit dem Piloten. Windenbergung wahrscheinlich, Absprache mit MCM über die Kabinenvorbereitung, das mitzunehmende Material und taktische Aspekte. Möchte den MCM möglichst gut unterstützen, da dieser neu auf der Basis ist. RSH ist auf „Stand-by".
MCM	Macht sich für eine Windenrettung bereit, bespricht Einsatztaktik mit HCM. Kennt den konkreten Einsatzort nicht so genau wie Pilot und HCM, ist einverstanden, primär ohne RSH auszurücken. Alarmstichworte sind vage. Stellt sich auf einen älteren Patienten ein, der vermutlich beim Wandern synkopiert ist. Vorerkrankungen aufgrund des Alters wahrscheinlich.

Anflug und Ersteindruck bei Landung

Um 11:41 Uhr startet die Crew Richtung Einsatzort. Während des Anflugs machen sich HCM und MCM für eine mögliche Windenrettung bereit und kontrollieren gegenseitig die Sicherungen und Haltegurte. Des Weiteren wird das Wetter genau beurteilt und nach Nebelfeldern im Einsatzgebiet Ausschau gehalten.

Die Crew bespricht einen möglichen Einsatzablauf: Landung unwahrscheinlich, idealerweise angestütztes Absetzen des MCM, andernfalls Erreichen des Patienten mit einer Windenrettung. Der RTH wartet danach an einem Zwischenlandeplatz. Falls der MCM vor Ort Support bräuchte, könnte der auf „Stand-by" gesetzte RSH vom RTH abgeholt werden. Bei diesem Einsatz werden die Herausforderungen initial als operationeller Natur eingestuft und weniger medizinisch. Der MCM nimmt deshalb das sogenannte Rettungsmodul mit, welches zusätzlich zum minimalen medizinischen Material auch diverse Bergemittel beinhaltet.

Bei Ankunft im Einsatzgebiet kann im Rekoflug gesehen werden, dass es keine Nebelfelder in der Nähe gibt, die einsatzrelevant sein könnten. Die Kabelsituation ist ebenfalls unproblematisch. Der Wanderweg, auf dem der Patient vermutet wird, ist anhand der vielen Wanderer, die sich wie eine bunte Perlenkette aneinanderreihen, leicht ausfindig zu machen. Nach kurzer Zeit kann die Crew eine Gruppe erspähen, die in Richtung RTH signalisiert. Diese befindet sich in einem etwas steiler ansteigenden, felsigen Gelände, das muldenförmig den Wanderweg umgibt, der teils über Schnee, teils über Felsen verläuft. Der Patient ist nicht zu identifizieren. Ein angestütztes Aussteigen unmittelbar bei der Gruppe ist aufgrund des Geländes und der sehr vielen Personen nicht sinnvoll. Etwas unterhalb des Einsatzortes ist das Gelände flacher und die Crew entscheidet, den MCM dort allein aussteigen zu lassen und danach zu einem Zwischenlandeplatz zu fliegen.

11.1 Medizinische Ersteinschätzung und Erstmaßnahmen nach Eintreffen

Nach kurzem Anstieg trifft der MCM um ca. 11:55 Uhr auf einen am Boden liegenden älteren Herrn, der von einer Frau am Oberkörper gestützt wird. Er ist nicht ansprechbar, hat keine offensichtlichen äußeren Verletzungen oder Fehlstellungen und weist eine schnarchende Atmung auf. Ein Puls ist peripher tastbar (➤ Tab. 11.2).

VERDACHTSDIAGNOSE

Return of Spontaneous Circulation (ROSC) nach Out-of-Hospital Cardiac Arrest (OHCA) und Laienreanimation bei Verdacht auf akutes Koronarsyndrom mit der DD „Lungenembolie", ABCD instabil, NACA 6

Tab. 11.2 xABCDE

xABCDE	Beschreibung	Maßnahme
e**X**sanguination	Keine Verletzungen sichtbar	–
Airway	Schnarchende Atmung	Wendl-Tubus
Breathing	Spontanatmung, SpO_2 88 %	–
Circulation	Puls peripher tastbar, HF 65/min	Peripheren Venenkatheter anlegen
Disability	GCS 3, Pupillen isokor	–
Exposure & **E**nvironment	Felsiges Gelände, keine unmittelbare Absturzgefahr, Hypothermiegefahr	Rasche Bergung

11.2 Anamnese

Die Ersthelfer vor Ort berichten, dass der Patient vor ihnen gelaufen sei, als er plötzlich kollabierte und röchelnd liegen blieb. Weder Puls noch Atmung sei-

Tab. 11.3 SAMPLER

SAMPLER	Beschreibung
Symptome und Befunde	ROSC nach OHCA
Allergien	Unbekannt
Medikation	Unbekannt
Patientenvorgeschichte	Unbekannt
Letzte Mahlzeit	Unbekannt
Ereignisse direkt vor dem Notfall	Seit mehreren Stunden auf Wanderung
Risikofaktoren	Unbekannt

en vorhanden gewesen. Es erfolgte unmittelbar eine Laienreanimation sowie die Absetzung eines Notrufs. Nach ca. 1 min CPR hätten sie eine Eigenatmung des Patienten festgestellt sowie einen Puls tasten können. Danach hätten sie ihn in die stabile Seitenlage gedreht und bis zum Eintreffen des RTH Puls und Atmung kontrolliert.

Einer der Ersthelfer habe den Patienten kurz vor dem Ereignis in einem Berggasthaus getroffen und mit ihm gesprochen. Er sei alleine unterwegs gewesen. Beim Durchsuchen seiner persönlichen Gegenstände hätten weitere Ersthelfer die Identität des Patienten eruieren können und die Daten bereits an die SNZ weitergeleitet. Weiterführende medizinische Informationen über den Patienten liegen nicht vor (➤ Tab. 11.3).

11.3 Medizinische Versorgung und Maßnahmen

Nach Erhebung der Anamnese und einem Primary Survey wird klar, dass es sich um einen instabilen Patienten handelt, der so rasch wie möglich einem Zentrumsspital zugeführt werden muss. Aufgrund der Topografie und der beschränkten Ressourcen ist eine erweiterte medizinische Versorgung nach geltendem Standard vor Ort nicht zielführend. Soweit beurteilbar, gibt es keine reversiblen Ursachen, die unmittelbar behoben werden können. Der MCM entscheidet sich für eine zügige Bergung und schildert den übrigen Crewmitgliedern per Funk kurz die Situation und informiert sie, dass eine Windenbergung mittels Horizontalnetz geplant ist. Die weitere Versorgung des Patienten wird am Zwischenlandeplatz erfolgen. Ein RSH wird nicht benötigt.

Die initiale medizinische Versorgung ist minimal und stark problemorientiert. Bei gefährdetem Atemweg erfolgt die Einlage eines Wendl-Tubus, weitere Maßnahmen sind mit dem vorhandenen Equipment nicht möglich. Die Situation der Aspekte „Breathing" und „Circulation" (➤ Tab. 11.2) wird bei noch akzeptablem SpO_2 und tastbarem Puls hingenommen, es erfolgt die Anlage eines peripheren Venenkatheters bei gut sichtbaren Venen. Auch die neurologische Situation muss so akzeptiert werden. Mithilfe der Ersthelfer kann der Patient ein paar Meter bergab zu einer etwas flacheren Stelle getragen werden, wo der MCM das Horizontalnetz schon bereitgemacht hat. Während der MCM den Patienten für die Windenbergung vorbereitet, stellt der HCM nach Absprache mit dem MCM am Zwischenlandeplatz das benötigte Material und die Medikamente für eine mögliche Intubation bereit.

11.4 Rettungsprozedere

Für die Bergung des bewusstlosen Patienten kommt in dieser Situation nur eine liegende Bergung mittels Horizontalnetz infrage (➤ Abb. 11.1). Vorrangig wird mit der Crew besprochen, dass man mit dem Patienten für die weitere Versorgung auf eine Alp ins Tal fliegen will.

Die Rettung mittels Winde und Horizontalnetz verläuft problemlos und um 12:17 Uhr erfolgt die Landung auf einer ca. 1.000 hm tiefer gelegenen Straße, die für den öffentlichen Verkehr gesperrt ist. Nach Monitorisierung und Präoxygenierung des Patienten erfolgt die erfolgreiche Atemwegssicherung mittels Intubation. Die Kreislaufsituation ist jederzeit stabil. Der Patient wird in den Rettungssack umgelagert und um 12:32 Uhr zur weiteren Versorgung in ein Zentrumsspital geflogen.

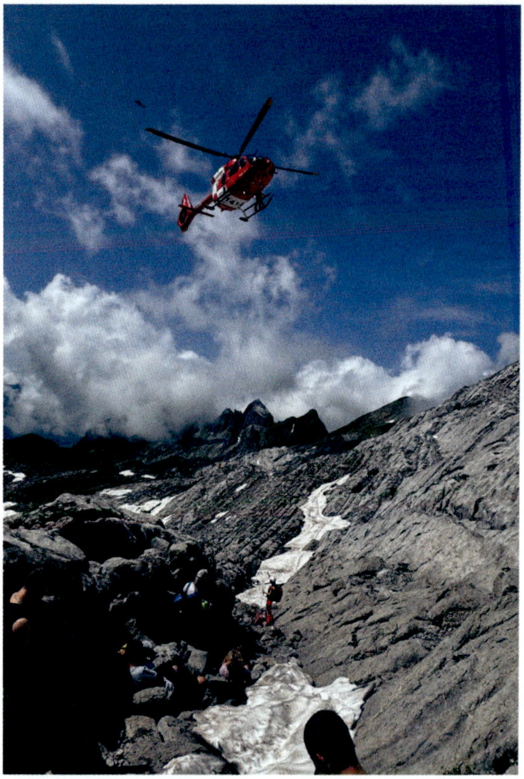

Abb. 11.1 Der MCM ist für die Windenbergung mit dem Patienten im Horizontalnetz bereit [O770]

11.5 Zielklinik und Transport

Aufgrund des vermuteten kardialen thromboembolischen Ereignisses mit anschließendem OHCA ist als Zielklinik ein Zentrumsspital indiziert. Der Patient wird nach vorangegangener Anmeldung durch die HEZ im Schockraum um 12:43 Uhr dem weiterbehandelnden Team übergeben.

11.6 Klinischer Verlauf

Bei dem Patienten wurde eine schwere koronare Dreigefäßerkrankung mit Hauptstammstenose und funktionellem Verschluss des Ramus interventricularis anterior (RIVA) festgestellt. Aufgrund der Komplexität des koronaren Befundes wurde beschlossen, primär eine chirurgische Revaskularisierung durchzuführen. Zur weiteren Stabilisierung wurde zunächst eine intraaortale Ballonpumpe (IABP) eingelegt und der Patient am Folgetag des Einsatzes mit dem gleichen RTH (aber anderer Crew) in ein Universitätsspital verlegt. Hier wurde vier Tage nach dem Erstereignis erfolgreich eine 4-fache aortokoronare Bypass-Operation (ACBP) durchgeführt. Der Patient erholte sich anschließend rasch und konnte ohne neurologische Defizite in eine Reha-Klinik entlassen werden.

11.7 TOPS & FLOPS

Nach dem Einsatz fand ein kurzes Debriefing innerhalb der Crew statt. Die gute Einsatzvorbereitung war ein großes **TOP** und hat maßgeblich zum Erfolg des Einsatzes beigetragen. Alle waren mit dem zu erwartenden Gelände vertraut. Die möglichen Gefahren vor Ort wurden thematisiert und mit allen kommuniziert. Auch die Option eines RSH wurde diskutiert. Aufgrund der bekannten Topografie und des alpin erfahrenen MCM wurde primär kein RSH mitgenommen. Durch das Setzen des RSH auf „Stand-by" hätte dieser jederzeit schnell zum Einsatzort gebracht werden können.

Ein weiteres **TOP** war es, auch innerhalb der Crew zu besprechen, wie die Zugangsmöglichkeiten zum Patienten aussehen und vor allem wie mögliche Evakuationsszenarien sind. So waren verschiedene Pläne bereits in den Köpfen der Crew gespeichert und die weitere Entscheidungsfindung wurde deutlich erleichtert. Vor allem für den MCM, welcher im alpinen Gelände häufig allein beim Patienten ist und zusätzlich zum operationellen Aspekt parallel die medizinische Situation bewältigen muss, sind vorab besprochene einsatztaktische Szenarien sehr wertvoll, um diese vielfältigen Anforderungen zu meistern.

All diese Absprachen und der Austausch innerhalb der Crew erfolgten während des Anflugs und stellten somit keine Zeitverzögerung dar. Im Gegenteil, durch dieses interne Crew-Briefing kann im späteren Einsatz sehr viel Zeit gespart werden. Gerade bei kritischen Patienten spielt dieser Zeitfaktor eine entscheidende Rolle für das Outcome. Durch das zügige Arbeiten der Crew konnte der Patient 65 min nach Alarmeingang bereits dem Schockraumteam eines Zentrumsspitals übergeben werden. Die On-Scene-Zeit betrug 35 min und beinhaltete eine Windenbergung und eine präklinische Notfallnarkose mit Intubation. Auch die effiziente Nutzung der Wartezeit durch HCM und Pilot am ersten Zwischenlandeplatz mit Bereitstellung aller notwendigen Medikamente und Materialien für die später geplante Intubation trug zu einem **TOP**-Zeitmanagement bei.

Ein **FLOP** war, dass die Crew von einem stabilen Patienten ausging. Es gibt zwei wesentliche Gründe dafür:

- Die durchgeführte Laienreanimation wurde in der Einsatzmeldung nicht erwähnt.
- Bei gutem Wanderwetter kommt es im Sommer oft zu Synkopen aufgrund einer Dehydrierung oder Erschöpfung, sodass die Crew dieses häufige Szenario annahm.

Als Folge dessen wurde vom MCM auch nur das Rettungsmodul mitgenommen, wie bei Windenrettungen üblich. Wäre die vorangegangene Reanimationssituation bekannt gewesen, hätte der MCM das Grundmodul und die Monitoreinheit mitnehmen können und zusätzlich die Tasche mit dem Bergematerial aus dem Rettungsmodul. Auf diese Weise wären am Einsatzort mehr Optionen zur medizinischen Versorgung vorhanden gewesen. In diesem konkreten Fall hätte das retrospektiv allerdings keinen Benefit gebracht, da der Patient sich bereits im ROSC befand. Die Begrenzung der initialen Maßnahmen auf das minimal Notwendigste und die Ausnutzung der vorhandenen Spontanatmung des Patienten für die Windenrettung waren in diesem Fall die sicherste und zeitsparendste Option. Erweiterte medizinische Maßnahmen wie eine Atemwegssicherung sind zeitintensiv, hätten zusätzliches Material und Personal erfordert und hätten unter suboptimalen Arbeitsbedingungen erfolgen müssen.

Die größten **TOPS** dieses Einsatzes waren aber mit Sicherheit das rasche Reagieren der Ersthelfer und der zeitnahe Beginn mit Reanimationsmaßnahmen. Die Downtime hat einen relevanten Einfluss auf das spätere Outcome, und nur durch den beherzten Einsatz der anderen Wanderer wurden die Weichen so gestellt, dass der gesamte Einsatz erfolgreich verlaufen konnte.

MERKE

Im alpinen Setting der Luftrettung ist die medizinische Versorgung von kritischen Patienten eine große Herausforderung, da man sich im Spannungsfeld zwischen medizinisch indizierten Maßnahmen und operationellen/topografischen Limitationen befindet. Zudem ist die Manpower sehr begrenzt und der Notarzt oft alleine mit dem Patienten. Ein sorgfältiges Priorisieren der Maßnahmen ist von größter Bedeutung.

Was wäre, wenn …

- … sich der Patient beim Eintreffen des MCM weiterhin im Kreislaufstillstand befunden hätte?
  Die Reanimationsmaßnahmen würden nach Algorithmus fortgeführt. Der RSH würde zusätzlich zum Einsatzort gebracht. Bei einem ROSC stünde eine komplexe Windenbergung bevor.
- … ein erneuter Kreislaufstillstand während der Windenrettung aufgetreten wäre?
  Ein Kreislaufstillstand wäre an der Winde kaum feststellbar. Nach der Landung würde eine Reevaluation erfolgen und ggf. die CPR wieder aufgenommen werden.
- … Nebelfelder den Zugang zum Einsatzort erschwert hätten oder nach Absetzen des MCM aufgetreten wären?
  Wenn ein patientennahes Absetzen des MCM nicht möglich wäre, müsste der MCM etwas entfernter vom Einsatzort aussteigen und die restliche Distanz zu Fuß bewältigen. Parallel dazu würde ein RSH aufgeboten. Eine terrestrische Rettung müsste aufgeboten werden, falls der RTH nebelbedingt nicht mehr zum Einsatzort zurückkehren könnte.
- … das Gelände schwieriger als erwartet gewesen wäre?
  Eigensicherheit steht immer an erster Stelle. Bei Absturzgefahr oder wenn der MCM Hilfe bei der Bergung benötigen würde, würde ein RSH mit aufgeboten.

Zusammenfassung

- Eine gute Absprache zwischen den Crewmitgliedern auf dem Anflug erleichtert den gesamten späteren Einsatz und führt zu effizienten Arbeitsabläufen.
- Frühzeitiges Mobilisieren zusätzlicher Ressourcen schafft einen Zeitvorteil.
- Antizipation der Situation und der benötigten Materialien sowie Flexibilität und problemorientiertes Denken bei unerwarteten Situationen sind Grundvoraussetzungen für einen reibungslosen Einsatzablauf.
- Aufgabenverteilung und paralleles Arbeiten verkürzen wesentlich die Einsatzzeit vor Ort.

LITERATUR

Baumkirchner JM, Havlicek M, Voelckel W et al. Resuscitation of out-of-hospital cardiac arrest victims in Austria's largest helicopter emergency medical service: A retrospective cohort study. Resusc Plus. 2024; 19: 100678.

Pietsch U, Knapp J, Kreuzer O et al. Advanced airway management in hoist and longline operations in mountain HEMS – considerations in austere environments: a narrative review This review is endorsed by the International Commission for Mountain Emergency Medicine (ICAR MEDCOM). Scand J Trauma Resusc Emerg Med. 2018; 26(1): 23.

Pietsch U, Strapazzon G, Ambühl D et al. Challenges of helicopter mountain rescue missions by human external cargo: need for physicians onsite and comprehensive training. Scand J Trauma Resusc Emerg Med. 2019; 27(1): 17.

KAPITEL

12 „Hin und mit“ bei offenem Schädel-Hirn-Trauma

Matthias Ruppert
Unter Mitwirkung von: Hans-Martin Metzger, Michael Lutz

Fallbericht

Setting

Helikopterstandort
Ländlich geprägte Region in Deutschland, Standortwahl „auf der grünen Wiese“ auf Basis rettungsdienstlicher Bedarfsanalyse
Helikopter
Airbus EC135/H135
Besatzung
Pilot, TC-HEMS (Notfallsanitäter), Notarzt
Operationelle Besonderheiten
Vergleichsweise hoher Anteil Einsätze mit Eintreffen als erstes Rettungsmittel, eher weite Transportwege zu den Zentren der Maximalversorgung. Betriebszeiten: ganzjährig 07:00 Uhr (oder Sonnenaufgang, wenn nach 07:00 Uhr) bis Sonnenuntergang + 30 min.

Alarmierung

Ein Dezembertag um 15:56 Uhr: **„Air Dispatch“** – während des Rückflugs von einem Einsatz wird der Rettungshubschrauber (RTH) durch die Leitstelle über Funk angefragt, ob ein Folgeeinsatz übernommen werden kann.

Der Einsatz wird von der südlich gelegenen Nachbarleitstelle angefragt. Die Einsatzlokalität ist etwa 20 Flugminuten vom aktuellen Standort entfernt. Die übermittelte Einsatzindikation lautet „offenes Schädel-Hirn-Trauma“.

Preflight-Abklärungen (Wetter/Team/Einsatztaktik)

Folgeeinsätze sind auch in der Luftrettung nicht unüblich – die konkrete Situation stellt sich jedoch komplex dar: Nur etwa 25 min bis Sonnenuntergang und laut Wettervorhersage zieht zum Sonnenuntergang aus Südwesten eine Warmfront auf. Sie verlagert sich langsam nordostwärts mit zunächst leichtem, später zunehmendem Schneefall. Die aktuellen Wolkenuntergrenzen werden auf 500 ft GND (ca. 150 m über dem Boden) geschätzt, und es ist mit deutlichem Sichtrückgang im Schneeschauer zu rechnen.

Durch zwei vorangegangene direkte Folgeeinsätze ohne die Möglichkeit zur Betankung ist der Haupttank mit 182 kg entsprechend ca. 55 min Flugzeit ausreichend gefüllt. Jedoch bleibt bei einem anzunehmenden 20-minütigen Anflug und zu erwartendem Transport von geschätzt 30 min als zwangsweise noch notwendige Reserve nur der Inhalt in den Supply Tanks.

Zusätzlich hat das gesamte Team bereits einen außergewöhnlich anspruchsvollen Tag mit sehr kurzen Pausen in den Knochen. Bereits morgens wurde der RTH in direkter Folge zu zwei schweren Verkehrsunfällen mit jeweils eingeklemmten, polytraumatisierten Patienten gerufen. Inzwischen ist das Team nach zwei weiteren Einsätzen gut 90 min unterwegs, und der Feierabend wäre nicht mehr fern gewesen.

Zunächst wird – ohne damit einer Entscheidung vorzugreifen, aber um ggf. wertvolle Zeit einzusparen – die ungefähre Flugrichtung zum Einsatzort eingeschlagen und dann die Situation im Team besprochen. Nach kurzer gemeinsamer Bewertung mit übereinstimmendem Ergebnis wird die Einsatzübernahme der Leitstelle gegenüber bestätigt (➤ Tab. 12.1).

Anflug und Ersteindruck bei Landung

Der Anflug zur Einsatzstelle gestaltet sich seitens der Wetterbedingungen als zunehmend schwierig. Die vorhergesagte Warmfront trifft den Rettungshubschrauber 2–3 min vor der geplanten Landung.

Tab. 12.1 Abklärungen und Gedanken

Pilot	• Betankung: ausreichend, knappe Reserven • Wetter: schwierig, aber akzeptabel unter Tagflugbedingungen; ein Nachtflug ist unter den vorhergesagten Wetterbedingungen unmöglich. Die prognostizierte Landezeit wird bereits gleichzeitig mit Sonnenuntergang sein. • Potenzielle Zielkliniken: Es kommen nur Maximalversorger in nördlicher Richtung mit anschließender Betankungsmöglichkeit infrage.
TC-HEMS	• Medizinisches Material: Verbrauch in den vorangegangenen Einsätzen überschaubar – keine Einschränkung. • Aufgabenwahrnehmung Cockpit vs. Kabine während Transport: vermutlich schwierige Prioritätensetzung im Hinblick auf Wetter und anzunehmenden Patientenzustand – eher Cockpit.
Notarzt	• Patientenzustand: Das Einsatzstichwort lässt einen weiten Interpretationsspielraum offen, Einholung weiterer Informationen durch Rückfragen wahrscheinlich nicht zielführend – potenziell kritische Situation. • Versorgungszustand: Es handelt sich offensichtlich um eine Nachforderung, wobei unklar ist, ob durch eine RTW-Besatzung oder einen Notarzt vor Ort – relevant, aber nicht zu antizipieren. • Zielkliniken: möglicherweise tatsächlich dringende Indikation für eine schnellstmögliche Zentrumszuweisung.
Einsatzkräfte vor Ort?	Unbekannt

Das Team nutzt die Anflugzeit, um die möglichen Szenarien und ihre Auswirkungen auf das Prähospitalintervall mithilfe der zur Verfügung stehenden Tools im RTH zu berechnen und zu bewerten: Die einschlägigen Zentren mit neurochirurgischer Versorgungsmöglichkeit liegen alle 20–30 Flugminuten von der Einsatzstelle entfernt – ein bodengebundener Transport würde ohne Berücksichtigung der Straßenverhältnisse jeweils wohl 1–1,5 Stunden dauern. Die nächste regionale Schwerpunktklinik liegt etwa 25 km entfernt.

Mit Annäherung an den Einsatzort wird klar, dass die Wettersituation zumindest lokal tendenziell schlechter wird. Die Gedanken des Piloten: „Ein sicherer Weiterflug unter den aktuellen Bedingungen ist nur unter Tagflugbedingungen möglich. Falls sich die gemeldete Diagnose bewahrheiten sollte, sehe ich enormen Zeitdruck auf uns zukommen. Falls spezielle medizinische Maßnahmen notwendig werden sollten, was ich annehme, wird uns die Zeit nicht reichen. Ich muss dem Team unmissverständlich klarmachen, dass jegliche Verzögerung einen Wiederstart unmöglich macht. Für mich rechne ich eigentlich bereits mit einem Rückflug zur Station, ohne dem Patienten mit einem Transport geholfen haben zu können."

Die Landung an dem landwirtschaftlichen Anwesen erfolgt direkt neben RTW und NEF in einer Wiese. Der Pilot informiert TC-HEMS und Notarzt eindrücklich mit etwa den Worten: „Wenn wir hier nicht in gut 10 min wieder weg sind, werden wir wahrscheinlich gar nicht mehr rauskommen."

12.1 Medizinische Ersteinschätzung und Erstmaßnahmen nach Eintreffen

Die Ersteinschätzung wird im Bewusstsein der Rahmenbedingungen zunächst auf einen orientierenden **Primary Survey** beschränkt (➤ Tab. 12.2).

Notarzt und TC-HEMS sind sich klar, dass in dieser Ausnahmesituation nur zwei Optionen zur Verfügung stehen und eine Entscheidung sofort zu treffen ist:

A) „Scoop and Run" (das heißt ein forciertes Umlagern und Einladen des Patienten in den RTH ohne weitere Versorgung vor Ort) oder
B) ein bodengebundener Transport mit grob geschätzt einer Stunde Zeitverlust bis zur definitiven Versorgung des Patienten.

Tab. 12.2 xABCDE

xABCDE	Beschreibung	Maßnahme
e**X**sanguination	Kein Anhalt für kritische (äußere) Blutung	–
Airway	Kompromittiert durch Bewusstseinsstörung, prima vista, aber (noch) kompensiert	Halskrause in situ
Breathing	Thorax ohne offensichtliche Verletzungen, Atemfunktion erscheint kompensiert	–
Circulation	Normoton, normofrequent	–
Disability	• Wohl große Skalpierungsverletzung mit Stufenbildung (bereits adäquat verbunden), Monokelhämatom rechts, Blutung aus rechtem Ohr • Patient kam dem RTW wohl desorientiert entgegengelaufen, zunehmende Eintrübung; GCS retrospektiv zu diesem Zeitpunkt bei 11 Punkten	Wundversorgung erfolgt
Exposure & **E**nvironment	Keine offensichtlichen weiteren Verletzungen	Immobilisation erfolgt

VERDACHTSDIAGNOSE

Schweres, per definitionem offenes Schädel-Hirn-Trauma mit Verdacht auf Kalotten-/Frontobasis-/Felsenbeinfraktur; progrediente Bewusstseinsstörung und dadurch bedingte respiratorische Insuffizienz.

12.2 Anamnese

Der Unfallmechanismus ist zum gegenwärtigen Zeitpunkt unklar. Wahrscheinlich handelt es sich um einen Leitersturz in den Stallungen aus unbekannter Höhe. Aufgrund der Situation wird auf jede weitere Anamnese verzichtet (➤ Tab. 12.3). Die Kollegen von RTW und NEF werden im Verlauf gebeten, noch weitere Informationen zu eruieren und diese telefonisch an die Zielklinik zu übermitteln.

Tab. 12.3 SAMPLER

SAMPLER	Beschreibung
Symptome und Befunde	Unbekannt bzw. aktuell von untergeordneter Bedeutung
Allergien	Unbekannt bzw. aktuell von untergeordneter Bedeutung
Medikation	Unbekannt bzw. aktuell von untergeordneter Bedeutung
Patientenvorgeschichte	Unbekannt bzw. aktuell von untergeordneter Bedeutung
Letzte Mahlzeit	Unbekannt bzw. aktuell von untergeordneter Bedeutung
Ereignisse direkt vor dem Notfall	Unbekannt bzw. aktuell von untergeordneter Bedeutung
Risikofaktoren	Unbekannt bzw. aktuell von untergeordneter Bedeutung

12.3 Medizinische Versorgung und Maßnahmen

Notarzt und TC-HEMS entscheiden sich – mehr im Gesamteindruck, als alle Faktoren im Einzelnen nochmals zu bewerten – für ein **„Scoop and Run"**. Der Patient ist zu diesem Zeitpunkt mit Halskrause und Vakuummatratze sehr gut immobilisiert sowie mit einem i. v.-Zugang und Sauerstoffinhalation versorgt.

Um ein gemeinsames Situationsbewusstsein (**Situation Awareness**) herzustellen, wird kurz die gegebene Situation allen anwesenden Rettungskräften erklärt und das weitere Vorgehen im Gesamtteam besprochen. Anschließend erfolgt sehr zügig und halbwegs geordnet der Wechsel des Monitorings, die Vorbereitung der Trage und die Umlagerung des Patienten (unter Mitnahme der Vakuummatratze des RTW).

12.4 Rettungsprozedere

Am Ende beträgt das Zeitintervall zwischen Landung und Start des Rettungshubschraubers an der Einsatzstelle 13 min. Wesentliche Vorbereitungen für ggf. erforderliche Interventionen während des Lufttransportes können dabei getroffen werden.

Im Team besteht Einigkeit, dass trotz der grenzwertigen Wettersituation TC-HEMS in der Kabine bei der weiteren Patientenüberwachung und -versorgung zur Verfügung stehen kann und nicht den Piloten im Cockpit unterstützen muss.

12.5 Zielklinik und Transport

Zum Zeitpunkt des Transportbeginns ist keinerlei Klinikanmeldung erfolgt. Der Pilot entscheidet sich für die Flugrichtung mit den wahrscheinlich besten Wetterbedingungen. In etwa dieser Richtung liegt auch ein Maximalversorger mit Betankungsmöglichkeit.

Dementsprechend bittet der TC-HEMS die Leitstelle über Funk, den Patienten in genau dieser Klinik anzumelden – unter Erklärung der besonderen Umstände und ohne die Option einer Ablehnung. Schon nach wenigen Minuten erfolgt die Bestätigung der erfolgreichen Patientenanmeldung – vielleicht auch, weil allen Beteiligten die Ausnahmesituation gut kommuniziert war und sie daher richtig verstanden/eingeordnet werden konnte.

Nach dem erfolgten Start, währenddessen alle im Team auf das Umfeld achten und der Patient bewusst kurz unbewacht bleiben muss, erfolgt der Flug in 300 ft GND in nördlicher Richtung. Der Pilot schätzt die Zeit bis zum Verlassen der Warmfront und damit auf ausreichende Nachtflugbedingungen auf 8–10 min ein – dies bestätigt sich auch genauso. Ab diesem Zeitpunkt wird eine (absolute) Flughöhe von 2.500 ft gewählt, ca. 1.500 ft (ca. 450 m) über Grund, und der Flug im Verfahren „Nacht-Sichtflug" problemlos fortgesetzt.

Bei der Reevaluation des Patienten nach dem Start erscheint – bei allen Einschränkungen der Beurteilbarkeit im Flug – die Vigilanz des Patienten weiter gemindert. Die Vitalparameter sind auf Vorniveau kompensiert.

Nach kurzer, gemeinsamer Nutzen-Risiko-Bewertung unter Einbeziehung möglichst vieler Rahmenparameter entscheidet sich der Notarzt für eine In-Flight-Intubation. Diese wird vom Team in der Kabine in üblicher Rollenverteilung mit einer Standardnarkoseeinleitung und Videolaryngoskopie ohne jegliche Komplikation durchgeführt. Dabei stellen sich die Rahmenbedingungen in-flight als wenig hinderlich dar – gerade auch im Vergleich zu anderen Umgebungsbedingungen im präklinischen Umfeld. Die Vitalparameter des Patienten bleiben während des rund 30-minütigen Fluges stabil.

Die Landung auf dem Dachlandeplatz des Klinikums erfolgt um 17:02 Uhr. Der Patient wird gemäß üblichem Standard im Schockraum übergeben.

12.6 Klinischer Verlauf

Alle präklinischen Verdachtsdiagnosen bestätigten sich in der initialen Bildgebung; intrakraniell stand eine traumatische Subarachnoidalblutung im Vordergrund. Der Patient wies weiterhin eine HWK- und BWK-Fraktur sowie eine Rippenserienfraktur mit Lungenkontusion auf. Nach knapp vier Wochen erfolgte die Entlassung aus der Klinik in gutem Zustand.

12.7 TOPS & FLOPS

Der Einsatz beschreibt sicher einen Grenzbereich des Luftrettungsdienstes hinsichtlich fliegerischer Durchführbarkeit und medizinischer Entscheidungen bzw. Indikationsstellungen und ist damit eine gute Diskussionsgrundlage im Sinne eines fallbasierten Lernens.

Wahrscheinlich kann für keine der kritischen Entscheidungen in diesem Fall ein objektives „richtig" oder „falsch" gefunden werden: Weder für die Frage der Einsatzübernahme, eines möglichen Einsatzabbruchs, der Prioritätensetzung zwischen „hin und mit" im Sinne eines sofortigen Transportbeginns zur Zeitoptimierung versus einer gewissenhaften, jedoch zeitaufwendigen Versorgung mit langem Transportintervall noch für die Indikationsstellung zur Intubation während des Lufttransportes liegen belastbare Daten vor.

Dieses Einsatzbeispiel verdeutlicht, welchen Stellenwert die individuelle Kompetenz zur Nutzen-Risiko-Einschätzung im Arbeitsumfeld Luftrettung hat, und dass ein situationsspezifisches Risikomanagement jenseits von Regularien, SOPs, Leitlinien und Empfehlungen notwendig sein kann.

Dieses Einsatzbeispiel zeigt auch in besonderem Maße, wie essenziell ein berufsgruppenübergreifendes Verstehen der jeweiligen Herausforderungen ist, um gute Entscheidungsfindungsprozesse in einem Luftrettungsteam überhaupt erst zu ermöglichen.

MERKE

- Die Tätigkeit im Luftrettungsdienst ist verbunden mit der besonderen Notwendigkeit für individuelle, einsatzspezifische Nutzen-Risiko-Bewertungen, die sich vielschichtig und komplex darstellen können und meist unter Zeitdruck erfolgen müssen.
- Insbesondere Einsätze im Luftrettungsdienst sind mitunter von dem Dilemma geprägt, sich zwischen Optimierung der präklinischen Versorgung und einer schnellstmöglichen Zentrumszuweisung entscheiden zu müssen.
- Traditionell bedingt neigen wir im mitteleuropäischen Raum vielleicht zu sehr dazu, Patienten (vermeintlich) gut versorgt, mit komplettierter Anamnese und stabil in der Klinik abgeben zu wollen, was nicht in allen Situationen die beste Strategie sein kann.
- Mit der technischen Weiterentwicklung von Hubschraubern, deren Innenausstattung und der präklinisch angewandten Medizintechnik sind Interventionen während des Lufttransportes vergleichsweise sicherer durchführbar geworden und kein „No-Go".

Was wäre, wenn …

- … wegen der Wettersituation kein Lufttransport mehr möglich gewesen wäre?
  Nichts gewonnen – aber auch nichts verloren. Ggf. hätte dann das Team des RTH zumindest bei der weiteren Versorgung unterstützen oder sogar den überregionalen Transport begleiten können, um die lokale notärztliche Gebietsabsicherung aufrechtzuerhalten.
- … der Lufttransport wegen der Wettersituation hätte unterbrochen werden müssen?
  In dieser Situation wäre wahrscheinlich tatsächlich ein Zeitnachteil für den Patienten entstanden – abhängig von der dann ungeplanten Landestelle, der Zeit bis zum Eintreffen eines RTW für den Weitertransport, einer erneuten Umlagerung etc.
- … der Patient unterwegs seitens seiner Vitalparameter instabil geworden wäre?
  Keine für diesen Einsatz spezifische Situation, die bei jedem (polytraumatisierten) Patienten eintreten kann und systematisch – insbesondere hinsichtlich von „A/B-Problemen" – „abzuarbeiten" gewesen wäre. Sofern ein „C-Problem" ursächlich gewesen wäre, hätte dies die Transportentscheidung nur bekräftigt.

Zusammenfassung

Der dargestellte Primäreinsatz eines Luftrettungsmittels ist geprägt von einer Reihe komplexer Entscheidungen sowohl im Hinblick auf die fliegerische Durchführbarkeit als auch auf die medizinische Versorgungsstrategie.

Unter Verzicht auf jegliche (weitere) Versorgung vor Ort wird ein Patient mit offenem Schädel-Hirn-Trauma aufgrund grenzwertiger Wetterbedingungen schnellstmöglich in den RTH übernommen und während des Transportes weiter versorgt.

LITERATUR

Butler DP, Anwar I, Willett K. Is it the H or the EMS in HEMS that has an impact on trauma patient mortality? A systematic review of the evidence. Emerg Med J. 2010; 27(9): 692–701.

Hinkelbein J, Schwalbe M, Neuhaus C et al. Incidents, accidents and fatalities in 40 years of German helicopter emergency medical system operations. Eur J Anaesthesiol. 2011; 28(11): 766–773.

Knapp J, Venetz P, Pietsch U. In cabin rapid sequence induction. Anaesthesist. 2021; 70: 609–613.

II

Rettungstechniken

KAPITEL

13 Bergedreieck: Wespenangriff beim Heuen

Michael Lehmann
Unter Mitwirkung von: Adrian von Siebenthal

Fallbericht

Setting

Helikopterstandort
Gebirgsbasis in der Schweiz, 947 m ü. M. mit durchschnittlich 600 Einsätzen pro Jahr (saisonale Betriebszeiten inkl. Nacht). Schwerpunkt sind Primäreinsätze. Oft als erstes Team vor Ort, teilweise Übernahme von bodengebundenen Rettungsdiensten.

Helikopter
Leonardo AW 109SP

Besatzung
Pilot, HCM, MCM, bei Bedarf RSH (Rettungsspezialist Helikopter) der alpinen Rettung Schweiz

Operationelle Besonderheiten
Nachtflug, Rettungswinde inkl. Nacht

Alarmierung

An einem heißen Sommernachmittag im August erfolgt eine Direktalarmierung mittels Alarmierungs-App. Somit sind direkt exakte Koordinaten des Einsatzortes verfügbar. Die Helikopter-Einsatzzentrale (HEZ) tritt sofort in Kontakt mit der meldenden Person und bietet den nächstgelegenen freien Helikopter auf. Die meldende Person gibt an, dass eine andere Person mit bekannter Bienen- und Wespenallergie beim Heuen von einer Wespe gestochen wurde und sich selbst den EpiPen (Epinephrin-Autoinjektor) appliziert habe. Die Person zeige jedoch keine Besserung der Symptome. Es bestehe zunehmende Atemnot und generalisierter Pruritus. Der Einsatzort befindet sich auf 1.400 m ü. M. auf einer steilen Wiese und ist mit dem bodengebundenen Rettungsdienst nicht zugänglich.

Preflight-Abklärungen (Wetter/Team/Einsatztaktik)

Beim Daily Briefing zu Beginn der Schicht wurde das Wetter besprochen. Es ist ein heißer Sommertag mit Temperaturen im Bereich von 30 °C. Eine Gewitterneigung für den späteren Nachmittag wurde prognostiziert (➤ Tab. 13.1).

Anflug und Ersteindruck bei Landung

Da ein angestütztes Aussteigen als sehr wahrscheinlich erachtet wird, bleibt der HCM in der Kabine. Der Einsatzort liegt wenige Flugminuten von der Basis entfernt. Auf der digitalen Alarmierung werden laufend weiter vorhandene Informationen eingespielt. So ist mittlerweile klar, dass es eine einweisende Person vor Ort und einen Patienten gibt.

Beim Anflug sieht die Crew einen erwachsenen Mann in der steilen Wiese auf der Seite liegend und die einweisende Person. Es sind keine Kühe oder anderen Tiere auf der Bergwiese. Ca. 100 hm oberhalb wird neben der Alphütte ein Ort ausgemacht, wo der Helikopter landen kann. Der MCM wird in unmittelbarer Nähe des Patienten abgesetzt und begibt sich direkt zu ihm. Er ist mit dem Grundmodul mit Sauerstoff und dem Propaq-Monitor ausgerüstet.

Durch das leicht verzögerte Nachrücken des HCM nach dem Aussteigen des MCM lässt sich die bei Anflug noch unklare Lage besser bewältigen. Benötigtes Zusatzmaterial kann nach dem Ersteindruck durch den MCM vom HCM zum Patienten gebracht werden. Der Helikopter wird bewusst oberhalb des Einsatzortes gelandet, um mit dem ggf. weiter benötigten Material nicht aufsteigen zu müssen.

Tab. 13.1 Abklärungen und Gedanken

HEZ	Entgegennahme der Direktalarmierung und Aufgebot des nächstgelegenen freien Helikopters. Da die Koordinaten in einer steilen Wiese liegen, wird bereits auf eine mögliche Windenaktion in der digitalen Alarmierung hingewiesen.
Pilot	Das Einsatzgelände ist sowohl dem Piloten als auch dem HCM bestens bekannt. Kabel sind vor Ort keine bekannt. Das Flugwetter ist unproblematisch und trotz sehr warmen Wetters verfügt der Helikopter über genügend Leistungsreserve, um am Einsatzort inklusive Windeneinsatz operieren zu können, ohne Material ausladen zu müssen.
HCM	Aufgrund der bekannten Topografie am Einsatzort wird davon ausgegangen, dass ein angestütztes Aussteigen möglich ist (der Helikopter berührt mit einer Kufe das Gelände und bleibt im Schwebeflug). Der HCM bleibt deswegen im Cockpit und wechselt nicht direkt in die Kabine, um am Einsatzort unmittelbar mit der Windenrettung beginnen zu können (Absetzen des MCM).
MCM	Der MCM legt seinen Klettergurt an, da die Bergung des Patienten mittels Rettungswinde erfolgt. Weiter muss entschieden werden, mit welchem medizinischen Material der MCM zum Patienten gehen wird (hier: Grundmodul mit Sauerstoff) und welches Bergemittel gewählt wird. Der Rettungssack kann bei Bedarf auch angestützt gut ausgeladen werden.
Weiteres Teammitglied?	Aufgrund der bekannten Topografie und der Möglichkeit, angestützt auszusteigen, wird auf einen RSH verzichtet. Es besteht keine Absturzgefahr und auch weitere alpine Gefahren sind nicht vorhanden.
Einsatzkräfte vor Ort?	Vor Ort sind keine weiteren Einsatzkräfte.

13.1 Medizinische Ersteinschätzung und Erstmaßnahmen nach Eintreffen

Bezüglich Scene Assessment bestehen keine ersichtlichen Gefahren. Es befinden sich allerdings mehrere Wespen in der Nähe des Patienten. Weitere Unterstützung durch zusätzliche Helfer wird derzeit nicht benötigt. Bereits der Ersteindruck vermittelt das Bild eines kritisch erkrankten Patienten: Er zeigt eine Tachypnoe, berichtet über generalisiertes Kribbeln. Er ist kaltschweißig und klagt zusätzlich über Übelkeit und Schwindel (➤ Tab. 13.2).

VERDACHTSDIAGNOSE

Anaphylaxie Grad 1 nach Wespenstich bei bekannter Allergie gegen Bienen und Wespen

Tab. 13.2 xABCDE

xABCDE	Beschreibung	Maßnahme
e**X**sanguination	Keine	–
Airway	Leichte Schwellung der Lippen, enoral frei	–
Breathing	Tachypnoe 25/min	–
Circulation	Puls radial schnell und kräftig	–
Disability	GCS 15, ängstlich wegen der Wespen	–
Exposure & **E**nvironment	Steiles Gelände, in der Wiese liegend, maximale Sonneneinstrahlung	–

13.2 Anamnese

Der Patient war mit einer weiteren Person in steilem Gelände am Heuen. Das Gras muss aufgrund der Steilheit noch von Hand (mit der Sense) gemäht werden (keine Maschinen vor Ort). Der Patient war mit festem Schuhwerk und Arbeitsschutzhosen ausgerüstet. Nachdem er den Wespenstich am Arm bemerkte, reagierte er sofort und applizierte sich den EpiPen, den er immer bei sich trägt, durch die dicke Arbeitsschutzhose. Dies bei bekannter Allergie auf Bienen und Wespen mit ausgeprägter Atemnot. Da es innerhalb der bekannten Anschlagzeit des Adrenalins zu keiner wesentlichen Verbesserung der Symptome kam, wurde mittels Notfall-App die digitale Alarmierung auf der HEZ ausgelöst.

13.3 Medizinische Versorgung und Maßnahmen

Da seit Applikation des EpiPens (entspricht 0,3 mg Adrenalin) keinerlei Verbesserung eintrat und die Symptome zunehmend sind, gibt der MCM direkt als Erstmaßnahme 0,5 mg Adrenalin i. m. Danach folgen Sauerstoff mit der Reservoirmaske, Anlage eines peripheren Venenkatheters und Applikation von 2 mg Clematin i. v. und 125 mg Methylprednisolon i. v. zusammen mit 500 ml Ringerfundin. Im Weiteren wird der Patient so gut wie möglich von der intensiven Sonneneinstrahlung geschützt und in Seitenlage belassen.

13.4 Rettungsprozedere

Da initial die Befürchtung des MCM bestand, dass sich insbesondere die respiratorische Situation verschlechtern könnte, wird dem HCM per Funk mitgeteilt, dass zusätzlich das Airwaymodul und die Absaugeinheit benötigt werden. Im steilen Gelände führt die herausfordernde Arbeitsplatzorganisation zu erheblichen Schwierigkeiten bei der Intubation und dem Transport des intubierten Patienten (Windenbergung). Ziel der Rettung ist, den Patienten so zu stabilisieren, dass die Intubation vor Ort, wenn immer möglich, vermieden werden kann. Erschwerend kommt hinzu, dass Wespen um den Patienten schwirren, die emotionalen Stress für diesen bedeuten.

Die Therapie zeigt eine gute und rasche Wirkung. Sämtliche Symptome des Patienten sind regredient. Der MCM und der HCM entscheiden sich daher für die Windenrettung mittels Bergedreieck. Dies ermöglicht einen besonders schnellen Abtransport des Patienten, da der Rettungssack bisher nicht zum Einsatzort gebracht wurde. Für den Patienten bietet das Bergedreieck gegenüber dem Horizontalnetz den Vorteil, dass er zur Vorbereitung nicht länger in der Wiese mit den Wespen liegen muss.

13.5 Zielklinik, Transport und Klinischer Verlauf

Der Patient wird nach einem Reassessment am Zwischenlandeplatz aufgrund der weiter regredienten Symptome im nächstgelegenen Regionalspital angemeldet und auch dorthin geflogen.

Zur weiteren Überwachung wird der Patient stationär aufgenommen und am Folgetag wieder entlassen. Es wird angenommen, dass die Applikation des EpiPens aufgrund der Arbeitsschutzhose nicht vollständig oder korrekt erfolgt ist.

13.6 TOPS & FLOPS

Die genaue Kenntnis des Ereignisortes erwies sich bei der Einsatzplanung als äußerst wertvoll (**TOP**). Die Ortskenntnis der Crew sorgte für zusätzliche Sicherheit und ließ vermuten, dass eine primäre Windenrettung (➤ Kap. 13.10) zur Patientenversorgung nicht zwingend erforderlich sein würde. Vielmehr konnte der MCM angestützt aussteigen (➤ Kap. 13.9), während der HCM sowie ggf. der Pilot zeitnah weiteres Material zum Patienten bringen konnten. Dadurch wurde dem MCM trotz der Alarmierung mit dem Verdacht auf Atemnot nach Wespenstich viel Druck genommen. Die Entscheidung, die Windenrettung mit dem Bergedreieck durchzuführen, war korrekt und zielführend.

Ein weiteres **TOP** war die Lage des Einsatzortes: Es lagen keine Limitationen für den Helikoptereinsatz vor. Die Lage kann bei dem heißen Sommerwetter beim eingesetzten Helikoptertyp in großer Höhe (> 3.500 m ü. M.) gelegentlich zu Limitationen führen.

13

MERKE
Die Leistungsfähigkeit bei einem Luftfahrzeug verhält sich – plakativ gesagt – wie bei einem Menschen: Je höher über dem Meer und je wärmer die Temperatur, desto weniger Leistung kann erbracht werden. Somit nimmt auch beim Helikopter mit zunehmender Temperatur und Höhe die Leistung der Triebwerke sowie der Rotoren ab (➤ Kap. 13.8).

Als **FLOP** – beziehungsweise operationelle Herausforderung – stellte sich die Notwendigkeit heraus, in großer Wärme das heruntergebrachte Einsatzmaterial durch den HCM und den Piloten wieder zum Helikopter hochzutragen.

13.7 Dichtehöhe

Die Leistung der Helikopterturbinen ist abhängig von der Dichtehöhe, die sich aus der tatsächlichen Höhe (m ü. M.) und der Druckhöhe (hPa) berechnet. Anschließend konzentriert man sich hauptsächlich auf die tatsächliche Höhe und die Dichtehöhe, da die Druckhöhe (atmosphärischer Luftdruck) den geringsten Einfluss hat.

13.7.1 Beispiel Leonardo AW 109 SP

Temperatur Startet der Helikopter auf der Basis auf null m ü. M. bei einer Temperatur von **+15 °C**, kann ein Patient (90 kg) auf **12.300 ft/3.727 m ü. M.** gerettet werden. Startet der exakt gleiche Helikopter im Hochsommer bei einer Temperatur von **+35 °C** auf null m ü. M., kann nur noch eine Höhe von **8.900 ft/2.697 m ü. M.** angeflogen werden.

Höhe Startet der Hubschrauber auf der Basis auf null m ü. M. bei einer Temperatur von +15 °C, können bis auf eine Höhe von **11.300 ft/3.424 m ü. M.** zwei Patienten (2 × 90 kg) eingeladen werden. Ist die Unfallstelle höher gelegen, kann bis auf eine Höhe von **12.300 ft/3.727 m ü. M.** nur noch ein Patient (90 kg) eingeladen werden.

13.8 Angestütztes Aussteigen

Das angestützte Aussteigen bringt den Vorteil, dass der Hubschrauber nicht zuerst in „Windenkonfiguration" gebracht werden muss. Somit resultiert kein Zeitverlust, um zum Patienten zu gelangen. Dieses Verfahren kann aber nur angewendet werden, wenn das Gelände nicht zu steil ist und zudem die Trittsicherheit am Ausladeplatz gegeben ist. Besonders zu beachten sind dabei:

- Rotorfreiheit
- Distanz zum Unfallplatz (Downwash)
- Material, das ausgeladen werden muss
- Sicherung des Materials (Abrutschen)
- Referenzen des Piloten

13.9 Windenrettung

Mit einer Windenrettung kann der Retter direkt beim Patienten abgesetzt werden. Die Windenseillänge kann so bestimmt werden, dass der Downwash den Patienten kaum erreicht. Falls notwendig, kann der Retter während der Rettung am Windenseil eingehängt bleiben und ist somit gesichert. Gute Referenzen sind für den Piloten erforderlich, damit er den Helikopter in einem stabilen Schwebeflug halten kann. Ein immobilisierter Patient kann im Rettungssack mittels Winde auch im steilen Gelände geborgen werden.

MERKE
Das Bergedreieck ist ein sehr gutes Rettungsmittel für Windenrettungen, wenn der Patient nur leicht verletzt/erkrankt ist. Es kann dem Patienten problemlos von einem Retter angelegt werden und benötigt weder im Einsatzmaterial noch vor Ort viel Platz. Der Patient muss kooperativ, ABCD-stabil und ohne Verletzungen der Wirbelsäule oder des Beckens sein. Auch kann es für Kinder über 4 Jahre und über 20 kgKG angewendet werden. Als obere Limite gelten 150 kgKG.

Was wäre, wenn …

- … sich die respiratorische Situation verschlechtert hätte und eine Intubation trotz aller Therapie vor Ort nötig gewesen wäre?
  Die Intubation in der steilen Wiese wäre möglich, jedoch sicher eine Herausforderung. Wichtig ist eine gute Arbeitsplatzorganisation, evtl. sogar die Sicherung des Materials gegen Absturz mittels Herings. Das weitere benötigte Material hätte in diesem Falle durch den Piloten herbeigebracht werden können. Die Anwendung der Checkliste Intubation vor dem Start der Intubation ist hilfreich und wichtig.
- … während der Windenaktion der Patient erneut Schwindel/Hypotonie oder gar einen Tonusverlust gehabt hätte?
  Diese potenziell gefährliche Situation kann eintreten. Sollten vor der Windenaktion Zweifel bestehen, ob das Rettungsdreieck das richtige Mittel ist, muss auf ein anderes Mittel gewechselt werden. Möglich wären das Rettungsnetz oder der Rettungssack. Wenn unerwartet während der Windenaktion im Rettungsdreieck diese Situation eintreten sollte, muss der Retter unbedingt darauf achten, dass der Patient mit dem Oberkörper möglichst aufrecht bleibt.
- … der Zugang zum Patienten nur mittels Windenrettung möglich gewesen wäre? Welches medizinische Material würde dann gewählt werden?
  Wenn der Zugang zum Patienten nur mittels Windenrettung möglich gewesen wäre, wäre das Aufbieten eines RSH eine gute Möglichkeit gewesen, um vor Ort weitere geschulte Unterstützung zu erhalten. Das Grundmodul mit dem Sauerstoff wäre in dieser Situation das richtige Material.

Zusammenfassung

Neben einer raschen Alarmierung kann die Kenntnis des genauen Ereignisortes stark zu einer zielgerichteten Vorgehensweise beitragen und die rasche Versorgung der Patienten positiv beeinflussen. In Situationen, in welchen nicht absolut klar ist, wie das operationelle und medizinische Vorgehen gewählt werden soll, kann folgende Überlegung helfen: Was ist für diesen Patienten an diesem Ort zu diesem Zeitpunkt das korrekte Vorgehen? Dabei ist klar, dass gelegentlich hinsichtlich der Guidelines gewisse Kompromisse eingegangen werden müssen.

KAPITEL

14 Horizontalnetz vs. Bergesack: Lkw-Absturz im Gebirge

Johannes Moeckel
Unter Mitwirkung von: Dominik Tanner, Marco Keller

Fallbericht

Setting

Helikopterstandort

Einsatzbasis im Schweizer Mittelland auf 657 m ü. M. mit ausgewogenem Einsatzprofil, ca. 900–1.000 Einsätze im Jahr (60 % Primäreinsätze, 40 % Sekundäreinsätze), davon ca. 70 Windeneinsätze

Helikopter

Airbus Helicopters H145 D2

Besatzung

Pilot, HCM, MCM (Notarzt)

Operationelle Besonderheiten

Nachtflug, Rettungswinde (auch nachts), die Einsatzbasis ist speziell für Interhospitaltransporte mit ECMO und IABP ausgestattet

Alarmierung

An einem spätherbstlichen Novembertag erreicht die Helikopter-Einsatzzentrale (HEZ) um 11:40 Uhr ein weitergeleiteter Anruf der lokalen Sanitätsnotrufzentrale (SNZ 144): „Absturz eines Lkw auf einer Baustelle in steilem Gelände. Der Lkw hat sich mehrfach überschlagen. Ein Arbeiter ist schwer verletzt. Die Kollegen versuchen, zu ihm abzusteigen.“ Der Einsatzort ist eine Alp auf ca. 1.500 m ü. M.

Preflight-Abklärungen (Wetter/Team/Einsatztaktik)

Bereits im Daily Briefing wurden schnell aufziehende Nebelbänke im gesamten Einsatzgebiet bei insgesamt guter Flugwetterlage beschrieben. Die Temperatur auf Höhe der Basis (657 m ü. M.) beträgt 16 °C. Die Crew an diesem Tag weist eine besondere Zusammensetzung auf. Der Pilot ist der Basisleiter mit langjähriger Flugerfahrung im Einsatzgebiet. Der HCM stammt von einer anderen Basis und vertritt an diesem Tag einen Kollegen, der sich auf einer Fortbildung befindet. Der MCM hat, nachdem er an den beiden Vortagen durch einen Instruktor begleitet wurde, an diesem Tag seinen ersten eigenverantwortlichen Einsatz in der Luftrettung. Er hat die Crew erst am Morgen kennengelernt.

Dem Piloten ist die Alp bekannt. Im Einsatzgebiet wechseln sich seichte Alpwiesen mit steilen Hängen ab, sodass vor dem Abflug nicht bekannt ist, ob eine Landung möglich oder eine Windenaktion notwendig ist. Die Crew entscheidet, dass sich der MCM auf eine Windenrettung vorbereiten soll. Die Reevaluation wird während des Rekoflugs erfolgen. Der HCM unterstützt im Anflug den Piloten bei der Navigation, dem Funkverkehr sowie dem Erkennen von Hindernissen oder ungesicherten Gegenständen, wie sie im Bereich einer Baustelle in den Bergen häufig vorkommen (➤ Tab. 14.1).

Anflug und Ersteindruck bei der Landung

Beim Anflug erkennt das Team eine Baustelle mit Bagger an einem steilen Grashang unterhalb einer Alp. Ein kleiner roter Lkw steht aufrecht, circa 150 m unterhalb der Baustelle, auf einem flachen Stück des Hangs. Der Patient liegt, umringt von zwei Arbeitskollegen, auf der ungefähren Hälfte des Weges in einem steilen Stück. Oberhalb der Personengruppe befindet sich in circa 40 m Entfernung das Ladegut des Lkw, verschiedene zerstörte Rohrleitungen, ungesichert im Hang. Circa 30 m neben der Personengruppe zeichnet sich eine flache Geländenase ab (➤ Abb. 14.1). Der Pilot entscheidet sich, dort eine Landung zu versuchen. Hierauf besprechen HCM und MCM nach der Landung das Grundmodul sowie den Monitor mit zum Patienten zu nehmen. Der HCM kontrolliert bei geöffneter Tür den Abstand der zweiten

Tab. 14.1 Abklärungen und Gedanken

HEZ	Der Anrufer ist ein Arbeitskollege des Patienten. Er kann die Situation aufgrund des Absturzes nur aus der Entfernung beschreiben. Hierdurch gibt es keine Informationen zum Gesundheitszustand des Patienten oder zu den genauen Geländeverhältnissen.
Pilot	Der Pilot kennt den Einsatzort gut, jedoch ist ihm die Baustelle selbst mit eventuellen Hindernissen oder Gefahren nicht bekannt. Das Wetter zeigt die vermuteten großflächigen Nebelbänke im Einsatzgebiet. Die Einsatzstelle liegt aktuell oberhalb der Nebelgrenze. Die Flugzeit in das nächstgelegene Zentrumsspital beträgt zehn Minuten.
HCM	Er plant bereits die Einsatztaktik. Bei einem neu zusammengesetzten Team mit verschiedenen Erfahrungshorizonten kommt ihm eine Schlüsselposition zu. Die Kommunikation mit Einsatzleitung, Partnerorganisationen und schlussendlich der Crew selbst läuft bei ihm zusammen. Er beurteilt nicht nur mit dem Piloten die Einsatzstelle, sondern muss mit dem MCM das Material und die Rettung planen, kommunizieren und die gesamte Crew auf das gemeinsame Vorgehen vorbereiten.
MCM	Stellt sich auf einen schwer verletzten oder eventuell schon verstorbenen Patienten ein. Die Entfernung zum nächsten Zentrumsspital fließt in seine Überlegungen zu notwendigen oder vernachlässigbaren Interventionen ein. Dies ist sein erster Einsatz in der Luftrettung und er bereitet sich mental auf die einzelnen Schritte einer möglichen Windenaktion vor. Bei der Planung des benötigten Materials bespricht er sich mit dem HCM. Es werden ein Plan A für eine mögliche Landung und ein Plan B für eine Windenaktion besprochen.

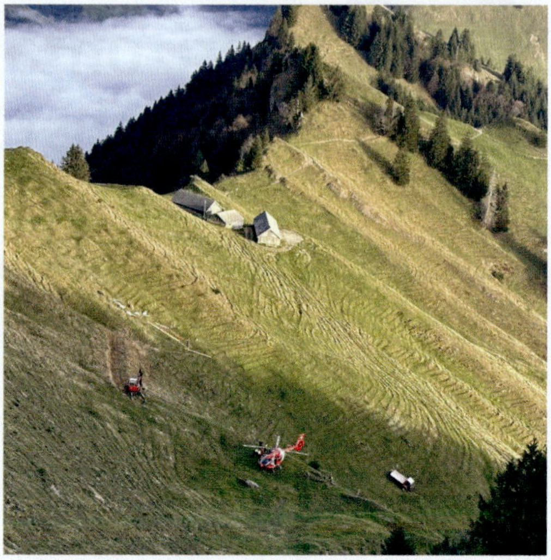

Abb. 14.1 Lagebild, aufgenommen von der Alp oberhalb der Einsatzstelle. Zu beachten sind die ungesicherten Trümmer und der aufziehende Nebel [V1087].

Kufe zum Boden. Als sich der Helikopter vor dem Aufsetzen der Kufe zunehmend neigt, entscheidet der Pilot, den Landeversuch abzubrechen und die Stelle für ein angestütztes Aussteigen des MCM erneut anzufliegen. Während des zweiten Landeanflugs rüstet sich der MCM ausschließlich mit dem Rettungsmodul aus. Es enthält neben einer stark reduzierten medizinischen Ausstattung zusätzlich die Bergemittel für eine Windenrettung.

14.1 Medizinische Ersteinschätzung und Erstmaßnahmen nach dem Eintreffen

Bereits aus der Entfernung erkennt der MCM den schwer verletzten Patienten, welcher regungslos in Seitenlage liegt und an Kopf und Rumpf von zwei seiner Arbeitskollegen festgehalten wird. Er befindet sich auf einem steilen Grashang. Ein sicherer Stand ist möglich, eine Behandlung vor Ort jedoch ausgeschlossen. Der Patient zeigt keine sichtbaren äußeren Blutungen. Im Gesicht sind großflächige Hämatome erkennbar. Das Hautkolorit ist livide. Man hört ein schnarchendes Atemgeräusch bei ruhigen, tiefen Atemzügen, welche von circa 10-sekündigen Atempausen im Sinne einer Biot-Atmung unterbrochen werden. Die Rekapillarisierungszeit liegt bei über 2 s. Es zeigen sich initial keine Fehlstellungen der Extremitäten. Die rechtsseitige Pupille ist im Seitenvergleich vergrößert. Auf Schmerzreiz reagiert der Patient mit Beugesynergismen. Der GCS beträgt 5.

VERDACHTSDIAGNOSE

Schweres Schädel-Hirn-Trauma Grad III, schweres Thoraxtrauma; ggf. Abdominaltrauma, Wirbelsäulentrauma, Beckenfraktur, ggf. Extremitätenfrakturen

14.2 Anamnese

Der Arbeitskollege am Kopf des Patienten beschreibt den Unfallhergang: Der Patient habe mit dem Klein-Lkw Rohrleitungen zum Verlegen einer neuen Wasserleitung zur Baustelle bringen wollen. Nachdem er von der Zufahrtsstraße in das unwegsame Gelände abgebogen sei, habe sich der Lkw plötzlich überschlagen. Die Ladung sei von der Ladefläche gefallen und der Patient aus der Fahrzeugkabine geschleudert worden. Der Lkw habe sich noch mehrere Male überschlagen und habe hierbei eventuell auch den Patienten überrollt. Der Patient sei von Anfang an bewusstlos gewesen und habe schwer geatmet. Dem Arbeiter sind keine Vorerkrankungen des circa 50-jährigen Patienten bekannt. Dieser sei immer fit gewesen.

14.3 Medizinische Versorgung und Maßnahmen

Noch während der Arbeitskollege des Patienten den Unfallhergang schildert, führt der MCM einen Esmarch-Handgriff durch (➤ Abb. 14.2). Das schnarchende Atemgeräusch verschwindet. Es erfolgt die problemlose Einlage eines Wendl-Tubus. Telefonisch wird mit HCM und Pilot eine schnellstmögliche Evakuation per Horizontalnetz zum Zwischenlandeplatz besprochen. Während die Crew sich auf die Windenaktion vorbereitet, bespricht der MCM mit den anwesenden Arbeitern das Vorgehen. Ein Arbeiter hält den Kopf in Neutralposition. Der andere Arbeiter begibt sich neben den MCM und dreht mit ihm zusammen den Patienten auf das Horizontalnetz. Auf Höhe der Trochanteren hat der MCM bereits einen Beckengurt platziert, sodass der Patient in einem Manöver auf das Horizontalnetz und den Beckengurt gedreht wird. Während der Helikopter die Triebwerke startet, nutzt der MCM die Zeit, einen großlumigen venösen Zugang an der linken Hand des Patienten anzulegen.

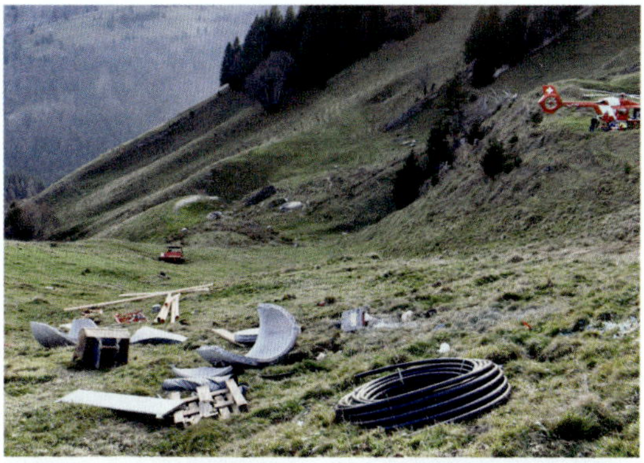

Abb. 14.2 Zwischenlandeplatz und Trümmerfeld. Der Patient befand sich auf halber Strecke zwischen den Trümmern und dem Lkw [V1087].

14.4 Rettungsprozedere

Zur Vorbereitung der Windenrettung schickt der MCM die beiden Arbeiter in eine sichere Entfernung, um nicht durch den Downwash der Rotorblätter den Stand zu verlieren oder durch umherfliegende Gegenstände verletzt zu werden. Er geht die Windenaktion noch einmal mental durch, überprüft die mittige Lage des Patienten auf dem Horizontalnetz (➤ Abb. 14.3), hängt die Leinen des Netzes in den Karabiner ein und überprüft erneut alle Karabiner und Leinen. Als sich der Helikopter nähert, fällt ihm plötzlich auf, dass er sich auf der „falschen" Seite des Patienten platziert hat. Die Ausbildung an der Rettungswinde vor einer Woche hatte auf einem anderen Helikoptertyp stattgefunden, bei dem diese Position die richtige gewesen wäre. Er nimmt Funkkontakt mit der Crew auf und erbittet weitere 30 s, um sich neu zu platzieren. Die weitere Windenaktion läuft problemlos ab und der MCM kann mit dem Patienten nach kurzem Flug am Zwischenlandeplatz abgesetzt werden (➤ Tab. 14.2).

14

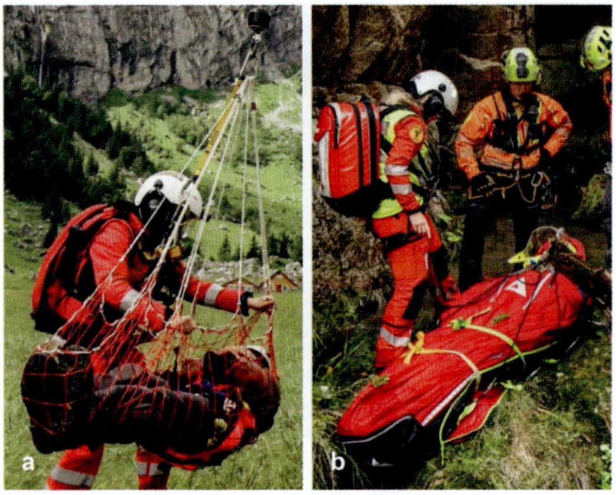

Abb. 14.3 a) Horizontalnetz HN3 und b) Rettungssack RTS AIR im Vergleich [W1385]

Tab. 14.2 Einsatztaktische Unterschiede zwischen Horizontalnetz und Rettungssack

Eigenschaft	Horizontalnetz HN3	Rettungssack RTS AIR
Gewicht	0,5 kg	16 kg
Packmaß	Aufgerollt 20 x 8 cm	Gefaltet 100 x 50 cm
Benötigte Retter	1 Retter	2 Retter (bei mobilen Patienten auch 1 Retter möglich)
Witterung	Kein Witterungsschutz, kein Wärmeerhalt, Patient ist exponiert.	Patient ist gegen Witterung geschützt, passiver und aktiver Wärmeerhalt möglich.
Immobilisation	Keine Vollimmobilisation; Zervikalstütze, Beckengurt, Extremitätenschienen möglich	Vollimmobilisation auf Vakuummatratze oder Spineboard möglich
Risiken	Lose Gegenstände (z. B. Rettungsdecken) können herausfallen, Patient kann sich bei Agitation aufsetzen.	Rettungssack ist komplett geschlossen, Patient ist durch Gurtsystem fixiert.

14.4.1 Erweiterte medizinische Maßnahmen

Am Zwischenlandeplatz fällt dem MCM und dem HCM das zunehmend gräulich marmorierte Hautkolorit des Patienten auf. Zusätzlich zum korrekt platzierten Wendl-Tubus benötigt der Patient inzwischen einen permanenten Esmarch-Handgriff, um seinen Atemweg offenzuhalten. Ein sofortiger Transport mit Umlagerung in den Rettungssack und Einladen unter laufendem Rotor ist somit nicht möglich. Es wird ein Basismonitoring mit Messung von Blutdruck, EKG und peripherer Sauerstoffsättigung angelegt. Dieses zeigt einen normokarden, hypotonen Patienten mit einer SpO_2 von 83 %. Im „10-Sekunden-für-10-Minuten-Prinzip“ entscheiden sich MCM, HCM und Pilot, eine Intubation, Volumensubstitution und Katecholamin-Gabe auf dem Zwischenlandeplatz durchzuführen. Dies unter der ständigen Maßgabe eines schnellstmöglichen Transports an ein Zentrumsspital.

Während der Pilot eine Infusion und die Katecholamin-Gabe vorbereitet, legt der HCM das Material und die Medikamente für die Intubation bereit. Der MCM führt die Präoxygenation und eine Pupillenkontrolle durch. Diese zeigt weiterhin eine Pupillendifferenz mit erweiterter Pupille rechtsseitig. Im Zuge der Präoxygenation fällt ein Übergang der langsamen, tiefen Biot-Atmung zu einer Schnappatmung auf. Ein Puls lässt sich nicht tasten, das EKG zeigt eine Bradykardie im Sinne eines PEA-Arrests an. Der Pilot beginnt sofort mit der Herzdruckmassage. Der MCM führt am reflexlosen Patienten die problemlose Intubation ohne Medikamentengabe durch, während der HCM das Material zum Entlasten eines Spannungspneumothorax bereitlegt. Der HCM übernimmt danach die Beatmung sowie den „Lead“ der Reanimationsmaßnahmen, während der MCM beidseits eine Minithorakotomie durchführt. Hierbei entweicht auf der rechten Thoraxseite deutlich Luft. Im Anschluss erfolgt im Rahmen eines Traumachecks unter Reanimation das Entkleiden des Patienten. Es zeigen sich großflächige Prellmarken im Kopf- und Thoraxbereich sowie eine geschlossene Unterschenkelfraktur linksseitig. Das Abdomen ist gespannt und balloniert.

Leider zeigt sich bereits im frühzeitigen Verlauf der Reanimation trotz des entlasteten Pneumothorax, der Gabe von Tranexamsäure, Adrenalin und Volumentherapie eine Asystolie bei sinkenden endtidalen CO_2-Werten. Das Hautkolorit ist inzwischen weißlich. Ein Transport unter laufender Reanimation wird bei diesen infausten Befunden nicht als zielführend gewertet und die Reanimationsmaßnahmen nach circa 30 min beendet.

Der Pilot bemerkt indes eine aufziehende Nebelbank und begrenzt die weitere Aufenthaltsdauer an der Einsatzstelle auf maximal 10 min, bevor ein Flug nicht mehr möglich sein wird. Ein inzwischen zur Einsatzstelle abgestiegener Polizist hält hierauf telefonische Rücksprache mit der zuständigen Staatsanwaltschaft und dem Amtsarzt. Diese bitten die Helikoptercrew um eine Leichenbergung aus dem schwierigen Gelände. Der Leichnam wird auf einer nahegelegenen Alp der Staatsanwaltschaft übergeben.

14.5 TOPS & FLOPS

Dieser hochdynamische Einsatz zeigte der Crew einmal mehr die Herausforderungen der alpinen Luftrettung auf. Das folgende Debriefing auf der Einsatzbasis war ausführlich, freundlich und konstruktiv und wird hier zusammengefasst wiedergegeben.

TOP Der MCM bemerkte schon zu Beginn des Debriefings, dass die **Kommunikation** „hier genau wie im Training abläuft". Diese Aussage sollte uns sowohl freuen als auch nachdenklich stimmen, da sich in vielen Rettungsdiensten noch kein System der strukturierten Ausbildung und standardisierten Abläufe (Standard Operating Procedures, SOP) durchgesetzt hat. Im Bereich der Aviatik sind SOP und strukturierte Kommunikationskonzepte wie das Crew Resource Management (CRM) schon seit Langem ein Grundpfeiler sicheren Arbeitens. Dies hat sich in der Luftrettung auch im nicht fliegerischen Bereich durchgesetzt. Strukturierte Kommunikation im Closed Loop, wie sie auf dem Anflug, dem Rekoflug und während der Windenrettung erfolgte, garantiert, dass gerade Anfänger und fremde Teams in herausfordernden Situationen „eine Sprache sprechen", sich verstehen und gegebenenfalls gefährliche Abweichungen von der Norm erkennen. Auch in der medizinischen Behandlung können Kommunikationshilfsmittel wie „10 for 10", „Closed Loop" und „Speak-Up" (➤ Tab. 14.3) helfen, das Team effizient und sicher anzuleiten (Rall et al 2022). Gerade erfahrene Kolleginnen und Kollegen empfinden QM-Maßnahmen und Checklisten aufgrund ihrer repetitiven Natur häufig als bürokratisch und wenig hilfreich. Jedoch stellen diese Maßnahmen ein Sicherheitsnetz dar, welches Fehler durch Routine oder Missverständnisse verhindern kann.

Tab. 14.3 Kommunikationshilfsmittel

10 for 10	Closed Loop	Speak-Up
• Probleme erkennen • Meinungen einholen • Lösungen formulieren • Aufgaben verteilen • Letzte Absprache • Los!	• Read back – Wiederhole, was Du gehört hast. • Feedback – Sage, was Du getan hast. • Get back – Hake nach, ob Du verstanden wurdest.	Jedes Teammitglied soll frei von Hierarchien dem Teamleader Fragen stellen oder Anmerkungen machen können.

TOP Die Entscheidung, den Patienten mit dem **Horizontalnetz** zu retten, entstand aufgrund der geografischen Gegebenheiten der Einsatzstelle und der Peri-Arrest-Situation des Patienten. Eine Immobilisation ist mit dem Horizontalnetz grundsätzlich nicht möglich. Da eine Schaufeltrage oder ein Spineboard im weichen Horizontalnetz zu einem Abkippen mit gefährlicher Gewichtsverlagerung des Patienten führen können, ist es auch nicht möglich, einen Patienten vor der **Windenrettung** mit diesen Hilfsmitteln zu immobilisieren. Bei einem Patienten mit stabileren Kreislaufverhältnissen, welcher von einer Immobilisation profitiert, kommt der Rettungssack zum Einsatz. Hierbei ist der wesentlich größere logistische, personelle und letztlich zeitliche Aufwand zu bedenken und abzuwägen (➤ Tab. 14.1).

FLOP Der Fehler, sich vor der Windenaktion auf der „falschen" Seite des Patienten zu befinden, besitzt bei kurzen Transportdistanzen nur eine untergeordnete Relevanz. Das Ziel dieser Regel ist lediglich, den Patienten im Flug gegen die Flugrichtung zu drehen, um dem kühlen Wind nicht frontal ausgesetzt zu sein. Wesentlich wichtiger ist jedoch ein absolut sicherer Stand des Retters, unabhängig auf welcher Seite des Patienten sich dieser befindet.

TOP Durch die minimalistische Ausstattung des Rettungsmoduls sind die Möglichkeiten einer **medizinischen Intervention** an der Einsatzstelle stark eingeschränkt. Hierbei kommt im Besonderen die klinische Erfahrung des MCM zum Tragen, zügig und mit geringem Materialeinsatz die Vitalfunktionen des Patienten aufrechtzuerhalten.

FLOP Ob in unserem Fall die Anlage eines peripheren Venenkatheters zu diesem Zeitpunkt unbedingt notwendig war, bleibt zu diskutieren. Wichtig bleibt hierbei, dass es zu keinen Zeitverzögerungen durch nicht unbedingt notwendige Interventionen kommen darf.

TOP Zu Beginn einer Traumareanimation liegt der Fokus auf dem sofortigen Beheben potenziell reversibler Ursachen des Kreislaufstillstands (Deutsche Gesellschaft für Unfallchirurgie und Deutsche Gesellschaft für Orthopädie und Unfallchirurgie 2022). In unserem Fall wurde trotzdem zuerst die Intubation durchgeführt, da sämtliches Material bereitgelegt war und eine plötzliche Planänderung mit Kommunikation des neuen Plans wahrscheinlich keinen Zeitvorteil gebracht hätte. Invasive Maßnahmen wie die Durchführung einer Minithorakotomie müssen vom MCM beherrscht und konsequent durchgeführt werden, da Studien in der Vergangenheit eine hohe Mortalität aufgrund zu zögerlich oder nicht durchgeführter Interventionen bei Traumapatienten gezeigt haben (Buschmann et al. 2020).

TOP Der Pilot hat gegen Ende der Reanimationsmaßnahmen seine Einschätzung zu den sich akut verschlechternden Wetterverhältnissen offen im Team kommuniziert. Medizinische Entscheidungen müssen in der Luftrettung **aviatische Überlegungen** zwingend einbeziehen. Wenn die Zeitverzögerung durch eine medizinische Intervention einen Flug unmöglich macht, führt dies unweigerlich zu einem wesentlich längeren terrestrischen Transport, welcher sich u. U. deletär auf den Patienten auswirken kann.

MERKE
Bei jedem Einsatz muss auf Gegenstände (z. B. Rucksäcke, Rettungsdecken, Äste) und Personen, welche durch den Downwash des Helikopters ihren Halt verlieren können, geachtet werden.

Was wäre, wenn …

- … sich die verstreute Ladung durch den Downwash des Rotors in Bewegung gesetzt hätte?
  Die Gefahr von schweren Verletzungen durch herabfallende oder umherfliegende Gegenstände (z. B. große Äste im Wald) besteht bei jeder Windenrettung. Unbeteiligte Personen sollten sich daher in einem großen Abstand zum anfliegenden Helikopter aufhalten und entsprechend instruiert werden.
  In diesem Fall war eine Sicherung der Trümmer unmöglich. Die Gefahr wurde durch den Piloten und HCM erkannt und kommuniziert. Der Anflug zur Windenrettung erfolgte langsam mit genauer Beobachtung der Trümmerteile. Ein Restrisiko verbleibt hierbei immer.
- … der Patient vor der Rettung hätte immobilisiert werden müssen?
  In dieser Situation wäre der Rettungssack zum Einsatz gekommen. Der Rettungssack vereint Wärmeerhalt, eine Vakuummatratze sowie die Transportmöglichkeit an der Rettungswinde in einem. Aus diesen Eigenschaften ergeben sich jedoch auch einige Einschränkungen. Der Rettungssack ist mit 16 kg Eigengewicht, vor allem in schwierigem Gelände, sehr unhandlich. Er darf zwar durch einen einzelnen Helfer eingesetzt werden, dies ist jedoch aufgrund der zahlreichen Verschlüsse und Gurtsysteme zeitaufwendig und kraftraubend. Um eine korrekte Immobilisation mit In-Line-Stabilisierung der Halswirbelsäule zu gewährleisten, sind mehrere ausgebildete Helfer erforderlich.
- … der aufziehende Nebel einen Abflug des Helikopters verhindert hätte?
  Bei einem eventuellen ROSC wäre eine komplizierte, wahrscheinlich stundenlange terrestrische Rettung durch die Alpine Rettung Schweiz notwendig geworden. Ein wetterbedingtes „Grounding“ des Helikopters muss daher, besonders in kritischen Situationen, unbedingt vermieden werden. Dies bedeutet, dass gerade bei besonders schwer verletzten oder erkrankten Patienten eine eventuell medizinisch indizierte Intervention zugunsten eines zügigen Transports zurückgestellt werden muss. Diese Abwägung durchzuführen und eine Entscheidung zu treffen, sind die wichtigsten Aufgaben des MCM in der Luftrettung.

Zusammenfassung

- Gemeinsame Standards in Ausbildung und Kommunikation sorgen in einem neu zusammengestellten Team für Vertrauen und Sicherheit.
- Nicht unbedingt notwendige medizinische Interventionen, welche den Zeitvorteil des Helikopters zunichtemachen, können für den Patienten deletäre Folgen haben.
- Ein Horizontalnetz bietet bei speziellen Indikationen einen Vorteil zur schnellen Windenrettung gegenüber dem Rettungssack.
- Kommunikationshilfsmittel können sowohl während der medizinischen Versorgung als auch während Flug und technischer Rettung Missverständnisse verhindern und jedes Teammitglied aktiv einbinden.

LITERATUR

Buschmann C, Schmidt U, Ondruschka B et al. (2020) Traumaassoziierte Reanimation und vermeidbare Todesfälle bei Trauma. Notarzt. 2020; 36(05): 293–302.

Deutsche Gesellschaft für Unfallchirurgie e.V., Deutsche Gesellschaft für Orthopädie und Unfallchirurgie e.V. S3-Leitlinie Polytrauma/Schwerverletztenbehandlung. AWMF Register Nr.: 187-023, Version 4.1. Aus: https://register.awmf.org/assets/guidelines/187-023l_S3_Polytrauma-Schwerverletzten-Behandlung_2023-06.pdf (letzter Zugriff: 08. Oktober 2025)

Rall M, Schmid K, Langewand S et al. Crew Resource Management (CRM) für den Rettungsdienst: 15 Leitsätze zur Teamarbeit für Rettungssanitäter, Notfallsanitäter und Notärzte. Stuttgart: Kohlhammer, 2022.

KAPITEL

15 Improvisierte Winde: Stuck in a Hard Place

Mila Trauth
Unter Mitwirkung von: Cyrill Inauen, Dominik Tanner

Fallbericht

Setting

Helikopterstandort
Mittellandbasis auf 655 m ü. M. mit breitem Einsatzspektrum und durchschnittlich 900 Einsätzen pro Jahr

Helikopter
Leonardo AW109SP

Besatzung
Pilot, HCM, MCM, optional RSH (Rettungsspezialist Helikopter) der Alpinen Rettung Schweiz im Milizsystem

Operationelle Besonderheiten
Nachtflug, Rettungswinde, ECMO-Transporte, IABP-Transporte, Isolette

Alarmierung

An einem kalten und grauen Novembermorgen geht um 07:44 Uhr in der Helikopter-Einsatzzentrale (HEZ) eine Einsatzanforderung durch die Sanitätsnotrufzentrale (SNZ 144) ein. Ein Mann sei bei einem Arbeitsunfall von einem Kran gefallen, die Sturzhöhe sei bei ca. 10 m. Der Zugang zum Patienten sei möglich. Ein Rettungstransportwagen (RTW) sowie die Polizei seien bereits aufgeboten.

Die Einsatzmeldung „m 55 Jahre, Sturz vom Kran, ca. 10 m" wird an den nächstgelegenen Rettungshubschrauber (RTH) übermittelt und um 07:45 Uhr bestätigt die Crew die Übernahme des Einsatzes.

Preflight-Abklärungen (Wetter/Team/Einsatztaktik)

Im morgendlichen Daily Briefing wurde das Flugwetter bereits innerhalb der Crew besprochen. Es ist bewölkt mit hoher Wolkendecke bei guten Sichtverhältnissen, ohne Nebelaufkommen und ohne Vereisungsgefahr für das Einsatzgebiet, welches auf ca. 920 m ü. M. liegt. Das Gebiet ist sowohl dem HCM als auch dem Piloten gut bekannt. Mögliche Gefahren sind Leitungen im Einsatzgebiet und auch Baukräne in unmittelbarer Nähe des Einsatzortes. Auch könnte eine Landung nahe des Ereignisortes schwierig sein, falls es sich um dicht bebautes Gebiet handelt (➤ Tab. 15.1).

Tab. 15.1 Abklärungen und Gedanken

HEZ	Bearbeitung der eingehenden Notrufe und Erfassung der Koordinaten. Alarmierung der RTH-Crew, Einsatzkoordination und Anmeldung des Patienten im Zentrumsspital.
Pilot	Einsatzort bekannt. Hauptfokus: Hindernisse im Einsatzgebiet und das Auffinden eines geeigneten Landeplatzes
HCM	Einsatzort bekannt. Mögliche Gefahren: Kabel und Kräne. Auswahl des Landeplatzes zusammen mit dem Piloten, danach möglichst raschen Zugang zum Patienten.
MCM	Aufgrund der Meldung ist von einem schwer verletzten Patienten auszugehen, mit hoher medizinischer und zeitlicher Dringlichkeit. Es muss diverses medizinisches Material mitgenommen werden.

Anflug und Ersteindruck bei Landung

Während des Anflugs wird anhand der Karte die genaue Kabelsituation geprüft. In unmittelbarer Umgebung des Einsatzes sieht die Situation diesbezüglich unproblematisch aus. Auf der Karte ist zu sehen, dass der Einsatzort sich mitten in einem Dorf befindet und etwas südlich davon eine Wiese ist, die als potenzieller Landeplatz dienen könnte. Beim Rekoflug kann die Crew die betreffende Baustelle schnell identifizieren. Der mitaufgebotene RTW ist bereits vor Ort. Die auf dem Anflug ins Visier gefasste Wiese bestätigt sich als geeigneter Landeplatz: Es gibt dort keine relevanten Hindernisse. Eine Landung ist dort um 07:57 Uhr problemlos möglich.

15.1 Medizinische Ersteinschätzung und Erstmaßnahmen nach Eintreffen

Nach der Landung begeben sich der HCM und MCM inklusive medizinischem Material zu Fuß über die Wiese zur Baustelle. Bei potenziell lebensbedrohlichem Verletzungsmuster des Patienten werden das Grundmodul, das Airwaymodul, der Monitor sowie eine Absaugeinheit mitgenommen. Die Crew erreicht die Baustelle über eine steile Böschung, auch muss diverses Baumaterial übersteigen. Schon jetzt wird klar, dass dieser Weg für einen späteren Patiententransfer zum Helikopter nicht geeignet ist. Das RTW-Team ist bereits vor Ort. Der Patient befindet sich auf einem Kran. MCM und HCM begeben sich auf den Kran und finden dort folgende Situation vor: Bei dem Patienten ist der ABCD stabil, GCS 15, keine Bewusstlosigkeit, Kopf behelmt. Der Traumacheck ist von Kopf bis Becken unauffällig. Der Patient sitzt auf dem Kranboden, die beiden unteren Extremitäten ragen durch ein enges Loch im Kranboden nach unten und liegen auf dem Unterbau des Krans auf. Aufgrund der Lage der Beine ist nur eine eingeschränkte Beurteilung möglich. Es zeigen sich aber keine Hinweise für eine aktive Blutung. Verdacht auf eine Unterschenkel- und/oder OSG-Fraktur der linken unteren Extremität. VAS 3 in Ruhe, VAS 7 bei Bewegung. Motorik und Sensibilität in beiden unteren Extremitäten erhalten, NACA 3 (➤ Tab. 15.2).

Tab. 15.2 xABCDE

xABCDE	Beschreibung	Maßnahme
e**X**sanguination	Verdacht auf Unterschenkel-/OSG-Fraktur links, keine aktive Blutung sichtbar	Beinschiene
Airway	Frei	–
Breathing	Normal	–
Circulation	Normal	–
Disability	GCS 15, Motorik und Sensibilität intakt	–
Exposure & **E**nvironment	Sehr kalte Temperaturen, Patient eingeklemmt, Verletzungsgefahr für Retter	Wärmedecke, Bergung und Sicherung des Patienten, Eigenschutz der Retter

VERDACHTSDIAGNOSE

Isolierte Unterschenkelfraktur und OSG-Fraktur links

15.2 Anamnese

Der Patient beschreibt den Unfallhergang wie folgt: Er sei eine Leiter am Kran hochgestiegen, um einen Gegenstand an einem Seil zu befestigen. Beim Hantieren mit dem Seil sei er mit den Füßen auf dem rutschigen Leitertritt ausgerutscht und habe sich nirgendwo mehr heben können. Darauf stürzte er aus ca. drei Metern Höhe auf den Kranboden und rutschte mit dem linken Bein in ein weiter hinten befindliches Loch hinein. Er habe sofort starke Schmerzen im linken Unterschenkel verspürt (➤ Tab. 15.3) und habe das rechte Bein ebenfalls ins Loch gesteckt, um damit das linke Bein von unten zu stützen. So sind die Schmerzen für ihn erträglicher. Ein Herauskommen aus eigener Kraft sei nicht möglich gewesen.

Tab. 15.3 SAMPLER

SAMPLER	Beschreibung
Symptome und Befunde	Schmerzen im linken Unterschenkel/OSG, dort vermutlich auch frakturiert
Allergien	Keine bekannt
Medikation	Keine Dauermedikation
Patientenvorgeschichte	Keine Vorerkrankungen
Letzte Mahlzeit	Kaffee am Morgen
Ereignisse direkt vor dem Notfall	Kranarbeiten
Risikofaktoren	Keine

15.3 Medizinische Versorgung und Maßnahmen

Die Ersteinschätzung zeigt, dass die Bergung des eingeklemmten Patienten eine große Herausforderung darstellen wird. Die medizinische Situation ist für den Moment stabil. Für ein effizientes Arbeiten teilen sich der HCM und der MCM die Aufgaben auf: Der MCM übernimmt zusammen mit dem Rettungssanitäter vom RTW die medizinische Versorgung des Patienten, während der HCM parallel dessen Bergung plant und organisiert. Über einen peripheren Venenzugang wird fraktioniert Fentanyl verabreicht, bis der Patient auch bei Bewegungen im linken Bein schmerzkompensiert ist. Der MCM montiert eine elektrische Wärmematte unter die Arbeitsjacke des Patienten. Die dicke Arbeitskleidung des Patienten trägt zusätzlich dazu bei, den Wärmeverlust zu minimieren. Für die Immobilisation des Beins soll idealerweise eine Vakuumbeinschiene montiert werden. Dies ist initial aufgrund der Lage der Beine nicht möglich. Die Beine liegen flach auf dem Unterbau des Krans auf und der enge Spalt zwischen Lochboden und Unterbau bietet keinen Platz zum Arbeiten. Der Patient muss zunächst aus dem Loch gehoben werden, bevor die Schiene angebracht werden kann. Die Reevaluation des Patienten zeigt eine stabile Situation.

15.4 Rettungsprozedere

Während der medizinischen Erstversorgung des Patienten durch den MCM erarbeitet der HCM einen Plan für die Bergung des Patienten und bespricht den Ablauf mit allen Beteiligten. Auf der Baustelle befindet sich in unmittelbarer Nähe des Einsatzortes ein weiterer mobiler Kran. Der Kranführer zeigt sich damit einverstanden, mit dem Kran die Bergung zu unterstützen. Zur Sicherung des Patienten am Haken des Krans kann das Bergedreieck aus dem Helikopter verwendet werden, welches für den sitzenden Transport von unverletzten oder leicht verletzten Personen an der Winde benutzt wird. Der MCM kann das Bergedreieck trotz sehr enger Platzverhältnisse am Patienten anbringen und zieht auch einen Klettergurt an, um später zusammen mit dem Patienten am Kranhaken sein zu können. Damit der Patient am Haken des Krans aus dem Loch gehoben werden kann, wird der zweite Kran zunächst näher an die Unfallstelle manövriert. Als Nächstes müssen die Beine des Patienten aus dem engen Raum zwischen Kranboden und Unterbau befreit werden. Dazu kann der Kran mittels Drehteller vom Unterbau weggedreht werden, bis beide Beine nicht mehr aufliegen, sondern in der Luft hängen. Ein Rettungssanitäter stützt dabei die Beine vom Boden aus. Der Haken des Krans wird nun am Anschlagpunkt des Bergedreiecks eingehängt und der Patient kann unter präzisen Absprachen zwischen MCM, HCM und Kranführer langsam nach hinten aus dem Loch gehoben werden (➤ Abb. 15.1).

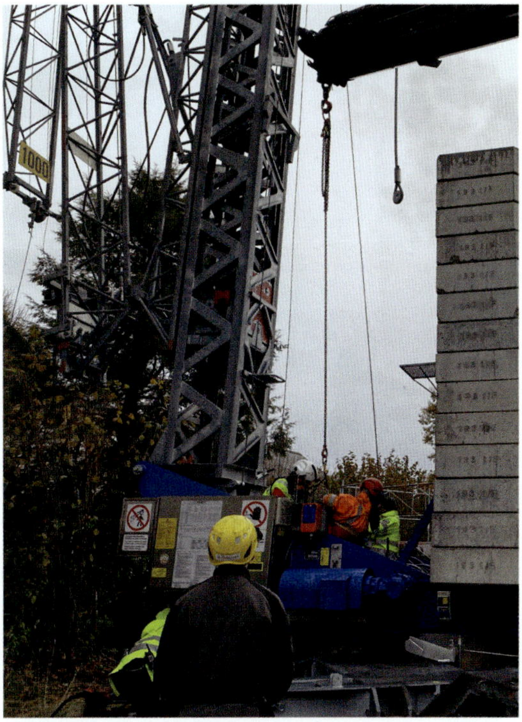

Abb. 15.1 Befreiung der Beine des Patienten aus dem Loch mittels zweiten Krans unter engmaschiger Kommunikation zwischen MCM, HCM, RTW-Crew und Kranführer [O771]

Unter zusätzlicher Analgesie ist der Patient während dieses Manövers jederzeit schmerzkompensiert, das verletzte Bein wird dabei manuell gestützt. Sobald beide Beine befreit sind, wird die Vakuumschiene am linken Bein angebracht. Der MCM hängt sich zum Patienten am Haken ein und beide werden zusammen vom Kran hochgehoben und danach so abgesetzt, dass der Patient direkt auf die vorbereitete Patiententrage des RTW abgesetzt werden kann (➤ Abb. 15.2). Während des gesamten Rettungsmanövers ist der Patient stabil und schmerzkompensiert.

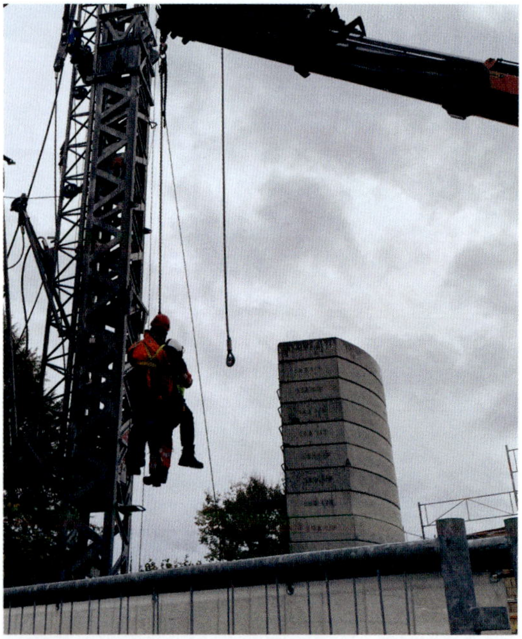

Abb. 15.2 Bergung des Patienten mit MCM vom Kran. Am linken Bein ist die Beinschiene montiert [O771].

15.5 Zielklinik und Transport

Da der Patient nach der Bergung bereits auf der Patiententrage des RTW liegt, wird auf eine erneute Umlagerung verzichtet. Der Patient wird bodengebunden mittels RTW unter Begleitung des MCM in ein nahegelegenes Kantonsspital transportiert. Während des Transports gibt der Patient Schmerzen im rechten Unterschenkel an, ansonsten ist der Verlauf unauffällig. Um 9:20 Uhr wird der Patient den weiterbehandelnden Ärzten übergeben.

Der RTH startet ohne den MCM vom Einsatzort in Richtung Kantonsspital, um den MCM nach der Übergabe dort wieder abzuholen. Aufgrund eines technischen Defektes muss die Crew allerdings direkt zur Basis zurückkehren und ist für einige Stunden nicht mehr einsatzbereit. Der MCM wird durch die RTW-Crew zur Basis zurückgebracht.

15.6 Klinischer Verlauf

In der Notfallaufnahme wird eine offene und grob dislozierte Trümmerfraktur des Pilon tibiale links diagnostiziert. Am rechten Unterschenkel zeigt sich ein ausgedehnter Weichteildefekt. Noch am Unfalltag wird ein gelenksübergreifender Fixateur externe am linken OSG angelegt, die definitive Versorgung erfolgt zehn Tage später. Der weitere Verlauf gestaltet sich kompliziert. Aufgrund einer Wundheilungsstörung am rechten Unterschenkel sind mehrere Débridements und am Ende eine Spalthauttransplantation notwendig. Der Patient kann drei Monate nach dem Unfall erstmals wieder nach Hause entlassen werden.

15.7 TOPS & FLOPS

Nach dem Einsatz findet ein Debriefing zwischen der RTH-Crew und der Crew des RTW statt. **TOP** war sicherlich die gute Zusammenarbeit und Kommunikation zwischen den unterschiedlichen Organisationen vor Ort. Das ermöglicht auch in jedem anderen Einsatzszenario effiziente Arbeitsabläufe und schafft optimale Rahmenbedingungen für einen gelungenen Einsatzablauf. Auch die sofortige Aufteilung der Aufgaben innerhalb der RTH-Crew erwies sich in diesem technisch herausfordernden Einsatz als sehr sinnvoll.

Ein weiteres **TOP** war die ideale Ausnutzung der örtlichen Gegebenheiten und das zügige Arbeiten aller Beteiligten. Der HCM erkannte schnell, dass sich ein zweiter Kran auf der Baustelle befand und dieser zusammen mit den Windenbergemitteln des RTH für die Bergung des Patienten genutzt werden konnte. Nur so war eine rasche und schonende Bergung möglich, die für den Patienten viele Vorteile mit sich brachte:

- Kürzere Zeit in der eingeklemmten Position
- Weniger Analgetika, dadurch auch weniger unerwünschte Wirkungen
- Minimierung der Hypothermiegefahr

Insgesamt war die RTH-Crew in 50 min vor Ort. Das ist in Anbetracht der operationellen Herausforderungen eine sehr gute „On-Scene-Zeit".

Ein weiteres **TOP** war das patientenzentrierte und pragmatische Denken. Der Verzicht auf einen Transport mittels Helikopter – nachdem der Patient nach der Bergung bereits auf der Patiententrage des RTW lag – stellte letztendlich die schonendste und schnellste Methode dar.

Ein Transport per Helikopter bietet in der Regel zwar einen Zeitvorteil. In diesem konkreten Fall hätte der Patient jedoch erst noch mit dem RTW zum Helikopter gefahren und dort erneut umgelagert werden müssen. Die Gesamtdauer des Transportes wäre somit nicht kürzer gewesen, als direkt mit dem RTW ins Spital zu fahren. Auch in Anbetracht des nicht vorhersehbaren technischen Defektes des Helikopters war die Entscheidung rückblickend goldrichtig.

Ein sehr wichtiges **TOP** war das Wärmemanagement. Kurz nach dem ersten Patientenkontakt durch den MCM wurde bereits eine aktive Wärmequelle nahe am Körperstamm des Patienten angebracht. In Kombination mit der effizienten Arbeitsweise und der relativ kurzen „On-Scene-Zeit" konnte der Patient mit einer Temperatur von 37,3 °C im Spital abgegeben werden. Eine Hypothermie führt gerade bei Traumapatienten zu einer erhöhten Mortalität, sodass eine frühe Intervention notwendig ist. Als **FLOP** muss in diesem Zusammenhang erwähnt werden, dass die Wärmematte initial nicht mitgenommen wurde und der HCM zum Helikopter zurücklaufen musste, um sie zu holen.

Bei diesem Einsatz wurde der Eigenschutz initial etwas vernachlässigt, was ein **FLOP** war. Einige Beteiligte mussten nachträglich noch einen Helm holen. Bei einem Einsatz auf einer Baustelle sollte zum Eigenschutz primär schon ein Helm getragen werden.

Ein weiterer **FLOP** war, dass die Vakuumbeinschiene initial nicht vollständig war, da die Gurte zur Befestigung fehlten. Diese mussten nachträglich im RTW geholt werden. Das führte zu einer geringen Zeitverzögerung.

MERKE

Analog zum CRM-Merksatz „Mobilisiere alle verfügbaren Ressourcen" ist es sehr wichtig, am Einsatzort einen guten Überblick zu haben und für unkonventionelle oder von der Norm abweichende Verfahren offen zu sein, wenn sie für den Patienten einen Vorteil darstellen. Eine gute Teamstruktur mit sinnvoller Aufgabenverteilung sorgt dabei für Effizienz.

Was wäre, wenn ...

- ... es am Einsatzort keinen zweiten Kran gegeben hätte oder der Kranführer sich nicht bereit erklärt hätte, den Kran für die Bergung zur Verfügung zu stellen?
  Die Feuerwehr hätte nachgefordert werden müssen. Dies hätte zu einer deutlich längeren Bergung geführt. Eine Windenbergung mit dem Helikopter wäre aufgrund der vielen Hindernisse und loser Gegenstände wie auf den allermeisten Baustellen nicht möglich gewesen.
- ... der Patient instabil gewesen wäre?
  Die Bergung hätte so rasch wie möglich erfolgen müssen. Der Ablauf wäre mangels Alternativen aber gleichgeblieben. Die medizinische Versorgung wäre sehr herausfordernd gewesen.
- ... man sich doch für einen Transport mit dem Helikopter entschieden hätte?
  Der Patient hätte mit dem RTW zum Helikopter gebracht und dort noch mal umgelagert werden müssen. Beim Start wäre dann die Fehlermeldung gekommen, welche den RTH gezwungen hätte, direkt zur Einsatzbasis zu fliegen. Ein weiterer RTW hätte aufgeboten werden müssen, der den Patienten von der Basis zum Zentrumsspital gebracht hätte.

Zusammenfassung

- Die On-Scene-Zeit kann durch einen optimalen Einbezug der örtlichen Ressourcen sowie durch eine Aufgabenaufteilung zwischen den Teammitgliedern deutlich reduziert werden.
- Eine respektvolle und klare Kommunikation zwischen den unterschiedlichen Organisationen vor Ort sorgt für effiziente Arbeitsabläufe und eine insgesamt positive, konstruktive Stimmung.
- Durch pragmatisches und patientenorientiertes Denken können nicht notwendige Maßnahmen vermieden werden.

LITERATUR

Fuchs A, Huber M, Riva T et al. Factors influencing on-scene time in a physician-staffed helicopter emergency medical service (HEMS): a retrospective observational study. Scand J Trauma Resusc Emerg Med. 2023; 31(1): 20.

van Veelen MJ, Brodmann Maeder M. Hypothermia in Trauma. Int J Environ Res Public Health. 2021; 18(16): 8719.

KAPITEL

16 Nachtwinde: In der Nacht sind alle „Winden“ grau

Beda Suter
Unter Mitwirkung von: Edith Kortekaas, Olivia Trippel, Rolf Gisler

Fallbericht

Setting

Helikopterstandort
Gebirgsbasis in der Ostschweiz mit rund 1.100 Einsätzen pro Jahr

Helikopter
Leonardo AW109SP

Besatzung
Pilot, HCM, MCM und MCM in Einführung

Operationelle Besonderheiten
Nachtflug, Rettungswinde, Windenseilverlängerung, Seilbahnevakuation, Feuerlöschen mit Bambi Bucket

Alarmierung

An einem schönen Herbsttag im November wird die Crew um 18 Uhr zu einem Verkehrsunfall gerufen. Die Einsatzmeldung der Helikopter-Einsatzzentrale (HEZ) lautet: „Verkehrsunfall Überschlag/Absturz, Fahrzeug 30 m unterhalb der Straße“. Feuerwehr, Polizei und Rettungsdienst mit Notarzt sind ebenfalls alarmiert. Die Einsatzkoordinaten befinden sich auf einer Nebenstraße, die in engen Kurven steil durch den Wald führt.

Preflight-Abklärungen (Wetter/Team/Einsatztaktik)

Das Wetter ist gut, zu dieser Jahreszeit ist es bereits Nacht (➤ Tab. 16.1).

Tab. 16.1 Abklärungen und Gedanken

HEZ	Bei einer erwarteten hohen Kinematik und schwierigen Rettung wird der Rettungshubschrauber parallel mit den bodengebundenen Einsatzkräften aufgeboten. Dazu wird der Fall von der Luftrettungszentrale digital an die Sanitätsnotrufzentrale weitergegeben. Die Lokalität war bereits zu Beginn bekannt.
Pilot	Der Pilot äußert, dass er die Region kennt. 150 m weiter oberhalb im Weiler hat es ein Seilbahnkabel, welches in der Hindernisdatenbank eingetragen und bekannt ist. Bezüglich Nachtfluges hat der Pilot die nötigen Zulassungen sowie die Nachtwindenausbildung absolviert. Da sich der Einsatzort auf rund 700 m ü. M. befindet und stabile Wetterbedingungen herrschen, ist die Helikopterleistung kein Problem. In der Nacht werden beim Start des Helikopters zusätzlich die Scheinwerfer und das Nachtsichtgerät (NVG) von Piloten und HCM überprüft.
HCM	Auf der Einsatzalarmierungs-App ist das Symbol eines Rettungswindenhakens angezeigt. Die Crew geht davon aus, dass die Ärztin mit der Rettungswinde am Einsatzort abgesetzt werden muss. Der HCM, der in einem solchen Fall als Windenoperator (WOP) fungiert, ist ebenfalls für einen Nachteinsatz an der Rettungswinde zugelassen und trainiert. Der technische Rettungswindencheck wurde bei der täglichen Vorflugkontrolle von HCM und Pilot zusammen durchgeführt.
MCM und MCM in Einführung	Es sind zwei Notärztinnen parallel im Dienst auf den Helikopter eingeteilt. Eine erfahrene Notärztin begleitete eine neue Ärztin auf einem ihrer ersten Einsätze. Beide Ärztinnen haben alle operationellen und medizinischen Trainings absolviert. Aufgrund der anspruchsvollen Situation wird im Team besprochen, dass die erfahrene Notärztin die medizinische Einsatzleitung übernehmen wird. Über den Patientenzustand ist bisher nicht viel bekannt. In Zusammenhang mit einem Absturz von der Straße über mehrere Meter ist von einer eher schweren Verletzung auszugehen. Unklar ist, ob es mehrere Patienten gibt. Im Verlauf des Hinflugs wird von der HEZ präzisiert, dass es sich um einen Motorradunfall mit einer beteiligten Person handelt. Die erfahrene Ärztin zieht beim Start des Hubschraubers bereits den Klettergurt an und ist so bereit für einen etwaigen Einsatz an der Rettungswinde.

Anflug und Ersteindruck bei Landung

Der Anflug dauert nur wenige Minuten. Von Weitem sind die Blaulichter der Einsatzfahrzeuge vor Ort sichtbar. Nebst Polizei und Ambulanz ist ein Feuerwehrauto bereits vor Ort. Rund 100 m unterhalb der Straße sind mehrere Personen mit Stirnlampen im Wald sichtbar, dort wird der Patient vermutet. Per Funk wird das durch die Retter am Boden bestätigt. Nach einem Rekoflug entscheidet sich die Crew, die Notärztin mittels Winde direkt am Unfallort abzusetzen. Als Material nimmt sie das Grundmodul mit, welches für die umfassende Versorgung von Patienten vorgesehen ist. Zusätzliches Material kann zu einem späteren Zeitpunkt terrestrisch nachgebracht werden.

Ca. 30 m von den Rettern entfernt, auf gleicher Höhe, gibt es außerhalb des Waldes einen geeigneten Absetzpunkt (➤ Abb. 16.1). Der Zwischenlandeplatz des Hubschraubers wurde oberhalb der Straße festgelegt. Die Crew macht ein „Approach Briefing", was unter anderem ein WAHiBeLLU (➤ Tab. 16.2) beinhaltet, und definiert den Absetzpunkt der Ärztin. Der Pilot hat gute Bodenreferenzen und bestätigt mit „off goggles", dass er das „Night Vision Goggles" (NVG) hochgeklappt hat. Aufgrund der fehlenden Tiefenschärfe durch die Bildröhren fliegt der Pilot die Windenaktion standardmäßig ohne NVG. Sein Suchscheinwerfer leuchtet seinen Referenzbereich aus.

Der HCM hat im Vorfeld den Klettergurt der Ärztin bereits optisch auf korrekte Lage geprüft. Auf Freigabe durch den Piloten bereitet er die Aktion vor. Er bringt den hinteren Suchscheinwerfer, den er mit dem Windenbediengriff steuern kann, so in Position, dass er den Absetzpunkt optimal ausleuchtet. Weiter wird ein Licht am Windenhaken (Bumper-Licht) angebracht und nach unten gerichtet. Das zeigt vor allem beim leeren Windenhaken die Bodennähe an. Aufgrund von Reflektoren auf der oberen Seite des Windenhakens ist er für den WOP gut sichtbar.

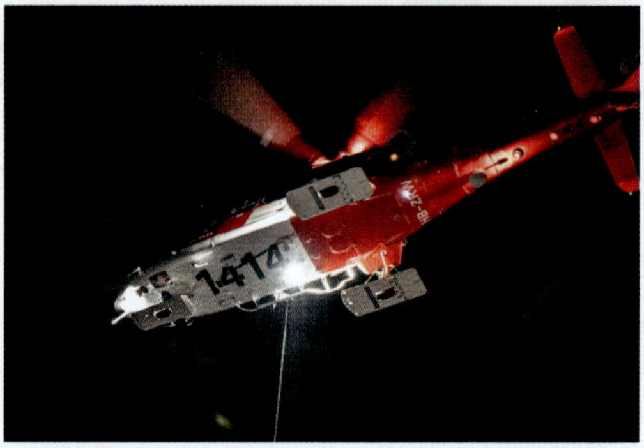

Abb. 16.1 Absetzen der Notärztin am Einsatzort [W1385]

Tab. 16.2 WAHiBeLLU als Teil vom Approach Briefing

WAHiBeLLU	Situation vor Ort
Wind	Windstill
Anflugachse	Von talseitig, in der baumfreien Zone
Hindernisse	Rechte Seite Bäume, geradeaus ansteigendes Gelände, Anflugachse und linke Seite ist hindernisfrei.
Beleuchtung	Scheinwerfer der Feuerwehr an der Straße oben, am Absetzpunkt und Landezone keine externe Beleuchtung, gute visuelle Bodenreferenzen
Landezone	100 m oberhalb der Straße, hindernisfrei
Leistung	Kein Problem auf dieser Höhe, bei diesem Wetter
Umwelt	Außerhalb des Dorfes, keine Personen und Häuser in der Nähe

Die Notärztin macht sich für den Ausstieg am Windenhaken bereit, der WOP hängt sie dort ein. Der Pilot gibt die Freigabe, sie steigt aus und wird am abgesprochenen Punkt abgesetzt. Sie hängt sich aus und läuft zum Patienten. Der WOP fährt den Windenhaken ganz ein, der Hubschrauber begibt sich zum Zwischenlandeplatz.

16.1 Medizinische Ersteinschätzung und Erstmaßnahmen nach Eintreffen

Die Notärztin erreicht den Patienten und erhält von den Rettern vor Ort, die kurz vorher eingetroffen sind, eine Übergabe. Ein Mann war allein mit dem Motorrad unterwegs und ist von der Straße abgekommen. Er ist über die Leitplanke in den Wald abgestürzt. Der Höhenunterschied ist etwa 100 m. Das Sturzgelände ist sehr steil und dicht bewachsen. Den Alarm abgesetzt hat eine Drittperson, welche bei der demolierten Leitplanke angehalten hat. Dort hat sie das Motorrad gesehen, welches 30 m unterhalb der Straße lag und den Notruf abgesetzt (➤ Tab. 16.3).

Über Funk informiert die Notärztin die Crew, dass sie ein horizontales Bergemittel für den Einsatz braucht. Die Crew macht sich mit dem Rettungssack auf den 5-minütigen Fußweg zum Patienten. In dieser Zeit ist der Patient bereits auf eine Schaufeltrage umgelagert worden.

Beim Zusammenkommen der gesamten Crew erläutert die Notärztin die Befunde und bereits getroffene Maßnahmen. Die Behandlungs- und Rettungsstrategie wird zusammen festgelegt: transportprioritäre Behandlung bei Verdacht auf ein Polytrauma. Konkret bedeutet das eine zeitverzugslose Umlagerung in den Rettungssack und direkte Rettung mit der Winde. Dafür wird der Patient direkt auf die vorbereitete Vakuummatratze im Rettungssack am Waldrand umgelagert. Darauf ist bereits ein Beckengurt vorbereitet. Der Patient erhält jetzt auch eine Wärmedecke, die einem weiteren Auskühlen entgegenwirken soll. Gemeinsam wird der Patient wenige Meter an den Absetzpunkt getragen.

Während die Notärztin den Patienten korrekt im Sack verpackt, gehen Pilot und HCM zurück zum Helikopter und instruieren zwei Feuerwehrleute, die beim anschließenden Verladen in den Helikopter helfen. Als sich die Notärztin bereit meldet, wird die Windenaktion gestartet.

Die Flugtaktik ist dieselbe wie beim Absetzen der Ärztin. Das Bumper-Licht zeigt die Höhe des leeren Windenhakens über Grund an: Je enger der Radius am drehenden Lichtkegel, desto näher ist der Haken am Boden. Die Ärztin kann den Haken einhängen, die Last wird angehoben und ausgeflogen. Bevor das Windenseil eingezogen wird, geht der Pilot in einen kontinuierlichen Vorwärtsflug über. Damit wird dem Drehen der Last entgegengewirkt. Am Zwischenlandeplatz wird der Patient direkt auf das Tragegestell abgesetzt, der Hubschrauber landet daneben.

VERDACHTSDIAGNOSE

Polytrauma mit Schädel-Hirn-Trauma Grad 1, Thorax-, Abdominal- und Beckenverletzung und Oberarmfraktur rechts

Tab. 16.3 xABCDE

xABCDE	Beschreibung	Maßnahme
e**X**sanguination	Keine grobe Blutung, mehrere kleinere Rissquetschwunden	–
Airway	Frei, Patient stöhnt und äußert Schmerzen	–
Breathing	Spontanatmung, Frequenz 15/min, Auskultation: beidseits belüftet, SpO_2: 100 %	O_2-Applikation mit Reservoirmaske 8 l/min
Circulation	Kräftiger Radialispuls mit rund 100 Schlägen pro Minute, Rekap-Zeit < 2 s, Traumacheck: Thoraxschmerzen und Krepitation, Druckdolenz Abdomen, Schmerzen im Beckenbereich, Oberschenkel stabil, Fehlstellung Arm rechts	i. v.-Zugang, Analgosedation mit Ketamin 30 mg und 2 mg Dormicum, Tranexamsäure 1 g, Anlage Beckengurt (im Verlauf)
Disability	GCS 12 (3/4/5), Pupillen isokor und lichtreagibel, keine neurologischen Ausfälle	–
Exposure & **E**nvironment	Auf dem Waldboden liegend, kalte Extremitäten	Umlagerung in Rettungssack und Installation der Wärmedecke

16.2 Anamnese, medizinische Versorgung und Maßnahmen

Aufgrund der Vigilanzminderung und Analgosedation ist eine Anamnese nicht möglich.

Die Patientenbehandlung richtet sich nach den internationalen Traumakonzepten. Bei dem vorliegenden Patientenzustand hat ein rascher Transport in ein Traumazentrum oberste Priorität. Eine suffiziente und kreislaufstabile Analgosedation ist bei den starken Schmerzen indiziert. Diese wurde gleich zu Beginn der Patientenversorgung installiert, damit der Patient bei den anschließenden Umlagerungen weniger Stress hat. Die Analgesie muss zuverlässig sein, da eine Überwachung der Vitalparameter an der Winde, insbesondere in der Nacht, nur lückenhaft möglich ist. Der Patient kann mit der Vakuummatratze im Rettungssack ausreichend immobilisiert werden. Auf ein Stiffneck wird verzichtet.

Die Kombination von Ketamin und Midazolam ist eine bewährte präklinische Analgosedation. Vorteile sind die gute analgetische Wirkung bei Erhalt der Spontanatmung und Schutzreflexe. Um der letalen Trias (Koagulopathie, Hypothermie und Azidose) entgegenzuwirken, wurde bereits früh 1 g Tranexamsäure appliziert, Sauerstoff über eine Reservoir-Maske gegeben und eine Wärmedecke aufgelegt. Ein restriktives Volumenmanagement wurde über zwei periphere Venenkatheter angewendet.

16.3 Rettungsprozedere

Eine Rettungswindenaktion ist ein Manöver, das viel Erfahrung der Crew erfordert. Es ist ein Zusammenspiel zwischen Piloten, WOP und MCM/Rettungsspezialist. Angefangen beim Training über die Kontrolle und das Briefing bis hin zur Anflugtaktik und der effektiven Durchführung der Windenaktion. Die Winde wird dynamisch geflogen. Der WOP fährt im Anflug auf Kommando des Piloten die Winde aus. Der Heli befindet sich dann noch im Vorwärtsflug, so gibt es weniger Drehungen der Last. Das bedarf einer zuvor guten Rekognoszierung des Geländes auf Hindernisse und Besonderheiten. Ziel ist, dass der Retter erst am Absetzpunkt auf der richtigen Höhe ist und vorher kontinuierlich abgelassen wird.

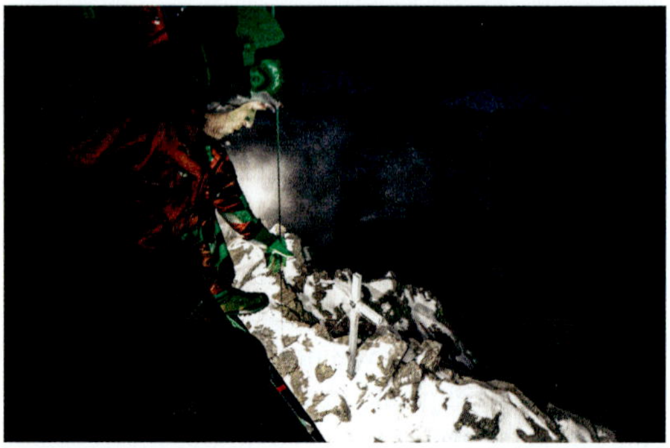

Abb. 16.2 Windeneinsatz bei Nacht aus Sicht des Windenoperators [W1385]

In der Nacht ist eine Windenaktion anspruchsvoller und es ist nicht dasselbe möglich wie am Tag (➤ Abb. 16.2). Eine große Erschwernis ist die eingeschränkte Sicht in der Dunkelheit. Im Rekoflug werden potenzielle Hindernisse im Vorfeld ausgeleuchtet. Dennoch ist die Übersicht nicht mit der am Tag zu vergleichen. Bestehen Unklarheiten oder lassen sich z. B. Kabel nicht klar identifizieren, was in der Nacht sehr schwierig ist, kann die Aktion dort nicht durchgeführt werden.

Die Tiefenwahrnehmung in der Nacht lässt sich deutlich schlechter einschätzen – ein Aspekt, der für Piloten und WOPs von großer Bedeutung ist: für den Piloten beim stabilen Schwebeflug, für den WOP bei der Einschätzung der Höhe der Last über dem Boden. Der Pilot fliegt für einen Windeneinsatz in der Nacht in der Regel ohne die Unterstützung eines NVG, weil es mit NVG schwieriger ist, ein Abdriften von der Position zu erkennen, und das Sehen lediglich zweidimensional ist. Dazu kommen allgemeine Umstände in der Nacht: Strukturen, Konturen und Farben sind weniger gut ersichtlich, weniger Kontrast. Auch im Lichtkegel werden vor allem verschiedene Graustufen wahrgenommen. Ein peripheres Sehen ist zudem nicht möglich.

Um diesen Herausforderungen Rechnung zu tragen, werden die Winden in der Nacht statischer und langsamer geflogen. Das bedeutet mehr im Schwebeflug mit weniger Vorwärtsgeschwindigkeit. Das führt dazu, dass die Last dem Abwind des Hubschraubers stärker ausgesetzt ist und eher zu drehen beginnt.

Entscheidend für Einsätze in der Nacht ist, dass immer ein Plan B vorhanden ist. Ob ein Einsatz im Allgemeinen, respektive eine Windenaktion im Speziellen durchgeführt werden kann, liegt in der Entscheidung der Crew vor Ort. Ist ein Einsatz nicht möglich oder zu riskant, muss der Patient über andere Wege vom Unfallort zum Hubschrauber oder ins Spital gebracht werden. Beispielsweise kann die Notärztin in die Nähe des Einsatzortes geflogen werden, von wo sie zu Fuß zum Patienten gelangt und diesen erstversorgen kann.

Eine weitere Möglichkeit ist, dass Einsatzpartner wie die Alpine Rettung involviert werden, welche einen sicheren Zustieg und einen terrestrischen Abtransport mit geländegängigen Tragen ermöglichen.

16.4 Zielklinik und Transport

Nach dem Verladen des Patienten in den Helikopter startet der Transport in die Zielklinik. Das nächstgelegene Traumazentrum wird angeflogen. Während des Transports wird der Patient klinisch und mittels Standardmonitoring überwacht. Die Sauerstoffsättigung ist > 94 %, das EKG zeigt einen tachykarden Sinusrhythmus, der Blutdruck ist im Normbereich. Die Schmerztherapie wurde im Verlauf ausgebaut, entsprechend gab der Patient eine Linderung seiner Schmerzen an. Im Spital erfolgt die Übergabe ans Schockraumteam.

16.5 Klinischer Verlauf

Eine erweiterte radiologische Diagnostik bestätigt den Verdacht der Diagnose vor Ort. Der Patient erlitt beim Motorradunfall eine Rippenserienfraktur (4.–8. Rippe) rechts, einen Hämatopneumothorax und eine Lungenkontusion. Am BWK 12 zeigt sich eine Impressionsfraktur. Im Weiteren zeigt sich eine Leberlazeration Grad II und eine komplizierte Humerusfraktur rechts.

Nach der radiologischen Untersuchung wird zunächst eine Thoraxdrainage eingelegt, anschließend erfolgt die operative Versorgung der Humerusfraktur. Die Wirbelkörperimpressionsfraktur und die Leberlazeration werden primär konservativ therapiert. Der Patient konnte bei gutem postoperativem Verlauf acht Tage nach dem Spitaleintritt nach Hause entlassen werden.

16.6 TOPS & FLOPS

Bei einem Polytrauma-Patienten im unwegsamen Gelände ist oft das Zusammenspiel der verschiedenen Glieder der Rettungskette entscheidend. Eine exakte Alarmierung verkürzt die Zeit von Alarm bis Eintreffen. Speziell in der Nacht ist eine Einsatzvorbereitung vor Abflug sehr wichtig. Insbesondere müssen Hindernisse besprochen und eine Strategie zurechtgelegt werden. Gegebenenfalls müssen weitere Einsatzmittel aufgeboten werden.

Ein **TOP** war in diesem Fall die frühzeitige Anforderung der Einsatzpartner. Es ergab sich eine sehr wichtige Zusammenarbeit bei der Sicherung der Unfallstelle, der Primärversorgung des Patienten und beim Verladen des Patienten in den Hubschrauber. Ist eine Crew auf sich allein gestellt, dauern diese Arbeitsschritte bedeutend länger und es müssen Kompromisse eingegangen werden.

Ebenso **TOP** war die Einsatzstrategie. Sie war adäquat und durch den Einsatz der Rettungswinde sehr effizient. Ca. 58 min nach Eingang des Notrufes traf der Patient in einem Traumazentrum der Maximalversorgung ein. Die Möglichkeit, eine Windenrettung auch in der Nacht machen zu können, erweist sich gerade bei diesen zeitkritischen Patienten als großer Vorteil.

In Anbetracht der Schwere der Humerusverletzung hätte eine Schienung der Extremität Linderung gebracht. Diese wurde im zeitoptimierten Vorgehen dem Patienten vorenthalten – das war sicherlich ein **FLOP**.

MERKE

- Bei der Schweizerischen Rettungsflugwacht unterscheidet sich das Einsatzspektrum bei Windenrettungen zwischen Tag und Nacht – nicht alle Einsätze, die tagsüber möglich sind, werden auch nachts durchgeführt.
- Eingeschränkte Sichtverhältnisse erfordern eine entsprechende Anpassung des Einsatzablaufs: Ein umfassendes Briefing und Rekoflug sind notwendig, was den Zeitaufwand erheblich erhöht.
- Ein Rettungswinden-Einsatz in der Nacht ist häufig bedeutend schneller und schonungsvoller als eine terrestrische Rettung.

Was wäre, wenn …

- … die Crew die Nachtwinde aus verschiedenen Gründen (Technik, Mensch, Kabelsituation, Leistung) nicht hätte durchführen können?
  Es wäre Plan B zum Einsatz gekommen. Der Patient wäre mit der Schaufeltrage in den Schleifkorb der Feuerwehr umgeladen worden. Mittels einer Sicherung von der Straße oben und dem Einsatz von Tragehilfe und einer Seilwinde oder einem Flaschenzug wäre der Patient zur Straße hochgebracht worden. Dort hätte er in die Ambulanz oder den Hubschrauber verladen werden können.
- … der Patient eine isolierte Humerusfraktur gehabt hätte und wach und adäquat reagiert hätte?
  In diesem Fall hätte die Rettungsaktion mit einem vertikalen Bergemittel (z. B. Bergedreieck, ➤ Abb. 16.3) erfolgen können – wesentlich schneller, unkomplizierter und durch den MCM allein in kurzer Zeit realisierbar. Bei einer Rettung mittels Bergedreieck ist die Gefahr des Drehens der Last auch kleiner, was in der Nacht im Speziellen vorteilhaft ist.
- … der Patient ein GCS < 8 gehabt hätte und in einem dekompensierten Schock gewesen wäre?
  Bei einer unstillbaren Blutung hat eine sogenannte „Crashrettung" Priorität. Falls gleichzeitig ein schweres Schädel-Hirn-Trauma besteht, braucht es eine kurze Absprache innerhalb der gesamten Crew, ob die Atemwegsicherung vor Transport stattfinden soll. Die erschwerten Umstände in der Nacht im schwierigen Gelände, die Verzögerung des Transports und die Flugzeit bis in das Spital müssen bei der Entscheidung berücksichtigt werden.
- … der Patient fernab von jeglichem Weg abgestürzt wäre und die Helikoptercrew auf sich allein gestellt gewesen wäre?
  Zur Unterstützung der MCM am Einsatzort kann auf die Fachspezialisten Helikopter der Alpinen Rettung Schweiz (RSH) zurückgegriffen werden. Auch zu zweit ist ein Verladen in den Rettungssack (horizontales Bergemittel) unter Berücksichtigung der HWS-Stabilisierung herausfordernd. Unter Umständen entscheidet sich die Crew für eine Minimalversorgung vor Ort, gefolgt von einer nachgelagerten Versorgung am Zwischenlandeplatz.

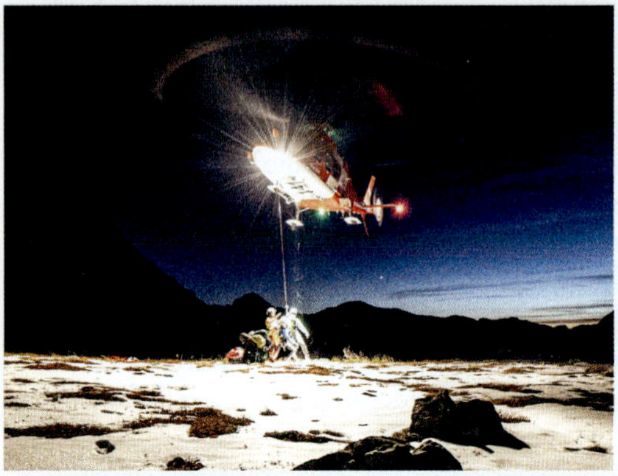

Abb. 16.3 Absetzen des Patienten mit einem Bergedreieck [W1385]

Zusammenfassung

- Der Rekognoszierung und Geländeanalyse muss in der Nacht vor einer Windenrettung besonders viel Aufmerksamkeit geschenkt werden.
- Einschränkungen bei einer Windenrettung in der Nacht ergeben sich aufgrund des verminderten Tiefensehens und des Kontrastverlustes.
- Aufgrund der zuvor genannten Faktoren gestaltet sich eine nächtliche Windenrettung erheblich komplexer und herausfordernder im Vergleich zu einer Rettung bei Tageslicht.
- Ein Wechsel auf einen Plan B zur terrestrischen Durchführung der Aktion muss jederzeit möglich sein.

LITERATUR

Deutsche Gesellschaft für Unfallchirurgie e.V. (DGU) (Hrsg.). S3-Leitlinie Polytrauma/Schwerverletzten-Behandlung. Aus: https://register.awmf.org/de/leitlinien/detail/187-023 (letzter Zugriff: 19. August 2025)

National Association of Emergency Medical Technicians (NAEMT). Prehospital Trauma Life Support – Kurshandbuch. 9. Aufl. Burlington: Jones and Bartlett, 2020.

16

KAPITEL

17 Taubergung: CPR im alpinen Gelände

Reinhard Doppler

Fallbericht

Setting

Helikopterstandort

Hubschrauberstützpunkt im Bereich der Alpen, dessen Aufgabenbereich neben dem üblichen Tätigkeitsfeld eines Notarztstützpunkts einen hohen Anteil an alpinen Notfällen und Unfällen umfasst, aber auch Verkehrsunfälle an einer stark befahrenen Durchzugsstraße sowie ein deutlich erweitertes Einsatzgebiet nach ECET durch die 24/7-Einsatzbereitschaft. Hinzu kommt vor allem nachts ein erhöhter Anteil an Intensiv- bzw. Sekundärverlegungen.

Helikopter

H135 T3

Besatzung

Pilot, FLR (Flugretter), FLRA (Flugrettungsarzt)

Operationelle Besonderheiten

Nachtflug (24/7), Fixtaubergeverfahren (HEC-Mission), variables Tau, angestütztes Aussteigen. Aufgrund häufiger Alpineinsätze und einer beträchtlichen Anzahl an Taubergungen herrscht für FLR und FLRA Gurttragepflicht.

Alarmierung

Um die Mittagszeit ist eine niederländische Urlauberin beim Wandern in den Bergen in steilem Gelände zu Sturz gekommen. Mit der Meldung „gestürzte Wanderin mit Kopfverletzung" wird der Notarzthubschrauber (NAH) alarmiert. Der Notfallort befindet sich etwas abseits eines bei Urlaubern beliebten Wanderweges.

Preflight-Abklärungen (Wetter/Team/Einsatztaktik)

Das Wetter ist an einem wolkenlosen Sommertag ausgezeichnet. Es handelt sich um ein bei Urlaubsgästen beliebtes gebirgiges Wandergebiet in ca. 2.300 m ü. M. In dem felsigen Gelände, das viele Wanderwege bietet, ist mit einer großen Zahl an Wanderern und Urlaubern zu rechnen. Das Gelände ist der gesamten Crew wohlbekannt (➤ Tab. 17.1).

Tab. 17.1 Abklärungen und Gedanken

Pilot	Der Einsatzort ist gut bekannt, von einer Landemöglichkeit direkt am Notfallort, einem alpinen Wanderweg, ist nicht auszugehen. Abgesehen von einer größeren Anzahl an Zuschauern bzw. Urlaubern sind keine Hindernisse zu erwarten.
FLR	Nachdem am Notfallort keine Landemöglichkeit erwartet wird, sind ein angestütztes Aussteigen des FLRA sowie eine nachfolgende Taubergung zu erwarten.
FLRA	Es ist ein angestütztes Aussteigen des FLRA und nachfolgende Taubergung zu erwarten. Es handelt sich dabei um ein regelmäßig angewandtes Routineverfahren.
Einsatzkräfte vor Ort?	Keine

Anflug und Ersteindruck bei Landung

Während des Anfluges wird die Meldung durch die Rettungsleitstelle zunächst auf „bewusstlos" und etwas später auf „laufende CPR" korrigiert. Beim High Reconning, der Beurteilung der Einsatzsituation während eines Überfluges, sieht man, dass der Notfallort in unwegsamem Gelände abseits des Wanderwegs zwischen einigen Felsen gelegen ist und eine Ersthelferreanimation im Gang ist. Es wird entschieden, den FLRA am Wanderweg angestützt aussteigen zu lassen. Nach dem Funkcheck, der vom Piloten quittiert wird, nimmt der FLRA den Notarztrucksack auf den Rücken und hängt den Monitor am Flugrettungsgurt an der dafür vorgesehenen Stelle ein. Mit dem Call-out „Rucksack am Rücken, fertig zum Aussteigen" gibt er seine Bereitschaft zum angestützten Aussteigen bekannt. Nach der Aufforderung durch den Piloten mit dem Call-out „Aussteigen" öffnet der FLRA die Türe, steigt über die angestützte rechte Kufe auf den Wanderweg, schließt die Türe wieder und gibt mit dem Call-out „abflugbereit" dem Piloten die Information, dass dieser wieder abheben kann. Im Anschluss an dieses Manöver begibt sich der FLRA über den Wanderweg zum etwa 50 m entfernten Notfallort. Eine Eigensicherung ist in diesem Gelände nicht erforderlich.

17.1 Medizinische Ersteinschätzung und Erstmaßnahmen nach Eintreffen

Die Lageschilderung und der erste Eindruck sind in ➤ Tab. 17.2 zu finden.

VERDACHTSDIAGNOSE

Herz-Kreislauf-Stillstand, derzeit unklarer Genese. Es kommen verschiedene Auslöser in Betracht:

1. Kardiale Ursache mit nachfolgendem Sturz am Wanderweg
2. Neurologisches Geschehen mit Bewusstlosigkeit und Ateminsuffizienz
3. Anaphylaktischer Schock mit konsekutivem Herz-Kreislauf-Stillstand und Sturz
4. Primärer Sturz mit nachfolgendem lebensbedrohlichem Trauma
   - Innere Verletzungen mit Verbluten
   - Schwere (Hals-)Wirbelsäulenverletzung mit Schock und Apnoe

Tab. 17.2 xABCDE

xABCDE	Beschreibung	Maßnahme
e**X**sanguination	Keine sichtbaren äußeren Verletzungen, insbesondere keine wesentlichen erkennbaren Blutungen	–
Airway	Frei, aber gefährdet	Eine Atemwegssicherung bei CPR ist notwendig.
Breathing	Apnoe	Mund-zu-Mund-Beatmung durch Laien. Der FLRA ersetzt diese durch eine Beatmung mittels Beutelmaske.
Circulation	Keine tastbaren Pulse, die Patientin ist im Herz-Kreislauf-Stillstand.	Die durch (qualifizierte) Laien durchgeführte Herzdruckmassage wird unter Anleitung und Koordinierung durch den FLRA weitergeführt und die Helfer werden regelmäßig gewechselt.
Disability	Bewusstlos, das Delay ist bei suffizient wirkender Laien-CPR derzeit nicht erhebbar.	Unklare Situation, keine äußeren Verletzungen ersichtlich.
Exposure & **E**nvironment	Die Patientin liegt zwischen Felsen, es besteht keine unmittelbare Gefahr eines Absturzes oder eines Steinschlages.	Die notärztliche Versorgung vor Ort ist möglich.

17.2 Anamnese

Bei Eintreffen des FLRA ist eine suffizient wirkende Laien-CPR durch zufällig anwesende Bergretter, Notfallsanitäter sowie Pflegepersonen aus verschiedenen Herkunftsländern, die als Urlauber vor Ort sind, im Gange.

Da die Patientin keine offensichtlichen äußeren Verletzungen zeigt, ist die Ursache für den Herz-Kreislauf-Stillstand zunächst unklar, es muss aber von einem Sturz mit nachfolgendem Trauma oder einem medizinischen oder neurologischen Notfall mit anschließendem Sturz ausgegangen werden, wobei weiter unklar bleibt, ob der Herz-Kreislauf-Stillstand die Ursache für den Sturz ist oder umgekehrt. Es wird unverzüglich eine ALS-CPR eingeleitet (➤ Tab. 17.3).

Tab. 17.3 SAMPLER

SAMPLER	Beschreibung
Symptome und Befunde	Keine sichtbaren signifikanten äußeren Verletzungen erkennbar.
Allergien	In dieser Phase der Versorgung nicht erhebbar, es findet sich aber kein Exanthem oder offensichtliche Schwellung, die auf ein allergisches Geschehen hinweisen würden.
Medikation	In dieser Phase der Versorgung nicht im Detail erhebbar, jedenfalls keine blutverdünnenden Substanzen.
Patientenvorgeschichte	Keine relevanten bekannten Vorerkrankungen, es handelt sich um eine körperlich aktive Urlauberin.
Letzte Mahlzeit	Zunächst nicht bekannt, aber vermutlich hat die Patientin einige Stunden zuvor gefrühstückt.
Ereignisse direkt vor dem Notfall	Erhebbar ist ein unbeobachteter Sturz mit nachfolgendem Absturz über abschüssiges Gelände, wobei die Patientin neben dem Wanderweg zwischen einigen Felsen zu liegen gekommen ist.
Risikofaktoren	Keine

17.3 Medizinische Versorgung und Maßnahmen

Der FLRA führt rasch mittels Defibrillationselektroden einen Rhythmuscheck durch, wobei sich initial eine pulslose elektrische Aktivität zeigt. Während die (qualifizierten) Laien weiterhin die Herzdruckmassage durchführen, übernimmt der FLRA jetzt mittels Beutel und Maske die Beatmung der Patientin. Die Patientin lässt sich gut beatmen und der Brustkorb hebt sich gleichmäßig. Nachdem mehrere fachkundige Personen unter den Anwesenden sind, gelingt es unter Anleitung, alle notwendigen Materialien für eine Venenpunktion und eine Infusion vorbereiten zu lassen. Es erfolgt die Anlage eines venösen Zugangs in der rechten V. jugularis externa und die Applikation von 1 mg Suprarenin i. v. sowie die Gabe von 500 ml kristalliner Infusionslösung. Bei der nächsten Rhythmuskontrolle nach 2 min zeigt sich nach wie vor eine pulslose elektrische Aktivität.

Der Pilot hat den Hubschrauber mittlerweile nahe dem plateauförmigen Gipfel des Berges gelandet und der FLR ist mit dem Sauerstoffrucksack über den Wanderweg ebenfalls zum Notfallort abgestiegen. Die Patientin wird nun mittels Video-Laryngoskop endotracheal intubiert (7,5 ID). Das erste gemessene $etCO_2$ beträgt unter laufender Reanimation 15 mmHg. Die Lunge zeigt bei der Auskultation ein unauffälliges Atemgeräusch und ist beidseits gut belüftet. Bei einer weiteren Rhythmuskontrolle nach 2 min zeigt sich unverändert die pulslose elektrische Aktivität. Es erfolgt eine weitere Applikation von 1 mg Suprarenin i. v., und nach weiterer kurzer Reanimation ist jetzt ein deutlicher $etCO_2$-Anstieg auf 50 mmHg feststellbar. Nach zwei weiteren Minuten CPR gemäß Richtlinien ist ein Spontankreislauf feststellbar (Return of Spontaneous Circulation, ROSC); jetzt mit tachykardem Sinusrhythmus um 130/min sowie einem oszillometrisch gemessenen Blutdruck von 130/80 mmHg. Im Secondary Survey ist der Atemweg gesichert (A), die Beutelbeatmung (B) problemlos, die Oxygenation bzw. SaO_2 bei Raumluftbeatmung 85 % und die Kapnografiekurve bei einem $etCO_2$ von 48 mmHg unauffällig. Der Kreislauf (C) ist bei jetzt gut tastbaren Pulsen und einem zufriedenstellenden Blutdruck ausreichend. Die Patientin hat weiterhin ein GCS von 3 und zeigt darüber hinaus keinerlei (D) neurologische Auffälligkeiten. Die Pupillen sind seitengleich weit und nicht auf Licht reagierend. Der chirurgische Check (E) ergibt bis auf einzelne Exkoriationen keinerlei Hinweise auf Verletzungen.

Nachdem der Blutdruck bei engmaschigen Kontrollen abzusinken beginnt, was mit der nachlassenden Suprarenin-Wirkung zusammenzuhängen scheint, wird 1 mg Noradrenalin auf 100 ml NaCl verdünnt und fraktioniert appliziert und kurz darauf durch einen Perfusor mit 5 mg/50 ml mit 8 ml/h ersetzt, woraufhin die Patientin kreislaufstabil bleibt. Die Beatmung erfolgt jetzt mit dem Beatmungsgerät „Medumat Standard". Es wird eine kontrollierte maschinelle Beatmung (IPPV) mit einem Tidalvolumen von 500 ml, einer Beatmungsfrequenz von 14 und einem PEEP von 5 durchgeführt. Dabei wird ein p-Max von 18 mbar gemessen. Unter optimierter maschineller Beatmung wird in weiterer Folge ein $etCO_2$ von 40 mmHg sowie eine SaO_2 von 98 % erzielt.

17.4 Rettungsprozedere

Zum Abtransport mittels Taubergung wird nun die Patientin in den zwischenzeitlich zum Notfallort gebrachten Bergesack gelegt. Der Beatmungsrucksack wird mit seinem Karabiner im Bergesack gesichert und mittels zweier Schnappkarabiner seitlich am Bergesack fixiert, um ihn waagrecht zu halten und eine Kontrolle und ggf. eine notwendige Anpassung der Beatmung zu ermöglichen.

Der Beatmungsbeutel wird als Back-up mittels Bandschlinge ebenfalls am Bergesack gesichert. Der Perfusor wird im Bergesack sicher verstaut (➤ Abb. 17.1 und ➤ Abb. 17.2).

Die Taubergung der beatmeten Patientin auf dem am Bergplateau gelegenen Zwischenlandeplatz dauert wenige Minuten und verläuft komplikationslos. Die Patientin kann am Zwischenlandeplatz mithilfe mehrerer Helfer in den Hubschrauber verbracht werden.

Obwohl die Patientin offenbar bisher keine Sedierung benötigt hat, wird nun nach Anlage eines zweiten venösen Zugangs mittels Fentanyl und Rocuronium i. v. sowie Propofol 2 % als Perfusor mit 12 ml/h eine zusätzliche Analgosedierung durchgeführt. Im Zuge der Venenpunktion erfolgt eine Blutzuckermessung. Dieser beträgt 217 mg/dl. Ein jetzt durchgeführtes 12-Kanal-EKG zeigt keine Auffälligkeiten.
Nachdem sich im Zuge der Versorgung auch Angehörige der Patientin zu erkennen geben, kann die Anamnese ergänzt werden. Offenbar ist die Patientin auf dem darüberliegenden Wanderweg unbeobachtet zu Sturz gekommen und bis zum zwischen Felsen gelegenen Notfallort lediglich ein kurzes Stück weit abgestürzt. Ob die Patientin initial gestürzt oder aufgrund eines unmittelbar zuvor eingetretenen medizinischen Notfalls abgestürzt ist, kann auch jetzt nicht zweifelsfrei geklärt werden.

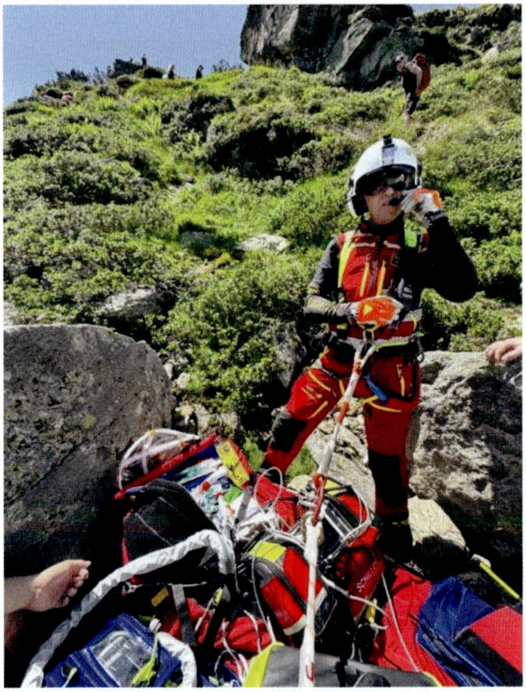

Abb. 17.2 FLR stehend, Blick des FLRA. Beatmungsrucksack (blau) am Bergesack auf der Arztseite fixiert, Beatmungsschlauch ohne Zug. Das Monitoring ist an der zentralen Aufhängeplatte fixiert, der Einsatzrucksack (gelb) am Sitzgurt des FLRA. Der FLR weist den NAH über Funk ein [M1693].

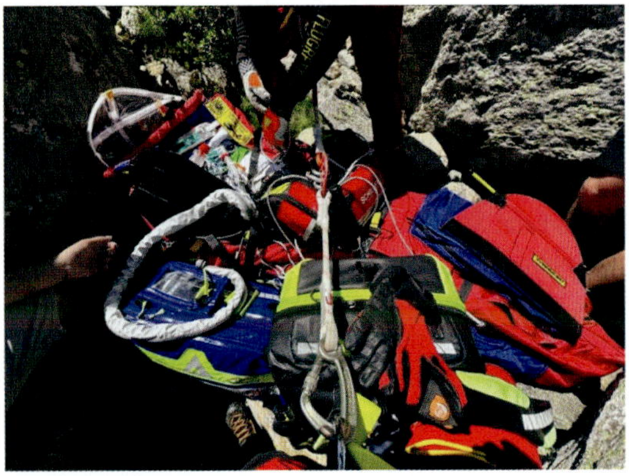

Abb. 17.1 Situation unmittelbar vor Beginn der Fixtaubergung [M1693]

17.5 Zielklinik und Transport

Der Notfallort ist zentral in der Mitte mehrerer großer Spitäler gelegen, die alle zwischen 18 und 30 min erreicht werden können. Es wird ein Transport in ein Haus der Maximalversorgung angestrebt. Dies zum einen, weil die Unfallursache noch nicht restlos geklärt erscheint, und zum anderen, weil möglicherweise eine multidisziplinäre Versorgung zu erwarten ist. Es gelingt aber nicht, eine Versorgungskapazität in einem solchen adäquaten Spital zu bekommen, sodass die Patientin schließlich nach mehreren Absagen von Kliniken der Maximalversorgung in ein zur Aufnahme bereites, abgestuftes traumatologisches Spital geflogen wird, wobei die Flugzeit ca. 30 min beträgt.

Die Patientin bleibt während des Fluges unter kontinuierlicher Noradrenalinapplikation mittels Spritzenpumpe kreislaufstabil bei oszillometrisch gemessenen Blutdruckwerten von 150/80 mmHg. Auf die Anlage einer invasiven Blutdruckmessung wird in dieser Phase verzichtet. Die Sedierung wird weiterhin mit kontinuierlicher Propofolapplikation, ebenfalls mittels Spritzenpumpe, durchgeführt und die Analgesie mittels fraktionierter Fentanyl-Bolus-Gaben ergänzt.

17.6 Klinischer Verlauf

Im Trauma-CT zeigt sich als einzige Verletzung der Patientin eine Fraktur des zweiten Halswirbels (Densfraktur). Die Patientin wird nunmehr bodengebunden in ein nahes Haus der Maximalversorgung verlegt. Nachdem sich als weiterer Befund auch ein ausgeprägter hypoxischer Hirnschaden zeigt, wird von einer operativen Versorgung Abstand genommen und im Einvernehmen mit den Angehörigen ein Therapierückzug vereinbart. Die Patientin verstirbt einige Tage nach dem Notfallereignis.

17.7 TOPS & FLOPS

TOP war die Anwesenheit und Hilfe mehrerer fachkundiger Personen, bestehend aus Notfallsanitätern und Krankenpflegepersonen aus verschiedenen Herkunftsländern, hat die Reanimation durch die NAH-Crew wesentlich erleichtert und unterstützt und ist trotz unterschiedlicher nationaler Gewohnheiten reibungslos verlaufen.

Ebenso ein **TOP** war die Taubergung einer beatmeten Person aus unwegsamem Gelände. Diese hat analog zu den bisher bereits trainierten Szenarien problemlos funktioniert. Der Beatmungsrucksack wird dabei waagrecht neben dem Bergesack fixiert, um dem FLRA einen direkten Blick auf das Beatmungsgerät sowie die Möglichkeit zur Bedienung zu ermöglichen.

Die Tatsache, dass es für eine derart schwer verletzte Patientin keine Möglichkeit der Aufnahme in ein Haus der Maximalversorgung gegeben hat, ist ein immer wieder auftretendes Phänomen – und war auch bei diesem Einsatz ein **FLOP**. Erklärbar ist dies mit einer zeitweisen Überlastung insbesondere in der Zeit des Hochtourismus, aber auch mit einer Ausdünnung der Spitallandschaft und der damit einhergehenden Überbelastung der Zentralspitäler.

MERKE

In einer Reanimationssituation sind die initial notwendigen Maßnahmen immer gleich. In weiterer Folge ist es aber auch notwendig, die Ursache des Kreislaufstillstands zu erfassen und reversible Ursachen auszuschließen. In der Postreanimationsphase ist zumeist eine katecholaminbasierte Kreislaufstabilisierung notwendig, da infolge einer Azidose, eines verminderten Sympathikotonus oder einer notwendigen Sedierung eine periphere Vasodilatation auftreten kann, welche den Blutdruck beeinträchtigt.

Was wäre, wenn …

- … nicht so viele fachkundige Personen vor Ort, die Reanimationsmaßnahmen unterstützt hätten?
  In diesem Fall war die Anwesenheit mehrerer fachkundiger Personen, die unter der Anleitung des FLRA qualifizierte Assistenz bei den notärztlichen Maßnahmen durchführen konnten, sehr hilfreich. Aber auch ohne diese Unterstützung müssen entsprechende Situationen trainiert werden, um im Ernstfall qualifizierte Maßnahmen auch zu zweit durchführen zu können. Das Einbeziehen von Ersthelfern ist im alpinen Setting oft unabdingbar.
- … die Patientin eine andere überlebbare Ursache für den Kreislaufstillstand gehabt hätte?
  Dann wäre es umso wichtiger gewesen, die offenbar suffiziente, wenn eventuell auch spät einsetzende Laienreanimation mit einer qualifizierten professionellen Reanimation abzulösen. Es ist auch notwendig, diese Maßnahmen im exponierten Gelände zu trainieren und Bergeoptionen bereitzustellen.
- … kein Prozedere für eine Beatmung während des Tau-Flugs trainiert worden wäre?
  Die maschinelle Beatmung während des Tau-Flugs ist einer Beutel-Masken-Beatmung in jedem Fall vorzuziehen. Allein der durch den Flug entstehende Luftwiderstand macht es schwierig, eine suffiziente Beutelbeatmung durchzuführen.

Zusammenfassung

Oft ist die Ursache für einen Kreislaufstillstand präklinisch nicht sicher erkennbar und es bleibt bei einer vermuteten Ursache. Die empfohlenen Reanimationsmaßnahmen berücksichtigen diesen Umstand durchaus und sind unabhängig von der Ursache immer gleich. Durch Abfragen der möglichen reversiblen Ursachen wird dann erst ein differenziertes Vorgehen indiziert.

KAPITEL

18 Longline: Präzision in der Flugrettung

Marc Kaufmann, Elisa Bresadola
Unter Mitwirkung von: Luca Moroder

Fallbericht

Setting

Helikopterstandort
Hubschrauberbasis im Süd-Osten Südtirols mit über 1.000 Einsätzen pro Jahr, davon 95 % Primäreinsätze

Helikopter
Airbus Helicopter H135 T3, Winde 90 m, Doppelhaken für Seilbergung

Besatzung
Pilot, HHO-TCM (Windentechniker), HCM (Flugretter, Bergretter), Notarzt, Hundeführer für Lawineneinsätze (nur im Winter)

Operative Besonderheiten
Nachtflug, Rettungswinde, Longline-Seilbergung, Lawinenequipment, Equipment zur Spaltenbergung, Interhospitaltransport

Alarmierung

Anfang August gegen 11:00 Uhr erreicht die Landesnotrufzentrale Südtirol eine Anfrage der Einsatzzentrale der Nachbarprovinz Belluno mit der Bitte um Unterstützung durch einen benachbarten Notarzthubschrauber (NAH). Es geht um eine Zweier-Seilschaft in einer Normalroute (Nordostwand). Der Kletterer im Vorstieg ist gestürzt und hat sich dabei an der rechten Schulter verletzt, sodass ein Weiterklettern nicht mehr möglich ist.

Der lokale NAH hat bereits mehrfach versucht, die beiden Alpinisten mittels 90-m-Winde zu bergen. Aufgrund der extremen Bedingungen – eine sehr steile Felswand auf etwa 2.000 m ü. M. – musste der Einsatz jedoch ohne Erfolg abgebrochen werden. Der Notruf wurde von den Bergsteigern eigenständig abgesetzt. Dadurch ist eine sehr präzise Lokalisierung möglich.

Preflight-Abklärungen (Wetter/Team/Einsatztaktik)

An diesem Tag ist der Himmel bewölkt, die Sichtverhältnisse sind jedoch gut. Die Wetterbedingungen stellen folglich kein Hindernis für eine Rettung aus der Luft dar. Die Umgebungstemperatur beträgt 18 °C. Anhand der von der Notrufzentrale übermittelten Koordinaten verschafft sich der Pilot mithilfe von Google Earth auf dem Bordcomputer sowie dem mitgeführten Kartenmaterial einen groben Überblick über den Einsatzort. Die Lage der Kletterer bestätigt sich als äußerst unzugänglich: eine sehr steile Felswand, die vermutlich eine schwierige Seilbergung erfordert (➤ Tab. 18.1). Vor dem Start wird die Patientenliege aus dem Hubschrauber entfernt,

Tab. 18.1 Abklärungen und Gedanken

Landesnotrufzentrale	Bearbeiten des Einsatzes mit Alarmierung des Notarzthubschraubers.
Pilot	Das Flugwetter ist unproblematisch.
HHO-TCM	Eingabe der Koordinaten in die organisationseigene App mit Angabe der Flughindernisse am Einsatzort.
Notarzt	Den vorliegenden Informationen zufolge sind zwei Personen betroffen, beide bei Bewusstsein. Einer der Kletterer hat ein Schultertrauma erlitten, während der Zweite unverletzt ist. Vor Ort befindet sich ein Notarzt (lokaler Notarzthubschrauber), der bereits eine erste Einschätzung vorgenommen hat.
HCM	Vor der Rettungsaktion erfolgen die Vorbereitungen für die Seilbergung. Eine eigene direkte Funkverbindung mit dem Piloten wird für eine ungestörte Kommunikation während der Bergung eingestellt.

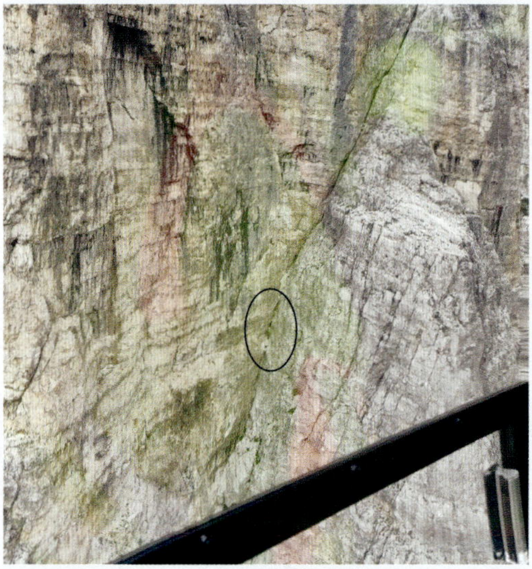

Abb. 18.1 Ersteindruck bei Überflug [O780]

um mehr Platz für die geplante Rettungsaktion zu schaffen.

18

Anflug und Ersteindruck

Nach dem Start von der Basis erreicht der NAH nach etwa 23 min den Unfallort. Ein Erkundungsflug wird durchgeführt (➤ Abb. 18.1), um die genaue Position der Seilschaft zu bestätigen und die notwendige Länge des Fixseils zu ermitteln.

Es erfolgt die Zwischenlandung im Tal für ein kurzes Briefing mit der Besatzung des bereits anwesenden lokalen Notarzthubschraubers, um das weitere Vorgehen abzustimmen. Die Crew vor Ort berichtet, dass eine Windenlänge von 90 m für die Evakuierung der festsitzenden Alpinisten nicht ausreicht. Zudem besteht aufgrund des exponierten und leicht überhängenden Geländes das Risiko einer Berührung des Windenseiles mit der Felswand – ein erheblicher Gefahrenpunkt!

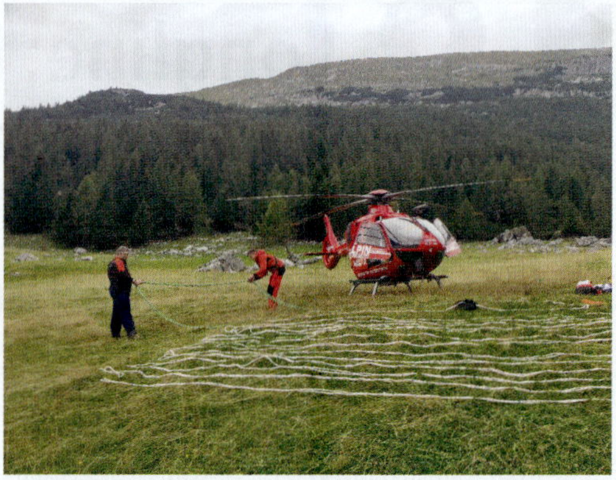

Abb. 18.2 Vorbereitung des Fixtaus [O780]

Nach Abschluss der Besprechung wird eine 115-m-Longline-Seilbergung vorbereitet (➤ Abb. 18.2). Die Wetterbedingungen (bewölkt, gute Sicht) werden erneut überprüft und das gesamte medizinische Material wird aus der Hubschrauberkabine entfernt, um Gewicht zu sparen. Zusätzlich wird die Kommunikationsstrategie definiert. Ausschließlich der Pilot, der HHO-TCM und der HCM können über Funk miteinander kommunizieren, jede Störung von extern soll so vermieden werden. Der Notarzt bleibt während der Bergung am Zwischenlandeplatz.

18.1 Medizinische Ersteinschätzung und Erstmaßnahmen nach Eintreffen

Der HCM bestätigt, dass beide Alpinisten bei Bewusstsein und etwa 25 m voneinander entfernt sind. Es erfolgt eine rasche Ersteinschätzung der Lage. Der verletzte Alpinist (im Vorstieg) ist am Stand gesichert. Er klagt über deutliche Schmerzen und entsprechende Bewegungseinschränkung der rechten Schulter. Als Unfalldynamik stellt sich ein Sturz ins Seil aus etwa sechs Metern Höhe dar. Der zweite Alpinist ist unverletzt und ebenso an einem Stand gesichert. Die Reihenfolge der Rettung erfolgt gemäß medizinischer Priorität. So wird zunächst der verletzte Alpinist und im Anschluss sein unverletzter Begleiter mittels Seilbergung gerettet.

Die medizinische Beurteilung durch den Notarzt erfolgt im Tal nach Abschluss der Rettungsaktion: xABCDE stabil, keine Blutungen, GCS 15, Luxation der rechten Schulter (➤ Tab. 18.2).

Tab. 18.2 xABCDE		
xABCDE	**Beschreibung**	**Maßnahme**
e**X**sanguination	Keine	–
Airway	Frei	–
Breathing	Spontanatmung, SpO_2 98 %	–
Circulation	RCT 2 s, Pulse kräftig	–
Disability	GCS 15, keine neurologischen Defizite	–
Exposure & **E**nvironment	Luxation der rechten Schulter	Immobilisierung via Desault-Verband, Schmerztherapie

VERDACHTSDIAGNOSE

Isoliertes Schultertrauma bei relevanter Unfalldynamik (Sturz aus großer Höhe), xABCD-stabil, NACA 3

18.2 Anamnese

Der Patient stürzte während einer Klettertour etwa 6 m ins Seil, nachdem ein Griff ausgebrochen war. Dabei prallte er mit seiner rechten Schulter heftig gegen die Felswand. Die Sturzhöhe war für alpine Kletterei aufgrund der geringen Abstände der Zwischensicherungen verhältnismäßig gering. Der Notruf wurde vom Seilpartner abgesetzt (➤ Tab. 18.3).

Tab. 18.3 SAMPLER	
SAMPLER	**Beschreibung**
Symptome und Befunde	Luxation der rechten Schulter
Allergien	Keine
Medikation	Keine
Patientenvorgeschichte	Keine relevanten Vordiagnosen
Letzte Mahlzeit	Frühstück
Ereignisse direkt vor dem Notfall	Felsklettern
Risikofaktoren	Keine

18.3 Medizinische Versorgung und Maßnahmen

Die Bergung des Verletzten und seines Seilpartners wird vom HCM nach einer orientierenden Ersteinschätzung durchgeführt. Die rechte Schulter wird bei V. a. anteriorer Schulterluxation mittels Desault-Verbandes immobilisiert. Zusätzlich erfolgt die Anlage einer peripheren Venenverweilkanüle G 18 zur Verabreichung einer Analgesie mit Fentanyl 0,1 mg. Dadurch wird eine deutliche Schmerzreduktion mit einer NRS < 2 erreicht. Anschließend wird der Abtransport ins nächstgelegene Krankenhaus vorbereitet. Vollständigkeitshalber wird auch der zweite Alpinist medizinisch beurteilt, wobei keinerlei Verletzungen oder sonstige medizinische Probleme festgestellt werden.

18.4 Rettungsprozedere

Der HCM wird mittels Fixseil punktgenau in der Felswand abgesetzt, dort, wo sich der verletzte Alpinist befindet. Nach einer kurzen Erklärung der Rettungsstrategie kontrolliert der HCM den Klettergurt des Patienten und versichert sich, dass auch der zweite Alpinist ausreichend gesichert ist. Dann hängt er den Patienten ins Fixseil ein und kapert das Kletterseil. Der verletzte Alpinist wird am Seil ins Tal geflogen und dem Notarzt übergeben (➤ Abb. 18.3). Die Rettung des zweiten Alpinisten erfolgt im Anschluss nach dem gleichen Verfahren (Kaperbergung).

18.5 Zielklinik und Transport

Der verletzte Bergsteiger wird nach telefonischer Rücksprache mit der zuständigen Notrufzentrale in das nächstgelegene Krankenhaus mit radiologischer und orthopädischer Fachkompetenz transportiert. Der zweite Alpinist kehrt eigenständig nach Hause zurück.

Nach Abschluss der Rettungsaktion kehrt der hinzugezogene Südtiroler Notarzthubschrauber wieder in das eigene Einsatzgebiet zurück und meldet sich in der Landesnotrufzentrale für eventuelle weitere Einsätze als wieder verfügbar an.

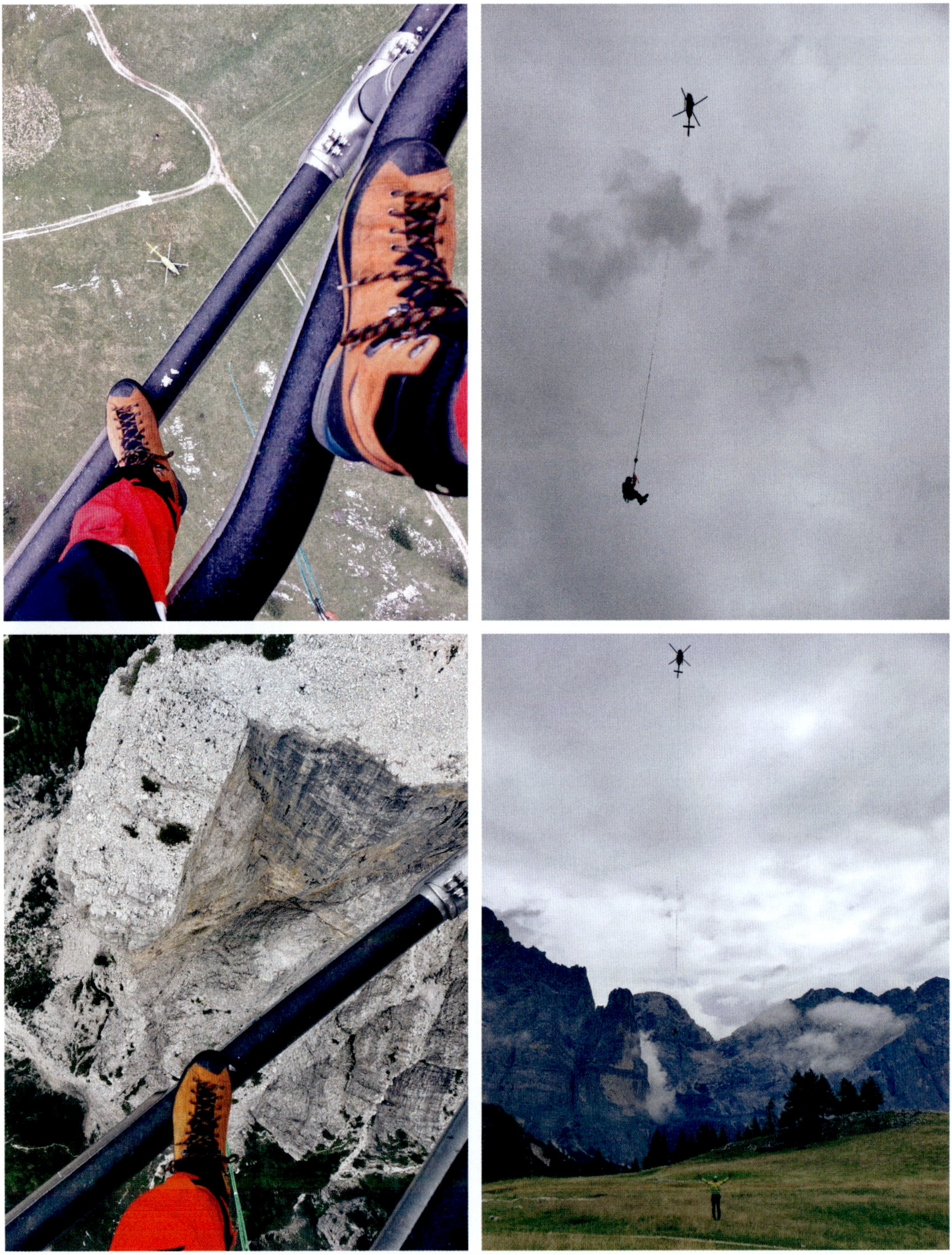

Abb. 18.3 Rettungsaktion des verletzten Alpinisten und der Begleitperson [O780]

18.6 Klinischer Verlauf

Die Röntgendiagnostik bestätigt eine anteriore Schulterluxation rechts, die durch manuelle Reposition behandelt werden kann. Die Schulter wird daraufhin für 30 Tage mit einem Desault-Verband ruhiggestellt. Nach kurzem Aufenthalt verlässt der Patient mit einer angepassten Schmerztherapie und bereits geplanten orthopädischen Kontrolluntersuchungen das Krankenhaus. Der Heilungsprozess verläuft vollständig.

18.7 TOPS & FLOPS

Ein **TOP** war, dass der NAH mit zusätzlichem Doppelhaken im Schwerpunkt die Möglichkeit bietet, auch eine Seilbergung als Rettungsverfahren anzuwenden. Dies kommt vor allem dann zum Einsatz, wenn die Länge des Windenseiles (90 m) für die Bergung nicht ausreicht. Longline-Einsätze sind relativ selten (ca. 1 % der Windeneinsätze).

Ein weiteres **TOP** war die Zusammenarbeit zwischen den benachbarten Regionen. In diesem konkreten Fall ermöglichte die geografische Nähe zwischen den verschiedenen alpinen Regionen die enge Zusammenarbeit der Notrufzentralen und die exzellente Kenntnis des Gebietes den Einsatz des benachbarten Notarzthubschraubers mit der Zusatzoption einer Longline-Seilbergung. Der ersteintreffende lokale NAH konnte trotz mehrerer Versuche die beiden Alpinisten mittels Seilwinde nicht erreichen. Bei Fehlen dieser Möglichkeit wäre die einzige Alternative eine zeitaufwendige und gefährliche terrestrische Rettungsaktion für die Bergrettung gewesen.

Als **FLOPS** eines Longline-Einsatzes gelten vor allem der hohe Zeitaufwand sowie die aufwendigen Vorbereitungen. Im beschriebenen Fall wurde entschieden, der Notarzt im Tal zu belassen, sodass eine vollständige medizinische Beurteilung und Versorgung erst mit zeitlicher Verzögerung möglich waren.

18.8 Wichtige Aspekte eines Longline-Einsatzes

Technische Ausrüstung Der Doppelhaken im Schwerpunkt ist für „Human External Cargo" (Transport von Menschen außerhalb der Kabine) zugelassen und kann mit maximal 600 kg belastet werden. Das System ist mit einem Schnellabwurfmechanismus und spezieller Technik zur Reduktion von Schwingungen ausgestattet. Das daran befestigte statische Seil (Dyneema) ist ebenso für diesen Einsatz zertifiziert und hat theoretisch keine Längenbegrenzung. Die technische Schwierigkeit liegt allerdings darin, bei zunehmender Seillänge den HCM an die richtige Stelle zu bringen – eine Herausforderung für die gesamte Crew. Im Regelbetrieb wird eine Seillänge von 100 m angewandt. In zwei Fällen wurde in den letzten Jahren ein 120-m-Seil erfolgreich eingesetzt.

Koordination Der Longline-Einsatz erfordert eine äußerst präzise Koordination zwischen dem Piloten, dem HHO-TCM und den Rettern am Seil und am Boden. Diese müssen in perfekter Abstimmung arbeiten, um die Sicherheit des Patienten und des Teams zu gewährleisten.

Vorteile:
- Erreichbarkeit von besonders unzugänglichen Notfallorten: Die Longline ermöglicht den Zugang zu schwer erreichbaren Orten wie tiefen Schluchten, steilen Felsen und dichten Wäldern.
- Reduzierte Gefährdung des Hubschraubers: Durch die größere Entfernung zwischen Hubschrauber und Boden reduziert die Longline das Risiko einer Kollision mit Felsen, Bäumen, Stromleitungen und anderen Gefahrenquellen, wodurch im seltenen Einzelfall die Sicherheit der Rettungsaktion erhöht wird. Ferner ist die Longline widerstandsfähiger und weniger anfällig für Schäden als das Windenseil, zum Beispiel bei Reibung an Felswänden.
- Evakuierung mehrerer Personen: Durch den Schwerpunkthaken ist es möglich, mehr Gewicht zu transportieren und somit gleichzeitig bis zu vier Personen zu evakuieren. Die Longline wird deshalb auch bei Evakuierungen aus stillstehenden Seilbahnen eingesetzt.

- SAR-Einsätze (Search and Rescue) mit RECCO-Gerät: Das 10 m lange spezielle Kabel ermöglicht den Einsatz eines RECCO-Geräts zur Patientensuche bei Lawineneinsätzen.

Herausforderungen und Grenzen:

- Zeitaufwand und Vorbereitung: Der Einsatz der Longline erfordert nach dem Erkundungsflug und dem Festlegen der notwendigen Seillänge immer eine Zwischenlandung an einem geeigneten Landeplatz, um das statische Seil am Schwerpunkthaken zu fixieren. Dies führt natürlich zu einer Verlängerung der prähospitalen Versorgungszeit, genauso wie die Notwendigkeit eines ausgedehnteren Briefings und akkurater Vorbereitung.
- Schnelle Evakuierung: In technisch besonders schwierigen Einsätzen kann die Entscheidung des Teams darin bestehen, den Patienten so schnell wie möglich aus der unzugänglichen Zone zu evakuieren, ihn an einen sichereren Ort zu transportieren und erst dann die notwendigen diagnostischen und therapeutischen medizinischen Maßnahmen zu ergreifen.

MERKE

Die Longline-Seilbergung stellt eine seltene, aber im Einzelfall essenzielle Rettungsmethode für besonders schwieriges und sonst vielleicht unzugängliches alpines Gelände dar. Die Methode erfordert allerdings präzise Planung und Koordination, um die Sicherheit aller beteiligten Einsatzkräfte zu garantieren.

Was wäre, wenn …

- … das Wetter umgeschlagen hätte und ein Abtransport mittels Seilwinde nicht möglich gewesen wäre? Oder kein Hubschrauber mit Longline-Möglichkeit verfügbar gewesen wäre?

In beiden Fällen hätte die Rettung nur terrestrisch durch Aufstieg und Abseilen an der Felswand stattfinden können.

Zusammenfassung

- Dieser Fall demonstriert eindrücklich die große Bedeutung von Notarzthubschraubern in alpinen und schwer zugänglichen Gebieten. Tatsächlich wurden sogar zwei Hubschrauber für die Rettung der Seilschaft benötigt.
- Der Einsatz der Longline ist insgesamt sehr selten nötig. Die allermeisten Rettungen, auch in schwierigem alpinem Gelände, können mittels Seilwinde in hoher Qualität durchgeführt werden.

III

Exponiertes Gelände

KAPITEL

19 Thorakotomie im Gebüsch

Philipp Lex
Unter Mitwirkung von: Georg Girke

Fallbericht

Setting

Helikopterstandort
Krankenhaus der Maximalversorgung in einer großen Metropole
Helikopter
Airbus H135 P3H
Besatzung
Pilot, TC-HEMS, Notarzt
Operationelle Besonderheiten
Primäres Einsatzgebiet umfasst das urbane Umfeld der Metropole. Ein zweiter Intensivtransporthubschrauber (ITH) in der Stadt wird für Intensivverlegungen vorgehalten.

Alarmierung

Es ist ein warmer Tag im Frühsommer. Am Nachmittag erfolgt die Alarmierung mit der Meldung: „Schwerer Verkehrsunfall mit Motorrad". Neben dem RTH werden ein bodengebundener Notarzt (mit NEF), zwei Rettungswagen sowie mehrere Einheiten der Feuerwehr alarmiert. Die Entfernung zum Einsatzort beträgt etwa 18 km.

Preflight-Abklärungen (Wetter/Team/Einsatztaktik)

Der Tag ist sommerlich mit sehr warmem Wetter (33 °C), aber unproblematischen Flugbedingungen: keine Wolken, sehr gute Sicht. Die Einsatzstelle liegt direkt an der Stadtgrenze und noch im eigenen Einsatzgebiet, somit ist kein Leitstellenwechsel nötig (➤ Tab. 19.1).

Tab. 19.1 Abklärungen und Gedanken

Leitstelle	Alarmierung aufgrund des Meldebildes (schwerer Verkehrsunfall) und mangelnder Verfügbarkeit weiterer bodengebundener Notärzte
Pilot	Flugwetter unproblematisch
TC-HEMS	Flugwetter ist unproblematisch. Ggf. wird RTH-spezifisches Traumaequipment an der Einsatzstelle benötigt. Ein regionales Traumazentrum ist ca. 15 min Fahrtzeit entfernt, das nächste überregionale Traumazentrum ca. 40 min. Vermutlich ist eine Landung an der Einsatzstelle möglich.
Notarzt	Ein NEF sowie zwei RTW sind parallel alarmiert. Es ist davon auszugehen, dass zumindest NEF und ein RTW vor dem RTH an der Einsatzstelle eintreffen.

Anflug und Ersteindruck bei Landung

Auf dem Anflug bespricht das Team die infrage kommende Krankenhäuser: Ein regionales Traumazentrum ist ca. 15 min Fahrtzeit entfernt, das nächste überregionale Traumazentrum ca. 40 min. Vermutlich ist eine Landung an der Einsatzstelle möglich. Bei der Notwendigkeit eines überregionalen Traumazentrums kann somit trotz urbanen Umfelds ein Lufttransport sinnvoll sein. Notarzt und TC-HEMS beschließen, erweitertes Notfallequipment sowie spezielles Traumaequipment direkt mit zur Einsatzstelle zu nehmen.

Bei Erreichen der Einsatzstelle zeigen sich gute Landemöglichkeiten. Aus der Luft sieht das Team ein Fahrzeug auf dem Dach neben der Straße liegend sowie ein Motorrad auf der Straße liegend ca. 50 m entfernt. Der Großteil der Einsatzkräfte befindet sich an einem Feldrand abseits der Straße, weitere 50 m entfernt vom Motorrad. Der RTH landet auf einem angrenzenden Feld in direkter Nähe zur Einsatzstelle.

19.1 Medizinische Ersteinschätzung und Erstmaßnahmen nach Eintreffen

Nach der Landung wird das Team vom Einsatzleiter der Feuerwehr kurz instruiert, dass es einen schwer verletzten Motorradfahrer sowie zwei weitere leicht verletzte Beteiligte aus dem Pkw gibt. Das Team teilt sich auf, sodass der Notarzt direkt zum Motorradfahrer geht, während sich der TC-HEMS auf dem Weg einen raschen Eindruck von den beiden Pkw-Insassen verschafft. Es bestätigt sich, dass diese tatsächlich nur leicht verletzt sind, aktuell von Kräften der Feuerwehr betreut werden und durch den noch auf Anfahrt befindlichen RTW sowie einen zwischenzeitlich zusätzlich alarmierten RTW zu einem späteren Zeitpunkt versorgt werden können. Der TC-HEMS trifft somit mit nur wenig Verzögerung beim Motorradfahrer ein. Es zeigt sich, dass RTW und NEF nur wenige Augenblicke vor der Landung des RTH am Einsatzort eintreffen.

Augenzeugen berichten von der Kollision des Motorrads mit einem abbiegenden Pkw während eines Überholversuchs (➤ Abb. 19.1). Wie aus der Luft bereits gesehen wurde, liegt etwa 50 m vom Ort des Zusammenstoßes entfernt ein Motorrad auf der Straße. Der Patient befindet sich weitere etwa 50 m vom Motorrad entfernt (➤ Abb. 19.2).

Der Patient wurde durch die Kollision über einen etwa zwei Meter tiefen und drei Meter breiten Graben in dichtes Gebüsch geschleudert. Aufgrund gravierender Verletzungen, insbesondere einer Amputation des rechten distalen Unterarms sowie des rechten Unterschenkels, legten die bereits eingetroffenen Einsatzkräfte zwei Tourniquets zur Blutungskontrolle an. Die Blutungen konnten damit kontrolliert werden. Darüber hinaus stabilisierte ein Helfer die Halswirbelsäule des Patienten. Der Helm war bereits entfernt worden. Weitere Maßnahmen waren zum Zeitpunkt des Eintreffens der RTH-Crew noch nicht durchgeführt worden.

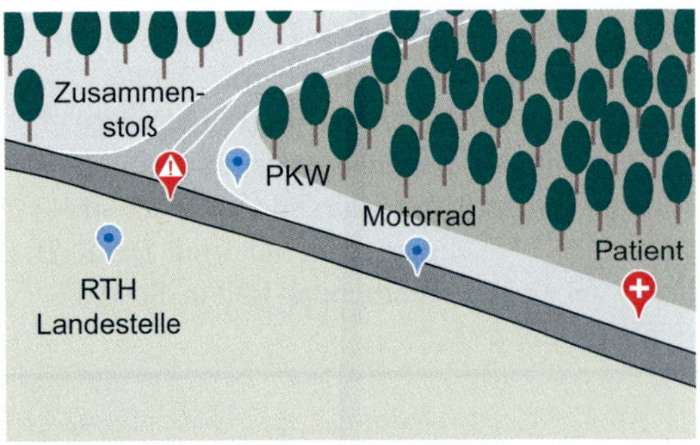

Abb. 19.1 Draufsicht Straße [L143]

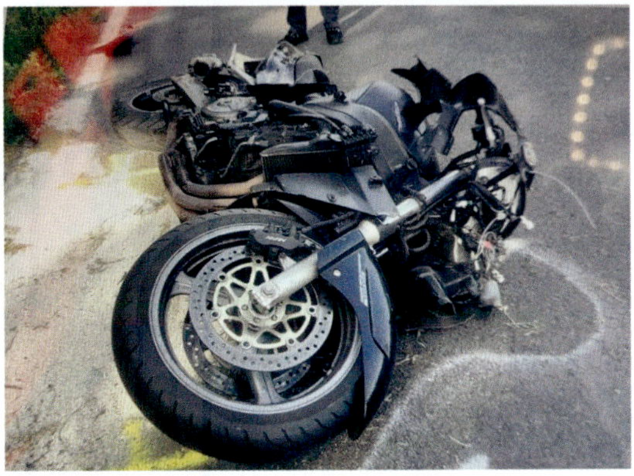
Abb. 19.2 Motorrad [M1699]

Mehrere Versuche der RTH-Crew zur Anlage eines peripher-venösen Zugangs bleiben erfolglos, weshalb ein intraossärer Zugang am proximalen Humerus (links) etabliert wird. Zeitgleich erfolgt eine komplikationslose endotracheale Intubation mit Videolaryngoskop. Durch den Aufprall des Patienten und durch die Einsatzkräfte ist das Gebüsch zwar teilweise platt getreten, dennoch erschweren zahlreiche kleine Äste und eine große Anzahl an Insekten die Versorgung erheblich. Der Patient wird daher zügig auf eine Vakuummatratze gelagert und auf die Straße verbracht. Im Rahmen der Umlagerung wird aufgrund des Unfallmechanismus eine Beckenschlinge angelegt (➤ Tab. 19.2).

VERDACHTSDIAGNOSE
Polytrauma mit Amputationsverletzung

19.2 Anamnese

Eine Anamnese ist bei einem komatösen Patienten mit einem GCS 3 nicht möglich.

Tab. 19.2 xABCDE

xABCDE	Beschreibung	Erstmaßnahmen
eXsanguination	Aktive Blutung aus rechtem distalem Unterarm sowie rechtem Unterschenkel bei traumatischer Amputation	Anlage Tourniquet am rechten Unterarm sowie rechten Oberschenkel
Airway	Blutig, jedoch frei	Intubation
Breathing	Links normales Atemgeräusch, rechts deutlich abgeschwächt, soweit bei Lärm beurteilbar	–
Circulation	Tachykarder Sinusrhythmus 145 bpm, RR 80/45, zentraler Puls gut palpabel	i. o.-Zugang 15G 45 mm am proximalen Humerus mit Volumentherapie
Disability	GCS 3, Pupillen 4 mm beidseits, träge lichtreagibel	–
Exposure & Environment	Bodycheck: adipöser Patient, traumatische Amputation des rechten Unterschenkels sowie des rechten distalen Unterarms. Linker Oberarm: offene Verletzungen bis auf Muskel reichend, beides mit Tourniquet bereits versorgt. Umgebung: laut, sehr viele Mücken, ca. 40 Einsatzkräfte vor Ort, Absicherung durch Polizei	Anlage Beckenschlinge, Immobilisierung auf Vakuummatratze

19.3 Medizinische Versorgung und Maßnahmen

Kurz nach dem Transfer auf die Straße erleidet der Patient einen Herz-Kreislauf-Stillstand (PEA). Das Team beginnt sofort mit Reanimationsmaßnahmen und führt umgehend beidseits eine Fingerthorakostomie (Bülow) durch. Innerhalb von 2 min kann ein ROSC festgestellt werden. Die nun deutlich besseren Arbeitsbedingungen ermöglichen die Anlage eines weiteren peripheren Venenzugangs und die Vervollständigung des Monitorings.

Da im Rettungsdienstgebiet die Clamshell-Thorakotomie eine standardisierte Maßnahme mit eigener Standard Operating Procedure (SOP) ist und der RTH hierfür spezielles Equipment mitführt, bespricht das Team das weitere Vorgehen bei einem potenziellen erneuten Herz-Kreislauf-Stillstand. Dabei orientiert es sich an der 4-E-Regel (➤ Tab. 19.3) und entscheidet sich für eine umgehende Thorakotomie, sollte es erneut dazu kommen.

Diese Situation tritt nur wenige Augenblicke später tatsächlich ein. Die Notärzte positionieren sich beidseitig des Patienten und erweiterten die Thorakostomie entlang des 5. ICR bis zum Sternum sowie zur hinteren Axillarlinie. Der TC-HEMS assistiert kopfseitig. Nach Durchtrennung des Sternums mit der Gigli-Säge wird der Thorax manuell gespreizt. Der TC-HEMS hält den Thorax offen, sodass der Thoraxsperrer platziert werden kann und die Thoraxhöhle sehr gut einsehbar ist. Das Perikard wird entlastet, es

19

Tab. 19.3 4-E-Regel

Expertise	Die Clamshell-Thorakotomie ist mit einer SOP standardisiert, stellt aber keine Routineprozedur dar. Der Notarzt des RTH hat ein entsprechendes praktisches Training absolviert und bereits eine Thorakotomie durchgeführt. Der NEF-Notarzt sowie der TC-HEMS sind im Material und Ablauf geschult, aber ohne praktische Anwendungserfahrung. Die Besatzungen des RTW wurden im Rahmen der Rettungsdienst-Regelfortbildungen im Material geschult.
Elapsed Time	Gemäß SOP soll eine Durchführung nur erfolgen, wenn der Herz-Kreislauf-Stillstand bei Durchführung nicht länger als 10 min (stumpfes Trauma) bzw. 15 min (penetrierendes Trauma) besteht. Da die Maßnahme prophylaktisch für eine erneute Arrest-Situation vorbereitet werden soll, kann eine zeitnahe Durchführung gewährleistet werden.
Equipment	Der RTH führt ein spezialisiertes Thorakotomie-Set mit. Das Set beinhaltet ein erweitertes chirurgisches Instrumentarium, darunter u. a. atraumatische Gefäßklemmen, ein Hautklammergerät, einen Rippen-Sperrer und eine Gigli-Säge (➤ Abb. 19.3).
Environment	Der Patient liegt zu diesem Zeitpunkt auf der RTW-Trage, die sich auf der abgesperrten Landstraße befindet. Der Zugang ist optimal und Einsatzkräfte der Feuerwehr errichten einen Sichtschutz mit Planen. Weiterhin besteht eine nennenswerte Belastung der Einsatzkräfte durch viele Mücken.

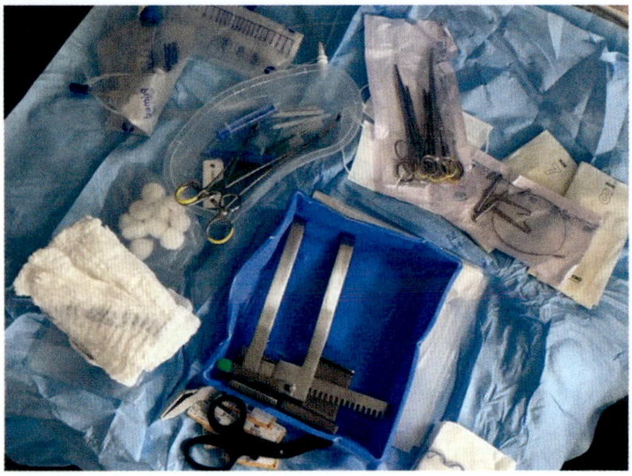

Abb. 19.3 Equipment [M1699]

zeigt weder eine Tamponade noch eine direkte Verletzung des Herzmuskels. Ebenso kann keine nennenswerte Verletzung der Lunge festgestellt werden, auf einen Hilus-Twist wird daher verzichtet. Die Aorta descendens wird nach manueller Freipräparation mit einer Aortenklemme abgeklemmt. Die manuelle Kompression des Herzens wird daraufhin umgehend gestartet und es erfolgt eine intensive Volumengabe. Durch einen manuellen Impuls in Form eines „Anschnipsens" des Herzmuskels mit dem Finger kann innerhalb von 2 min ein ROSC erzielt werden.

Das Team diskutiert, ob ein Lufttransport unter diesen Umständen möglich und sinnvoll ist. Hierfür findet eine Nutzen-Risiko-Einschätzung nach dem FORDEC-Modell statt (➤ Kap. 19.5). Das Team entscheidet sich, den Patienten luftgebunden in das Standortkrankenhaus des RTHs zu transportieren.

19

19.4 Rettungsprozedere

Der Patient liegt zunächst an einer schwer zugänglichen Stelle. Vermutlich wurde er durch den Aufprall über einen breiten Graben in dichtes Gebüsch geschleudert. Dort ist er tief im hohen Bewuchs aus Zweigen und Ästen eingesunken. Zusätzlich erschweren zahlreiche Insekten die Versorgung des Patienten. Um ihn zu erreichen, müssen die Einsatzkräfte den Graben durchqueren. Zudem gibt es in unmittelbarer Patientennähe nur sehr wenig Platz für das Notfallequipment.

Die Verlagerung des Patienten an einen besser zugänglichen Ort hat daher hohe Priorität. Dank der Unterstützung zahlreicher Feuerwehrkräfte kann er ohne größere Probleme über den Graben hinweg auf die Straße transportiert werden. Nach Durchführung unaufschiebbarer Erstmaßnahmen am Auffindeort kann die Versorgung direkt auf der RTW-Trage und unter deutlich besseren Bedingungen fortgeführt werden. Die Einsatzstelle ist weiträumig abgesperrt. Die Feuerwehr errichtet zusätzlich einen Sichtschutz mit Planen. Da an den Fahrzeugen keine technischen Rettungsmaßnahmen erforderlich sind, bleibt die Geräuschkulisse gering. Der Patient wird bewusst nicht in den RTW verbracht, um eine ungehinderte Versorgung mit besserem Zugang auf der Straße zu ermöglichen und einen weiteren Zeitverlust zu vermeiden.

19.5 Zielklinik und Transport

Die Entscheidungsfindung zur Auswahl der Zielklinik und des Transportmittels wird mithilfe des FORDEC-Modells getroffen (➤ Tab. 19.4).

Während des Fluges erleidet der Patient erneut einen Herz-Kreislauf-Stillstand, das EKG zeigt diesmal ein Kammerflimmern. Das Team kann in der Hubschrauberkabine die manuelle Herzdruckmassage durchführen und das Kammerflimmern durch leichte Schläge mit der flachen Hand auf den Herzmuskel („Herz-Watschn") zu einem Sinusrhythmus konvertieren. Innerhalb einer Minute tritt erneut ein ROSC ein. Der Patient wird mit eigenem Kreislauf im Schockraum übergeben (➤ Abb. 19.5).

19.6 Klinischer Verlauf

Nach Übernahme im Schockraum wird der Patient direkt in den OP zur weiteren Versorgung gebracht. Leider verstirbt er in Folge eines massiven Schädel-Hirn-Traumas mit intrazerebraler Blutung noch im OP.

Tab. 19.4 FORDEC-Modell

Facts	Das Team steht vor der Entscheidung, ob ein Lufttransport des Patienten nach der Clamshell-Thorakotomie unter den gegebenen Umständen möglich und sinnvoll ist. Der Transport muss zwingend in ein überregionales Traumazentrum erfolgen. Zusätzlich ist zu klären, ob das aufnehmende Krankenhaus die Behandlung eines Patienten mit dieser Maßnahme gewährleisten kann. Ein weiterer entscheidender Faktor ist die Kabinenkonfiguration des Airbus H135 P3H, die standardisiert folgendermaßen aufgebaut ist: Die Patiententrage befindet sich in Flugrichtung links, während zwei Sitze gegen die Flugrichtung am vorderen Ende der Kabine positioniert sind (➤ Abb. 19.4). Der TC-HEMS könnte den Patienten in der Kabine begleiten und mitversorgen, sofern keine fliegerischen Einschränkungen dagegensprachen.
Options	• Lufttransport (RTH): – Schneller Transport bei guten Flugbedingungen, Notarzt und TC-HEMS können den Patienten in der Kabine begleiten. – Der Zugang zum Thorax ist in der Kabine begrenzt, aber möglich. Erneute Reanimationsmaßnahmen sind vermutlich auch während des Fluges möglich. • Bodengebundener Transport (RTW): – Gute Platz- und Lichtverhältnisse während des Transports
Risks	• Lufttransport (RTH): – Eingeschränkte Platz- und Lichtverhältnisse während des Transports erschweren ggf. Komplikationsmanagement und Monitoring • Bodengebundener Transport (RTW): – Längere Transportdauer – Reanimationsmaßnahmen während der Fahrt nur mit erhöhter Gefahr für Einsatzkräfte (kein Gurt) möglich. – Unklar, ob nächstgelegenes überregionales Traumazentrum aufnahmebereit ist
Decision	Nach Abwägung der Optionen und Risiken entscheidet das Team, den Lufttransport durchzuführen. Die Patientensituation erfordert eine möglichst schnelle Verbringung in das Standortkrankenhaus des RTH (überregionales Traumazentrum). Die Konfiguration der Airbus H135 P3H ermöglicht eine lückenlose Überwachung und Versorgung des Patienten während des Fluges.
Execution	Während der Notarzt den Patienten telefonisch im Zielkrankenhaus anmeldet, koordiniert der TC-HEMS gemeinsam mit den Einsatzkräften vor Ort die Transportvorbereitungen. Der Thorax wird lose abgedeckt, um eine jederzeitige visuelle Kontrolle der Herzaktivität zu ermöglichen, da das Monitoring zunehmend unzuverlässige Werte liefert.
Check	• Vor dem Start erfolgt eine abschließende Kontrolle. • Es bestehen keine fliegerischen Einschränkungen durch Wetter oder Patientengewicht. • Alle notwendigen medizinischen Maßnahmen werden durchgeführt, Material und Medikamente für mögliche Komplikationen sind in der Kabine verfügbar. Der Patient kann trotz des offenen Thorax sicher auf der Trage fixiert werden, der Thorax ist für Notarzt und TC-HEMS zugänglich und gut einsehbar. • Das aufnehmende Krankenhaus ist alarmiert.

19.7 TOPS & FLOPS

Das Luftrettungsteam bespricht den Einsatz im Anschluss ausführlich. Ein gemeinsames Debriefing mit allen Beteiligten konnte einsatzbedingt nicht unmittelbar erfolgen, es finden jedoch zeitversetzt Gespräche mit den beteiligten Kräften statt.

Die Maßnahme der Notfallthorakotomie stellt eine seltene Intervention dar und wurde unter herausfordernden Rahmenbedingungen durchgeführt. Im Debriefing werden insbesondere folgende Punkte thematisiert:

TOP:

- Ausschlaggebend für die erfolgreiche Durchführung waren insbesondere die adäquate Personal- und Materialverfügbarkeit vor Ort sowie das rasche Erreichen eines gemeinsamen Situationsverständnisses (Shared Mental Model)

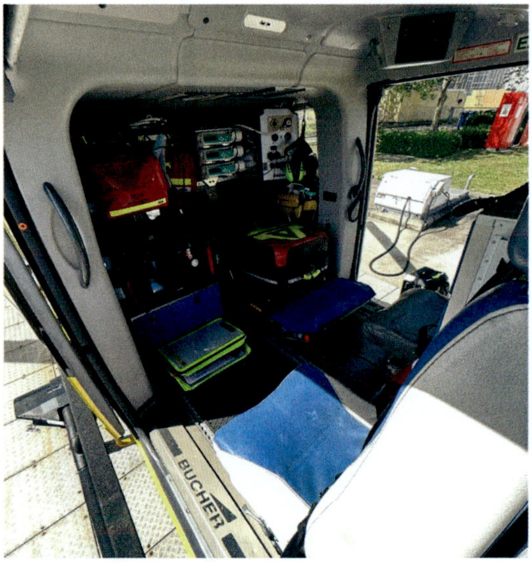

Abb. 19.4 RTH-Konfiguration [M1699]

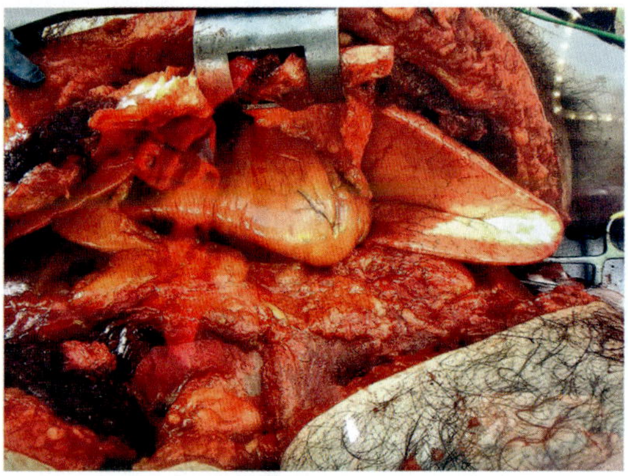

Abb. 19.5 Thorax bei Übergabe [M1699]

durch das ad hoc gebildete Team aus boden- und luftgebundenem Rettungspersonal.

- Besonders hervorzuheben ist die zielgerichtete und strukturierte Kommunikation innerhalb des Teams, die trotz hoher Stressbelastung auf bemerkenswert hohem Niveau stattfand – ein Umstand, der in dieser Form nicht als selbstverständlich angesehen werden kann.
- Diese günstigen Rahmenbedingungen ermöglichten es, in kürzester Zeit einen strukturierten Behandlungsansatz umzusetzen.

FLOP: Zwei Faktoren erschwerten die primäre Versorgung erheblich und wurden im Nachgang kritisch reflektiert:

- Die massive Präsenz von Insekten während der initialen Versorgung war stark störend. Einflussnahme war hier nicht möglich, dieser Umstand musste als äußere Rahmenbedingung akzeptiert werden.
- Die ausgeprägte Adipositas des Patienten erschwerte die Thorakotomie technisch erheblich. Hier zeigte sich exemplarisch, dass improvisierte Vorgehensweisen – etwa der Einsatz einer Kleiderschere zum Durchtrennen des Sternums – nur unter bestimmten Voraussetzungen praktikabel sind und rasch an ihre Grenzen stoßen.

MERKE

Die Clamshell-Thorakotomie ist eine hochinvasive Ultima-Ratio-Maßnahme in der prähospitalen Notfallmedizin – ihre Anwendung bleibt selten und kontrovers. Eine belastbare Evidenz aus randomisiert-kontrollierten Studien existiert nicht, was angesichts ethischer und praktischer Hürden auch künftig kaum zu erwarten ist. Allerdings zeigen erste Metaanalysen mit größeren Fallzahlen, dass die Durchführung einer Notfallthorakotomie in spezifischen Situationen mit einer signifikant erhöhten Überlebenswahrscheinlichkeit assoziiert ist – verglichen mit rein konservativen Maßnahmen. Zu berücksichtigen ist hierbei, dass ein zusätzlicher gesundheitlicher Schaden für den Patienten in der Regel nicht mehr zu erwarten ist. Das ethische Spannungsfeld bleibt dennoch ein wesentlicher Bestandteil der Diskussion.

Angesichts der sehr geringen Zahl potenziell profitierender Patienten stellt sich berechtigt die Frage, auf welchen Rettungsmitteln entsprechendes Equipment sinnvollerweise vorgehalten und welches Personal gezielt dafür geschult werden sollte. Unabhängig von der Ausstattung gilt jedoch stets der zentrale Leitsatz: Die richtige Indikationsstellung ist entscheidend. Nur bei klar erfüllten Kriterien und entsprechenden Rahmenbedingungen sollte diese Maßnahme erwogen werden.

Was wäre, wenn …

- … der Kreislaufstillstand bereits vor Eintreffen der Einsatzkräfte eingetreten wäre?
  In diesem Fall wäre eine Notfallthorakotomie gemäß der 4-E-Regel aufgrund der unklaren Dauer des Kreislaufstillstands nur bedingt indiziert gewesen. Das Zeitfenster kann realistisch ausschließlich bei einem beobachteten Kreislaufstillstand eingehalten werden.
- … kein spezielles chirurgisches Instrumentarium verfügbar gewesen wäre?
  Bei diesem Patienten – groß gewachsen und stark adipös – wäre die Durchführung einer Clamshell-Thorakotomie ohne adäquates Equipment nicht möglich gewesen. Improvisierte Vorgehensweisen wie der Einsatz einer Kleiderschere zum Durchtrennen des Sternums hätten hier mit hoher Wahrscheinlichkeit versagt.
- … die durchgeführte „Herz-Watschn" das Kammerflimmern nicht terminiert hätte?
  - Diese Fragestellung wurde im Team intensiv nachbesprochen. Interne Defibrillationspaddles waren im verwendeten Thorakotomieset nicht enthalten und werden präklinisch üblicherweise auch nicht vorgehalten.
  - Eine externe Defibrillation über aufgeklebte Patches wäre grundsätzlich möglich, allerdings ist unklar, wie effektiv die Energieübertragung auf das frei liegende Herz wäre. Theoretisch könnte durch ein temporäres „Schließen" des Thorax (z. B. durch manuelles Zusammenführen der Thoraxhälften) eine besser fokussierte Energieübertragung erzielt werden.
  - Als Ultima Ratio wäre es denkbar, die Defibrillation über direkt auf dem Myokard angebrachte Klebeelektroden mit niedriger Energie durchzuführen. Hierzu existieren jedoch weder etablierte Protokolle noch belastbare Daten zur Wirksamkeit oder Sicherheit.

Zusammenfassung

Dieser Einsatz war in vielerlei Hinsicht außergewöhnlich:

- Außergewöhnlich, weil die Maßnahme zwar trainiert, aber im realen Einsatz selten und kaum je wirklich erwartet werden.
- Außergewöhnlich, weil sie unter größter Anspannung mit bemerkenswerter Ruhe und Zielstrebigkeit umgesetzt wurde.
- Außergewöhnlich, weil ein interprofessionelles Team – zusammengewürfelt, aber hochprofessionell – in einer absoluten Ausnahmesituation als Einheit funktionierte.
- Er zeigt eindrucksvoll, was möglich ist, wenn Fachkompetenz, Vertrauen und Struktur aufeinandertreffen.
- Und ganz persönlich bleibt dieser Moment unvergesslich: Ein Herz in den Händen zu halten – und zu spüren, wie das Leben in Form von Muskeltonus zurückkehrt.

LITERATUR

Nolan JP, Soar J, Cariou A et al. European Resuscitation Council Guidelines 2021: Cardiac arrest in special circumstances. Resuscitation. 2021; 161: 152–219.

Seamon MJ, Haut ER, Van Arendonk K et al. An evidence-based approach to patient selection for emergency department thoracotomy: A practice management guideline from the Eastern Association for the Surgery of Trauma. J Trauma Acute Care Surg. 2015; 79(1): 159–73.

Vianen NJ, Van Lieshout EMM, Maissan IM et al. Prehospital traumatic cardiac arrest: a systematic review and meta-analysis. Eur J Trauma Emerg Surg. 2022; 48(4): 3357–3372.

KAPITEL

20 Urbanes „Hochhaus-Canyoning"

Andreas Mehl, Tobias Barnstorf, Ulrich Heindl und Fabian Kurz

Fallbericht

Setting

Helikopterstandort
Stützpunkt in Süddeutschland in unmittelbarer Nähe zum bayerischen Voralpenland mit ca. 1.600 Einsätzen pro Jahr

Helikopter
Eurocopter H145

Besatzung
Pilot, TC-HHO, TC-HEMS, Notarzt

Operationelle Besonderheiten
Rettungswinde (auch nachts), Eisrettung, Wasserrettung

Alarmierung

An einem sonnigen Tag im Spätherbst wird der Rettungstransporthubschrauber (RTH) um 09:30 Uhr über die Leitstelle München zur Windenrettung eines verunfallten Bauarbeiters von einem Hochhausdach alarmiert (➤ Abb. 20.1). Die Alarmierung des RTH mit Rettungswinde erfolgt auf explizite Anforderung des bereits vor Ort befindlichen bodengebundenen Notarztes.

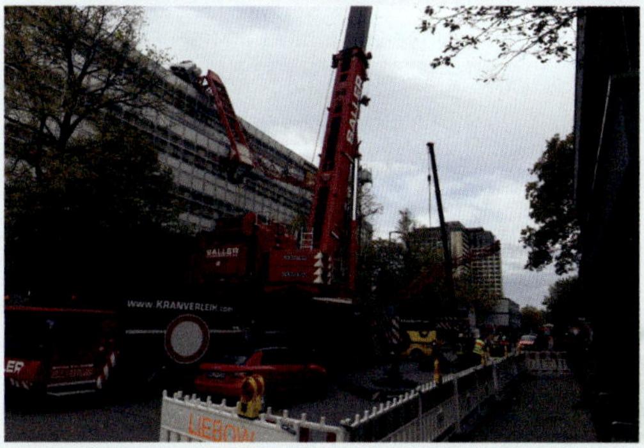

Abb. 20.1 Einsatzstelle am Boden [W957-001]

Anflug und Ersteindruck bei Landung

Das Wetter ist leicht bewölkt bei moderatem Wind, wodurch gute Sicht- und Flugbedingungen gegeben sind. Bei der Erkundungsrunde kann zügig ein Absetzpunkt direkt an der Unglücksstelle auf dem Dach identifiziert werden. An diesem besteht auch keine Gefährdung durch herumfliegende Teile. Die medizinische Crew wird über Windensofortbereitschaft in zwei Single Winches abgesetzt.

20.1 Anamnese

Auf dem Flachdach eines großen Bürokomplexes wurde ein auf dem Dach des Hochhauses stehender Baukran von mehreren Arbeitern demontiert. Dabei knickte der Baukran unkontrolliert teilweise über die Hauskante hinaus um. Einer der Arbeiter (Patient 1) stürzte vom 7. OG direkt in einen mit Dämmmaterial gefüllten Schuttcontainer und wurde dabei schwer verletzt. Ein zweiter Arbeiter (Patient 2) fiel aus dem Kranführerhaus auf das Dach des Hochhauses (➤ Tab. 20.1, ➤ Abb. 20.2).

Die örtliche Leitstelle alarmierte zwei Notarzteinsatzfahrzeuge (NEF), zwei Rettungswägen (RTW) und einen Löschzug der Berufsfeuerwehr. Das erste NEF und der erste RTW begannen unmittelbar mit der Versorgung des leicht zugänglichen Patienten 1 im Schuttcontainer. Der Zugang zum zweiten Patienten (Patient 2) auf dem Dach war durch andauernde Bauarbeiten am und im Gebäudekomplex erschwert. Deshalb musste das Rettungsteam (Feuerwehr, RTW und NEF) die letzte Etage bei fehlenden Treppen über Leitern hochsteigen.

Tab. 20.1 SAMPLER Patient 2	
Symptome und Befunde	Polytrauma mit schwerem Schädel-Hirn-Trauma (SHT) und Gesichtsschädelfrakturen, instabiles Becken, arterielle Blutung Oberschenkel
Allergien	Unbekannt, nicht anamnestizierbar
Medikamente	Unbekannt, nicht anamnestizierbar
Patientenvorgeschichte	Unbekannt, nicht anamnestizierbar
Letzte Mahlzeit	Unbekannt, nicht anamnestizierbar
Ereignisse vor dem Unfall	Demontage Baukran, Baukran dabei umgestürzt
Risikofaktoren	Unbekannt, nicht anamnestizierbar

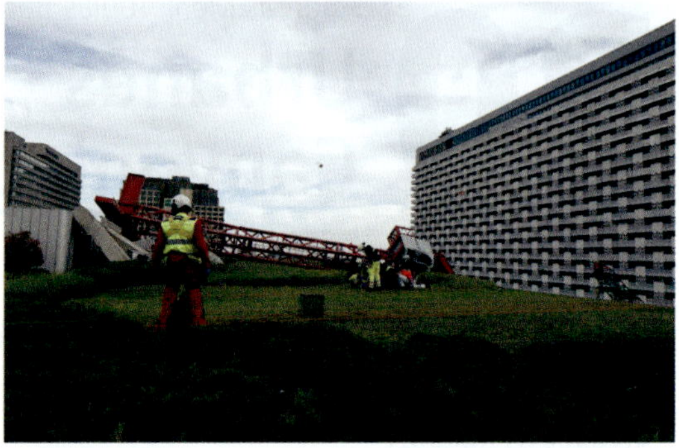

Abb. 20.2 Einsatzstelle auf dem Hochhausdach [M1700]

20.2 Medizinische Ersteinschätzung und Erstmaßnahmen nach Eintreffen

Die Erstversorgung des Patienten 2 erfolgten im Wesentlichen durch den NEF-Notarzt, das RTW-Team und den First Responder der Feuerwehr (➤ Tab. 20.2). Eine Rettung des Patienten über Aufzug, Treppenhaus oder ebenerdig vom Dach war nicht möglich. Daher entschieden die Einsatzkräfte vor Ort – darunter zufälligerweise auch der als First Responder anwesende TC-HEMS des RTH-Standorts – parallel zu dem bereits von der Feuerwehr initiierten Versuch, eine Krankentragenhalterung an der Drehleiter in Stellung zu bringen und den RTH in Windenkonfiguration anfliegen zu lassen. Der NEF-Notarzt und First Responder informierten die RTH-

Tab. 20.2 xABCDE Patient 2

xABCDE	Beschreibung	Maßnahme
e**X**sanguination	Arterielle Blutung medialer/proximaler Oberschenkel links	Tourniquet
Airway	Deformierungen Gesichtsschädel, Blutungen aus Nase und Mund, schnarchendes Atemgeräusch	Freimachen der Atemwege, Absaugen von Blut und Sekret, initial assistierte Beatmung durch erst eintreffendes nichtärztliches Rettungsfachpersonal, nach Eintreffen des Notarztes endotracheale Intubation mit Videolaryngoskop
Breathing	Thorax stabil, beidseits ventiliert, keine perforierenden Verletzungen, beidseits synchrones Heben und Senken bei Ventilation, SpO_2 97 %, mehrfach jedoch blutiges Sekret im Tubus, V. a. Blut-/Sekretaspiration vor Atemwegssicherung	Manuelle (Hand-)Beatmung unter Monitoring $etCO_2$ und SpO_2, FiO_2 1,0. Rezidivierendes Absaugen von blutigem Sekret aus Tubus
Circulation	Schocksymptomatik: Hypotonie, Tachykardie, verlängerte Rekapillarisierungszeit. Becken instabil tastbar, mehrere blutende Verletzungen im Bereich des Beckens.	Anlage zweier großlumiger PVK, Volumengabe kristalloider Infusionen, Anlage Beckenschlinge
Disability	Initialer GCS 3, erkennbares schweres SHT, Pupillen beidseits aufgrund von Augenlidhämatomen nicht beurteilbar, keine pathologischen Reflexe	–
Exposure & **E**nvironment	Herbstliches Wetter, Kälte, unzugängliche Einsatzstelle, Rettung über Zugangswege (Leitern) nur erschwert möglich	Wärmeerhalt (Ready-Heat-Decke), Vorbereitung Abtransport über die Krankentragenhalterung der Drehleiter, falls Windenbergung durch RTH aufgrund umstehender Hindernisse nicht möglich ist

Besatzung vorab über den Zustand des Patienten, die Lage am Einsatzort sowie über mögliche Hindernisse (z. B. herausragende Gebäudeteile oder Baukräne).

VERDACHTSDIAGNOSE

Polytrauma mit schwerem SHT und Gesichtsschädelfrakturen, instabiles Becken, arterielle Blutung Oberschenkel

20.3 Medizinische Versorgung und Maßnahmen

Die als Erste eintreffende RTW-Besatzung behandelte zunächst eine vermutlich tief im Oberschenkel arteriell blutende Verletzung durch Anlage eines Tourniquets und leitete wegen einer insuffizienten Eigenatmung eine Maskenbeatmung ein. Der Mund- und Rachenraum musste intermittierend von Blut und Sekret abgesaugt werden. Es gelang die Anlage eines ersten PVK, über den S-Ketamin und Midazolam verabreicht wurden.

Der inzwischen eingetroffene NEF-Notarzt sicherte die Atemwege schließlich durch eine endotracheale Intubation mittels Videolaryngoskop. Die HWS wurde mit einem HWS-Stützkragen stabilisiert. Die weitere Beatmung wurde mittels Beatmungsbeutel mit Demandventil durchgeführt. Bei stabilem Thorax ohne sichtbare Verletzungen sowie bei seitengleicher Ventilation und Thoraxexkursion sah das Team von der Anlage einer Thoraxdrainage ab. Eine FAST-Sonografie war nicht möglich, da im beschriebenen Notarztsystem kein tragbares Ultraschallgerät verfügbar ist.

Das Becken des Patienten 2 zeigte äußere Verletzungen und präsentierte sich instabil. Offene Oberschenkelfrakturen beidseits deuteten auf einen starken Impact hin, woraufhin das Team eine Beckenschlinge anlegte.

Die Kreislaufparameter waren zu diesem Zeitpunkt noch kompensiert (RR 110 mmHg systolisch, HR 130/min) und blieben nach Anlage des Tourniquets, der Beckenschlinge und der Anlage zweier großlumiger PVK zur Infusion kristalloider Infusionen auch unter Narkosebedingungen ohne Einsatz von Katecholaminen stabil. Ein systolischer Blutdruckwert von 90 mmHg wurde im Sinne der permissiven Hypotonie toleriert.

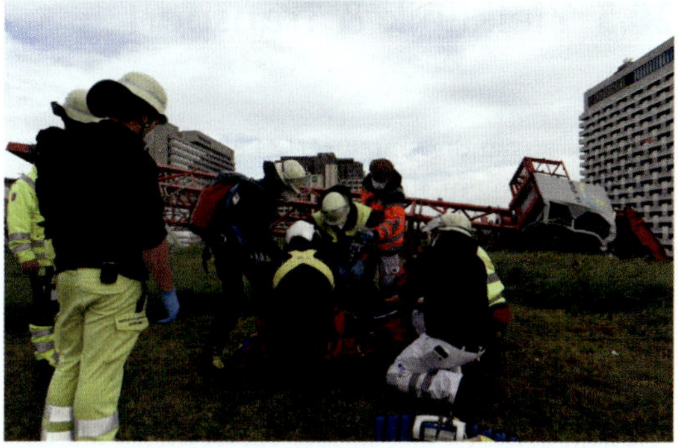

Abb. 20.3 Patient 2 wird in Bergesack verpackt [W957-001]

Das Team lagerte den Patienten 2 achsengerecht auf einer Vakuummatratze. Die beiden frakturierten Oberschenkel wurden angeformt und stabilisiert. Wärmeerhalt erfolgte durch eine aktive Wärmedecke (➤ Abb. 20.3).

20.4 Rettungsprozedere

Bereits vor Start des RTH am Stützpunkt setzt sich das Team am Einsatzort – bestehend aus einem Notarzt und TC-HEMS des RTH-Standortes – telefonisch mit der diensthabenden Crew in Verbindung und bespricht die Windenrettung. Der Patient ist so weit versorgt und transportfähig gelagert, dass eine weitere medizinische Intervention durch das RTH-Team nicht erforderlich ist.

Für den kurzen Transport in die Zielklinik bereitet das Team ggf. benötigte Medikamente vor und übergibt sie der RTH-Besatzung. Zudem wird das Abwinchen des Notarztes mithilfe des Luftrettungssacks vereinbart. In dem Luftrettungssack soll der Patient in der bereits angeformten Vakuummatratze gelagert werden.

Während des etwa vierminütigen Anflugs einigt sich das Team auf folgendes Vorgehen: In einem ersten Single-Winch-Manöver wird zunächst der Notarzt mit dem Bergesack zum Patienten abgeseilt, anschließend folgt der TC-HEMS mit EKG-Monitor.

20.5 Zielklinik & Transport

Über die zuständige Integrierte Leitstelle (ILS) wird der Patient in einem sehr nahe gelegenen Universitätsklinikum (Maximalversorger und überregionales Traumazentrum) angemeldet. Da die Luftlinie lediglich zwei Kilometer beträgt, entscheidet das Team gemeinsam, den Patienten nach dem Aufwinchen (➤ Abb. 20.4) nicht in den Hubschrauber einzuladen, sondern ihn als Außenlast direkt auf den Dachlandeplatz des Universitätsklinikums zu fliegen. Währenddessen überwacht das Team den Patienten kontinuierlich am Monitor und ventiliert ihn über einen Beatmungsbeutel mit Sauerstoffanschluss (die O_2-Flasche ist im Bergesack verstaut). Der Flug dauert weniger als drei Minuten. Am Dachlandeplatz kann der Patient – weiterhin auf niedrigem Niveau stabil – auf einen Tragenaufsetzer umgelagert und im Schockraum übergeben werden.

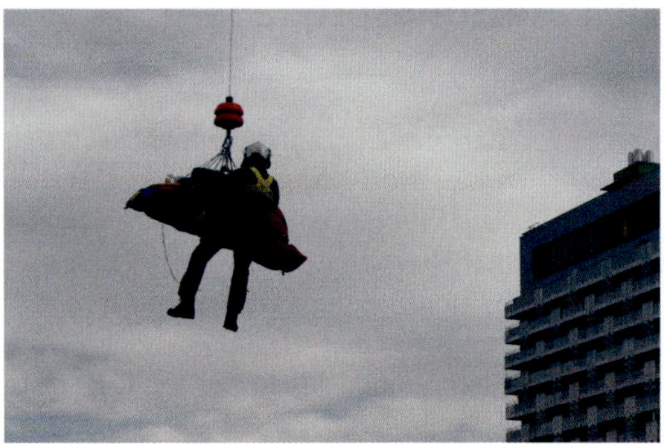

Abb. 20.4 Beatmeter Patient 2 wird mit Notarzt aufgewincht [W957-001]

20.6 Klinischer Verlauf

In der klinischen Diagnostik zeigen sich Gesichtsschädelfrakturen jedoch kein höhergradiges SHT. Die instabile Beckenfraktur sowie die Oberschenkelfrakturen werden zweizeitig mittels Fixateur externe osteosynthetisch versorgt. Das verletzte Gefäß im Oberschenkel kann erfolgreich gefäßchirurgisch rekonstruiert werden.

20.7 TOPS & FLOPS

Ein großes **TOP** in diesem Fall war sicherlich das zufällige Zusammentreffen von bodengebundenen Einsatzkräften: ein Notarzt und ein First Responder der Feuerwehr, die beide ebenfalls am Luftrettungsstandort als Notarzt bzw. TC-HEMS tätig sind. Dadurch wurde sehr schnell die Option der Windenrettung mittels RTH in Betracht gezogen. Daher wurde für den Fall, dass eine Windenrettung aufgrund umstehender Hindernisse – wie Gebäude oder weitere Baukräne – nicht möglich gewesen wäre, zusätzlich eine Drehleiter der Feuerwehr mit Krankentragenhalterung in Stellung gebracht.

Ein weiteres **TOP** war die enge und direkte Kommunikation zwischen den bodengebundenen Einsatzkräften und der RTH-Besatzung. So konnten alle relevanten Befunde bereits vorab übergeben und die eigentliche Windenrettung beschleunigt werden.

Zudem war ein **TOP**, dass der Patient vom NEF-Notarzt, RTH-Notarzt und First-Responder bereits so flugfertig vorbereitet war, dass lediglich noch der Luftrettungssack benötigt wurde. Alles andere war bereits so konfiguriert, dass der Patient vom RTH-Notarzt übernommen werden konnte.

Was wäre, wenn …

- … die Wetterbedingungen schlechter gewesen wären?
  Im geschilderten Fall herrschten gute Sicht- und Flugbedingungen mit leichtem Wind. Bei starkem Wind, Nebel oder Regen hätte der Helikoptereinsatz erschwert oder unmöglich sein können. Der RTH hätte möglicherweise nicht sicher auf dem Hochhausdach operieren können, was die Windenrettung verhindert hätte. In diesem Fall wäre die Drehleiter der Feuerwehr die primäre Rettungsoption gewesen. Die Zeit bis zur Evakuierung von Patient 2 hätte sich verlängert, was bei seiner kritischen Verfassung (Polytrauma, arterielle Blutung) das Risiko für eine Verschlechterung des Zustands erhöht hätte. Zusätzliche Maßnahmen wie eine intensivere Kreislaufstabilisierung vor Ort wären nötig gewesen.
- … kein RTH-Personal als First Responder vor Ort gewesen wäre?
  Die Anwesenheit eines TC-HEMS und Notarztes, die auch am RTH-Standort tätig waren, ermöglichte eine schnelle Entscheidung für die Windenrettung. Ohne dieses Fachwissen hätte die Koordination zwischen bodengebundenen Kräften und RTH länger gedauert. Die Feuerwehr hätte möglicherweise ausschließlich auf die Drehleiter gesetzt, was die Rettung verzögert hätte, da der Zugang zum Dach erschwert war. Dies hätte die kritische Zeitspanne bis zur Versorgung in der Klinik verlängert, was bei Patient 2 (instabiles Becken, arterielle Blutung) lebensbedrohlich hätte werden können.
- … der Zugang zum Dach einfacher gewesen wäre?
  Wenn ein Aufzug verfügbar gewesen wäre, hätte die bodengebundene Rettung (NEF, RTW, Feuerwehr) Patient 2 schneller erreichen und möglicherweise über diese Wege evakuieren können. Dies hätte die Notwendigkeit einer Windenrettung durch den RTH reduziert oder eliminiert. Die Rettungszeit wäre kürzer gewesen und die komplexe Koordination zwischen RTH und bodengebundenen Kräften weniger kritisch. Die definitive Versorgung in einem Schockraum wäre aufgrund der kurzen Transportzeit per Helikopter (2 km, < 3 min) vermutlich dennoch schneller erfolgt.
- … die Zielklinik weiter entfernt gewesen wäre?
  Die Nähe des Universitätsklinikums (2 km) ermöglichte einen schnellen Transport. Bei einer weiter entfernten Klinik hätte der Patient vermutlich in den Helikopter geladen werden müssen, was die Logistik komplizierter gemacht hätte. Eine längere Flugzeit hätte die Überwachung und Beatmung während des Transports erschwert, insbesondere bei der arteriellen Blutung und dem schweren Schädel-Hirn-Trauma. Das Risiko für eine Dekompensation wäre gestiegen, und zusätzliche Maßnahmen wie Katecholamine hätten notwendig werden können.

Zusammenfassung

Der Fall verdeutlicht die hohe Komplexität urbaner Rettungsoperationen in Großstädten, insbesondere bei schwer zugänglichen Einsatzorten wie Hochhäusern. Die enge Zusammenarbeit zwischen bodengebundenen Einsatzkräften und der RTH-Besatzung, unterstützt durch die schnelle und präzise Kommunikation, war entscheidend für den Erfolg der Rettungsoperation. Ein weiteres positives Element war die bereits flugfertige Vorbereitung des Patienten, was eine schnelle Übergabe an den Hubschrauber ermöglichte.

Dieser Einsatz zeigt, wie wichtig sowohl eine gut koordinierte Interaktion zwischen verschiedenen Rettungseinheiten als auch eine präzise Planung im Vorfeld sind, um in schwierigen Situationen schnell und effektiv zu handeln. Auch die Möglichkeit, im Notfall alternative Rettungswege wie die Drehleiter in Stellung zu bringen, hat sich als wertvoll erwiesen.

KAPITEL 21

Rüdiger Franz
Unter Mitwirkung des kompletten Teams des Einsatzes

Ganz schön „schräg": Windenrettung von Offshore-Windenergieanlage

Fallbericht

Setting

Helikopterstandort
Ein von der Offshore-Industrie beauftragter privater Betreiber, der an der Küste Deutschlands die Luftrettung für die Offshore-Windenergie des Landes einschließlich der Ausschließlichen Wirtschaftszone sichert. Es gibt zwei Standorte an der Nordsee und einen an der Ostsee. Von diesen Standorten sind alle derzeit betriebenen Offshore-Windparks in maximal 60 min Flugzeit erreichbar. Für küstennahe Windparks sind mindestens 30 min Flugzeit zu planen.

Helikopter
Airbus H155

Besatzung
Zwei Piloten (PIC und PF nach den Regeln des Multi-Crew-Cockpits), Notarzt, TC-HEMS (Notfallsanitäter), TC-HHO (Windenopreator)

Operationelle Besonderheiten
Befähigung zum Fliegen über Wasser, Instrumenten- und Nachtflug, Rettungswinde (auch nachts), Wasserrettung. Die medizinische Ausrüstung übererfüllt die DIN 13718 für Rettungstransporthubschrauber (RTH) und Intensivtransporthubschrauber (ITH). Die längeren Versorgungszeiträume ohne Landungsmöglichkeiten, die auch im Flug eine vollumfängliche Versorgung (In-Cabin-Treatment) erfordern, sind bei der Ausrüstung und Konzeption der Ausbildung berücksichtigt.

Eine weitere Besonderheit ist die Ausbildung der medizinischen Crew in der „Speziellen Rettung aus Höhen und Tiefen (SRHT)" nach den Vorgaben der AGBF sowie das fakultative Mitführen eines speziellen Rüstsatzes zur Höhenrettung. Die medizinische Crew kann sich mit dieser Ausbildung in jede betreiberseitig vorgehaltene technische Rettungsinfrastruktur und jedes Team vor Ort eingliedern. Somit kann sie eine in sich vollständig redundante Rettungsstrecke für einen begleiteten Patiententransport in Bauwerken der Offshore-Industrie ermöglichen. Subsidiäre Primäreinsätze onshore und offshore/maritim sind möglich.

Alarmierung

An einem Septembertag empfängt die Rettungsleitstelle See, in der die Strukturen der privatwirtschaftlichen Notfallleitstelle Offshore Windparks (NOW) und des Maritime Rescue Coordination Center (MRCC) zusammengeführt sind, aus der Betriebsleitstelle eines Offshore-Windparks einen Notruf. Ein Arbeiter ist mehrere Meter in eine Leiter gestürzt. Die genaue Lokalisation der Windenergieanlage (WEA) wird durchgegeben. Weitere Details sind zunächst nicht bekannt.

Die Rettungsleitstelle See alarmiert um 13:20 Uhr über Pager den zuständigen Offshore-RTH. Das übermittelte Einsatzstichwort ist „Sturz aus großer Höhe in WEA". Die Zusatzstichworte sind „HEMS-critical" und „Höhenrettung" sowie die genaue Position. Während das erste Stichwort suggeriert, dass potenziell Lebensgefahr besteht, besagt „Höhenrettung", dass eine technische Rettung erforderlich sein könnte und die HEMS-Crew einen zusätzlichen Rüstsatz „Höhenrettung" mitführt, um möglicherweise eine erforderliche technische Rettung zusammen mit dem Team vor Ort zu ermöglichen.

Preflight-Abklärungen (Wetter/Team/Einsatztaktik)

Die Rettungsleitstelle See baut einen Kontakt direkt zur Einsatzstelle auf und versucht, ein genaueres Lagebild zu eruieren sowie eine Anleitung zur Ersten Hilfe zu geben. Gleichzeitig erfolgt seitens der Piloten der finale Wettercheck sowie eine Kalkulation, inwieweit noch über die Standardbefüllung hinaus weiterer Kraftstoff aufgenommen werden muss. Bei diesen Evaluationen ergeben sich keine Abweichungen zu dem Standard. Das Team zieht die persönliche Schutzausrüstung an, darunter den Überlebensanzug und die Rettungsweste mit STASS-Flasche (Short Term Air Supply System). Das medizinische Team bekommt zusätzlich den Winch- oder Klettergurt. Diese Vorbereitung gehört zur normalen Routine (➤ Tab. 21.1).

Die spezifische Ausrüstung für Einsätze an und in Windkraftanlagen sowie die dafür erforderlichen Windenmanöver sind permanent auf dem RTH verlastet und jederzeit unmittelbar einsetzbar. Der über eine erweiterte PSA hinausgehende Rüstsatz „Höhenrettung wird nicht verlastet, da die Rettungsleitstelle See im direkten Kontakt mit Ersthelfern eruieren konnte, dass sich der Patient auf dem TP (Transition Piece; eine Art umlaufender Balkon am Turmfuß, an dem auch der Überstieg von einem Schiff stattfindet) befindet.

Die bevorzugte Taktik an diesem Einsatzort ist das Schrägseilverfahren. Dabei schießt der TC-HHO mit einem CO_2-Wurfapparat eine Führungsleine zur Zielregion. Anschließend kann die medizinische Crew an der Winde zum Einsatzort gebracht werden. Nach der Versorgung werden Crew und Patient auf die gleiche Weise wieder abgeholt.

Anflug und Ersteindruck, Windenmanöver

Um 13:33 Uhr hebt der RTH an seinem Heimatflugplatz ab und erreicht um 13:53 Uhr den Windpark. Das „richtige“ Windrad wird durch Abgleich der Koordinaten und der bereits erfolgten Verbringung in die sog. „Hoist Position“ identifiziert. Dabei ist der Rotorkopf 90° im Uhrzeigersinn aus dem Wind gedreht und die Rotorblätter sind in der Y-Position (Bunny Position), sodass sie An- und Abflug nicht stören. Auf dem TP sind Techniker erkennbar, die das Prozedere kennen und sich so weit in Deckung bringen, dass der Abschuss des CO_2-Wurfapparates sie nicht gefährdet. Bereits der erste Abschuss trifft gut und die Führungsleine kann übernommen werden (➤ Abb. 21.1).

Tab. 21.1 Abklärungen und Gedanken

Rettungsleitstelle See	Wo ist der Patient genau? Das Lagebild „Sturz aus großer Höhe“ + „Patient ist auf TP-Level einer WEA“ kann ermittelt werden. Welches Equipment muss der RTH zusätzlich mitführen (Rüstsatz Höhenrettung)? Wie kann Anleitung zu Erster Hilfe erfolgen (Notrufe kommen selten von der Einsatzstelle, meistens ist ein Marine Coordination Center „zwischengeschaltet“)?
Piloten	Gibt es Wetterlimitationen auch bezüglich des TP-HHO-Verfahrens? Wo ist eine „Parkposition“ in der Nähe der Einsatzstelle? Welche Zielkliniken sind ohne zusätzliche Treibstoffaufnahme erreichbar? Wie sind die Kommunikationswege mit diesem Windpark konkret?
TC-HEMS	Was kann auf dem Anflug vorbereitet werden? Welche Medikamentensets (Blutung, Narkose etc.) müssen vorbereitet werden? Die Vorbereitung der selbstwärmenden Decke muss begonnen werden. Welche technischen Rettungsoptionen stehen zur Auswahl? Welches spezifische Material muss mitgeführt werden (z. B. Steigschutzläufer)? Welche Zielkliniken sind geeignet und erreichbar? Wie wird die Kommunikation zwischen abgesetzter Crew und RTH aufrechterhalten?
Notarzt	Welche Versorgung kann/muss vor Ort erfolgen? Welche soll auf die Flugphase verschoben werden? Welche Vorbereitung kann im Anflug erfolgen? Welche Zielkliniken sind geeignet und erreichbar? Welche Vorbereitungen kann der Notarzt dem TC-HEMS abnehmen?
TC-HHO	Welche potenziellen Einschränkungen gibt es für das TP-Winching an diesen WEA? Windrichtung und Stärke vs. Geometrie und Ausrichtung des TP? Wie trainiert sind die Mitarbeitenden dieses Auftraggebers? Wie kann ich in der Vorbereitung das medizinische Team unterstützen?
Einsatzkräfte vor Ort?	Es sind keine medizinischen Fachkräfte an diesem Windpark vor Ort und ebenso kein speziell für eine technische Rettung vorgehaltener Seilzugangstechniker oder SRHT-Kräfte. Die Techniker verfügen i. d. R. über eine erweiterte Erste-Hilfe-Ausbildung und in diesem Fall über ausreichende Kenntnisse über die Fähigkeiten der Offshore-RTH und die Windenmanöver.

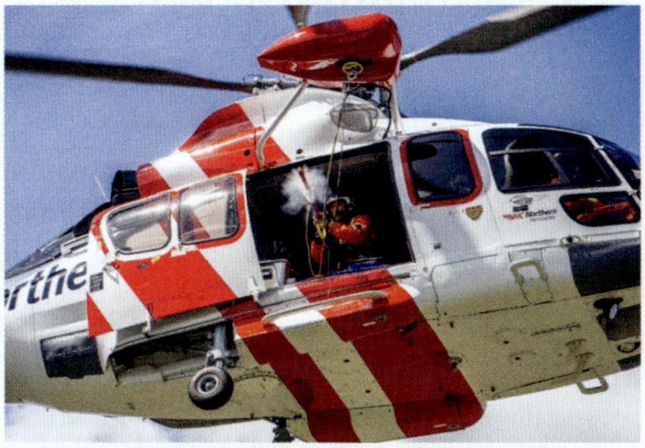

Abb. 21.1 Abschuss CO_2-Wurfapparat [W1386-001]

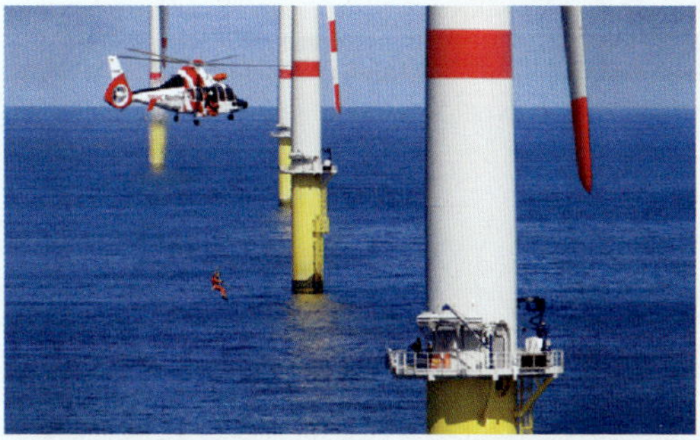

Abb. 21.2 Windenmanöver mit Führungsleine zum Transition Piece [W1386]

Nun wird das erste Teammitglied in den Windenhaken eingehängt, während die Führungsleine auf sanfter Spannung gehalten wird. Dann steigt der Helikopter auf, während die Person am Haken resultierend auf gleicher Höhe verbleibt (➤ Abb. 21.2). Der Sinn dahinter ist, dass das Windenseil bzw. die Mechanik der Winde nur limitierte Auslagewinkel toleriert und das Windenseil so weit wie möglich lotrecht geführt werden muss. So werden TC-HEMS, Notarzt sowie Material (Stretcher, AB-Rucksack, CDE-Rucksack und EKG/Defibrillator-Einheit) in insgesamt drei Windencycles an die Einsatzstelle gebracht. Der Rettungshubschrauber geht anschließend auf der nächsten OSS (Offshore Sub-Station, eine Art Umspannwerk mit Helikopterdeck) in Bereitstellung.

21.1 Medizinische Ersteinschätzung und Erstmaßnahmen nach Eintreffen

Das Team kann weder aus der Eigen- noch aus der Fremdanamnese das Unfallgeschehen vollständig nachvollziehen. Nach aktuellem Stand geht sie davon aus, dass der Patient aus mehreren Metern ohne funktionierenden Falldämpfer auf den harten Untergrund gestürzt ist. Der vermutete Unfall- und Übergabeort ist nur durch eine Befahranlage verbunden, die den liegenden Transport auf einem Spineboard nicht ermöglicht. Deshalb rechnet das Team mit einem zusätzlichen Transporttrauma. Wegen des Verletzungsmusters und des Unfallmechanismus stuft das Team den Patienten als Polytrauma ein. Die Übersicht in ➤ Tab. 21.2 zeigt die Situation nach Eintreffen des Notarztes und TC-HEMS.

VERDACHTSDIAGNOSE

Bei diesem Unfallgeschehen handelt es sich sehr wahrscheinlich um ein Polytrauma.

Tab. 21.2 xABCDE

xABCDE	Beschreibung	Maßnahme
e**X**sanguination	Keine äußere Blutung sichtbar	–
Airway	Frei	–
Breathing	AF von > 20/min, seitengleiche Exkursionen	O_2-Gabe via Maske mit Reservoir
Circulation	Periphere Pulse frequent und hinreichend tastbar	Anlage i. v.-Zugang
Disability	Trotz erheblicher Sprachbarriere (Patient ist situativ oder generell nur bedingt des Englischen mächtig) augenscheinlich keine schwere Bewusstseinsstörung; scheint erbrochen zu haben. Eine Querschnittssymptomatik besteht nicht.	Immobilisation
Exposure & **E**nvironment	Der Patient ist auf einem Spineboard mit einer „Spinne" festgeschnallt; Femur links imponiert mit erheblicher Fehlstellung, ebenso der rechte Oberarm/Schultergürtel	Analgosedierung, Reposition/Inline-Extension, aktiver Wärmeerhalt.

Tab. 21.3 SAMPLER

SAMPLER	Beschreibung
Symptome und Befunde	Extremitätentraumata mit erheblicher Fehlstellung, hohe Traumalast
Allergien	Nicht sicher zu eruieren
Medikation	Keine
Patientenvorgeschichte	Keine relevanten Befunde bekannt
Letzte Mahlzeit	Nicht erfragt
Ereignisse direkt vor dem Notfall	Nicht zu eruieren
Risikofaktoren	Umgebungsbedingungen, Auskühlung, erwartbar verlängerte Prähospitalzeit

21.2 Anamnese

Die ➤ Tab. 21.3 gibt einen kurzen Überblick über die Situation des Patienten.

21.3 Medizinische Versorgung und Maßnahmen

TC-HEMS und Notarzt legen vor Ort unter i. v.-Analgesie mit Ketanest S und Fentanyl eine Inline-Traktion an den Röhrenknochen an und schienen den Femur mit einer Extensionsschiene. Den rechten Oberarm lagert das Team unter Zug, sodass er anatomisch korrekt positioniert ist und für die Nutzung des Luftrettungs-Stretchers passt. Das RTH-Team stellt keine Durchblutungsstörungen fest. Eine Nutzung von (bereits im Anflug geöffneten) aktiv wärmenden Decken wird unmittelbar begonnen. Gemeinsam mit den Einsatzkräften vor Ort lagert und fixiert das Team den Patienten im Luftrettungs-Stretcher. Bis der Rettungshubschrauber (RTH) wieder eintrifft, wird nach dem eFAST-Protokoll eine Ultraschalluntersuchung durchgeführt, die keinen pathologischen Befund ergibt.

21.4 Rettungsprozedere

Offshore-WEA sind prinzipiell über unterschiedliche Wege für Rettungsprozeduren zugänglich (➤ Abb. 21.3). Schiffsgebunden kann am Turmfuß die Anlage entweder mittels eines kleinen Arbeitsschiffes (Crew Transfer Vessel, CTV) über einen Leiterzustieg betreten werden oder, wenn ein größeres Arbeitsschiff (Service Operation Vessel, SOV) im Feld ist, von diesem eine Gangway ausgebracht werden.

Der Patiententransfer im Stretcher zurück zum Schiff erfolgt in letzterem Fall ebenso komfortabel. Bei Nutzung des Leiterzustieges ist dieses allerdings (zeit-)aufwendig und mit zusätzlichen Risiken verbunden. Bei dem beschriebenen Einsatz war kein SOV im Feld.

Windenrettung Der Zugang zu WEA über Helikopter mittels Winde ist die Alternative. Bis auf wenige ältere Modelle verfügen alle Offshore-WEA über eine Windenbetriebsfläche (WBF), eine Art Korb auf dem Gondeldach. Dieser wird regelhaft für Wartungsarbeiten benutzt und es werden damit Techniker und Material abgesetzt oder aufgenommen. Für Rettungsprozeduren steht dieser Weg auch zu Verfügung. Dabei erfolgt das Absetzen der medizinischen Crew des RTH häufig über diesen (einfachen) Weg. Für die Aufnahme von Patienten im Stretcher ist dieser Punkt regelhaft nur zweite Wahl. Nur wenige Notfälle erfolgen direkt unterhalb der Windenbetriebsfläche. Alle Transporte, die mit Seilzugangstechniken gegen die Schwerkraft nach oben durchgeführt werden, sind deutlich aufwendiger als solche, die mit der Schwerkraft nach unten erfolgen.

Schrägseilverfahren Der Windeneinsatz am TP mittels Schrägseilverfahren ist ein Verfahren, das ausschließlich zur Rettung von Personen entwickelt wurde und angewendet wird. Dabei wird mit einem CO_2-Wurfapparat ein Führungsseil – verbunden mit dem Windenhaken – zu Einsatzkräften auf dem TP geschossen und von diesen aufgenommen. Währenddessen hängt der erste Retter bereits an der Winde. Anschließend steigt der Helikopter ca. 50 m in die Höhe, sodass, wenn der Retter nun von den Einsatzkräften auf dem TP herangezogen wird, als Resultat nur ein kleiner Auslegewinkel für das Windenseil re-

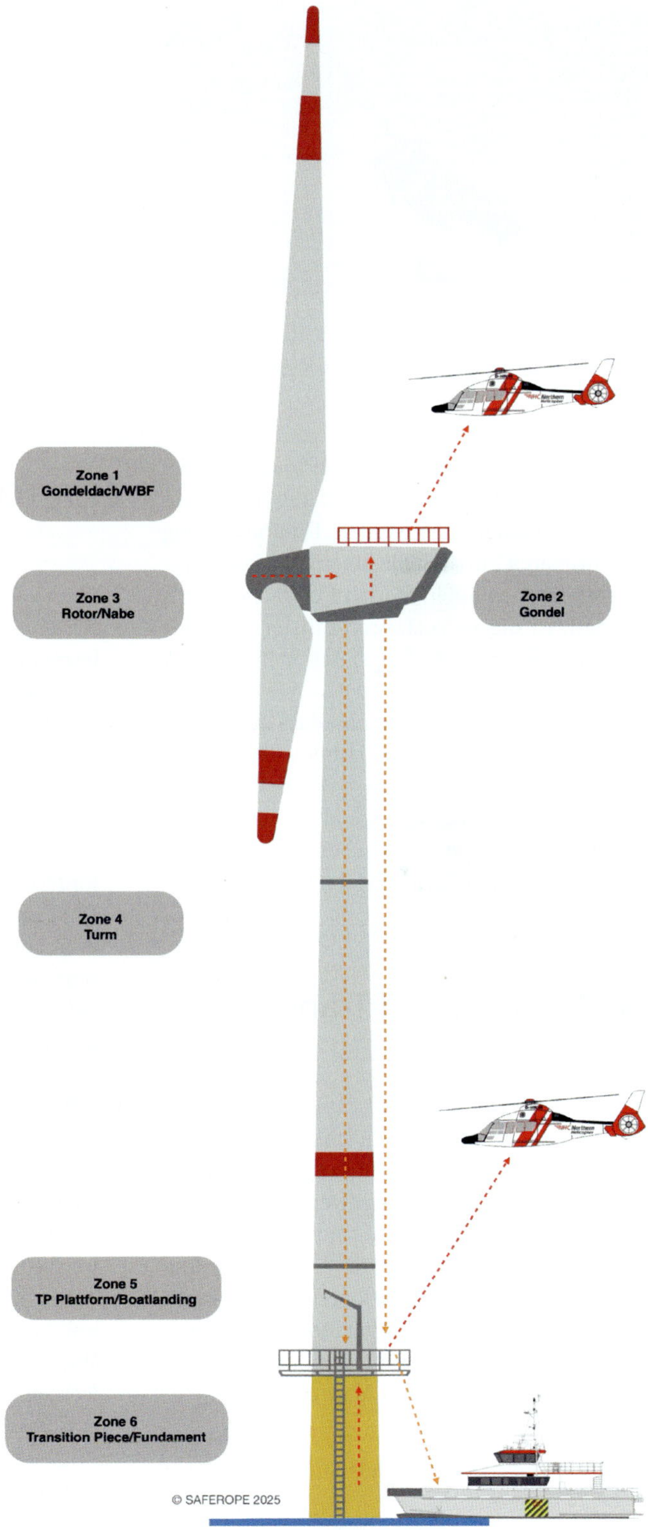

Abb. 21.3 Rettungswege an WEA [W1387]

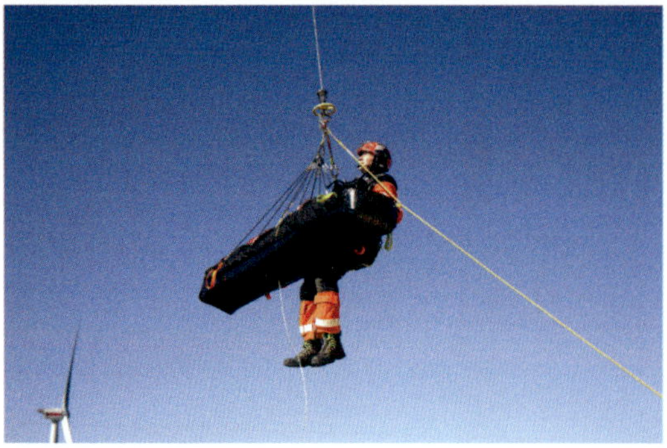

Abb. 21.4 Begleitung Stretcher durch Notarzt bei Schrägseilverfahren [W1386]

sultiert. So können Notarzt, TC-HEMS sowie Material am unteren Ende der WEA abgesetzt und der Patient (begleitet) aufgenommen werden. Da unabhängig von der primären Einsatzstelle innerhalb einer WEA der Transport nach unten meistens einfacher ist als nach oben, ist dieses Verfahren mittlerweile das Standardverfahren für Rettungsmissionen an WEA (➤ Abb. 21.4).

Bei diesem Einsatz war bekannt, dass der Patient sich auf dem TP-Level befindet. Daher wurde primär der Schrägseilzugang als Zugangsweg gewählt. Dabei war es hilfreich, dass das Personal auf der Anlage durch den regen Austausch zwischen HEMS-Dienstleister und Betreiber in dem Verfahren geschult ist.

21.5 Zielklinik und Transport

Nach Aufnahme von Crew und Patient in den RTH erfolgt der direkte Anflug des nächstgelegenen Level-1-Traumazentrums. Die Rettungsleitstelle See übernimmt die Voranmeldung. Der Patient bleibt hämodynamisch stabil, kann normotherm gehalten werden und ist unter fortgesetzter Analgosedierung mit fraktionierten Gaben von Ketanest S und Fentanyl bei suffizienter Spontanatmung gut führbar. Die Übergabe im Schockraum erfolgt nach 35 min Flugzeit, annähernd zwei Stunden nach Alarm des RTH.

21.6 Klinischer Verlauf

Mit dem Abschluss der Schockraumphase inklusive Ganzkörper-CT-Diagnostik können weitere schwerwiegende Verletzungen außer den offensichtlichen Frakturen und Weichteiltraumata ausgeschlossen werden. Es erfolgt die primäre Osteosynthese der Femurfraktur und die mehrzeitige Versorgung der Oberarmfraktur. Von einer vollständigen Wiedereingliederung des Patienten in den Arbeitsprozess nach der Rehabilitationsphase kann ausgegangen werden.

21.7 TOPS & FLOPS

TOP:

- Rettungseinsätze mit schwer erkrankten oder verletzten Patienten aus Offshore-WEA sind in der Summe nicht so häufig, dass aus den Einsätzen eine Routine erwachsen kann. Dieser Einsatz war einer der ersten im deutschsprachigen Raum mit begleitetem Patiententransport im Stretcher. Es zeigte sich, dass das regelmäßige Training – auch mit den Ersthelfern – erfolgreich, aber auch erforderlich ist.
- Die Zuarbeit von und die Zusammenarbeit zwischen Ersthelfern und HEMS-Team waren sehr professionell und zielgerichtet. Es darf nicht außer Acht gelassen werden, dass es sich bei Ersthelfern auch mit einer erweiterten Erste-Hilfe-Ausbildung weiterhin um Laien handelt.

FLOP:

- Zeitmanagement: Der Hubschrauber ist nach Absetzen der medizinischen Crew in Bereitstellung auf der nächstgelegenen Offshore-Umspannplattform (OSS) zwischengelandet. Auf der OSS, welche über ein Helipad verfügt, wird der Strom von den Windturbinen gesammelt, transformiert und für den Transport an Land vorbereitet. Die Wiederanforderung ist vom Timing so geplant worden, dass kein Zeitverzug an der Einsatzstelle entsteht. Retrospektiv hätte bei Optimierung aller Prozesse eine Verkürzung der Gesamtrettungszeit von bis zu 30 min resultieren können.

- Führung durch die Rettungsleitstelle: Notrufe aus Offshore-WEA gehen nur zum Teil direkt in der Rettungsleitstelle See ein. Häufig sind Betriebsleitstellen, Marine-Koordinatoren o. Ä. dazwischengeschaltet. So gehen medizinische Details verloren oder werden verfälscht und eine fachgerechte Anleitung der Ersthelfer durch das medizinische Fachpersonal der Rettungsleitstelle See wird verhindert oder verzögert. Auch Vorgaben zur Einsatztaktik vor Eintreffen des RTH sind so kaum möglich.
- Technische Rettung: Bedingt durch die Ausbildung der Techniker und Vorgaben durch Anlagenbetreiber/Hersteller existieren zum Teil immer noch Rettungstechniken und Taktiken, die weit entfernt sind von einer patientenschonenden Rettung. In diesem Einsatz wurde ein Patient ohne Not unzureichend immobilisiert und medizinisch unversorgt über weite Strecken (vertikal) transportiert. Dies folgte dem damals vorgegebenen Rettungskonzept. Es ist nicht ausgeschlossen, dass auch nun, ein paar Jahre später, weiterhin in einzelnen Offshore-Projekten keine Weiterentwicklung zu in sich redundanter sekundärer Rettung nach den Prinzipien der Speziellen Rettung aus Höhen und Tiefen erfolgt ist.

MERKE

Das Schrägseilverfahren zur Windenrettung an Offshore-WEA ist eine Prozedur, die bisher einzigartig für die Offshore-Luftrettung ist. Sie eignet sich dazu, die Gesamtrettungszeiten signifikant zu verkürzen und Evakuierungen aus Windenergieanlagen sowohl patientenschonender als auch sicherer durchzuführen. Dazu sind ein speziell ausgerüsteter Helikopter sowie eine speziell und regelmäßig geschulte Crew erforderlich.

Was wäre, wenn …

- … es Nacht gewesen wäre?
  Nachts ist der Anflug von WEA EU-weit verboten. Auch für HEMS-Flüge gelten hier keine Ausnahmen, auch wenn dies zumindest für Windenbetriebsflächen unter Sicherheitsaspekten nicht plausibel ist. In einem derartigen Fall hätte eine Evakuierung über ein Seefahrzeug erfolgen müssen. Erhebliche Verlängerungen der Gesamtrettungszeit wären die Folge.
- … der Patient hämodynamisch instabil geworden wäre?
  Die oberste Maxime ist, die Gesamtrettungszeit möglichst zu verkürzen. Dazu können auch Verfahren und Maßnahmen von der Einsatzstelle in die Flugphase verlagert werden. Die präklinische Gabe von Fibrinogenkonzentraten und anderen Gerinnungsfaktoren ist in der Offshore-Rettung etabliert. In diesem Kontext kann es möglicherweise eine stärkere Wirkung entfalten als in Onshore-Settings.
- … der Patient respiratorisch insuffizient geworden wäre oder eingetrübt wäre?
  Aufgrund des Platzangebots und der Ausstattung der Offshore-Rettungshubschrauber kann eine vollständige Versorgung von Notfallpatienten prinzipiell in der Behandlungskabine erfolgen. Das Atemwegsmanagement inklusive Narkose und Videolaryngoskopie ist etabliert (Varghese et al. 2024) und wird jährlich in der Simulation trainiert. Ebenso ist ein Windenmanöver mit einem beatmeten Patienten ein Standardverfahren, gleichwohl es nicht übermäßig regelmäßig erforderlich ist (Skaiaa et al. 2024).
- … die Wetterverhältnisse keinen RTH-Einsatz ermöglicht hätten?
  Schiffgebundene Transporte sind grundsätzlich möglich. In einzelnen Projekten werden hierfür Notfallsanitäter und/oder telemedizinische Lösungen eingesetzt, die auch eine Analgesie bei Notfallpatienten ermöglichen. Eine gleichwertige medizinische Versorgung – insbesondere im Hinblick auf die Gesamtrettungszeit – kann ohne funktionierende Luftrettung jedoch in keinem Fall gewährleistet werden. (Warnecke et al. 2023, Heuschild et al. 2023).

Zusammenfassung

- Die Offshore-Windenergie ist ein schnell wachsender Industriezweig, der besondere Einsatzlagen und Anforderungen an die Rettungskräfte generiert.
- Ohne die Komponente „Luftrettung" und ihre speziellen Prozeduren wie z. B. das Schrägseilverfahren sind keine annähernd leitlinienkonformen Versorgungszeiten, speziell der arbeitsbezogenen Tracerdiagnosen denkbar.
- Auch mit dem hohen Trainings- und Ausbildungsstand der gesamten Crew der Offshore-Luftrettung zeigt sich im konkreten Einsatz, an welchen Stellschrauben der Prozessoptimierung weitergearbeitet werden muss, um eine bestmögliche Versorgung der Arbeitenden in dieser gesellschaftlich relevanten (kritischen) Infrastruktur zu ermöglichen.
- Das spezielle Setting im Offshore-Windanlagenbereich benötigt letztlich einen spezifisch ausgerüsteten Helikopter und eine speziell trainierte und ausgebildete Crew, welche praktisch ausschließlich für diesen Bereich zum Einsatz kommen kann.

LITERATUR

Heuschild B, Franz R, Frank M et al. Analysis of Air Rescue for Offshore Wind Energy: A Retrospective Analysis of Structural and Process Quality for the Years 2014 to 2017. Air Med J. 2023; 42(6): 414–422.

Laube K, Foppe K, Franz R. Rettung aus Höhen und Tiefen in der Offshore-Windenergie: Lösungsstrategien für anspruchsvolle Einsatzlagen. IM EINSATZ. Aus: https://northernhelicopter.de/wp-content/uploads/2023/10/Im-Einsatz.pdf (letzter Zugriff: 26. Oktober 2025)

Skaiaa SC, Roslin A, Heggland T et al. Characteristics of helicopter hoist operations with intubated patients: a retrospective analysis of a Norwegian physician staffed SAR helicopter service. Scand J Trauma Resusc Emerg Med. 2024; 32(1): 118.

Varghese K, Johnson L, Hinkelbein J et al. Efficacy of endotracheal intubation in helicopter cabin vs. ground: a systematic and meta-analysis. Scand J Trauma Resusc Emerg Med. 2024; 32: 40.

Warnecke T, Kleinhäntz W, Overheu D et al. Indikationen für eine Evakuierung mittels Hubschrauber von Offshore Anlagen – Retrospektive Analyse der Behandlungsdaten 2017–2021. Notarzt. 2023; 39(03): 130–138.

Volker Lischke
Unter Mitwirkung von: Hans-Jörg Busch

KAPITEL 22 Schneereicher Winter im Mittelgebirge: Einsatzstelle keltische Fluchtburg

Fallbericht

Setting

Helikopterstandort
Polizeifliegerstaffel Hessen
Helikopter
Eurocopter EC 145
Besatzung
Pilot, Co-Pilot, TC-HHO (Windenoperator), Notarzt (BW-NA-ARS)
Operationelle Besonderheiten
Polizeitaktisch ausgerüsteter Einsatzhubschrauber der Hessischen Landespolizei, der zusätzlich im Bedarfsfall mit einer Rettungswinde ausgestattet werden kann. Der Hubschrauber verfügt über keine weitere notfallmedizinische bzw. bergrettungstechnische Ausrüstung.

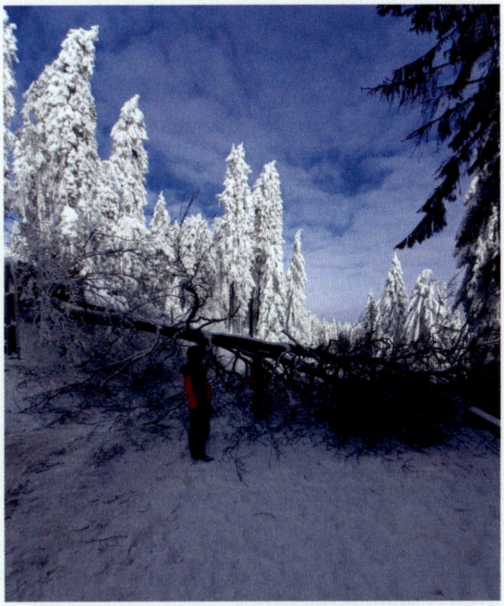

Abb. 22.1 Unzugänglichkeit der Einsatzstelle [G1513]

Alarmierung

An einem kalten und schneereichen Wintertag wird die Zentrale Leitstelle (ZL) via Handy von einem verletzten Wanderer gegen 15:09 Uhr alarmiert. Der Wanderer ist in vereistem, steinigem Gelände auf dem Altkönig im Taunus gestürzt. Er klagt über starke Schmerzen im linken Knie-Unterschenkel-Bereich und liegt bewegungsunfähig abseits der Wanderwege im Schnee.

Durch extremen Schneebruch mit querliegenden Bäumen sind die Waldwege (➤ Abb. 22.1) zu einer keltischen Fluchtburg (798 m über NHN) unpassierbar; zudem sind die steinernen Ringwälle teilweise verschneit und vereist. Die dichte Bewaldung am Einsatzort und das Fehlen einer direkten Landemöglichkeit machen den Einsatz des zuständigen Rettungshubschraubers (RTH) dort nicht sinnvoll. Der reguläre bodengebundene Rettungsdienst kann die Einsatzstelle ebenfalls nicht anfahren. Von der ZL wird deshalb die zuständige Bergwacht-Bereitschaft über die Einsatzlage informiert, die sofort ein geländegängiges Bergrettungsfahrzeug mit Bergwacht-Einsatzkräften (BW-EK) als Vorauskommando sowie ein notarztbesetztes (BW-NA) geländegängiges „All Terrain Vehicle“ zur Einsatzstelle entsendet. Auf dem Weg zum Einsatz müssen die Einsatzkräfte wegen der vereisten Waldwege Schneeketten aufziehen.

Angesichts der exponierten Einsatzstelle klärt der Bergwacht-Einsatzleiter (BW-EL) zeitnah bei der Polizeifliegerstaffel Hessen in Egelsbach die mögliche Einsatzbereitschaft eines Windenhubschraubers ab. Da der BW-NA auch als „Air Rescue Specialist“ (ARS) der Bergwacht ausgebildet ist, kann dieser sowohl bodengebunden als auch mit der Rettungswinde des Hubschraubers eingesetzt werden.

Preflight-Abklärungen (Wetter/Team/Einsatztaktik)

Seitens der ZL wird geprüft, ob straßengebundene Rettungsmittel zum Einsatz kommen können. Die aktuelle Wegesituation und die querliegenden Bäume verhindern allerdings deren Einsatz. Das Freiräumen der Waldwege zur Einsatzstelle durch die zuständige Feuerwehr ist nur mit erheblicher Zeitverzögerung möglich. Zudem führt der Zustieg mit dem für einen bodengebundenen Rettungseinsatz erforderlichen Akia oder einer Gebirgstrage ausschließlich über vereiste Steinwälle. Hieraus ergibt sich eine deutlich verlängerte Rettungszeit von der Einsatzstelle zum geländegängigen Rettungsfahrzeug der Bergwacht.

Nachdem der zuständige Polizeilageleiter den Windenhubschrauber freigegeben hat, prüft die Hubschrauberbesatzung alle nötigen Preflight-Parameter: Dazu gehören Betankung, Einsatztauglichkeit von Hubschrauber und Rettungswinde, aktuelle Wetterbedingungen und der Zeitpunkt des Sonnenuntergangs in der Einsatzregion. Hieraus ergibt sich eine zeitkritische Einsatzsituation, da Windenrettungseinsätze in Deutschland üblicherweise nur unter Tagesflugbedingungen erfolgen dürfen (➤ Tab. 22.1).

Anflug und Ersteindruck

Da es bereits spät am Tag ist und der Pilot die Einsatzregion gut kennt, führen BW-NA-ARS und die Hubschrauberbesatzung das Preflight-Briefing nicht wie üblich an einem Zwischenlandeplatz, sondern direkt über Digitalfunk durch. Die Besatzung nimmt den BW-NA-ARS inklusive Rettungsmaterial problemlos per Winde auf und fliegt im Anschluss zügig zur Einsatzstelle (➤ Abb. 22.2). Im Überflug wird die Einsatzstelle erkundet und die notwendigen Windenrettungsverfahren im Hubschrauber besprochen.

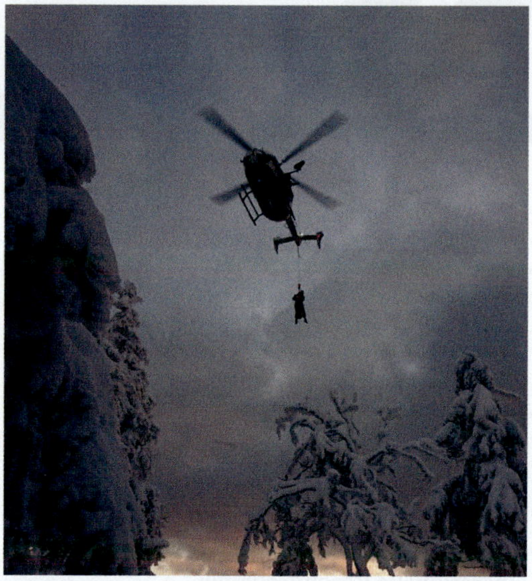

Abb. 22.2 Abwinchen des Notarztes zur Einsatzstelle [G1513]

Tab. 22.1 Abklärungen und Gedanken

ZL	Abklärung unterschiedlicher bodengebundener Einsatzmittel. Wegen der vereisten Wege und der querliegenden Bäume können straßengebundene Rettungsmittel (RTW) die Einsatzstelle nicht anfahren. Der Einsatz wird deshalb an die zuständige Bergwacht-Bereitschaft übergeben. Anschließend wird eine mögliche Zielklinik zur Aufnahme des Patienten abgeklärt.
BW-EL	Nach Kenntnis der Einsatzstelle und der aktuellen Witterungssituation Abklärung möglicher bodengebundener bzw. hubschrauberunterstützter Rettungsverfahren. Koordinierung der unterschiedlichen Rettungsmittel nach Rücksprache mit den Einsatzkräften an der Einsatzstelle.
Pilot	Abklärung der aktuellen Wetterbedingungen an der Einsatzstelle und des tagesaktuellen Sonnenuntergangs. Abstimmung des Einsatzablaufs mit der ZL, dem EL-BW und dem NA-BW.
TC-HHO	Einsatzvorbereitung des Hubschraubers für einen Rettungswindeneinsatz.
BW-NA-ARS	Nach Rücksprache mit den BW-EK an der Einsatzstelle erfolgt die Entscheidung zur Windenrettung durch den BW-NA als ARS.
Einsatzkräfte vor Ort?	Lageerkundung und Erstversorgung durch BW-EK.

22.1 Medizinische Ersteinschätzung und Erstmaßnahmen nach Eintreffen

Die ➤ Tab. 22.2 bietet einen kurzen Überblick über den Zustand des Patienten.

VERDACHTSDIAGNOSE

Kombiniertes Unterschenkel-/Knietrauma links, mäßige Unterkühlung

Tab. 22.2 xABCDE

xABCDE	Beschreibung	Maßnahme
e**X**sanguination	Stabil	–
Airway	Stabil	–
Breathing	Stabil	–
Circulation	Stabil	Periphere i. v.-Zugang
Disability	Stabil	–
Exposure & **E**nvironment	Schmerzhafte, bewegungs-eingeschränkte Knie-Unterschenkel-Region, mäßige Unterkühlung	Opioid-Analgesie, Schienung mittels Vakuumschiene im Luftrettungsbergesack

22.2 Anamnese

Laut Angaben des Patienten (ein ärztlicher Kollege) sei er beim Wandern auf einem schneeüberzogenen, vereisten Felsbrocken ausgerutscht. Dabei habe er sich das linke Knie „verdreht" und sei mit dem proximalen Unterschenkel gegen eine Felsformation geschlagen.

Traumabedingt ist ein eigenständiges fußläufiges Weitergehen zum nächsten befestigten Wanderweg bzw. zu einer Straße nicht möglich. Durch die niedrigen Temperaturen ist der Patient mäßig unterkühlt. Es gibt keine Hinweise auf eine Amnesie oder weitere spezifische Verletzungsmuster (➤ Tab. 22.3).

22.3 Medizinische Versorgung und Maßnahmen

Bei schmerzbedingter Bewegungseinschränkung legt der BW-NA-ARS einen peripheren i. v.-Zugang und titriert ein Opioid zur Analgesie. Er und weitere Helfer der Bodenmannschaft der Bergwacht schienen das Bein des Patienten und lagern ihn anschließend auf einer Vakuummatratze im Luftrettungsbergesack der Bergwacht.

22.4 Rettungsprozedere

Nachdem der BW-NA-ARS den Patienten achsengerecht im Luftrettungsbergesack der Bergwacht gelagert hat, nimmt die Hubschrauberbesatzung beide mithilfe der Rettungswinde problemlos von der Einsatzstelle auf und verlädt sie an einem sicheren Zwischenlandeplatz in den Windenhubschrauber (➤ Abb. 22.3).

22.5 Zielklinik, Transport und klinischer Verlauf

Da die zunächst ausgewählte Zielklinik die Patientenaufnahme während des Transports aus Kapazitätsgründen ablehnt, wird der Patient, der sich unter not-

Tab. 22.3 SAMPLER

SAMPLER	Beschreibung
Symptome und Befunde	Schmerzhafte Bewegungseinschränkung linke Knie-Unterschenkel-Region, Kältezittern
Allergien	Nicht vorhanden
Medikation	Keine Vormedikation
Patientenvorgeschichte	Sturz auf vereisten Felsformationen
Letzte Mahlzeit	Gegen Mittag
Ereignisse direkt vor dem Notfall	Ausrutschen auf vereister Felsformation
Risikofaktoren	Keine

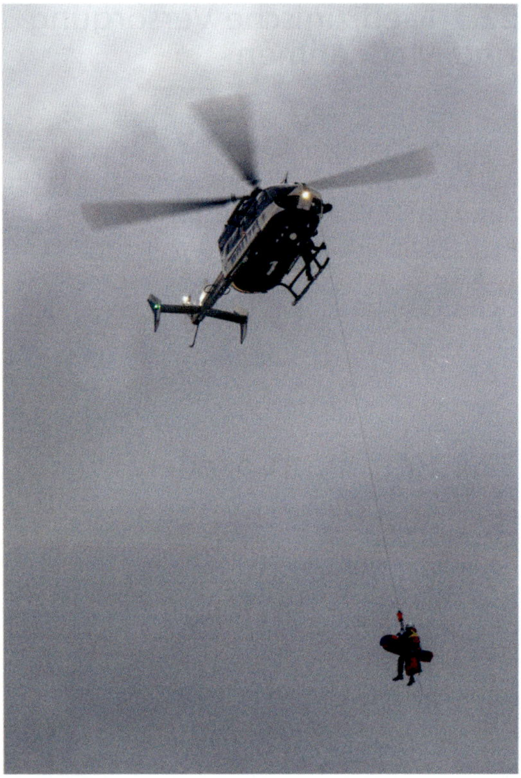

Abb. 22.3 Aufwinchen des Patienten in Begleitung des Notarztes [G1513]

ärztlicher Begleitung in stabilem Zustand befindet, innerhalb von fünf Minuten per Windenhubschrauber direkt in ein überregionales Traumazentrum verlegt. Der Patient wird noch am selben Abend operativ versorgt, der weitere Therapieverlauf gestaltet sich komplikationslos.

22.6 Tops einer Bergwacht

Häufig wird die Existenz der Bergwacht in den Mittelgebirgsregionen in Deutschland kritisch hinterfragt bzw. teilweise sogar belächelt („Welche Berge wollt ihr bewachen?"). Ungeachtet dieser Tatsache bestätigt der dargestellte Einsatzverlauf exemplarisch die Existenzberechtigung der Bergwachten in den unterschiedlichen Mittelgebirgsregionen außerhalb des deutschen Alpenraums.

Historisch vor mehr als 100 Jahren in unterschiedlichen Bundesländern gegründet, übernimmt die Bergwacht als Gemeinschaft im Deutschen Roten Kreuz die rettungsdienstliche und notfallmedizinische Versorgung verunfallter bzw. erkrankter Personen abseits von Straßen im unwegsamen Gelände. Die Ausbildung erfolgt gemäß einer einheitlichen Ausbildungsordnung für alle Bergwachten in Deutschland nach den gleichen Grundsätzen mit regional ergänzenden Ausbildungsinhalten. Ebenso ist die rettungsdienstliche Ausrüstung bzw. die Einsatzmittel im Arbeitsbereich der Bergwacht bundesweit identisch bzw. vergleichbar.

Während im Alpenraum die alpine Luftrettung mittels Rettungswinde bzw. Bergetau in der Vergangenheit eine zunehmende Bedeutung in der alpinen Notfallmedizin gewonnen hat (Pietsch et al. 2023), lag der rettungsdienstliche Schwerpunkt der Bergwacht in der Vergangenheit in den Mittelgebirgsregionen, insbesondere auf der bodengebundenen Rettung aus unwegsamem Gelände in den Sommer- und Wintermonaten. Die zunehmenden Freizeitaktivitäten, wie etwa Bergsport oder Klettern auch in Mittelgebirgsregionen sowie die wachsende Verbreitung des Mountainbikens im unwegsamen Gelände haben zu einer deutlichen Zunahme der Einsatzzahlen geführt. Diese Entwicklung zeigt sich inzwischen auch in den alpenfernen Regionen über das gesamte Kalenderjahr hinweg. Durch die touristische Etablierung von z. B. großflächigen „Bikeparks", Klettersteigen bzw. Wanderregionen wurde diese Entwicklung forciert.

In diesem Zusammenhang hat auch die „Hubschraubergestützte Menschenrettung aus unwegsamem Gelände" mittels Rettungswinde in allen Bergwacht-Landesverbänden in Deutschland zunehmend an Bedeutung gewonnen. Im Mittelgebirge wurde diese Entwicklung insbesondere durch die DRK-Bergwacht Hessen in Zusammenarbeit mit der Polizeifliegerstaffel Hessen sowie der Bundespolizeifliegerstaffel vor mehr als 20 Jahren etabliert und nachfolgend in anderen Bundesländern erfolgreich übernommen. Begleitet wurde die Zusammenarbeit der Bergwacht mit den unterschiedlichen polizeilichen Hubschrauberstaffeln sowie der Bundeswehr auch durch die zusätzliche Etablierung bzw. Ausstattung von RTH mit Rettungswinden des Allgemeinen Deutschen Automobil-Clubs e. V. (ADAC) sowie der Deutschen Rettungsflugwacht e. V. (DRF). Somit können aktuell alle Bergwacht-Landesverbände in Deutschland tageszeitlich begrenzt Rettungs-, Polizei- bzw. Bundeswehrhubschrauber mit Rettungswinde zur Rettung von hilfsbedürftigen Personen aus unwegsamem Gelände anfordern und einsetzen (➤ Abb. 22.4). In den süddeutschen Regionen können zusätzlich RTH mit Rettungswinde aus Österreich (ARA-Flugrettung), Liechtenstein (AP3-Luftrettung) sowie der Schweiz (Schweizerische Rettungsflugwacht) auch für Rettungswindeneinsätze aus unwegsamem Gelände in der Nacht eingesetzt werden.

Die Sinnhaftigkeit dieser Entwicklung und dringliche Integration dieser Rettungsverfahren auch in den Aufgabenbereich des länderspezifischen Katastrophenschutzes haben sich insbesondere im Rahmen der Hochwasserkatastrophe im Juli 2021 in den Bundesländern Rheinland-Pfalz und Nordrhein-Westfalen gezeigt. So konnten zwölf eingesetzte ARS der Bergwachten aus Hessen, Nordrhein, Schwarzwald und Westfalen in Zusammenarbeit mit den genannten bundesdeutschen Hubschrauberbetreibern gesamt 317 Personen aus lebensbedrohlichen Einsatzsituationen retten. Im Nachgang zur angeführten Hochwasserkatastrophe wurden zusätzliche RTH und polizeiliche Hubschrauber mit Rettungswinden ausgestattet bzw. zusätzlich neu stationiert.

Sowohl bei der Hochwasserkatastrophe 2021 als auch bei anderen alltäglichen Rettungseinsätzen der Berg-

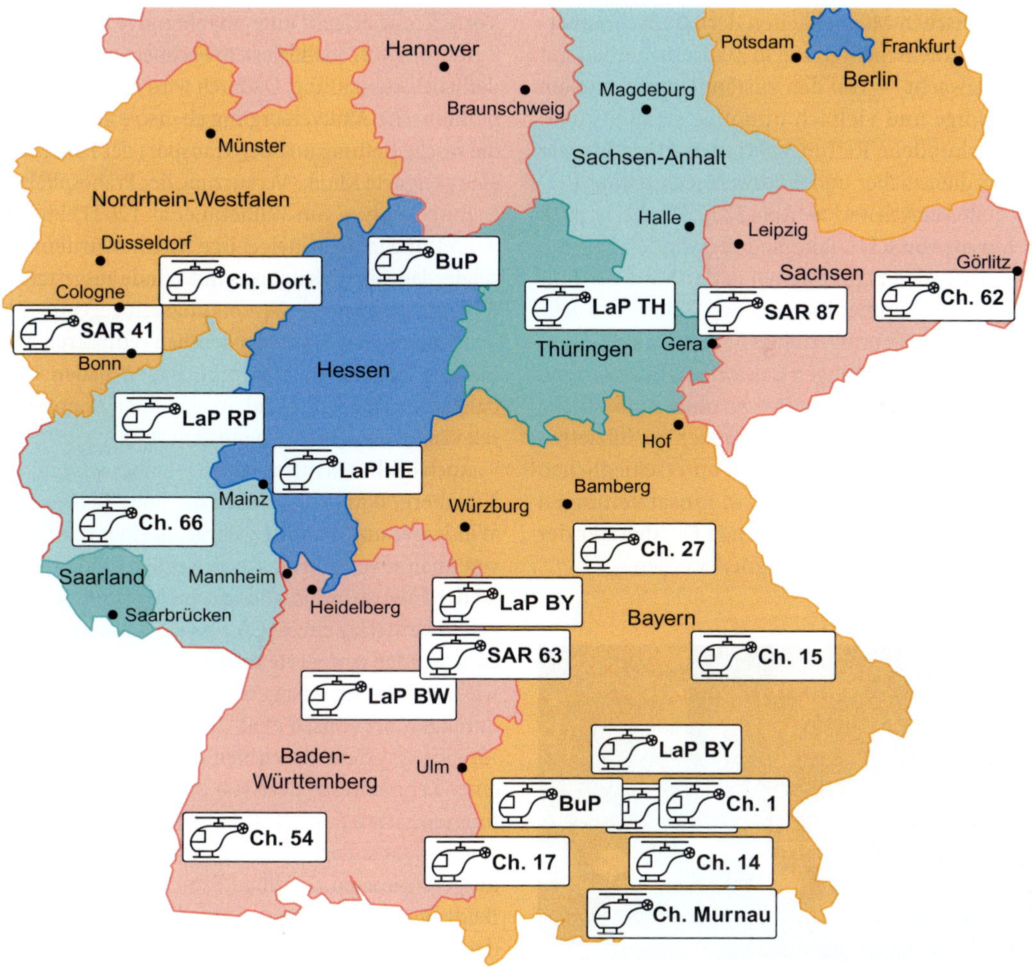

Abb. 22.4 Standorte einsatzbereiter Windenhubschrauber in Mittel-/Süddeutschland [G1513, L143]

wacht aus unwegsamem Gelände hat sich jedoch die Problematik der zeitgerechten Alarmierung eines Windenhubschraubers bzw. eines „Einsatzleiters Bergwacht" bzw. „Fachberaters Luftrettung Bergwacht" durch die regional zuständigen ZL bzw. Integrierten Leitstellen insbesondere in den Mittelgebirgsregionen in Deutschland gezeigt. Durch die Vielzahl ausgedehnter Waldgebiete, Schluchten, Seen- und Moorlandschaften sowie Felsformationen und alpine Bereiche ist eine direkte Zufahrt mit Fahrzeugen des Regelrettungsdienstes häufig erschwert oder gar nicht möglich. Dadurch kann ein rasches und zeitgerechtes Eintreffen an der Einsatzstelle oft nicht gewährleistet werden (Busch et al. 2025).

Häufig werden bei Hilfeersuchen oder Notrufen aus unwegsamem Gelände – oft aus Unkenntnis über die technischen Möglichkeiten der „Hubschraubergestützten Menschenrettung in Zusammenarbeit mit der Bergwacht" – von den zuständigen Leitstellen aufwendige und vielfach unnötige straßen- bzw. bodengebundene Rettungsaktionen unter Einsatz rettungsdienstlicher und feuerwehrtechnischer Rettungsmittel eingeleitet (➤ Abb. 22.5). Hierbei ist auch der Einsatz von RTH ohne Rettungswinde aufgrund fehlender Landemöglichkeiten in der Nähe der Einsatzstelle nicht immer hilfreich und führt oft zu zeitaufwendigen „Zubringerfahrten" durch andere Rettungsmittel. Die vielfältigen Einsatzmöglichkeiten von Windenhubschraubern mit bzw. ohne notärztliche Besatzung in Zusammenarbeit mit den qualifizierten BW-ARS sollen zukünftig in den unterschiedlichen Katastrophenschutzstäben bzw. Einsatzleitungen berücksichtigt und entsprechende Fachberater der Bergwacht in diese Stäbe integriert werden.

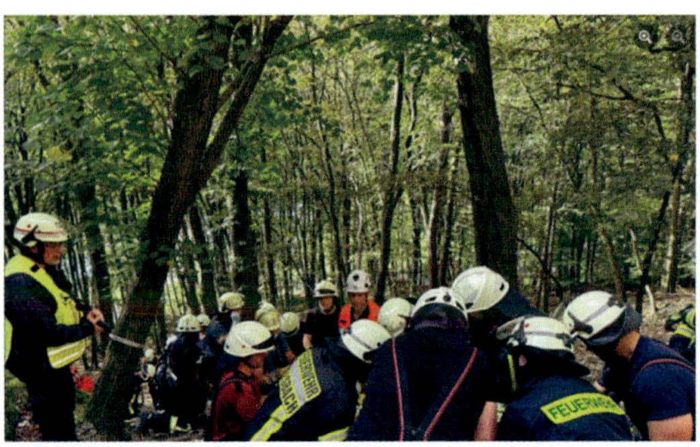

Abb. 22.5 Personalaufwendiger Rettungseinsatz im unwegsamen Gelände [G1513]

22.7 Windenrettung

Gemäß dem Eckpunktepapier zur notfallmedizinischen Versorgung in Deutschland wird für polytraumatisierte oder kritisch erkrankte Personen eine maximale Prähospitalzeit von 60 Minuten gefordert (Fischer et al. 2016, Busch et al. 2021, Busch et al. 2025). In topografisch schwierigem oder unwegsamem Gelände ist das Erreichen dieser Vorgabe für den bodengebundenen Rettungsdienst jedoch häufig erschwert oder unmöglich. In solchen Situationen ist die unmittelbare Zuführung des notfallmedizinischen Personals und der Ausrüstung zum Einsatzort von entscheidender Bedeutung.
Die Windenrettung, insbesondere mit notärztlich besetzten Hubschraubern, bietet hier wesentliche Vorteile: Sie erlaubt eine unabhängige und schnelle Zuführung von qualifiziertem Fachpersonal und erforderlicher Ausstattung. Dadurch wird eine zeitgerechte präklinische Akutversorgung ebenso ermöglicht wie die rasche Rettung und der Transport der Patienten in eine geeignete Klinik (Verkürzung der Prähospitalzeit).

Eine Analyse von Wilhelm et al. (2021) zu Windenrettungen im Mittelgebirge Baden-Württembergs zeigte, dass der Einsatz eines mit Winde ausgestatteten RTH die prähospitale Versorgungszeit gegenüber bodengebundenen Einsätzen deutlich reduzieren kann. Für den Rettungsdienstbereich Baden-Baden wurde dabei eine jährliche Inzidenz von über 20 potenziell relevanten Einsätzen prognostiziert.

Auch die Daten mehrerer DRF-Stationen (Freiburg, Nürnberg, Bautzen) belegen die hohe Relevanz der Windenrettung im Mittelgebirge. In einer retrospektiven Analyse von 304 Einsätzen wurden rund drei Viertel der Fälle als traumatologisch eingestuft; in knapp einem Drittel lag ein NACA-Score ≥ 4 vor, und in über 80 % wurden erweiterte medizinische Interventionen wie i. v.-Zugänge, Analgesie oder Atemwegssicherung durchgeführt (Busch et al. 2022, Busch et al. 2025). Ähnliche Ergebnisse berichten Ruppert et al. (2017) aus einer Zehnjahresanalyse von über 1.800 Windenrettungseinsätzen des ADAC mit einem überwiegenden Anteil traumatologischer Notfälle und einem Bedarf an fortgeschrittenen notfallmedizinischen Maßnahmen. Beide Studien betonen den zunehmenden Einsatzbedarf solcher Verfahren auch in alpenfernen Regionen.

Für die Durchführung von Windenrettungseinsätzen ist eine fundierte notfallmedizinische sowie

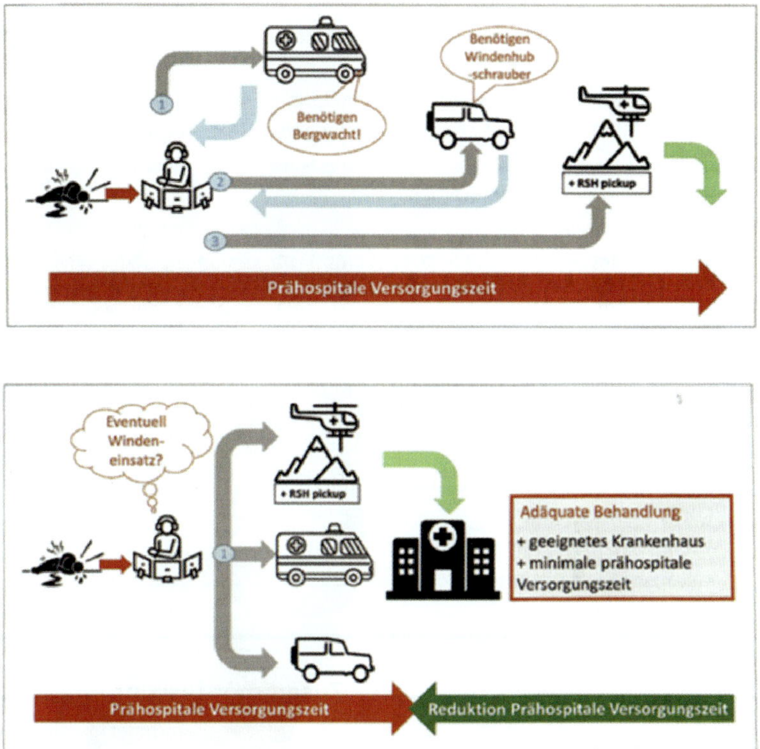

Abb. 22.6 Einsatzoptimierung durch frühzeitige Alarmierung geeigneter Rettungsmittel [G1513]

einsatzspezifisch-technische Qualifikation unabdingbar. Ärzte müssen unter erschwerten Bedingungen adäquate therapeutische Maßnahmen sicher anwenden können, ohne die Patientensicherheit zu gefährden. Die spezifische Aus- und Weiterbildung sollte idealerweise in enger Kooperation mit den Bergwacht-Einsatzkräften erfolgen. Der Rettungsspezialist Helikopter (BW-ARS) stellt hierbei ein wesentliches Bindeglied zwischen medizinischer Kompetenz und technischer Einsatzsicherheit dar.

Eine frühzeitige parallele Alarmierung von Windenhubschraubern gemeinsam mit bodengebundenen Rettungsmitteln und der Bergwacht ist entscheidend, um Verzögerungen zu vermeiden (➤ Abb. 22.6). In Leitstellenbereichen mit ausgedehnten Wald-, Moor- oder Felsregionen sollten Informationen über regionale Einsatzgebiete und Verfügbarkeiten windenfähiger Hubschrauber stets hinterlegt sein. Ergänzend tragen regelmäßige einsatztaktische und notfallmedizinische Schulungen sowie gemeinsame Simulationstrainings zur Erhöhung der Handlungssicherheit bei und fördern eine effiziente, zeitsensitive Patientenversorgung im schwierigen Gelände.

Was wäre, wenn …

- … keine frühzeitige Alarmierung der Bergwacht erfolgt wäre?
  Die Besatzung eines bodengebundenen Rettungsmittels wäre mit reduziertem Rettungsmaterial zu Fuß zur Einsatzstelle gelaufen und hätte die Einsatzlage erkundet. Nachfolgend wären zeitlich verzögert zusätzliche Rettungsmittel durch die ZL aufgeboten worden. Dadurch wären der gesamte Einsatz sowie die Rettungszeit für den Patienten deutlich verlängert worden.
- … es sich um ein komplexeres Verletzungsmuster gehandelt hätte?
  In diesem Fall hätte man weitere Einsatzkräfte der Bergwacht sowie zusätzliches medizinisches Versorgungsmaterial mittels Windenhubschrauber zur Einsatzstelle verbringen müssen.

- … sich der Patient eine intensivere Unterkühlung zugezogen hätte?
  Durch externe Heizelemente hätte man eine weitere Abkühlung des Patienten verhindern können. Eine aktive externe Erwärmung wäre jedoch an der exponierten Einsatzstelle nicht möglichgewesen.
- … die Wetterlage bzw. die Tageszeit eine Windenrettung verhindert hätte?
  Mittels terrestrischer Rettungsmittel (Akia oder Gebirgstrage) wäre ein erschwerter Abtransport im winterlichen Gelände mit deutlich verlängerte Rettungszeit für den Patienten möglich gewesen.
- … keine allradbetriebenen Rettungsmittel vorhanden gewesen wären?
  Alle Einsatzkräfte hätten inklusive der notwendigen Rettungsmittel die Einsatzstelle zu Fuß erreichen müssen.
- … kein direkter Handyempfang an der Einsatzstelle bestanden hätte?
  Zufällig vorbeikommende Passanten hätten einen Notruf mittels eines entfernt vorhandenem Festnetztelefons absetzen müssen. Hierdurch wäre die Rettungszeit ebenfalls deutlich verlängert worden.
- … keine erfahrenen Einsatzkräfte der Bergwacht den Einsatz durchgeführt hätten?
  Die gesamte Rettungszeit wäre durch die Nachalarmierung weiterer bodengebundener Einsatzkräfte deutlich verlängert worden.
- … sich die Einsatzzeiten deutlich verlängert hätten?
  In diesem Fall wäre bei winterlichen Temperaturen eine weitere Unterkühlung des Patienten mit dem Risiko einer Blutgerinnungsstörung aufgetreten.

Zusammenfassung

- Notrufe oder Hilfeersuchen betroffener Personen gehen bei den regionalen Besonderheiten des Mittelgebirges häufig aus für den straßengebundenen Regelrettungsdienst unzugänglichen Gebieten wie Wäldern, Schluchten, Seen- und Moorlandschaften oder Regionen mit Felsformationen ein.
- Die für die Versorgung in unwegsamem Gelände notwendige Prähospitalzeit kann deutlich verkürzt werden. Dies gelingt durch die rasche Heranführung von notfallmedizinischem Fachpersonal und geeigneter rettungstechnischer Ausrüstung sowie durch die schnelle Versorgung und Rettung direkt an der unwegsamen Einsatzstelle.
- Ein zügiger, anschließender luftgebundener Transport des Patienten in eine geeignete Klinik – insbesondere mit dem Windenhubschrauber, sowohl mit als auch in bestimmten Fällen ohne notärztliche Begleitung – trägt zusätzlich zu weiterer Zeitersparnis bei. Soweit regional indiziert, sollten definierte Alarmierungswege für die Rettungsmittel sowie für Bergwacht-Fachberater, Bergwacht-Einsatzleiter bzw. Bergwacht-ARS in Leitstellen festgelegt werden.
- Die Einbindung dieser Einsatzmittel sollte auch in den Stäben des Katastrophenschutzes in der Zukunft etabliert und, soweit notwendig, zeitnah erfolgen.
- Mitarbeiter aus Leitstellen sowie aus dem straßengebundenen Regelrettungsdienst sollten durch geeignete Simulationstrainings in Zusammenarbeit mit den Besatzungen der Windenhubschrauber sowie Einsatzkräften der Bergwacht über die besonderen Anforderungen beim Einsatz in unwegsamem Gelände informiert bzw. vorbereitet werden.
- Dem frühzeitigen Einsatz von Hubschraubern mit Rettungswinde kommt nicht nur im Alpenraum, sondern auch in den deutschen Mittelgebirgen eine besondere Bedeutung zu.

LITERATUR

Busch HJ, Lerch F, Friedrich M et al. Bedeutung der Rettungswinde im luftgebundenen Rettungs- und Notarztdienst. DIVI. 2021; 12: 200–206.

Busch HJ, Lerch F, Friedrich M et al. Expertenstatement: Bedeutung der Rettungswinde im luftgebundenen Notarztdienst. Notarzt. 2022; 38: 126–127.

Busch HJ, Friedrich M, Schneider S et al. Versorgung von Notfallpatienten in unwegsamem Gelände: Die Bedeutung der Rettungswinde. Rettungsdienst. 2025; 48: 18–22.

Fischer M, Kehrberger E, Marung H et al. Eckpunktepapier 2016 zur notfallmedizinischen Versorgung der Bevölkerung in der Prähospitalpahse und in der Klink. Notfall + Rettungsmedizin. 2016; 19: 387–395.

Pietsch U, Lischke V, Koppenberg J. Notfälle im Hochgebirge – die Rolle der alpinen Luftrettung. Notfallmedizin up2date. 2023; 18: 101–115.

Ruppert M, van Boemmel T, Lefering R et al. Einsatzspektrum in der Windenrettung. Notfall + Rettungsmedizin. 2017; 20: 486–494.

Wilhelm A, Lefering R. Helicopter Hoist Operation in Difficult Nonalpine Terrain. Air Med. J. 2021; 40: 242–250.

KAPITEL

23 Unterwegs im Forst

Martin Schiffarth und Marc Kumpch
Unter Mitwirkung von: Robin Kretzer, Christopher Philippi, Jan Hodrius und Christian Kraatz

Fallbericht

Setting

Helikopterstandort
Rettungshubschrauber (RTH) mit Rettungswinde in Deutschland mit mehr als 1.000 Einsätze pro Jahr, davon über 90 % Primäreinsätze

Helikopter
EC 145; Winde links

Besatzung
Pilot, TC-HHO, Notarzt, optional EBM (Ergänzendes Besatzungsmitglied, z. B. Bergwacht oder Höhenretter der Berufsfeuerwehren)

Operationelle Besonderheiten
Dual-Use-Hubschrauber (Primäreinsätze und Intensivtransporte) mit Rettungswinde

Weitere beteiligte Rettungsmittel am Einsatzort
bodengebunden Rettungstransportwagen (RTW) und Notarzteinsatzfahrzeug (NEF), ca. 100 km Luftlinie Entfernung zum o. g. Standort

Alarmierung

Alarmierung bodengebundener Rettungsdienst
An einem sonnigen Sommertag erfolgt der Notruf eines Försters, der gemeinsam mit zwei weiteren Förstern eine Wandergruppe durch einen Wald einer Mittelgebirgsregion führt (ca. 700 m ü. M.): „Eine Person der Wandergruppe ist zusammengebrochen und zeigt keine Lebenszeichen".
Der Förster und die Wandergruppe beginnen unmittelbar mit einer telefonisch angeleiteten Laien-CPR und führen sie bis zum Eintreffen ununterbrochen fort. Das Team des auf Anfahrt befindlichen NEF verständigt sich aufgrund der potenziell schwierig erreichbaren Einsatzstelle im Wald bereits auf der Anfahrt lageabhängig, ein RTH mit Winde nachzufordern, sofern vor Ort eine Tracerdiagnose zu erwarten ist oder die Rettung aus dem Gelände nur mit längerem Zeitverzug bodengebunden zu gewährleisten ist. Der bodengebundene Rettungsdienst erreicht nach 12 min die Einsatzstelle im Wald.

Ersteindruck bodengebundener Rettungsdienst
Insgesamt sind zum Erreichen der Einsatzstelle tief im Wald drei Förster über ca. 2 km positioniert und weisen den bodengebundenen Rettungsdienst ein. Erste Rückmeldung an die Rettungsleitstelle auf Sicht durch das NEF: „laufende CPR". Weiterhin fallen die in Schlange stehenden älteren Personen auf, welche regelhaft einen Wechsel bei der Herzdruckmassage suffizient durchführen. Der Patient atmet unter laufender CPR normofrequent spontan – was als prognostisch günstiges Zeichen gedeutet wurde und unmittelbar ein RTH mit Rettungswinde angefordert wurde (4 min nach Eintreffen) – trotz der Entfernung von ca. 100 km zum Ereignisort und der antizipierten Anflugzeit von ca. 30 min. Das EKG zeigt ein Kammerflimmern (➤ Abb. 23.1). Frühzeitig wird an die einsatzführende Leitstelle

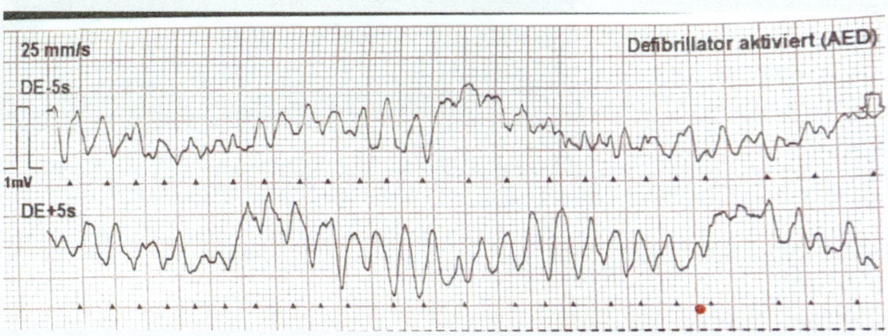

Abb. 23.1 Kammerflimmern bei Eintreffen [M1701]

kommuniziert, dass keine weiteren EBM erforderlich sind.

Alarmierung Luftrettung

Die Alarmierung durch die hubschrauberführende Leitstelle erfolgt 4 min nach Anforderung durch die vor Ort befindlichen Einsatzkräfte unter dem Einsatzstichwort „Windenrettung nach erfolgreicher CPR in Waldgebiet". Der Einsatzort befindet sich an einer bewaldeten Erhebung der Eifel, einer Mittelgebirgsregion – trotz größerer Distanz (100 km Anflug) hat der diensthabende Pilot detaillierte Ortskenntnis durch fliegerische Vorerfahrung in der Region.

Preflight-Abklärungen (Wetter/Team/Einsatztaktik)

Das Flugwetter wurde bereits im Daily Briefing als unproblematisch angesehen. Aufgrund des Einsatzroutings können Pilot und TC-HHO, welche beide die Region in ca. 100 km Entfernung kennen, topografisch gut einordnen: Es handelt sich um eine Einsatzstelle in unmittelbarer Nähe der höchsten Erhebung der Eifel. Die Region ist dicht bewaldet und ein hochfrequentiertes Wandergebiet.

In Absprache mit dem vor Ort befindlichen NEF und RTW ist kein weiteres EBM im Sinne der Eigensicherung gegen Absturz erforderlich. Bereits während des Anflugs ruft die RTH-Crew über die einsatzführende Leitstelle detaillierte Informationen zum genauen Einsatzort und zur Einsatzlage ab. Daraufhin werden die notwendigen Vorbereitungen abgestimmt: Die Kabine wird für einen sofortigen Windeneinsatz vorbereitet, das mitzunehmende Material (Monitoreinheit, Notfallrucksack, Bergesack) zusammengestellt und ein Briefing zum Ablauf des Windenmanövers einschließlich Materialeinsatz vor Ort durchgeführt. Zudem werden die geplante Zwischenlandung nach dem Abwinchen des Notarztes im Einzelwinch-Verfahren sowie die Rückmeldekommunikation zur medizinischen Situation abgestimmt. Gegebenenfalls erfolgt auch die Auswahl der Zielklinik (➤ Tab. 23.1).

23

Tab. 23.1 Abklärungen und Gedanken

HEZ	Alarmierung durch die Leitstelle 4 min nach Anforderung durch die vor Ort befindlichen Einsatzkräfte
Pilot	Treibstoffreserve, Wettersituation vor Ort, ggf. Zwischenlandeplatz
TC-HHO	Erforderliches Material, Vorbereitung Material, Winchvorgang im Einzelwinch des Notarztes mit besprochenem Material
Notarzt	Erforderliches Material, Vorgehen am Einsatzort, Winchvorgang
Weiteres Teammitglied?	Kein EBM erforderlich
Einsatzkräfte vor Ort?	Der Transport aus dem Wald und bodengebundene Zuführung in Zielklinik und selbst der Transport mittels eines RTH ohne Winde wird sehr viel Zeit in Anspruch nehmen, sodass frühzeitig ein RTH mit Rettungswinde angefordert wird.

Anflug und Ersteindruck bei Landung

Die Einsatzstelle wird nach 34 min Anflug erreicht und befindet sich ca. ein Kilometer unterhalb der

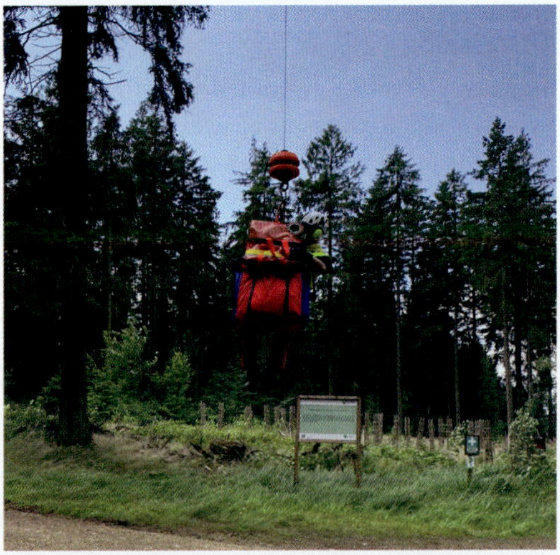

Abb. 23.2 Absetzen des Notarztes mit Material am Forstrettungspunkt, direkt neben der Einsatzstelle [O772]

höchsten Erhebung der Eifel, auf einem befestigten Weg zwischen höheren Bäumen. Geeignete Landeplätze sind in der Nähe nicht verfügbar.
Im Anflug zur Einsatzstelle bereitet die Crew die Kabine zum Einladen des Bergesacks vor: Die Trage zusammengeklappt und fixiert, das Material gesichert. Im Sinne der Windensofortbereitschaft und im Umsteigeverfahren steigt der TC-HHO kurz vor Erreichen des Einsatzortes gesichert in die Kabine um. Der Notarzt setzt sich auf Anweisung des TC-HHO an die geöffnete Tür und es erfolgt ein Überflug der Einsatzstelle, sodass beide den Absetzpunkt sehen können und nochmals das geplante Vorgehen und den avisierten Einsatzort briefen können. Innerhalb von 4 min werden Notarzt mit Bergesack und Monitor abgewincht (➤ Abb. 23.2). Auf die Mitnahme des Notfallrucksacks wird bei vorliegender Information des bereits vollständig durch den Bodennotarzt versorgten Patienten verzichtet. Neben dem Bergesack wird noch ein Monitoring mit abgewincht. Die Seillänge ist 53 m. Nach Einfahren des Seils wird die Maschine in ca. zwei Kilometer Entfernung auf einer Wiese abgesetzt.

23.1 Medizinische Ersteinschätzung und Erstmaßnahmen nach Eintreffen

Der Patient liegt auf einem befestigten Waldweg, ein RTW und ein NEF sind vor Ort. Eine größere Wandergruppe sowie drei Förster mit Hund stehen wenige Meter neben der Einsatzstelle. Der Patient ist bei primärem Kammerflimmern nach ca. 10-minütiger ALS-konformer CPR und dreimaliger Defibrillation erfolgreich reanimiert worden. Der Atemweg ist mittels videolaryngoskopischer Intubation gesichert, seitengleich ventiliert. Die periphere Sättigung ist ausreichend, es besteht eine Normokapnie bei konstant stabiler Kreislaufsituation und nun normofrequentem Sinusrhythmus. Im 12-Kanal-EKG sind ST-Strecken-Hebungen im Sinne eines Myokardinfarktes erkennbar (➤ Tab. 23.2).

Tab. 23.2 xABCDE

xABCDE	Beschreibung	Maßnahme
e**X**sanguination	i. o.-Zugang etabliert	Anlage Infusionsverlängerung mit Zuspritzmöglichkeit zur Ausleitung aus Bergesack
Airway	Atemwegssicherung mit Videolaryngoskop mittels Endotrachealtubus durch bodengebundenen Notarzt	Fixierung und Prüfung der Konnektionsstellen und Beatmungsbeutel vor Aufwinchen
Breathing	Seitengleich ventiliert; CO_2-Messung etabliert	Umkabeln auf Monitor des Hubschraubers und Fixierung im zentralen Karabiner des Bergesacks vor Aufwinchen
Circulation	Z. n. ROSC, normotone RR-Werte ohne Katecholamine; ST-Hebungsbild mit normofrequentem Sinusrhythmus. Aufnehmende Klinik zur PCI ist bereits organisiert.	Keine erforderlich
Disability	Analgosedierter, bewusstloser Patient	–
Exposure & **E**nvironment	Keine Fremdanamnese oder weitere Vorerkrankungen zu ermitteln. Reanimationsultraschall durch bodengebundenen Notarzt: Ausschluss eines Pneumothorax und gute kardiale Kontraktilität feststellbar.	Vorbereitung des Patienten für Winchvorgang

VERDACHTSDIAGNOSE

STEMI; Z.n. ROSC; Z.n. primären Kammerflimmern mit lückenloser Bystander-CPR, kurze Reanimationsdauer

23.2 Anamnese

Eine Wandergruppe erkundete gemeinsam mit drei Förstern die Wälder. Auf dem fußläufig längeren Rückweg zum Bus kollabierte der Patient und wirkte leblos. Unmittelbar begannen die Förster und Mitreisenden, allesamt betagte Wanderer, eine anamnestisch lückenlose CPR. Ein Förster setzte den Notruf ab, der zunächst in einer geografisch entfernteren Leitstelle auflief und dann an die zuständige Leitstelle weitergeleitet wurde. Die Leitstellendisponenten unterstützten die Laien-CPR durch telefonische Anweisungen und alarmierten das etwa 10 km entfernte NEF und den RTW im Tal.

Besonders eindrucksvoll ist das Szenario vor Ort: Beim Eintreffen wechseln sich die umstehenden, betagten Personen der Wandergruppe bei der Herzdruckmassage ab. Augenscheinlich atmet der Patient dabei normofrequent, ist jedoch bewusstlos (➤ Tab. 23.3).

Tab. 23.3 SAMPLER

SAMPLER	Beschreibung
Allergien	Nicht bekannt
Medikation	Nicht bekannt
Patientenvorgeschichte	Nicht bekannt
Letzte Mahlzeit	Nicht bekannt
Ereignisse direkt vor dem Notfall	Längere Wanderung mit einer Reisegruppe zur höchsten Erhebung der Eifel (747 m)
Risikofaktoren	Nicht bekannt

23.3 Medizinische Versorgung und Maßnahmen

Der bodengebundene Rettungsdienst setzt die im ersten Eindruck sehr suffiziente Laien-CPR ALS-konform fort. Darüber hinaus führt das Team problemlos eine Intubationsnarkose mit Videolaryngoskopie durch. ROSC tritt nach dritter Defibrillation mit Konversion in Sinusrhythmus ein, gefolgt von einer durchgängig stabilen Kreislauffunktion. Das 12-Kanal-EKG zeigt eine ST-Hebung im Sinne eines Vorderwandinfarktbildes (STEMI). Es folgt eine standardisierte medizinische Behandlung der Verdachtsdiagnose. Der Reanimationsultraschall zeigt eine subjektiv gute Kontraktilität, ein Pneumothorax und eine Perikardtamponade können ausgeschlossen werden. Während der etwa fünfminütigen Wartezeit auf den RTH mit Winde sichern die Einsatzkräfte den Wärmeerhalt des Patienten und führen regelmäßig Reevaluationen durch.

Die Crew übernimmt aktiv das Umkabeln des RTH-Monitorings, sichert die invasiven Zugänge und verbringt den Patienten sicher in den Bergesack, um anschließend nahtlos das Rettungsprozedere mittels Winde einzuleiten.

23.4 Rettungsprozedere

Nach der Übergabe durch den bodengebundenen Notarzt untersucht der Notarzt des Hubschraubers den Patienten kurz. Es wird auf den Monitor des RTH „umgekabelt" und der Patient in den Bergesack verbracht (➤ Abb. 23.3). Der Notarzt informiert die

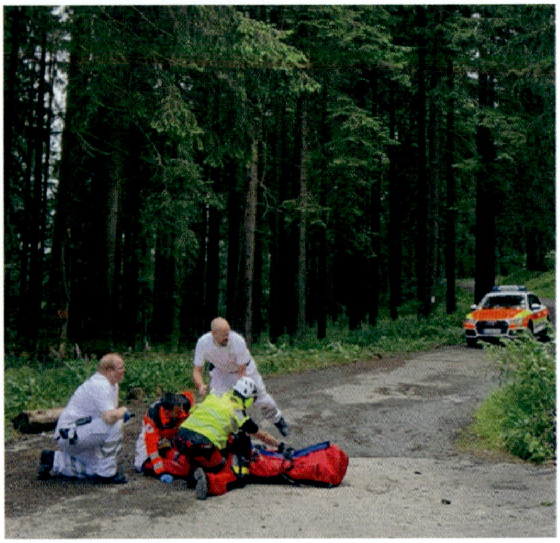

Abb. 23.3 Bergesack und Notarzt bereits am Windenhaken [O772]

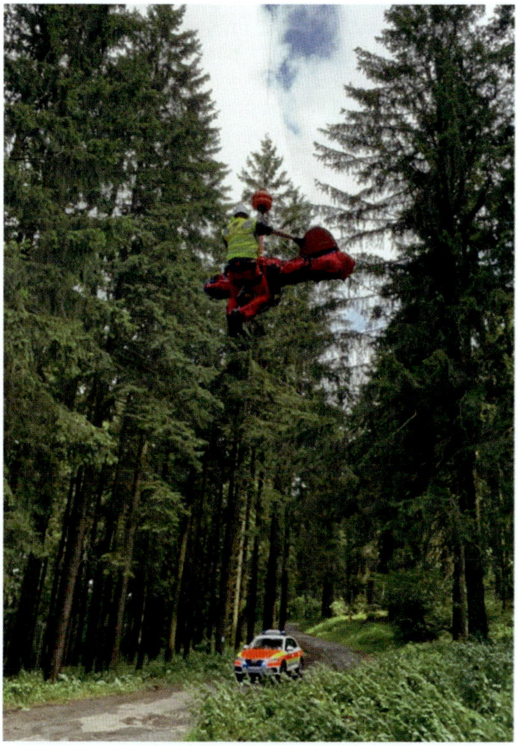

Abb. 23.4 Aufwinchen des Patienten [O772]

Flight-Crew per Funk über die bevorstehende Aufnahme des Patienten. Der Winchvorgang beginnt 20 min nach Eintreffen an der Einsatzstelle (➤ Abb. 23.4).

23.5 Zielklinik und Transport

Nach weiteren 11 min Flugzeit übergeben die Einsatzkräfte den Patienten in der nächsten geeigneten und zuvor abgestimmten Zielklinik mit Herzkatheterbereitschaft zur weiteren Herzkatheterversorgung. Während des Transports überwacht die Crew kontinuierlich die Vitalfunktionen und setzt die Beatmung über den im RTH angeschlossenen Transportrespirator fort. Der Patient bleibt während des gesamten Fluges kardiopulmonal stabil, und der Transport verläuft ohne Komplikationen.

23.6 Klinischer Verlauf

Der Patient erleidet einen akuten subendokardialen Myokardinfarkt und erhält anschließend eine perkutane transluminale Koronarangioplastie (PTCA) mit Einbringung eines medikamentenbeschichteten Stents (DES) in den Ramus circumflexus. Zusätzlich diagnostizieren die Ärzte eine Rippenserienfraktur sowie eine Pneumonie infolge einer Aspiration nach der Reanimation. Nach acht Tagen entlassen sie den Patienten in die anschließende Reha-Behandlung. Bei der Entlassung kommentiert der Patient: „Mein Fazit: keine Angst vor der Ersten Hilfe und Reanimation. Der merkt doch nichts …"

23.7 TOPS & FLOPS

Ohne die suffiziente Bystander-CPR, die lückenlose Rettungskette und Einweisung vor Ort durch ortskundige Förster wäre ein anderes Outcome erwartbar gewesen – das war ein absolutes **TOP**.

Ein besonderes **TOP** war die frühzeitige Anforderung eines RTH mit Rettungswinde durch die Besatzungen von NEF und RTW – vor dem Hintergrund der anspruchsvollen Topografie und der zu erwartenden langen bodengebundenen Transportstrecke eine sehr vorausschauende Entscheidung. Dabei erwies sich die erhaltene Spontanatmung des Patienten während der laufenden CPR als prognoserelevanter Vorteil.

TOP war aus Sicht des RTH, dass die bodengebundene Crew sehr dezidierte Ortsangaben machen konnte, die Flight-Crew die Region kannte und auch an der Einsatzstelle erforderliches Material früh an die anfliegende Crew kommuniziert wurde (mechanische Reanimationshilfe, Bergesack und Monitoring).

Kein FLOP war die Wartezeit auf den RTH mit Winde. Diese wurde patientenzentriert genutzt (Intubation, Notfallsonografie etc.) – die kurze Wartezeit nach Abschluss der bodengebundenen Maßnahmen (ca. 5 min) wurde als nicht nachteilig für den Patientenzustand angesehen und erlaubte eine Reevaluation.

MERKE

Es ist hilfreich, aus Sicht von NEF- und RTW-Besatzung die ungefähren Anflugzeiten eines RTH mit Winde in einer Mittelgebirgsregion einschätzen zu können. Als grober Richtwert eignet sich folgende Faustformel: Anflugzeit (in Minuten) = Flugdistanz (in Kilometern)/Reisefluggeschwindigkeit des RTH (in km/min).
Ein konkretes Beispiel: Bei einer Flugdistanz von etwa 100 km und einer durchschnittlichen Reisefluggeschwindigkeit des Hubschraubers von rund 3,5 km/min beträgt die Anflugzeit etwa 30 min (100 km/3,5 km/min ≈ 29 min).

Was wäre, wenn ...

- ... nach dem ROSC und den notwendigen weiteren Maßnahmen der bodengebundene Transport sofort begonnen worden wäre, anstatt auf den RTH mit Winde zu warten?
  Die Prähospitalzeit des beschriebenen Einsatzes lag bei ca. 1,5 Stunden. Hätte das Team den Transport nach dem ROSC und den erforderlichen Interventionen (wie Intubation) direkt bodengebunden gestartet, hätte sich die Gesamtdauer des Einsatzes um weitere 20–30 min verlängert.
- ... der Patient im Winchvorgang erneut ein Herz-Kreislauf-Stillstand erlitten hätte?
  Der Notarzt des RTH hatte bereits eine mechanische Reanimationshilfe zum Patienten gebracht, sodass eine unterbrechungsfreie CPR auch im Windenvorgang möglich gewesen wäre.
- ... eher verzögert, z. B. nach Stabilisierung und Transportvorbereitung, an die Nachforderung der Rettungswinde gedacht worden wäre?
  Der Herz-Kreislauf-Stillstand und ein Myokardinfarkt gelten als Tracerdiagnosen, bei denen die Prähospitalzeit möglichst kurz gehalten werden muss. Eine verzögerte oder späte Nachforderung verlängert potenziell die Prähospitalzeit und macht einen Zeitvorteil zunichte.

Zusammenfassung

- Zeitkritische Erkrankungsbilder wie die Tracerdiagnosen (z. B. Herz-Kreislauf-Stillstand und Herzinfarkt) erfordern neben den medizinischen Maßnahmen ein weiteres handlungsbestimmendes Element: die Verkürzung und Optimierung der Prähospitalzeit.
- Die Eintreffzeit eines RTH mit Winde lässt sich grob kalkulieren oder – idealerweise – bereits im Vorfeld für die eigene Region ermitteln. Das erleichtert die Entscheidung, ob der Einsatz der Winde tatsächlich einen Zeitvorteil bringt.
- Erfahrungsgemäß lassen sich komplexe Einsätze in unwegsamem Gelände wie Wald oder Mittelgebirge nur selten innerhalb der „Golden Hour“ abschließen und erfordern häufig den Einsatz zusätzlicher Kräfte. Der Einsatz der Rettungswinde kann hier die Prähospitalzeit verkürzen und die Bindung von Einsatzkräften deutlich reduzieren.
- Auch komplexe Maßnahmen wie Beatmung und mechanische CPR können im Windenvorgang lückenlos fortgeführt werden.

LITERATUR

Fuchs A, Huber M, Riva T et al. Factors influencing on-scene time in a physician-staffed helicopter emergency medical service (HEMS): a retrospective observational study. cand J Trauma Resusc Emerg Med. 2023; 31(1).

Pietsch U, Knapp J, Mann M et al. Incidence and challenges of helicopter emergency medical service (HEMS) rescue missions with helicopter hoist operations: analysis of 11,228 daytime and nighttime missions in Switzerland. Scand J Trauma Resusc Emerg Med. 2021; 29(1).

Ruppert M, van Boemmel T, Lefering R et al. Einsatzspektrum in der Windenrettung. Notfall + Rettungsmedizin. 2017; 20(6): 486–494.

Werner D, Dahlmann P, Elsenbast C et al. Hoist missions and seasonal influences on air rescue service helicopters: A descriptive study based on three German helicopters. Aus: www.researchsquare.com/article/rs-3900486/v1 (letzter Zugriff: 14. Juni 2025)

Wilhelm A, Lefering R. Helicopter Hoist Operations in Difficult Nonalpine Terrain. Air Med. J. 2021; 40(4): 242–250.

KAPITEL

24 Heiße Tage – Heiße Patienten

Elisabeth Wechselberger
Unter Mitwirkung von: Johannes Rathgeb, Karl Thaler

Fallbericht

Setting

Helikopterstandort

Ganzjahresstützpunkt auf 840 m ü. M., im Westen Österreichs, mit durchschnittlich 1.000 Einsätzen pro Jahr, davon ca. 10 % Sekundär-/Interhospitaltransporte. Zum Einsatzspektrum zählen Sport-/Freizeitunfälle im alpinen Gelände, internistische Notfälle und Verkehrsunfälle.

Helikopter

Airbus Helicopter EC 135

Besatzung

Pilot, FLR (Flugretter), FLRÄ (Flugrettungsärztin)

Operationelle Besonderheiten

Longline-Fixtau bis 60 m, Variables Tau bis 140 m, Nachtflug NVG, permanentes Spezialequipment Lawineneinsatz und Alpineinsatz, Seilbahnevakuierung

Alarmierung

An einem Hochsommertag erreicht die Leitstelle um 14:59 Uhr eine NAH-Anforderung der Bergrettung. Der Notarzthubschrauber (NAH) wird mit folgender Einsatzmeldung alarmiert: „ALP-A2-intern, Fremdanrufer (Erwachsener), Bergnotfall, Person am Berg erkrankt, Person spricht nicht, Person reagiert nicht, Atmung normal, Alter 35, Geschlecht männlich, Ursache: sonstige/unbekannt. Person gesichert, Person frei zugänglich, Sonne am Notfallort, Landemöglichkeit für Hubschrauber unbekannt. GPS-Koordinaten (Notfall-App)“. Da sich der Hubschrauber gerade auf dem Rückflug zum Stützpunkt in unmittelbarer Nähe zum Einsatzort befindet, kann die Crew zeitgleich Status 3 („unterwegs zum Einsatzort“) melden. Zudem wird der Crew mitgeteilt, dass sich bereits Bergretter am Einsatzort befinden.

Preflight-Abklärungen (Wetter/Team/Einsatztaktik)

Zum Daily Briefing gehört unter anderem der Wettercheck, so auch am besagten Tag an diesem Stützpunkt. Der Wetterbericht spricht von einer hochsommerlichen Hitze, bis zu 34 °C sind zu erwarten. Getränke und Snacks für die Crew werden im NAH aus diesem Grund ausreichend mitgenommen, da es vorkommen kann, dass die Crew nur zur Betankung an den Stützpunkt kommt. Ein hohes Einsatzaufkommen ist an diesem Tag auch zu erwarten. Zudem ist Wochenende, viele Freizeitsportler sind unterwegs. Am Morgen informiert der Einsatzleiter der örtlichen Bergrettung darüber, dass ein Laufbewerb stattfindet, bei dem mit bis zu 500 Teilnehmern gerechnet wird. Bergretter sind über das gesamte Laufgebiet verteilt, zudem stehen an genau definierten Stellen Versorgungsstationen bereit. Ein besonderes Highlight dieses Laufevents ist der Trailrun – ein Wettbewerb über 55 km und 3.640 hm. Im Daily Briefing wird zudem der aktuelle Stand zu den eingeschränkten Aufnahmekapazitäten der Krankenhäuser im Einsatzgebiet besprochen.

Die Teamkonstellation an diesem Tag umfasst eine langjährig tätige Notärztin, Anästhesistin, Intensivmedizinerin sowie Alpin- und Bergrettungsärztin in dieser Region. Zudem hat sie die Funktion der Leitenden Notärztin inne. Unzählige Bergrettungseinsätze mit terrestrischer Bergung zählen zu ihrem Einsatzrepertoire. Der Pilot ist ein erfahrener Rettungspilot mit unzähligen Hochgebirgslandungen und Außenlastflügen. Der FLR ist Notfallsanitäter, Bergretter und Einsatzleiter.

Anflug

Da der NAH bereits im Bereich des Notfallortes ist (Rückflug zum Stützpunkt nach einem Einsatz), wird mit der Bergrettung über Digitalfunk kommuniziert. Der Crew wird mitgeteilt, dass der Patient ein Teilnehmer des Laufbewerbs ist. Im High Reconning wird schnell klar, dass der Einsatzort in einem tiefen, von Nadel- und Laubbäumen umschlossenen Graben liegt. Der NAH kann dort nicht landen. Der Notfallort kann aber über eine kleine Forststraße erreicht werden.

Folgender Ablauf wird nun mit den Bergrettern am Einsatzort über Digitalfunk besprochen und vereinbart: An einer kleinen Lichtung neben der Forststraße wird ein Zwischenlandeplatz ausgewählt. Die Notärztin samt notfallmedizinischem Equipment (Monitor, Einsatzrucksack, Sauerstoffrucksack, Ultraschallgerät) wird dort von Bergrettern abgeholt und gelangt mit einem Bergrettungseinsatzfahrzeug zum Patienten. In der Zwischenzeit haben der Pilot und FLR genügend Zeit, sich für eine variable Taubergung vorzubereiten und die Leitstelle erhält eine Rückmeldung über das weitere Vorgehen (➤ Tab. 24.1).

Tab. 24.1 Abklärungen und Gedanken

Pilot	Einsatzort ist bekannt, variables Tau aufgrund des Einsatzortes (Laub- und Nadelwald) notwendig.
FLR	Einsatzort ist bekannt. Von Vorteil ist, dass ein Bergretter selbst FLR am besagten Stützpunkt, am Einsatzort ist und somit vertraut mit dem gesamten Equipment ist. FLR kann daher beim Zwischenlandeplatz bleiben.
FLRÄ	Einsatzort ist bekannt. Aus der Rückmeldung (nach ABCDE-Schema) von Bergrettern am Notfallort schließt die Notärztin, dass der Patient kritisch krank ist, unabdingbar daher die Mitnahme des standardmäßigen Equipments (Monitor, Einsatzrucksack, Sauerstoffrucksack) und medizinischer Gerätschaft (Ultraschallgerät). Des Weiteren wird der Bergesack inklusive Vakuummatratze mitgeführt. Da der Einsatzrucksack insgesamt 1.000 ml Flüssigkeit mitführt, nimmt die Notärztin noch weitere 1.000 ml Flüssigkeit vom Turmrucksack aus einem Zusatzfach im Hubschrauber mit.
Einsatzkräfte vor Ort?	Bergretter vor Ort, selbst FLR und Notfallsanitäter am selben NAH, können die Notärztin unterstützen.

24.1 Medizinische Ersteinschätzung und Erstmaßnahmen nach Eintreffen

Ersteindruck laut Schema (Alert, Voice, Pain, Unresponsive):

- A – Nicht ansprechbar
- V – Verbal nicht kontaktierbar
- P – Keine Reaktion auf Schmerzreiz
- U – Unresponsive/keine Reaktion

Eintreffzeit der Notärztin ist um 15:13 Uhr (14 min nach Alarmierung) am Notfallort. Zwei Bergretter haben bereits mit den Ersthelfermaßnahmen begonnen. Der Patient erhält über einen intravenösen Zugang (G18) kristalloide Flüssigkeit, zudem bei Hyperventilation eine O_2-Maske mit Reservoirbeutel (ohne O_2). Der Patient liegt in Rückenlage, der Oberkörper ist entkleidet, er ist tief bewusstlos. Der Körperstamm ist nass von Wasser aus einer Trinkflasche, die Extremitäten sind trocken. Die medizinische Ersteinschätzung erfolgt nach dem xABCDE-Schema (➤ Tab. 24.2).

VERDACHTSDIAGNOSE

Heatstroke, ABCD-Schema: C- und D-Problem, NACA 5

24.2 Anamnese

Am Notfallort sind Angehörige anwesend. Der Patient ist Amateursportler. Er hat bereits an vielen Marathonläufen teilgenommen und diese stets mit gutem Ergebnis beenden können. Augenzeugen berichten über ein unsicheres Bergablaufen, Taumeln, plötzlich synkopiert der Patient. Das Ziel knapp unterhalb des

Tab. 24.2 xABCDE

xABCDE	Beschreibung	Maßnahme
e**X**sanguination	Keine lebensbedrohliche äußere Blutung	–
Airway	Atemweg frei, vesikuläres Atemgeräusch	Primär stabile Seitenlage
Breathing	Seitengleiche Thoraxhebung, hechelnde Atmung im Sinne einer Hyperventilation, Atemfrequenz 30/min, keine Halsvenenstauung, kein Hautemphysem	O_2-Maske → CO_2-Rückatmung, SpO_2-Messung, Auskultation
Circulation	Herzfrequenz 180/min, graues Hautkolorit, Rekap-Zeit > 2 s, MAP 50 mmHg	Blutdruckmessung, 2 venöse Zugänge mit insgesamt 1.000 ml kristalloider Infusionslösung und 500 ml kolloidaler Infusionslösung
Disability	GCS 4, BZ 110 mg/dl	Situationsgerechte Behandlung
Exposure & **E**nvironment	Graues Hautkolorit, 40,7 °C Körpertemperatur	Kühlung

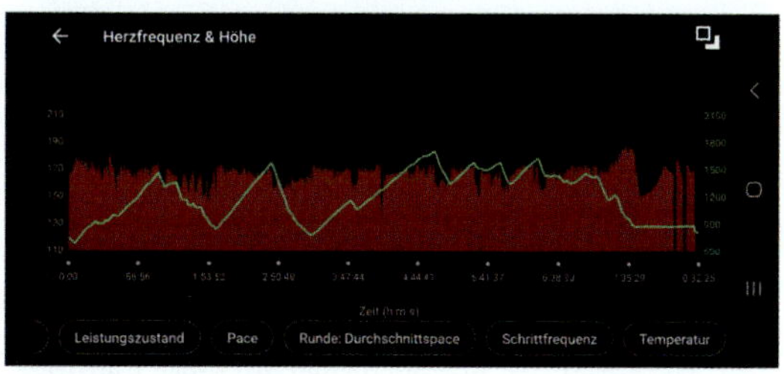

Abb. 24.1 Aufzeichnung der Pulsuhr. Rote Schraffierung: Herzfrequenz, blaue Linie: Seehöhe (Anmerkung: Die Herzfrequenz ab 7 h 35 min stammt von der Partnerin des Patienten, die nach der Versorgung des Patienten die Pulsuhr übernimmt.) [M1702]

Notfallortes, nur zwei Kilometer davon entfernt. Der Läufer ist bereits mehr als sieben Stunden unterwegs. Interessante Aufzeichnungen liefert die Pulsuhr des Patienten (➤ Abb. 24.1). Darin erkennt man, dass im Zielsprint beim Bergablaufen die Herzfrequenz stetig zunimmt.

24.3 Medizinische Versorgung und Maßnahmen

Das Team legt einen zweiten venösen Zugang (G16) und verabreicht 1.000 ml kristalloide sowie 500 ml kolloidale Infusionslösung. Parallel dazu erhält der Patient das Standard-Monitoring (EKG, nichtinvasive Blutdruckmessung und Pulsoxymetrie). Die CO_2-Messung erfolgt über die Venturi-Maske (CO_2: 24 mmHg). Die tympanale Temperaturmessung ergibt 40,6 °C. Zusätzlich bringt das Team Defi-Pads an, um im Falle eines Kammerflimmerns oder einer Kammertachykardie sofort reagieren zu können. Nach Flüssigkeitsgabe verbessert sich der GCS auf 8, allerdings wird der Patient zunehmend agitierter, sodass eine Benzodiazepin-Gabe notwendig ist.

24.4 Rettungsprozedere

Bereits im High Reconning bespricht das Team das Prozedere des Abtransportes: Mittels Taubergung gelangt der FLR zum Einsatzort, wo die FLRÄ bereits abholbereit den Patienten in den Bergesack gelagert und fixiert hat, um zum Zwischenlandeplatz zu fliegen. Der Patient befindet sich in stabiler Seitenlage auf einer angeformten Vakuummatratze im Bergesack. Anstatt einer Fixtaubergung kommt hier eine variable Taubergung zur Anwendung. Bei der variablen Taubergung (➤ Abb. 24.2) seilt sich der FLR selbst vom Hubschrauber ab und kann so die Länge des Seils selbst einstellen. Diese Art der technischen Rettung eignet sich zwischen hohen Bäumen und in engen Schluchten sehr gut. Der Pilot hält den Hubschrauber während der gesamten Aktion in der gleichen Position, was einen enormen Sicherheitsvorteil bedeutet und in der Annäherung an den Notfallort einem Windenverfahren ähnelt. Am Zwischenlandeplatz stehen dann weitere Bergretter zur Verfügung, die den vorbereiteten Patienten auf die Patiententrage in den NAH bringen. Anschließend erfolgt die standardisierte Anmeldung des Patienten über die Leitstelle.

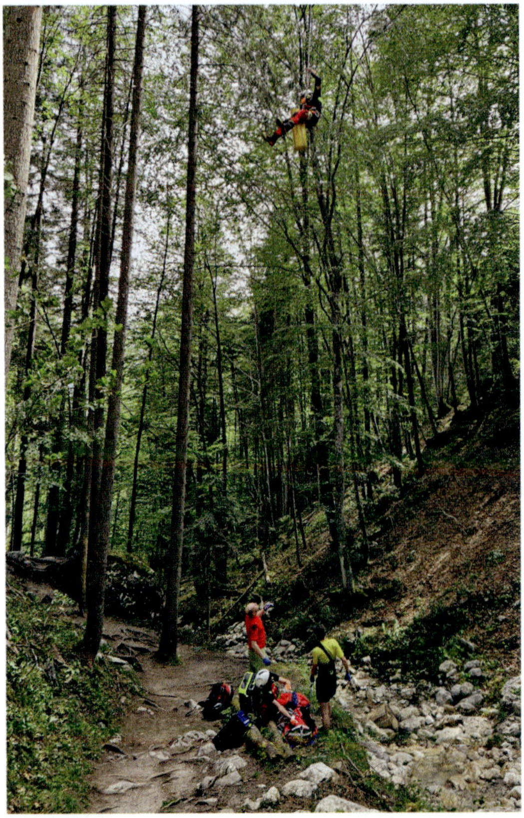

Abb. 24.2 FLR am variablen Tau [M1702]

24.5 Zielklinik und Transport

Das primär geeignete Zielkrankenhaus mit Intensivstation für diesen Patienten liegt etwa 12 Flugminuten entfernt vom Einsatzort. Anmeldung im Zielkrankenhaus über die Leitstelle mit folgender Meldung: „NAH-Eintreffzeit im Schockraum um 15:45 Uhr. Patient männlich, 35 Jahre, Marathonläufer, Heatstroke, Temperatur 40,7 °C, Spontanatmung, nicht intubiert, Kreislauf derzeit stabil". Der Transport verläuft ohne Komplikationen. Die Schockraumübergabe findet standardisiert statt (siehe S3-Leitlinien: DGU 2022). Um 16:05 Uhr meldet sich der NAH wieder einsatzbereit.

24.6 Klinischer Verlauf

Nach Stabilisierung im Schockraum erfolgt der Transfer auf die Intensivstation. Die Aufnahmediagnosen lauten:

1. Heatstroke (Aufnahmetemperatur 40,3 °C) mit MODS (Niere, Leber, Herz, Gerinnung)
2. Rhabdomyolyse

Vor Ort beginnt das Team umgehend mit externer Kühlung mittels kalter Umschläge und Coolpacks. Zeitgleich wird der Patient vasopressorpflichtig. Am Folgetag wird aufgrund einer Rhabdomyolyse mit steigenden CK-Werten für mehrere Tage eine kontinuierliche venovenöse Hämodiafiltration (CVVHDF) eingeleitet. Nach einigen Tagen kann der Patient auf die Normalstation verlegt werden.

Erfreulicherweise kann von einem „Restitutio ad Integrum" gesprochen werden. Der Patient ist nach wie vor ein begeisterter Läufer, er konnte bereits Wettbewerbe bestreiten.

24.7 TOPS & FLOPS

Ein wesentlicher Vorteil und somit ein **TOP** war in diesem Fall, dass die gesamte NAH-Crew über profunde Ortskenntnisse im Einsatzgebiet verfügt. Nicht nur der genaue Einsatzort war bekannt, sondern auch, dass aufgrund der örtlichen Gegebenheiten im dichten Wald eine Taubergung – konkret eine variable Taubergung – erforderlich sein würde. Dadurch konnte sich die Crew bereits im Vorfeld gezielt auf diese Rettungsaktion vorbereiten. Die „variable Taubergung" hat den Vorteil zum Fixtau, dass eine exakte Positionierung genau über der Notfallstelle erfolgt und der FLR sich selbst vom NAH abseilt und die Taulänge einstellt. Insgesamt besteht bei Rettungsaktionen in Felswänden oder Waldgelände die Gefahr, dass die Personen am Boden durch herabfallende Steine oder Äste verletzt werden können. Die Notärztin, selbst Bergrettungsärztin, kennt die medizinischen und rettungstechnischen Möglichkeiten der Bergrettung und kann somit auch mit deren Gerätschaften sicher arbeiten.

Ein weiteres **TOP** war, dass ein Bergretter auch Crewmitglied der Flugrettung ist und somit sämtliche

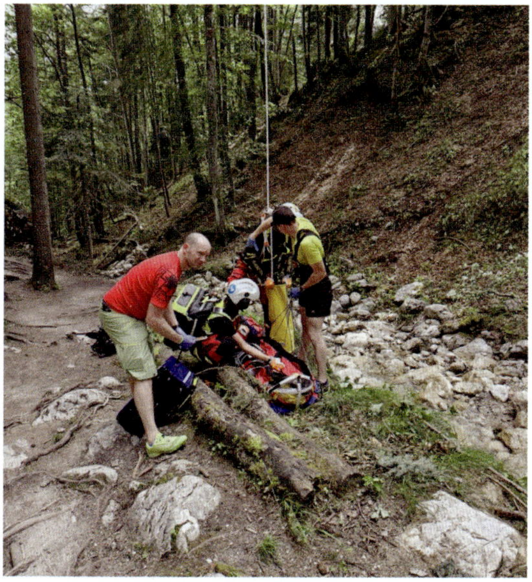

Abb. 24.3 Team im Einsatz [M1702]

medizinische wie auch rettungstechnische Verfahren kennt und die Notärztin in ihrer Arbeit unterstützen konnte.

Ein **FLOP** ist in ➤ Abb. 24.3 zu erkennen: Die Notärztin trägt für die Taubergung keine standardmäßige Schutzausrüstung. Für Taubergungen ist keine Kurzarmuniform vorgesehen, der Selbstschutz ist somit nicht 100 % gegeben. Auch die Bergretter haben keine vollständige Schutzausrüstung an (vgl. Steinschlag-Schutzhelm).

Ein medizinischer **FLOP** ist, dass für solche Notfälle im NAH nicht ausreichend Infusionsflüssigkeit vorgehalten wird. Die Notärztin hat im Rahmen der Einsatzvorbereitung jedoch vorausschauend zusätzliche Infusionslösungen mitgenommen.

MERKE

Flugrettung erfordert ein hohes Maß an Kompetenz, Erfahrung und Resilienz aller Crewmitglieder. Der wesentliche Unterschied zum bodengebundenen Rettungsdienst besteht darin, dass bei NAH-Einsätzen der FLRA grundsätzlich in der Lage sein muss, Patienten allein notfallmedizinisch zu versorgen und transportfähig im Bergesack vorzubereiten. Bevor ein FLRA in die Flugrettung einsteigen kann, ist es unerlässlich, dass dieser oder diese ausreichende Erfahrung in bodengebundenen Notarztsystemen mitbringt. Er muss zudem das gesamte medizinische und rettungstechnische Equipment beherrschen. Die Anforderungen für alle Crewmitglieder in der alpinen Flugrettung sind sehr hoch.

Zusammenfassung

Jede Einsatzmeldung ist anders. Jeder Notfallort präsentiert sich mit Herausforderungen, jeder Patient benötigt eine individuelle Therapie. Egal ob im Straßengraben, in den Bergen, an einem See, auf der Baustelle oder in der Schule: Jedes Setting birgt Herausforderungen, die von Notfallmedizinern sichere, schnelle und lebensrettende Entscheidungen verlangen.

Notfallmedizin in der Flugrettung bedeutet, breit gefächertes Fachwissen in Notfallmedizin zu besitzen und kritisch kranke Patienten bestmöglich intensivmedizinisch versorgen zu können und dass eigenständiges und sicheres Bewegen im alpinen Gelände gegeben ist.

LITERATUR

Armstrong LE, Johnson EC, Adams WM et al. Hyperthermia and Exertional Heatstroke During Running, Cycling, Open Water Swimming, and Triathlon Events. Open Access J Sports Med. 2024; 15: 111–127.

Deutsche Gesellschaft für Unfallchirurgie e.V. (DGU), Deutsche Gesellschaft für Plastische, Rekonstruktive und Ästhetische Chirurgie e.V. (DGPRÄC), Deutsche Gesellschaft für Allgemein- und Viszeralchirurgie e.V. (DGAV) et al. S3-Leitlinie Polytrauma/Schwerverletzten-Behandlung. Aus: https://register.awmf.org/de/leitlinien/detail/187-023 (letzter Zugriff: 15.Juni 2025)

Hosokawa Y, Racinais S, Akama T et al. Prehospital management of exertional heat stroke at sports competitions: International Olympic Committee Adverse Weather Impact Expert Working Group for the Olympic Games Tokyo 2020. Br J Sports Med. 2021; 55(24): 1405–1410.

KAPITEL

25

Martin Stoffaneller
Unter Mitwirkung von: Jochen Tiefengraber, Wolfgang Voelckel

Kategorie: Schön? Föhn!

Fallbericht

Setting

Helikopterstandort
NAH-Basis im Herz der Alpen auf 580 m ü. M.
700 Einsätze pro Jahr

Helikopter
Airbus Helicopters EC135 T2+

Besatzung
Pilot, FLR (Flugretter), FLRA (Flugrettungsarzt)

Operationelle Besonderheiten
Nachtflug (Tagesrandzeiten), Fixtaubergeverfahren (HEC-Mission), variables Tau, angestütztes Aussteigen, Seilbahnevakuation, Transportinkubator

Alarmierung

Um 12:05 Uhr erreicht die Leitstelle ein Notruf (ALP-A2-TRAUMA). Bei einem Bergnotfall ist eine Person in einer Rinne abgestürzt. Sie scheint bewusstlos zu sein. Insgesamt ist eine Person betroffen. Der beobachtete Absturz wird der Leitstelle direkt über Telefon gemeldet. Parallel zur Alarmierung des Rettungshubschraubers wird auch die Bergrettung mitalarmiert, um eine schnelle Versorgung und Rettung der verunfallten Person zu gewährleisten. Die Sonne scheint am Notfallort, jedoch ist eine Landung des Hubschraubers aufgrund der örtlichen Gegebenheiten nicht möglich.

Preflight-Abklärungen (Wetter/Team/Einsatztaktik)

Das Flugwetter entspricht einer klassischen Fallwindlage (Föhn) und wird bei der Morgenbesprechung angesprochen. Der starke Wind ist den ganzen Tag über wahrzunehmen. Föhntage sind im Einsatzradius der Einsatzbasis mit 12 % p. a. nichts Ungewöhnliches. Die Sichtbedingungen sind sehr gut (➤ Tab. 25.1).

Tab. 25.1 Abklärungen und Gedanken

Pilot	Die Wetterstation in Sichtweite des Notfallortes warnt vor Windspitzen mit über 100 km/h. Aber wie immer bei Föhnlagen kann man erst vor Ort feststellen, ob eine Bergung möglich ist oder nicht.
FLR	Einsatzort und zu erwartende Situation sind bekannt. Flughindernisse sind dem FLR geläufig. Bei Starkwindwetterlage bereits am Start stellt sich von Anfang an die Frage, ob eine Bergung überhaupt möglich sein wird. Die Anflugzeit von geschätzt 6 min durch Kontrollzone und Segelfluggebiet wird wenig Zeit für die Vorbereitung und Koordination mit der Bergrettung bieten. Verstärkter Steinschlag am Notfallort und möglicher Einsatzabbruch sind von Anfang Teil der Einsatzplanung.
FLRA	Erwartet wird ein polytraumatisierter Patient in exponiertem hochalpinem Gelände. Eine Fixtaurettung eines bewusstlosen Patienten bei eingeschränkter Versorgungsmöglichkeit im steilen, absturzgefährlichem Gelände wird eine Herausforderung. Ggf. könnte die Fixtaurettung bis auf das Dach der Universitätsklinik fortgeführt werden. Versorgungsoptionen können erst bei Patientenkontakt diskutiert werden.
Einsatzkräfte vor Ort?	Die Einsatzmeldung enthält keinen Hinweis auf Einsatzkräfte vor Ort auf ca. 2.400 m ü. M. Vorsorglich wird die Bergrettung zum bekannten Landeplatz 870 m ü. M. für dieses Einsatzgebiet angefordert, um bei Einsatzabbruch einer direkten Bergung vom Notfallort gegebenenfalls die terrestrische Hilfe unterstützen zu können.

Anflug und Ersteindruck

Herausfordernde Einsatzmeldung? In solchen Situationen heißt es oft: „Ten seconds for ten minutes“ – also 10 s Zeit für die Planung der nächsten 10 min. Doch warum überhaupt 10 s planen, wenn das Team in 6 min ohnehin vor Ort ist und die Lage selbst sieht? Eigentlich ist schon nach 6 s klar, was alle wissen: Eine Landung am Notfallort ist unmöglich, und eine Seilbergung bei Föhnsturm ist mehr als fraglich.

Die objektiv messbare Größe für Starkwind im Hubschrauber bestätigt sich ganz praktisch: Wenn es nicht mehr möglich ist, die Funktaste im Cockpit mit ausgestrecktem Arm direkt zu bedienen, herrscht definitiv starker Wind. Erst mit dem Daumen an der Konsolenseite findet der Mittelfinger den „TX“-Schalter, um die stets einsatzbereiten Bergretter um Unterstützung zu bitten. Die Bergrettung bestätigt daraufhin ihre Einsatzbereitschaft und meldet, dass sie in 20–25 min am bekannten Hubschrauberlandeplatz eintreffen wird.

Das Team überfliegt das größte Flughindernis im Seitental und hat direkten Sichtkontakt zum Notfallort. Die Windbedingungen sind unverändert – der Wind ist weiterhin sehr stark und turbulent. Vier Alpinisten am Stahlseil deuten alle in dieselbe Richtung. Die Einsatzmeldung bestätigt sich: Eine Person ist am Berg rund 30 m abgestürzt und liegt bewusstlos bzw. schwer verletzt im Gelände. Ein weiterer Alpinist bewegt sich im ungesicherten UIAA-III-Gelände (Union Internationale des Associations d'Alpinisme) zum Verletzten.

Aus der Luft erkennt das Team sofort, dass eine terrestrische Rettung für diesen Patienten höchstwahrscheinlich nicht mehr rechtzeitig wäre (➤ Abb. 25.1). Das Team ist sich einig: Angesichts der Windverhältnisse und der Gefahr durch Steinschlag bleibt nur eine Crashbergung als letzte Option. Folgende Überlegungen stehen im Raum:

- Der Pilot will so wenig Gewicht wie möglich mitnehmen, um die Rettung zu erleichtern, und ist jederzeit bereit, den Einsatz abzubrechen, wenn die Bedingungen es erfordern.
- Der FLRA sieht am Notfallort wenig Möglichkeiten für eine effiziente Versorgung. Es gibt am Zwischenlandeplatz die Möglichkeit – parallel zur Bergung – alles für die medizinische Versorgung vorzubereiten.

Das Team entschließt sich zur Bergung.

Landung Zwischenlandeplatz

Auf dem Weg zum Zwischenlandeplatz auf gleicher Meereshöhe meldet die Bergrettung per Funk, dass der Alpinist, der sich zum Patienten begibt, ein eigener Bergretter ist, der zufällig vor Ort war. Diese Information bestätigt den Plan für eine Crashbergung.

Die Vorbereitung am Zwischenlandeplatz läuft gemäß der Standard Operating Procedure (SOP) zur Fixseilbergung, in diesem Fall mit 30 m Länge ab. FLR und FLRA räumen das Bergematerial und Material zur medizinischen Versorgung aus dem Notarzthubschrauber (NAH) und deponieren es an einem für den Piloten sichtbaren Platz. Der HEMS übernimmt nach Abwägen der Chancen und Risiken die Fixtau-Crashbergung und rüstet sich aus.

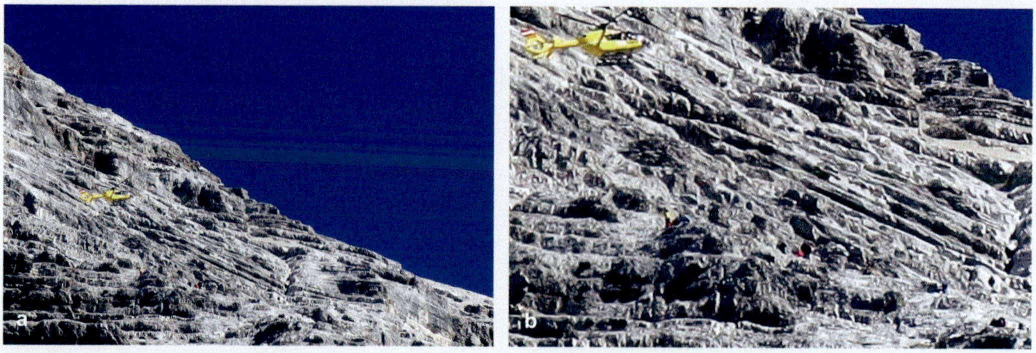

Abb. 25.1 Lagebild des Notfallortes [O781]

Auf medizinisches Equipment wird bewusst verzichtet, um die Aktion schnellstmöglich abzuwickeln, sofern es die Flugbedingungen erlauben.

Der Zwischenlandeplatz ist auf 2.080 m ü. M. Er ist hindernisfrei und bietet Mulden, die sich für die medizinische Versorgung als vorteilhaft erweisen werden.

Aufgrund der schwierigen Windverhältnisse beschränkt das Team den Personentransport per Human External Cargo (HEC) auf das absolute Minimum. Zum Notfallort fliegt ausschließlich der FLR. Für den Rückflug vom Notfallort zum Zwischenlandeplatz sind maximal zwei Personen vorgesehen: der FLR und der Patient.

Zur Sicherheit werden in diesem Fall die optionalen Ausrüstungsgegenstände Kapschere, zweites Handfunkgerät (als Back-up) und Alpinmaterial zum Standplatzbau vorbereitet und mitgenommen.

Nachdem der Zustand des Patienten beim Start zur Bergung nicht im Detail bekannt ist, werden beide Möglichkeiten zur Evakuierung mitgeführt: als erste Option das Bergedreieck, das die Bergung in sitzender Position ermöglicht, sowie der Bergesack mit Vakuummatratze, der eine schonende Lagerung und Bergung in liegender Position ermöglicht und voraussichtlich das Mittel der Wahl darstellt.

Anflug zum Notfallort

Der Anflug zum Notfallort erfolgt bei starkem Seitenwind und dauert etwa 2 min. Schon während der etwa 150 m entfernten Einweisung durch den FLR per Funk wird klar, dass ein Anflug mit Rückenwind bei dieser Windstärke nicht möglich ist. Der Anflug wird abgebrochen.

Beim zweiten Versuch ist der Helikopter um 180° gedreht, ausgerichtet mit dem Heck zum Felsen. Das bedeutet eine bessere Luftanströmung von vorn, dadurch aber auch weniger Referenz für den Piloten. Die Einweisung des FLR über Funk ist in dieser Situation essenziell. Der Absetzpunkt wird 10 m unterhalb des Patienten gewählt, da die Neigung und Bodenbeschaffenheit (Blockgelände) dort am sichersten erscheinen. Eine Selbstsicherung zum Notfallort ist nicht notwendig.

25.1 Medizinische Ersteinschätzung und Erstmaßnahmen nach Eintreffen

Der Absturz ist nun auf etwa 30 m gesichert. Der Patient liegt am Boden, ist soporös und weist mehrere oberflächliche Wunden an unbedeckten Körperstellen auf. Bei der Erstuntersuchung am Notfallort konzentriert sich der FLR ausschließlich auf die Überprüfung der Vitalparameter sowie auf Verletzungen, die die Lagerung auf der Vakuummatratze beeinflussen könnten. Der Atemweg ist frei, die Spontanatmung ist erhalten.

Nachdem weder am Becken noch an den unteren Extremitäten Hinweise auf eine Fraktur festgestellt werden, wird der Patient – unter Annahme einer Wirbelsäulenverletzung – gemeinsam mit dem anwesenden Bergretter in den Bergesack und auf die Vakuummatratze gelagert. Anschließend erfolgt die Vorbereitung für den Transport.

Der FLR übermittelt eine kurze Lagemeldung an den FLRA am Zwischenlandeplatz: Es besteht eine akute vitale Bedrohung, daher ist eine erweiterte Erstversorgung am Zwischenlandeplatz erforderlich (➤ Tab. 25.2).

Tab. 25.2 xABCDE

xABCDE	Beschreibung	Maßnahme
e**X**sanguination	Mehrere oberflächliche Wunden an unbekleideten Stellen	–
Airway	Atemweg frei	–
Breathing	Suffizient, tiefe Atemzüge	–
Circulation	Pulskontrolle: Bradykard	–
Disability	GCS 3, keine Spontanbewegung, Anisokorie	Lagerung Vakuummatratze gemäß Möglichkeit
Exposure & **E**nvironment	Absturzgefährdetes Blockgelände, Starkwind, Steinschlag	Crashbergung

VERDACHTSDIAGNOSE

Polytrauma mit Schädel-Hirn-Trauma III, Wirbelsäulentrauma, Weichteilverletzungen, Thorax und Abdomen unklar

25.2 Anamnese

Da der Patient bewusstlos ist und Informationen der Melder vor Ort, die für eine Anamnese wegen der Entfernung und Windverhältnisse nicht möglich ist und die Sturzbahn bereits beim High Reconning eindeutig zu erkennen war, verzichtet der FLR auf die weitere Erhebung dieser Informationen. Der Fokus liegt bei den aktuellen Windverhältnissen auf der schnellen Bergung (➤ Tab. 25.3).

Tab. 25.3 SAMPLER

SAMPLER	Beschreibung
Symptome und Befunde	Polytrauma mit Schädel-Hirn-Trauma III
Allergien	Nicht erhebbar
Medikation	Nicht erhebbar
Patientenvorgeschichte	Nicht erhebbar
Letzte Mahlzeit	Nicht erhebbar
Ereignisse direkt vor dem Notfall	Nicht erhebbar
Risikofaktoren	Nicht erhebbar

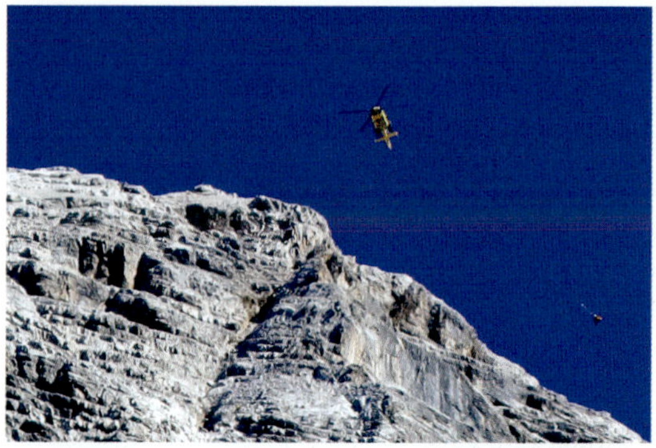

Abb. 25.2 HEC-Flug vom Notfallort zum Zwischenladeplatz [O781]

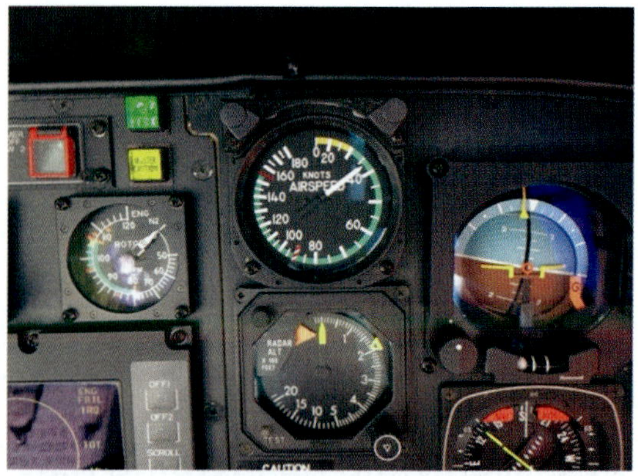

Abb. 25.3 Windgeschwindigkeit am Zwischenlandeplatz 70 km/h (entspricht 37 kn), Anzeige des Fahrtmessers (AIRSPEED-Anzeige) am Boden. Bei dieser Windgeschwindigkeit dreht sich auch der Hauptrotor von selbst [O781]

25.3 Rettungsprozedere

Der Abflugcheck wird durchgeführt und der NAH in entfernter Schwebeposition zum Abtransport angefordert. Wiederum ist es ein problematischer Anflug bei turbulentem Föhnsturm. Der Pilot richtet den NAH wie beim zweiten Anflug aus, zum Notfallort vom Aufnahmeort abgewandt, um mit Gegenwind die nötige Leistungsreserve zu haben. Der FLR weist den Piloten im Endanflug über Funk an. Die Aufmerksamkeit in dieser Phase der Bergung richtet sich ausschließlich auf einen sicheren Abflug. Aufnahme des FLR und des Patienten im Bergesack unter fortlaufendem Funkkontakt zwischen FLR und Pilot. Der Zwischenlandeplatz ist in zwei Minuten erreicht (➤ Abb. 25.2 und ➤ Abb. 25.3).

Vorbereitung und Versorgung durch FLRA Der FLRA entlädt während der Vorbereitung zur Fixtaurettung die Kabine, um das Gewicht des NAH zu reduzieren. In einer Geländemulde wird der Arbeitsplatz für die medizinische Versorgung vorbereitet (➤ Abb. 25.4). Hier ist die Windexposition etwas geringer. Zufällig anwesende Bergretter werden in die Vorbereitung einbezogen und bleiben zur Unterstützung vor Ort. Nach entsprechender Rückmeldung vom Notfallort durch den FLR werden bereits Medikamente aufgezogen und die endotracheale Intubation vorbereitet. Dabei muss auf den Schutz des Materials geachtet werden (Sturmböen).

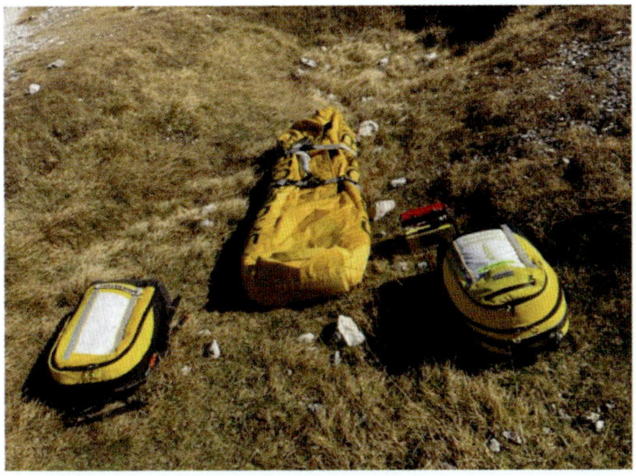

Abb. 25.4 Vorbereitung zur medizinischen Erstversorgung: Monitoring und Einsatzrucksack rechts an Kopfposition. Erweitertes Material links [O781]

25.4 Medizinische Erstversorgung und Maßnahmen

Bei Eintreffen des FLR wird dieser beim Absetzen des Bergesacks unterstützt und der Patient am vorbereiteten Versorgungsplatz positioniert. Erneute „Ten-seconds-for-ten-minutes"-Abstimmung zwischen FLRA, FLR und Hilfspersonen. Wiederum Primary Survey durch FLRA mit Bestätigung der Verdachtsdiagnosen und des klinischen Eindrucks des FLR.

Es folgt die Standardversorgung eines Polytraumas unter den erschwerten Bedingungen eines Starkwinds. Zur Präoxygenierung für die geplante Narkoseeinleitung wird dem Patienten Sauerstoff über einen Beatmungsbeutel mit Reservoir verabreicht. Einer der beiden Helfer der Bergrettung wird aktiv in die Versorgung eingebunden und erhält eine gezielte Anleitung zum korrekten Halten der Beatmungsmaske. Parallel dazu legt die FLRA einen intravenösen Zugang, während der FLR das Monitoring übernimmt.

Die ersten Befunde lauten: Puls 33/min (Sinusbradykardie), Sauerstoffsättigung 80 %, systolischer Blutdruck 140 mmHg und ein pathologisches Atemmuster. Die Pupille links ist maximal weit und lichtstarr, rechts eng und lichtstarr. Diese Befunde werden als Cushing-Reflex bei einem Schädel-Hirn-Trauma (SHT) Grad III mit Einklemmungszeichen interpretiert.

Im nächsten Schritt infundiert der FLR 500 ml kristalloide Lösung. Der FLRA übernimmt anschließend

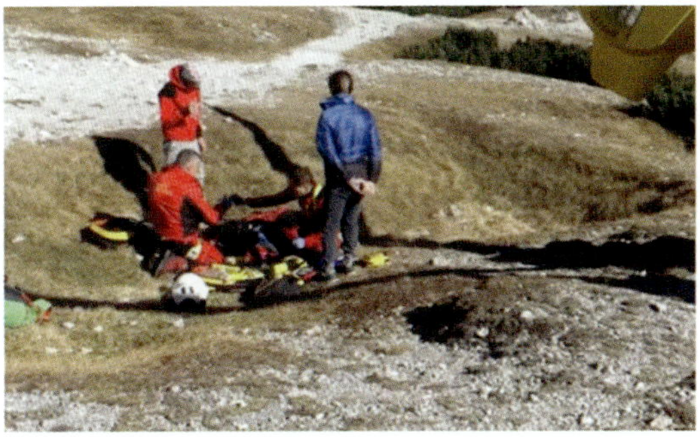

Abb. 25.5 Durchführung der endotrachealen Intubation [O781]

die Kopfposition des Patienten. Ein Bergretter stellt sich gezielt zwischen Sonne und Patient, um durch Schatten optimale Sichtverhältnisse für die endotracheale Intubation zu schaffen.

Die Intubation gelingt problemlos (> Abb. 25.5) unter Gabe von Esketamin (Ketanest S 50 mg i. v.), Fentanyl (0,2 mg i. v.) und Rocuronium (Esmeron 50 mg i. v.). Nach der Intubation bleibt der Patient kreislaufstabil mit systolischen Blutdruckwerten um 140 mmHg. Der initial gemessene $etCO_2$-Wert liegt bei 17 mmHg und spiegelt das pathologische Atemmuster (Maschinenatmung bzw. zentrale Hyperventilation) wider.

Nach Sicherung des Atemwegs bringt das Team den Patienten in den NAH. Über Funk meldet der Pilot den Patienten zur Schockraumversorgung in der Zielklinik an.

25.5 Zielklinik, Transport und Klinischer Verlauf

Die Flugzeit zur Klinik beträgt 5 min. Das Team übergibt den kontrolliert beatmeten Patienten im Schockraum. Das $etCO_2$ beträgt bei der Übergabe 30 mmHg.

Nach der Übergabe und der initialen neurochirurgischen Versorgung wurde ein intrakranialer Druck von 60 mmHg gemessen. Trotz aller intensivmedizinischen Maßnahmen verstarb der Patient innerhalb der ersten 24 h nach Aufnahme infolge eines schweren Schädel-Hirn-Traumas mit malignem Hirnödem.

25

25.6 TOPS & FLOPS

TOP:

- Ein erfahrenes Team in einer eingespielten und bewährten Konstellation.
- Die Bergrettung steht im Stand-by bereit und nimmt so den Druck, eine schnelle Bergung ausschließlich aus der Luft durchführen zu müssen.
- Eine besondere Erfahrung: Zum ersten Mal in 25 Jahren Luftrettung zwingt der starke Wind dazu, den Helikopter gegen den Wind und damit mit dem Heck zum ansteigenden Gelände auszurichten. In dieser anspruchsvollen Situation ist eine intensive Funkkommunikation zwischen FLR und Pilot für die Einweisung am Notfallort unerlässlich.

FLOP:

- Standardmäßig erhalten die NAHs die Telefonnummern der Personen vor Ort, die den Notfall melden und die sich oft direkt am Notfallort befinden und manchmal auch Zeugen des Unfallherganges sind. Im aktuellen Fall war die Ursache des Absturzes ein Stolpern am Weg. Zur Anamnese hätte dazu die Meldernummer kontaktiert werden können, da ein persönlicher Kontakt vor Ort nicht möglich war. Auch Rückrufnummern können für eine erweiterte Anamnese in manchen Fällen sinnvoll genutzt werden und sind Zusatzinformationen, die bei der Patientenübergabe nicht fehlen sollen.
- Die Transportvorbereitung und Lagerung auf den Bergesack sind für einen einzelnen Retter wie – in diesem Fall – schwer möglich. Die alternative Methode zum Bergesack ist (wie bei der Rega praktiziert) ein Transportnetz, das eine Lagerung eines Patienten durch den FLR möglich macht, aber große Einschränkungen in Bezug auf die Immobilisation mit sich bringt.

MERKE

- Es gibt unterschiedlichste Situationen, in denen die Bergung mittels Helikopter (fast) nicht mehr möglich ist. Es gibt umgekehrt auch immer wieder alpine Notfälle, die nur durch schnelle Hilfe aus der Luft dem Patienten eine Überlebenschance geben.
- „Sonne am Notfallort" suggeriert einen problemlosen Einsatz. Während sich offensichtliches Schlechtwetter mit den eigenen Sinnen leicht einschätzen lässt, fehlen dem Meldenden oft die Erfahrung und das Gespür für weniger offensichtliche, aber entscheidende Faktoren wie komplexe Windverhältnisse.

Was wäre, wenn …

- … die Windverhältnisse am Notfallort noch stärker/böiger geworden wären?
  Der Patient wäre am Notfallort verstorben, da die Bergung mindestens vier Stunden gedauert hätte.
- … der Patient während der Crashbergung in den Kreislaufstillstand gerät?
  Ob die CPR-Versuche am Zwischenlandeplatz noch Aussicht auf Erfolg gehabt hätten, ist mehr als ungewiss.

Zusammenfassung

Unabhängig von der Notfallsituation müssen Grenzen der alpinen Rettungsfliegerei akzeptiert werden. Auch in Grenzbereichen hat die Sicherheit Vorrang. Hier muss sich das Team eng abstimmen und Chancen wie Risiken in der Einsatzplanung berücksichtigen. Die Vorhaltung der terrestrischen Bergeoption ist bei widrigen Sichtbedingungen obligatorisch. Bei komplexen Windverhältnissen ist diese Option mindestens gleich wertvoll und reduziert den Druck einer erfolgreichen Bergung mittels NAH.

LITERATUR

Deutsche Gesellschaft für Unfallchirurgie e.V. (DGU), Deutsche Gesellschaft für Plastische, Rekonstruktive und Ästhetische Chirurgie e.V. (DGPRÄC), Deutsche Gesellschaft für Allgemein- und Viszeralchirurgie e.V. (DGAV) et al. S3-Leitlinie Polytrauma/Schwerverletzten-Behandlung. Version 4.1. Aus: https://register.awmf.org/de/leitlinien/detail/187-023 (letzter Zugriff am 20. November 2025)

Flight Manual EC135 T3H. Rev. 13. Performance Data. Hover ceiling out of ground effect. (##aktualisieren##)

KAPITEL

26 Arbeitsunfall im Hochgebirge: ein Cracker der besonderen Art

Joachim Koppenberg
Unter Mitwirkung von: Alberto Guetg, Martin Felix, Christian Semadeni, Christian Fankhauser, Peter Salzgeber

Fallbericht

Setting

Helikopterstandort:
Höchstgelegene Einsatzbasis der Schweiz auf 1.707 m ü. M. mit durchschnittlich 700 Einsätze pro Jahr, davon 90 % Primäreinsätze

Helikopter:
Leonardo AW109SP

Besatzung:
Pilot, HCM, MCM (Notarzt), optional RSH (Rettungsspezialist Helikopter) der Alpinen Rettung Schweiz im Milizsystem

Operationelle Besonderheiten:
Nachtflug, Rettungswinde (auch nachts), Longline, Tau, Seilbahnevakuation, Eisrettung

Alarmierung

An einem Junitag erreicht die Helikopter-Einsatzzentrale (HEZ) um 09:40 Uhr ein weitergeleiteter Notruf der Rettungsleitstelle SNZ 144: „Zwei Personen verletzt, eine Person Schnittwunde Bein, eine Person Schnittwunde Hals: sind im „Gschtälti“ (Klettergurt). Der Meldende sei über Handy oder den sog. R-Kanal (Rettungskanal 159,200 MHz) über Funk erreichbar. Unmittelbar nach Eingang der Meldung nimmt die HEZ Kontakt mit ihm auf und sendet über eine „EchoSOS“-SMS die exakten Koordinaten des Einsatzortes. Dieser liegt auf etwa 1.800 m ü. M. in exponiertem, schwer zugänglichem Gelände, weshalb ein Windeneinsatz erforderlich erscheint. Nach Angaben des Melders handle es sich um einen Arbeitsunfall. Um 09:42 Uhr bestätigt die Crew des nächstgelegenen Rettungshelikopters (RTH) die Übernahme des Einsatzes.

Preflight-Abklärungen (Wetter/Team/Einsatztaktik)

Das Flugwetter wurde bereits im Daily Briefing als unproblematisch erachtet (➤ Tab. 26.1). Aufgrund der Koordinaten können der Pilot und

Tab. 26.1 Abklärungen und Gedanken

HEZ	Zwei HEZ-Mitarbeitende bearbeiten den eingehenden Notruf parallel. HEZ-Mitarbeiter 1: Rückruf an Melder, „EchoSOS"-SMS-Übermittlung zur Erfassung der exakten Koordinaten, Alarmierung RTH, Einsatzführung und Anmeldung Spital. HEZ-Mitarbeiter 2: parallele Alarmierung und Koordination RSH.
Pilot	Einsatzort und zu erwartende Situation inklusive Kabelsituation ist gut bekannt, Flugwetter unproblematisch, sodass der Anflug auch ohne HCM im Cockpit erfolgen kann.
HCM	Einsatzort und zu erwartende Situation sind gut bekannt, inklusive möglicher provisorischer Kabel. Ordnet die Information „im Gstältli" so ein, dass die Arbeiter zur Selbstsicherung einen Klettergurt anhaben. Da eine Windenaktion nötig wird, wechselt er von Beginn an in die Kabine, sodass keine zusätzliche Zwischenlandung am Einsatzort nötig wird.
MCM	Bestätigt die primäre Mitnahme eines RSH aufgrund der Meldung. Sieht aufgrund der Meldung „Schnittverletzung am Hals" eine hohe medizinische und zeitliche Dringlichkeit. Er stellt sich auf mindestens zwei stark blutende, sonst junge und grundsätzlich gesunde Verletzte ein. Bereitet das an die Einsatzstelle mitzunehmende medizinische Material per Windenaktion vor.
RSH	Die Meldung „im Gstälti" deutet darauf hin, dass die Arbeiter möglicherweise mit ihrem Klettergurt noch im Seil hängen, was die Rettung erheblich komplexer machen und möglicherweise einen zweiten RSH sowie zusätzliches technisches Material erforderlich machen würde.

der HCM, die beide lokal gut vernetzt sind, die Situation schnell einordnen: Es handelt sich in diesem Gebiet wahrscheinlich um Arbeiter, die nach einem größeren Bergsturz vor sieben Jahren einen neuen Wanderweg in exponiertem Gelände anlegen. Da auch neue Hängebrücken gebaut werden, ist im Einsatzgebiet mit provisorischen Kabeln zu rechnen. Nach einem kurzen Austausch der Crew zum Meldebild wird aufgrund der erwarteten alpinen Einsatzstelle, keiner Landemöglichkeit und mindestens zwei Verletzten beschlossen, bereits primär einen RSH aufzubieten (09:44 Uhr). Die HEZ alarmiert die in der Region im „Stand-by" befindlichen RSH. Es meldet sich ein RSH nahe dem Stützpunkt (in 10 min verfügbar) und ein RSH im Haupttal des Einsatzortes (in 20 min verfügbar). Es wird beschlossen, den RSH direkt am Stützpunkt aufzunehmen.

Anflug und Ersteindruck bei Landung

Da eine Windenaktion hochwahrscheinlich ist, kommt der HCM in die Kabine, um als Windenoperator (WOP) die Winde bedienen zu können. Der MCM setzt sich nach innen, sodass der RSH vom Fensterplatz als erstes über die Winde abgeseilt werden kann. Der RTH startet mit dem RSH um 09:57 Uhr in Richtung Unfallstelle. Gleich nach dem Startmanöver werden erneut die bekannten Informationen und Überlegungen ausgetauscht. Zudem schaltet sich der koordinierende RSH telefonisch zum Intercom. Die zu erwartende Situation wird diskutiert: Hängen die Arbeiter noch verletzt im Seil und müssen erst technisch gerettet werden? Dann würde ein zweiter RSH und mehr technisches Material benötigt. Oder haben sie das „Gstälti" als Arbeiter wie üblich nur zur Selbstsicherung im alpinen Gelände an? Nach der Einschätzung des HCM und des MCM, dass es sich bei einer schweren Blutung am Hals um eine zeitkritische und potenziell tödliche Verletzung handle, wird beschlossen, die Unfallstelle direkt und ohne Umwege anzufliegen, um die Situation zu evaluieren. Ggf. kann zudem durch den MCM eine erste medizinische Versorgung stattfinden und dann die technische Rettung eingeleitet werden. Durch die HEZ wird dazu parallel im Haupttal vorsorglich der zweite RSH inklusive zusätzlichem Material organisiert.

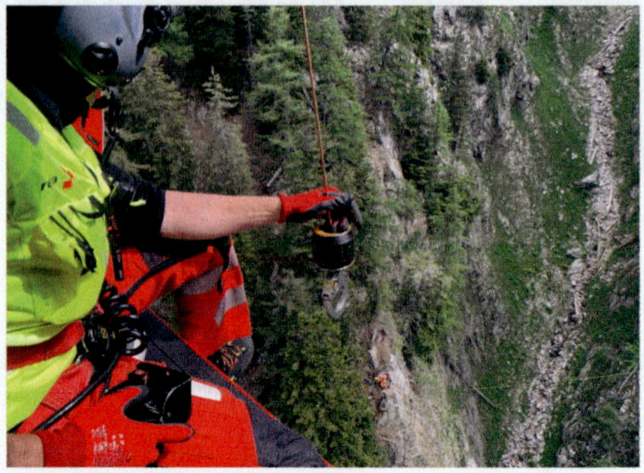

Abb. 26.1 Lagebild aus der Luft (Beachte das über die Schlucht gespannte Kabel!) [T1398]

Im Anflug räumt der MCM zusätzliches medizinisches Material zur Blutstillung sowie Infusionen vom sog. Grundmodul in das Rettungsmodul, welches er an die Einsatzstelle mitnimmt.

Nach zehn Minuten Flugzeit erreicht der RTH die Einsatzstelle (➤ Abb. 26.1). Beim Rekoflug ist gut erkennbar, dass es sich um drei Personen handelt, welche sich in steilem, walddurchsetztem Gebiet an der Kante eines Tobels (enge Schlucht) befinden, über den ein Kabel gespannt ist. Wie geplant wird primär der RSH zur Sicherung mit der Winde abgesetzt. Dieser kann sich an der vor Ort eingerichteten Baustellensicherung selbstsichern. Unmittelbar danach wird der MCM zur Einsatzstelle abgewindet, welcher vom RSH am Boden ebenso sofort an der Baustellensicherung gesichert wird. Der RTH begibt sich auf gleicher Höhe auf die Talgegenseite für eine Zwischenlandung.

26.1 Medizinische Ersteinschätzung und Erstmaßnahmen nach Eintreffen

Es befinden sich drei Arbeiter an der Einsatzstelle, von denen einer am Boden sitzt und zwei stehend angetroffen werden (➤ Abb. 26.2). Alle drei sind wach und orientiert, sodass nach einer kurzen Triagierung folgende Situation festgestellt werden kann:

- Patient 1: xADCD stabil, GCS 15, keine Bewusstlosigkeit, diverse Splitterverletzungen am ganzen Körper, v. a. an beiden Unterarmen, Hals und Gesicht ohne relevante Blutung. Hauptbefund: bereits verbundene Verletzung am linken Unterschenkel mit wohl größerem Hautdefekt mit ggf. offener Unterschenkelfraktur, jedoch stehender Blutung, PDMS intakt, Schmerzen VAS 6–7, NACA 3 (➤ Tab. 26.2)
- Patient 2: xADCD stabil, GCS 15, keine Bewusstlosigkeit, diverse Splitterverletzungen Hals und Gesicht ohne relevante Blutung, NACA 2
- Patient 3: xADCD stabil, GCS 15, keine Bewusstlosigkeit, keine Verletzungen, NACA 0

Über Funk wird der RTH-Crew mitgeteilt, dass die Situation aktuell stabil sei und somit keine weiteren Ressourcen benötigt werden.

VERDACHTSDIAGNOSE

Patient 1: Offene Unterschenkelfraktur links, Schnittwunde sowie diverse Splitterverletzungen am gesamten Körper, xABCD stabil, NACA 3.

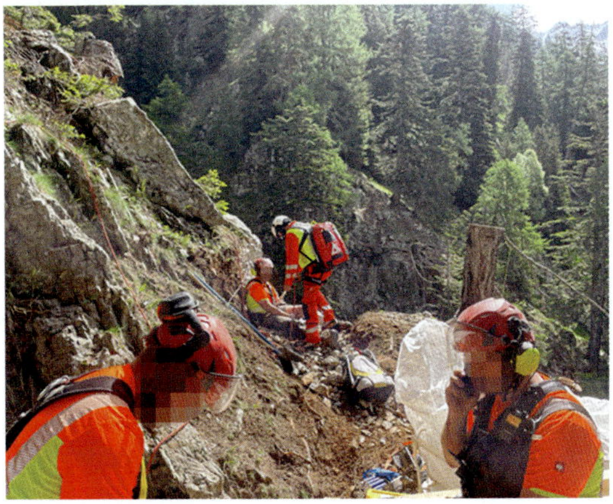

Abb. 26.2 Situation bei Eintreffen [T1398]

26.2 Anamnese

Der Unfallhergang wird wie folgt beschrieben: Die drei Arbeiter sind seit Wochen dabei, einen neuen alpinen Höhenweg in steilem und felsigem Gelände anzulegen. Dazu kommen neben den üblichen Werkzeugen wie Hacke, Schaufel und Schlagbohrer auch das sog. Sprenggerät „Rock Cracker“ zum Einsatz. Dabei handelt es sich um eine Sprengmethode, bei der eine mit einem Antriebsmittel gefüllte Patrone, die sich in einem vorgebohrten Loch des Felsens befindet, einen Druckimpuls im Felsen auslöst und das Gestein sprengt.

Die Arbeiter hatten gerade nach dem Einsatz und der Zündung zweier „Cracker“ mit der Beseitigung des geborstenen Steinmaterials begonnen, als es unter dem mit dem Schlagbohrer arbeitenden Patienten 2 zu einer erneuten Berstung des Gesteins kam. Ob dies nun eine verzögerte Auslösung war oder durch den direkten Kontakt eines Blindgängers mit dem Schlagbohrer entstand, ist nicht ermittelbar. Neben den zahlreichen kleinen Steinsplittern traf ein großer Steinsplitter Patient 1 am linken Unterschenkel (➤ Tab. 26.3), während Patient 3 aufgrund des Abstands unverletzt blieb.

Tab. 26.2 xABCDE Patient 1

xABCDE	Beschreibung	Maßnahme
e**X**sanguination	Diverse Splitterverletzungen, Hauptverletzung am linken Unterschenkel, Blutung steht	Wundverband
Airway	i. O.	–
Breathing	i. O.	–
Circulation	i. O.	–
Disability	i. O.	–
Exposure & **E**nvironment	Absturzgefährdetes Gebiet	Sicherung aller Beteiligten inklusive RSH und MCM (Selbstsicherung)

Tab. 26.3 SAMPLER Patient 1

SAMPLER	Beschreibung
Symptome und Befunde	Diverse Splitterverletzungen mit Hauptbefund am linken Unterschenkel, bereits durch Kollegen mit Druckverband versorgt
Allergien	Keine
Medikation	Keine
Patientenvorgeschichte	Gesund
Letzte Mahlzeit	Vor zwei Stunden
Ereignisse direkt vor dem Notfall	„Cracker"-Explosion
Risikofaktoren	Keine

26.3 Medizinische Versorgung und Maßnahmen

Nach der ersten Triagierung der Patienten wird mit der Versorgung des Patienten 1 begonnen. Nach Anlage eines Venenzugangs wird fraktioniert 0,2 mg Fentanyl bis zu einer VAS von 2 verabreicht. Im Anschluss wird der bereits verbundene linke Unterschenkel mit zwei Sam-Splints stabilisiert (➤ Abb. 26.3). Alle Patienten werden reevaluiert. Es bestätigt sich die Ersteinschätzung und die stabile Situation, sodass die Organisation des Abtransports eingeleitet werden kann.

26.4 Rettungsprozedere

Das Prozedere des Abtransports wird mit dem RSH, dem MCM sowie dem Vorarbeiter (Patient 2) besprochen. Klar ist, dass Patient 1 (NACA 3) und Patient 2 (NACA 2) in eine Notfallstation zur weiteren Diagnostik und Versorgung müssen, während Patient 3 unverletzt sicher von der Unfallstelle begleitet werden muss. Nachdem im RTH grundsätzlich ein liegender und ein sitzender Verletzter transportiert werden können, wird zunächst überlegt, Patient 1 und 2 nach der Windenbergung auszufliegen. Jedoch würde dann der unverletzte Patient 3 (NACA 0) allein im alpinen Gelände einen mehrstündigen Fußmarsch

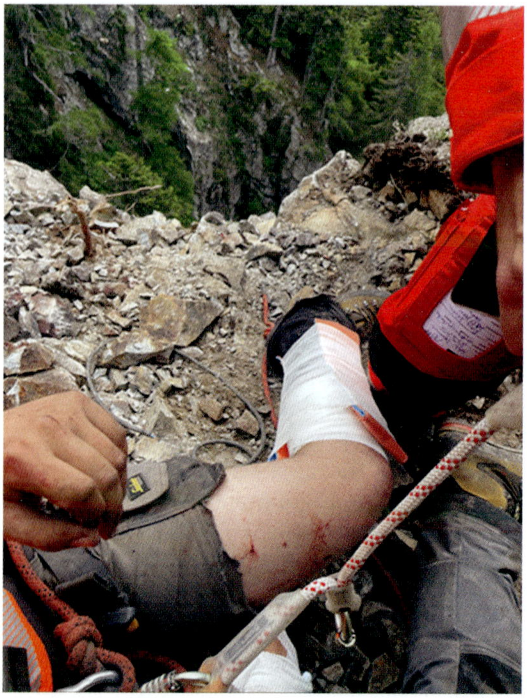

Abb. 26.3 Erstversorgung mit Verband und Sam-Splint in absturzgefährdeter Umgebung, (Beachte die Selbstsicherung Patient und MCM.) [T1398]

ins Tal absolvieren müssen, was nicht zu verantworten wäre. Zudem befindet sich in ca. 20 min Fußmarsch eine eingerichtete Bauhütte, welche gemäß Bauleiter noch inklusive des Werkzeugs gesichert werden muss.

Daher wird folgendes Prozedere vereinbart und mit der RTH-Crew besprochen: Zunächst wird Patient 1 am eigenen Klettergurt zusammen mit dem MCM mittels Windenbergung zum Zwischenlandeplatz auf der Talgegenseite geflogen und abgesetzt. Die RTH-Crew hat vorab am Zwischenlandeplatz die Patiententrage ausgeladen, sodass der MCM zwischenzeitlich den Patienten dort liegend versorgen und für den Transport vorbereiten kann. Währenddessen fliegt der RTH mit RSH die beiden anderen Arbeiter (NACA 2 und 0) mittels Windenaktion zur Bauhütte, damit die Arbeitsstelle gesichert verlassen werden kann. Anschließend werden sie dort von einem privaten Helikopterbetreiber abgeholt (Landung möglich) und zu ihrem Fahrzeug ins Tal geflogen. Der unverletzte Arbeiter (Patient 3) fährt anschließend Patient 2 in die Notaufnahme des Spitals zur ambulanten Versorgung, in die auch Patient 1 durch den RTH gebracht wird. Der MCM meldet beide Patienten entsprechend in der Klinik an.

Nachdem die beiden Arbeiter an der Bauhütte abgesetzt wurden, wird um 11:04 Uhr im Rahmen einer Zwischenlandung der nun auf der Trage liegende und weiterhin stabile Patient 1 unter dem laufenden Rotor in den RTH eingeladen und gegen 11:20 Uhr in der Klinik übergeben.

26.5 Zielklinik, Transport und klinischer Verlauf

Der Patient wird nach Voranmeldung aufgrund der Stabilität in die Notaufnahme des nächstgelegenen Regionalspitals mit Unfallchirurgie geflogen. Neben den zahlreichen Splitterverletzungen zeigt sich bei Patient 1 neben der Weichteilverletzung am Unterschenkel links eine Fibulafraktur inklusive vorhandenem Steinsplitter, was noch am gleichen Tag operativ versorgt wird. Nach drei Tagen wird er entlassen. Patient 2 kann nach der ambulanten Versorgung die Klinik bereits am Unfalltag wieder verlassen.

Der RTH meldet sich nach der Übergabe und Betankung um 11:35 Uhr wieder einsatzklar.

26.6 TOPS & FLOPS

Die folgenden Punkte wurden im abschließenden Einsatz-Debriefing mehr oder weniger ausführlich bereits so diskutiert. Ein großes **TOP** in diesem Fall war und ist sicher immer, wenn Pilot und HCM über profunde Ortskenntnisse im Einsatzgebiet verfügen. Hier war nicht nur der Einsatzort bekannt, sondern auch die Baustelle inklusive des Bauprojektes, womit noch vor Abflug relevante Punkte antizipiert werden konnten:

- Es gibt sicher eine Windenaktion.
- Das Einsatzgebiet ist so exponiert, dass mindestens ein RSH benötigt wird.
- Vor Ort ist mit großer Wahrscheinlichkeit mit provisorischen Kabeln zu rechnen.

So konnte der HCM bereits in der Kabine die WOP-Position einnehmen und der MCM wie RSH konnten sich so positionieren, dass der Ausstieg zur Winde reibungslos ablief.

Als besonders gelungen dürfen die Kommunikation und der Entscheidungsprozess kurz nach Abflug mit dem zugestiegenen RSH bezeichnet werden. Die Crewmitglieder tauschten über das Intercom jeweils kurz ihren persönlichen Kenntnisstand sowie ihre Einschätzung zum aktuellen Lagebild aus und brachten somit die gesamte Crew auf ein sog. „geteiltes Gedankenmodell" im Sinne des „10-für-10"-Prinzips (➤ Tab. 26.1). Daran zeigt sich exemplarisch, wie jeder Fachspezialist die vorhandenen Angaben unterschiedlich wertet (und seine Sicht der Dinge ins Team einbringt – Stichwort „im Gstältli"). Nach Gewichtung aller Punkte beschloss die Crew gemeinsam (Decision Making), dass aufgrund der anzunehmenden medizinischen Dringlichkeit („blutende Halsverletzung") der Direktflug zur Einsatzstelle ohne weiteren Zwischenstopp zielführender ist. Sollte es effektiv noch massiv bluten, könnte der gut gemeinte prophylaktische Umweg fatale medizinische Konsequenzen haben. Deshalb wurde parallel von der HEZ für den Fall der Fälle bereits ein zweiter RSH im Tal inklusive Material in Stand-by gesetzt. Die Kommunikation bzgl. Abtransport wurde nach der Versorgung der Patienten wieder gemeinsam festgelegt, wodurch alle Crewmitglieder zu jeder Zeit über das Prozedere und den weiteren Ablauf orientiert waren, sodass die eigentlichen Aktionen (insgesamt fünf Windenaktionen und zwei Zwischenlandungen) routiniert durchgeführt werden konnten.

Ein zu diskutierender Punkt ist der Transport der beiden Patienten 2 und 3, was je nach Diskussion als **TOP oder FLOP** betrachtet werden kann. Patient 2 (NACA 2) wäre bei einem bodengebundenen Einsatz sicher ebenso mit dem RTW direkt in die Klinik transportiert worden. Jedoch gab es hier noch den unverletzten Patienten 3 (NACA 0), der nicht allein im alpinen und exponierten Gelände zurückbleiben durfte. Nach zweimaliger medizinischer Evaluation aller Patienten durch den MCM hielt dieser das gewählte Vorgehen für medizinisch vertretbar. Alternativ hätte ein zweiter RTH nachalarmiert werden müssen. Oder aber der RSH hätte mindestens mit einem Arbeiter vor Ort warten müssen, bis der RTH Patient 1 in der Klinik abgeben hätte und nochmals zur Einsatzstelle zurückgeflogen wäre. Alles auch mögliche Vorgehensweisen, wobei dann die Bauhütte und das Arbeitsmaterial nicht gesichert worden wären, was v. a. dem Vorarbeiter (Patient 2) persönlich sehr wichtig war.

Hier zeigt sich, dass im Hochgebirge der Fokus auch auf die Unverletzten gelegt werden muss und diese häufig mitevakuiert werden müssen, um Folgeunfälle zu vermeiden. Dabei können manchmal auch unkonventionelle Ideen zur Umsetzung gelangen, wie in diesem Fall.

Zu der Zwischenkategorie **TOP** oder **FLOP** gehört auch das ausgewählte Material zur Mitnahme des MCM zur Windenaktion. Im Helikopter sind neben Monitor/Defibrillator und Beatmungsgerät in Rucksackform je ein sog. Grund-, ein Airway- sowie ein Rettungsmodul mit minimaler medizinischer Grundausstattung vorhanden. Bei Routineeinsätzen wird das Grundmodul verwendet und bei einer Windenaktion üblicherweise das Rettungsmodul. Aufgrund der zunächst unklaren Situation entschied sich der MCM noch vor Abflug, für die Windenaktion primär das Rettungsmodul mitzunehmen, und ergänzte dies aus dem Grundmodul mit medizinischem Material (Tourniquet, Verbände, Blutungsgaze, Infusionen). Nach dem Rekoflug und Sichtung der Situation hätte man auch problemlos das Grundmodul mitnehmen können. Jedoch hätte der MCM dann noch vor dem Abwinden umpacken müssen, um wieder den Status quo herzustellen. Er entschied sich jedoch dagegen. Letztlich war dies für die Versorgung der Verletzten absolut ausreichend. Hätte es sich um einen oder gar zwei schwer verletzte Patienten gehandelt (siehe „Was wäre, wenn …?“), so hätten neben dem Grundmodul auch noch der Monitor/Defibrillator sowie ggf. das Airwaymodul und das Beatmungsgerät per Winde an die Einsatzstelle gebracht werden müssen.

MERKE

Entscheidend ist grundsätzlich, dass man gerade bei Windenaktionen das mitzunehmende Material situationsbezogen antizipiert und entsprechend zusammenstellt oder ggf. anpasst. Auch hier gibt es keine einzig passende Patentlösung.

Als **FLOP** muss festgehalten werden, dass der MCM die im Helikopter befindliche Selbstsicherungsschlinge vor der Windenaktion nicht angelegt hatte und auch nicht vom HCM darauf hingewiesen wurde. Dieser Umstand wurde tatsächlich erst beim Debriefing festgestellt. In diesem Fall spielte es keine sicherheitsrelevante Rolle, da an der Baustelle vor Ort bereits eine Sicherung eingerichtet war und sich der MCM dort sofort mit dem Klettergurt selbst sichern konnte. Zudem hatte der RSH eine weitere Schlinge im Rucksack dabei und hätte diese zum Einsatz bringen können. Dies könnte jedoch bei einem anderen Einsatz, z. B. direkt in der Felswand, dazu führen, dass die Windenaktion des MCM abgebrochen werden müsste. Daher gilt: Immer die Sicherheitstechnik doppelt kontrollieren (lassen)!

MERKE

Neben der Versorgung und dem Transport der Verletzten oder Erkrankten muss im alpinen Gelände immer auch für die unverletzten Begleitpersonen ein sicherer Transport gewährleistet werden. Dazu muss sich die Crew nach einer kurzen Einschätzung versichern, ob z. B. ein Weiter- oder Abstieg einer Gruppe oder besser eine Evakuation sinnvoll ist (Verbleibende Anzahl der Unverletzten? Wetter? Uhrzeit? Physische und psychische Verfassung? Etc.)

Was wäre, wenn …

- … die beiden Arbeiter tatsächlich noch verletzt in einem Seil gehangen wären?
  Nach Absetzen des ersten RSH und MCM an der Unfallstelle hätte der RTH sofort den zweiten RSH inklusive Material im Tal holen müssen, um die technische Rettung einzuleiten.
- … beide Patienten beim Eintreffen stark am Hals und am Bein geblutet hätten?
  - Bei einer unstillbaren Blutung am Unterschenkel würde sofort am Oberschenkel ein Tourniquet angelegt und die Uhrzeit notiert. Nach der Blutstillung würde ein Venenzugang gelegt und Volumen substituiert werden. Eine massive Blutung am Hals müsste man manuell mit einer blutstillenden Kompresse komprimieren. Hier müsste neben einer kompressionsbedingten Beeinträchtigung der Atemwege zudem bedacht werden, dass es auch zu einer hämatombedingten Kompression und Verlegung der Atemwege kommen könnte, was ggf. eine prophylaktische Intubation oder ggf. eine Koniotomie indizieren würde. Zudem müsste frühzeitig über die Nachforderung eines zweiten RTH nachgedacht werden.
  - Beides wäre in diesem Gelände mit Unterstützung eines RSH eine große Herausforderung für den MCM.
- … das Wetter nach dem Absetzen des RSH und MCM umgeschlagen und der RTH nicht mehr zum Einsatzort gekommen wäre?
  Da erfreulicherweise beide verletzten Patienten stabil sind, könnte man gemeinsam mit dem RSH und dem Unverletzten den Patienten 1 mit gegenseitiger Sicherung zur 20 min weit entfernten Bauhütte tragen, um einen sicheren Unterstand für die nächsten Stunden zu haben. Dort ist auch Verpflegung vorhanden. Das vorhandene medizinische Material würde für die weitere Versorgung inklusive Schmerzmedikation für mindestens 12–18 Stunden ausreichen. Sollte das Wetter länger instabil bleiben, müsste alternativ eine terrestrische Rettung in Erwägung gezogen werden.

Zusammenfassung

- Orts- und Situationskenntnisse im eigenen Einsatzgebiet sind von großer Bedeutung.
- Kommunikation und klare Absprachen der Crew erhöhen die Sicherheit sowie den reibungslosen Ablauf eines Einsatzes. Dabei sollen bewusst alle fachspezifischen Aspekte aus den unterschiedlichen Blickwinkeln einfließen. Idealerweise ergibt sich daraus ein gemeinsam abgestimmtes Vorgehen (Decision Making). Bei Differenzen muss der Pilot als CDR (Kommandant) den finalen Entscheid treffen.
- V. a. bei Windeneinsätzen muss das mitzunehmende Material gut antizipiert werden, da man ggf. länger ohne weitere Zufuhrmöglichkeiten zurechtkommen muss.
- Neben den Verletzten oder Erkrankten muss im Hochgebirge auch für die Sicherheit der Unverletzten gesorgt und diese ggf. prophylaktisch evakuiert werden.

LITERATUR

Koppenberg J. Der Faktor Mensch – Human Factors. In: Neumayr A, Schinnerl A, Baubin M (Hrsg.) Risikomanagement in der prähospitalen Notfallmedizin. Berlin: Springer, 2016.

Koppenberg J, Voelckel W, Albrecht R, Becker S. Risikomanagement in der Luftrettung. In: Neumayr A, Schinnerl A, Baubin M (Hrsg.). Risikomanagement in der prähospitalen Notfallmedizin. Berlin: Springer, 2016.

Koppenberg J, v. Hintzenstern U. Patientensicherheitsmanagement im Notarztdienst. In: v. Hintzenstern U (Hrsg.) Notarztleitfaden. 10. A. München: Elsevier/Urban & Fischer, 2023.

Pietsch U, Lischke V, Koppenberg J. Notfälle im Hochgebirge – die Rolle der alpinen Luftrettung. Notfallmedizin up2date. 2023; 18: 101–115.

26

KAPITEL

27 Lawinenunglück: Kampf gegen Schnee und Zeit

Simon Rauch
Unter Mitwirkung von: Alex Hofer, Hubert Moroder, Giulia Roveri

Fallbericht

Setting

Beteiligte Helikopter
Ein Notarzthubschrauber (NAH) Airbus H135 und zwei weitere NAH (Airbus H145) in Südtirol/Italien

Besatzung
Bergrettungsdienst im Alpenverein Südtirol, Rettungshundeführer der italienischen Finanzwache, Carabinieri

Alarmierung

Vier Skitourengeher steigen um die Mittagszeit zu einem Hochjoch (2.389 m) auf. Kurz vor 13 Uhr bleibt einer der Kameraden zurück und fährt vor Erreichen des Gipfels vorzeitig ab. Die Gruppe vereinbart, dass er auf seine Freunde warten wird, um später gemeinsam weiter abzufahren. Alle sind gut ausgerüstet, die Lawinenverschüttetensuchgeräte (LVS) sind eingeschaltet. Die übrigen Mitglieder – eine Frau und zwei Männer – setzen den Aufstieg fort.

Der abgefahrene Mann wird zunehmend besorgt: Seine Freunde sind nicht zur vereinbarten Zeit eingetroffen und Dämmerung setzt bald ein. Gegen 15:30 Uhr setzt er einen Notruf ab – Vermisstenmeldung. In der Landesnotrufzentrale laufen die Drähte heiß: Wo könnten die Vermissten sich aufhalten? Es ist ein intensiver Tag, zahlreiche Notrufe gehen ein.

Der nächstgelegene NAH wird alarmiert, ein Suchflug steht bevor. Erst kurz zuvor wurde ein anderer Einsatz beendet, der Helikopter befindet sich auf der Landefläche eines Krankenhaus. Die medizinische Crew ist bereits auf dem Weg zum Hubschrauber.

In den vergangenen Tagen hat es immer wieder geschneit, im Suchgebiet gilt Lawinenwarnstufe 3 – erhebliche Gefahr! Der Windenoperator und der Pilot stehen vor einer Entscheidung: Kehren sie zunächst zur Basis zurück, um Treibstoff für einen längeren Suchflug nachzutanken und den Lawinenhundeführer aufzunehmen? Diese Option würde etwa 15 min Verzögerung bedeuten. Angesichts der aktuellen Lage – ein möglicher Lawinenabgang – entscheiden sich die Einsatzkräfte für einen Direktflug ins Suchgebiet. Weitere NAH sollen bei Bedarf nachalarmiert werden.

Der Helikopter startet und nimmt beim Flug zum Einsatzort zwei Bergretter mit. Notarzt und Flugretter verbleiben zunächst am Depot im Tal.

Suchflug und Ersteindruck

Mit den beiden Bergrettern an Bord hebt der Helikopter um 16:33 Uhr ab und fliegt zum Einsatzgebiet. Dem Flugteam gelingt es mühelos, den Aufstiegsspuren im Gelände zu folgen. Schon bald entdecken sie eine Lawine – aus den Schneemassen ragt deutlich sichtbar ein Bein hervor. Eine Gefährdung der Einsatzkräfte durch Nachlawinen wird als gering eingeschätzt. Im Schwebeflug setzt der Helikopter die beiden Bergretter ab. Sie eilen sofort zu dem Verschütteten, dessen Bein sie bereits im Anflug ausgemacht hatten. Gleichzeitig informiert der Winch-Operator um 16:42 Uhr die Landesnotrufzentrale über den Lawinenabgang mit vermutlich mehreren Verschütteten.

27.1 Medizinische Ersteinschätzung und Erstmaßnahmen nach Eintreffen

Die beiden Bergretter vor Ort beginnen sofort mit der Bergung an jener Stelle, wo sie den Kopf des Verschütteten vermuten. Rasch gelingt es ihnen, das Gesicht freizulegen – der Patient ist bewusstlos, aber er atmet. Sie fordern umgehend den im Tal wartenden Notarzt an. Es ist klar: Mehrere Personen müssen verschüttet sein. In Erwartung des nächsten Anflugs mit der medizinischen Crew machen sich die Retter mit ihren LVS-Geräten auf die Suche nach weiteren Verschütteten.

Um 16:45 Uhr steigen Notarzt und Flugretter im Schwebeflug in der Nähe des ersten Patienten aus. Der erste Patient zeigt ein deutlich hörbares Giemen beim Atmen. Während der Notarzt die Ausgrabung fortsetzt, unterstützt der Flugretter die Bergretter bei der Suche nach den anderen Verschütteten. Um 16:51 Uhr sind alle drei vermissten Skibergsteiger lokalisiert. Der erste Verschüttete ist um 16:55 Uhr vollständig freigelegt. Es erfolgt die epitympanale Temperaturmessung und die kontinuierliche Überwachung des Herzrhythmus. Weitere Anflüge bringen zusätzliche Kräfte des Bergrettungsdienstes ins Einsatzgebiet. Um 17:02 Uhr trifft ein zweiter NAH ein. Die Notärztin und ein Sanitäter werden umgehend zu einer weiteren Patientin geleitet. Der Kopf der Frau ist bereits freigelegt, sie atmet noch – doch während der Bergung erleidet sie einen Kreislaufstillstand. Die Reanimationsmaßnahmen beginnen sofort; von den Defibrillationselektroden wird eine Asystolie abgeleitet. Die Körperkerntemperatur beträgt 20,5 °C. Schließlich sind um 17:10 Uhr alle drei Verschütteten aus den Schneemassen befreit. Die Bilanz ist:

- Patient 1: männlich, bewusstlos, mit stabiler Atmung und Kreislauf, Verschüttungstiefe ca. 40 cm
- Patientin 2: weiblich, initiale Lebenszeichen, während Bergung Kreislaufstillstand, laufende Reanimation (CPR), Verschüttungstiefe ca. 165 cm
- Patient 3: männlich, keine Atemhöhle, keine Lebenszeichen, Asystolie, Verschüttungstiefe ca. 270 cm

27.2 Erstversorgung, Transport und Verlauf

Patient 1 Der erste Patient weist eine initiale Körperkerntemperatur von 20,8 °C auf. Bei überstrecktem Kopf hat er eine ausreichende Eigenatmung. Zur kontinuierlichen Überwachung des Herzrhythmus werden Defibrillationselektroden angebracht; es zeigt sich ein normofrequentes Vorhofflimmern. Die Erstversorgung gestaltet sich schwierig, da Wind und starker Schneeflug durch die anfliegenden Hubschrauber die Bedingungen vor Ort beeinträchtigen. Der Notarzt übernimmt die medizinische Versorgung über einen längeren Zeitraum allein, da unterstützendes Rettungspersonal nur schrittweise nachrückt. Der Patient befindet sich in einer Senke, aus der keine direkte Funkverbindung zur Leitstelle möglich ist. Die Notärztin des zweiten NAH kann etwas abseits eine Verbindung herstellen und die Zielklinik für die Patienten organisieren. Nach Umlagerung des Patienten in den Windensack mit integrierter Vakuummatratze wird ein Wendeltubus eingeführt. Zusätzlich erfolgt die Sauerstoffgabe über eine Reservoirmaske mit 8 l/min. Ein Gerät zur externen mechanischen Herzdruckmassage wird präventiv für den Fall eines Kreislaufstillstands während des Transports angebracht. Der Wärmeerhalt im Windensack wird mittels folgender Maßnahmen sichergestellt:

- Chemische Wärmedecke
- Aluminiumdecke mit Luftpolster (ähnlich einem Biwaksack)
- Kopfbedeckung (Mütze)

Nachdem der erste NAH Treibstoff nachgetankt hat, übernimmt er den Patienten im Schwebeflug und fliegt ihn in eine Klinik mit ECLS-Kapazität (extrakorporale Wiedererwärmung). Bei Übergabe an das Krankenhaus beträgt die Körperkerntemperatur 22,7 °C. Dort wird die externe Wiedererwärmung fortgeführt, der Patient bleibt während des gesamten Verlaufs kreislaufstabil und kann nach wenigen Tagen in gutem Allgemeinzustand aus dem Krankenhaus entlassen werden.

Patientin 2 Die zweite Patientin erleidet während der Bergungsmaßnahmen einen Herz-Kreislauf-Stillstand. Umgehend wird mit der Reanimation begonnen (zunächst manuelle, anschließend mechanische Herzdruckmassage). Auch bei dieser Patientin wird die Versorgung durch den starken Wind und Schneeflug der anfliegenden Hubschrauber erheblich erschwert. Die Atemwege werden mittels einer Larynxmaske gesichert. Nach Lagerung der Patientin in einem Windensack mit integrierter Vakuummatratze wird sie gemeinsam mit der Notärztin unter laufender mechanischer Reanimation vom zweiten NAH aufgewindet und in das vorab koordinierte Zielkrankenhaus geflogen. Dort erfolgt eine extrakorporale Reanimation (ECLS) mit veno-arterieller ECMO (Extrakorporale Membranoxygenierung). Die Patientin stabilisiert sich rasch und kann – wie auch Patient 1 – nach wenigen Tagen in gutem Allgemeinzustand aus der Klinik entlassen werden.

Patient 3 Dieser Patient wird von der Besatzung des dritten NAH versorgt. Er wurde ohne Lebenszeichen aus den Schneemassen geborgen. Aufgrund der nicht vorhandenen Atemhöhle und der Asystolie wird ein asphyktischer Herz-Kreislauf-Stillstand angenommen. Die Wiederbelebungsmaßnahmen werden vor Ort beendet und der Patient wird für tot erklärt. Nach Freigabe durch die Behörden wird der Leichnam mittels Winde geborgen und ins Tal geflogen.

27.3 Nachsorge und Einsatzende

Der Freund der drei verunglückten Skibergsteiger wird ins Tal geflogen und dort von Rettungskräften betreut. Nach Einbruch der Dunkelheit kehrt der erste NAH noch einmal zum Einsatzort zurück. Einige Mitglieder des Bergrettungsdienstes befinden sich weiterhin vor Ort – sie werden ausgeflogen und ins Tal gebracht. Dort findet ein kurzes Team-Debriefing statt. Im Anschluss informiert der Notarzt den unverletzten Freund über den aktuellen Gesundheitszustand der drei Verschütteten.

27.4 Pathophysiologie der Lawinenverschüttung

Die Überlebenschancen nach einer Lawinenverschüttung werden insbesondere von folgenden Faktoren bestimmt:

- Grad der Verschüttung
- Verschüttungsdauer
- Offenheit der Atemwege
- Vorhandensein einer Atemhöhle
- Vorhandensein und Schwere traumatischer Verletzungen

27.4.1 Grad der Verschüttung

Man unterscheidet Ganzverschüttung (auch als „kritische Verschüttung" bezeichnet; Kopf und Brust unter Schnee) von Teilverschüttung (Kopf und Brust frei). Die Überlebensrate liegt bei Ganzverschüttung bei ca. 50 % (Rauch et al. 2024), bei Teilverschüttung bei > 95 % (Brugger et al. 2001, Haegeli et al. 2011, van Tilburg et al. 2017).

27.4.2 Verschüttungsdauer, Offenheit der Atemwege und Vorhandensein einer Atemhöhle

Überlebensphase Bei kritischer Verschüttung ist die Überlebenswahrscheinlichkeit stark zeitabhängig (Rauch et al. 2024, Falk et al. 1994). Erfolgt die Rettung innerhalb der ersten 10 min („Überlebensphase"), beträgt die Überlebensrate > 90 %. Danach sinkt sie rapide auf etwa 30 % (~30 min nach Verschüttung).

MERKE

- Haupttodesursache in dieser zweiten Phase ist Asphyxie. Sie ist für ca. 75 % aller Lawinentodesfälle verantwortlich.
- Asphyxie tritt insbesondere durch Verlegung der Atemwege durch Schnee und Einschränkung der Thoraxexkursion durch das Gewicht der Schneemassen auf.

Latenzphase Ab ca. 30 min nach der Verschüttung flacht die Überlebenskurve ab („Latenzphase"). Ein Überleben ist in dieser Phase nur möglich, wenn der Atemweg frei ist. Das Vorhandensein einer Atemhöhle (Hohlraum vor Mund und/oder Nase) sowie eine niedrige bis mittlere Schneedichte wirken sich positiv auf die Überlebenswahrscheinlichkeit aus (Procter et al. 2016, Strappazon et al. 2020).

Triple-H-Syndrom Die Kombination aus schwerer Hypothermie, Hypoxie und Hyperkapnie („Triple-H-Syndrom") ist die Haupttodesursache bei unverletzten Opfern in der Latenzphase und darüber hinaus (> 90 min; „Langzeitüberlebensphase") (Brugger et al. 2009, Strapazzon et al. 2021a, Paal et al. 2013). Das Rückatmen ausgeatmeter Luft führt zu einem progressiven Abfall der inspirierten Sauerstoffkonzentration und zu einem Anstieg des eingeatmeten Kohlendioxids, was Hypoxie und Hyperkapnie verursacht (Brugger et al. 2003, Strapazzon et al. 2021b).

Hypothermie Sie ist bei vollständig verschütteten Lawinenopfern nur selten die primäre Todesursache, sollte jedoch bei Opfern, die nach 35 min nicht an Asphyxie versterben, insbesondere bei einer Verschüttungsdauer > 60 min, in Betracht gezogen werden (Boyd et al. 2010, Lott et al. 2025, Eidenbenz et al. 2021). Patienten mit hypothermem Herz-Kreislauf-Stillstand haben eine deutlich bessere Prognose als Patienten mit asphyktischem oder traumatischem Kreislaufstillstand (Swol et al. 2022). Dies liegt daran, dass der Sauerstoffverbrauch mit sinkender Körperkerntemperatur um ca. 6 % pro 1 °C-Abfall abnimmt, was einen neuroprotektiven Effekt bewirkt (Paal et al. 2016). Die mittlere Abkühlungsrate nach Lawinenganzverschüttung liegt bei ca. 3 °C/h (Locher und Walpoth 1996), wobei individuelle Raten stark variieren und zwischen 0,1 °C/h und 14 °C/h liegen können (Mittermair et al. 2021, Rauch et al. 2023).

27.4.3 Traumatische Verletzungen

In Nordamerika und Europa sind 5–25 % der Lawinentodesfälle auf Traumata zurückzuführen (van Tilburg et al. 2017). Die Verletzungsmuster sind vielfältig und hängen von Gelände und Schneebeschaffenheit ab (Strapazzon et al. 2021c). Schwere Verletzungen entstehen häufig durch Kollisionen mit Bäumen bzw. Felsen oder Abstürze, wobei Lawinenopfer nahezu jede Art von Trauma erleiden können (Hohlrieder et al. 2007).

MERKE
Zusammenfassend kann festgehalten werden, dass die meisten Lawinenopfer durch Asphyxie (ca. 75 % der Fälle) sterben, gefolgt von schweren traumatischen Verletzungen (ca. 20–25 %). Die Verteilung kann je nach Region unterschiedlich sein. Reine Hypothermie ist nur selten die Todesursache (van Tilburg et al. 2017).

27.5 Prähospitales Management von Lawinenverschütteten

27.5.1 Kameradenrettung

Die stark zeitabhängige Überlebensrate nach einer vollständigen Verschüttung unterstreicht die Bedeutung einer sofortigen Rettung durch unverletzte Kameraden. Die Überlebenswahrscheinlichkeit eines Opfers ist bis zu viermal höher, wenn unverletzte Begleiter unmittelbar zur Rettung beitragen, als bei ausschließlicher Hilfe durch eine organisierte Rettung (Rauch et al. 2024).

LVS, Schaufel und Sonde gelten als unverzichtbare Sicherheitsausrüstung für alle, die sich im winterlichen Gebirge abseits gesicherter Pisten bewegen – insbesondere für Skitourengeher/Skitourengeherinnen, Freerider und Schneeschuhwandernde. Nur mit diesem Standard-Set kann im Ernstfall rasch und effektiv eine Kameradenrettung durchgeführt werden – sie entscheidet oft über Leben und Tod. Das LVS ist ein tragbares Gerät, welches im Sendemodus periodisch (ungefähr einmal pro Sekunde) ein Funksignal aussendet. Im Suchmodus empfängt es diese Signale von anderen Geräten – so können verschüttete Personen durch ihre Kameraden geortet werden. In der Regel dauert es mindestens 3–5 min, um eine vollständig verschüttete Person mit dem LVS zu lokalisieren. Nach der Ortung dauerte es in einer Simulationsstudie mit in 1 m Tiefe verschütteten Puppen durchschnittlich 7 min, um die Atemwege freizulegen und weitere 3 min, um die kardiopulmonale Reanimation (CPR) einzuleiten (Wallner et al. 2019).

MERKE

Da Asphyxie die häufigste Todesursache in der frühen Phase der Verschüttung ist, muss die CPR durch Ersthelfer Beatmung und Herzdruckmassage umfassen, eine ausschließliche Herzdruckmassage wird nicht empfohlen (Brugger et al. 2013).

27.5.2 Organisierte Rettung

Die organisierte Rettung unterscheidet sich von der Kameradenrettung, da einerseits die Zeit bis zum Eintreffen am Unfallort länger ist, andererseits mehr materielle Ressourcen und mehr Retter zur Verfügung stehen. Bei der Lawinenrettung sollte, wenn die Bedingungen es zulassen, dem NAH der Vorzug gegenüber der terrestrischen Rettung gegeben werden, da diese schneller, sicherer und effizienter ist. Hubschrauber können auch zur Suche aus der Luft mit LVS und RECCO eingesetzt werden (Grasegger et al. 2016).

Methoden Die organisierte Suche nach vollständig verschütteten Lawinenopfern stützt sich auf mehrere Methoden:

- visuelle und akustische Wahrnehmung
- LVS
- Lawinenhunde
- RECCO-System
- Systematische Sondierungen

Bereits an der Lawinenoberfläche sollten Begleiter und Rettungskräfte unmittelbar nach Gegenständen und akustischen Hinweisen (etwa Hilferufen) suchen. Parallel beginnen die strukturierte LVS-Suche sowie der Einsatz von Lawinenhunden.

Lawinenhunde sind ein zentraler Bestandteil der Rettungskette. Sie sind darauf trainiert, Verschüttete anhand ihres Geruchs aufzuspüren. Selbst unter schwierigen Bedingungen können sie zuverlässig menschliche Witterung unter der Schneedecke wahrnehmen. Die Effizienz der Suche hängt jedoch von Faktoren wie Windrichtung, Schneebeschaffenheit und der Anzahl der Personen im Suchbereich ab. Die erste Hundesuche sollte möglichst vor der Kontamination des Geländes durch Hubschrauberabgase erfolgen, da diese den feinen Geruchssinn der Hunde beeinträchtigen können. Beim Transport von Lawinenhunden im NAH ist besondere Umsicht erforderlich. Die Hunde müssen an Fluglärm, Rotorwind und die enge Umgebung gewöhnt sein. Sie benötigen einen Maulkorb, idealerweise Gehörschutz, Schutzbrille und eine sichere Position in der Kabine oder an der Winde. Der enge Kontakt zur Bezugsperson – in der Regel dem Hundeführer – ist entscheidend, um Stress zu minimieren und eine sofortige Einsatzfähigkeit nach der Landung sicherzustellen.

RECCO-System Ist die Suche mit LVS und Lawinensuchhunden erfolglos, wird sie häufig mit dem RECCO-System fortgesetzt, falls vorhanden (Grasegger et al. 2016). Die RECCO-Technologie ist ein zweiteiliges System mit einem aktiven Detektor, den der Retter bei sich trägt, und einer passiven Reflektordiode, die vielfach in Kleidung, Rucksäcken, Schuhen, Helmen usw. des Verschütteten integriert ist. Es wird von mehr als 600 Rettungsorganisationen weltweit eingesetzt, insbesondere in Skigebieten (Grasegger et al. 2016). Scheitert auch die Suche mit RECCO, wird mit einer Sondierkette begonnen.

Während der Suche sollte professionelles medizinisches Personal vor Ort sein, um das Opfer während und nach der Bergung zu behandeln. Jeder Retter, der sich in ein Lawinengelände begibt, muss mit einem LVS und idealerweise mit einem Lawinenairbag ausgerüstet sein. Die medizinische Ausrüstung muss so gut wie möglich vor Kälte, Wind und Schnee geschützt werden. Bei elektronischen Geräten ist auf vollständig geladene Batterien zu achten. Berührungsempfindliche Touchscreen-Displays können auf Schneeflug reagieren. Wetter- und Windschutz mit einem Shelter-Zelt kann die Patientenversorgung erleichtern und die Ausrüstung vor Umwelteinflüssen schützen (Troeger et al. 2024).

27.5.3 Ausgrabung, Erstbeurteilung und Monitoring

Bei einer organisierten Lawinensuch- und Rettungsaktion wird meist eine Verschüttungsdauer über 35 min überschritten, sodass von leichter bis mäßiger Hypothermie auszugehen ist. Die Bergung und Erstbeurteilung sollen daher vorsichtig und schonend, nicht primär schnell erfolgen. Die Retter graben sich zuerst zum Kopf des Opfers vor. Die freiliegende Person prüft, ob eine Atemhöhle vorhanden ist und ob der Atemweg frei oder verlegt (Schnee, Erbrochenes) ist. Diese Beobachtungen sollten idealerweise von einem Retter, der in Advanced Life Support (ALS) ausgebildet ist, oder von einem Notarzt erfolgen, da sie entscheidend für das weitere Vorgehen sind. Wenn möglich, erfolgt die erste Beurteilung von Atemweg und Vitalzeichen vor der vollständigen Ausgrabung. Eine Überwachung des Herzrhythmus mit EKG/Defibrillator-Pads sollte frühzeitig durchgeführt werden, um einen sog. Bergungstod zu erkennen (Strapazzon et al. 2012a).

Insbesondere bei bewusstlosen Patienten im Herz-Kreislauf-Stillstand sollte die Körperkerntemperatur so früh wie möglich gemessen werden. Die ösophageale Messung gilt als Goldstandard bei Patienten mit gesichertem Atemweg und im Herz-Kreislauf-Stillstand. Epitympanale Messung ist eine Alternative bei Patienten mit Spontankreislauf, der äußere Gehörgang muss aber frei und gut gegen die Umgebung isoliert sein, ansonsten kann es zu falsch niedrigen Messwerten kommen (Masè et al. 2021).

Nach vollständiger Ausgrabung erfolgt eine komplette Primary Survey nach dem xABCDE-System, sofern der Patient keinen Herz-Kreislauf-Stillstand aufweist. EKG und Körperkerntemperatur sind während der gesamten Rettung kontinuierlich zu überwachen, um einen Afterdrop oder Bergungstod früh zu erkennen.

27.5.4 Traumamanagement

Thorax- und Schädel-Hirn-Traumata sind die häufigsten Verletzungen bei Lawinen, gefolgt von Wirbelsäulen-, Bauch- und Extremitätenverletzungen (Hohlrieder et al. 2007). Grundsätze der Traumaversorgung gelten auch hier: frühe Blutstillung, „Damage Control Resuscitation“, erweitertes Atemwegsmanagement, falls indiziert und rascher Transport zur definitiven Versorgung (Rossaint et al. 2023, Sumann et al. 2020). Wirbelsäulenimmobilisation, Schienung von Frakturen und wirksame Analgesie sind essenziell. Bei schweren Kopfverletzungen wird eine frühe Intubation mit normokapnischer Beatmung empfohlen. Tourniquets können zur Blutstillung bei massiven Extremitätenblutungen eingesetzt werden, Beckengurte bei Verdacht auf eine Beckenringfraktur. Ein Spannungspneumothorax erfordert sofortige Entlastung, bei Pneumo-/Hämothorax sollte eine Thoraxdrainage vor Helikoptertransport erwogen werden.

27.5.5 Atemwegsmanagement und Beatmung

Bei bewusstlosen Lawinenopfern ermöglicht ein erweitertes Atemwegsmanagement eine adäquate Oxygenierung und Ventilation und reduziert das Risiko einer Aspiration. Allerdings sollten bei suffizienter Spontanatmung mit ausreichender Ventilation und Oxygenierung die Risiken einer Intubation – wie Zeitverzögerung, verlängerte Kälteexposition oder das Risiko von Kammerflimmern bei moderat bis schwer hypothermen Patienten (Papenhausen et al. 2001, Osborne et al. 1984) – sorgfältig gegen den potenziellen Nutzen abgewogen werden. Manchmal ist hier „weniger mehr“.

Bei schwer hypothermen Patienten ist das endtidale CO_2 ($etCO_2$) kein verlässlicher Ventilationsparameter: Hypoperfusion und Ventilations-Perfusions-Mismatch führen zu einem erhöhten $paCO_2$-$etCO_2$-Gradienten (Darocha et al. 2017). Dies erschwert die Beatmungssteuerung im prähospitalen Bereich, wenn keine Blutgasanalyse verfügbar ist. Generell sollten Normokapnie und Normoxämie angestrebt werden, da dadurch das Risiko von malignen Arrhythmien reduziert werden kann. Wenn depolarisierende Muskelrelaxanzien wie Suxamethonium eingesetzt werden, um günstige Intubationsbedingungen zu schaffen, sollte der mögliche Anstieg des Serum-Kaliums berücksichtigt werden (Laycock und Loughman 1986). Dies kann sich im Falle eines nachfolgenden Herz-Kreislauf-Stillstandes auf Entscheidungen zur extrakorporalen Wiedererwärmung auswirken.

27.5.6 Management bei moderater und schwerer Hypothermie

Bei bewusstlosen, sich kalt anfühlenden Lawinenopfern ist von moderater oder schwerer Hypothermie auszugehen. Die Bergung sollte schonend und ohne unnötige Bewegungen in horizontaler Position erfolgen, um einen Afterdrop und ein Kammerflimmern zu vermeiden. Nach der Befreiung kann die Abkühlungsrate durch Wind und Kälte rasch ansteigen, wodurch das Risiko ventrikulärer Arrhythmien und eines Herz-Kreislauf-Stillstandes steigt (Musi et al. 2021). Daher sind sofortiger Kälteschutz, Isolation und externe Wärmezufuhr essenziell. Chemische Wärmepads sollten auf den Brustkorb jedoch nicht direkt auf die Haut aufgelegt und mit einer dicken Isolationsschicht (z. B. Decke, Schlafsack) sowie mit einer dampfdichten Außenschicht (z. B. Aluminiumdecke oder Luftpolsterfolie) abgedeckt werden (Thomassen et al. 2011). Handschuhe und Kopfbedeckung sollten nicht vergessen werden. Das Ausziehen nasser Kleidung ist in kalter oder windiger Umgebung nicht zwingend erforderlich, sofern eine ausreichende Isolation mit dampfdichter Schicht möglich ist (van Tilburg et al. 2017).

Bei bewusstlosen Opfern sollte früh die Kerntemperatur gemessen werden, um Hypothermie von anderen Ursachen der Bewusstlosigkeit abzugrenzen. Patienten mit schwerer Hypothermie (< 30 °C), systolischem Blutdruck < 90 mmHg, ventrikulären Arrhythmien oder kardialer Instabilität sollten möglichst direkt in ein Zentrum mit ECLS-Möglichkeit (Extracorporeal Life Support, ECLS) transportiert werden, um einen zeitverzögernden Sekundärtransport zu vermeiden, falls eine extrakorporale Wiedererwärmung notwendig wird (Lott et al. 2025, Brown et al. 2012). In diesem Zusammenhang ist die ehestmögliche Rückmeldung an die Leitstelle und Kontaktaufnahme mit dem ECLS-Zentrum von besonderer Bedeutung. Oftmals ereignen sich Lawinenunglücke in Gebieten mit schlechter Netzabdeckung. In diesen Fällen können Funkbrücken oder Satellitenkommunikation hilfreich sein.

27.5.7 Management von Patienten im Herz-Kreislauf-Stillstand

Die ERC-Leitlinien 2025 (Lott et al. 2025) sowie die Leitlinien international Commission for Mountain Emergency Medicine (ICAR MedCom) (Pasquier et al. 2023) empfehlen für Lawinenopfer einen spezifischen Algorithmus (➤ Abb. 27.1). Da stark unterkühlten Patienten sehr bradykard, hypotensive und bradypnoisch sein können, soll die Überprüfung von Lebenszeichen bis zu 1 min dauern (statt 10 s). Die CPR beginnt mit 5 Beatmungen, da Hypoxie meist die Ursache des Herz-Kreislauf-Stillstandes ist. Frequenz der Herzdruckmassage, Drucktiefe und Beatmung entsprechen der CPR bei normothermen Patienten. Unterbrechungen sollten vermieden werden (Lott et al. 2025).

MERKE

Die Unterscheidung zwischen einem asphyktischen/traumatischen und einem hypothermen Herz-Kreislauf-Stillstand ist nicht immer einfach. Körperkerntemperatur und Herzrhythmus können bei der Klärung helfen:

- Körperkerntemperatur > 30 °C → Herz-Kreislauf-Stillstand i. d. R. asphyktisch oder traumatisch → Standard-ALS-Algorithmus anwenden.
- Körperkerntemperatur < 30 °C und elektrische Herzaktivität vorhanden → hypothermer Herz-Kreislauf-Stillstand möglich → CPR fortsetzen, Transport in ein Zentrum mit ECLS-Möglichkeit mit vorheriger Kontaktaufnahme.
- Körperkerntemperatur < 30 °C und Asystolie → falls beobachteter Herz-Kreislauf-Stillstand → CPR fortsetzen, Transport in ein Zentrum mit ECLS-Möglichkeit. Im Falle eines unbeobachteten Herz-Kreislauf-Stillstandes ist die Prognose sehr schlecht; falls die Atemwege frei sind, kann ein Transport in ein ECLS-Zentrum erwogen werden, bei verlegten Atemwegen kann die CPR beendet werden.

Falls keine Temperaturmessung möglich ist, kann die Verschüttungsdauer als Ersatzparameter dienen: Bei < 60 min ist eine Kerntemperatur < 30 °C und damit ein hypothermiebedingter Herz-Kreislauf-Stillstand unwahrscheinlich. Es gibt jedoch Einzelfälle mit rascher Abkühlung auf < 30 °C innerhalb einer Stunde (Rauch et al. 2023). Wann immer möglich, sollte daher die Kerntemperatur gemessen werden (Pasquier et al. 2023).

Ein Patient mit initialem Spontankreislauf bei der Bergung und anschließend beobachtetem Herz-Kreislauf-Stillstand hat gute Chancen auf ein neurologisch intaktes Überleben (Mair et al. 2014). Dagegen kann eine CPR als aussichtslos angesehen werden, wenn bei einer Verschüttungsdauer > 6 0 min, ein verlegter Atemweg und Asystolie im EKG vorliegen (van Tilburg et al. 2017, Lott et al. 2025). Eine CPR kann auch unterlassen oder beendet werden, wenn das Risiko für Retter inakzeptabel hoch ist, Retter erschöpft sind, extreme Bedingungen eine CPR unmöglich machen, tödliche Verletzungen (z. B. Enthauptung, Rumpfdurchtrennung) vorliegen, der Körper vollständig gefroren ist oder eine gültige Patientenverfügung dies festlegt (Paal et al. 2012).

27

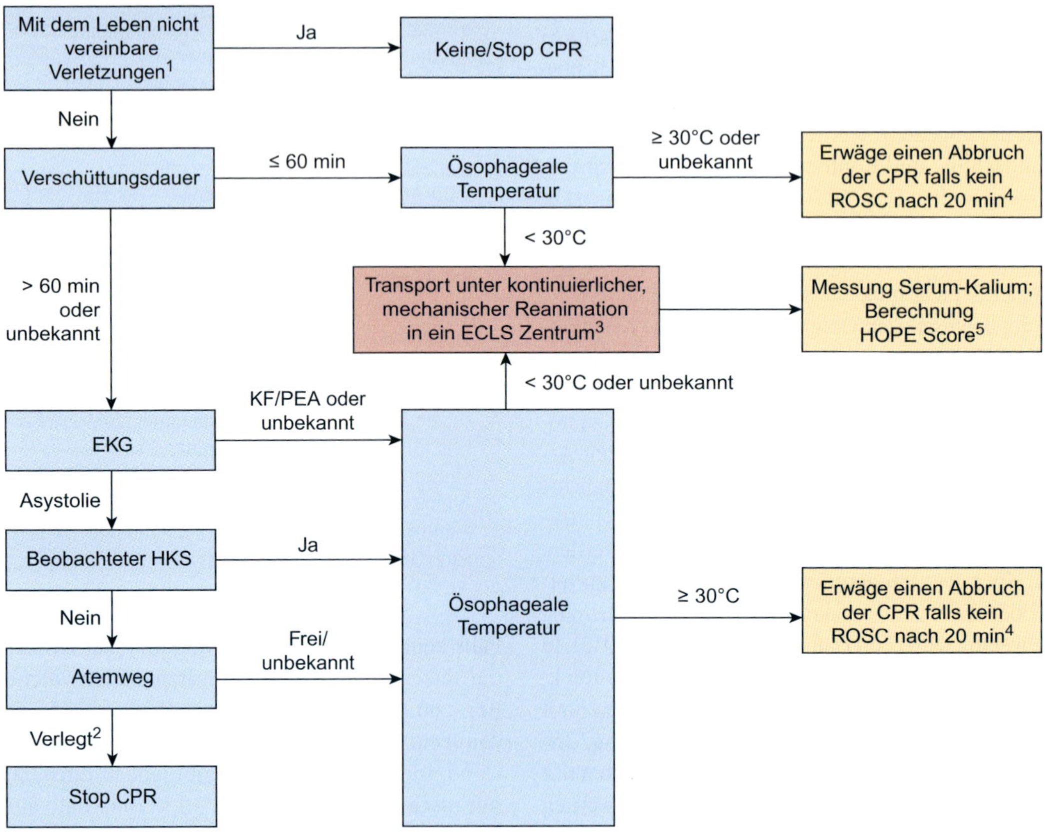

Abb. 27.1 Algorithmus für die Behandlung von Lawinenopfern. Management von vollständig verschütteten Opfern (modifiziert nach Pasquier et al. 2023) [F781-036, L143].

[1]Enthauptung, Rumpfabtrennung, Verwesung, gefrorener Körper

[2]Ein verlegter Atemweg besteht, wenn sowohl Nase als auch Mund vollständig mit dichtem Schnee oder anderem Fremdmaterial verlegt sind.

[3]Bei einem stark unterkühlten Patienten (< 28 °C): Wenn die Rettung zu gefährlich ist, sollte eine verzögerte CPR in Erwägung gezogen werden; wenn der Transport schwierig ist, kann eine intermittierende CPR erwogen werden.

[4]Wenn keine Messung der Kerntemperatur verfügbar ist, kann nach Ermessen der Retter ein hypothermer Herzkreislaufstillstand trotz einer Verschüttungsdauer von ≤ 60 Minuten in Betracht gezogen werden bei einem Opfer mit freiem Atemweg und ohne Vitalzeichen, sofern eine sehr rasche Abkühlung möglich ist (z. B. Verschüttung während des Aufstiegs, niedriger Body-Mass-Index oder kleine Person, leicht bekleidet, vor der Verschüttung geschwitzt).

[5]Die innerklinische Prognoseabschätzung einer erfolgreichen Wiedererwärmung bei einem Lawinenopfer sollte die Berechnung des HOPE-Scores beinhalten. Wenn Zweifel bestehen, ob das Opfer trotz kritischer Verschüttung asphyktisch war, sollte der HOPE-Score unter Verwendung der „NON-ASPHYXIA"-Option berechnet werden. Dies verringert das Risiko einer Unterbehandlung. Wenn der HOPE-Score nicht berechnet werden kann, kann die Kombination aus einem Serumkaliumwert < 7 mmol/L und einer Temperatur < 30 °C als Hilfestellung für die Indikation einer ECLS-Wiedererwärmung herangezogen werden. HKS: Herz-Kreislauf-Stillstand; CPR: Kardiopulmonale Reanimation; ECLS: Extracorporeal Life Support; ROSC: Return of Spontaneous Circulation

Medikamente und Defibrillation bei hypothermem Herz-Kreislauf-Stillstand

Bei einer Körperkerntemperatur < 30 °C sollten maximal 3 Defibrillationsversuche unternommen werden. Adrenalin sollte < 30 °C nicht verabreicht werden, bei 30–35 °C in verlängerten Intervallen (alle 6–10 min). Ab > 35 °C gilt die Standarddosierung (Lott et al. 2025).

Intermittierende CPR

Während des Transports von Patienten im Herz-Kreislauf-Stillstand sollten mechanische Thoraxkompressionsgeräte genutzt werden (van Tilburg et al. 2017, Rauch et al. 2018). Falls eine kontinuierliche (mechanische) CPR nicht möglich ist, kann bei einer Körperkerntemperatur < 28 °C oder unbekannter Temperatur eine intermittierende CPR durchgeführt werden, also Phasen mit Herzdruckmassage im Wechsel mit Pausen zum Patiententransport (van Tilburg et al. 2017, Lott et al. 2025):

- ≥ 5 min CPR, gefolgt von ≤ 5 min Pause.
- Bei Kerntemperatur < 20 °C kann die Pause auf ≤ 10 min verlängert werden.

Prognoseabschätzung

Bei Krankenhausaufnahme sollte zur Prognoseabschätzung nach ECLS-Wiedererwärmung der HOPE-Score verwendet werden (Lott et al. 2025, Pasquier et al. 2018, Pasquier et al. 2019). Er berechnet die Überlebenswahrscheinlichkeit hypothermer Patienten im Herz-Kreislauf-Stillstand unter ECLS anhand von Alter, Geschlecht, Asphyxie, Dauer der CPR, Serumkalium und Kerntemperatur (https://www.hypothermiascore.org). Ein Schwellenwert von 10 % wird als Entscheidungshilfe empfohlen. Bei vollständig verschütteten Lawinenopfern mit Herzstillstand ist „Hypothermie mit Asphyxie“ auszuwählen, bei nicht oder nur teilweise verschütteten Opfern ohne initialen Herzstillstand „Hypothermie ohne Asphyxie“. Falls der HOPE-Score nicht berechnet werden kann, kann ersatzweise die Triage mit Kalium (7 mmol/l) und Kerntemperatur (30 °C) erfolgen, ist aber weniger zuverlässig (Brugger et al. 2019).

Training in Lawinenrettung und „Avalanche Victim Resuscitation Checklist"

Obwohl die bestehenden Leitlinien (Lott et al. 2025, Brugger et al. 2013) für Lawinenopfer mit Herzstillstand einfach sind, ist die Entscheidung über das richtige Vorgehen bei Lawinenopfern im Herzstillstand in einer Stresssituation oft schwierig. Eine Analyse aus den Alpen (1987–2009) zeigte eine schlechte Umsetzung der ICAR-MEDCOM-Leitlinien, unvollständige Dokumentation (Verschüttungsdauer, Kerntemperatur, Atemweg) und niedrige Überlebensraten (Strapazzon et al. 2012b). Die Gründe für den Beginn oder den Abbruch von CPR waren meist unklar, vermutlich auch wegen fehlender Kenntnisse der Leitlinien bei Ersthelfern und Klinikteams. Rund 75 % der BLS-/ALS-Helfer in Lawinenregionen hatten keine lawinenspezifische Ausbildung (Strapazzon et al. 2018).

Zur Verbesserung wurde 2015 die „Avalanche Victim Resuscitation Checklist“ eingeführt, die eine leitliniengerechte Versorgung und den Datentransfer ins Krankenhaus erleichtern soll (Kottmann et al. 2015). Sie sollte am Unfallort ausgefüllt und beim Patienten belassen werden. Regelmäßige Schulungen in Temperaturmessung, Isolierung, Wiedererwärmung und spezifischen Transportprotokollen sind für Rettungsteams essenziell.

Was wäre, wenn ...?

- ... der erste NAH zuerst zur Basis zurückgekehrt wäre?
  Die Entscheidung, nicht nachzutanken und sofort ins Suchgebiet zu fliegen, sparte rund 15 min – möglicherweise entscheidend für die Überlebenschancen von Patient 1 und 2. Eine Verzögerung hätte das Eintreffen medizinischer Hilfe bei noch vorhandenen Lebenszeichen deutlich verzögert.
- ... der erste Patient nicht unmittelbar gefunden worden wäre?
  Das rasche Erkennen eines herausragenden Beins und die schnelle Erstversorgung verhinderten möglicherweise eine weitere Auskühlung oder eine sekundäre Verschlechterung. Ohne einen Überflug und diese Sichtung hätte sich die Suche deutlich verzögert.
- ... Patientin 2 erst nach Eintritt des Kreislaufstillstands lokalisiert worden wäre?
  Die gemessene Körperkerntemperatur von 20,5 °C und die offenen Atemwege hätten auf einen primär hypothermiebedingten Kreislauf-

stillstand hingedeutet – mit entsprechender Indikation zur ECLS.
Wäre jedoch eine Asystolie ohne beobachteten Kreislaufstillstand festgestellt worden, hätte dies auf einen längeren, unbeobachteten Stillstand (z. B. infolge von Erstickung) schließen lassen – mit deutlich schlechterer Prognose. In diesem Fall wäre die Entscheidung für eine ECLS deutlich schwieriger und medizinisch weniger klar begründbar gewesen.

- … kein nahegelegenes ECLS-Zentrum verfügbar gewesen wäre?
Insbesondere Patientin 2 profitierte entscheidend von der Möglichkeit der extrakorporalen Wiedererwärmung – ohne ECLS wäre ein Überleben höchst unwahrscheinlich gewesen.
Bei hypothermiebedingtem Kreislaufstillstand spielt die Zeit bis zum ECLS-Beginn eine untergeordnete Rolle im Vergleich zu normothermen Situationen. Daher sollten auch lange Transportzeiten in ein ECLS-Zentrum in Kauf genommen und der Transport dorthin unter kontinuierlicher mechanischer Herzdruckmassage durchgeführt werden.
- … eine Atemwegssicherung und adäquater Wärmeerhalt nicht so frühzeitig erfolgt wären?
Der konsequente und systematische Wärmeerhalt trug insbesondere bei Patient 1 wesentlich zur Stabilisierung während des Transports bei. Ein weiteres Absinken der Körpertemperatur hätte die Wahrscheinlichkeit eines hypothermiebedingten Kreislaufstillstands deutlich erhöht. Mit geeigneten Maßnahmen und korrekter Technik ist es möglich, selbst schwer hypotherme Patienten bereits prähospital geringfügig wieder zu erwärmen und so deren Prognose zu verbessern.

Zusammenfassung

- Das Überleben nach Lawinenverschüttung hängt in erster Linie von Ausmaß (ganz- oder teilverschüttet) und Dauer der Verschüttung, der Offenheit der Atemwege und möglichen Traumata ab.
- Bei Patienten im Herz-Kreislauf-Stillstand besteht die zentrale Herausforderung in der Unterscheidung zwischen einem asphyktisch oder traumatisch bedingten (häufigen) und einem primär hypothermiebedingten (selten) Kreislaufstillstand.
- Körperkerntemperatur (bzw. Verschüttungsdauer) und Herzrhythmus sind entscheidende Hilfsmittel zur Differenzierung.
- Prolongierte (mechanische) Reanimation und ECLS-Prolongierte (mechanische) Reanimation und ECLS sind nur bei Lawinenopfern mit V. a. hypothermem Kreislaufstillstand indiziert.

LITERATUR

Boyd J, Brugger H, Shuster M. Prognostic factors in avalanche resuscitation: a systematic review. Resuscitation. 2010; 81(6): 645–52.

Brown DJ, Brugger H, Boyd J et al. Accidental hypothermia. N Engl J Med. 2012; 367(20): 1930–8.

Brugger H, Sumann G, Meister R et al. Hypoxia and hypercapnia during respiration into an artificial air pocket in snow: implications for avalanche survival. Resuscitation. 2003; 58(1): 81–8.

Brugger H, Etter HJ, Boyd J et al. Causes of death from avalanche. Wilderness Environ Med. 2009; 20(1): 93–6.

Brugger H, Bouzat P, Pasquier M et al. Cut-off values of serum potassium and core temperature at hospital admission for extracorporeal rewarming of avalanche victims in cardiac arrest: A retrospective multi-centre study. Resuscitation. 2019; 139: 222–9.

Eidenbenz D, Techel F, Kottmann A et al. Survival probability in avalanche victims with long burial (≥ 60 min): A retrospective study. Resuscitation. 2021; 166: 93–100.

Falk M, Brugger H, Adler-Kastner L. Avalanche survival chances. Nature. 1994; 368(6466): 21.

Grasegger K, Strapazzon G, Procter E et al. Avalanche Survival After Rescue With the RECCO Rescue System: A Case Report. Wilderness Environ Med. 2016; 27(2): 282–6.

Haegeli P, Falk M, Brugger H et al. Comparison of avalanche survival patterns in Canada and Switzerland. Cmaj. 2011; 183(7): 789–95.

Hohlrieder M, Brugger H, Schubert HM et al. Pattern and severity of injury in avalanche victims. High Alt Med Biol. 2007; 8(1): 56–61.

Kottmann A, Blancher M, Spichiger T et al. The Avalanche Victim Resuscitation Checklist, a new concept for the management of avalanche victims. Resuscitation. 2015; 91: e7–8.

Mair P, Brugger H, Mair B et al. Is extracorporeal rewarming indicated in avalanche victims with unwitnessed hypothermic cardiorespiratory arrest? High Alt Med Biol. 2014; 15(4): 500–3.

Masè M, Micarelli A, Falla M et al. Insight into the use of tympanic temperature during target temperature management in emergency and critical care: a scoping review. J Intensive Care. 2021; 9(1): 43.

Mittermair C, Foidl E, Wallner B et al. Extreme Cooling Rates in Avalanche Victims: Case Report and Narrative Review. High Alt Med Biol. 2021; 22(2): 235–40.

Musi ME, Sheets A, Zafren K et al. Clinical staging of accidental hypothermia: The Revised Swiss System: Recommendation of the International Commission for Mountain Emergency Medicine (ICAR MedCom). Resuscitation. 2021; 162: 182–7.

Paal P, Milani M, Brown D et al. Termination of cardiopulmonary resuscitation in mountain rescue. High Alt Med Biol. 2012; 13(3): 200–8.

Paal P, Strapazzon G, Braun P et al. Factors affecting survival from avalanche burial – a randomised prospective porcine pilot study. Resuscitation. 2013; 84(2): 239–43.

Paal P, Gordon L, Strapazzon G et al. Accidental hypothermia-an update: The content of this review is endorsed by the International Commission for Mountain Emergency Medicine (ICAR MEDCOM). Scand J Trauma Resusc Emerg Med. 2016; 24(1): 111.

Papenhausen M, Burke L, Antony A et al. Severe hypothermia with cardiac arrest: complete neurologic recovery in a 4-year-old child. J Pediatr Surg. 2001; 36(10): 1590–2.

Pasquier M, Hugli O, Paal P et al. Hypothermia outcome prediction after extracorporeal life support for hypothermic cardiac arrest patients: The HOPE score. Resuscitation. 2018; 126: 58–64.

Pasquier M, Strapazzon G, Kottmann A et al. On-site treatment of avalanche victims: Scoping review and 2023 recommendations of the international commission for mountain emergency medicine (ICAR MedCom). Resuscitation. 2023; 184: 109708.

Procter E, Strapazzon G, Dal Cappello T et al. Burial duration, depth and air pocket explain avalanche survival patterns in Austria and Switzerland. Resuscitation. 2016; 105: 173–6.

Rauch S, Strapazzon G, Brodmann M et al. Implementation of a mechanical CPR device in a physician staffed HEMS – a prospective observational study. Scand J Trauma Resusc Emerg Med. 2018; 26: 36.

Rauch S, Kompatscher J, Clara A et al. Critically buried avalanche victims can develop severe hypothermia in less than 60 min. Scand J Trauma Resusc Emerg Med. 2023; 31(1).

Rauch S, Brugger H, Falk M et al. Avalanche Survival Rates in Switzerland, 1981–2020. JAMA Netw Open. 2024; 7(9): e2435253.

Rossaint R, Afshari A, Bouillon B et al. The European guideline on management of major bleeding and coagulopathy following trauma: sixth edition. Critical Care. 2023; 27(1): 80.

Strapazzon G, Beikircher W, Procter E et al. Electrical heart activity recorded during prolonged avalanche burial. Circulation. 2012a; 125(4): 646–7.

Strapazzon G, Brugger H, Paal P et al. Reconsidering the air pocket around mouth and nose as a positive outcome predictor in completely buried avalanche victims. Resuscitation. 2020; 152: 208–9.

Strapazzon G, Putzer G, Dal Cappello T et al. Effects of hypothermia, hypoxia, and hypercapnia on brain oxygenation and hemodynamic parameters during simulated avalanche burial: a porcine study. J Appl Physiol (1985). 2021a; 130(1): 237–244.

Sumann G, Moens D, Brink B et al. Multiple trauma management in mountain environments – a scoping review: Evidence based guidelines of the International Commission for Mountain Emergency Medicine (ICAR MedCom). Intended for physicians and other advanced life support personnel. Scand J Trauma Resusc Emerg Med. 2020; 28(1): 117.

Swol J, Darocha T, Paal P et al. Extracorporeal Life Support in Accidental Hypothermia with Cardiac Arrest-A Narrative Review. Asaio J. 2022; 68(2): 153–62.

Thomassen O, Faerevik H, Osteras O et al. Comparison of three different prehospital wrapping methods for preventing hypothermia – a crossover study in humans. Scand J Trauma Resusc Emerg Med. 2011; 19: 41.

Troeger W, Winkler M, Isser M, Lederer W. Shelters in Alpine Rescue: Can They Create a Comfortable Zone at the Deployment Site? Wilderness Environ Med. 2024: 108060322413001324.

van Tilburg C, Grissom CK, Zafren K et al. Wilderness Medical Society Practice Guidelines for Prevention and Management of Avalanche and Nonavalanche Snow Burial Accidents. Wilderness Environ Med. 2017; 28(1): 23–42.

KAPITEL

28

Eric Haffner

Absturz bei alpiner Hochtour

Fallbericht

Setting

Helikopterstandort
Tal-Basis im Wallis; ein zweiter Standort ist eine Gebirgsbasis. Beide Standorte sind mit über 1.400 Einsätzen pro Jahr ausgelastet, über 90 % sind Primäreinsätze.
Helikopter
Eurocopter H135/EC135 (Twin Engine) mit Winde, Eurocopter Écureuil H125 (AS 350 B3, Single Engine) ohne Winde
Besatzung
Pilot, HCM und MCM (Notarzt), optional ein RSH (Rettungsspezialist/Bergrettungsspezialist Helikopter), der im Rendezvous-System auf dem Weg zu einem Einsatzort aufgenommen wird
Operationelle Besonderheiten
Nachtflug, Rettungswinde (auch nachts), Longline/MERS

Alarmierung

Im Juli erfolgt um 17:56 Uhr eine Alarmierung von der Einsatzzentrale. Die Einsatzmeldung lautet: „Absturz von 2–3 Personen (3.811 m ü. M.) mit einem geschätzten Sturz von etwa 300 m". Primär wird die Tal-Basis zu den übermittelten Koordinaten entsandt. Die ungefähren Koordinaten zeigen eine Höhe von ca. 3.600 m ü. M. an, in höchstwahrscheinlich exponiertem Gelände, was eine Windenrettung bzw. Longline-Rettung wahrscheinlich macht (➤ Abb. 28.1).

Preflight-Abklärungen (Wetter/Team/Einsatztaktik)

Es ist ein sehr warmer Julitag mit Hitzerekorden im Wallis. Die Zeit bis zum Sonnenuntergang wird von der Crew als unproblematisch betrachtet, da zudem alle Voraussetzungen für Nachteinsätze gegeben sind. Aufgrund des Meldebildes

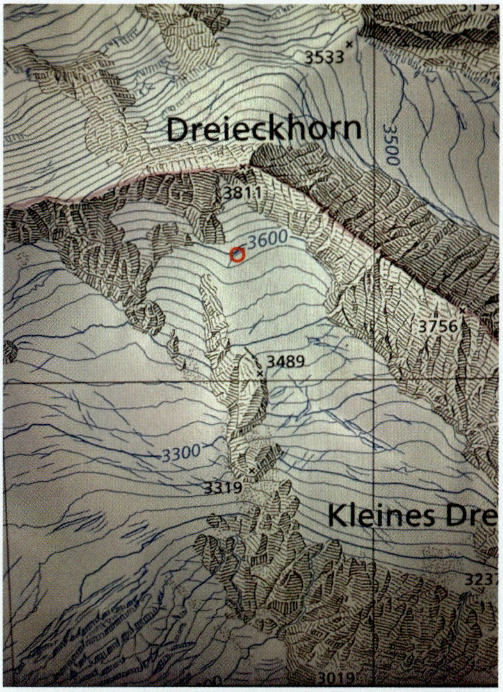

Abb. 28.1 Einsatzstelle nach Koordinaten mit rotem Kreis markiert [X425]

und des Einsatzes im Hochgebirge wird der Einsatzort primär mit einem RSH angeflogen.

Aufgrund der großen Höhe sowie der zu erwartenden Temperaturen wird auf den primären Einsatz des Eurocopters EC135 verzichtet. Stattdessen wird eine Écureuil B3 für den Einsatz umgerüstet, um in der erwarteten Einsatzhöhe über ausreichend Leistungsreserven für eine Rettung zu verfügen. Dadurch ist eine Longline-Rettung obligat. Gestartet wird 15 min nach Alarmierung mit dem umgerüsteten, leistungsstärkeren Helikopter.

Eine Möglichkeit des Absetzens des MCM und RSH nahe bei der Unfallstelle wird als wahrscheinlich angesehen und einsatztaktisch angestrebt. Da keine Winde an dem Hubschrauber vorhanden ist, beschließt die Crew, zuerst einen sogenannten Rekoflug durchzuführen und dann, falls nötig, an einem Zwischenlandeplatz das Multilateral Evacuation and Rescue System (MERS) zu installieren, um den RSH und MCM vor Ort zu bringen (➤ Tab. 28.1).

Ein Rekoflug beinhaltet das primäre Anfliegen des Einsatzgebietes, um die Verunfallten zu sichten sowie Informationen über den Einsatzort und dessen Gefahren zu erhalten. Anschließend wird dann eine Einsatzstrategie des Anfluges und der Rettung diskutiert. Ein zweiter Helikopter wird von der weiter entfernten Gebirgsbasis von der Einsatzzentrale angefordert.

Anflug und Ersteindruck bei Landung

Die Anflugzeit beträgt mit Aufnahme des RSH 17 min. Während des Anfluges erörtert die Crew erneut, zuerst eine Sichtung der Unfallstelle durchzuführen, um eine geeignete Stelle zur Landung oder für den schwebenden Ausstieg festzulegen. Für die Versorgung der Patienten werden der große Rettungsrucksack mit Sauerstoffflasche und der Bergesack mit Immobilisationsmaterial vorbereitet. Während des Anfluges erhält die Crew die Nachricht, dass ein zweiter Helikopter angefordert wurde. Der zweite Helikopter ist ebenso mit einem Piloten, HCM und MCM besetzt. Es handelt sich auch um eine Écureuil B3 ohne Windenmöglichkeit.

Beim Überflug erkennt die Crew zwei leblose Körper in einem größeren Schneefeld. Bei näherem Anfliegen ist zu erkennen, dass sich eine der zwei Personen bewegt. Der RSH und der MCM werden nahe der Unfallstelle schwebend abgesetzt.

Die wenigen Meter zur ersten Person durch das Schneefeld können problemlos überwunden werden (➤ Abb. 28.2). Das Gelände ist an dieser Stelle nicht sehr steil, sodass ein sicheres Gehen und Stehen zu und bei dem Patienten problemlos möglich ist.

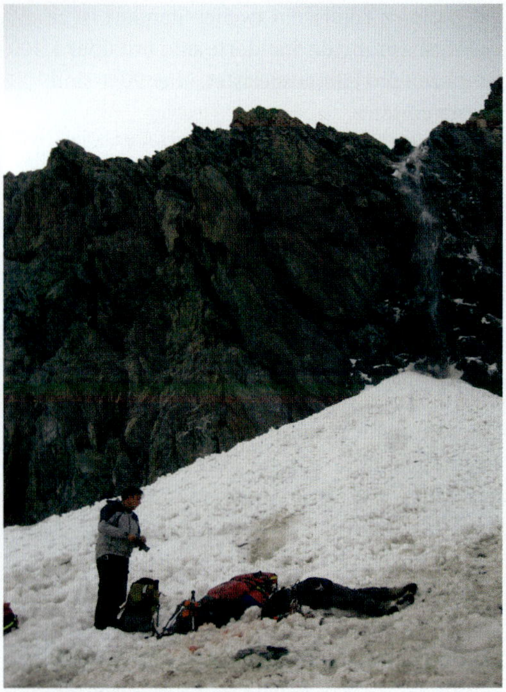

Abb. 28.2 Absturzstelle [O773]

Tab. 28.1 Abklärungen und Gedanken

Pilot	Die Örtlichkeit ist bekannt, das Flugwetter ist unproblematisch. Für die Höhe des Einsatzortes ist die Umrüstung der Écureuil notwendig, um genug Power zu haben. Sonnenuntergang stellt kein Problem dar.
HCM	Die Örtlichkeit ist bekannt. Da der Helikopter wegen der Höhe des Einsatzortes gewechselt wird und eine evtl. schnelle MERS-Rettung vom Einsatzort zu einem Zwischenlandplatz erfolgt, bleibt der HCM im Helikopter, um nach Rückmeldung des MCM und RSH das MERS installieren zu können.
MCM	Er stellt sich auf mindestens zwei polytraumatisierte Patienten ein, sodass er als erst eintreffender MCM eine Triage durchführen muss. Bei evtl. exponiertem Gelände verzichtet er primär auf ein EKG bzw. eine Defibrillatoreinheit. Sauerstoff und Pulsoxymetrie im großen Rucksack werden primär vorbereitet. Zusätzlich Bergesack mit Immobilisationsmaterial für eine evtl. schnelle Rettung zu einem Zwischenlandeplatz, um dort eine erweiterte Versorgung durchzuführen.
RSH	In dieser Höhe stellt sich der RSH an der Einsatzstelle auf ein Schneefeld ein. Entscheidung zur Sicherung des Patienten und des MCM muss vor Ort auf Möglichkeiten überprüft werden.

28.1 Medizinische Ersteinschätzung und Erstmaßnahmen nach Eintreffen

Die zwei Patienten liegen ca. 5–7 m voneinander entfernt, die Köpfe sind talwärts gerichtet. Die nächstliegende Person liegt bäuchlings, die entferntere auf dem Rücken. Beide Personen tragen keine Helme. Da der MCM noch allein vor Ort ist, beginnt er die Triagierung mit der nächstgelegenen Person.

- Patientin 1: Es handelt sich um eine junge Frau, die auf dem Bauch liegt. Sie liegt bewegungslos im Schnee. Der MCM erkennt sofort schwere Kopfverletzungen, die auf ein offenes Schädel-Hirn-Trauma (SHT) schließen lassen. Es zeigt sich eine Apnoe mit einer ausgeprägten Zyanose im Gesichtsbereich, zentral sind keine Pulse zu tasten.
- Patient 2: Aus ca. 7 m Entfernung erkennt man eine männliche Person, auf dem Rücken liegend. Diese Person bewegt sich deutlich und versucht, sich mit unverständlichen Lauten zu äußern.

In Anbetracht der fehlenden Lebenszeichen der ersten Person beginnt der MCM mit der Versorgung der zweiten Person mit Lebenszeichen. Patient 2 ist polytraumatisiert mit Verdacht auf ein SHT bei einem GCS von 8 und begleitender blutender Gesichtsschädelverletzung. Der Thorax zeigt sich stabil, die Lunge ist beidseits belüftet. Der Patient 2 zeigt keine zentrale Zyanose. Aufgrund einer relevanten peripheren Zentralisation, am ehesten aufgrund der Hypothermie, kann keine periphere Sauerstoffsättigung abgeleitet werden. Auch die Rekapillarisierungszeit ist dadurch nicht gut verwertbar. Der Radialispuls kann jedoch kräftig getastet werden. Das Becken tastet sich stabil, am Rumpf zeigen sich Prellmarken bei weichem Abdomen. Es besteht der Verdacht einer Oberschenkelfraktur links. Eine primäre Anisokorie ist im Verlauf nicht mehr nachweisbar. Die Pupillomotorik ist zu jeder Zeit vorhanden. Bei kräftigen Spontanbewegungen aller Extremitäten reagiert der Patient 2 nur teilweise adäquat mit unverständlichen Lauten (➤ Tab. 28.2).

Während der Primärversorgung und Untersuchung des Patienten 2 trifft der zweite Rettungshelikopter mit dem zweiten MCM ein. Der zweite MCM überzeugt sich erneut, dass Patientin 1 an Ihren Verletzungen am Unfallort erlegen ist und eine Reanimation nicht zielführend ist. Danach versorgen die zwei Notärzte den Patienten 2 gemeinsam.

VERDACHTSDIAGNOSE

- Patientin 1: Exitus letalis bei offenem schwerem SHT
- Patient 2: Schweres SHT mit Gesichtsschädelverletzung, Thoraxtrauma, Abdominaltrauma, V. a. Oberschenkelfraktur links, diverse Risswunden

Tab. 28.2 xABCDE des Patienten 2

xABCDE	Beschreibung	Maßnahme
e**X**sanguination	Leicht blutende Fingerverletzung und Blut im oropharyngealen Bereich	Im Verlauf: Wundverband und oropharyngeales Absaugen
Airway	Teilweise verlegt durch Blut	Absaugen mit folgender Intubation, Anlage Stifneck
Breathing	Gute Atemexkursionen, beidseits belüftet, keine zentrale Zyanose, Thorax stabil	–
Circulation	Kräftige Radialispulse beidseits, Akren zentralisiert a. e. bei Hypothermie, gute Venenfüllung kubital, Abdomen weich, Becken stabil, V. a. Oberschenkelfraktur links	Anlage zweier venöser Zugänge (14 G) kubital beidseits
Disability	GCS 8 (1/2/5), initial Anisokorie li. > re., beidseits lichtreagierend, später Isokorie; bewegt alle Extremitäten kraftvoll, unverständliche Laute, wehrt sich gegen Armstreckung	Intubation und Notfallnarkose
Exposure & **E**nvironment	Prellmarken Thorax und Abdomen, blutende Fingerverletzung links, Rissquetschwunde im Gesichts- und Schädelbereich; Patient liegt im Schneefeld, eine Sicherung ist nicht notwendig. Versorgung vor Ort ist gut möglich.	Steriler Wundverband; es wird eine fast waagerechte Liegefläche vorbereitet, sodass eine sichere Lage des Patienten erreicht wird

28.2 Anamnese

Da niemand außer den Verletzten vor Ort mit Informationen beitragen kann, und auch die Verletzten keine Auskunft geben können, ist eine Anamneseerhebung bzw. ein SAMPLER nur eingeschränkt möglich (➤ Tab. 28.3).

Tab. 28.3 SAMPLER Patient 2

SAMPLER	Beschreibung
Symptome und Befunde	Schweres SHT (GCS 8) mit Gesichtsschädelverletzung, Prellmarken Thorax und Abdomen
Allergien	Unbekannt
Medikation	Unbekannt
Patientenvorgeschichte	Wahrscheinlich gesund, da im Hochgebirge unterwegs
Letzte Mahlzeit	Unbekannt
Ereignisse direkt vor dem Notfall	Absturz unbekannter Ursache
Risikofaktoren	Unbekannt

28

28.3 Medizinische Versorgung und Maßnahmen

Es folgt die Anlage eines Stifneck und eine Sauerstoffgabe über Maske nach Absaugen der oberen Atemwege im Primary Survey. Bei gut gefüllten Kubitalvenen können zwei großlumige Zugänge (je 14G) an beiden oberen Extremitäten etabliert werden.

Für die weiteren geplanten Maßnahmen und zum Schutz vor weiterer Auskühlung wird ein kleines Plateau im Schnee vorbereitet, um den Patienten 2 dort in fast waagerechter Körperlage und auf der Vakuummatratze, die gleichzeitig als Isolationsschutz dient, zu lagern. Vorsichtig wird der Patient 2 in den Bergesack mit inliegender vorbereiteter Vakuummatratze umgelagert.

Daraufhin leitet der MCM eine Notfallnarkose ein. Er führt noch am Einsatzort eine endotracheale Intubation durch, da bei dem Patienten 2 ein schweres SHT sowie infolge der Gesichtsschädelverletzung eine teilweise Verlegung der Atemwege vorliegt. Nach Präoxygenierung erfolgt die Intubation in RSI-Technik

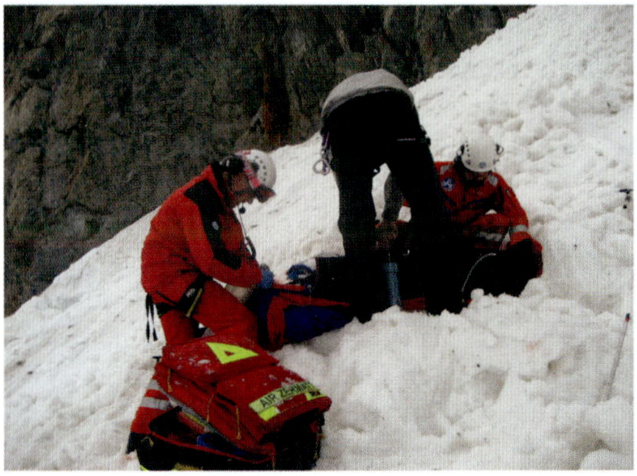

Abb. 28.3 Immobilisierung des polytraumatisierten Patienten 2 vor der Longline-Rettung [O773]

und Manueller Inline-Stabilisierung (MILS). Für die Narkoseinduktion verwendet der MCM 150 mg Esketamin, 100 mg Rocuronium und 10 mg Midazolam. Nach Fixierung und Überprüfung der Beatmung kann der Patient 2 mithilfe des RSH auf der Vakuummatratze im Bergesack weiter immobilisiert werden (➤ Abb. 28.3). Zur Aufrechterhaltung der Narkose erhält er Fentanyl und Midazolam. Die Beatmung erfolgt mittels Beatmungsbeutel mit Sauerstoffreservoir und einer 1-Liter-Sauerstoffflasche.

28.4 Rettungsprozedere

Aufgrund des Verletzungsmusters ist ein universitärer Maximalversorger die Klinik der Wahl. Nachdem der zweite MCM vor Ort ist und klar ist, dass nur ein Patient in eine Klinik transportiert wird, wird folgendes Prozedere besprochen: Der erste Rettungshelikopter fliegt zurück zur Basis (Flugzeit 9 min) und wechselt auf den Eurocopter EC135 (Twin Engine). In diesem räumlich größeren Hubschrauber ist u. a. eine Versorgung des Patienten in der Kabine deutlich besser. Der zweite Helikopter rüstet sich für eine MERS-/Longline-Rettung und Evakuation des Patienten 2 mit MCM, um diesen zu einem niedriger gelegenen Übergabeplatz zu fliegen.

Der Transport von der Einsatzstelle zum Zwischenlandeplatz und zum Rendezvous mit der EC135 erfolgt mit der Écureuil B3 mittels MERS. Die Flugzeit zum Zwischenlandeplatz beträgt ca. acht Minuten.

Währenddessen wird der Patient 2 mit einem Beatmungsbeutel beatmet. Bei Ankunft zeigen sich weiterhin gut tastbare Radialispulse. Für den Transfer zum Maximalversorger wird der Patient 2 am Zwischenlandeplatz erneut mit Rocuronium relaxiert. Zudem erhält er weitere Gaben von Fentanyl und Midazolam zur Aufrechterhaltung der Analgosedierung.

28.5 Zielklinik und Transport

Der Patient 2 wird nach Voranmeldung im Schockraum in einen Maximalversorger verbracht. Der Überflug gestaltet sich im vorgeheizten Rettungshelikopter komplikationslos bei kardiorespiratorisch stabilem Patienten 2.

28.6 Klinischer Verlauf

In der Klinik präsentiert sich Patient 2 hypotherm (29,5 °C) mit einem SHT und mehrfachen Gesichtsschädelverletzungen – darunter eine Le-Fort-I-Fraktur, welche operativ versorgt werden muss – einem drainagepflichtigen Thoraxtrauma mit Pneumothorax und Pneumomediastinum sowie einer Contusio cordis. Zudem liegen eine Weber-C-Fraktur, eine Handverletzung links, ein stumpfes Abdominaltrauma mit wenig perihepatischer freier Flüssigkeit ohne Interventionsbedarf und diverse Rissquetschwunden vor, die ebenfalls versorgt werden.

Dreizehn Tage nach Aufnahme kann der Patient 2 kardiopulmonal stabil mit einem GCS von 15 mit intakter Motorik und Sensibilität aller Extremitäten heimatnah in eine Klinik zur weiteren Restitutio verlegt werden.

28.7 TOPS & FLOPS

Bei schwerem SHT und gefährdetem Atemweg durch die Gesichtsschädelverletzung wurde noch vor Ort eine Notfallnarkose mit Sicherung der Atemwege durch eine endotracheale Intubation durchgeführt. Eine Longline-Rettung über ca. acht Minuten bei instabilen Atemwegen wurde von beiden Notärzten als indiskutabel eingestuft.

Die Entscheidung, eine Notfallnarkose in exponiertem Gelände durchzuführen, ist schwierig und würde evtl. von vielen Notärzten abgelehnt werden, da ein Flug am MERS eines beatmeten Patienten einige Risiken mit sich bringt. Eine schnelle Verbringung zu einem Zwischenlandeplatz ohne Sicherung der Atemwege, um dort die weiteren Maßnahmen einzuleiten, muss alternativ immer in Betracht gezogen werden und ist häufige Praxis.

Die durchgeführte Longline-Rettung eines intubierten und beatmeten Patienten brachte folgende Probleme und Gefahren mit sich:

- Nach der Hälfte der Flugzeit diskonnektierte der Beatmungsbeutel. Während der Rekonnektion wäre der Beatmungsbeutel durch den Flugwind am MERS unter dem Helikopter fast verloren gegangen, sodass eine weitere Beatmung bei diesem Patienten nicht möglich gewesen wäre. Hier **muss** über eine zusätzliche Sicherungsleine mittels Reepschnur oder Ähnlichem der Beatmungsbeutel am Patienten bzw. Bergesack gesichert werden. Ein Verlieren des Beatmungsbeutels wäre für einen Patienten fatal.
- In den letzten zwei Minuten des Fluges ging die Sauerstoffflasche leer. Dadurch hatte sich der Beutel, der sich zuvor durch den Druck aus der Sauerstoffflasche gut entfaltet hatte, nicht mehr vollständig entfaltet. Eine Beatmung war zwar möglich, jedoch störte hier die fehlende selbstständige Entfaltung. Vor einem solch langen Longline-Überflug müssen unbedingt noch mal die Sauerstoffreserven überprüft werden. Dies hätte im Sinne des CRM mit einem „10-für-10" erfolgen müssen.
- Eine kontrollierte Beatmung unter geeignetem Monitoring war bei fehlendem Beatmungsgerät und fehlendem Monitoring nicht gut durchführbar. Es bestand in diesem Fall die Gefahr einer Hyper- oder Hypoventilation.
- Es besteht eine große Gefahr von Tubusdislokationen bei fehlenden Möglichkeiten der Korrektur bei HEC-Operations (HEC = Human External Cargo).

Durch die Narkoseeinleitung vor Ort verlängerte sich die On-Scene-Time mit den Gefahren der weiteren

Unterkühlung und den typischen Gefahren im Hochgebirge (Wetter, Steinschlag).

Eine schnelle Windenrettung mit einer In-Cabine Rapid Sequence Induction (RSI) während des Fluges ist bezüglich der oben beschriebenen Gefahren eine gute Alternative. Jedoch waren in diesem Einsatz die technischen Voraussetzungen leider nicht gegeben (Helikopter ohne Winde, nur MERS möglich, Kabinenvolumen und Kabinenlänge nicht ausreichend).

Bei einer präklinischen Narkoseeinleitung ist ein Basismonitoring mit EKG, Blutdruckmessung und SpO_2 obligat. Die Narkoseeinleitung war hier ohne EKG risikoreich und sollte so nicht regelhaft durchgeführt werden. Die zwei Notärzte hatten sich darauf verständigt, die Notfallnarkose ohne EKG durchzuführen, um Zeit einzusparen. Hätte man jedoch während der Vorbereitungen der Narkose ein EKG vom Zwischenplatz anfliegen lassen, wäre wahrscheinlich nicht so viel Zeit verloren gegangen und hätte die Narkoseeinleitung sicherer gemacht.

Eine zügige Rettung bei schwerem SHT („Time is Brain") und weiterer Hypothermiegefahr war angezeigt. Der Start vom Übergabeplatz mit dem Rettungshelikopter EC 135 Richtung Maximalversorger erfolgte 45 min nach Erstkontakt. Der Flug dauerte fast 30 min, sodass der Patient ca. 75 min nach Erstkontakt im Schockraum übergeben werden konnte. Diese lange Prähospitalzeit relativiert sich, wenn man die anspruchsvolle Longline-Rettung mit präklinischer Narkoseeinleitung und eine Flugzeit zum Maximalversorger von 30 min beachtet. Jedoch wäre eine kürzere prähospitale Zeit möglich gewesen, wenn eine In-Cabine-RSI durchgeführt worden wäre. Hierfür braucht es genug Raum im Helikopter, eine Standard Operating Procedure (SOP) und Training, um eine sichere Durchführung zu gewährleisten.

Der Platz im Schneefeld war nicht optimal, aber von den zwei MCM und dem RSH als ausreichend beurteilt. Im Schneefeld wurde der Patient durch Etablierung einer stabilen Liegefläche stabilisiert. Eine Sicherung war an dieser Stelle kaum möglich, hätte aber zur Absicherung des Patienten und der Rettungskräfte erfolgen müssen. Ob ein primäres Verbringen des Patienten an einen Ort zur besseren Absicherung möglich gewesen wäre, wurde in Anbetracht des Atemwegsproblems nicht diskutiert.

MERKE

Eine Versorgung eines polytraumatisierten Patienten im Hochgebirge bringt große Herausforderungen mit sich. Es muss immer streng evaluiert werden, ob invasive Maßnahmen wie z. B. eine Notfallnarkose vor Ort eingeleitet werden müssen oder ob eine Verbringung zu einem Zwischenlandeplatz bzw. eine In-Cabine-RSI nicht die bessere Option für Patient und Rettungscrew ist.

Was wäre, wenn …

- … beide Patienten Lebenszeichen gezeigt hätten?
  Der erst eintreffende MCM hätte nach der Triagierung entscheiden müssen, welcher Patient als erstes hätte versorgt werden müssen. Der HCM, der noch im Helikopter zurückblieb, wäre zur Einsatzstelle beordert worden. Über ein Teamsplitting würden dann beide Patienten primär versorgt werden, bis der zweite Rettungshelikopter eingetroffen wäre.
- … der Atemweg nicht beeinträchtigt gewesen wäre?
  Bei fehlendem A-Problem wäre einsatztaktisch in diesem Fall eine schnelle Rettung und Verbringung des Patienten zu einem Zwischenlandeplatz zur weiteren Versorgung und Einleitung invasiver Maßnahmen erfolgt. Nach Analgosedierung, Immobilisation und Sauerstoffgabe wäre die Longline-Rettung durchgeführt worden.
- … der Beatmungsbeutel während des Fluges zum Übergabeplatz verloren gegangen wäre?
  Dies wäre ein wirkliches Problem gewesen, was evtl. auch fatal für den Patienten geendet hätte. Da der MCM am Bergesack seitlich auf Höhe des Beckens/unteren Abdomens positioniert war, wäre die einzige Möglichkeit gewesen, diesen relaxierten Patienten weiter zu beatmen, indem der MCM versucht hätte, eine Mund-zu-Tubus-Beatmung durchzuführen. Dies wäre aufgrund der Entfernung der Position des MCM zum Kopf des Patienten nur schlecht bis evtl. gar nicht möglich gewesen. Nicht nur die fehlende Beatmung, auch eine evtl. Hypoventilation wären in Bezug auf das SHT mit einem schlechteren Outcome vergesellschaftet.

Zusammenfassung

- Bei mehreren Patienten muss primär über ein Teamsplitting nachgedacht werden, bis weitere Rettungskräfte eintreffen.
- Die Durchführung invasiver Maßnahmen im Hochgebirge und/oder exponiertem Gelände birgt immer große Gefahren für den Patienten und die Rettungscrew. Eine sorgfältige Abwägung vor der Durchführung von invasiven Maßnahmen ist erforderlich.
- Eine Longline-Rettung (MERS) birgt immer zusätzliche Gefahren. Das Gefahrenpotenzial steigt, wenn zuvor invasive Maßnahmen eingeleitet wurden. Eine Evaluation vor der Longline-Rettung über ein „10-für-10" ist dringend erforderlich, um Sauerstoffreserven, Sicherung des medizinischen Equipments und vieles mehr zu evaluieren.
- Vor einer längeren Longline-Rettung müssen mindestens Airway, Atmung und Kreislauf (ABC) als stabil eingestuft werden, um den Patienten sicher am MERS retten zu können.
- Eine In-Cabin-RSI spart prähospitale Zeit bei vollständigem Monitoring und bedeutet dadurch eine erhöhte Sicherheit für den Patienten.

LITERATUR

Knapp J, Venetz P, Pietsch U. In cabin rapid sequence induction: Erfahrung aus der alpinen Luftrettung zur Verkürzung der Prähospitalzeit. Anaesthesist. 2021; 70(7): 609–613.

Maeyama H, Naito H, Guyette FX et al. Intubation during a medevac flight: safety and effect on total prehospital time in the helicopter emergency medical service system. Scand J Trauma Resusc Emerg Med. 2020; 28(1): 89.

Pietsch U, Knapp J, Kreuzer O et al. Advanced airway management in hoist and longline operations in mountain HEMS – considerations in austere environments: a narrative review. This review is endorsed by the International Commission for Mountain Emergency Medicine (ICAR MEDCOM). Scand J Trauma Resusc Emerg Med. 2018; 26(1): 23.

KAPITEL

29 Schulterluxation auf der Skipiste

Wolfgang Voelckel und Martin Stoffaneller
Unter Mitwirkung von: Mario Papes

Fallbericht

Setting

Basis
Der Notarzthubschrauber (NAH) in Österreich ist am Flugfeld neben einem Flughafen stationiert. 775 Einsätze pro Jahr, 41 % der Einsätze entfallen auf alpine Sport- und Freizeitunfälle; jeder dritte Einsatz mit Taubergung

Helikopter
H 135 Helionix

Besatzung
Pilot, FLR (Flugretter), FLRA (Flugrettungsarzt)

Operationelle Besonderheiten
Nachtflug (Tagesrandzeiten), Fixtaubergeverfahren (HEC-Mission), variables Tau, angestütztes Aussteigen

Alarmierung

Um 09:57 Uhr geht ein Notruf der Pistenrettung ein. In einem Skigebiet in Tirol auf 2.134 m ü. M. ist ein männlicher Patient auf der schwarzen Piste gestürzt und hat sich eine Schulterverletzung zugezogen.

Preflight-Abklärungen (Wetter/Team/Einsatztaktik)

Am Einsatztag herrschen ruhige Wetterbedingungen mit Sonnenschein und Temperaturen um −3 °C. Die Skipisten sind in gutem Zustand, bestehen jedoch aufgrund der geringen Schneemengen überwiegend aus Kunstschnee mit eisigem Untergrund. Dadurch sind die Pisten hart und das Verletzungsrisiko ist bei Stürzen erhöht.

Die persönliche Einsatzausrüstung von FLR und FLRA ist durch den Standard an den alpinen Einsatzmaschinen der ÖAMTC-Flugrettung definiert und umfasst den Klettergurt als äußerstes Bekleidungsteil, einschließlich Handfunkgerät. Aufgrund der häufig eisigen Skipisten sind Steigeisen griffbereit. Diese werden jedoch erst nach Verlassen des NAH angezogen.

Eine Kontaktaufnahme mit der Pistenrettung über Funk ist typischerweise im Anflug möglich. Zum Zeitpunkt der Alarmierung ist unklar, ob ein möglicher Landeplatz in der Nähe der Unfallstelle durch die Pistenrettung eingerichtet wurde. Ebenso ist unklar, ob der Patient mit Ski-Doo oder einem Pistengerät erreicht werden kann oder von der Pistenrettung erstversorgt zum NAH gebracht wird. Die Durchführung eines angestützten Aussteigens, bei dem der FLRA bei nicht gegebener Landemöglichkeit den schwebenden NAH, der mit einer Kufe Bodenkontakt hat, verlässt, ist eine weitere Option, den Einsatzort rasch zu erreichen. Zuletzt kommt in der ÖAMTC-Flugrettung das Fixtauverfahren (HEC-Mission = Human External Cargo) zur Anwendung (➤ Tab. 29.1). Hierfür ist eine Zwischenlandung zur Vorbereitung des Fixtaus erforderlich (➤ Abb. 29.1).

Besonderheiten zur alpinen Flugrettung in Tirol während der Wintersaison
Mit bis zu 16 Standorten während der Wintersaison verfügt Tirol vermutlich über das weltweit dichteste Netz an NAHs. Das entspricht einer

Tab. 29.1 Abklärungen und Gedanken

Pilot	Wetter ist in Ordnung, Einsatzgebiet bekannt, keine Besonderheiten
FLR	Keine Besonderheiten, alpine Ausrüstung, Klettergurt und Funk vorbereiten
FLRA	Keine Besonderheiten, alpine Ausrüstung, Klettergurt und Funk vorbereiten
Weiteres Teammitglied?	Keines
Einsatzkräfte vor Ort	Pistenrettung über Funk erreichbar

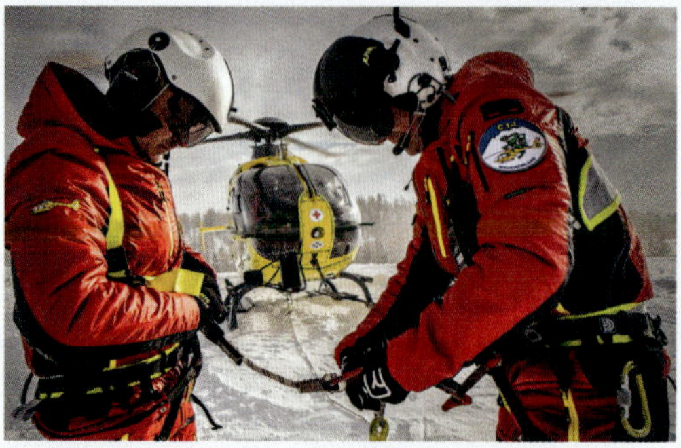

Abb. 29.1 Typische Vorbereitung Fixtaubergung und persönliche Ausrüstung [M1698]

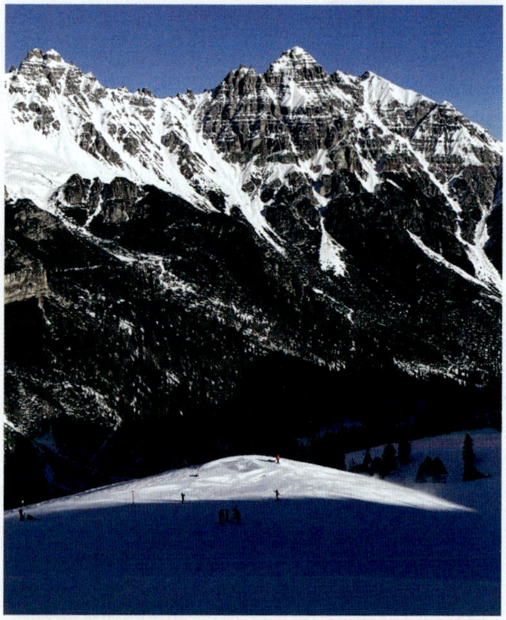

Abb. 29.2 Vorbereiteter Landeplatz [M1698]

Dichte von 8,6 NAH-Standorten auf 10.000 km^2 bzw. einer Relation von 90.000 Einwohnern pro NAH. Pisten-, Berg- und Flugrettung arbeiten bei einer hohen Einsatzfrequenz routiniert zusammen und stimmen das jeweilige Vorgehen dynamisch ab.

Anflug und Ersteindruck bei Landung

Das Team erreicht die Einsatzstelle nach 8 min Anflugzeit. Während des High Reconning stimmt sich das Team mit der Pistenrettung ab, um sowohl den genauen Einsatzort als auch den vorbereiteten Landeplatz eindeutig zu identifizieren. Anflug und Geländebeschaffenheit erlauben eine gefahrlose Landung ohne Gefährdung anderer Skifahrer (➤ Abb. 29.2). Das Team identifiziert den Unfallort in der Pistenmitte oberhalb des Landeplatzes. Aufgrund des Geländes (vermutlich steiler Pistenabschnitt) erscheint ein abgestütztes Aussteigen nicht möglich.

Unmittelbar nach der Landung bespricht das Team die aktuelle Situation gemeinsam mit dem einweisenden Pistenretter. Die Pistenretter bestätigen: ein junger männlicher gestürzter Snowboarder mit einer stark schmerzhaften Schulterverletzung. Dieser sitzt ca. 200 m vom Landeplatz entfernt und etwa 30 hm oberhalb des Landeplatzes in der Mitte der steilen Piste. Ein Transfer mittels Ski-Doo ist aufgrund des Gefälles nicht möglich. Ein Transport des Patienten mittels Akia zum NAH scheidet aufgrund der starken Schmerzen und damit problematischen Lagerung sowie der Geländebeschaffenheit ebenfalls aus. Damit bleiben zwei Optionen:

1. Durchführung einer Fixtaurettung mit 30 m Seillänge in zwei Schritten. Transfer von FLR und FLRA zum Patienten mit anschließender Abholung des versorgten Patienten gemeinsam mit FLR und FLRA oder
2. Aufstieg zum Patienten mit Steigeisen (geschätzte Gehzeit 5–10 min) mit Einsatz- und Bergematerial. Zwischenzeitliche Vorbereitung der Fixtaubergung durch den Piloten.

Da das Team medizinisch bei erwartet ungestörten Vitalfunktionen keine Dringlichkeit sieht und die geschätzte Zeitspanne bis zur Patientenversorgung mit beiden Verfahren vergleichbar ist, entscheidet es sich für Variante 2. Es erfolgt der Aufstieg zum Patienten mit Steigeisen. Mitgeführt werden der Arztrucksack sowie der Bergesack, einschließlich des Petzl-Rettungsdreiecks. Der Einsatzort wird ca. 10 min nach der Landung erreicht.

29.1 Medizinische Ersteinschätzung und Erstmaßnahmen nach dem Eintreffen

Ein 25-jähriger Snowboarder wird halbsitzend durch Begleitpersonen stabilisiert vorgefunden. Er zeigt eine isolierte, schmerzhafte Bewegungseinschränkung der rechten Schulter (VAS 7) bei unauffälligem Bewusstseinszustand (GCS 15). Der Arm ist federnd, leicht abduziert, fixiert.

Nach vorsichtigem Öffnen des Skianoraks und Entfernen des Handschuhs der betroffenen Seite lässt sich Folgendes feststellen: In der orientierenden Untersuchung wird die rechte Schulterkontur durch den Anorak palpiert und ein „leeres Glenoid" (Epauletten-Phänomen) festgestellt mit tastbarer „Delle", aber keine Schmerzprovokation bei Druck auf die Klavikula und kein Klaviertastenphänomen. Spontane Bewegungen des etwas abduzierten, durch einen Helfer gehaltenen Armes sind aufgrund der Schmerzen nicht möglich. Durchblutung, Motorik und Sensibilität sind intakt. Bei passiver Bewegung im geringen Umfang findet sich kein Hinweis auf Krepitation (➤ Tab. 29.2).

VERDACHTSDIAGNOSE

Vermutlich anteriore Schulterluxation (➤ Abb. 29.3). Als DD kommen in Betracht: posteriore Luxation, proximale Humerusfraktur, Rotatorenmanschettenruptur, akromioklavikuläre Verletzung, Fraktur des Glenoids, Skapulafraktur, Verletzung des oberen Labrums (SLAP-Läsion), laterale Klavikulafraktur, Floating Shoulder.

Tab. 29.2 xABCDE

xABCDE	Beschreibung	Maßnahme
e**X**sanguination	i. O.	–
Airway	i. O.	–
Breathing	i. O.	–
Circulation	i. O.	–
Disability	DMS-Kontrolle (Durchblutung, Motorik, Sensibilität) i. O.	–
Exposure & **E**nvironment	Gefahr von Abrutschen auf steiler eisiger Piste	Entsprechende Standsicherung mittels Steigeisen, Sicherung des Einsatzmaterials

29.2 Anamnese

Die ➤ Tab. 29.3 beschreibt kurz die Situation.

29.3 Medizinische Versorgung und Maßnahmen

Für die Versorgung und den Weitertransport stehen verschiedene Möglichkeiten zur Verfügung (➤ Abb. 29.4).

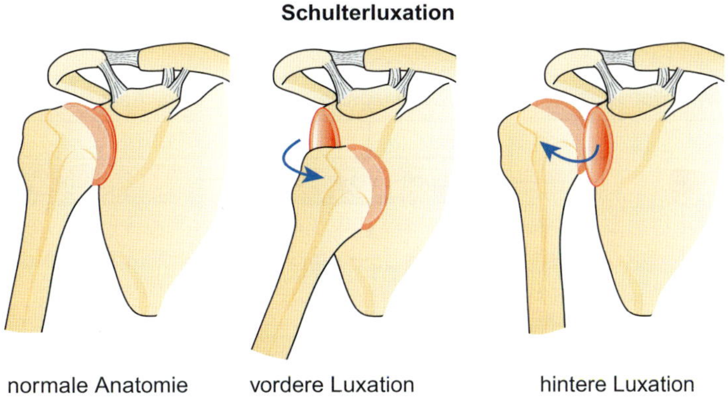

Abb. 29.3 Formen der Schulterluxation [M1698, L143]

29

Tab. 29.3 SAMPLER

SAMPLER	Beschreibung
Symptome und Befunde	Starke Schmerzen rechte Schulter, Durchblutung, Motorik und Sensibilität intakt
Allergien	Keine bekannt
Medikation	Keine Dauermedikation
Patientenvorgeschichte	Keine bekannt
Letzte Mahlzeit	Frühstück
Ereignisse direkt vor dem Notfall	Keine – ungestörter Snowboardtag bei schönem Wetter-jedoch harte Pistenverhältnisse
Risikofaktoren	Keine

Die Entscheidung in diesem Fall fällt zugunsten eines unmittelbaren Repositionsversuchs. Der FLRA informiert den Patienten über das gewählte Vorgehen, einschließlich typischer Risiken sowie möglicher Alternativen und holt einen „Informed Consent" ein. Auf Analgesie wird für den Erstversuch verzichtet. Der FLRA wählt eine modifizierte Technik nach Hippokrates. Als Hypomochlion dient dabei die Selbstsicherung des FLR-Klettergurtes. Der Patient lässt sich für das Manöver etwas zurück in eine der Hangneigung entsprechende, halbsitzende Position fallen. Unter langsamen Zug durch den FLRA, der das Handgelenk bzw. den Unterarm umfasst, bessert sich die Schmerzsymptomatik. Nach ca. 20–30 s schnappt der Humeruskopf deutlich wahrnehmbar in die Schulterpfanne zurück. Der Patient ist unmittelbar schmerzgebessert bzw. subjektiv schmerzfrei (VAS 1–2). Der Arm wird nachfolgend über der Skibekleidung mit zwei Rollen elastischer Binde am Körper fixiert und der Patient im Petzl-Rettungsdreieck für die Taubergung vorbereitet.

29.3.1 Zur präklinischen Schulterreposition im alpinen Umfeld

Die Schulterluxation ist eine typische Verletzung im Skisport. Die Inzidenz von Schulterluxationen liegt im allgemeinen Jahresmittel bei 8–24 % je 100.000 Einwohner; Erstluxationen bilden hierbei mit 75 % die Majorität. Die vordere Luxation ist dabei mit 95 % führend. Im alpinen Skisport sind Verletzungen der oberen Extremität häufiger bei Snowboardern (26 % vs. 18 % bei Skifahrern), hinsichtlich der Inzidenz einer Schulterluxation unterscheiden sich Ski und Snowboard jedoch nur gering (0,7 vs. 1,2 %; Chauffard et al. 2025). Eine andere Studie dokumentiert bei Snowboardern eine Schulterverletzungshäufigkeit von 13,1 % (Dickson und Terwiel 2021). Unsere Erfahrungswerte bestätigen die hohe Inzidenz der Schulterluxation im alpinen Wintersport. Bedingt durch die Schmerzintensität und eine häufig beobachtete problematische Lagerung der verunfallten Wintersportler wird in vielen Fällen der NAH durch die Pistenrettung angefordert. Für die Einsatzmannschaft eines NAH stellen sich bei der Arbeitsdiagnose Schulterluxation mehrere Fragen:

- Kann auf der Skipiste bei Patienten mit typischer Winterbekleidung eine Schulterluxation sicher diagnostiziert werden? Können Differenzial-

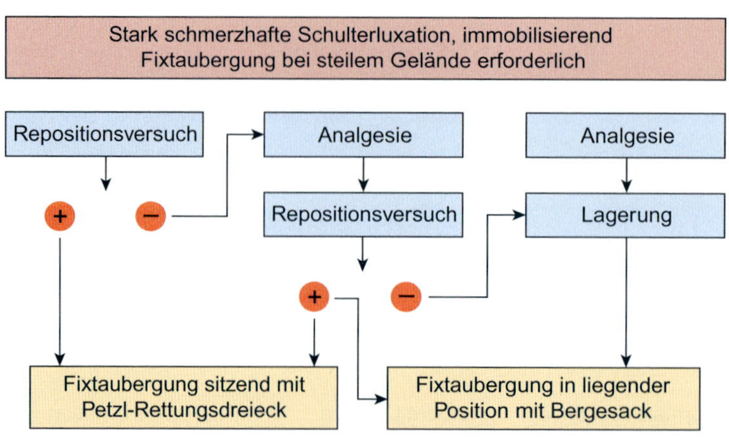

Abb. 29.4 Entscheidungskriterien zum Einsatzablauf [M1698, L143]

diagnosen wie die proximale Humerusfraktur mit hinreichender Wahrscheinlichkeit ausgeschlossen werden?
- Welche Repositionsverfahren werden von Notärzten oder auch qualifizierten alpinen Rettungskräften favorisiert, beherrscht und erfolgreich angewendet?
- Welche Form der Analgesie ist im alpinen Setting zielführend?
- Gibt es Einsatzszenarien, bei denen entweder durch eine Reposition oder durch einen raschen Transport ohne Manipulation für den Patienten ein signifikanter Vorteil erzielt werden kann?

Die aktuelle Fachliteratur sieht deutliche Vorteile für die präklinische Schulterreposition im alpinen Setting und bezieht sich dabei auf notärztliche wie auch paramedizinische Rettungsdienste. Die Bayerische Bergwacht empfiehlt die Reposition nach Campbell. Woyke et al. (2023) konnten in einer prospektiven Observationsstudie zeigen, dass in 34 von 49 analysierten Fällen eine präklinische Schulterreposition durch Ärzte, aber auch eigenverantwortlich durch Bergretter versucht wurde und in 27 Fällen erfolgreich war. Zu 50 % konnte auf eine Analgesie verzichtet werden. Die unmittelbare Schmerzlinderung war signifikant. Im klinischen Follow-up wurden keine Schäden durch die Repositionsversuche verzeichnet und die diagnostische Sicherheit war mit 84 % hinreichend hoch (Woyke et al. 2023).

Internationale Studien zeigen ähnliche Ergebnisse, z. T. mit stark unterschiedlichen Techniken wie Kocher, Fares, Milch oder auch neueren Herangehensweisen (Bokor-Billmann et al. 2015). Ebenso wird eine Möglichkeit zur Selbstreposition, insbesondere einer habituellen Schulterluxation, als Davos-Technik beschrieben. Die Beherrschung eines Verfahrens ist dabei unabhängig von der gewählten Technik der Schlüssel zum Erfolg (Helfen et al. 2016). Zusammengefasst kommen die Studien zu dem Ergebnis, dass eine Schulterluxation auch im alpinen Setting sicher erkannt und erfolgreich reponiert werden kann (Woyke et al. 2023, Bokor-Billmann et al. 2015, Helfen et al. 2016, Mulvey et al. 2021, Siebenbürger et al. 2018). Wichtig ist zudem die Suche nach Zusatzverletzungen, die möglicherweise durch die starke Schmerzsymptomatik der Schulterluxation ggf. primär unbeachtet bleiben.

Neben den typischen intravenösen Schmerztherapieprotokollen finden im alpinen Umfeld auch die Methoxyfluraninhalation (Egger et al. 2022), die nasale Verabreichung von Ketamin mit oder ohne Midazolam oder Fentanyl Anwendung. Zuletzt können auch sublingual resorbierbare Darreichungsformen von Fentanyl (z. B. Vellofent) eingesetzt werden.

In besonderen Situationen, insbesondere wenn eine adäquate Lagerung für den Transport oder auch eine lange und/oder komplizierte Rettung erwartet wird, ist eine Reposition bei gegebener Klinik sinnvoll und kann ggf. auch durch Begleitpersonen versucht werden. Eine kurze Zeitspanne zwischen Luxation und Repositionsversuch hat dabei einen positiven Einfluss auf die Erfolgsrate.

29.4 Rettungsprozedere

Als Absetzort wählt das Team wiederum den primär genutzten Landeplatz. Die Fixtaubergung (10:28 Uhr: 29 min nach Alarm) und die anschließende Übernahme in den NAH für einen sitzenden Transport in ein Krankenhaus mit unfallchirurgischer Fachabteilung verlaufen problemlos (➤ Abb. 29.5 und ➤ Abb. 29.6).

29.5 TOPS & FLOPS

TOP an diesem Einsatz waren die erfolgreiche Schulterreposition und somit definitive Behandlung auf einer steilen, vereisten Piste und die anschließende entspannte und sichere Fixtaubergung.

Als **FLOP** könnte man erwähnen, dass es bei diesem Einsatz besser gewesen wäre, wenn FLRA und FLR mithilfe einer Rettungswinde bereits beim ersten Anflug direkt beim Patienten abgesetzt worden wären.

MERKE

Auch im kontrollierten Skiraum kommt es entsprechend der Pistensituation selbst bei einfachen Verletzungen immer wieder zu herausfordernden Rettungsaktionen. Eine entsprechende Ausrüstung (z. B. Steigeisen) ist Grundvoraussetzung für die Handlungsfähigkeit der HEMS-Crew. Ein strukturiertes Vorgehen bei der Behandlung von Luxationsverletzungen ist insbesondere in der alpinen Rettung von großer Bedeutung. Jeder Einsatz auf der Skipiste oder auch im freien Skiraum hat eine eigene Dynamik, auf die in enger Abstimmung der Teammitglieder reagiert werden muss.

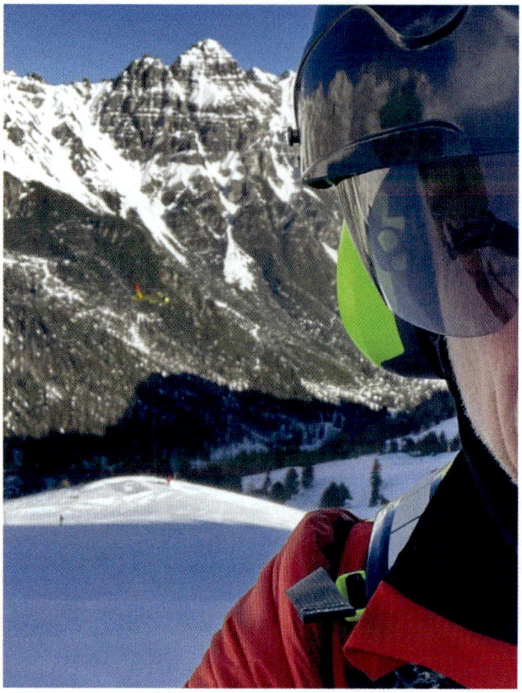

Abb. 29.5 Fixtaubergung – Blick des Rettungsteams [M1698]

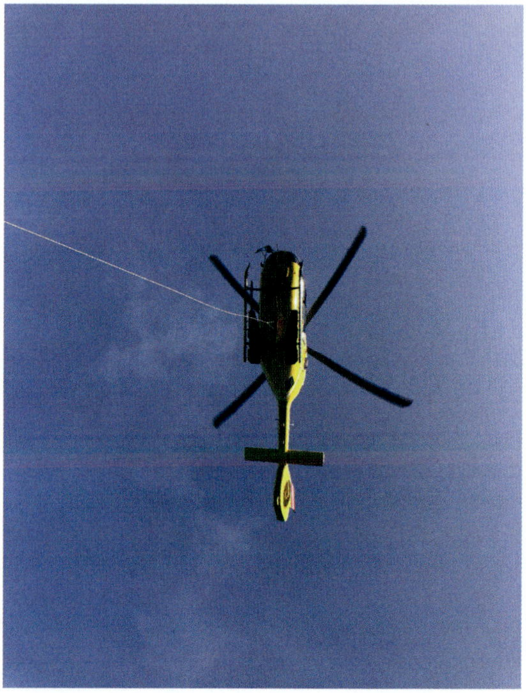

Abb. 29.6 Aufnahme des Patienten in den NAH am Landeplatz [M1698]

Was wäre, wenn …

- … es keine Luxation, sondern eine proximale Humerusfraktur gewesen wäre?
  Die klinischen Zeichen einer Fraktur (am Körper adduzierter und immobilisierter Arm) unterscheiden sich von der Luxation (federnde Fixation in Abduktionsstellung). Bei Zunahme der Schmerzen unter Zug am Arm ist der Versuch frühzeitig abzubrechen.
- … die Behandlung in dem steilen Pistenabschnitt nicht möglich gewesen wäre (Standplatz)?
  Alternative ist eine „Crash"-Taubergung mit Petzl-Rettungsdreieck ohne „Aushängen" von FLR und FLRA vom Fixtau, rasches Sichern des Patienten und Vorbereiten für die Fixtaubergung.
- … das Wetter schlecht gewesen wäre?
  Die Pistenrettung ist erfahren in derartigen Situationen und führt ggf. eine terrestrische Rettung (z. B. mit Akia) ohne Analgesie durch. Der Einsatz von Methoxyfluran ist in einzelnen Systemen inzwischen eine Option zur Schmerztherapie und wird derzeit evaluiert.
- … weder ein NAH noch eine Pistenrettung im Einsatz ist?
  Abrutschen bzw. Abfahren bis zur nächsten Liftstation, um dort ggf. die medizinische Behandlung einzuleiten.

Zusammenfassung

- Auch bei Routineeinsätze zu nicht vital bedrohlichen Verletzungen in Skigebieten wird das Vorgehen immer dynamisch an die Situation angepasst.
- Entsprechend der Situation am Einsatzort können für die HEMS-Crew kurzzeitig auch hohe körperliche Belastungen auftreten (Aufstieg mit Steigeisen bei steilen, eisigen Pistenverhältnissen mit Einsatzmaterial)
- Eine kurze Zeitspanne zwischen Unfallereignis und Eintreffen der HEMS-Crew erhöht die Wahrscheinlichkeit für den Repositionserfolg.
- Nach einer erfolgreichen Reposition ist das rettungstechnische Management oftmals erheblich einfacher.
- Eine entsprechende Auseinandersetzung mit der Behandlung von Luxationsverletzungen ist insbesondere im alpinen Rettungseinsatz erforderlich.

LITERATUR

Bokor-Billmann T, Lapshyn H, Kiffner E, Goos MF, Hopt UT, Billmann FG: Reduction of Acute Shoulder Dislocations in a Remote Environment: A Prospective Multicenter Observational Study. Wilderness Environ Med. 2015; 26: 395–400.

Chauffard A, Traverso A, Kaminski G, Elmers J, Borens O, Vauclair F. To ski or not to ski? A meta-analysis of more than 750,000 upper extremity injuries comparing skiing and snowboarding. Shoulder Elbow. 2025; 22: 17585732251326905.

Dickson TJ, Terwiel FA: Injury trends in alpine skiing and a snowboarding over the decade 2008–09 to 2017–18. J Sci Med Sport. 2021; 24: 1055–1060.

Egger A, Huber T, Heschl S, Fiegl J, Burger J, Trimmel H, Schreiber W, Niederer M, Tscherny K, Roth D: Efficacy and Safety of Methoxyflurane for Treatment of Acute Traumatic Pain by EMTs during Alpine Rescue Operations: The „PainDrop" Trial. Prehospital Emerg care. 2022; 27: 987–992.

Helfen T, Ockert B, Pozder P, Regauer M, Haasters F: Management of prehospital shoulder dislocation: feasibility and need of reduction. Eur J Trauma Emerg Surg. 2016; 42: 357–362.

Mulvey JM, Carson IN, Palmer KA: Closed Reduction of Anterior Shoulder Dislocations Performed by Ski Patrollers in the Alpine Prehospital Environment: A Retrospective Review Demonstrating Efficacy in a Canadian Ski Resort. Wilderness Environ Med. 2021; 32: 441–449.

Siebenbürger G, Zeckey C, Fürmetz J, Ockert B, Böcker W, Helfen T: Medical speciality, medication or skills: key factors of prehospital joint reduction. A prospective, multicenter cohort study. Eur J Trauma Emerg Surg. 2018; 44: 637–642.

Woyke S, Pawlak J, Cappello TD, Schultheiss G, Mayer H, Witt U, Strapazzon G, Brugger H, Jacob M: Shoulder reduction on the scene: current practice and outcome of the Bavarian Mountain Rescue Service – a prospective observational study. Sci Rep. 2023; 13: 20212.

KAPITEL

30 Wasserrettung aus der Luft in letzter Sekunde!

Sebastian Berchtold, Mathias Schmid
Unter Mitwirkung von: Christian Korb, Johannes Flemisch

Fallbericht

Setting

Hubschrauberstandort
Erster ziviler Rettungshubschrauberstandort in Deutschland, durchschnittlich 1.600 Einsätze pro Jahr

Hubschrauber
Airbus BK117 D-2 (H145)

Besatzung
Pilot, TC-HHO (Windenoperator), TC-HEMS (Rettungsspezialist Winde und Notfallsanitäter), Notarzt

Operationelle Besonderheiten
Rettungswinde, Bergrettung, Wasserrettung u. a. Fließgewässer, Lawinenrettung, Seilbahnrettung

Alarmierung

An einem regnerischen Tag im September bemerken Mitarbeiter eines Vermessungstrupps auf Höhe einer Flussbrücke in der Innenstadt einer Großstadt eine Person, die in dem hochwasserführenden Fluss treibt. An diesem Tag herrscht Hochwassermeldestufe 1 (Wasserstand 250 cm, Jahresmittelwert 91 cm), der Abfluss des Flusses beträgt ca. 300 m^3/s (Jahresmittelwert ca. 45 m^3/s). Das Meldebild der Leitstelle lautet: „Person droht zu ertrinken“.

Preflight-Abklärungen (Wetter/Team/Einsatztaktik)

Das Flugwetter wird bereits beim morgendlichen Briefing als „fliegbar“, aber problematisch eingestuft (➤ Tab. 30.1). Für HEMS-Flüge mit einem Piloten liegen die Wetterbedingungen an der minimalen Sichtfluggrenze. Insbesondere über der Stadt regnet es zum Zeitpunkt der Alarmierung stark aus tiefer Bewölkung (insgesamt 41,3 l/qm am Einsatztag) mit böigem Wind aus Südwest.

Tab. 30.1 Abklärungen und Gedanken

Leitstelle	Ein Mitarbeiter der integrierten Leitstelle nimmt um 11:49 Uhr den Notruf an und alarmiert automatisiert nach der Alarm- und Ausrückeordnung die Rettungskräfte, u. a. den RTH.
Pilot	Die Wetterbedingungen sind schwierig, jedoch ist der Einsatz fliegbar. Der Einsatzort ist bekannt, verlagert sich aufgrund der hohen Fließgeschwindigkeit des Flusses flussabwärts (Norden). Die sich ständig verändernde Einsatzörtlichkeit erschwert eine Windenrettung durch Brücken und Hindernisse (Kabel).
TC-HHO	Zügiges Anlegen der persönlichen Schutzausrüstung, ebenso möglichst rascher Start mit Vorflugkontrolle. Zunächst einsteigen auf dem Co-Piloten-Sitz. Nach Sichtung der treibenden Person Umsteigeverfahren in die Kabine.
Notarzt	Zeitkritisches Meldebild, kurze Flugzeit. Persönliche Schutzausrüstung muss rasch angezogen, der RTH zur Wasserrettung umgebaut werden. Ggf. braucht der TC-HEMS Unterstützung beim Anziehen der Wasserrettungsausrüstung.
TC-HEMS	Die Meldung einer treibenden Person in einem Fließgewässer bei einer Wassertemperatur von 13 °C erfordert das sofortige und zügige Anlegen der kompletten Wasserrettungsausrüstung.

Beim Briefing bespricht das Team das Vorgehen bei dem Meldebild „Wasserrettung“ als gesonderten Punkt. Aufgrund der Lagemeldung der Leitstelle sind der Besatzung die Einsatzstelle und die damit verbundenen Gefahren (Brücken und Hochspannungsleitungen) bekannt. Allerdings handelt es sich wegen der Fließgeschwindigkeit des Flusses (15–20 km/h bei Hochwasser) nicht um eine statische, sondern um eine dynamische Einsatzstelle. Die Wassertemperatur des Flusses beträgt 13 °C, die Lufttemperatur 9 °C bei einer Windgeschwindigkeit von 19 km/h (Bayerisches Landesamt für Umwelt o. J.).

Vorbereitung, Anflug und Ersteindruck

Die Alarmierung durch die Leitstelle erfolgt um 11:50 Uhr wie üblich über den Melder. Hier wird bereits eine Kurzversion des Meldebildes übermittelt. Weiterhin erfolgt die Kommunikation und Lagemitteilung sowohl über den Digitalfunk als auch per „rescuetrack-App" auf die Diensthandys. Jedes Teammitglied erkennt anhand des Meldebilds sofort die zeitkritische Einsatzsituation und stimmt sich aktiv mit den anderen über das Einsatzsetting „Wasserrettung aus einem Fluss" ab. Somit beginnt jedes Teammitglied sofort mit der Herstellung der Einsatzbereitschaft „Wasserrettung". Die größte Aufgabe fällt dabei dem TC-HEMS zu: Er muss die komplette Schutzausrüstung „Wasserrettung" anziehen (➤ Abb. 30.1). Dabei kann er auf die Unterstützung der anderen Teammitglieder, in der Regel des Notarztes, angewiesen sein.

Der Pilot startet die Triebwerke des RTH und beginnt mit der Vorflugkontrolle. Der Notarzt beginnt vor dem Start mit dem Umbau der Kabine, um die Windenbereitschaft herzustellen. Er nimmt danach auf dem Sitz hinter dem Piloten Platz und zieht seine persönliche Schutzausrüstung (Sitz- und Brustgurt) an. An diesem Einsatztag vereinbart das Team, dass der Notarzt nach dem Umschalten auf den Wasserrettungskanal die Kommunikation mit der Leitstelle und den anderen Rettungskräften übernimmt. Dadurch kann sich die Flugbesatzung auf den Anflug und die Suche nach dem Patienten konzentrieren. Der TC-HHO zieht seine Schutzausrüstung an und fliegt zunächst im Cockpit mit. Mit angelegter Schutzausrüstung positioniert sich der TC-HEMS auf dem Sitz in der Kabine, direkt an der Winde.

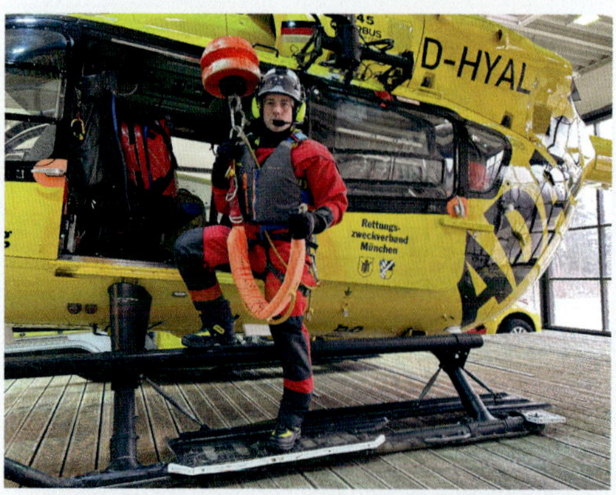

Abb. 30.1 TC-HEMS mit kompletter Schutzausrüstung und Wasserrettungsschlinge [M1703]

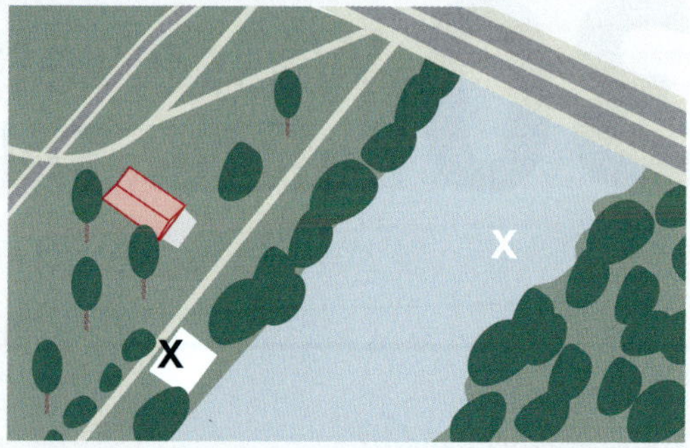

Abb. 30.2 Lagebild aus Google Earth: weiße Kreuzmarkierung: Winchvorgang und Aufnehmen des Patienten; schwarze Kreuzmarkierung: Absetzen des Patienten [L143]

Der RTH startet um 11:53 Uhr. Der Anflug erfolgt von der Luftrettungsstation direkt zu der von der Leitstelle kommunizierten Brücke. Während des Anfluges erfolgt der gegenseitige Partnercheck TC-HEMS und Notarzt (persönliche Schutzausrüstung korrekt angelegt?). Nach 4 min Flugzeit erreicht der RTH den angegebenen Einsatzort (➤ Abb. 30.2). Im Tiefflug flussabwärts wird der Patient von der Flugbesatzung im Überflug gesichtet.

Der Besatzung stellt sich folgende Einsatzlage dar: Ein bekleideter, vermutlich junger Mann (eine schwarze Winterjacke ist zu erkennen) treibt am rechten Ufer schnell flussabwärts. Er schwimmt in Rückenlage und versucht immer wieder, sich an überhängenden Ästen festzuhalten. Dies gelingt wegen der hohen Fließgeschwindigkeit nur für kurze Zeit. Die Schwimmbewegungen sind spärlich, der Patient geht immer wieder unter, taucht aber wieder auf.

Der Notarzt meldet der Leitstelle die Sichtung des Patienten mit der Position. Der Pilot fliegt eine Linkskurve, damit der TC-HHO den Patienten im Auge behalten kann. Nach Reduzierung der Geschwindigkeit auf unter 50 kn und Abarbeitung der Checkliste „Umsteigeverfahren im Flug" wechselt der TC-HHO vom Co-Piloten-Sitz in die Kabine.

Die Besatzung sieht weitere Einsatzkräfte (RTW, NEF, HLF = Hilfeleistungslöschfahrzeug) auf der Brücke. Eine Rettung der treibenden Person durch die Einsatzkräfte ist jedoch aufgrund der Fließgeschwindigkeit des Flusses nicht möglich.

30.1 Rettungsprozedere

Aufgrund des immer wieder weitertreibenden Patienten, der sich nur kurz an den überhängenden Ästen festhalten kann, besprechen der TC-HHO und der Pilot die Möglichkeiten. Zum Zeitpunkt der Sichtung ist die nächste Brücke flussabwärts noch ca. 250 m entfernt. Das Ufer auf beiden Seiten des Flusses ist durch überhängende Bäume und Äste für eine Windenbergung nicht optimal. Da der Patient seit seiner Sichtung mehrfach unter die Wasseroberfläche gespült wurde, entscheidet sich die Flugbesatzung dennoch für den Versuch einer Windenrettung noch vor der Brücke. Die Entscheidung fällt innerhalb weniger Sekunden. Der TC-HEMS wird kurz vor der Brücke aus einer Flughöhe von ca. 25 m in den Fluss abgeseilt (➤ Abb. 30.3). Aufgrund der Fließgeschwindigkeit treibt er mit der Strömung weiter flussabwärts. Der TC-HHO gibt Seil nach, sodass der TC-HEMS stabil im Wasser treiben kann. Der Patient kann durch den TC-HEMS gefasst und umklammert werden, ist jedoch zu entkräftet, um mitzuhelfen. Der Versuch, die umgelegte Wasserrettungsschlinge zu schließen, scheitert mehrfach an der Strömungskraft des Flusses. Der TC-HHO erkennt dies und gibt kurzzeitig Schlappseil, sodass der Patient und der TC-HEMS mit dem Fluss treiben. Dem TC-HEMS gelingt es nun, die Wasserrettungsschlinge zu schließen. Zu diesem Zeitpunkt hat sich der Winkel zwischen RTH und TC-HEMS deutlich aus der Senkrechten verschoben. Der Pilot versetzt in Absprache mit dem TC-HHO den RTH nach hinten, um den Windenvorgang möglichst senkrecht beginnen zu können (➤ Abb. 30.4). Dies gelingt und der Patient wird um 12:04 Uhr mit dem TC-HEMS flussaufwärts auf eine Treppenböschung links des Flusses abgeseilt (➤ Abb. 30.2).

30.2 Medizinische Ersteinschätzung und Erstmaßnahmen nach Eintreffen

Der TC-HEMS beginnt mit der Erstversorgung des Patienten und wird kurz darauf von der Mannschaft eines HLF der Berufsfeuerwehr unterstützt. Währenddessen wird der Notarzt in einem weiteren Windenvorgang mit Einsatzrucksack und Patientenmonitor

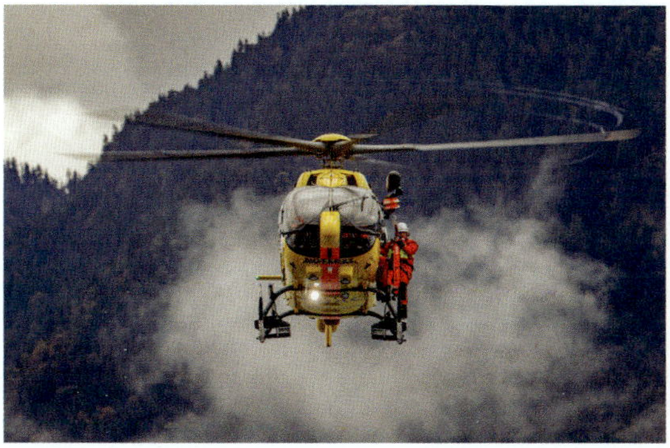

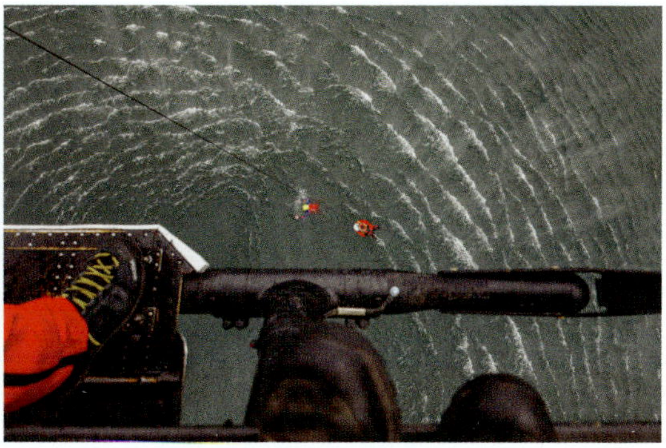

Abb. 30.3 Vor dem Windenvorgang und Windenvorgang aus Sicht des TC-HHO (Beispielbilder aus Übung) [K444]

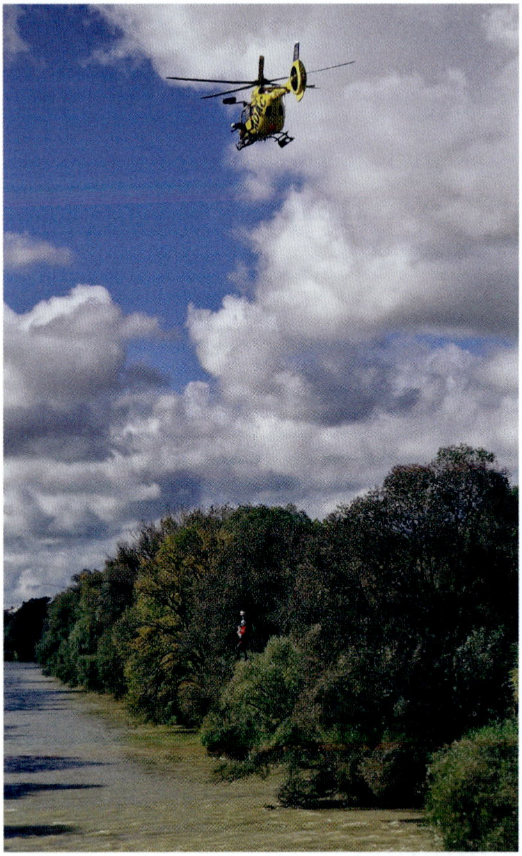

Abb. 30.4 Einsatzörtlichkeit (Foto aus einem späteren Einsatz an ähnlicher Position) [O783]

ca. 20 m neben dem Patienten abgesetzt. Die Flugbesatzung kehrt mit dem RTH zum Hubschrauberstandort zurück. Da anfangs kein RTW an der Einsatzstelle verfügbar ist, wird der Patient zunächst mit einer Rettungsdecke abgedeckt.

Eine Anamnese ist nicht möglich, die körperliche Untersuchung nur orientierend (➤ Tab. 30.2). Die Atmung ist unruhig, tachypnoeisch, die Atemwege scheinen frei zu sein. Eine Sättigung ist bei nassen, kalten und lividen Akren sowie massivem Ganzkörperzittern nicht ableitbar. Es wird sofort Sauerstoff 12 l/min über Maske mit Reservoir verabreicht. Der Kreislauf scheint stabil, der Karotispuls ist tachykard gut tastbar.

Bei der Überprüfung des Bewusstseins fällt Folgendes auf: seitengleiches Ganzkörperzittern (6/6), die Augen öffnen sich kurz auf Ansprache (3/4), der Patient kann seinen Namen nennen (5/5), ein Gespräch oder eine Anamnese sind nicht möglich, die Pupillen

Tab. 30.2 xABCDE

xABCDE	Beschreibung	Maßnahme
e**X**sanguination	i. O.	–
Airway	Frei, keinen Hinweis auf Flüssigkeit im Mund-Rachen-Raum	–
Breathing	Tachypnoe	Sauerstoffgabe 12 l/min über Maske mit Reservoir
Circulation	Mutmaßlich i. O.	–
Disability	GCS 14 (3/5/6)	–
Exposure & **E**nvironment	Lufttemperatur 9 °C, Regen, Windgeschwindigkeit 19 km/h	Rasche Verbringung in den RTW

Tab. 30.3 SAMPLER

SAMPLER	Beschreibung
Symptome und Befunde	Massives Kältezittern des gesamten Körpers
AMPLER	Nicht anamnestizierbar, nicht eruierbar

sind isokor (➤ Tab. 30.3). Der Patient erbricht noch vor dem Transport in den inzwischen eingetroffenen RTW mehrfach und reichlich wässrig, er wird rasch auf die linke Seite gedreht.

VERDACHTSDIAGNOSE

Beinahe-Ertrinken (V. a. Aspiration) mit Hypothermie und starkem Kältezittern, körperliche Erschöpfung

30.3 Medizinische Versorgung und Maßnahmen

Nach dem Transfer in den vorgewärmten RTW wird der Patient vom Team zügig entkleidet. Die Secondary Survey bringt keine neuen Erkenntnisse, der Blutzucker ist normal. Der Patient wird in warme Decken gewickelt und erhält eine warme Ringer-Infusion über eine 16G-Braunüle. Nach Übergabe an den bodengebundenen Notarzt und die RTW-Besatzung wird das medizinische Team des RTH von der Polizei zurück zur Luftrettungsstation gefahren.

30.4 Zielklinik und Transport

Der Patient wird nach Voranmeldung mit dem RTW und Notarztbegleitung bodengebunden in den Schockraum einer nahegelegenen Klinik transportiert. Die Infusion mit erwärmter Ringer-Lösung wird fortgesetzt.

30.5 Klinischer Verlauf

Der Patient trifft mit dem begleitenden Notarzt um 12:35 Uhr in der Zielklinik ein. Dort präsentiert er sich bis auf ein Kältezittern beschwerdefrei. Die Körpertemperatur beträgt anfänglich 35 °C. Nach weiterer Erwärmung mittels warmer Infusionslösungen und Wärmedecken wird er in die Psychiatrie verlegt. Der Patient gibt an, nach Ethanolkonsum in suizidaler Absicht in den Fluss gesprungen zu sein.

30.6 TOPS & FLOPS

Nach Angaben der DLRG sind im Jahr 2024 in Deutschland mindestens 411 Menschen ertrunken, davon 138 in Flüssen (DLRG 2025). Trotz dieser Zahlen gibt es bisher keine uns bekannten Veröffentlichungen oder Fallberichte zur Windenrettung aus Fließgewässern. Dementsprechend gibt es auch keinen nationalen oder internationalen Standard. Die Standard Operating Procedure (SOP) der Luftrettungsstation wird regelmäßig an die neuen Erfahrungen und Erkenntnisse aus den Einsätzen angepasst. Beim morgendlichen Briefing sprechen sich die Teammitglieder – abhängig von der jeweiligen Zusammensetzung – individuell nach der aktuell gültigen SOP „Wasserrettung" ab.

Zur erfolgreichen Rettung des Patienten trugen folgende **TOPS** bei:

- Durch ein obligatorisches jährliches Windentraining, das allerdings meist im alpinen Gelände stattfindet, ist die gesamte Besatzung im Windeneinsatz eingespielt. Alle zwei Monate findet ein Windenbriefing statt. Somit sind die Abläufe des Windeneinsatzes routiniert und eingeübt. Ein Wasserrettungseinsatz aus einem Fluss ist keine Seltenheit, allein 2024 wurden drei Personen durch die Besatzung aus dem beschriebenen Fluss gerettet.
- Die Leitstelle alarmierte gemäß ihrer „AAO (Alarm und Ausrückordnung) Wasserrettung" neben den bodengebundenen Kräften den RTH. Der Ort der ersten Sichtung wurde sofort mitgeteilt. Eine Besonderheit ist die kurze Flugzeit zum Einsatzort (4 min). So waren sich alle Beteiligten der zeitkritischen Situation bewusst und setzten die trainierten Abläufe zügig um.
- Ein weiteres **TOP** in diesem Fall war, dass der Pilot und TC-HHO über profunde Orts- und Brückenkenntnisse im Einsatzgebiet verfügen. Allein im Stadtgebiet gibt es ca. 20 Brücken. Ein Nachschlagen vor dem Start kostet Zeit. Außerdem handelte es sich wie oben beschrieben um einen dynamischen Einsatzort: Die Strecke von erster Lagemeldung bis zum Bergungsort beträgt ca. 1,7 km. Somit ist ein rasches Antizipieren schon im Anflug mit Sichtung des Patienten notwendig. So sehen die Zeiten im Überblick aus: Notruf 11:49 Uhr, Alarm 11:50 Uhr, Start 11:53 Uhr, Ankunft 11:57 Uhr, Person an Winde 12:02 Uhr, Person abgesetzt 12:04 Uhr, Eintreffen Klinik 12:35 Uhr. Somit wurde nach Notrufeingang die Person in 15 min gerettet.

In die Zwischenkategorie **TOP/FLOP** kann sicherlich die Rettung der Person durch den TC-HEMS eingeordnet werden. Immer liegt eine gewisse Eigengefährdung des Helfers vor. Dieser weiß nicht, wie die Person in den Fluss gelangt ist. Der Patient könnte dies in suizidaler Absicht getan haben. Ist der Patient intoxikiert? Auf jeden Fall hat der Patient Todesangst und droht zu ertrinken. Er klammert sich an alles, was ihn retten kann und zieht den Retter unter Wasser. Er kann um sich schlagen. Außerdem muss mit Treibgut in der reißenden Strömung gerechnet werden.

Die Versorgung eines unterkühlten, nassen, stark zitternden Patienten ist ebenfalls ein **TOP/FLOP**. Eine Beurteilung nach dem xABCDE-Schema kann zunächst nur nach Gefühl, nach dem Eindruck erfolgen. Messwerte oder eine genaue körperliche Untersuchung sind kaum möglich.

Ein **FLOP** war, dass initial kein RTW an der Absetzstelle wartete, die nur über einen schmalen Weg zugänglich war. Dadurch war der Patient kurze Zeit nicht in warmer Umgebung, sondern der Witterung ausgesetzt. So wäre ein alternativer Absetzort wie bspw. die Brücke zu diskutieren. Dort befand sich zwar der RTW, jedoch ist mit Leitungen und vielen Personen/Passanten zu rechnen.

Letztlich besteht ein ethisches Dilemma. Obwohl der TC-HEMS den Einsatz bei Eigengefährdung abbrechen kann, ist ihm bewusst, dass er damit das Leben der zu rettenden Person gefährdet. Sicherlich wäre eine Windenrettung nach der Brücke besser gewesen (weniger Bäume, lange Strecke bis zur nächsten Brücke), aber hätte der Patient bis nach der Brücke durchgehalten? Wenn er versinkt, ist eine Windenrettung nicht mehr möglich. Die Rettung erfolgte also in letzter Sekunde!

MERKE

Die Windenrettung von Patienten aus Fließgewässern ist meist schwieriger als aus stehenden Gewässern. Der Einsatzort ist nicht statisch, sondern dynamisch. Dies muss bereits bei der Einsatzmeldung berücksichtigt werden. Eine klare Aufgabenverteilung und Kommunikation sind besonders bei kurzer Anflugzeit wichtig.

Was wäre, wenn …

- … die Person sich wehrt und es zu einer unkalkulierbaren Eigengefährdung des TC-HEMS kommt?
  Der TC-HHO steht in ständigem Sichtkontakt mit dem TC-HEMS. Dieser kann ein Zeichen zum Abbruch des Windenvorgangs geben. Die zu rettende Person verbleibt dann jedoch im Wasser. Der TC-HEMS befindet sich somit in einem ethischen Spannungsfeld, da er sich sehr wohl bewusst ist, dass ein Abbruch die Rettung der im Wasser treibenden Person unmöglich machen kann.
- … der erste Windenvorgang erfolglos ist und die Person erst nach der Brücke gefasst werden kann?
  Nach unserem Eindruck hätte sich der Patient nicht mehr lange über Wasser halten können, er war maximal erschöpft. Ob eine Rettung nach der Brücke noch möglich gewesen wäre, ist fraglich.
- … die Flugbesatzung über schlechte Ortskenntnisse verfügt?
  Für den Piloten ist es ein hochkomplexer Einsatz: Schneller Anflug über der Stadt, Suche im Tiefflug, dazu schlechtes Wetter und eine dynamische Einsatzlage erfordern höchste Konzentration. Gute Ortskenntnisse (Brücken, Leitungen) sind daher unerlässlich.

Zusammenfassung

- Orts- und Situationskenntnisse im eigenen Einsatzgebiet sind von großer Bedeutung.
- Insbesondere bei der Rettung aus Fließgewässern mit kurzem Anflug ist ein routiniertes und geübtes Vorgehen erforderlich. Ein Antizipieren der dynamischen Einsatzsituation mit den damit verbundenen Herausforderungen für die Flight Crew ist notwendig.
- Bei der Wasserrettung, insbesondere bei der Rettung aus Fließgewässern, besteht eine Eigengefährdung des TC-HEMS. Der Patient befindet sich in Todesangst und ist unberechenbar, zusätzlich kann eine Intoxikation vorliegen. Die reißende Strömung mit Treibgut stellt eine weitere Gefahr dar.
- Die Beurteilung und Versorgung eines unterkühlten, nassen und stark zitternden Patienten können zunächst nur nach Gefühl und nach Eindruck erfolgen. Messwerte oder eine genaue körperliche Untersuchung sind kaum möglich.

LITERATUR

Bayerisches Landesamt für Umwelt. Gewässerkundlicher Dienst Bayern. Stammdaten München. Aus: www.gkd.bayern.de/de/fluesse/wassertemperatur/isar/muenchen-16005701 (letzter Zugriff: 17. Juni 2025)

Deutsche Lebens-Rettungs-Gesellschaft e.V. (DLRG). DLRG-Statistik 2024: Mindestens 411 Menschen in Deutschland ertrunken. Aus: www.dlrg.de/news/news-detail/dlrg-statistik-2024-mindestens-411-menschen-126181-n/ (letzter Zugriff: 17. Juni 2025)

30

KAPITEL

31 Canyoning-Unfall: besonders und anders

Oliver Reisten
Unter Mitwirkung von: Daniel Riesen, Sandra Wenger, Matthias Bittel, Jeanne Picart

Fallbericht

Setting

Helikopterstandort
Alpiner Standort auf 1600 m ü. M. mit durchschnittlich 1.000 Einsätzen pro Jahr, davon 90 % Primäreinsätze

Helikopter
Bell 429, weitere Helikopter zur technischen Unterstützung (H125) falls erforderlich

Besatzung
Pilot, HCM, MCM (Notarzt), RSH (Rettungsspezialist Helikopter) der KWRO (Kantonale Walliser Rettungsorganisation)

Operationelle Besonderheiten
Sämtliche Rettungstechniken mit dem Helikopter (Winde, Longline, schwebend) und/oder terrestrisch inkl. Wasserrettung und Canyoning

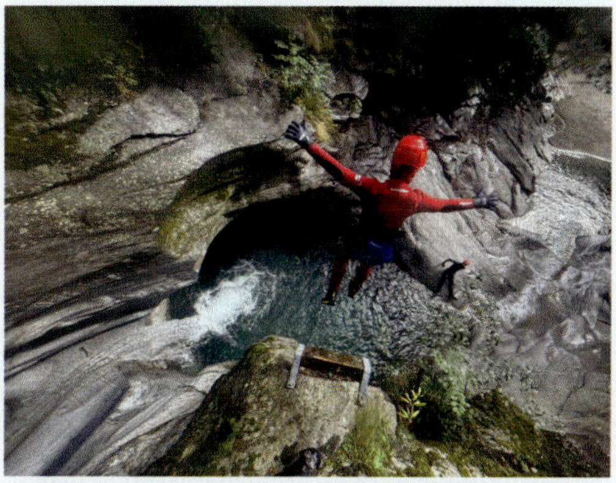

Abb. 31.1 Die Abbildung zeigt die Sprungsituation an dem betreffenden Pool in einer anderen Situation. An dieser Stelle wird sehr oft gesprungen und es wurden technische Hilfen installiert. [O774]

Alarmierung

Der Unfall ereignete sich bei einer geführten Canyoning-Tour im Sommer. Die Sanitätsnotrufzentrale 144 der Kantonalen Walliser Rettungsorganisation alarmierte den Rettungshelikopter und einen RSH.

Eine ca. 30-jährige Patientin sprang aus ca. 7–8 m Höhe in ein Becken und zog sich eine Verletzung im Bereich des proximalen Oberschenkels links – vermutlich eine Fraktur – zu (➤ Abb. 31.1). Es ist unklar, ob die Verletzung am Beckenrand oder anderweitig entstand. Die Patientin wurde im flachen Wasser unmittelbar neben dem Ufer belassen.

Bei Auftauchen aus dem Becken gab die Betroffene stärkste Schmerzen im Bereich des linken proximalen Oberschenkels an. Sie trieb durch den Auftrieb des Neoprenanzugs ohne Kompromittierung der Atemwege an der Oberfläche des Pools. Sie wurde vom Guide der Gruppe und anderen Teilnehmern aus dem tieferen Bereich an den Rand des Beckens gebracht. Aufgrund der sehr starken Schmerzen wurde entschieden, sie im noch ca. 30–40 cm flachen Wasser zu belassen, um weitere Verletzungen oder eine Verschlimmerung zu vermeiden. Sie wurde in Rückenlage von einem anderen Teilnehmer bis zu unserem Eintreffen betreut.

Preflight-Abklärungen (Wetter/Team/Einsatztaktik)

Bei gutem und stabilem Wetter sind keine flugtechnischen Besonderheiten zu erwarten. Die enge Schlucht, die Windverhältnisse und die dort vorhandenen Kabel machen die Region fliegerisch anspruchsvoll. Das Gebiet ist dem Piloten aufgrund vieler technischer Flüge bestens bekannt. Es wird vereinbart, die Situation der Kabel mit den elektronischen Hilfsmitteln zu berücksichtigen. Als Zwischenlandeplatz wird eine Wiese südlich identifiziert.

Aufgrund der Meldung und den ausführlichen Abklärungen der Sanitätsnotrufzentrale begibt sich zunächst ein Standardteam mit Piloten, HCM, MCM und zusätzlich einem RSH mit der Zusatzausbildung Canyoning zum Einsatzort. Zusätzliche Mittel und Einsatzkräfte werden durch die Sanitätsnotrufzentrale in Bereitschaft versetzt. Canyoning-Ausrüstung und Neoprenanzüge stehen für einen eventuellen Einsatz direkt im Wasser bereit und würden bei Bedarf durch einen zusätzlichen Transporthelikopter im Stand-by an den Zwischenlandeplatz gebracht.

Anflug und Ersteindruck bei der Landung

Im Rahmen eines ersten Überfluges zur Situationserkundung erkennt das Team, dass ein Absetzen der Retter per Winde auf einer größeren Felsplatte direkt neben dem betreffenden Pool sicher möglich ist. Nach dem Absetzen des RSH meldet dieser, dass Sicherungen nicht nötig seien und der MCM mit dem Rettungsmaterial direkt neben dem betreffenden Pool abgesetzt werden könne. Folgende Faktoren werden im Team besprochen und festgestellt:

Hindernisse:

- Dichte Vegetation mit hohen Bäumen, nur eingeschränkte Sicht auf den Grund der Schlucht
- Hochspannungsleitung östlich des Unfallortes, An- und Abflugkorridor in ca. 60 m Höhe über den Baumwipfeln

Technische Besonderheiten:

- Drehung an der Winde durch stationäre Position des Helikopters mit entsprechendem Downwash möglich, Dynamic Hoisting wegen der engen Schlucht, der bewaldeten steilen Hänge und der nahen Hochspannungsleitung unmöglich
- Möglichkeit, die ganze Gruppe mit zusätzlich sechs Personen evakuieren zu müssen
- Keine Notwendigkeit eines zusätzlichen RSH
- Rettung höchstwahrscheinlich Wassereinsatz, da die Patientin direkt neben dem Ufer sichtbar ist

Medizinische Aspekte:

- Sichtkontakt zeigt die Reaktionsfähigkeit der Patientin, daher Entscheidung zum Absetzen des RSH
- Nach Lageeinschätzung Anforderung des MCM durch RSH
- Absetzen des MCM mit dem Rettungsmaterial und der nötigen medizinischen Ausrüstung an der Winde auf einer der bereits im Überflug identifizierten Felsplattformen am Bachrand des Canyons

31.1 Medizinische Ersteinschätzung und Erstmaßnahmen nach dem Eintreffen

Die Patientin wird nach den Kriterien xABCDE beurteilt: Die Ergebnisse sind in der ➤ Tab. 31.1 zusammengefasst. Alle Aspekte werden zu diesem Zeitpunkt als stabil beurteilt. Bei der Untersuchung werden eine größere Blutung im Bereich des linken Trochanter major sowie eine Hypothermie als potenziell kritische Befunde erhoben. Der Body-Check ergibt keine Hinweise auf weitere signifikante Begleitverletzungen. Formal kann somit ein Polytrauma ausgeschlossen werden, vorbehaltlich der Ergebnisse eines späteren Secondary Survey.

Die Notwendigkeit zu einer Vollimmobilisierung wird vor der Analgesie und nach Ausschluss weiterer klinisch imponierender Verletzungen relativiert. Da die Patientin bereits im Wasser ihre Halswirbelsäule „eindrücklich" frei spontan bewegt und dies bis zur Bergung an den Rand des Pools trotz gegenteiliger Aufforderung mehrfach tut, wird die Fixierung des Kopfes erst nach ihrer Beruhigung in der Vakuummatratze mit Anformung von „Ohren" sowie Klettband an Stirn und Kinn durchgeführt. Eine vorherige zumindest temporäre Anlage eines Halskragens erscheint wegen der zu erwartenden Abwehrhaltung und der damit verbundenen verstärkten Bewegung kontraproduktiv. Ansonsten gibt es keinerlei Hinweise auf Störungen im Bereich von Durchblutung, Motorik oder Sensibilität.

Tab. 31.1 xABCDE

xABCDE	Beschreibung	Maßnahme
eXsanguination	Sehr große, auch bereits ohne genauere Untersuchung imponierende Schwellung im Bereich der linken Hüfte/des Trochanter major; stabil, potenziell kritisch	Hämatom im Neoprenanzug teilweise bereits unter Druck, Stabilisierung per Vakuummatratze, keine weiteren Maßnahmen; Klinische Überwachung auf Schock-Anzeichen; Verzicht auf apparatives Monitoring bei Kälte und hochgradig erschwertem Handling
Airway	Ohne pathologischen Befund; stabil, nicht kritisch	–
Breathing	Ohne pathologischen Befund; stabil, nicht kritisch	–
Circulation	Ohne pathologischen Befund; stabil, nicht kritisch	–
Disability	Ohne pathologischen Befund; stabil, nicht kritisch	–
Exposure & Environment	Patientin im nassen Neoprenanzug und zunächst noch im Wasser, zittert, leichtgradige Hypothermie; stabil, potenziell kritisch	Rettung aus dem Wasser direkt auf die Vakuummatratze zur Stabilisierung der Fraktur und zum Schutz vor weiterer Auskühlung; Belassen des Neoprenanzugs, Schutz vor weiterer Auskühlung (Rettungsdecke als Dampfsperre und Patientenrettungssack)

VERDACHTSDIAGNOSE

Bei einer nicht vorbeschriebenen sichtbaren Beinverkürzung links und einer eindrücklichen Schwellung im Bereich des linken Trochanter major besteht der Verdacht auf eine Fraktur des Femurs im proximalen Bereich. Differenzialdiagnosen sind: proximale Femurfraktur, pertrochantäre oder Schenkelhalsfraktur. Zusätzlich liegt eine leichtgradige Hypothermie mit Kältezittern vor.

31.2 Anamnese

Nach Auskunft der Gruppenmitglieder und des Guides war die Patientin nicht bewusstlos, sondern schrie unmittelbar nach dem Sprung und dem Auftauchen vor Schmerzen (➤ Tab. 31.2).

Tab. 31.2 SAMPLER

SAMPLER	Beschreibung
Symptome und Befunde	Verdacht auf Fraktur und Hämatom im Bereich der linken Hüfte/des Trochanter major; leichtgradige Hypothermie
Allergien	Keine
Medikation	Keine
Patientenvorgeschichte	Gesund
Letzte Mahlzeit	Vor fünf Stunden
Ereignisse direkt vor dem Notfall	Sprung in den Pool aus ca. 7–8 m Höhe
Risikofaktoren	Keine

31.3 Medizinische Versorgung und Maßnahmen

Obwohl die Entscheidung, die Patientin nicht aus dem Pool zu holen, aus einem gewissen Blickwinkel durchaus nachvollziehbar erscheint, ist es dennoch sehr riskant, Verunglückte längere Zeit im Wasser zu belassen. Dies gilt auch bei Verletzungen der Wirbelsäule, da das Risiko einer Hypothermie gravierender ist. Entsprechende Maßnahmen sollten dennoch so schonend wie möglich erfolgen.

Die Interventionszeiten in der Schweiz sind bei gutem Wetter meist kurz. In diesem Fall ist die Patientin ansprechbar und einigermaßen kompensiert, zeigt jedoch bereits deutliche Anzeichen von Hypothermie wie intermittierendes Kältezittern. Wenn längere Interventionszeiten überbrückt werden müssen, etwa

31

in Ländern mit weniger Rettungshelikoptern, kann die Hypothermie lebensbedrohlicher als die Verletzungen selbst werden. Patienten sollten rasch aus dem Wasser herausgeholt werden. Dass dies so schonend wie möglich erfolgt, versteht sich von selbst. Jedoch muss getan werden, was nötig ist.

MERKE

In schwierigem Gelände, insbesondere wenn eine sinnvolle medizinische Versorgung kaum möglich ist, macht es nicht immer Sinn, medizinisches Fachpersonal zusätzlich einzufliegen. Voraussetzung ist, dass die erforderlichen Algorithmen zumindest in den wesentlichen Punkten oder in entsprechend angepasster Form angewendet werden können. Der Einsatzort muss einerseits sicher vor objektiven Gefahren (z. B. Steinschlag) sein und andererseits ausreichend Platz für die Versorgung des Patienten bieten. Idealerweise müssen weder Patienten noch Retter zusätzlich gesichert werden. Außerdem sollte das medizinische Fachpersonal mit den besonderen Umständen von Canyoning-Situationen vertraut sein.

Zunächst holt das Team die Patientin direkt aus dem Wasser und legt sie am Ufer in die vorbereitete Vakuummatratze. Dies ist mithilfe der anderen Gruppenmitglieder sehr schonend und einfach möglich. Dabei wird mit dosiertem Zug das außenrotierte (verkürzte) linke Bein achsengerecht in der Vakuummatratze positioniert und fixiert.

Der MCM legt sofort einen venösen Zugang und beginnt mit der Analgesie. Die initialen Schmerzen ohne jegliche Bewegung werden von der Patientin mit 6/10 NAS angegeben, sie nehmen bei kleinsten Bewegungen bis zum Maximum zu. Der MCM legt keine Infusion, da darin kein Nutzen besteht und sie eher als nachteilig betrachtet wird. Er verschließt den Zugang und verbindet alles „wassersicher“.

Aufgrund der einschießenden maximalen Schmerzspitzen bei kleinsten Bewegungen ist eine Kommunikation mit der Patientin zunächst kaum möglich. Zur Analgesie erhält die Patientin fraktioniert 250 µg Fentanyl i. v. Sie kann anschließend bei erträglichen Schmerzen Auskunft geben und ist deutlich ruhiger. Für die Durchführung der Windenaktion erhält sie zusätzlich 50 mg Ketamin.

MERKE

Ketamin sollte erst nach Analgesie/Sedierung und/oder Beruhigung der Betroffenen verabreicht werden, um Panik oder Angst zu vermeiden. Vergleichbar gilt dies auch für Esketamin, auch wenn die befürchteten Effekte weniger ausgeprägt sind.

Das Team belässt die Patientin zum Schutz vor weiterer Auskühlung im Neoprenanzug. Ein Ausziehen hätte zu einem Temperatursturz durch massive Evaporation und Kondensationskälte geführt. Die bereits erwärmte Wasserschicht an der Innenseite des Neoprenanzugs bleibt weitgehend erhalten. Der Anzug soll nicht ausgezogen werden, da der Verlust des Kompressionseffekts das venöse Pooling im Körperstamm abrupt aufheben und in Kombination mit Blutverlust und Hypothermie im ungünstigsten Fall zu einem akuten Rechtsherzversagen oder sogenannten Rescue Collapse führen könnte.

Auf ein Aufschneiden des Neoprenanzugs zur Wundinspektion wird verzichtet, da weder ein Nutzen noch ein Hinweis auf eine offene Fraktur besteht. Nach dem Einlegen der Patientin in die Vakuummatratze als dorsale und laterale Isolationsschicht wird eine Rettungsdecke auf den Körperstamm sowie zusätzlich ein Warm-Pack zwischen Neoprenanzug und Rettungsdecke auf die Brust gelegt. Beides funktioniert in Kombination mit dem feuchten Neoprenanzug als Dampfsperre zum Schutz vor weiterer Auskühlung. Das Secondary Survey ergibt keine neuen Informationen oder veränderte Befunde. Nach Analgesie und der dadurch verbesserten Kommunikation mit der Patientin kann der MCM bestätigen, dass keine weiteren relevanten Verletzungen vorliegen.

31.4 Rettungsprozedere

Wie beim Absetzen der Retter erfordert auch das Ausfliegen in diesem schwierigen Einsatzgebiet mit Hochspannungsleitung, Wald und tief eingeschnittener Schlucht fast die gesamte Länge der Winde von maximal 90 m. Eine Verlängerung der Distanz per Longline ist nicht nötig. Somit kann die Patientin – zusammen mit dem MCM – mit der Winde geborgen werden. Am Zwischenlandeplatz wird sie nochmals evaluiert.

Zwischenzeitlich wird der RSH aus der Schlucht geholt und danach die Patientin in den Helikopter verladen.

31.5 Zielklinik und Transport

Während des Transportes verabreicht der MCM nochmals 50 mg Ketamin und zuletzt 50 µg Fentanyl. Bei Übergabe ist die Patientin ansprechbar, orientiert und gibt die Schmerzintensität mit 3/10 an. Da keine Begleitverletzungen im Sinne eines schweren Polytraumas vorliegen, die eine Hospitalisation in einem Zentrumsspital nötig gemacht hätten, wird die Patientin innerhalb weniger Minuten ins nächstgelegene Spital geflogen. Aufgrund der dortigen Expertise bei traumatischen Verletzungen der Extremitäten (➤ Abb. 31.2) kann die operative Versorgung der pertrochantären Fraktur zügig umgesetzt werden(➤ Abb. 31.3).

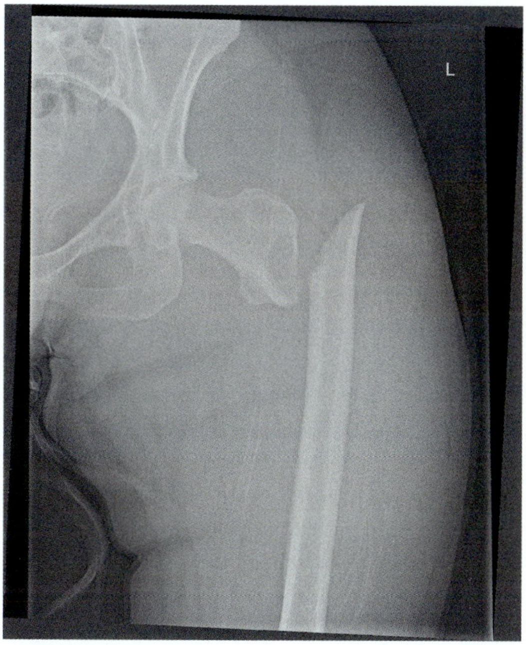

Abb. 31.2 Der linke proximale Femur der Patientin vor Operation [O775].

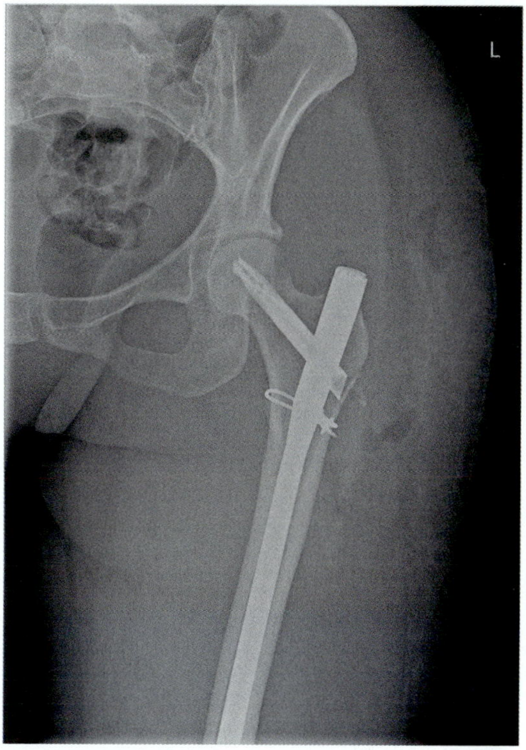

Abb. 31.3 Postoperative Röntgenaufnahme mit Verriegelungsnagel [O775].

31.6 Klinischer Verlauf

Im Verlauf stellte sich die Frage, wie es zu der Verletzung kommen konnte. Die Patientin erinnerte sich beim Sprung an keinen Kontakt mit den Felswänden oder den Strukturen unter Wasser im Pool. Es ist nicht klar, ob sie dies aufgrund der unfallassoziierten Amnesie noch wissen kann. Eine pertrochantäre Fraktur ist bei jüngeren Personen eher ungewöhnlich. Hinweise auf eine pathologische Fraktur wurden diskutiert, aber keine gefunden. Nach der üblichen postoperativen Zeit konnte die Patientin in die Rehabilitation entlassen werden. Weitere Komplikationen ergaben sich unmittelbar keine.

31.7 TOPS & FLOPS eines Canyoning-Einsatzes

Auch bei starken oder stärksten Schmerzen oder Verdacht auf eine Wirbelsäulenverletzung sollten die Ersthelfenden versuchen, die Betroffenen aus dem Wasser zu holen. Solange keine tropischen Wassertemperaturen nahe der normalen Körperkerntemperatur herrschen, droht sonst immer eine relevante Hypothermie, die den weiteren Verlauf gravierend beeinflussen kann. Das Positionieren der Patientin in der Vakuummatratze im Wasser wäre schwierig gewesen, da die Bewegung kaum geringer, aber sehr viel schwieriger und zeitaufwendiger geworden wäre. Ein Neoprenanzug bietet einen guten Auftrieb, weshalb die Patientin stabil in Rückenlage an der Wasseroberfläche schwamm und nicht gehalten werden musste. Dadurch war es leicht, sie ohne wesentliche Bewegung am Körper an den Poolrand zu „fahren" und auf die bereitgelegte Vakuummatratze zu heben.

Vertrautheit mit dem Gelände, z. B. mit dem Rauschen des Wassers, den Besonderheiten von Strömungen, dem Wasserdruck beim Abseilen usw., ist essenziell, um sich in diesem Terrain „wohl" zu fühlen. Nur so können medizinische Maßnahmen sinnvoll durchgeführt werden. Dies gilt besonders in der Wasserumgebung, da Lärm, Nässe und Ausrüstung, die eigentlich angepasst sein müsste, die Bedingungen erschweren. Schlechte Wetterbedingungen oder ein späterer Einsatz machen die Situation zusätzlich anspruchsvoll.

31.7.1 Neoprenanzug

Patienten sollten den nassen Neoprenanzug nur in warmer Umgebung und bei vorhandenen Möglichkeiten zur effektiven Wärmezufuhr ausgezogen bekommen. Präklinisch ist dies in der Regel nicht gegeben. Sinnvoller ist es daher, eine Dampfsperre anzulegen und den Anzug eng mit geeigneten Materialien – etwa Folien, Rettungsdecken oder Bubble Wrap – zu umwickeln.

Ein Neoprenanzug führt zu einer Kompression von Beinen und Armen und damit zu einer signifikanten Verlagerung venösen Blutes in den zentralen Kreislauf. Ein rasches und unüberlegtes Entfernen des Anzugs kann durch venöse Umverteilung zu einer akut verringerten Vorlast am Herz und im ungünstigsten Fall zu (Rechts-)Herzversagen führen, vor allem bei Hypothermie und bestehenden Arrhythmien.

Falls eine Wunde unter dem Neoprenanzug versorgt werden muss, sollte der Anzug nur an der betroffenen Stelle vorsichtig mit einer Schere fensterförmig aufgeschnitten werden. Nach Wundversorgung sollte das „Fenster" wieder zugeklappt und mit speziellem Textil-Gewebe-Klebeband (Duct-Tape) verschlossen werden. Alternativ kann auch (Stretch-)Folie verwendet werden, um die Wunde abzudecken und den aufgeschnittenen Neoprenanzug durch Umwicklung wieder zu verschließen. Damit kann auch eine zusätzliche Dampfsperre erstellt werden.

31.7.2 Hypothermie

Eine primäre Hypothermie kann im seltenen Fall bei einem Kreislaufstillstand durch den stark verminderten Sauerstoffbedarf des Gehirns lebensrettend sein. Doch meist sind die negativen Begleiterscheinungen sehr schwierig in den Griff zu bekommen, vor allem Gerinnungsstörungen, die bei Trauma und Operationen schwer beherrschbar sind.

31.7.3 Windeneinsatz

Drehen an der Winde kann gefährlich sein. Gerade bei stationärer Verwendung der Winde oder Longline besteht die Gefahr, dass durch den Downwash eine Rotationsbewegung für die Retter mit oder ohne Patienten entsteht. Normalerweise kann dies durch Dynamic Hoisting, bei dem die Winde während dem An- oder Abflug dynamisch gefahren wird, kompensiert und weitgehend verhindert werden, vorausgesetzt, es ist ein genügend breiter Korridor oder freier Raum zum Tal gegeben. Da zwischen den Wänden der Schlucht, der nahen Hochspannungsleitung und den hohen Bäumen das Dynamic Hoisting erst ab einer Position des Retters ca. 60 m oberhalb der Unfallstelle möglich war, musste bis dahin zwangsläufig Static Hoisting erfolgen. Der Helikopter blieb dafür stationär, bis der Retter nach Aufziehen der Winde freien Raum talauswärts hatte. Alternativ könnte ohne Einziehen der Winde vertikal bis zum Erreichen eines

Abflugkorridors aufgestiegen werden, bevor mit dem Aufnehmen des stabilisierenden Richtungsfluges und dem Aufziehen der Winde begonnen wird.

Der Effekt war bei diesem Einsatz jedoch nicht gravierend, da die Winde bereits auf ca. 80 m ausgefahren war und der Downwash nur wenig Impakt auf den Retter und die Patientin im Bergesack hatte. Wäre dies nicht der Fall gewesen, hätte der Retter bis zum Erreichen der freien Höhe ohne Hindernisse aktiv gegen das Spinning vorgehen müssen, sofern eine signifikante Drehbewegung aufgetreten wäre. Dies hätte durch Erzeugen einer Gegendrehung mittels Nutzung des Downwash erfolgen können. Eine Alternative ist die Verwendung einer Longline (über 90 m), um den Downwash durch noch größere Distanz zum Helikopter zu minimieren.

Eine Rotation an der Winde kann bei den Rettern Schwindel, Leistungsabfall bis hin zu Handlungsunfähigkeit und damit Sicherheitsrisiken bewirken. Retter müssen daher mit Verfahren zur Antagonisierung des Spinning-Effekts durch Downwash vertraut sein. Für die Patienten, insbesondere in Rückenlage und wenn sich der Kopf weit exzentrisch um die Seilachse dreht, kann Spinning sehr unangenehm oder sogar direkt schädigend sein – etwa bei intrazerebralen Blutungen, wo die Drehbewegung zusätzliche Einblutungen auslösen könnte. Unsere Patientin hatte kein Schädel-Hirn-Trauma, weshalb der Effekt hier nicht von Bedeutung war und auch nicht stattfand.

31.7.4 Venöse Zugänge und Infusionen im Wasser, Infektionen und Antibiose

Wunden in möglicherweise verschmutztem Wasser bergen eine Infektionsgefahr. Der Einstich zum Anlegen eines venösen Zugangs ist ebenso eine Wunde. Es sollte auch hier immer die Haut lege artis desinfiziert werden. Bei Canyoning-Touren weitab zeitnaher Rettungsmöglichkeiten sollte die Mitnahme eines Antibiotikums im First Aid Kit erwogen werden, um gravierende lokale und systemische Infektionen bei offenen Wunden zu verhindern. Die Patientin hatte keine offene Wunde, erhielt jedoch zeitnah im Rahmen der Operation am Femur eine Antibiotikaprophylaxe.

Venöse Zugänge sind bei kalten Extremitäten oft schwer anzulegen und gehen häufig nach dem Platzieren wieder verloren, da sie nicht gut befestigt werden können. Die Einstichstelle sollte gut getrocknet werden, bevor die Befestigung erfolgt. Speziell hierfür gedachte Folienverbände sind vorteilhaft. Zusätzlich kann die Umwicklung mit Stretchfolie („Frischhaltefolie") den Zugang sehr gut fixieren. Der Spritzen-Port lässt sich durch ein kleines Loch in der Folie führen, das nur mit der letzten Wicklung ganz abgedeckt wird (diese kann wieder abgezogen werden, um ein Medikament zu geben). So ist jederzeit sichtbar, ob der Zugang noch richtig liegt. Gummierte Fixierbinden sind ebenfalls effizient, erlauben aber keine visuelle Kontrolle.

MERKE

Das Anhängen einer Infusion muss sehr kritisch hinterfragt werden. In den allermeisten Fällen überwiegen die Nachteile wie Handling, Verdünnung der Gerinnung, Hypothermie etc.

31.7.5 Monitoring ohne Apparate, direkte Beurteilung

In schwierigem Terrain und bei kalten Extremitäten muss der Einsatz von Monitoren und Überwachungstechnik gut bedacht werden: Die Wahrscheinlichkeit für Artefakte, Dysfunktionalität und Distraktion der Aufmerksamkeit ist extrem hoch. Die Geräte müssen zusätzlich an der Winde transportiert werden. Unabdingbar ist die profunde Fähigkeit des medizinischen Fachpersonals, die Vitalfunktionen der Patienten durch direkte Beobachtung und Beurteilung einschätzen zu können. Sehen, Fühlen, Tasten, Hören sind per Definition auch Monitoring und in solchen Situationen essenziell effiziente und sichere Maßnahmen. Wer redet, hat zumindest für den Moment eine genügende Atmung, einen ausreichenden Blutdruck und Puls. Bei bewusstlosen Patienten sind Puls, Pulsqualität, Atemfrequenz und Rekapillarisierungszeit weiterführend. Sobald die Umgebung wieder ohne besondere Gefahren ist, kann apparatives Monitoring wieder effizient verwendet werden.

Zusammenfassung

- Bei Canyoning-Unfällen ist das Gelände spezifisch und die besondere Umgebung muss vertraut sein. In aller Regel sind die Patienten bereits aus dem Wasser, dennoch ist die Canyoning-Umgebung nicht identisch mit alpinem Terrain, was zu gefährlichen Fehleinschätzungen führen kann. Schlechte Wetterbedingungen, die Gefahren des Wassers, Unkenntnis der besonderen Umgebung des Canyons sowie fehlende Kenntnis der besonderen Techniken erhöhen das Risiko für die Einsatzkräfte erheblich. Effektives Ressourcenmanagement funktioniert nur bei Vertrautheit mit dem besonderen Gelände und entsprechender technischer Erfahrung.
- Medizinische Versorgung muss zwar minimalistisch gehandhabt werden, bedarf aber umfangreicher medizinischer Erfahrung. Algorithmen müssen bestens vertraut sein, um Priorisierungen und Anpassungen effizient zu setzen. Die Prinzipien „Weniger ist mehr“ und „So wenig wie möglich, so viel wie nötig“ kommen zur Anwendung. Kleine örtliche Änderungen oder Anpassungen der Situation können oftmals eine bessere Ausgangslage für die Versorgung schaffen. Die besonderen und komplexen medizinischen Umstände der Hypothermie müssen bekannt sein und in die Überlegungen einfließen.
- Ernste Patientenschädigungen und Beeinträchtigungen der Retter durch Spinning an Winde oder Longline sind möglich. Es kann durch Dynamic Hoisting vermieden werden. Bei unvermeidbarem Static Hoisting (enge Schlucht, Hindernisse, Waldlichtung etc.) sollte die Winde lang ausgefahren und mit dem Helikopter angehoben werden, bis ein freier Abflugkorridor erreicht ist, um den Downwash und das Spinning zu minimieren (umgekehrt beim Absetzen). Retter sollten wissen, wie sie den Downwash nutzen können, um das Spinning zu antagonisieren.
- Gemeinsame Standards in Ausbildung und Kommunikation sorgen in einem neu zusammengestellten Team für Vertrauen und Sicherheit.
- Nicht unbedingt notwendige medizinische Interventionen, die den Zeitvorteil des Helikopters zunichtemachen, können für den Patienten deletäre Folgen haben.
- Ein Horizontalnetz bietet bei speziellen Indikationen einen Vorteil zur schnellen Windenrettung gegenüber dem Bergesack.
- Kommunikationshilfsmittel können sowohl während der medizinischen Versorgung als auch während Flug und technischer Rettung Missverständnisse verhindern und jedes Teammitglied aktiv einbinden.

31

LITERATUR

Brandão A, Gonçalves C, Martins SR et al. Canyoning Incidents and Accidents: Causes and Injury Patterns. Wilderness Environ Med. 2025; 24: 10806032251355494.

Reisten O, Brugger H. Einführung in die alpine Notfallversorgung. In: Jacob M, Brugger H (Hrsg.) Alpine Notfallmedizin. München: Elsevier, 2024.

Reisten O, Kreuzer O, Imhasly M et al. Herausforderungen der Bergrettung. In: Jacob M, Brugger H (Hrsg.) Alpine Notfallmedizin. München: Elsevier, 2024.

Soteras Martínez I, Subirats Bayego E, Reisten O. Hipotermia accidental. Med Clin. 2011; 137(4): 171–177.

Strapazzon G, Larsen GL. Canyoneering and Canyon Medicine. In: Auerbach PS, Cushing TA, Harris NS et al. Auerbach's Wilderness Medicine. 7. A. München: Elsevier, 2016.

Strapazzon G, Reisten O, Argenone F et al. International Commission for Mountain Emergency Medicine Consensus Guidelines for On-Site Management and Transport of Patients in Canyoning Incidents. Wilderness Environ Med. 2018; 29(2): 252–265.

Strapazzon G, Soteras I, Reisten O. Canyoning-Unfälle. In: Jacob M, Brugger H (Hrsg.) Alpine Notfallmedizin. München: Elsevier, 2024.

Tomazin I, Ellerton J, Reisten O et al. International Commission for Mountain Emergency Medicine. Medical standards for mountain rescue operations using helicopters: official consensus recommendations of the International Commission for Mountain Emergency Medicine (ICAR MEDCOM). High Alt Med Biol. 2011; 12(4): 335–41.

Tomazin I, Vegnuti M, Ellerton J et al. Factors impacting on the activation and approach times of helicopter emergency medical services in four Alpine countries. Scand J Trauma Resusc Emerg Med. 2012; 20(56).

KAPITEL

32

Markus Stuhr
Unter Mitwirkung von: Thomas Rüder, Rene Panschog, Julia Meyer-Büthe

Primäreinsatz auf einer Insel

Fallbericht

Setting

Helikopterstandort
Überregionales Traumazentrum in Norddeutschland
Helikopter
Airbus Helicopter H145
Besatzung
Pilot, TC-HHO/TC-HEMS, Notarzt
Operationelle Besonderheiten
Rettungswinde mit Windensofortbereitschaft

Alarmierung

An einem Märztag um 11:12 Uhr wird der Rettungshubschrauber für einen Notfall auf einer Hochseeinsel alarmiert. Eine ältere Dame habe sich dort vermutlich schon in der Nacht beim Toilettengang durch einen Sturz am rechten Oberschenkel verletzt. Vom Pflegedienst wurde sie ca. eine Stunde vor der Alarmierung gefunden. Eine Erstversorgung wird durch den RTW der Insel bereits durchgeführt, es besteht aber die Notwendigkeit einer erweiterten notärztlichen Versorgung und bei V. a. auf eine Femurhalsfraktur die Indikation zur Evakuierung in eine Klinik auf dem Festland.

Preflight-Abklärungen (Wetter/Team/Einsatztaktik)

Das Flugwetter wird im morgendlichen Briefing als unproblematisch erachtet (➤ Tab. 32.1). Die Insel stellt aufgrund ihrer Lage besondere Anforderungen an Hubschrauber und Crew. Neben den sicherheitstechnischen Voraussetzungen wie z. B. Floats (aufblasbare Notschwimmer an den Kufen, ➤ Abb. 32.1) muss die gesamte Crew Kälteschutzanzüge und Rettungswesten für den Falle einer Notwasserung tragen (➤ Abb. 32.2).

Tab. 32.1 Abklärungen und Gedanken

Pilot	Das Flugwetter ist unproblematisch, der Hubschrauber für einen Flug über die offene See vollständig ausgerüstet (sog. Floats an den Kufen). Als Landeplatz auf Helgoland steht der Bereich der Marineflieger zur Verfügung, wohin die Patientin mit dem RTW gebracht wird.
TC-HHO/ TC-HEMS	Der Einsatzort und die zu erwartende Situation sind gut bekannt. Außer dem Anziehen des Kälteschutzanzuges sind keine weiteren Preflight-Maßnahmen erforderlich.
Notarzt	Ein Kälteschutzanzug wird angezogen, als Zielklinik steht eine Zentrumsklinik auf dem Festland zur Verfügung.

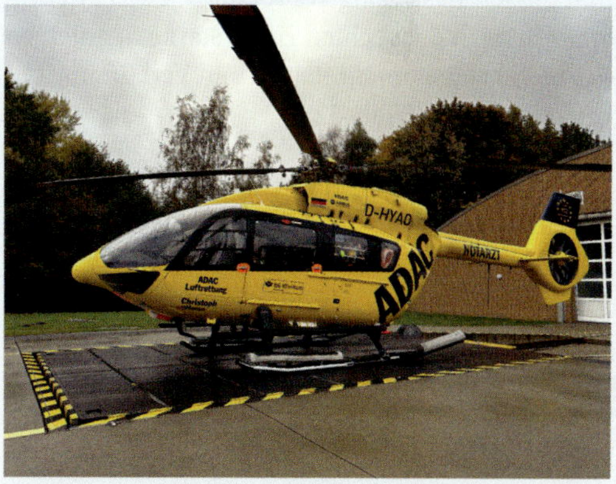

Abb. 32.1 RTH mit sog. „Floats" an den Kufen [M1704]

Anflug und Ersteindruck bei Landung

Der Anflug auf die Insel gestaltet sich problemlos (➤ Abb. 32.3). Der Hubschrauber geht vor dem Hangar der Marineflieger zur Landung.

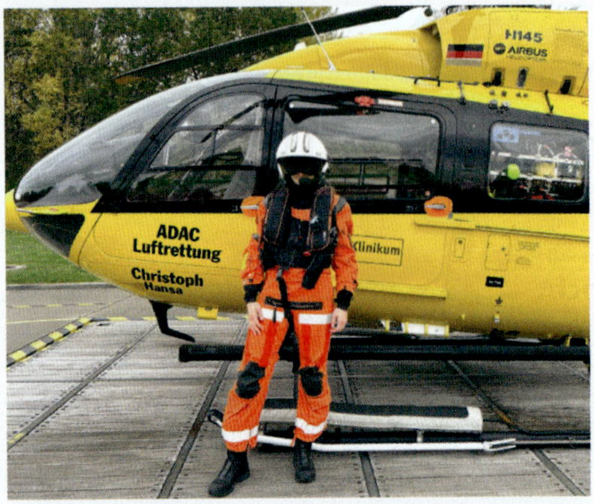

Abb. 32.2 Kälteschutzanzüge und Rettungswesten für den Fall einer Notwasserung [M1704]

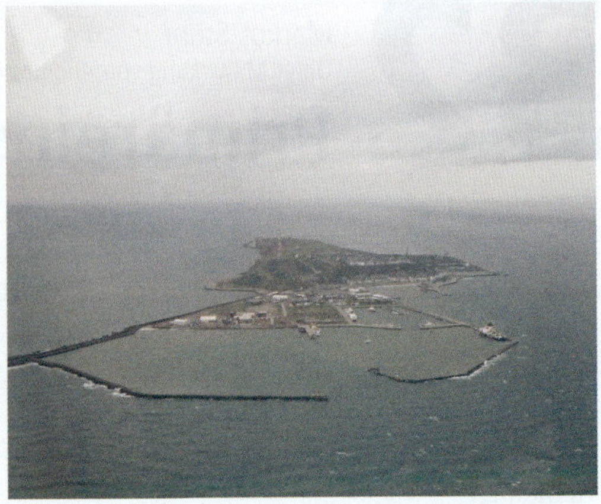

Abb. 32.3 Anflug auf die Insel [M1704]

32.1 Medizinische Ersteinschätzung und Erstmaßnahmen nach Eintreffen

Die Patientin befindet sich bereits im RTW und wurde durch dessen Besatzung vorversorgt. Die Patientin gibt im Bereich der rechten Hüfte starke Schmerzen an, es besteht eine Innenrotation und Verkürzung des rechten Beines (➤ Tab. 32.2).

VERDACHTSDIAGNOSE

Geschlossene Femurhalsfraktur rechts

Tab. 32.2 xABCDE

xABCDE	Beschreibung	Maßnahme
e**X**sanguination	–	–
Airway	Kein Problem	–
Breathing	VAG beidseits	–
Circulation	Kreislauf stabil	–
Disability	Periphere DMS intakt	–
Exposure & **E**nvironment	Starke Schmerzen entsprechend VRS 7	Analgesie mit 0,1 mg Fentanyl i. v.

32.2 Anamnese

Nach Angaben der Patientin sei sie beim nächtlichen Toilettengang gestürzt und habe anschließend nicht mehr aufstehen können. Der Pflegedienst habe sie beim morgendlichen Termin auf dem Boden liegend gefunden (➤ Tab. 32.3).

Tab. 32.3 SAMPLER

SAMPLER	Beschreibung
Symptome und Befunde	Schmerzen rechte Hüfte, Innenrotation und Verkürzung des rechten Beines
Allergien	Keine
Medikation	Candesartan, ASS 100
Patientenvorgeschichte	Bronchialkarzinom (aktuell palliative Radiatio)
Letzte Mahlzeit	Vorabend
Ereignisse direkt vor dem Notfall	Keine
Risikofaktoren	Keine

32.3 Medizinische Versorgung und Maßnahmen

Die Patientin wird für den anstehenden Transport vorbereitet. Nach Analgesie ist die Schmerzsituation gebessert, die Patientin ist weiterhin kreislaufstabil. Zur Sedierung für den längeren Flug über See erhält die Patientin 1 mg Midazolam und bei vorbestehender Übelkeit 4 mg Ondansetron.

32.4 Rettungsprozedere, Zielklinik und Transport

Mithilfe des inseleigenen RTW wird die Patientin zum Hubschrauberlandeplatz befördert und dort umgelagert. Es besteht nun nahezu Schmerzfreiheit. Die Patientin wird nach Voranmeldung in das nächstgelegene Traumazentrum auf dem Festland geflogen.

32.5 Klinischer Verlauf

Nach klinischer und apparativer Untersuchung bestätigt sich der V. a. eine Femurhalsfraktur. Für den nächsten Tag wird die operative Versorgung geplant.

32.6 TOPS & FLOPS

Der Einsatz ist aus Sicht aller Crewmitglieder optimal gelaufen. Die Vorbereitungen für einen Flug nach Helgoland sind umfangreich, aber notwendig. Es stellt sich bei solchen Einsätzen immer wieder die Frage, inwieweit der Patient mit Schutzausrüstung versorgt werden kann. In aller Regel befinden sich die Patienten aber in einem Zustand, der eine erweiterte Einkleidung im Sinne eines Kälteschutzanzuges und einer Rettungsweste nicht zulässt (z. B. durch Verletzungen). Umso bedeutender ist aber eine voll geschützte handlungsfähige Crew.

MERKE

Rettungsflüge auf und über der See bedürfen einer eingehenderen Planung, insbesondere im Hinblick auf das Wetterbriefing und auf die Sicherheit der Crew. Das ist zeitaufwendig, hilft aber, den Einsatz danach zügig abzuwickeln.

Was wäre, wenn …

- … sich das Wetter nach Landung auf Helgoland verschlechtert hätte?
  Hier hätte kurzfristig eine pragmatische Umplanung stattfinden müssen. Denkbar wäre der Transport notarztbegleitet auf einem Schiff der Deutschen Gesellschaft zur Rettung Schiffbrüchiger (DGzRS).
- … die Patientin aufgrund einer stärkeren Blutung im Bereich des Femurs kreislaufinstabil geworden wäre?
  In diesem Fall hätte auf der Insel eine erweiterte notfallmedizinische Versorgung unter Einbeziehung der Inselklinik stattfinden müssen.
- … der Hubschrauber bei den Startvorbereitungen auf Helgoland ein technisches Problem gehabt hätte?
  Im äußersten Fall hätte ein Ersatzhubschrauber anfliegen müssen oder die Marineflieger hätten die Beförderung an Land im Rahmen eines sog. Amtshilfeersuchens durchführen können.

Zusammenfassung

Die Vorbereitungen für einen Rettungsflug über der See sind umfangreicher als bei Einsätzen an Land. Die Sicherheit der Crew darf nicht vernachlässigt werden, auch wenn die Arbeit unter „maritimem Vollschutz“ besondere Herausforderungen an die Fitness der Crew stellt. Kenntnisse über die Versorgungsmöglichkeiten auf der Insel sind für die Einsatzabwicklung hilfreich.

LITERATUR

Stuhr M, Kohfahl J, Kerner T. Maritime Notfallmedizin. Notarzt. 2015; 31: 294–300.

Stuhr M, Kohfahl J. Maritimes Umfeld. In: Ruppert M, Hinkelbein J (Hrsg.). Notfallmedizin in Extremsituationen: Rettungssituationen unter besonderen geografischen und topografischen Gegebenheiten. Berlin: MWV Medizinisch Wissenschaftliche Verlagsgesellschaft, 2023. S. 203–211.

KAPITEL

33 Rettung vom Containerschiff: Ein Seemann mit Tachykardie

Markus Stuhr
Unter Mitwirkung von: Michael Gomme, Rene Panschog, Torsten Schmeer

Fallbericht

Setting

Helikopterstandort
Überregionales Traumazentrum in Norddeutschland
Helikopter
Airbus Helicopter H145
Besatzung
Pilot, TC-HHO/TC-HEMS, Notarzt
Operationelle Besonderheiten
Rettungswinde mit Windensofortbereitschaft

Alarmierung

An einem Februartag erreicht die Luftrettungsstation um 08:50 Uhr eine Anfrage der Rettungsleitstelle, ob ein Einsatz auf einem Schiff mit Einsatz der Rettungswinde durchgeführt werden kann: Auf einem nach Hamburg einlaufenden und noch auf der Unterelbe befindlichen Containerschiff (noch > 1 Stunde Fahrzeit) ist ein Seemann schwer erkrankt und benötigt dringend medizinische Hilfe. Aufgrund der Örtlichkeit und der Unmöglichkeit, wasserseitig zeitgerecht Rettungskräfte an Bord zu bringen, erfolgte die Anfrage für den Hubschraubereinsatz mit Rettungswinde. Nach kurzer Crew-interner Beratung erfolgt die Zusage, und um 08:54 Uhr die Alarmierung.

Preflight-Abklärungen (Wetter/Team/Einsatztaktik)

Das Flugwetter wurde im Daily Briefing als grenzwertig erachtet. Im Preflight Briefing legt die Crew das Anflugverfahren fest. In einem ersten sog. Cycle sollen der Notarzt mit Notarztrucksack und Monitoring abgesetzt werden, um im zweiten Cycle dann die Roll-up-Trage nachzuführen (➤ Tab. 33.1).

Tab. 33.1 Abklärungen und Gedanken

Pilot	Wetter grenzwertig, im Verlauf Wetterbesserung prognostiziert. Zum Zeitpunkt der Alarmierung ist bereits eine leichte Besserung eingetreten, sodass ein Anflug probiert werden soll. Vor der Entscheidung für ein Windenverfahren soll zunächst ein Erkundungsflug um das Schiff stattfinden, um den Ort für das Abwinschen des Notarztes festzulegen.
TC-HEMS/ TC-HHO	Das Einsatzgebiet ist gut bekannt. Da es sich um ein Seeschiff handelt, wird die für diese Szenarien vorgehaltene Roll-up-Trage im Hubschrauber verlastet.
Notarzt	Aufgrund des Einsatzprofils auf einem fahrenden Seeschiff zieht der Notarzt zur Eigensicherung einen Kälteschutzanzug und eine Schwimmweste an (➤ Abb. 33.1). Der Notarzt bereitet sich darauf vor, an Bord alleine zu arbeiten.

Anflug und Ersteindruck bei Landung

Während des Anflugs zeigt sich eine weitere Wetterbesserung, sodass die Durchführung des Windeneinsatzes nun endgültig entschieden wird. Die Crew führt kurz vor Erreichen des Schiffes noch mal ein kurzes Briefing durch. Das bereits besprochene Verfahren mit zwei Winden-Cycles wird festgelegt. Da der Patient sehr wahrscheinlich nach der notfallmedizinischen Versorgung auch mit der Winde vom Schiff evakuiert wird und die nächstgelegene Klinik eine Klinik der Maximalversorgung ist, entscheidet die Crew, dass der Hubschrauber dort nach Absetzen des Notarztes und der Ausrüstung zur Zwischenlandung geht. Nach Überflug des Schiffes und der Rückmeldung aus der Rettungsleitstelle, dass der Patient sich auf der Schiffsbrücke befinden soll, wird festgelegt, dass Notarzt und Ausrüstung auf der Brückennock (offener Teil rechts und links der Schiffsbrücke) abgesetzt werden. Über die Rettungsleitstelle wird diese Planung an die Schiffsführung kommuniziert. Das Windenverfahren wird in der Folge wie geplant problemlos durchgeführt.

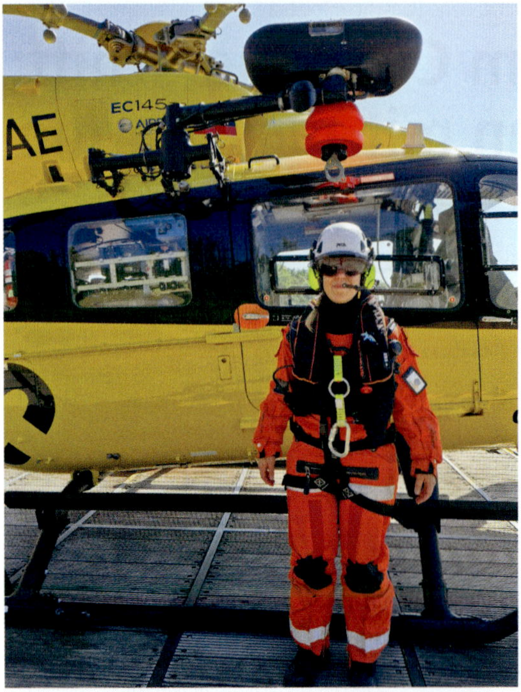

Abb. 33.1 Kälteschutzanzug mit Schwimmweste und Gurt [M1704]

33.1 Medizinische Ersteinschätzung und Erstmaßnahmen nach Eintreffen

Der 53-jährige Patient wird auf der Brücke vorgefunden. Er ist bedingt kontaktierbar und es besteht eine erhebliche Sprachbarriere. Der Patient ist tachypnoisch/dyspnoisch, insbesondere am rechten Arm sind unkontrollierte Zuckungen wahrnehmbar. Insgesamt befindet er sich in einem deutlich reduzierten Allgemeinzustand. Er sei am Morgen bewusstseinsgetrübt vor seiner Kabine vorgefunden worden, nachdem es ihm schon einige Tage schlecht gegangen sei. Nach einem ersten Bodycheck ergibt sich das in ➤ Tab. 33.2 dargestellte Bild. Zuerst erfolgt die Etablierung eines Basis-Monitorings – hier zeigt sich eine Tachyarrhythmia absoluta bei noch suffizientem Blutdruck und Kreislauf. Die Oxygenierung ist eingeschränkt, sodass eine Sauerstoffinsufflation mit sechs Litern pro Minute durchgeführt wird.

Tab. 33.2 xABCDE

xABCDE	Beschreibung	Maßnahme
e**X**sanguination	i. O.	–
Airway	i. O.	–
Breathing	Dyspnoe/Tachypnoe	Sauerstoffapplikation
Circulation	Tachykardie	Medikamentös
Disability	Reduzierter GCS mit 12	Monitoring
Exposure & **E**nvironment	Blutzucker und Temperatur normwertig	–

VERDACHTSDIAGNOSE

Tachykarde Herzrhythmusstörung mit wechselnder Vigilanz. V.a. neurovaskuläres Ereignis

33.2 Anamnese

Die Anamnese ist aufgrund der Sprachbarriere schwer zu erheben. Mithilfe der Crewmitglieder ergibt sich das in ➤ Tab. 33.3 dargestellte Bild.

Tab. 33.3 SAMPLER

SAMPLER	Beschreibung
Symptome und Befunde	Patient wurde von Crewmitgliedern in vermindertem Allgemeinzustand vorgefunden.
Allergien	Keine
Medikation	Keine
Patientenvorgeschichte	Soweit bekannt: keine relevanten Vorerkrankungen
Letzte Mahlzeit	Frühstück gegen 06:00 Uhr
Ereignisse direkt vor dem Notfall	Keine
Risikofaktoren	Fumatorium

33.3 Medizinische Versorgung und Maßnahmen

Nach den ersten Maßnahmen stabilisiert sich der Patient, sodass eine erweiterte medizinische Versorgung nicht durchgeführt werden muss. Die Sauerstoffinsufflation wird fortgesetzt, eine Indikation für eine Narkoseeinleitung, endotracheale Intubation und invasive Beatmung besteht nicht.

33.4 Rettungsprozedere

Der an Bord befindliche Lotse bestätigt, dass das Schiff bis zum Anlegemanöver noch etwa eine Stunde Fahrt hat, der Patient dann über einige steile Etagen transportiert werden müsste und dass ein Aufzug ausdrücklich nicht zur Verfügung steht. Der Notarzt trifft daher die Entscheidung zur Rettung mit der Winde. Im Anschluss erfolgt die Kommunikation hierüber mit der restlichen Crew am Zwischenlandeplatz. Für das Windenmanöver mit Patienten werden die Trage und nicht benötigte Ausrüstungsgegenstände aus dem Hubschrauber geladen, sodass der Patient nach dem Aufwinschen unproblematisch in die Hubschrauberkabine geladen werden kann. Inzwischen sind mit einem Feuerlöschboot weitere Rettungskräfte auf das Schiff gebracht worden. Diese bestätigen noch einmal die schwierigen Rahmenbedingungen für einen Abtransport über das Schiff.

Gemeinsam mit allen Rettungskräften wird der Patient in die Roll-up-Trage gelagert (➤ Abb. 33.2) und für den Abtransport mit der Winde vorbereitet. Gemeinsam mit dem Notarzt, der Ausrüstung und unter kontinuierlichem Monitoring wird der Patient problemlos aufgewinscht und in den Hubschrauber geladen.

33.5 Zielklinik und Transport

Der Patient wird nach Voranmeldung in die nächstgelegene Klinik der Maximalversorgung geflogen. Die Landung erfolgt an dem Ort, an dem bereits die Zwischenlandung erfolgt war. Während des Fluges bleibt der Patient in seinem Zustand stabil.

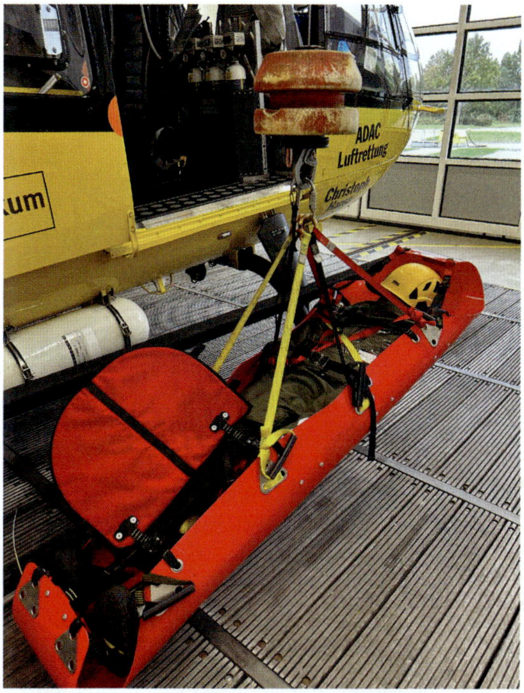

Abb. 33.2 Simulationspuppe in der Roll-up-Trage an der Winde hängend [M1704]

33.6 Klinischer Verlauf

Nach Ersteinschätzung in der Notaufnahme bestätigt sich der Verdacht auf ein neurovaskuläres Ereignis, sodass eine erweiterte bildgebende Diagnostik durchgeführt wird. Zur weiteren Behandlung erfolgt im Anschluss die Verlegung auf die Intensivbehandlungsstation.

33.7 TOPS & FLOPS

Im Debriefing nach dem Einsatz zeigt sich, dass der Einsatz aus Sicht aller Beteiligten gut gelaufen ist. An der Station wird täglich ein Windenbriefing durchgeführt. Eine glückliche Fügung für diesen Einsatz war, dass die beteiligte Crew am Tag zuvor genau diese Einsatzsituation durchgesprochen und im Rahmen der „Trockenübung" durchgeführt hatte. Für die Durchführung des Einsatzes war das vorteilhaft. Herausfordernd für den Notarzt war, dass er aufgrund des Besatzungsprofils (3-Personen-Crew) vor Ort alleine agieren musste.

MERKE

Aufgrund des komplexen Umfeldes und der limitierten Möglichkeiten zählen Einsätze auf Schiffen zu den besonders herausfordernden Einsätzen. Neben dem Fokus auf die Patientenversorgung müssen alle anderen Faktoren wie die Wetterentwicklung, die rettungstechnischen Herausforderungen und der Eigenschutz immer mitbedacht und bei allen Entscheidungen berücksichtigt werden.

Was wäre, wenn …

- … aufgrund einer Wetterverschlechterung die Durchführung eines Windenrettungsverfahrens nicht möglich gewesen wäre?
  Die Feuerwehr hatte bereits ein Löschboot längsseits zum Schiff gebracht und das Team eines Rettungswagens und Notarzteinsatzfahrzeuges war zwischenzeitlich an Bord des Schiffes gegangen. Eine Rettung durch das Schiff wäre sehr zeitaufwendig, aber möglich gewesen.
- … der Zustand des Patienten sich auf dem Schiff verschlechtert hätte und z. B. eine Narkoseeinleitung und endotracheale Intubation hätten durchgeführt werden müssen?
  Auch für diesen Fall war das o. g. unterstützende Personal bereits an Bord gebracht worden. Nach Versorgung hätte der Patient dann intubiert und beatmet, mit der Winde in den Hubschrauber befördert werden können.
- … der Patient während der Durchführung der Windenrettung reanimationspflichtig geworden wäre?
  Für diesen Fall war Vorsorge getroffen worden. Je nach Fortgang des Windenverfahrens wäre die Reanimation im Hubschrauber oder nach Abbruch des Windenverfahrens noch an Bord des Schiffes begonnen worden.

Zusammenfassung

- Das regelmäßige Training der Windenverfahren inkl. aller Ausrüstungsteile ist für die erfolgreiche Einsatzabwicklung elementar.
- Eine strukturierte Kommunikation sowie dezidierte Absprachen innerhalb der Crew sorgen für einen reibungslosen und sicheren Ablauf eines Einsatzes.
- Da man ggf. länger ohne weitere Zufuhrmöglichkeiten zurechtkommen muss, sollte vorab geklärt werden, welches Material mitgenommen wird.
- Den Verhältnissen auf See und über dem Wasser sowie an Bord des Schiffes muss bei allen Entscheidungen Rechnung getragen werden.
- Der Eigenschutz (hier: Kälteschutzanzug) muss beachtet werden.

LITERATUR

Stuhr M, Kohfahl J, Kerner T. Maritime Notfallmedizin. Notarzt. 2015; 31: 294–300.

Stuhr M, Dethleff D, Weinrich N et al. Notfallmedizinische Versorgung in Offshore-Windparks – Neue Herausforderungen in der deutschen Nord- und Ostsee. Anaesthesist. 2016; 65: 369–379.

Stuhr M, Kohfahl J. Maritimes Umfeld. In: Ruppert M, Hinkelbein J (Hrsg.). Notfallmedizin in Extremsituationen: Rettungssituationen unter besonderen geografischen und topografischen Gegebenheiten. Berlin: Medizinisch Wissenschaftliche Verlagsgesellschaft; 2023. S. 203–211.

Werner D, van Bömmel T. Einsätze im schwierigen und unzugänglichen Gelände – Optionen der Windenrettung mit Hubschraubern. In: Ruppert M, Hinkelbein J (Hrsg.). Notfallmedizin in Extremsituationen: Rettungssituationen unter besonderen geografischen und topografischen Gegebenheiten. Berlin: Medizinisch Wissenschaftliche Verlagsgesellschaft; 2023. S. 183–202.

IV

Spezifische Einsatzarten

KAPITEL

34 Nächtliche Windenrettung über See

Roman Lukas
Unter Mitwirkung von: Peter Muurmann, Jack Harding, Sebastiaan Verhofstadt, Ben Malik, Jannis Beyer

Fallbericht

Setting

Helikopterstandort

Ein von der Offshore-Industrie beauftragter privater Betreiber sichert an der Küste Deutschlands die Luftrettung für die Offshore-Windenergie, einschließlich der Ausschließlichen Wirtschaftszone. Zwei Standorte an der Nordsee, einer an der Ostsee. Von diesen Standorten sind alle derzeit betriebenen Offshore-Windparks in maximal 60 min Flugzeit erreichbar. Für küstennahe Windparks sind mindestens 30 min Flugzeit zu planen.

Helikopter

Airbus H155

Besatzung

Zwei Piloten (PIC und PF nach den Regeln des Multi-Crew-Cockpits), Notarzt, TC-HEMS (Notfallsanitäter), TC-HHO (Windenoperator)

Operationelle Besonderheiten

Befähigung zum Fliegen über Wasser, Instrumentenflug, Nachtflug, Rettungswinde (auch nachts), Wasserrettung. Die medizinische Ausrüstung übererfüllt die DIN 13718 für Rettungstransporthubschrauber (RTH) und Intensivtransporthubschrauber (ITH). Die längeren Versorgungszeiträume ohne Landungsmöglichkeiten, die auch im Flug eine vollumfängliche Versorgung (In-Cabin-Treatment) erfordern, sind bei der Ausrüstung und Konzeption der Ausbildung berücksichtigt.

Eine weitere Besonderheit ist die Ausbildung der medizinischen Crew in der „Speziellen Rettung aus Höhen und Tiefen" (SRHT) nach den Vorgaben der AGBF sowie das fakultative Mitführen eines speziellen Rüstsatzes zur „Höhenrettung". Die medizinische Crew kann sich mit dieser Ausbildung in jede betreiberseitig vorgehaltene technische Rettungsinfrastruktur und jedes Team vor Ort eingliedern und so eine in sich vollständig redundante Rettungsstrecke für einen begleiteten Patiententransport in Bauwerken der Offshore-Industrie ermöglichen. Subsidiäre Primäreinsätze onshore und offshore/maritim sind möglich.

Alarmierung

In einer Novembernacht um 04.38 Uhr empfängt das Maritime Rescue Coordination Center (MRCC) einen Notruf eines Frachtschiffs (Self Discharging Bulk Carrier). Die medizinische Abfrage durch das MRCC gestaltet sich aufgrund einer instabilen Verbindung und einer hohen Sprachbarriere als sehr schwierig. Nach einigen Minuten kann festgehalten werden, dass der Patient unter „heavy breathing problems and not reacting" leidet. Das MRCC alarmiert den Offshore-RTH mit dem Stichwort „offshore critical patient; evtl. Reanimation". Ein SAR-Seenotkreuzer im Seegebiet vor Helgoland wird ebenso alarmiert. Parallel wird über das Aeronautical Rescue Coordination Center (ARCC) der Bundeswehr ein SAR-Hubschrauber vom Typ NH90 angefragt. Der Einsatzort befindet sich ca. 45 nautische Meilen westlich der Einsatzbasis des RTH NR01 auf der Nordsee.

Preflight-Abklärungen (Wetter/Team/Einsatztaktik)

Nach Alarmierung prüfen die Piloten das Wetter. Zusätzlich zur Nacht herrschen eingeschränkte Wetterbedingungen. Aber der Notfallort ist innerhalb der Wetterminima erreichbar. Das Team trifft sich für das Mission-Briefing (➤ Tab. 34.1). Die genaue Lokalisation sowie Bilder des Schiffes (Online-Datenbank) werden angesehen, um Risiken wie Aufbauten und Antennen zu lokalisieren. Es werden geeignete Winch Spots identifiziert. Parallel rüstet sich die Crew mit Überlebens-

Tab. 34.1 Abklärungen und Gedanken

MRCC	Notfallort? Telemedizin möglich? Zusätzliche Rettungsmittel? SAR-Rettungseinheiten in der Nähe? Welche landseitige Leitstelle ist zuständig? Status ggf. Abfrage eines passenden Zielkrankenhauses, Status SAR-Kreuzer und SAR-Hubschrauber.
Piloten	Wetter? Routing, Winch Spot auf dem Schiff? Reichweite und Tankmöglichkeiten offshore? Wetter vor Ort an Land für passendes Krankenhaus?
Notarzt	Unklares Meldebild, ggf. erwartete Reanimation auf dem Schiff. Verletzung/Erkrankungsmuster? Welche Möglichkeiten gibt es, vor Ort zu behandeln? Welches Krankenhaus? Versorgungszeiten? Welches Material wird benötigt? Einsatztaktische Überlegungen.
TC-HEMS	Welche Leitstelle ist landseitig zuständig? Welche Anrufgruppe? Technische Rettung notwendig? Welches Material wird benötigt? Welches Krankenhaus? Einsatztaktische Überlegungen.
TC-HHO	Nachtanken in Rücksprache mit Piloten? Check Maschine/Hoist. Wellenhöhe vor Ort? Überblick über das Schiff? Mögliche Winch Spots, Wind? Ausrichtung des Schiffes? Back-up-Strategie, wenn kein Winchmanöver auf das Schiff möglich ist (SAR-Kreuzer und Überstieg Schiff – Schiff)?

anzug, Rettungsweste/EBS und Klettergurten aus. Weitere Rüstsätze werden nicht benötigt.

Anflug und Ersteindruck bei Überflug über das Schiff

Die Anflugzeit beträgt ca. 30 min. Es erfolgt eine Kontaktaufnahme mit der Brücke des Schiffes über Seefunk (Notrufkanal 16). Das Team kann die Position des Schiffes verifizieren. Weitere Informationen über den Zustand des Patienten gibt es allerdings nicht. Über Intercom wird im Team während des Anfluges die Einsatztaktik bei unklarem Lagebild besprochen. Es erfolgt eine Vorbereitung auf den Worst Case, eine Reanimation auf dem Schiff. Der Pilot überprüft den Wetterbericht vor Ort und mögliche Richtungen für Krankenhäuser. Es wird klar, dass das nächstgelegene Krankenhaus sehr wahrscheinlich aufgrund des Wetters nicht angeflogen werden kann. Es werden zwei weitere Alternativen besprochen und ans MRCC übermittelt.

Der Notarzt bereitet alle Medikamente (mit Cross-Check durch TC-HEMS) für die Reanimation vor und verstaut diese im Überlebensanzug. Der TC-HEMS ergänzt sein Individual First Aid Kit (IFAK) um einen kompakten Pocket-Beatmungsbeutel und einen kompakten AED für die Erstversorgung. Bei fraglicher Reanimation plant das Team (eine taktische Einheit), sich aufzuteilen, sodass der erste auf dem Schiff sich direkt zum Patienten begibt. Der TC-HHO bereitet das Material (Rucksäcke, Monitor und maschinelles CPR-Gerät) zum Winchen vor. Die Wärmedecke wird vorbereitet.

In der Nähe des Notfallortes befinden sich mehrere Schiffe. Es erfolgt eine genaue Identifikation des Schiffes mit Namen und Position. Zur Erkundung wird ein Pattern über das Schiff gedreht, um einen sicheren Winch Spot zu finden. Gleichzeitig erfolgt die Funkkontaktaufnahme mit der Brücke des Schiffes durch den Piloten und die Absprache zum Windenmanöver. Das Pre-Hoist-Briefing wird im gesamten Team durchgeführt (➤ Abb. 34.1).

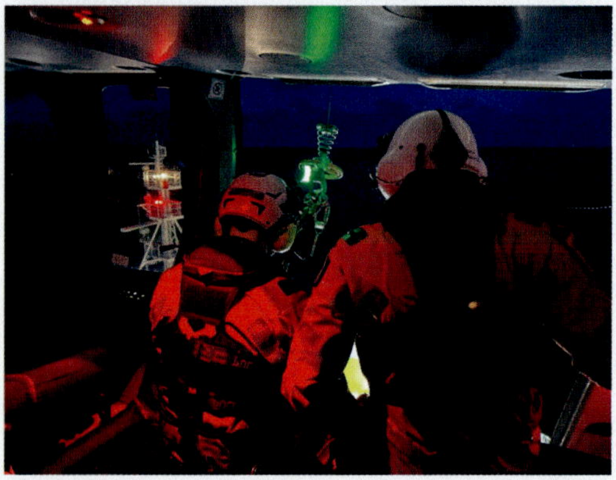

Abb. 34.1 Beispiel aus einer Übung: Pre-Hoist-Briefing [M1705]

34

34.1 Medizinische Ersteinschätzung und Erstmaßnahmen nach Eintreffen

Wie im Briefing besprochen, wird der TC-HEMS als Erstes (sitzt neben der Tür) gewincht und begibt sich aufgrund des Meldebildes direkt zum Patienten. Als Zweites wird der Notarzt gewincht. Er verbleibt am Spot, um das Material zu übernehmen. Aus Sicherheitsgründen (Winchen bei Nacht über Wasser) erfolgen separate Winchvorgänge für das Material.

Es besteht keine Landemöglichkeit in der Nähe, daher fliegt der Hubschrauber weitere Patterns im Einsatzgebiet. Der Notarzt fragt über Wireless Intercom die verbleibende Restflugzeit ab. Die Rückmeldung der Piloten ist, dass ca. 20 min vor Ort („Bingo Fuel") verbleiben, bis der Hubschrauber tanken muss. Das Nachtanken wäre auf einer Insel möglich und würde ca. 50–60 min Zeitaufwand bedeuten. Mit dieser Information begibt sich der Notarzt 2 min später zum Patienten. Notfallrucksäcke, Monitor und Stretcher werden mithilfe der Matrosen auf dem Schiff an die Kabine des Patienten verbracht. Die Situation des Patienten nach Ankunft des TC-HEMS und Notarztes ist wie in ➤ Tab. 34.2 dargestellt.

VERDACHTSDIAGNOSE

V. a. kritisches B-, C- und D-Problem, unklare Genese. V. a. akutes Abdomen und Status asthmaticus mit Vigilanzminderung

34.2 Anamnese

Eine Anamnese vor Ort gestaltet sich aufgrund der Sprachbarriere als sehr schwierig. Der Patient ist indischer Staatsbürger und die Crew kann nur spärlich Englisch. Vor ein paar Stunden soll es wohl zu plötzlichem Erbrechen, Durchfall und starker Dyspnoe gekommen sein (➤ Tab. 34.3).

Tab. 34.3 SAMPLER

SAMPLER	Beschreibung
Symptome und Befunde	Dyspnoe, Tachykardie, Hypertonie, akutes Abdomen, Vigilanzminderung
Allergien	Unbekannt
Medikation	Unbekannt
Patientenvorgeschichte	Vor zwei Tagen unauffällig, plötzliches Ereignis, Impfnachweise ohne Befund, medizinische Seediensttauglichkeit ohne Befund
Letzte Mahlzeit	Unklar
Ereignisse direkt vor dem Notfall	Unklar
Risikofaktoren	Kein Fieber, kein Hautausschlag, keine Nackensteifigkeit, keine weiteren Erkrankten auf dem Schiff

Tab. 34.2 xABCDE

xABCDE	Beschreibung	Maßnahme
e**X**sanguination	Keine äußeren Verletzungen erkennbar	–
Airway	Atemwege frei	–
Breathing	Tachypnoe, ausgeprägte Bronchospastik, zentrale Zyanose	Es laufen 4l/min O_2 über eine schiffseigene O_2-Flasche; diese wird auf das Maximum von 8 l aufgedreht und auf eine Reservoirmaske gewechselt.
Circulation	Rekap-Zeit 3 s, Tachykardie, gut tastbarer Radialispuls, bretthartes Abdomen mit Abwehrspannung	16 G pVK am Handrücken; Gabe von β-Mimetika und Kortison i. v.
Disability	GCS 11, Sprache nicht verständlich, bewegt Arme spontan seitengleich, Pupillen mittel und isokor	–
Exposure & **E**nvironment	Temperatur normwertig, Patient liegt flach in einem Metallbett (festverschraubt) in einer sehr kleinen Kabine im Schiffsbauch, „Bingo Fuel" noch 18 min	–

34.3 Medizinische Versorgung und Maßnahmen

Aus einsatztaktischen Gründen entscheidet sich das Team, ein Basismonitoring, einfache Versorgung und eine schnelle Evakuierung durchzuführen. Der Notarzt wechselt auf eine Sauerstoffmaske mit Reservoir-System und appliziert 8 l/min Flow (Maximum) aus der schiffseigenen Flasche. Die RTH-Flasche soll für den Transport auf dem Schiff und den Winchvorgang „geschont" werden. Nach Anschluss eines Basismonitorings (4-Kanal-EKG, SpO_2 und NIBP) wird eine periphere Venenverweilkanüle (16 G) am rechten Handrücken gelegt. Parallel kommuniziert der TC-HEMS außerhalb der Schiffskabine mit dem Hubschrauber auf Seefunk (Kanal 10), um den „Pick-up" zu organisieren. Per Funk kommt die weitere Information, dass ein SAR-Hubschrauber (NH90) vor Ort eingetroffen ist und seine Hilfe anbietet. Die verbleibende „Bingo-Fuel-Zeit" für den RTH ist 12 min. Nach kurzer Evaluation der Optionen verbleibt die medizinische Crew bei dem Plan, den Patienten zügig zu evakuieren und den SAR-Hubschrauber vor Ort im „Stand-by" zu lassen. Grund hierfür ist, die weitere In-Flight-Versorgung mit bekanntem Team, bekanntem Material und in bekannter Umgebung zu machen. Danach wird der Stretcher vorbereitet und der Patient mithilfe der anderen Matrosen umgelagert. Der Notarzt appliziert intravenös Kortison und ein β-Sympathomimetikum. Die Vitalwerte betragen zu dem Zeitpunkt: Sinusrhythmus mit 125 min, periphere SpO_2 78 % unter 8l/min O_2 in flacher Rückenlage, RR 150/85, Temperatur 36,7 °C.

34.4 Rettungsprozedere

Nach Wechsel auf die RTH-Flasche wird der O_2-Fluss auf 15 l/min erhöht und der Patient mithilfe der Schiffsbesatzung im Stretcher auf den Winch Spot getragen. Im ersten Winchvorgang geht der TC-HEMS an Bord des Hubschraubers, mit dem zweiten Winchvorgang wird das Material transportiert und in der Kabine sicher verstaut. Im letzten Winchvorgang geht der Notarzt gemeinsam mit dem Patienten im

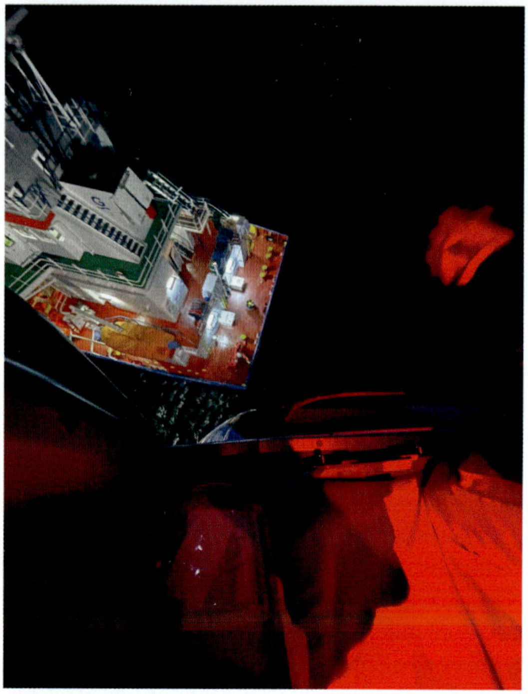

Abb. 34.2 Beispielbild aus einer Übung: Notarzt mit Stretcher auf der Backbordseite am Heck eines Frachtschiffes [M1705]

Stretcher (➤ Abb. 34.2), unter Monitorüberwachung und Sauerstofftherapie an Bord des Hubschraubers.

34.5 Zielklinik und Transport

Wetterbedingt ist die nächstgelegene Klinik nicht erreichbar. Das Team wechselt auf eine vorab abgestimmte Alternative und meldet den kritischen Patienten über die landseitige Leitstelle an. Während des Flugs lagert es den Patienten mit erhöhtem Oberkörper, schließt ein nichtinvasives $etCO_2$-Monitoring sowie ein 12-Kanal-EKG an. Das endexpiratorische CO_2 ist grenzwertig normwertig, das 12-Kanal-EKG ist artefaktbelastet, aber ohne klare Anzeichen einer myokardialen Ischämie. Bei persistierend schlechten Sättigungswerten mit 80 % unter hoch dosiertem Sauerstoff wird eine NIV-Therapie gestartet. Darunter steigt die periphere Sättigung leicht auf 85 % an. Ein Pneumothorax kann sonografisch ausgeschlossen werden (➤ Abb. 34.3, ➤ Abb. 34.4). Eine weitere

34

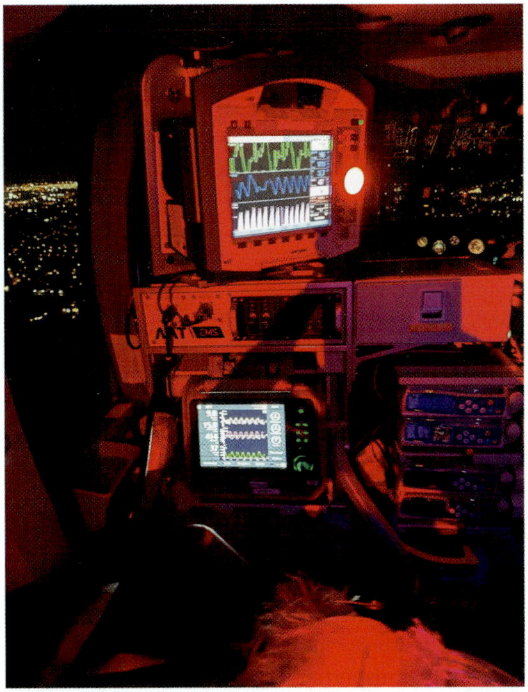

Abb. 34.3 Beispiel einer nächtlichen In-Flight-NIV-Therapie [M1705]

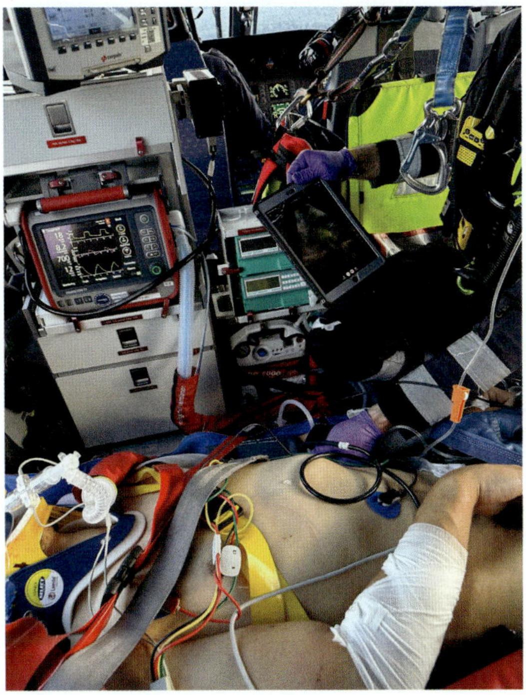

Abb. 34.4 Beispiel einer In-Flight-Sonografie [M1705]

Untersuchung nach e-FAST ist bei sehr schlechter Bildqualität und unruhigem Patienten nicht aussagekräftig. Im Flug erfolgt eine weitere intravenöse Gabe eines β-Sympathomimetikum und Antiemetikums. Der Blutzucker ist im Normbereich. Im Verlauf würgt und erbricht sich der Patient und die NIV-Therapie muss abgebrochen werden. Bei noch verbleibender Flugdauer von 10 min, niedriger aber stabiler SpO_2 und erhaltenen Schutzreflexen wird wieder auf eine Sauerstoffreservoirmaske deeskaliert. Der TC-HEMS fordert über die landseitige Leitstelle einen vorbereiteten Non-Trauma-Schockraum mit Narkosebereitschaft an. Nach der Landung erfolgt die Übergabe im Schockraum der Intensivstation, wo eine Narkoseeinleitung und Intubation vor der weiteren Notfalldiagnostik stattfinden (eine Flachlagerung hätte der Patient nicht mehr toleriert).

34.6 Klinischer Verlauf

Der Patient zeigt in der Notfalldiagnostik multiple Thromboembolien an den Hirngefäßen, Koronargefäßen und der Aorta (Leriche-Syndrom). Eine Ursache dafür ist nicht bekannt. Es erfolgen interventionelle Thrombektomien und weitere Versorgungen, sodass der Patient nach zehn Tagen wach und teilorientiert mit leichten neurologischen Residuen die Intensivstation verlassen kann.

34.7 TOPS & FLOPS

Im obligatorischen Debriefing der Mission wurden folgende Punkte als sehr positiv (**TOP**) empfunden:

- Offene Kommunikation im Team (gutes CRM).
- Nutzen aller mentalen Ressourcen aus dem Team.
- Verschiedene Optionen wurden vorab besprochen.
- SAR-Kreuzer und SAR-Hubschrauber waren wichtige Back-ups, z. B. wenn mehr Personal oder Material vor Ort notwendig gewesen wäre.
- Decision Making: Entscheidung für eine zügige Evakuierung versus invasive Versorgung vor Ort

unter Berücksichtigung des zeitlichen Verlaufs und aller Optionen.
- Überschneidungen mit taktischer Einsatzmedizin: bewusst eine Versorgung (wie z. B. die Narkoseeinleitung) wegzulassen und auf einen späteren, aber besser geeigneten Zeitpunkt und Ort zu verschieben.
- Basisversorgung trotz widriger Umstände.
- Simulationstraining der In-Flight-Versorgung bereitete die Teams gut auf solche Einsätze vor.

Persönlich herausfordernd (**FLOP**) für das Mindset waren:
- Einen „nicht ausversorgten" Patienten in einem fremden Schockraum abzugeben.
- Kommunikation über Funk vor Ort war herausfordernd. Es waren zeitgleich drei Hubschrauber (RTH, SAR und Seelotsentransfer) im Low-Level-Flug in der Nähe.
- Der Austausch mit den SAR-Rettungseinheiten sollte weiter intensiviert werden.

MERKE

Ein medizinischer Notfall im Offshore-Bereich, insbesondere in der Nacht, erfordert gute Kommunikation zwischen allen Beteiligten. Der Patient profitiert von einer professionellen Zusammenarbeit zwischen MRCC, HEMS, SAR, landseitigen Leitstellen und Rettungsdiensten. Unter diesen Umgebungsbedingungen muss die medizinische Versorgung unter taktischen Gesichtspunkten gesehen werden. Dynamische Einsatzlagen erfordern zügige Entscheidungen unter Risiko-Nutzen-Abwägungen. Ein regelmäßiges einsatznahes Training („train as you fight") ist sinnvoll, um für nächtliche Offshore-/Maritime-Missionen fit zu sein.

Was wäre, wenn ...

- ... kein Winchen auf das Schiff möglich gewesen wäre?
  Eine Option besteht darin, die medizinische Crew mit Material auf eine Seenotrettungseinheit der Deutschen Gesellschaft zur Rettung Schiffbrüchiger (DGzRS) oder ein anderes geeignetes Behördenschiff in der Nähe zu winchen und anschließend von Schiff zu Schiff überzusteigen. Ein Schiff-Schiff-Transfer ist für den Patienten und das Personal mit einem weiteren Risiko verbunden und kann bei sehr schlechten Wetterbedingungen auch unmöglich sein.
- ... der Patient vor Ort hätte reanimiert oder narkotisiert werden müssen?
  Das ist prinzipiell auf dem Schiff machbar. Ein weiterer TC-HEMS mit Sauerstoff hätte vom SAR-Hubschrauber dazukommen können. Unter laufender Reanimation oder Beatmung kann ebenso gewincht und unter In-Flight-Versorgung transportiert werden.
- ... der Patient im Flug alle Schutzreflexe verloren hätte oder reanimiert werden müsste?
  Eine Narkoseinduktion, Intubation oder Reanimation mit mechanischer CPR sind in-flight möglich, es existieren firmeninterne SOPs, Anwendungserfahrungen und regelmäßige Simulatorschulungen in einer H155-Kabine.
- ... die Zielkrankenhäuser an Land in der Nähe aufgrund von Wetterbedingungen nicht erreichbar gewesen wären?
  Prolongierte In-Flight-Versorgung mit vorhandenem Material ist möglich, sodass eine Landung nach Instrumentenflugregeln (IFR) an einem Flughafen erfolgen kann. Im Anschluss kann ein bodengebundener Transfer zur Zielklinik stattfinden.

Zusammenfassung

- Kenntnisse der maritimen Einsatztaktiken respektive möglichen Vorgehensweisen sind elementar.
- Das Vorgehen ist missionsabhängig und patientenzentriert.
- Bei langen Transportzeiten ist es sinnvoll, die medizinische Versorgung im Flug gewährleisten zu können.
- Kommunikation im Team in einem gemeinsamen mentalen Modell ist ein Schlüsselaspekt.
- Entscheidungen sind im Team abzustimmen (medizinische Versorgung versus „Bingo-Fuel-Zeit“, Wunschziele versus Wetterbedingungen).
- Wincheinsätze und In-Flight-Versorgung unter diesen Bedingungen erfordern einen gewissen Trainingsaufwand.
- Nachteinsätze erhöhen die Komplexität und bedingen zusätzliche konzentrierte und gute Kommunikation im Team.

LITERATUR

Franz R. Luftrettung für den Offshore-Bereich. Taktik & Medizin. Aus: https://northernhelicopter.de/wp-content/uploads/2023/12/TM_4-2023_Sonderformat.pdf (letzter Zugriff: 26. Oktober 2025)

Laube K, Foppe K, Franz R. Rettung aus Höhen und Tiefen in der Offshore-Windenergie: Lösungsstrategien für anspruchsvolle Einsatzlagen. IM EINSATZ. Aus: https://northernhelicopter.de/wp-content/uploads/2023/10/Im-Einsatz.pdf (letzter Zugriff: 26. Oktober 2025)

Laube K, Franz R. Rettung per Winde: Offshore-RTH über Nord- und Ostsee im Einsatz. Rettungsdienst. NHC Nothern Helicopter. Aus: https://northernhelicopter.de/wp-content/uploads/2023/10/Rettungsdienst.pdf (letzter Zugriff: 26.Oktober 2025)

Pietsch U, Knapp J, Kreuzer O et al. Advanced airway management in hoist and longline operations in mountain HEMS – considerations in austere environments: a narrative review This review is endorsed by the International Commission for Mountain Emergency Medicine (ICAR MEDCOM). Scand J Trauma Resusc Emerg Med. 2018; 26(1): 23.

Pietsch U, Reiser D, Wenzel V et al. Mechanical chest compression devices in the helicopter emergency medical service in Switzerland. Scand J Trauma Resusc Emerg Med. 2020; 28(1): 71.

Varghese K, Johnson L, Hinkelbein J et al. Efficacy of endotracheal intubation in helicopter cabin vs. ground: a systematic and meta-analysis. Scand. J. Trauma Resusc. Emerg. Med. 2024; 32: 40.

Warnecke T, Neumann D, Book M et al. Medical events on offshore wind farms – retrospective analysis of treatment data 2017–2020. Notfall + Rettungsmedizin. 2023; 26: 575–582.

Warnecke T, Schnackenberg N, Hinkelbein J et al. Airway Management in the Offshore Rescue Helicopter: Evaluation of Tracheal Intubation in Alternative Positions. Air Med J. 2025; 44(3): 202–208.

KAPITEL

35 Windenrettung mit intubiertem Patienten

Sylvain Tosetti und Niels Holthof
Unter Mitwirkung von: Zoltan Horvath, Klaus Müllener, Pierre Métrailler

Fallbericht

Setting

Helikopterstandort
Alpiner Standort auf 1.008 m.ü.M., 90% Primäreinsätze

Helikopter
Airbus EC 135

Besatzung
Pilot, HCM (Rettungssanitäter), MCM (Notarzt)

Operationelle Besonderheiten
Nachtflug, Rettungswinde (auch nachts)

Alarmierung

Am Ende eines Januartages bekommt die Helikopter-Einsatzzentrale (HEZ) um 15:50 Uhr einen Notruf via Notfall-App: „1 Person ist in einem Couloir gestürzt während der Abfahrt von einer Skihochtour." Die alarmierende Person hat keinen Kontakt mit dem verunfallten Kameraden. Dieser sei ca. 100 m über eine Felswand hinuntergestürzt und antworte nicht.

Der Einsatz befindet sich auf ca. 1.400 m ü. M. Es gibt keine weiteren Informationen über den Unfallvorhergang. Der nächstgelegene Rettungshubschrauber (RTH) wird aufgeboten und die Crew bestätigt um 15:52 Uhr die Übernahme des Einsatzes. Zu dieser Jahreszeit ist der Sonnenuntergang um circa 17:15 Uhr und die Temperatur liegt nahe am Gefrierpunkt.

Preflight-Abklärungen (Wetter/Team/Einsatztaktik)

Das Flugwetter wird als problemlos erachtet, allerdings spricht der baldige Sonnenuntergang für ein rasches Vorgehen, damit die Komplexität eines Nachtwindeneinsatzes nicht für unnötige Verzögerung sorgt. Deshalb wird entschieden, den MCM primär ohne Rettungsspezialist Helikopter (RSH) zum Patienten zu fliegen. Die Topografie des Einsatzortes ist unklar, und es liegen keine genauen Informationen über die örtlichen Gegebenheiten vor. Anhand der Koordinaten und der Geländebeschaffenheit auf der Karte bereitet sich die Crew auf einen möglichen Windeneinsatz vor, und der MCM legt während des Fluges seinen Klettergurt an (➤ Tab. 35.1).

Anflug und Ersteindruck bei Landung

Der Unfallort wird nach etwa 10 min Flugzeit erreicht. Beim Erkundungsflug stellt sich heraus, dass die örtlichen Gegebenheiten komplexer sind als initial angenommen: Die verletzte Person befindet sich am Fuß einer rund 30 m hohen Felswand auf einem alten Lawinenkegel, der durch den Auslauf eines höher gelegenen Couloirs entstanden ist. Die betroffene Person war zuvor auf einem oberhalb gelegenen Wanderweg zu Fuß unterwegs und ist dort abgestürzt. Die Außentemperatur liegt nahe bei null Grad, der Unfallort befindet sich im Schatten. Es liegt kein Neuschnee, und die Schneedecke zeigt sich lokal stabil. Während des Anflugs wird eine zweite Person gesichtet, die sich mittels Abseilens dem Verletzten nähert. Eine deutliche Blutspur führt von der Felswand bis zur verletzten Person, die keine Eigenbewegungen zeigt.

Tab. 35.1 Abklärungen und Gedanken

HEZ	Alarmierung, Einsatzführung und Anmeldung Spital.
Pilot	Einsatzort ist unbekannt, Kabelsituation auch. Es handelt sich um sehr steiles, walddurchsetztes, eisiges Gelände. Die Sonne wird bald untergehen. Das nächste Zentrumsspital liegt bereits im Nebel. Zudem ist es unklar, ob die Alarmierenden beim Patienten sind oder das Unglück nur beobachtet haben. So wird es wichtig sein, wenn möglich bereits aus der Luft den Patienten zu lokalisieren, um den MCM zielgenau und zeitverzugslos zu platzieren.
HCM	Einsatzort und zu erwartende Situation inkl. Kabelsituation sind unbekannt. Vorbereitung für eventuelle Windenrettung.
MCM	Die Geschichte und die Kinetik deuten auf einen schwer verletzten Patienten mit möglicherweise tödlichem Ausgang hin.
Weiteres Teammitglied?	Keines
Einsatzkräfte vor Ort?	Der Tourenpartner des Patienten sowie eine zweite Seilschaft, bestehend aus einer Bergführerin und einem Notarzt mit Bergrettungskompetenzen (war aber bei der Alarmierung noch nicht bekannt).

Taktisches Vorgehen und Materialwahl

Nach einer kurzen Lagebesprechung wird die Entscheidung getroffen, eine direkte Absetzung im Schwebeflug in unmittelbarer Nähe des Verletzten durchzuführen. Der MCM und der HCM verlassen gemeinsam den Helikopter und nehmen folgende Ausrüstung mit:

- ALS-Notfallrucksack
- Patientenmonitor
- Tragbares Absauggerät
- Rettungsbrett

Die Hangneigung wird auf 35° geschätzt. Glücklicherweise lässt sich dank des nicht gefrorenen Schnees leicht eine Trittspur anlegen. Dennoch ist Vorsicht geboten, um nicht auszurutschen, und die Ausrüstung muss gesichert werden: Entweder wird sie an einem Eispickel befestigt oder es wird mit einer Schaufel eine Nische gegraben, in der der ALS-Rucksack platziert und zusätzlich mit einem Metallpickel sowie einem daran befestigten Gurt gesichert wird (standardisierte, einsatzbereite Befestigung an den ALS- und BLS-Taschen).

Nach Absetzen der Crew landet der Pilot unterhalb der Geländekammer, um den Rettungshelikopter für eine mögliche Windenbergung vorzubereiten. Dazu gehören das Ausladen nicht benötigter Ausrüstung zur Gewichtsreduktion sowie die Vorbereitung der Metalltrage, an der der Patient, das Rettungsbrett und der Rettungssack befestigt werden sollen.

Anmerkung

Der Helikopter ist mit zwei Notfalltaschen ausgerüstet (ALS und BLS). Der ALS-Rucksack enthält medizinische Ausrüstung und Medikamente zur Versorgung vitaler Notfälle, inklusive einer Sauerstoffflasche, Beatmungszubehör und einem Intubationsset. Der BLS-Rucksack ist für die Versorgung eines einfachen Traumas und zur Basisanalgesie konzipiert (Fentanyl, Ketamin, Penthrox, Sam-Splint-Schiene). Sie enthält zudem ein Rettungsdreieck für die Windenbergung eines bei Bewusstsein befindlichen Patienten, jedoch keinen Sauerstoff und keine Ausrüstung für erweiterte Reanimationsmaßnahmen.

35.1 Medizinische Ersteinschätzung und Erstmaßnahmen nach Eintreffen

Das Rettungsteam findet um 16:03 Uhr die verletzte Person in Bauchlage vor, mit dem Kopf nach unten. Im Bereich des Kopfes ist eine ausgeprägte Blutung sichtbar; eine Blutspur reicht mehrere Meter hangaufwärts. Der Helm der betroffenen Person ist in zwei Teile zerbrochen. Die Umgebungstemperatur liegt nahe dem Gefrierpunkt, der Unfallort befindet sich vollständig im Schatten (➤ Tab. 35.2).

Beim Eintreffen des Rettungsteams befinden sich bereits zwei Personen am Unfallort: ein Notfallmediziner und seine Seilpartnerin, eine staatlich geprüfte Bergführerin. Sie konnten die Felswand mithilfe von Tourenski umgehen und haben den Patienten bereits in der Flanke gesichert und erstversorgt. Die beiden befanden sich zufällig auf demselben Abstiegspfad wie der Verunfallte und trafen kurz nach dessen Sturz am Unfallort ein.

Tab. 35.2 xABCDE

xABCDE	Beschreibung	Maßnahme
e**X**sanguination	Aktive Blutung im Gesicht, wahrscheinlich auch aus der Nase, Blut im Schnee um den Kopf. Keine weiteren Anzeichen für äußere Blutungen an den Gliedmaßen oder am übrigen Körper.	Keine Kompression oder Druckverband möglich.
Airways	Blut im Mund und Ausfluss, wahrscheinlich aus der Nasopharynx. Keine abgebrochenen Zähne. Patient in Bauchlage, Kopf auf die Seite gedreht. Großes Hämatom am rechten Auge, das das Öffnen des Augenlids erschwert. Trachea in Mittellinie.	Freimachen der Atemwege und Absaugen von Blut aus der Mundhöhle. Ausgangsstellung des Körpers und des Kopfes beachtet.
Breathing	Geräuschvolle, langsame Atmung (ca. 8–10/min), symmetrische Auskultation. Palpation des Thorax stabil, kein Emphysem. Sauerstoffsättigung unter Raumluft: 78 %.	Sauerstoff über Gesichtsmaske 100 % bei 10 l/min mit AMBU-Ballon.
Circulation	Radialispuls kräftig tastbar, ca. 100–110/min, regelmäßig. Verlängerte Rekolorationszeit, kalte Haut. Palpation des Beckens stabil. Wahrscheinlich Oberschenkelfraktur rechts mit abnormaler Stellung der unteren Extremität. Verdacht auf Fraktur des rechten Unterarms.	Repositionierung des rechten Beins und Vorbereitung eines Verbands für das Gesicht.
Disability	GCS 1-1-2 (Extension). Rechte Pupille aufgrund des Stirn-/Lidhämatoms schlecht sichtbar, linke Pupille normal. Keine Anzeichen von Lateralisierung.	–
Exposure & **E**nvironment	Der Patient ist mit einem leichten, langärmeligen Unterziehpullover bekleidet, seine Haut ist kalt. Patient in Bauchlage, Körper in der Achse des Hangs, Kopf nach unten.	Entscheidung, den Patienten in die rechte Seitenlage senkrecht zum Hang zu bringen, aufgrund des Geländes und um eine Atemwegsobstruktion in Rückenlage zu vermeiden, die mit der aktiven oropharyngealen Blutung und dem Tonusverlust der oropharyngealen Muskulatur in der komatösen Situation zusammenhängt (GCS 4). Verlagerung in die rechte Seitenlage auf dem Rettungsbrett, senkrecht zum Hang, nachdem unter dem Patienten eine Plattform in den Schnee gegraben wurde. Aufrechterhaltung der Kopf-Hals-Rumpf-Achse während des Manövers und Anlegen einer Halsfixierung, sobald der Nacken ausgerichtet ist.

VERDACHTSDIAGNOSE

Schwere Schädel-Hirn-Verletzung (GCS 4) mit Gesichtstrauma. Aktive Blutung in den Atemwegen und hohes Risiko einer akuten Obstruktion. Polytrauma mit multiplen Frakturen der Körperteile. Hohes Risiko einer sekundären Hypothermie.

35.2 Anamnese

Da der Patient von Anfang an bewusstlos ist, kann keine direkte Anamnese erhoben werden, sondern nur eine indirekte Heteroanamnese durch den Seilkamerad. Es handelt sich um einen 20-jährigen, gesunden, sportlichen Mann ohne besondere Vorgeschichte, Allergien oder Medikamenteneinnahme (➤ Tab. 35.3).

Tab. 35.3 SAMPLER

SAMPLER	Beschreibung
Symptome und Befunde	Sturz aus ca. 30 m Höhe infolge eines Abrutschens in bergigem Gelände, Patient von Anfang an bewusstlos
Allergien	Keine (laut seinem Kletterpartner)
Medikation	Keine regelmäßige Therapie
Patientenvorgeschichte	Gesund, sportlich, geschätztes Gewicht 80 kg
Letzte Mahlzeit	Unbekannt
Ereignisse direkt vor dem Notfall	Rückkehr von einem Aufstieg, steiler Weg in einem Korridorbereich
Risikofaktoren	Keine

35.3 Medizinische Versorgung und Maßnahmen

Mehrere Faktoren erschweren die Patientenversorgung erheblich. Zunächst die Geländebeschaffenheit: steil und rutschig, was die Bewegungen des Rettungsteams stark einschränkt. Hinzu kommen winterliche Wetterbedingungen mit erheblicher Hypothermie-Gefahr. Schließlich liegt ein schweres Schädel-Hirn-Trauma mit initialem Koma (GCS 4) vor, das durch eine aktive Blutung im Gesichtsbereich und im Retropharynx kompliziert wird, mit hohem Risiko einer Atemwegsobstruktion in Rückenlage. Eine frühzeitige Intubation wird von Beginn an erwogen, um die Atemwege zu sichern und sekundäre Hirnschäden zu vermeiden. Das vom MCM vorgeschlagene Behandlungsvorgehen lautete wie folgt:

1. Primäre Untersuchung und Freimachen der Atemwege in Bauchlage (Absaugung von Blut und Sekreten).
2. Der Patient wird in stabiler Seitenlage en bloc verlagert, um eine Ablagefläche für den Notfallrucksack vorzubereiten und die sekundäre Untersuchung vorzunehmen.
3. Umlagerung in Rückenlage, Intubation und Vorbereitung für die Windenbergung.

Die Entscheidung zur vorübergehenden Lagerung in rechter Seitenlage statt Rückenlage ist unkonventionell, jedoch aus mehreren Gründen gerechtfertigt: Einerseits aufgrund der initialen Bauchlage und der erschwerten Mobilisierung des Patienten durch das Gelände, andererseits zur Antizipation einer erwarteten Atemwegsobstruktion nach Umlagerung in Rückenlage (Blutabfluss in die Atemwege und Tonusverlust der Zungenmuskulatur infolge des Komas).

Konkret verläuft die Versorgung wie folgt: Parallel zur primären Untersuchung und medizinischen Erstversorgung bereiten der Seilpartner des Verletzten und die anwesende Bergführerin eine erste provisorische Plattform vor, um den Patienten zu sichern und ein Abrutschen nach unten zu verhindern.

MERKE

Vor Ort sorgen eine effiziente Aufgabenverteilung und die konsequente Nutzung aller verfügbaren Ressourcen für einen reibungslosen Ablauf des Einsatzes.

Anschließend wird direkt unterhalb einer zweiten, breiteren Plattform geschaffen, um den Rettungssack zu positionieren und den späteren Transfer zu erleichtern. Kleine Mulden im Schnee verhindern das Abrutschen des Materials. Der Hauptnotfallrucksack wird mittels Zelthering und Reep-Schnur gesichert.

Während dieser technischen Vorbereitung wird der Patient von den beiden Notärzten und dem HCM in Seitenlage gehalten. Folgende Maßnahmen werden durchgeführt:

- **A:** Freimachen der Atemwege und wiederholtes Absaugen von Blut aus der Mundhöhle (aktive Nasenblutung). HWS-Stabilisierung und Anlage einer Zervikalstütze durch die Ärzte.
- **B:** Präoxygenierung und Vorbereitung des Intubationsmaterials durch die Ärzte.
- **C:** Anlage eines venösen Zugangs (18G) am linken Arm durch das HCM. Reposition der rechten Oberschenkelfraktur und Immobilisation der unteren Extremitäten mittels Gurten.
- **D:** Vorbereitung der Medikamente zur Einleitung und Intubation durch den HCM.
- **E:** Auflegen einer Rettungsdecke zur passiven Wärmeerhaltung.

Sobald die Vakuummatratze auf der zweiten Plattform bereitsteht, wird der Beckengurt an der richtigen Stelle im Vakuummatratzen-Sack positioniert. Der Patient wird anschließend in Rückenlage gedreht und en bloc auf die Vakuummatratze verlagert, wobei der Beckengurt geschlossen wird. Wie erwartet zeigt der Patient in Rückenlage sofort Anzeichen einer Verlegung der oberen Atemwege, woraufhin umgehend mit der Einleitung der Allgemeinanästhesie begonnen wird.

Einleitung, Intubation und Patienten-Conditioning Es werden Etomidat 20 mg, Fentanyl 50 µg und Rocuronium 80 mg verabreicht. Eine Ringer-Laktat-Infusion (500 ml) wird an den venösen Zugang angeschlossen (geschlossenes System), ein Bolus-RL dient zum Spülen der Medikamente. Die Intubation erfolgt mit angelegter Zervikalstütze mithilfe eines McGrath-Videolaryngoskops (1 atraumatischer Durchgang). Eine externe Hilfsperson saugt gleichzeitig Blut aus der orotrachealen Höhle ab. Nach der Intubation (erste Kapnografie um 16.13 Uhr) wird ein Reassessment nach dem ABCDE-Schema durchgeführt. Der Patient wird thermisch isoliert durch Luftpolsterfolie (Bubble Wrap) und eine Decke. Zusätzlich wird ein Wärmekissen (Hot Pack) auf dem Thorax angebracht. Die Sauerstoffflasche wird zwischen den Beinen platziert, die abnehmbare Einheit des Monitors befindet sich auf den Oberschenkeln (Bluetooth-Verbindung zum Hauptgerät). Der Körper und der Kopf werden einfach gepolstert, der Patient wird auf dem Rettungsbrett gesichert und der Vakuumsack für den Windenabtransport wird verschlossen. Der Monitor wird am Hauptkarabiner befestigt, mit Blickrichtung zum MCM positioniert.

35.4 Rettungsprozedere

Das zentrale Problem bei der Rettung ist das Vorliegen eines schweren Schädel-Hirn-Traumas mit einem hohen Risiko für eine Verlegung der Atemwege (komatöser Zustand und aktive Blutung), in schwierigem Gelände mit notwendiger Windenbergung.

MERKE

Ein Schädel-Hirn-Trauma erfordert grundsätzlich eine frühzeitige Intubation, um den zerebralen Schutz zu gewährleisten, insbesondere durch Kontrolle der Oxygenierung und Ventilation.

Vor diesem Hintergrund wird unmittelbar nach der primären Untersuchung (16:03 Uhr) die Entscheidung zur Intubation noch vor der Windenbergung getroffen – nach kurzer Risiko-Nutzen-Abwägung zwischen dem MCM, dem HCM und dem anwesenden Notarzt. Angesichts des komatösen Zustands und des aktiven Blutaustritts im Oropharynx ist mit einer raschen Obstruktion der Atemwege in Rückenlage zu rechnen, mit erheblichem Einfluss auf die Prognose – bis hin zur Gefahr eines hypoxischen Herz-Kreislauf-Stillstands.

35.4.1 Herausforderung Intubation

Eine Intubation im präklinischen Umfeld ist oft bereits herausfordernd – diese auf einem Schneekegel in einem steilen Hang durchzuführen, erhöht die Komplexität erheblich (Gefahr des Ausrutschens, Verlust von Material, erschwerte Bewegungsfreiheit um den Patienten). Zudem ist das Winden eines intubierten Patienten eine seltene Maßnahme, die mit zahlreichen potenziellen Fehlerquellen behaftet ist (Extubation, Diskonnektion, unzuverlässiges Monitoring, technische Fehler) und eine enge Koordination der Crew während entscheidender Minuten erfordert.

Die zentrale Frage ist daher: Kann die Intubation bis nach der Bergung, also an einem gesicherten Ort am Boden oder sogar erst im Helikopter unter besseren Bedingungen (Wärme und geschützt von Wind) erfolgen? Allerdings kann bei einem hohen Risiko für eine Atemwegsverlegung der Entscheidungsschwellenwert für eine präklinische Intubation gesenkt werden, da eine effiziente Maskenbeatmung während des Windenvorgangs nicht möglich ist. Obwohl ein Windenmanöver in der Regel weniger als 10 min dauert, setzen nicht gesicherte Atemwege den Patienten einem hohen Risiko für Hypoxie aus – ganz zu schweigen von der Gefahr einer raschen Verlegung durch aktive oropharyngeale Blutung.

Vorbereitung Eine prähospitale Intubation erfordert eine sorgfältige Vorbereitung. Das gesamte Material sowie die Medikamente müssen vorbereitet, griffbereit und übersichtlich für den MCM angeordnet sein. Der venöse Zugang sollte vorzugsweise an einer oberen Extremität liegen (besser zugänglich durch die Öffnungen des Rettungssacks). Falls der Zugang an einer unteren Extremität oder intraossär erfolgt, sollte idealerweise eine Verlängerung installiert werden, um ebenfalls Zugang über die oberen Öffnungen des Sacks zu ermöglichen.

Patienten-Conditioning Das Patienten-Conditioning ist von zentraler Bedeutung. Besondere Aufmerksamkeit gilt der Zentrierung des Patienten auf der Trage, dem ordnungsgemäßen Verschließen des Rettungssacks, der Positionierung der Sauerstoffflasche sowie des Monitorings, um eine möglichst gleichmäßige Gewichtsverteilung zu erreichen und das Risiko von Rotation während der Windenbergung zu minimieren. Die ➢ Abb. 35.1 und ➢ Abb. 35.2 zeigen das geltende Protokoll für das Einrichten eines intubierten Patienten zur Windenbergung. Der Artikel norwegischer Kollegen (Skaiaa et al. 2024) beschreibt eine Konfiguration mit zusätzlichem Einsatz eines mechanischen Beatmungsgeräts.

Arbeitsorganisation Während der Windenphase ist die Handlungskapazität des MCM stark eingeschränkt – daher ist eine gute Arbeitsorganisation essenziell. Es muss berücksichtigt werden, dass das zusätzliche Gewicht von Monitoring und Sauerstoffflasche sowie eine unzureichend verschlossene Kapuze (bedingt durch Tubus, Beatmungsbeutel, Monitorkabel etc.) zu erhöhtem Luftwiderstand führen und damit das Rotationsrisiko erhöhen können.

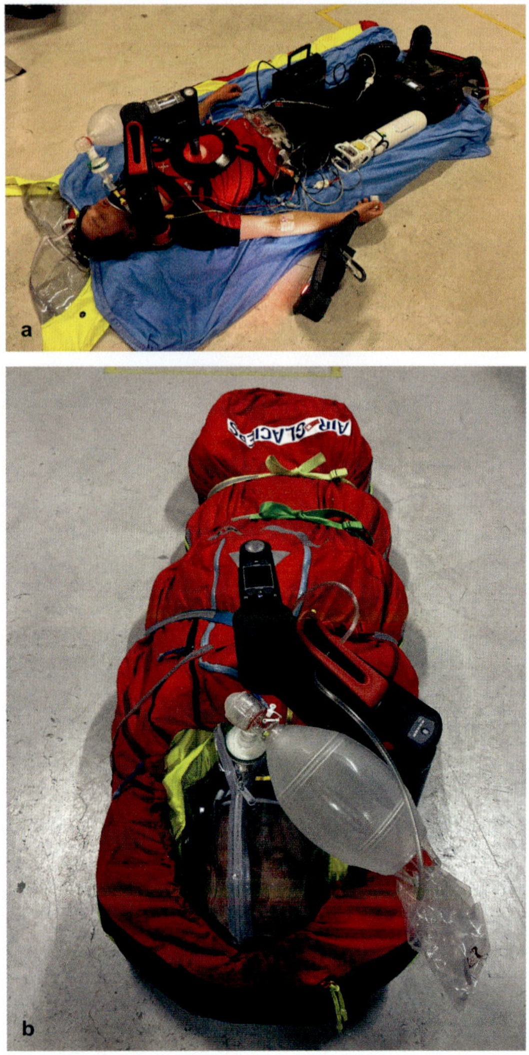

Abb. 35.1 a) Installation des Patienten in der Rettungstasche, Positionierung der Sauerstoffflasche auf der Seite gegenüber dem Defibrillationsmodul (Lastenausgleich) und Befestigung des Bluetooth-Messmoduls an den Beinen. Simuliertes Vorhandensein eines mechanischen Massagegeräts. b) Alternative: Sauerstoffflasche zwischen den Beinen und vollständiges Monitoring außerhalb des Rucksacks (am Hauptkarabinerhaken eingehängt). Detail zur Befestigung der Kapuze (Kapuze so gut wie möglich schließen) [W1389].

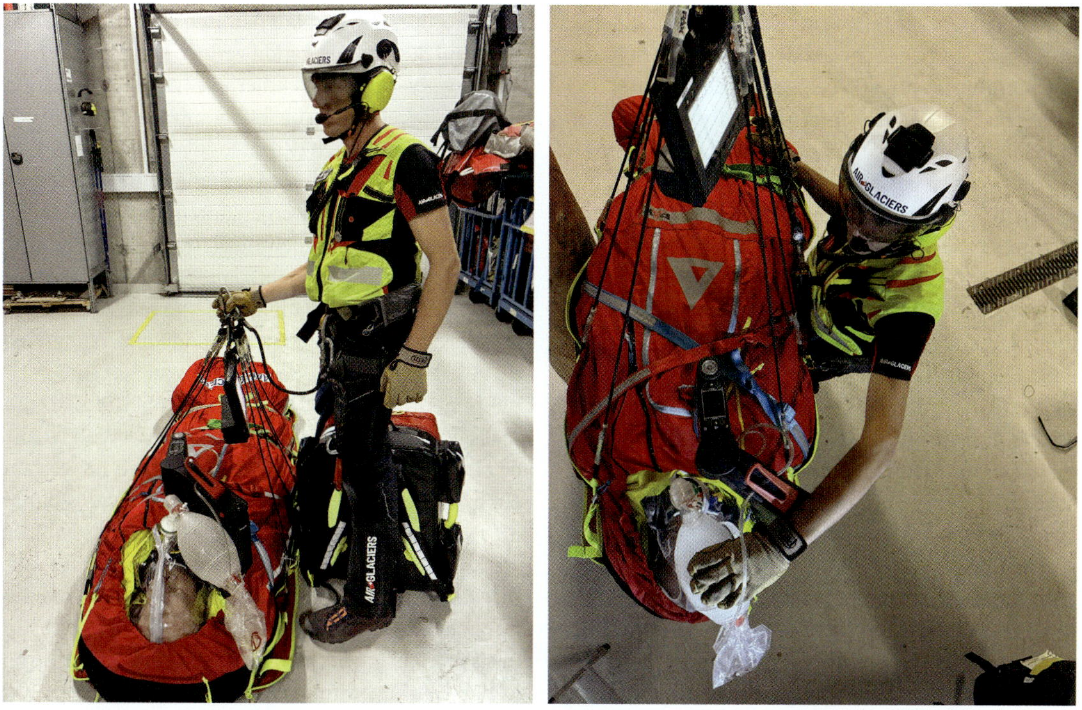

Abb. 35.2 Position des MCM während der Windenaktion. Die Notfalltasche wird am Klettergurt zwischen den Beinen des Retters fixiert (Lastenausgleich), das Monitoring am Hauptkarabinerhaken mit Blickrichtung zum Arzt [W1389].

35.5 Zielklinik und Transport

Der Pilot kehrt zurück, um den HCM aufzunehmen und die Windenbergung vorzubereiten. In der Zwischenzeit bereiten der MCM und das Team am Boden den Patienten vor. Die Sauerstoffflasche wird zwischen den Beinen positioniert, der Monitor außen am Rettungssack befestigt. Diese Abweichung erfolgte aus Zeitgründen sowie aufgrund der Tatsache, dass die entsprechende Standard Operating Procedure (SOP) zu diesem Zeitpunkt noch nicht offiziell in Kraft war.

Während der MCM die Gurte des Rettungssacks vorbereitet und den Notfallrucksack mittels Bandschlinge an seinem Klettergurt befestigt, übernimmt der Notarzt vor Ort die manuelle Beatmung des Patienten. Als der Patient bereit zur Bergung ist, möchte der MCM dem Piloten das Zeichen zum Anflug geben. Leider funktioniert die Funkverbindung nicht, da der Helmstecker aufgrund von Schneebelag gestört ist. Glücklicherweise hat die Helikoptercrew direkten Sichtkontakt zur Einsatzstelle und der MCM kann über Handzeichen kommunizieren.

Vor dem Startsignal (um 16.33 Uhr) wird der Zustand des Patienten nach dem ABCDE-Schema kontrolliert. Die Anwesenheit eines zweiten Notarztes und einer Bergführerin ermöglicht eine doppelte Kontrolle der technischen und medizinischen Aspekte.

Um 16:35 Uhr wird die Winde auf etwa 30 m ausgefahren. Aufgrund der engen Topografie des Grabens kann der Helikopter beim Hochziehen nicht beschleunigen, was eine Rotation der Last verursacht. Das Monitoring zeigt stabile Vitalparameter. Durch die starke Rotation kommt es zu einer kurzzeitigen Diskonnektion zwischen Tubus und Beatmungsbeutel, die jedoch vom MCM sofort während des Windenvorgangs korrigiert wird – ohne Abfall der Sauerstoffsättigung. Der Blutdruck kann aufgrund der Vibrationen nicht gemessen werden, aber der Radialispuls ist gut tastbar. Nach der Bergung wird der Patient bei laufendem Rotorbetrieb durch MCM und HCM in den Helikopter verladen.

Der Patient wird nach Voranmeldung aufgrund seiner Instabilität und der Schwere der Verletzungen in den Schockraum des nächstgelegenen Zentrumsspitals geflogen. Nach etwa 5 min Flugzeit muss das Zielkrankenhaus aufgrund schlechter Wetterbedingungen (Nebel) vor Ort gewechselt werden. Diese Flugplanänderung führt zu einer zusätzlichen Flugzeit von 20 min.

Flugphase in Richtung Krankenhaus Der HCM dreht seinen Sitz nach hinten, um den MCM bei der manuellen Beatmung des Patienten zu unterstützen, zusätzliche Medikamente vorzubereiten (Ephedrin, Midazolam) und die elektrische Wärmedecke zu installieren. Aufgrund der Vibrationen des Hubschraubers und des Zustands des Patienten (kalte Haut, vasokonstriktive Extremitäten) sind weder eine kontinuierliche Sauerstoffsättigungsmessung noch eine zuverlässige nichtinvasive Blutdruckmessung möglich. Der MCM orientiert sich klinisch: eine unveränderte und stabile Kapnografiekurve (auch während der Windenbergung), ein kräftiger und regelmäßiger Radialispuls. Während des Flugs werden ein Bolus von 250 ml Ringer-Laktat sowie eine Dosis Ephedrin verabreicht.

35.6 Klinischer Verlauf

Im Schockraum zeigt der Patient ABC stabile Werten, ohne Katecholamine, GCS 3 und Körpertemperatur 33,5 °C.

- BGA: pH 7,39, BE –3,9, pCO_2 33,8, pO_2 483, Hb 145, Na 142, K 3,3, Lact. 2,0, Glu. 10,7
- CT-Polytraumaspirale: Diverse Gesichts- und Schädelfrakturen sowie zwei kleine traumatische, nicht raumfordernde Subarachnoidalblutungen. Thoraxtrauma mit Lungenkontusion und Fraktur der 3. und 4. Rippe links. Komplexe Trümmerfraktur der Skapula links. Dislozierte, mehrfragmentäre proximale Femurfraktur rechts. Nicht dislozierte Fraktur des Os sacrum.

Es wird eine externe Ventrikeldrainage (EVD) durch die Neurochirurgie eingelegt. Anschließend wird die dislozierte Femurfraktur operativ mit einem externen Fixateur durch die Orthopädie versorgt. Der Patient wird postoperativ, hämodynamisch und respiratorisch stabil auf die Intensivstation verlegt. Unter maximaler konservativer Hirndrucktherapie mit tiefer Sedation und Muskelrelaxation bleibt der intrazerebrale Druck (ICP) im Zielbereich. Zwei Tage nach Eintritt wird die Sedation schrittweise reduziert. Bei weiterhin komatösem Patienten werden durch eine Magnetresonanztomografie ausgedehnte generalisierte Shearing Injuries festgestellt. Es gibt keine Hinweise auf einen hypoxischen Hirnschaden. Am vierten Tag verbessert der Patient sich bedeutend und kann erfolgreich extubiert werden bei einem GCS von 12 ohne periphere neurologische Defizite. Obwohl die EVD am sechsten Tag gezogen werden kann, bleibt die Vigilanz des Patienten fluktuierend. Er entwickelt im Verlauf ein hyperaktives Delir, welches medikamentös durch die Psychiatrie eingestellt werden kann. Während des stationären Aufenthaltes werden die diversen Frakturen durch die Orthopädie und SKG-Chirurgie definitiv operativ versorgt. Nach einem Aufenthalt von insgesamt 39 Tagen wird der Patient in eine externe Rehabilitationsklinik verlegt. Zu diesem Zeitpunkt ist er bewusstseinsklar und allseits orientiert. Aus psychiatrischer Sicht wird er als unauffällig erachtet.

35.7 TOPS & FLOPS

Eine positive Entwicklung ist mit einer minimalen Zeitverzögerung vor Ort und einer schnellen Versorgung trotz schwieriger Bedingungen zu verbinden. Auch die sofortige zerebrale Protektion hat den Prognoseverlauf positiv beeinflusst. Sowohl technische Vorbereitung als auch kommunikative und kollaborative Aspekte innerhalb des Teams sind notwendig, insbesondere während der kritischen Phasen des erweiterten Atemwegsmanagements und der wenigen Minuten der Windenrettung.

35.7.1 Zusammenarbeit und Kommunikation

Die Behandlungsdauer war kurz angesichts des schwierigen Geländes und der Schwere der Verletzungen (Patientenkontakt um 16:03 Uhr, erste Kapnografiewerte um 16:15 Uhr, Windenrettung um 16:35 Uhr). Diese Schnelligkeit war durch die Anwesenheit von Zeugen vor Ort möglich, die selbst in der Bergrettung tätig sind und wissen, was zu tun war. Die sehr schnell getroffene Intubationsentscheidung nach einer kurzen medizinisch-technischen Besprechung zwischen dem HCM, dem MCM und dem vor Ort anwesenden Notarzt, ermöglichte eine effiziente Vorbereitung mit parallel arbeitenden Teams (Präoxygenierung des Patienten, Vorbereitung der Arbeitsplattformen, Vorbereitung der Intubation und Medikamente, Anlage des intravenösen Zugangs).

MERKE

- Die Kommunikation muss auf das notwendige Minimum beschränkt werden: Closed-Loop-Kommunikation.
- Der MCM muss einen klaren Plan präsentieren, Aufgaben verteilen und in der Lage sein, Vorschläge des Teams anzuhören.

35.7.2 Funkkommunikation

Die Funkverbindung ist vor dem Verlassen der Kabine von entscheidender Bedeutung. Der MCM muss ankündigen, dass er das Intercom des Hubschraubers verlässt und auf Funk umschaltet. Nachdem er überprüft hat, dass er auf dem richtigen Kanal ist, das Funkgerät eingeschaltet, die Lautstärke ausreichend eingestellt und das Headset korrekt angeschlossen ist, führt er einen Verbindungstest mit dem Piloten durch. In diesem Fall war alles in Ordnung. Leider drang während des Einsatzes Schnee in die Verbindung zwischen Funkgerät und Headset ein, was die Funkverbindung beim Start der Windenrettung verhinderte. Der MCM hatte die oben genannten Punkte überprüft, jedoch nicht an den Schnee in dieser Verbindung gedacht. Glücklicherweise war eine visuelle Kommunikation möglich, und Anweisungen konnten durch Handzeichen gegeben werden.

MERKE

- Die Funkkommunikation bei einer Windenrettung ist ein Sicherheitsfaktor.
- Bei normaler Kontrolle der anderen Punkte sollte auch an Fremdkörper in der Verbindung zwischen Headset und Funkgerät gedacht werden.

35.7.3 Phase der Windenrettung

Die Phase der Windenrettung ist ein entscheidender Moment, kurz, aber intensiv. Einen intubierten Patienten zu winden, erhöht die Komplexität und das Risiko von Fehlern. In jedem Fall sind Antizipation, technische Vorbereitung und regelmäßiges Training der Handgriffe, sei es an der Rettungsbasis oder während Schulungen entscheidend. Die ➤ Abb. 35.1 zeigt ein Beispiel für die Positionierung eines intubierten Patienten zur Windenrettung Die Positionierung kann unter anderem je nach verwendetem Material, Hubschraubertyp und Vorhandensein eines mechanischen Transportbeatmungsgeräts variieren (Skaiaa et al. 2024, Pietsch et al. 2021).

Gelände Die geografische Konfiguration des Geländes (enge Schlucht, Baumbestand) ist ebenfalls zu berücksichtigen. Im konkreten Fall führte nach der Positionierung des Patienten, dem Ausbalancieren der Lasten und der Befestigung des Monitorings gemäß SOP die Phase der Windenrettung zu einer erheblichen Rotation, die zu einer Trennung zwischen dem Kunststoffadapter des Tubus und dem Beatmungsballon führte. Die verschiedenen Verbindungen waren getestet und fest eingedrückt worden, aber die Kälte und Vibrationen haben wahrscheinlich zur Trennung beigetragen.

MERKE

Die Strategie der Windenrettung sollte gut besprochen werden: Kabellänge, Erlaubnis zum Haken der Last nach Erreichen des Hakens, Abwurfpunkt.

Windenlänge In diesem Fall wurde eine Länge von 30 m gewählt, um Hindernisse (Bäume) zu vermeiden, aber die Enge der Schlucht hinderte den Piloten daran, schnell Geschwindigkeit aufzunehmen, was die Last dem Downwash-Effekt aussetzte und die Rotation verursachte. Eine andere Option wäre gewesen, eine kurze Windenlänge („Kommando-Seil") zu verwenden, was eine schnelle Beschleunigung ermöglicht, aber das Bodenteam einem erheblichen Rotorabwind aussetzt und Material oder Personen destabilisieren kann, insbesondere in steilem Gelände.

Ausrüstung MCM Der MCM muss sicherstellen, dass der intravenöse Zugang leicht zugänglich ist und er die Basismedikamente (Hypnotikum, Muskelrelaxans, Analgetikum und eine Spritze zum Spülen des Injektionsmaterials) bei sich trägt. Die Gesichtsmaske (plus Guedel-Tubus) sollte sofort verfügbar sein (neben dem Kopf des Patienten abgelegt), falls eine unbeabsichtigte Extubation auftritt. Die Beatmung mit der Gesichtsmaske ist während der Windenrettung praktisch illusorisch; jedoch kann der MCM nach der Landung des Patienten ein physiologisches Ungleichgewicht korrigieren.

MERKE

Bei einer Windenrettung mit einem intubierten Patienten sind Antizipation, technische Vorbereitung sowie eine gute Zusammenarbeit und Kommunikation im Team grundlegende Sicherheitsgarantien und entscheidend zur Minimierung des Fehlerrisikos. Es darf nicht vergessen werden, das Vorhandensein von Schnee oder anderen Fremdkörpern in der Verbindung zwischen Headset und Funkgerät zu überprüfen!

35.7.4 Versorgung eines schweren Schädel-Hirn-Traumas im präklinischen Bereich

Die Kontrolle der verschiedenen sekundären zerebralen Schädigungen erfordert eine vollständige Überwachung, was im präklinischen Bereich nicht immer möglich ist. Die Basisparameter sind (in Prioritätsreihenfolge):

1. Sauerstoffsättigung
2. Nichtinvasive Blutdruckmessung
3. 3-Kanal-EKG
4. Temperatur

Oft fehlt ein Element oder mehrere (Skaiaa et al. 2024), abhängig von der Situation (Wetterbedingungen, Feuchtigkeit, Kälte), dem Zustand des Patienten (Schockzustand, kalte Extremitäten) und der Rettungsmethode (Störungen der Messungen durch Vibrationen, elektronische Interferenzen).

Die Kapnografie ist aber eine obligatorische Messung für jeden intubierten Patienten, insbesondere bei schwerem Schädel-Hirn-Trauma, da die enge Kontrolle der Kapnografie direkt mit der Gesamtprognose verbunden ist (Pietsch et al. 2021).

MERKE

- Eine vollständige Basisüberwachung ist erforderlich. Jedoch sollten die Parameter an die klinische Situation und an die verschiedenen technischen Phasen der Mission angepasst werden.
- Es kann erforderlich sein, auf die elektronische Messung bestimmter Parameter zu verzichten und sich auf die klinische Untersuchung zu verlassen (Herzfrequenz und Qualität des palpierbaren Pulses, Beobachtung des Brustkorbs).

Im vorliegenden Fall verzichtete der MCM vor der Windenrettung auf das 3-Kanal-EKG, um den Patienten nicht unnötig zu entkleiden. Nach dem Verladen in die Hubschrauberkabine half der HCM, das Monitoring zu vervollständigen. Einige Parameter wurden aufgrund der oben genannten Interferenzen nicht regelmäßig gemessen (nichtinvasive Blutdruckmessung, Sauerstoffsättigung). Zu jedem Zeitpunkt zeigte die Kapnografie jedoch eine Stabilität der Werte (direkt verbunden mit dem Herzzeitvolumen und damit dem Blutdruck) sowie der Form der Kurve, die einen ausgezeichneten Überblick über die Belüftungsbedingungen bietet. Wenn erforderlich, überprüfte der MCM die fehlenden Parameter anhand der klinischen Untersuchung: Palpation des Pulses und Beobachtung der Bewegungen des Brustkorbs.

MERKE

- Eine vollständige Basisüberwachung ist erforderlich. Die Parameter sollten jedoch an die klinische Situation und an die verschiedenen technischen Phasen der Mission angepasst werden.
- Es kann erforderlich sein, auf die elektronische Messung bestimmter Parameter zu verzichten und sich auf die klinische Untersuchung zu verlassen (Herzfrequenz und Qualität des palpierbaren Pulses, Beobachtung des Brustkorbs).

Was wäre, wenn …

- … vor Ort zufällig keine Zeugen gewesen wären, die selbst in der Bergrettung aktiv sind?
  - Die Alarmmeldung der Zentrale hätte diese zahlreichen technischen Schwierigkeiten (geografische Gegebenheiten, notwendige Windenrettung) nicht erwähnt.
  - Der Pilot hätte spezialisierte Verstärkung anfordern müssen, die in schwierigem Gelände arbeiten kann (Bergführer oder Hubschrauber-Rettungsspezialisten), was die Einsatzdauer verlängert hätte.
- … der MCM hätte nicht intubieren können?
  - Trotz des systematischen Einsatzes eines Videolaryngoskops kann eine Blutung der Atemwege die Visualisierung der Stimmbänder erheblich erschweren oder sogar unmöglich machen.
  - Die nächste Eskalationsstufe wäre eine Notfalloxygenierung gewesen, entweder mittels Larynxmaske (schwierig bei aktiver Blutung im Retropharynx) oder mittels FONA (Front of Neck Access, also Koniotomie). Die Anatomie des Patienten bot dabei deutliche anatomische Orientierungspunkte: einen langen, schlanken Hals mit wenig subkutanem Fettgewebe.
  - Im Zweifelsfall könnte die Identifikation der Koniotomie-Membran mittels Ultraschalls durchgeführt werden.
- … der Patient vor Ort nicht intubiert worden wäre oder während der Windenphase extubiert worden wäre?
  - In beiden Fällen wäre die Beatmung mit einer Gesichtsmaske während der Windenrettung illusorisch gewesen. Es könnte nur eine passive Oxygenierung mit der Gesichtsmaske (± Guedel-Einlage) angeboten werden, was jedoch kaum effektiv ist und die Ziele der Oxygenierung sowie die Überwachung der Kapnografie, die bei schwerem Schädeltrauma entscheidend sind, gefährden würde.
- … der Patient einen Schockzustand oder unzureichende Zielwerte des Blutdrucks im Rahmen der Behandlung eines schweren Schädeltraumas gezeigt hätte?
  - Die ersten Maßnahmen wären Flüssigkeitsboli zur Volumenauffüllung, kombiniert mit einem einfachen Sympathomimetikum (z. B. Ephedrin).
  - Bei einem refraktären Schock wäre der nächste Schritt die Anwendung von Katecholaminen wie Noradrenalin gewesen (➤ Kap. 35.8). Im RTH sind die Rettungssäcke mit Noradrenalin (1 Ampulle von 1 mg/1 ml) ausgestattet. Durch ausreichende Verdünnung dieses Katecholamins kann es peripher injiziert und in Bolus angewendet werden.

35.8 Noradrenalin: Verdünnungstipps und Tricks für prähospitale Verabreichung

Es gibt verschiedene mögliche Zubereitungen, die mehr oder weniger komplex sind. Hier werden zwei konkrete Verdünnungsvarianten, die in der präklinischen Versorgung einfach vorzubereiten sind (zu bewerten je nach Produkten und Lösungen, die in den Rettungsdiensten zur Verfügung stehen), vorgestellt:

1. Verdünnung von 1 mg in 100 ml NaCl 0,9 %, was 10 µg/ml ergibt:
   - Wiederholte Bolusgaben von 1 ml/10 µg, je nach angestrebtem Blutdruckziel.
   - Spritze mit 50 ml = 500 µg insgesamt zu verabreichen mit einer elektrischen Spritzenpumpe bei der Anfangsdosierung von 0,1 µg/kg/min. Im vorliegenden Fall bei einem Patienten von 85 kg wäre die anfängliche Einstellung etwa 51 ml/h = 510 µg/h (0,1 µg × 85 kg × 60 min= 510 µg/h).
2. Verdünnung von 1 mg in 500 ml Ringer-Laktat, was 2 µg/ml ergibt:
   - Eine solche Verdünnung ist weder als Bolus noch mit einer elektrischen Spritzenpumpe praktikabel (erfordert zu viel Volumen oder zu hohe Infusionsgeschwindigkeiten).
   - Diese Verdünnung kann in Tropfen/Minute verwendet werden, wobei dasselbe Dosierungs-

ziel von 0,1 µg/kg/min angestrebt wird. Bei einem 85 kg schweren Patienten benötigen wir 8,5 µg/min (0,1 × 85 ÷ 1 min), was 4,25 ml entspricht (8,5 µg÷ 2 µg/ml). Ein Milliliter Flüssigkeit entspricht 20 Tropfen, sodass 85 Tropfen/min verabreicht werden müssen (4,25 ml × 20 Tropfen/min = 85 Tropfen/min). Es ist daher relativ einfach, etwa 1 Tropfen/s zu berechnen und die Wirkung zu titrieren bzw. die Tropfgeschwindigkeit auf 2 Tropfen/s zu erhöhen oder auf 1 Tropfen alle 2 s zu reduzieren (entsprechend 0,1 µg/kg/min bzw. 0,05 µg/kg/min). Diese sehr verdünnte Verabreichungsmethode eignet sich für lange Fahrten, bei denen die Situation eher stabil ist und es zu wenigen Manipulationen an der Infusion kommt. Für kurze Fahrten mit einem instabilen Patienten und Schwankungen in der Höhe des Medikamentenbeutels (Öffnen und Schließen des Durchflussmessers) ist diese Verabreichungsart hingegen weniger geeignet. Obwohl diese Verdünnung sicher ist, muss die Infusionsrate ständig vom MCM überwacht werden.
- So verdünnt kann Noradrenalin an dieselbe Infusionsleitung angeschlossen werden wie andere Medikamente, die in Bolusform verabreicht werden, da die Menge an Katecholaminen, die bei jedem Bolus verabreicht wird, vernachlässigbar ist (bei einem erwachsenen Patienten).

Zusammenfassung

- Orts- und Situationsinformationen sind wichtige Aspekte.
- Kommunikation und klare Absprachen der Crew erhöhen die Sicherheit sowie den reibungslosen Ablauf eines Einsatzes. Dabei sollen bewusst alle fachspezifischen Aspekte aus den unterschiedlichen Blickwinkeln einfließen. Idealerweise ergibt sich daraus ein gemeinsam abgestimmtes Vorgehen (Decision Making). Bei Differenzen muss der Pilot als CDR (Kommandant) den finalen Entscheid treffen.
- V. a. bei Windeneinsätzen muss das mitzunehmende Material gut antizipiert werden, da man ggf. länger ohne weitere Zufuhrmöglichkeiten zurechtkommen muss.
- Neben den Verletzten oder Erkrankten muss im Hochgebirge auch für die Sicherheit der Unverletzten gesorgt und diese ggf. prophylaktisch evakuiert werden.

LITERATUR

Hollott J, Stokoe A, Vallance S et al. Advanced Ventilation and Monitoring During Helicopter Hoist Extraction of an Intubated Patient. Air Med J. 2020; 39(6): 512–515.

Hossfeld B, Bein B, Boettiger BW et al. Recommended practice for out-of-hospital emergency anaesthesia in adults. Statement from the Out-of-Hospital Emergency Anaesthesia Working Group of the Emergency Medicine Research Group of the German Society of Anaesthesiology and Intensive Care. Eur J Anaesthesiol. 2016; 33: 881–897.

Knapp J, Doppmann P, Huber M et al. Pre-hospital endotracheal intubation in severe traumatic brain injury: ventilation targets and mortality – a retrospective analysis of 308 patients. Scand J Trauma Resusc Emerg Med. 2023; 31: 46.

Lulla A, Lumba-Brown A, Totten AM et al. Prehospital Guidelines for the Management of Traumatic Brain Injury – 3d Edition. Prehosp Emerg Care. 2023; 27(5): 507–538.

Pietsch U, Knapp J, Kreuzer O et al. Advanced airway management in hoist and longline operations in mountain HEMS – considerations in austere environments: a narrative review. The International Commission for Mountain Emergency Medicine (ICAR MEDCOM) endorses this review. Scand J Trauma Resusc Emerg Med. 2018; 26: 23.

Pietsch U, Knapp J, Mann M et al. Incidence and challenges of helicopter emergency medical service (HEMS) rescue missions with helicopter hoist operations: analysis of 11,228 daytime and nighttime missions in Switzerland. Scand J Trauma Resusc Emerg Med. 2021; 29: 92.

Pietsch U, Müller M, Hautz WE et al. The importance of normocapnia in patients with severe traumatic brain injury in prehospital emergency medicine. JACEP Open. 2025; 6: 100193.

Skaiaa SC, Roslin A, Heggland T et al. Characteristics of helicopter hoist operations with intubated patients: a retrospective analysis of a Norwegian physician staffed SAR helicopter service. Scand J Trauma Resusc Emerg Med. 2024; 32: 118.

Tran QK, Mester G, Bzhilyanskaya V et al. Complications of vasopressor infusion through peripheral venous catheter: A systematic review and meta-analysis. Am J Emerg Med. 2020; 38: 2434–2443.

KAPITEL

36

Julian Wehrle
Unter Mitwirkung von: Peter-Christian Müller, Lukas Styger

Schwarzeis und Eisrettung

Fallbericht

Setting

Helikopterstandort
Höchstgelegene Einsatzbasis der Schweiz auf 1.707 m ü. M. mit durchschnittlich 700 Einsätzen pro Jahr, davon 90 % Primäreinsätze

Helikopter
Leonardo AW109SP

Besatzung
Pilot, HCM (Rettungssanitäter), MCM (Notarzt), optional RSH (Rettungsspezialist Helikopter) der Alpinen Rettung Schweiz im Milizsystem

Operationelle Besonderheiten
Nachtflug, Rettungswinde (auch nachts), Longline, Windenseilverlängerung (Tarzaman), Tau, Seilbahnevakuation, Eisrettung

Alarmierung

An einem sonnigen Wochenende in der touristischen Winterhochsaison geht bei der Helikopter-Einsatzzentrale (HEZ) um 11:39 Uhr ein Notruf ein: Drei Personen sind auf einem der regionalen Seen ins Eis eingebrochen. Seitens HEZ wird umgehend der Rettungshelikopter alarmiert sowie die Kantonspolizei und die bodengebundene Rettung.

Preflight-Abklärungen (Wetter/Team/Einsatztaktik)

Am Tag des Einsatzes kommen mehrere Faktoren zusammen: Es ist Wintersport-Hochsaison, Wochenende, sonniges Wetter und Schwarzeis auf mehreren umliegenden Seen. In sehr kalten Klimazonen oder im Hochgebirge kann es im Winter zu diesem besonderen Naturphänomen kommen. Bei bestimmten Wetterbedingungen (tiefe Minustemperaturen über mehrere Tage ohne Schneefall) gefriert die Oberfläche der Gewässer kompakt

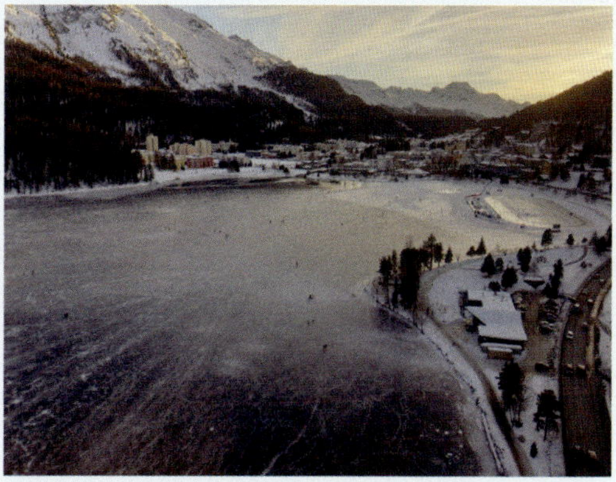

Abb. 36.1 Schwarzeis auf einem Gebirgssee [M1706]

und transparent. Es kommt zum sog. Schwarzeis (➤ Abb. 36.1). In der Regel ist das Eis in Dicke und Festigkeit nicht homogen. Je nach Wassertiefe und Strömungen gibt es dann am selben Gewässer sichere, begehbare Bereiche und unsichere Zonen. Dennoch sind Wintersportaktivitäten, vor allem Eislaufen, auf den zugefrorenen Gewässern dann besonders beliebt. Der erste Schneefall beendet häufig bereits nach wenigen Tagen die Schwarzeisphase.

Dieser Umstand wurde beim Morgenbriefing im Team besprochen und angesichts der hohen Wahrscheinlichkeit eines Zwischenfalles auf dem Eis die Abläufe einer Eisrettung rekapituliert (➤ Tab. 36.1)[1].

Anflug und Ersteindruck

Bereits im Anflug zeigt sich eine einzelne leblose Person mit dem Gesicht im Wasser am Rande eines mehrere Meter großen Loches im Eis. Eine zweite Person befindet sich in unmittelbarer Nähe am Rande des Eisloches und ist offenbar im Begriff eines Rettungsversuchs. Beim Eintreffen des

Tab. 36.1 Abklärungen und Gedanken

HEZ	Ein Eiseinbruch bedeutet für den Verunfallten höchste zeitliche Dringlichkeit: Bereits wenige Minuten im eiskalten Wasser können den Unterschied zwischen folgenlosem Zwischenfall und Tod bedeuten. Einsatztaktisch ist damit zu rechnen, dass bei Rettungsversuchen noch weitere Personen einbrechen und ebenfalls zeitnah gerettet und versorgt werden müssen. Je nach Verhältnissen kann die Rettung aus dem Eiswasser auch den professionellen Retter so weit unterkühlen, dass er anschließend den Einsatz nicht zu Ende führen kann und möglicherweise selbst Hilfe braucht. Daher wird entsprechend dem Konzept „Eisrettung" nicht nur ein Rettungshelikopter, sondern auch die örtliche Polizei und der bodengebundene Rettungsdienst alarmiert.
Pilot	Ideale Flugverhältnisse, keine besonderen fliegerischen Herausforderungen zu erwarten. Ein Flug ohne Unterstützung des HCM im Cockpit ist unter diesen Bedingungen gut möglich. Einsatztaktisch wird gemeinsam überlegt, dass zunächst alle im Wasser befindlichen Personen ans Ufer gebracht werden müssen, bevor die medizinische Versorgung beginnen kann.
HCM	Der HCM begibt sich direkt in WOP-Position (Winchoperator = bedient die Winde) um eine direkte Windenoperation ohne Zeitverlust durch eine Zwischenlandung zu ermöglichen.
MCM	Der MCM wird in diesem Fall in einem Trockenanzug als Retter an der Winde eingesetzt (➤ Abb. 36.2). Als Rettungsmittel dient eine Rettungsschlaufe. Das ist eine stabile, gepolsterte Schlinge, welche unter den Armen um den Brustkorb des Patienten geführt und mittels eines Karabiners geschlossen wird (➤ Abb. 36.3). Damit der Patient nicht während des Fluges aus der Schlinge rutschen kann, müssen die Arme des Patienten durch den Retter fest an den Körper gepresst werden. Angesichts des Absturzrisikos wird die Rettungsschlaufe nur bei absolut zeitkritischen Situationen eingesetzt, wenn kein sichereres Rettungsmittel verwendet werden kann. Die Vorbereitungen des MCMes für diesen Einsatz sind besonders aufwendig und erfolgen unter hohem Zeitdruck: Ablegen von Schuhen, Jacke und Funkgerät, anschließend Anziehen von Trockenanzug und Klettergurt. Nach Beginn des Windeneinsatzes gibt es keine Möglichkeit mehr, über Funk mit dem Team zu kommunizieren. Daher sind ein ausgearbeitetes Konzept und eine vorausschauende Besprechung essenziell.
Weiteres Teammitglied?	Einen zusätzlichen RSH aufzubieten, kostet zu viel Zeit und ist daher bei diesem Einsatz bzw. im Rahmen des Konzepts keine Überlegung.
Einsatzkräfte vor Ort?	Beim Eintreffen des Helikopters am Einsatzort, wenige Minuten nach Alarmeingang, sind noch keine zusätzlichen Einsatzkräfte vor Ort.

Helikopters zieht sich die zweite Person rasch in sichere Entfernung zurück, um nicht vom Downwash in Mitleidenschaft gezogen zu werden.

[1] In der Zwischenzeit wurde das Konzept „Eisrettung" der Einsatzbasis überarbeitet. Das Aufgebot wurde dabei um Feuerwehr und/oder einen zweiten Helikopter erweitert, damit den besonderen Herausforderungen flexibler begegnet werden kann.

36.1 Rettungsprozedere

Wie zuvor besprochen, startet das Team direkt aus dem ersten Anflug in die Windenrettung mit der Rettungsschlaufe. Der MCM taucht um 11:48 Uhr hinter dem Patienten ins Wasser und kann die Rettungsschlaufe wie vorgesehen um den Brustkorb des Patienten legen und schließen. Er gibt das Zeichen zum Aufwinden. Der Pilot fliegt eine kurze Strecke zum nächsten geeigneten Zwischenlandeplatz auf festem Grund: Es ist eine Langlaufloipe. Der gepresste Schnee vereinfacht die weitere Versorgung gegenüber den Tiefschneeverhältnissen im freien Feld. Beim Ablegen ist der Patient weiterhin schlaff und leblos. Der MCM klinkt den Windenhaken aus und dreht den Patienten in Rückenlage, während der Helikopter einige Meter entfernt landet.

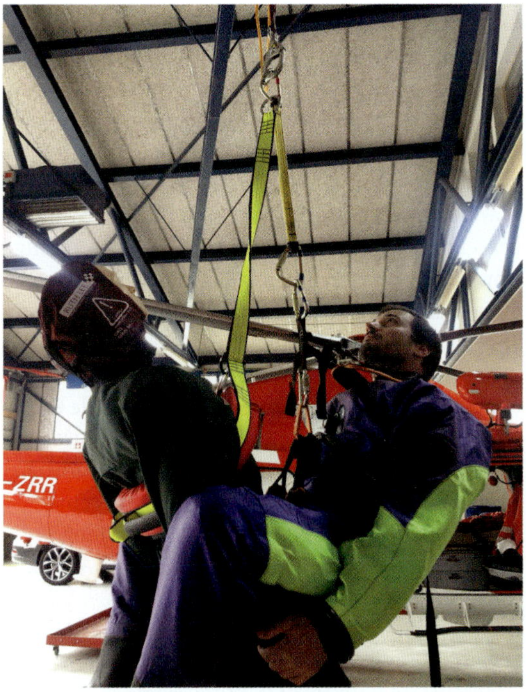

Abb. 36.2 MCM im Trockentauchanzug an der Winde (Trainingsbild) [M1710]

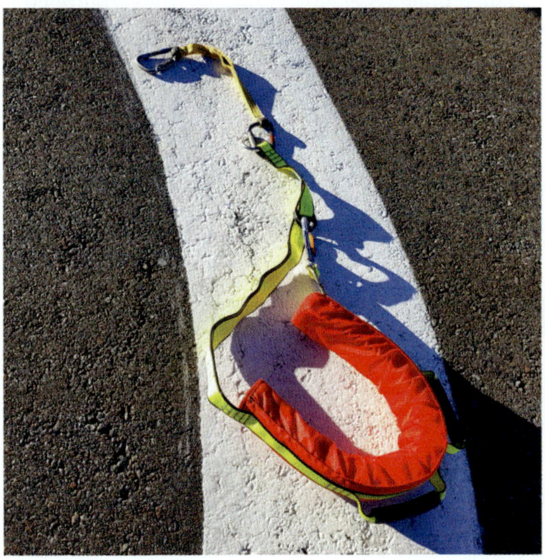

Abb. 36.3 Rettungsschlaufe TYRloop (Modell ähnlich dem im Fallbericht verwendeten Produkt) [M1706]

36.2 Medizinische Ersteinschätzung und Erstmaßnahmen nach Eintreffen

Der Patient atmet nicht – der MCM beginnt mit Thoraxkompressionen. Seit der Alarmierung sind 13 min verstrichen. Kurz darauf treffen HCM und Pilot mit der Ausrüstung ein, übernehmen die Thoraxkompressionen und schließen den Defibrillator an. Der MCM übernimmt die gewohnte Position am Kopf des Patienten.

VERDACHTSDIAGNOSE

Kreislaufstillstand nach Einbruch in kaltes Wasser. Wahrscheinliche Ursachen des Kreislaufstillstandes sind Hypothermie, Rhythmusstörungen, Hypoxie durch Ertrinken oder eine Kombination daraus.

36.3 Anamnese

Eine Anamnese ist bei dem bewusstlosen Patienten nicht möglich. Anhand der Alarmmeldung und der Umgebung lässt sich schließen, dass der Patient sich bis zum Unfall sportlich betätigt hat und somit zumindest eine ordentliche Belastbarkeit aufwies (➤ Tab. 36.2).

Tab. 36.2 SAMPLER

SAMPLER	Beschreibung
Symptome und Befunde	Kreislaufstillstand
Allergien	Unbekannt
Medikation	Unbekannt
Patientenvorgeschichte	Unbekannt
Letzte Mahlzeit	Unbekannt
Ereignisse direkt vor dem Notfall	Sportliche Aktivität auf dem zugefrorenen See. Einbruch in kaltes Wasser wenige Minuten vor Alarmierung.
Risikofaktoren	Unbekannt

36.4 Medizinische Versorgung und Maßnahmen

Die erste Rhythmuskontrolle zeigt eine Asystolie. Dem HCM gelingt ein Venenzugang und er verabreicht 1 mg Adrenalin. Bei der Intubation mittels Videolaryngoskop fällt Wasser im Pharynx auf, die Intubation gelingt problemlos. Nach 10 min Reanimation zeigt sich ein tachykarder Sinusrhythmus und ein gut tastbarer Karotispuls. Der Patient ist nass, wegen der Reanimationsmaßnahmen teilweise entkleidet und liegt im Schnee. Die Umgebungstemperatur beträgt –1 °C. Das Stoppen der weiteren Auskühlung hat hohe Priorität und das Team entscheidet den Patienten so rasch wie möglich für den Transport vorzubereiten und in den beheizten Helikopter zu bringen. Das Monitoring wird komplettiert und ein mechanisches Reanimationsgerät (AutoPulse) wird eingerichtet für den Fall einer erneuten Reanimation während des Fluges. Auf weitere Maßnahmen am Patienten wird verzichtet um eine zusätzliche Auskühlung vermeiden. Die ösophageale Temperatur beträgt 32,5 °C (➤ Tab. 36.3).

36.4.1 Grundsätze der Reanimation bei Hypothermie

Für die Reanimation unter Hypothermie gelten einige Besonderheiten, welche im Kapitel „Cardiac arrest in special Circumstances" der ERC-Guidelines erläutert werden (Lott et al. 2025). Zusammenfassend gelten folgende Grundsätze: Eine Hypothermie kann, sofern sie vor dem Kreislaufstillstand eingetreten ist, die Prognose extrem verbessern. Daher sind unter bestimmten Voraussetzungen prolongierte Reanimationsanstrengungen bis zu mehreren Stunden gerechtfertigt. Bei der Reanimation gibt es einige Abweichungen zum Standardalgorithmus:

- Falls aufgrund schwieriger Umgebungsbedingungen keine unterbrechungsfreie CPR möglich ist, so ist eine verzögerte oder intermittierende CPR bei hypothermen Patienten eine akzeptable Option.
- Falls ein Kammerflimmern nach drei Defibrillationen persistiert, sollte erst wieder bei einer Kerntemperatur > 30 °C defibrilliert werden.
- Bei einer Kerntemperatur < 30 °C: keine Adrenalingabe.
- Adrenalin mit verlängertem Dosisintervall von 6–10 min verabreichen, sobald die Kerntemperatur im Bereich 30 °C–35 °C liegt.
- Der Einsatz extrakorporaler Kreislaufunterstützung (Extracorporeal Life Support, ECLS) hat einen hohen Stellenwert und ist das Verfahren der Wahl bei instabilen oder reanimationspflichtigen hypothermen Patienten.

Eine Übersicht bietet der zugehörige ERC-Algorithmus „Notfallbehandlung bei akzidenteller Hypothermie" in ➤ Abb. 36.4.

Tab. 36.3 xABCDE

xABCDE	Beschreibung	Maßnahme
e**X**sanguination	Keine Anzeichen, kein Verdacht	–
Airway	Wasser im Pharynx	Intubation und Verifikation der Tubuslage mittels CO_2-Messung und Auskultation.
Breathing	Tief bewusstlos, keine Spontanatmung	Kontrollierte Beatmung
Circulation	Primär Asystolie – nach 10 min ACLS ROSC mit gut tastbarem Puls. Venenzugang vorhanden	Vervollständigung des Monitorings und Vorbereitung des AutoPulse für den Transport
Disability	Patient leblos, GCS 3, Pupillen weit, in der sehr hellen Umgebung ist die Lichtreaktion nicht überprüfbar	–
Exposure & **E**nvironment	Temperatur ösophageal: 32,5 °C.	Verzicht auf zusätzliche Maßnahmen, um die weitere Auskühlung zu stoppen. Bestmögliches Wärmen mit den vorhandenen Mitteln.

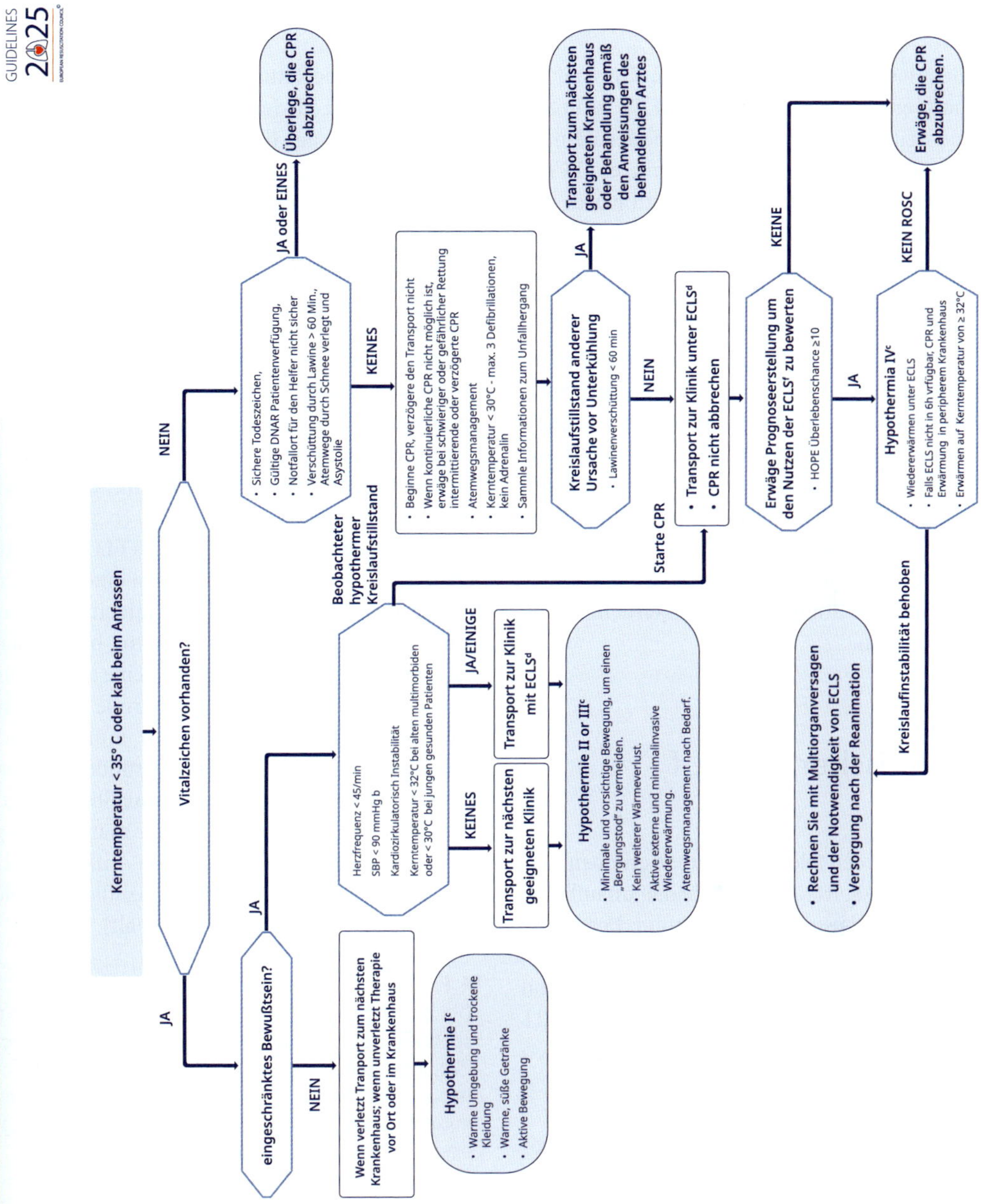

Abb. 36.4 Notfallbehandlung bei akzidenteller Hypothermie © German Resuscitation Council (GRC), European Resuscitation Council (ERC) 2025 [F781-058]

36.5 Zielklinik und Transport

Der Patient hat zunächst einen stabilen Kreislauf bei ROSC nach erfolgreicher Reanimation. Er ist unterkühlt und weiterhin tief bewusstlos ohne Sedation. Es braucht eine Maximalversorgungsklinik, ein ECLS-Zentrum ist zu erwägen. In diesem Fall wurde der Patient in die nächstgelegene Zentrumsklinik (ohne ECLS) geflogen.

Unterwegs wechselt der Rhythmus in eine supraventrikuläre Bradyarrhythmie mit Frequenzen um 35–60/min. Endexpiratorisches CO_2 ist weiterhin messbar, Karotispuls schwach tastbar, nichtinvasiver Blutdruck jedoch nicht messbar und die SpO_2-Messung aufgrund der Hypothermie unzuverlässig. Durch Gabe von 0,5 mg Atropin und intermittierend 20 µg-weise Adrenalin kann der Patient vorübergehend stabilisiert werden. Noch bei Übergabe im Schockraum muss jedoch bei erneuter profunder kreislaufrelevanter Bradykardie mit externem Pacing begonnen werden.

36.6 Klinischer Verlauf

In der Klinik werden folgende Befunde erhoben: CT-Thorax: leichte Aspiration. CT-Schädel: unauffällig. Die Maßnahmen bestehen aus Sedation, Beatmung und Aufwärmen. Im Verlauf kommt es beim Aufwachversuch zu Krampfanfällen. Trotz erneuter Sedation fällt der Patient in einen Status epilepticus. Das MRT zeigt schließlich Zeichen des schweren hypoxischen Hirnschadens. Der Patient verstirbt in der zweiten Woche nach seinem Unfall.

Die zweite eingebrochene Person wurde noch vor Eintreffen des Helikopters durch einen Laienhelfer gerettet. Im Zuge der Rettung brach der Retter ebenfalls ein. Es gelang ihm jedoch, sich selbst und die besagte zweite verunfallte Person aufs feste Eis zu bringen – noch vor Eintreffen des Helikopters am Unfallort. Beide wurden bodengebunden ins nahegelegene Regionalspital gebracht und haben den Unfall ohne Folgen überlebt.

36.7 TOPS & FLOPS

TOP war, dass die Rettung des bewusstlosen Patienten sehr schnell und effizient erfolgte: Von Alarmeingang bis zur Rettung aus dem Wasser vergingen gerade einmal 9 min und vom Eintreffen am Unfallort bis zum Beginn der medizinischen Versorgung am Zwischenlandeplatz vergingen nur weitere 3 min. Eine derart schnelle Rettung war nur durch Vorliegen eines detaillierten Konzepts, die optimale Vorbereitung und das Training dessen sowie den Einsatz der Rettungsschlaufe möglich.

Ebenso ein **TOP:** Initiiert durch den HCM wurde bereits direkt nach Schichtbeginn der Ablauf einer Eisrettung vom ganzen Team rekapituliert und die Vorbereitung trainiert. Dadurch konnte die Zeit bis zur Rettung verkürzt werden.

Die Wahl der Zielklinik könnte als **FLOP** diskutiert werden: Eine direkte Zuweisung in eine Klinik mit ECLS-Kapazität wäre nach ERC-Guidelines gerechtfertigt gewesen. Die Leitlinie gibt vor, bei kreislaufinstabilen, hypothermen Patienten eine solche Klinik zu avisieren. Dabei ist die Hypothermie definiert als Kerntemperatur < 32 °C bei alten, multimorbiden Patienten bzw. < 30 °C bei jungen gesunden Patienten. Bei diesem ca. 65-jährigen und mutmaßlich gesunden Patienten wurde aufgrund der nur mäßigen Hypothermie und dem deutlich kürzeren Anflug entschieden, die nächste Zentrumssklinik anzufliegen (welche jedoch keine ECLS-Leistungen vorhält).

MERKE

Die Rettung eines Menschen bei Eiseinbruch stellt eine spezielle Herausforderung dar und bedarf vorheriger Planung und Training der speziellen Verfahren. Die Handhabung einer Rettungsschlaufe ist speziellen Situationen mit hohem Zeitdruck vorbehalten, der Einsatz kann für eine Eisrettung gerechtfertigt sein.

Für die Reanimation in Hypothermie gelten spezielle Regeln hinsichtlich Dauer der Reanimation, Anzahl der Defibrillationsversuche und Intervall der Medikamentengabe in Abhängigkeit von der Kerntemperatur. ECLS-Verfahren haben einen hohen Stellenwert bei der Versorgung kreislaufinstabiler und hypothermer Patienten.

Was wäre, wenn …

- … am Einsatzort tatsächlich zwei oder noch mehr Personen eingebrochen gewesen wären?
Mit der Rettungsschlaufe können Personen nur einzeln gerettet werden. Zugleich wird der MCM als Retter am Windenseil eingesetzt. Im Falle mehrerer verunfallter Personen muss nach der ersten Rettung priorisiert werden: Wird der erste Patient medizinisch versorgt oder werden zunächst weitere Personen gerettet? Eine Kommunikation zwischen MCM und HCM oder Pilot ist nach Beginn der Windenaktion kaum mehr möglich: Zum einen wird das Funkgerät nicht mitgeführt. Zudem ist selbst die Kommunikation mittels Handzeichen nur eingeschränkt möglich, da der Patient während des Fluges manuell gegen das Abrutschen aus der Rettungsschlaufe gesichert werden muss. Im Fall der Eisrettung ist die Priorität klar bei der Rettung aller Personen aus dem Eis. Dies wurde im Team bereits im Anflug besprochen.
- … der Patient keinen ROSC erreicht hätte?
Nach dem Leitsatz „Nobody is dead until warm and dead" muss der unterkühlte Patient unter Reanimation in eine geeignete Klinik geflogen werden. In diesem Fall ist zwingend ein ECLS-Zentrum als Zielklinik zu wählen. Eine Reanimation während des Fluges ist aufgrund der beengten Platzverhältnisse im Helikopter eine besondere Herausforderung: Der Patient ist im Rettungshelikopter Leonardo AW109SP nur von der linken Seite zugänglich. Eine hochwertige, leitliniengerechte Reanimation ist unter bestimmten Voraussetzungen dennoch möglich:
  - Der Patient ist bereits vor Abflug intubiert und beatmet. Die Intubation in der Kabine ist aufgrund der Platzverhältnisse stark erschwert: Das Kopfende der Patientenliege ist direkt hinter dem Co-Piloten-Sitz, sodass der Kopf des Patienten nur von der linken Seite zugänglich ist.
  - Ein i. v.- oder i. o.-Zugang sollte bereits vor Abflug etabliert sein. Der linke Arm des Patienten ist auch während des Fluges zugänglich. Ein Ausweichen auf die Gegenseite bei erschwerten Venenverhältnissen beziehungsweise das Setzen eines i. o.-Zugangs sind allerdings aufgrund der Platzverhältnisse maximal erschwert.
  - Eine bereits installierte mechanische Reanimationshilfe ist in dieser Situation von unschätzbarem Vorteil: Die Qualität mechanischer Thoraxkompressionen ist konstant hoch, während eine prolongierte Reanimation im Zweierteam zwangsläufig zur Ermüdung führt. Zudem erhöht es die Sicherheit der Crew, da unterbrechungsfreie Thoraxkompressionen möglich sind, während die Crew angeschnallt vom Sitz aus arbeiten kann.
  - Der HCM befindet sich zur Unterstützung in der Kabine. Der Einsatz des HCM zur Unterstützung der medizinischen Patientenversorgung ist ganz offensichtlich von großem Nutzen bei jeglichem medizinisch aufwendigen Transport. Zu berücksichtigen ist, dass der HCM in diesem Fall nicht mehr zur Unterstützung des Piloten im Cockpit zur Verfügung stand. Die Sicherheit des Fluges geht in jedem Fall immer vor. Die Entscheidung hängt maßgeblich von den Flugbedingungen ab und die endgültige Entscheidung trifft immer der Pilot.
- … es –20 °C und Wind gehabt hätte?
Unter solchen Bedingungen wäre eine Reanimation im Freien aus mehreren Gründen kaum mehr möglich: Der für Thoraxkompressionen und den Einsatz des Defibrillators teilweise entkleidete und nasse Patient kühlt noch schneller aus. Für das gesamte Team gilt, dass die Arbeit in den üblichen Nitrilhandschuhen kaum möglich ist, weil die Hände sofort eiskalt sind und feinmotorische Aufgaben gänzlich unmöglich werden. Insbesondere die Einsatzfähigkeit des MCM wäre innerhalb kurzer Zeit stark beeinträchtigt: Trockenanzug und Neoprenhandschuhe schützen unter diesen Bedingungen nur unzureichend. Schlimmstenfalls könnte er den Einsatz nicht zu Ende führen und bräuchte selbst medizinische Hilfe wegen Unterkühlung. Eine weitere Schwierigkeit bei großer Kälte stellen Material und Medikamente dar: Einige Geräte versagen bei diesen Bedingungen ganz

oder teilweise. Infusionslösungen gefrieren in der Leitung. Sekret gefriert im Absaugschlauch und verstopft diesen. Vor diesem Hintergrund wäre die Rettung in die geschützte Helikopterkabine vor Beginn der Reanimation trotz der extrem beengten Platzverhältnisse zu überlegen gewesen.

- … ein Patient im kalten Wasser versunken wäre?
  Sollte eine Person das Bewusstsein verlieren und im kalten Wasser untergehen, so schwinden die Chancen auf eine erfolgreiche Rettung aus naheliegenden Gründen drastisch: Der Verunfallte müsste zunächst von einem Taucher gefunden und zurück zum Eisloch an der Wasseroberfläche gebracht werden. Das Tauchen unter geschlossener Eisdecke stellt an sich schon eine spezielle Herausforderung dar. Eine Rettungsaktion unter diesen Bedingungen benötigt ein ganzes Team mit umfangreicher Spezialausbildung und entsprechender Spezialausrüstung. Es gibt keine Einsatzbereitschaft, welche dies in sinnvoller Zeitspanne gewährleisten könnte.

LITERATUR

Lott C, Karageorgos V, Abelairas-Gomez C et al. European Resuscitation Council Guidelines 2025 Special Circumstances in Resuscitation. Resuscitation. 2025;215(Suppl 1): 110753.

KAPITEL

37 Tauchunfall

Christian Wölfel
Unter Mitwirkung von: Roland Albrecht, Nino Blumenthal

Fallbericht

Setting

Helikopterstandort
Mittellandbasis mit ca. 900 Einsätzen pro Jahr, davon etwas über 50 % Primäreinsätze

Helikopter
Airbus Helicopters H145 D-2

Besatzung
Pilot, HCM, MCM (Notärztin), zusätzlicher HCM als WOP

Operationelle Besonderheiten
4-Achsen-Autopilot, satellitengestützte Anflugverfahren, Nachtflug, Rettungswinde

Alarmierung

An einem Tag Ende Mai alarmiert der Bauführer einer Tauchbaustelle in einem großen See um 10:50 Uhr die Helikopter-Einsatzzentrale (HEZ) mit seinem Mobiltelefon. Ein Berufstaucher wurde wenige Minuten nach dem Auftauchen bewusstlos. Seine Kollegen führen Basic Life Support (BLS) durch und die kardiopulmonale Reanimation (CPR) laufe. Der Anrufer befindet sich zusammen mit dem Patienten und vier weiteren Personen auf einem kleinen Ponton, gut 500 m vom Ufer entfernt. Die ungefähren Koordinaten sind der HEZ bekannt, da sie ihr vor Beginn der Arbeiten von dem Unternehmen zusammen mit dem Notfallplan für die Baustelle und allen relevanten Kontaktinformationen mitgeteilt wurden. Der Helikoptereinsatz ist die schnellstmögliche Variante, den Patienten professionell medizinisch zu versorgen. Die Alarmierung erfolgte deswegen direkt an die HEZ. Es handelt sich um einen Windeneinsatz, da die MCM und der HCM auf den Ponton abgeseilt werden müssen.

Preflight-Abklärungen (Wetter/Team/Einsatztaktik)

Der Nebel über dem auf etwa 430 m über N. N. liegenden Gewässer hat sich im Verlauf des Morgens nur teilweise gelichtet, sodass eine noch etwas dunstige Sicht besteht. Die Ufergeografie ist hügelig, südlich des Pontons erhebt sich eine Steilwand auf über 1.000 m. Der HEZ liegen inzwischen genauere Angaben über den Einsatzort vor: Drei Container sowie diverse technische Einrichtungen nehmen den Großteil der Fläche ein, sodass lediglich etwa 10 m^2 frei bleiben. Am Rand befindet sich ein kleiner Kran von 6 m Höhe. Aufgrund der schlechten Sicht alarmiert die HEZ den 50 km entfernten Airbus Helicopters H145 D-2. Im Gegensatz zur 10 km näher stationierten Leonardo AW109SP verfügt er über umfangreichere Systeme zum instrumentengestützten Anflug und zur Positionierung. Wegen der laufenden Reanimation wird die Crew um einen zufällig auf der Basis verfügbaren weiteren HCM als Windenoperator ergänzt. So können die MCM und der HCM abgeseilt werden (➤ Tab. 37.1).

Anflug und Ersteindruck bei Landung

Die Crew verabredet, dass die MCM wegen der Reanimationssituation als erste mit der Winde zum Notfallort abgesetzt wird. Anders als bei Gebirgseinsätzen ist eine Sicherung auf dem Ponton nicht nötig. Der zusätzliche HCM setzt sich als WOP nach innen, bevor der Helikopter um 10:57 Uhr startet. Gleich nach dem Start wird die Reihenfolge der Windenrettung nochmals bestätigt. Sollte die Sicht zu schlecht sein, um ein sicheres Absetzen mit der Winde zu ermöglichen, müsste der Einsatz abgebrochen werden. Dann würde es zu einer deutlichen Zeitverzögerung bis zum Eintreffen des Rettungsbootes kommen. Auch bei

Tab. 37.1 Abklärungen und Gedanken

HEZ	Ein HEZ-Mitarbeiter sendet eine EchoSOS-SMS an den Melder, um die exakten Koordinaten zu ermitteln. Er alarmiert den RTH und übernimmt die Einsatzführung. Eine weitere HEZ-Mitarbeiterin alarmiert die Seepolizei und kontaktiert den tauchärztlichen Bereitschaftsdienst von DAN Europe Suisse. Die Polizei wird zur Absicherung eines vorgesehenen Zwischenlandeplatzes aufgeboten.
Pilot	Der Einsatzort ist speziell und die Wetterbedingungen sind nicht optimal. Der Pilot rechnet wegen zu erwartender schlechter Sichtverhältnisse damit, sich teilweise auf die technischen Hilfsmittel des Helikopters verlassen zu müssen.
HCM	Die Einsatzumgebung ist für ihn komplett ungewohnt. Er geht davon aus, dass die MCM ihn auf dem Ponton brauchen wird, und bereitet sich auf den Windeneinsatz vor. Zusammen mit der MCM stellt er das medizinische Material für den Einsatzort zusammen.
MCM	Wegen der laufenden Reanimation unterstützt sie die Mitnahme eines zusätzlichen Crewmitgliedes für das Reanimationsteam. Für die Herstellung des Kontakts zu einem Taucherarzt durch die HEZ ist sie dankbar, sie erwägt aber auch andere Differenzialdiagnosen als Ursache für den Kreislaufstillstand. Sie bereitet das medizinische Material für die Windenaktion zusammen mit dem HCM vor.
Zweiter HCM als WOP	Ist nach Rücksprache mit dem Piloten ebenfalls hinten eingestiegen. Das spart einen Wechsel aus dem Cockpit in die Kabine und damit Zeit beim Absetzen mit der Winde des HCM. Beteiligt sich aktiv an den Vorbereitungen und Überlegungen.
Einsatzkräfte vor Ort	Mindestens 45 m benötigt die Seepolizei zur Aufnahme medizinischen Personals und die Fahrt mit dem Boot zum Ponton. Sie wurde von der HEZ alarmiert und rückt parallel aus.

guten Sichtbedingungen erwartet die Crew ein erschwertes Windenmanöver. Lichtreflexionen auf der Wasseroberfläche und aufgewirbelte Wassertropfen erschweren das Windenmanöver zusätzlich.

Die Überlegungen zur Ursache des Kreislaufstillstandes reichen von einem Arbeitsunfall über akute Erkrankungen bis zur Dekompressionskrankheit (Decompression Illness, DCI). Dass die weitere Einsatztaktik nach einem ROSC auch davon abhängig ist, antizipiert die Crew. Es stellen sich unter anderem die Fragen nach dem Transportziel und der Flughöhe. Der Kontakt zum Tauchmediziner ist bisher noch nicht zustande gekommen.

Nach 15 min Flugzeit kommt der See in Sicht. Die Sicht ist leicht getrübt, reicht aber bis zur Wasseroberfläche. Beim Umkreisen des Pontons bietet sich ein unübersichtliches Bild mit den Containern, zahlreichen Druckgasflaschen, Kabeln und Schläuchen. Eine Person steht nahe am Rand und winkt.

Das Gelände eines Strandbades am Ufer gegenüber der Steilwand stellt einen möglichen Landeplatz dar. Die MCM und anschließend der HCM können problemlos mit der Rettungswinde auf dem Ponton abgesetzt werden. Im Anschluss fliegt der Helikopter den Zwischenlandeplatz an.

37.1 Medizinische Ersteinschätzung und Erstmaßnahmen nach Eintreffen

Die MCM wird von zwei Personen in Empfang genommen. Einer davon ist der Anrufer (Bauführer). Der Patient liegt auf dem kleinen Vorplatz eines Werkstattcontainers. Der Tauchanzug des Patienten wurde am Oberkörper aufgeschnitten. Seine Beine befinden sich noch im Anzug. Zwei Personen führen eine suffiziente Laienreanimation durch. Die MCM fordert sie auf, weiterzumachen, bis der HCM und sie bereit sind, die Maßnahmen zu übernehmen. Kurze Zeit später erreicht der HCM den Notfallort.

Nach dem xABCD-Schema liegt keine sichtbare Blutung vor, es werden laufende BLS-Maßnahmen durchgeführt (➤ Tab. 37.2). Der GCS beträgt 3, die

Tab. 37.2 xABCDE

xABCDE	Beschreibung	Maßnahme
eXsanguination	Keine	–
Airway	Offengehalten	Head-Tilt-Chin-Lift
Breathing	Keine Spontanatmung	Beatmung (Taschenmaske)
Circulation	Kein suffizienter Kreislauf	Thoraxkompression
Disability	Bewusstlos	–
Exposure & Environment	Status nach Tauchgang in 60 m Tiefe, Hypothermie	–

Beatmung erfolgt suffizient über eine Taschenmaske, die Atemexkursionen sind symmetrisch und die AED-Pads sind korrekt platziert.

VERDACHTSDIAGNOSE

Kreislaufstillstand, Tauchunfall, suffizienter BLS inkl. AED

37.2 Anamnese

Der Tauchsupervisor macht folgende Angaben: Für die Installation einer Leitung zur Seewasserfassung führte der Betroffene Montagearbeiten auf einer Tiefe von 60 m durch. Am Ende der festgelegten maximalen Aufenthaltszeit auf dieser Tiefe von 20 min kehrte er in die Taucherglocke zurück. Dort traf er auf den Sicherheitstaucher, der während der Arbeiten dort für Notfälle bereitstand. Die Glocke wurde langsam zur Oberfläche hochgezogen. Alle erforderlichen Dekompressionsstufen wurden dabei eingehalten. Zusammen mit dem Sicherheitstaucher verließ er 70 min nach Beginn des Aufstieges die Taucherglocke auf dem Ponton aus eigener Kraft. Er setzte sich ziemlich erschöpft hin und gab an, sich nicht wohlzufühlen und hustete einige Male unproduktiv. Er kippte zur rechten Seite und reagierte nicht mehr auf Ansprache. Für einige Sekunden zuckte er mit Armen und Beinen, dann wurde er schlaff (➤ Tab. 37.3). Die Mitarbeiter ergriffen die notwendigen BLS-Maßnahmen, für die sie alle ausgebildet sind. Mehrere Schocks wurden vom AED (Automatisierter Externer Defibrillator) abgegeben. Da die Ersthelfer mit dem vorhandenen

Tab. 37.3 SAMPLER

SAMPLER	Beschreibung
Symptome und Befunde	Unwohlsein, Husten, Krampfanfall, Bewusstlosigkeit, Kreislaufstillstand
Allergien	Keine bekannt
Medikation	Nicht bekannt
Patientenvorgeschichte	Soweit bekannt unauffällig
Letzte Mahlzeit	Um 6:00 Uhr
Ereignisse direkt vor dem Notfall	Tauchgang in 60 m Tiefe, Unterwasserarbeit, Dekompression (regelrecht)
Risikofaktoren	Raucher

Beatmungsbeutel keine suffiziente Beatmung durchführen konnten, wechselten sie auf eine Taschenmaske. Die Reanimation läuft seit etwa 30 min.

37.3 Medizinische Versorgung und Maßnahmen

Nach Herstellung eines Venenzuganges und einer Adrenalingabe sowie Intubation werden insgesamt 2 mg Adrenalin und 300 mg Amiodaron im Wechsel mit Defibrillationen gegeben. Nach letztlich vier Schocks stellt sich ein ROSC ein, der sich über die nächsten 5 min stabilisiert.

37.4 Rettungsprozedere

Während die Evakuierung vom Ponton mit dem Rescue Stretcher vorbereitet wird, nimmt die MCM über die HEZ Kontakt mit dem Tauchmediziner auf. Dieser kennt die Baustelle sehr gut, er hat das Sicherheitskonzept erstellt und leistet während der Arbeiten Rufbereitschaft. Er stellt die Verdachtsdiagnose einer arteriellen Gasembolie. Eine Druckkammerbehandlung (Hyperbare Oxygenation, HBO) ist indiziert. Diese muss an einem Zentrumsspital erfolgen, da eine intensivmedizinische Versorgung (ICU-Versorgung) erforderlich ist – auch während der Druckkammerbehandlung. Die nächste entsprechende Klinik ist 190 km weit entfernt. Ein bodengebundener Transport kommt also nicht infrage. Die Beatmung muss durchgehend mit einem FiO_2 von 1,0 erfolgen. Eine Volumensubstitution von 1,5 l während der ersten Stunde wird angestrebt. Ein Pneumothorax kann ausgeschlossen werden.

Zuerst wird der HCM mittels Rettungswinde zurück in den Helikopter aufgenommen. Anschließend wird der Patient im Bergesack gemeinsam mit der MCM zum Zwischenlandeplatz am Ufer geflogen und dort für den weiteren Flug ins Zielspital in den Helikopter eingeladen.

37.5 Zielklinik und Transport

Bei der Druckkammerbereitschaft der Universitätsklinik wird der Patient vom Tauchmediziner angekündigt. Die HEZ übernimmt die Anmeldung auf der dortigen Intensivstation. Der 50-minütige Flug verläuft ohne Probleme. Der Patient toleriert den Tubus ohne Sedation.

37.6 Klinischer Verlauf

Eine Stunde nach der Übergabe wird eine erste, knapp achtstündige HBO-Behandlung durchgeführt. Nach deren Abschluss ist eine Extubation bei unzureichender Vigilanz nicht möglich. Im Gegensatz zu vor der HBO besteht nun hoher Sedationsbedarf.

Die Extubation erfolgt nach einer fünfstündigen HBO-Behandlung am zweiten Tag. Eine leichtgradige rechtsseitige Hemiparese und Aphasie gehen nach zwei weiteren Behandlungen so weit zurück, dass der Patient nach einer Woche entlassen werden kann.

37.7 TOPS & FLOPS

Für ein Binnenland mit eher alpinen Herausforderungen ist der Einsatzort hier ebenso ungewöhnlich wie die Vorgeschichte. Tauchunfälle sind selten, solche beim Berufstauchen noch viel seltener. Das erfordert ein besonders subtiles Debriefing.

Der Einbezug der HEZ bereits bei der Erstellung des Sicherheitskonzeptes für die Unterwasserbaustelle war **TOP**. Die Position des Pontons war relativ genau bekannt (Leitungsbaustellen ändern ihre Position mit dem Längerwerden der Rohrleitung kontinuierlich). Auch war von Beginn an klar, dass es sich um eine Reanimation und um eine Windenbergung handelt. Dass das Team spontan um einen zweiten HCM als WOP erweitert werden konnte, ermöglichte später einen idealen Ablauf der Reanimation.

Dass nicht schon frühzeitig eine Verbindung mit dem Tauchmediziner zustande kam, ist zwar grundsätzlich als **FLOP** zu werten, spezifisch tauchmedizinische Fragestellungen ergeben sich aber erst nach dem ROSC. Ein Briefing noch während des Anfluges hätte den Ablauf der Reanimation allenfalls dann geändert, wenn ein nicht defibrillierbarer Rhythmus bestanden hätte. Außerdem konnte sich die Crew während des Anfluges auf die Windenbergung konzentrieren, was in dieser Phase des Einsatzes wichtiger war, als sich in differenzialdiagnostischen Erwägungen zu verlieren.

TOP war die Qualität der Erstversorgung durch die Mitarbeiter des Tauchteams, die durch ein intensives Training von Notfallsituationen in der Vorbereitungsphase der Baustelle ermöglicht wurde. Die Zusammenarbeit mit dem HCM und der MCM war ebenfalls hervorragend. Eine gelungene Kommunikation zwischen den Rettungsprofis und den Laien trug dazu bei.

Die Frage nach der Ursache des Kreislaufstillstandes wurde nach dem ROSC relevant. **TOP** war, dass jetzt die anstehenden Entscheidungen zusammen mit dem Tauchmediziner getroffen werden konnten. Den Vorschriften entsprechend muss auf manchen Tauchbaustellen eine Behandlungsdruckkammer vorhanden sein. Diese kann vom Tauchpersonal bedient werden. Der Tauchmediziner könnte eingeflogen werden, um die Behandlung vor Ort zu übernehmen. Ein intensivtherapiebedürftiger Patient kann in einer solchen Vor-Ort-Druckkammer nicht sicher behandelt werden.

Deswegen wurde diese Möglichkeit in unserem Fall von vornherein verworfen.

Wichtig war für die Crew die Angabe, dass der Transport unbedingt unter Beatmung mit 100 % Sauerstoff erfolgen muss (Normobare Oxygenation, NBO). Der Abfall des Umgebungsdruckes soll zwar möglichst geringgehalten werden, damit die Symptome der DCI sich nicht verschlimmern. Die Sauerstoffbeatmung stellt aber einen gewissen Schutz dagegen dar. Die Flughöhe ist also weniger entscheidend als die Zeitersparnis durch den Lufttransport.

Ein **FLOP** hätte ein nicht drainierter Pneumothorax dadurch aber leicht werden können. Die vom Tauchmediziner vermutete arterielle Gasembolie setzt eine Lungenverletzung voraus. Infolge der Intubation und des Druckabfalles während des Fluges kann sich ein Spannungspneumothorax entwickeln. De facto ist diese Komplikation nach Tauchunfällen aber sehr selten. Finden sich bei sorgfältiger Untersuchung keine klaren Hinweise auf einen Pneumothorax, sind auch keine besonderen Maßnahmen vor dem Flug nötig.

Dass der Sicherungstaucher, der sich während der Unterwasserarbeit des Betroffenen für die gleiche Zeit auf der gleichen Tiefe aufhielt, nicht genauer befragt und untersucht wurde, hätte sich als **FLOP** erweisen können. Wäre ein Fehler in der Dekompressionsprozedur oder ein verunreinigtes Atemgas die Ursache des Zwischenfalls gewesen, hätte er ebenfalls behandlungsbedürftige Symptome entwickeln können. Zeichen der DCI können noch bis über 24 Stunden nach dem Tauchen auftreten. Die ➤ Tab. 37.4 gibt einen Überblick über die wichtigsten Symptome der DCI.

Tab. 37.4 Häufige Symptome und Therapie der DCI

	DCI-Typ I	DCI-Typ II
Symptome	• Ausgeprägte Müdigkeit, unspezifische Dys-/Parästhesien • Hautsymptome (Juckreiz, „Cutis marmorata") • Lymphödem • Gelenkschmerzen	• Gürtelförmige Schmerzen am Rumpf • Hemiparese • Paraparese, Harnverhalt • Hypästhesien • Seh-/Hör-/Sprachstörungen • Schwindel • Übelkeit/Erbrechen • Schock, ACS • Atemstörung • Zunehmende Symptomatik
Mindestens erforderliche Therapie	Normobare Oxygenation (NBO)	Hyperbare Oxygenation (HBO)

MERKE

Tauchunfälle können noch Stunden nach dem Tauchen auftreten. Sie sind auch dann möglich, wenn alle Dekompressionsregeln eingehalten wurden. Es gibt zahlreiche verschiedene Symptome der DCI, die einen sehr dynamischen Verlauf nehmen können. Die wichtigste Therapie ist die Beatmung mit 100 % Sauerstoff, unabhängig von der gemessenen SpO_2.

Was wäre, wenn ...

- ... das Wetter eine Windenbergung nicht zulässt?
  Der Einsatz muss abgebrochen werden, der seegebundene Rettungsdienst muss übernehmen.
- ... das Wetter erst nach dem Absetzen des Teams auf den Ponton umschlägt?
  Eine Evakuierung muss mit dem Rettungsboot erfolgen.
- ... mehrere Taucher betroffen sind?
  Dass mehrere Taucher reanimationspflichtig sind, ist unwahrscheinlich. Denkbare aber sehr unwahrscheinliche Ursache wären verunreinigte Atemgase. Bei einer DCI können Patienten mit erhaltenem Bewusstsein in der Vor-Ort-Druckkammer behandelt werden.
- ... ein nicht defibrillierbarer Rhythmus vorliegt?
  Die „Hs" und „Ts" durchgehen – ein Pneumothorax und ein Mediastinalemphysem mit oberer Einflussstauung sind die wahrscheinlichsten davon.
- ... es sich nicht um Berufstaucher, sondern um Freizeittaucher handelt?
  Ein Tauchgang auf 60 m Tiefe ist kein einfacher Sporttauchgang mehr, schon weil dafür eine andere Gasmischung als Luft verwendet werden muss. Sogenannte „technische Taucher" unternehmen solche Tauchgänge. Anders als Berufstaucher werden sie nicht von der Oberfläche aus versorgt und überwacht. Ihr Risiko, bei Problemen unter Wasser zu ertrinken, ist daher größer. Ihre Ausrüstung ist viel weniger umfangreich als die von Berufstauchern, die Infrastruktur am Tauchplatz meistens viel schlechter.

Zusammenfassung

- Eine Windenrettung auf einem Schiff oder einem Ponton unterscheidet sich in verschiedener Hinsicht von einer Windenrettung im alpinen Gelände.
- Die Planung des Personaleinsatzes, die Absprache im Team und die Wahl der technischen Ausrüstung sind dabei ebenso entscheidend wie bei einem alpinen Einsatz.
- Im Fall einer DCI gelten die standardisierten BLS- und ACLS-Algorithmen ohne Modifikation.
- Alle Notfallmedikamente sind bei DCI erlaubt (Ausnahme: N_2O)
- Jeder Tauchunfall wird bis zum Erreichen der Druckkammer mit Sauerstoffatmung bei einem FiO_2 von 1,0 behandelt.
- Die Flughöhe beim Transport sollte so niedrig wie möglich, aber so hoch wie nötig sein.
- Die Wahl des Zielspitals muss bei DCI sorgfältig erfolgen.
- Die telefonische Beratung durch eine tauchmedizinische Hotline sollte in Anspruch genommen werden.

LITERATUR

Edmonds C, Bennett M, Lippmann J et al. Diving and Subaquatic Medicine. 5. A. Boca Raton: CRC Press, 2015.

Gesellschaft für Tauch- und Überdruckmedizin (GTÜM e.V.). S2k-Leitlinie Tauchunfall 2022–2027. Aus: http://www.awmf.org/leitlinien/detail/ll/072-001.html (letzter Zugriff am 20. Juni 2025)

Mitchell SJ. Decompression illness: a comprehensive overview. Diving Hyperb Med. 2024; 54(1Suppl): 1–53.

Mitchell SJ, Bennett MH, Moon RE. Decompression Sickness and Arterial Gas Embolism. N Engl J Med. 2022; 386(13): 1254–1264.

Moon RE, Mitchell SJ. Hyperbaric oxygen for decompression sickness. Undersea Hyperb Med. 2021;48(2):195–203.

KAPITEL

38 Kleine Kinder, große Schmerzen

Jürgen Knapp

Fallbericht

Setting

Helikopterstandort
Hochalpine Basis
Helikopter
Airbus Eurocopter 135
Besatzung
Pilotin, HCM (Rettungssanitäter), MCM (Notarzt)
Operationelle Besonderheiten
Keine Besonderheiten

Alarmierung

Die Alarmierung erfolgt am frühen Nachmittag (14:00 Uhr) im Februar zu einem Skiunfall im nahegelegenen Skigebiet. Gemeldet wird ein verletztes 4-jähriges Kind mit V. a. Beinverletzung. Eine Pistenpatrouilleurin sei vor Ort.

Preflight-Abklärungen (Wetter/Team/Einsatztaktik)

Es herrscht ruhiges, aber kaltes Winterwetter mit einer Außentemperatur von –11 °C, windstill und bedecktem Himmel. Die Crew macht sich im Vorfeld Gedanken darüber, welche Situation am Einsatzort zu erwarten ist (➤ Tab. 38.1).

Tab. 38.1 Abklärungen und Gedanken

Pilot	Neuschnee über Nacht, daher viel aufwirbelnder Schnee bei Landung und Start. Pistenpatrouilleurin muss gut als Referenzpunkt zur Verfügung stehen.
HCM	Schwierige Sichtverhältnisse bei Start und Landung zu erwarten.
MCM	Sehr kalte Außentemperatur, möglichst rasche Versorgung, schwierige Venenpunktion zu erwarten. Überlegungen: Körpergewicht eines 4-jährigen Kindes? Korrekte Dosierung von Analgetika? Vorgehen bei der Volumentherapie?
Weiteres Teammitglied?	Keines
Einsatzkräfte vor Ort?	Pistenpatrouilleurin

Anflug und Ersteindruck bei Landung

Im Anflug erkennt die Crew die Unfallstelle sehr rasch, da die Pistenpatrouilleurin die Piste gesperrt hat und deutliche Zeichen gibt. Allerdings entscheidet sich der Pilot gegen eine Landung an der von der Patrouilleurin angezeigten Stelle auf der präparierten Piste, da ihm diese für ein sicheres Abstellen des Hubschraubers sowie angesichts der Neigung zu eisig erscheint. Er wählt stattdessen eine Landung abseits der Piste, im weicheren Schnee und flacherem Gelände. Hierzu bittet er die Patrouilleurin per Funk, ihm an der gewählten Stelle als optischer Referenzpunkt zur Verfügung zu stehen. Bis sie dort angekommen ist, dreht der Hubschrauber nochmals kurz ab und landet dann problemlos.

HCM und MCM steigen nach Rücksprache mit dem Piloten auf der linken Seite bei laufendem Rotor vorsichtig aus. Das Gelände fällt nach links ab, während es von der Hubschrauberkabine aus nach vorne leicht ansteigt. Daher entfernen sich beide seitlich links vom Hubschrauber und gehen dann gemeinsam mit der Patrouilleurin etwa 50 m zur Unfallstelle.

Insbesondere im Winter bei Landungen im Tiefschnee ist zu bedenken, dass das Landegestell des Hubschraubers tief im Schnee einsinken kann und dadurch die Rotorebene sich deutlich tiefer befindet als üblich. Daher muss die Crew beim Aussteigen und Entfernen vom Hubschrauber sorgfältig darauf achten, sich tief geduckt zu bewegen und niemals in Richtung von aufsteigendem Gelände zu gehen oder beim Weggehen auf Steine etc. zu steigen.

38.1 Medizinische Ersteinschätzung und Erstmaßnahmen nach Eintreffen

Beim Eintreffen am Unfallort stellt sich die in ➤ Tab. 38.2 beschriebene Situation dar.

VERDACHTSDIAGNOSE

V.a. Oberschenkelfraktur

Tab. 38.2 xABCDE

xABCDE	Beschreibung	Maßnahme
eXsanguination	Keine sichtbare Blutung	–
Airway	Frei	–
Breathing	Tachypnoe, weinendes, schreiendes Kind	–
Circulation	Rosiges Hautkolorit, Rekap-Zeit < 2 s	–
Disability	Wach, laut weinend; keine Kommunikation möglich wegen des sehr ängstlichen und agitierten Kindes, GCS vermutlich 15	–
Exposure & Environment	Kopf auf dem Schoß der Mutter, im Schneeanzug, Helm auf dem Kopf, Skischuhe, Kinder-Ski liegen neben der Mutter, Fehlstellung im rechten Oberschenkel selbst durch den Schneeanzug zu erkennen.	–

38.2 Anamnese

Eine Anamnese ist nicht möglich, da das Kind sehr verängstigt ist und bei Ankunft am Unfallort laut weint und sich ausschließlich der Mutter zuwendet. Die Fremdanamnese der Mutter ergibt, dass sie zusammen mit ihrer 4-jährigen Tochter Skifahren gewesen sind. Als sich die Mutter umdrehte, sah sie ihre Tochter nach vorn stürzen. Sie habe sofort laut geschrien und Schmerzen im rechten Bein angegeben (➤ Tab. 38.3).

Tab. 38.3 SAMPLER

SAMPLER	Beschreibung
Symptome und Befunde	Starke Schmerzen im rechten Bein
Allergien	Keine
Medikation	Keine
Patientenvorgeschichte	Gesundes Kind
Letzte Mahlzeit	Frühstück um 9:00 Uhr
Ereignisse direkt vor dem Notfall	Skisturz auf „Blauer Piste"
Risikofaktoren	Keine

38.3 Medizinische Versorgung und Maßnahmen

Das Kind verbleibt in den Armen der Mutter. Der MCM stellt sich dem Kind mit Vornamen vor und erklärt, dass er die Schmerzen lindern möchte und gemeinsam mit der Mutter den Transport ins Krankenhaus plant. Am rechten Oberschenkel zeigt sich eine Fehlstellung mit Krepitation bei Bewegungsversuchen des Kindes.

Bei einem sehr agitierten und schmerzgeplagten Kind befürchtet der MCM eine erschwerte Anlage eines intravenösen Zugangs. Aufgrund der niedrigen Außentemperatur und des Schneeanzugs muss er das Stauband über der Kleidung anlegen, wodurch der Stau-Effekt deutlich reduziert ist. Anschließend entfernt er den Handschuh der linken Hand vorsichtig. Bei der Inspektion des Handrückens sind keine gut sichtbaren Venen erkennbar, die eine problemlose Punktion erwarten lassen. Daher bricht der MCM die weiteren Vorbereitungen zur Venenpunktion ab. Er löst das Stauband und entscheidet, zunächst Fentanyl nasal zu applizieren.

MERKE

Die Dosierung für die nasale Applikation von Fentanyl beträgt 2 µg/kgKG.

Das Kind wiegt nach Angaben der Mutter etwa 15 kg, sodass 0,5 ml (= 25 µg) nasal verabreicht werden. Das Kind verbleibt in den Armen der Mutter, während das Fentanyl nasal appliziert wird.

Nach etwa vier Minuten wird das Kind deutlich ruhiger, sodass der MCM erneut einen Versuch der Venenpunktion startet. Dieser gelingt im ersten Anlauf. Er fixiert sorgfältig den Venenzugang. Aufgrund der niedrigen Außentemperatur hängt er keine Infusion an. Für die Umlagerung des Kindes auf die Vakuummatratze zur Schienung der Fraktur muss die Analgosedierung vertieft werden, da dieser Vorgang schmerzhaft ist. Ein pädiatrischer Sensor des Pulsoximeters wird am linken Daumen angebracht und es wird sichergestellt, dass die Sauerstoffflasche sowie eine passende Beatmungsmaske griffbereit im Einsatzrucksack liegen. Anschließend werden zusätzlich 12,5 mg Ketamin i. v. appliziert. Nachdem das Kind die Augen schließt und deutlich ruhiger wird, schient der MCM zusammen mit dem HCM den Arm des Kindes. Währenddessen achten sie sorgfältig auf die Anzeige des Pulsoximeters sowie auf regelmäßige Atemexkursionen des Kindes.

38.4 Rettungsprozedere

Die Pilotin kann den Helikopter im flachen Gelände neben der Skipiste absetzen. Da der Schnee sehr tief ist und ein Einsinken bis über die Knie möglich ist, wird trotz des geringen Körpergewichts der Patientin ein vierter Helfer benötigt, um ein Kippen der Trage auf dem weichen Untergrund sicher zu vermeiden. Die Pilotin stellt die Maschine ab und steht ebenfalls zum Tragen zur Verfügung. Gemeinsam mit der Pistenpatrouilleurin und dem HCM stehen insgesamt vier Personen zur Verfügung, um das Kind sicher durch den tiefen Schnee zu transportieren.

38.5 Zielklinik, Transport und Klinischer Verlauf

Nach dem Verladen des Kindes in die Kabine installiert der MCM zusätzlich zur Pulsoximetrie eine nichtinvasive Blutdruckmessung. Als Zielklinik wählt der MCM die nächstgelegene Einrichtung mit Kinderchirurgie (Flugzeit etwa 18 min). Die Mutter nimmt in der Kabine so Platz, dass das Kind jederzeit Blickkontakt zu ihr halten kann. Der MCM positioniert das Monitoring so, dass sowohl der Monitor als auch die Patientin vom zweiten Begleitersitz aus gut einsehbar sind. Der Transport verläuft völlig komplikationslos. Während des Transports wird das Kind in der Vakuummatratze wieder wacher und zunehmend unruhig, weshalb die Sedierung mit 0,5 mg Midazolam i. v. ergänzt wird.

Es folgt eine problemlose operative Versorgung der Femurschaftfraktur durch eine elastisch-stabile intramedulläre Nagelung (ESIN).

38.6 TOPS & FLOPS

TOP:

- Das adäquate kindgerechte Vorgehen: keine unnötigen Versuche der Venenpunktion. Eine intranasale Gabe von Analgetika/Sedativa ist bei Kindern sehr effektiv.
- Keine Trennung von der Bezugsperson.
- Die Kommunikation mit dem Kind über eine einzelne Bezugsperson des medizinischen Teams, sodass das Kind Vertrauen fassen kann. Diese Person muss nicht unbedingt die einsatzleitende sein, da sie sich ausschließlich dem Kind widmen sollte.
- Sedierung in den Armen der Mutter.

FLOP :

- Das Kind wurde nicht entkleidet, um den Oberschenkel klinisch zu untersuchen. Daher wäre etwa eine offene Fraktur erst innerklinisch erkannt worden, mit möglicherweise erhöhtem Blutverlust während des Transports. Aufgrund der kalten Außentemperaturen konnte dies nicht am Unfallort geschehen. Es wäre aber durchaus möglich gewesen, den Schneeanzug des Kindes während des Fluges aufzuschneiden, um den Oberschenkel zu inspizieren.
- Keine additive Sauerstoffgabe zur Analgosedation beim Kind! Insbesondere bei der Analgosedation von Kindern sollte dies eigentlich Standard sein. In diesem Fall entschied sich der MCM jedoch trotz seiner großen Erfahrung in der Kinderanästhesie und der jederzeit verfügbaren Sauer-

stoffversorgung sowie Beatmungsmöglichkeit im Sinne des Patientenkomforts und zur Vermeidung einer weiteren Verängstigung des Kindes gegen die zusätzliche Sauerstoffgabe. Aus Sicht der Patientensicherheit ist diese Entscheidung jedoch kritisch zu bewerten. Eine additive nasale Sauerstoffapplikation, möglichst kombiniert mit einer Kapnografie, sollte bei Analgosedation von Kindern wann immer möglich – falls es das Kind toleriert – eingesetzt werden.

- Anlage des Staubands zur Venenpunktion über den Schneeanzug. Dadurch wird der Stau-Effekt deutlich reduziert. Aber unter den gegebenen Bedingungen (sehr kalte Außentemperatur) war ein Entkleiden des Kindes, um den Arm aus dem Overall herauszubekommen, keine sinnvolle Option. Da sich die Venen am Handrücken nach der initialen nasalen Analgosedation gut darstellen ließen, wurde die Venenstauung so belassen. Alternativ wäre es möglich gewesen, den Ärmel des Schneeanzuges nach hinten zu schieben und das Stauband etwas proximal des Handgelenks anzulegen, wobei aber aufgrund des dünnen Weichteilmantels um die Unterarmknochen ein schlechterer Effekt zu erwarten ist als an der üblichen Position am Oberarm.

MERKE

- Für die Analgosedation in der prähospitalen Notfallmedizin sollten bevorzugt die Medikamente eingesetzt werden, mit denen auch innerklinisch die größte Erfahrung besteht.
- Keine Analgosedation (insbesondere bei Kindern) ohne pulsoximetrische Überwachung!
- Additive Sauerstoffgabe vor Beginn der Analgosedierung erhöht die Apnoetoleranz und damit die Patientensicherheit.
- Den Wirkeintritt der Medikamente zur Analgosedation abwarten, nicht ungeduldig werden und vorzeitig Repositions-, Schienungs-, Umlagerungs- oder andere schmerzhafte Manöver starten. Bei Verwendung von Ketamin kann der Wirkeintritt gut am Augennystagmus erkannt werden. Bei Fentanyl an der Pupillenweite und/oder dem schläfrig werdenden Kind.
- Wie üblich vor und nach Reposition und Schienung einer Fraktur Durchblutung, Motorik und Sensibilität peripher der Fraktur untersuchen und dokumentieren.

Was wäre, wenn …

- … eine Landung mit dem Helikopter nicht möglich gewesen wäre?
  - HCM und MCM hätten schwebend aus dem Helikopter aussteigen oder per Winde an den Einsatzort abgesetzt werden können. Für eine Evakuation eines 15 kg schweren Kindes per Winde oder Rettungstau (MERS) existieren keine zugelassenen Handlungsempfehlungen. In diesem Fall wäre daher ein Transport mit dem Rettungsschlitten bis zu einem sicheren Landeplatz für den Helikopter notwendig gewesen.
  - Die üblichen „Rettungsdreiecke" sind erst ab einem Körpergewicht von 20 kg zugelassen. Falls ein so kleines Kind in einem Rettungsdreieck evakuiert werden muss, müssen die beiden Beinschlaufen und damit die Sitzfläche des Patienten verkleinert werden. Das exakte Prozedere hierfür muss innerhalb der Rettungsorganisationen zusammen mit allen beteiligten Rettungskräften (Rettungsspezialisten, Rettungssanitätern, Ärzten etc.) abgesprochen und trainiert sein. Ein mögliches Vorgehen mittels einer Bandschlinge ist in ➤ Abb. 38.1 dargestellt. Die Arme des Kindes werden innerhalb des Rettungsdreiecks positioniert. Zudem müssen Kinder an der Winde bzw. MERS natürlich immer von einem Retter begleitet werden. Aufgrund der im geschilderten Fall vorliegenden Verletzung wäre die Bergung in einem Rettungsdreieck ohnehin (aufgrund der Oberschenkelfraktur) nicht möglich gewesen. Für Kinder mit einem Körpergewicht < 20 kg sind inzwischen auch spezielle Rettungssysteme für Bergungen mittels Winde oder MERS kommerziell verfügbar (➤ Abb. 38.2).
- … ein i. v.-Zugang nicht möglich gewesen wäre? In diesem Fall wäre es auch möglich gewesen, eine Analgosedierung ausschließlich über eine nasale Medikamentenapplikation durchzufüh-

ren. Merkregel für nasale Dosierung in der Notfallmedizin: „Nimm 2“:
- Fentanyl 2 µg/kg Körpergewicht oder Ketamin 2 mg/kgKG
- Die Gabe kann bei unzureichender Wirkung einmalig (ggf. – je nach klinischer Einschätzung – in reduzierter Dosis) wiederholt werden.
- Bei Volumina > 0,5 ml bietet es sich an, die Dosis auf beide Nasenlöcher zu verteilen, um für eine bessere Resorption zu sorgen.
- Insbesondere bei weinenden oder bei „verschnupften“ Kindern ist es sinnvoll – falls möglich – das Kind vor nasaler Medikamentenapplikation, um ein Schnäuzen der Nase zu bitten, wodurch die Resorption der Medikamente über die Schleimhaut verbessert wird.
- Auch die inhalative Analgosedation mit Methoxyfluran wäre (nach Ausschluss einer Disposition für maligne Hyperthermie) eine mögliche Alternative (Off-Label) zur intravenösen Medikamentengabe in diesem Setting (Zulassung ab 18 Jahren).

- … die nasale Gabe von Fentanyl nicht ausreichend gewesen wäre?
  Es wäre möglich gewesen, die nasale Dosierung von Fentanyl (in reduzierter Dosis, z. B. 1 µg/kgKG) zu wiederholen oder zusätzlich Ketamin nasal zu applizieren (z. B. 1 mg/kgKG) oder auch Midazolam nasal (0,2 mg/kgKG). Midazolam hat einen sehr niedrigen pH-Wert und brennt daher stark in der Nase. Daher sollte es nicht als erstes Medikament zur nasalen Analgosedation zum Einsatz kommen.
- … kein pulsoximetrisches Signal abzuleiten gewesen wäre (z. B. aufgrund der Kälte)?
  Leider ist dies in der alpinen Notfallmedizin ein durchaus häufiges Problem. In diesem Fall muss man sich auf die klinischen Zeichen (Atemexkursionen, Hautkolorit) verlassen. Dies verlangt viel klinische Erfahrung.

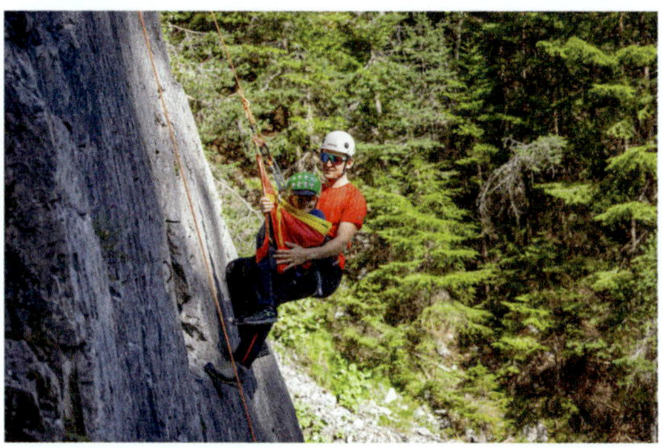

Abb. 38.1 Rettungsdreieck mit Verkleinerung der Sitzfläche und der Beinschlaufen durch eine Bandschlinge als mögliche Adaption für die Rettung von Kindern > 20kgKG [M1707]

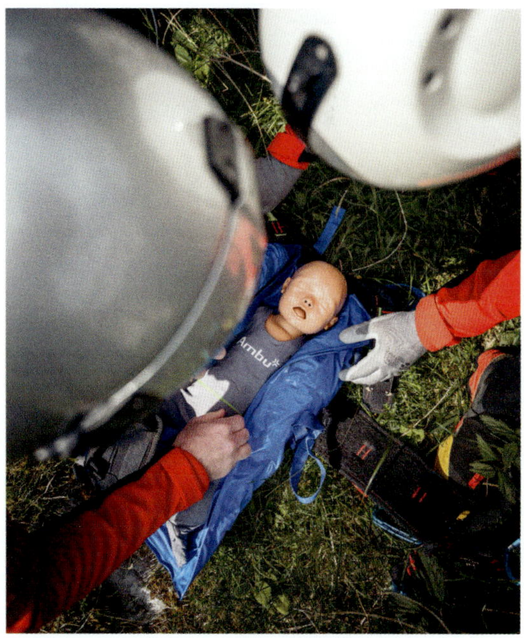

Abb. 38.2 Spezielles Rettungssystem für Kinder unter 20kgKG [M1707]

Zusammenfassung

Analgosedierungen bei Kleinkindern oder Säuglingen in der Notfallmedizin sind anspruchsvoll. Einerseits besteht hoher Zeitdruck, andererseits sind die Bedingungen für eine Venenpunktion und ein korrektes Monitoring deutlich schlechter als in der Notaufnahme oder im OP. Gleichzeitig ist der Erwartungsdruck vonseiten der Eltern oft hoch und die Notfallsituation ist häufig stressig und emotional belastend, sowohl für die Eltern als auch für das Rettungsteam. Um solche Situationen erfolgreich und sicher zu meistern, sind neben der innerklinischen Erfahrung in der Venenpunktion und Analgosedation von Kindern auch ein gutes Teamtraining, ein ruhiges und souveränes Auftreten des Teams sowie ein mentales Modell und praktische Erfahrung mit alternativen Verfahren bei nicht möglicher Venenpunktion (wie nasaler Applikation oder inhalativer Analgosedierung) notwendig.

LITERATUR

Apostolidou S, Röher K, Lange M. SOP Notfall-Analgosedierung von Kindern. Notfallmedizin up2date. 2025; 20(02): 127–133.

Gliwitzky B, Olivieri M, Bathe J et al. Intranasale Analgesie bei Säuglingen und Kleinkindern. Notfall Rettungsmed. 2022; 25: 53–57.

KAPITEL

39 Kindernotfalleinsatz: Ablehnen ist auch keine Lösung – oder doch?

Bernd Landsleitner

Fallbericht

Setting

Helikopterstandort

Flughafen einer Großstadt im Flachland (300 m ü. NN), Dual-Use-Station (ITH/RTH), 24-h-Betrieb

Helikopter

H 145, Airbus Helicopters (BK 117-D2)

Besatzung

Pilot, Co-Pilot, TC-HEMS, Notarzt

Operationelle Besonderheiten

Nachtflug (NVG), Instrumentenflug (IFR), erweiterte Ausstattung für Intensivverlegungen

Alarmierung

Die Alarmierung erfolgt um 23:30 Uhr im März (Dunkelheit) durch die Heimatleitstelle im Auftrag einer Fremdleitstelle. Scheinbar handelt es sich um eine Nachforderung zu einem Kindernotfall durch das Rettungsteam vor Ort – mehr ist der alarmierenden Leitstelle nicht bekannt. Der Einsatzort ist mehr als 100 km entfernt und befindet sich in einer ländlichen Region mit langen Transportzeiten zur nächsten Kinderklinik.

Preflight-Abklärungen (Wetter/Team/Einsatztaktik)

Das abendliche Briefing ergibt eine unproblematische Wettersituation bei guten Sichtverhältnissen für die gesamte Nacht im 50-km-Radius um die Station. Das Wetter am Zielort ist allerdings deutlich anders: 2 °C Außentemperatur, Wolkenuntergrenze 300–600 m (Höhe ü. NN 370 m), mittlere Regenwahrscheinlichkeit. Im Wetterradar zeigt sich eine dynamische Wettersituation im Zielbereich.

Ein Kindernotarztsystem ist im Einsatzbereich nicht verfügbar. Die diensthabende medizinische Crew ist kindererfahren, darüber hinausgehende besondere Teamanforderungen bestehen nicht.

Die genaue Zielabklärung ergibt eine Entfernung von 120 km Luftlinie, die kalkulierte reine Flugzeit liegt bei ca. 40 min. Die Entfernung vom Einsatzort zur nächsten Kinderklinik beträgt 56 km Landstraße bei einer kalkulierten Fahrzeit von ca. 55 min (➤ Tab. 39.1).

Tab. 39.1 Abklärungen und Gedanken

Integrierte Leitstelle (ILS) am Einsatzort	Der nächstgelegene 24-h-Hubschrauber mit einer Anflugzeit von ca. 15 min ist einsatzbedingt nicht verfügbar. Die Bindung der bodengebundenen Rettungsmittel (RTW und NEF) durch einen Patiententransport läge bei etwa 2,5 h. Das Rettungsteam vor Ort hat Unterstützung angefordert – der Hubschrauber gilt als schnelles und hoch qualifiziertes Rettungsmittel.
Pilot	Höhe und Terrain am Zielort sind unproblematisch, aber die dynamische Wettersituation bei bereits grenzwertigen Wolkenuntergrenzen könnte dazu führen, dass der Endanflug nicht gelingt und ein Rendezvous mit den Bodenrettungsmitteln einige Kilometer von der Einsatzstelle entfernt stattfinden muss.
TC-HEMS und Notarzt	Die reine Anflugzeit ist nur geringfügig kürzer als die bodengebundene Transportzeit zur Kinderklinik – einsatztaktisch ergibt sich daher in Summe ein Zeitnachteil für den Einsatz des Luftrettungsmittels.
Einsatzkräfte vor Ort	Der Kindernotfall ist eine fachliche und psychologische Herausforderung. Dies wiegt umso schwerer, als nach der Versorgung nun auch noch ein etwa einstündiger Transport anstehen würde. Die Kenntnis einschlägiger CRM-Grundsätze wie „Mobilisiere alle Ressourcen", „Fordere Hilfe an" sowie „Antizipiere und plane voraus" führt schlussendlich zur Nachforderung des Luftrettungsmittels.

Telefonisches Arzt-Arzt-Gespräch und Ersteindruck

Nachdem sich der einsatztaktische wie auch der medizinische Nutzen des Hubschraubereinsatzes nicht erschließen, lässt sich der Hubschraubernotarzt über die Integrierte Leitstelle telefonisch mit dem Rettungsteam vor Ort verbinden.

Im Gespräch ergibt sich, dass v. a. die zu erwartende lange bodengebundene Transportzeit der Grund für die Hubschrauberanforderung ist, aber die konkrete Situation und der resultierende Zeitnachteil dem Team nicht präsent waren. Man hatte mit der Disposition des nächstgelegenen Hubschraubers und einer Eintreffzeit von ca. 15 min gerechnet. Der Patientenzustand wird nach Adrenalin-Inhalation und rektaler Kortison-Applikation als kompensiert beschrieben.

Mit Konsens beider Teams wird beschlossen, auf den Hubschraubereinsatz zu verzichten und das Kind mit Notarztbegleitung bodengebunden in die nächste Kinderklinik zu bringen.

39.1 Medizinische Ersteinschätzung und Erstmaßnahmen nach Eintreffen

Ein Patientenkontakt durch das Hubschrauberteam hat nicht stattgefunden, aber typischerweise wäre das 4-jährige Kind unruhig, tachypnoeisch, hustend und mit thorakalen Einziehungen sowie aufgeregten Eltern aufgefunden worden (➤ Tab. 39.2).

Tab. 39.2 xABCDE

xABCDE	Beschreibung	Maßnahme
e**X**sanguination	Keine Verletzung	–
Airway	Inspiratorischer Stridor als Zeichen einer extrathorakalen Atemwegsobstruktion	Adrenalin-Inhalation
Breathing	Zeichen erhöhter Atemarbeit: Nasenflügeln, thorakale Einziehungen, Tachypnoe	Adrenalin-Inhalation, Sauerstoffapplikation
Circulation	Tachykardie, gut tastbarer Puls, Rekapillarisierungszeit < 2 s	–
Disability	Kind reagiert adäquat (ängstlich), fixiert, interagiert	Kontaktaufnahme, Beruhigung
Exposure & **E**nvironment	Raumtemperatur erhöht (ca. 25 °C)	Lüften

VERDACHTSDIAGNOSE

Obstruktion der extrathorakalen Atemwege im Rahmen eines Krupp-Syndroms

39.2 Anamnese

Typischerweise zeigt sich bei der Anamnese Folgendes: ein beginnender grippaler Infekt am Vortag, evtl. subfebrile Temperatur, im Verlauf dann zunehmender bellender Husten, nächtliches Erwachen mit Husten, Atemnot und inspiratorischem Stridor (➤ Tab. 39.3).

Tab. 39.3 SAMPLER

SAMPLER	Beschreibung
Symptome und Befunde	Nasenflügeln, bellender Husten, Tachypnoe, Einziehungen interkostal, jugulär und epigastrisch, inspiratorischer Stridor
Allergien	Keine
Medikation	Keine
Patientenvorgeschichte	Impfungen gemäß STIKO, gesund
Letzte Mahlzeit	Vor 3 h, wenig gegessen
Ereignisse direkt vor dem Notfall	Vorabend: Zeichen des beginnenden grippalen Infektes
Risikofaktoren	Keine

39.3 Medizinische Versorgung und Maßnahmen

Die Erstversorgung der kindlichen Atemnot durch das Hubschrauberteam unterscheidet sich natürlich nicht von der, die ein bodengebundenes Team durchführen würde. Die Besserung einer oberen (oder unklaren) Atemwegsobstruktion gelingt durch Inhalation von Adrenalin über eine sauerstoffbetriebene Verneblermaske (z. B. 5 mg/5 ml Adrenalin, unverdünnt, altersunabhängig).Es wird zudem eine Rezidivprophylaxe durch Kortison-Gabe empfohlen (z. B. 100 mg Prednison rektal oder Dexamethason-Saft 0,15 mg/kg).

Nur bei bekanntem Asthma und sicherer intrathorakaler Atemwegsobstruktion wäre eine Salbutamol-Inhalation zu bevorzugen – im Zweifel Adrenalin inhalieren lassen: Das wirkt intra- und extrapulmonal!

Vor jedem Transport muss die Symptomatik ausreichend gebessert sein. Da Adrenalin nur kurz wirkt, ist im Zweifelsfall die Inhalation während des Transports fortzusetzen. Das Kortison wirkt i. d. R. erst nach ca. 30 min – also in der Klinik.

MERKE

Die Besonderheit der Versorgung der kindlichen Atemnot (und der meisten anderen Kindernotfälle) durch die Luftrettung liegt nicht in spezifischen Maßnahmen, die wir tun, sondern in den Routinemaßnahmen, die wir nicht tun! Es werden nur solche Maßnahmen angewendet, die einen unmittelbaren diagnostischen oder therapeutischen Nutzen haben.

39.3.1 Besonderheiten der Versorgung der kindlichen Atemnot

Diagnostik und Monitoring Die Auskultation ist bei eingeschränkter Kooperation für Unerfahrene oft schwierig, eine Seitendifferenz lässt sich wegen der geringeren Thoraxgröße und besseren Geräuschfortleitung schlechter identifizieren. EKG und Blutdruckmessung (NIBP) werden oft nicht toleriert, sind artefaktanfällig und selbst bei guter Signalqualität wenig aussagekräftig: Die Herzfrequenz wird z. B. durch Schmerz und Angst beeinflusst, der Blutdruck bleibt auch bei Volumenverlusten bis ca. 30 % kompensiert.

- Zur Ersteinschätzung im vorliegenden Fall sind relevant:

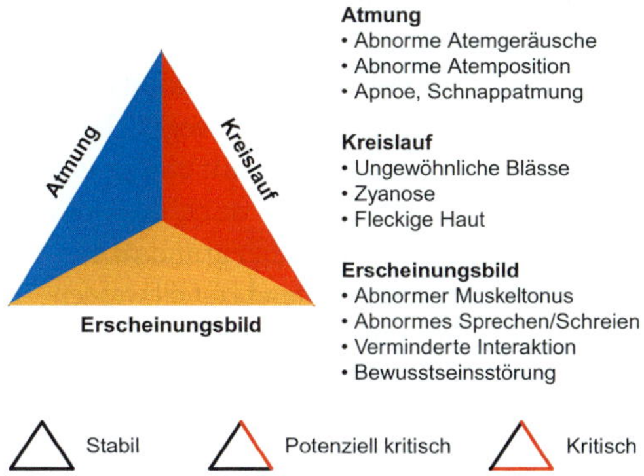

Abb. 39.1 Pädiatrisches Beurteilungsdreieck (Pediatric Assessment Triangle, PAT) [L143]

  - Beurteilung von Vigilanz, Atemarbeit und Hautfarbe im Rahmen des pädiatrischen Beurteilungsdreiecks (PAT, ➤ Abb. 39.1)
- Diese Patientenbeobachtung funktioniert auch während des Fluges und ist sinnvollerweise zu ergänzen durch:
  - Pulsoxymetrie zur Verlaufsüberwachung von Oxygenierung und Pulsfrequenz
  - Kapnografie (unter Spontanatmung z. B. über Kapnografie-Nasenbrille unter der Sauerstoffmaske) zur Verlaufsüberwachung der Ventilation (auch bei kleineren Messfehlern werden Atemfrequenz und etwaige Hypoventilation sicher detektiert)

i. v.-Zugang Standardmaßnahme, die sicher in der Luftrettung noch häufiger prophylaktisch durchgeführt wird, um bei Zwischenfällen während des Fluges reagieren zu können. Im Fall der kindlichen Atemnot kann die Anlage eines i. v.-Zugangs jedoch absolut kontraproduktiv sein: Sie erhöht den Stress für Kind, Eltern und Team und bringt keinerlei unmittelbaren Nutzen. Durch den erhöhten kindlichen Stress kann es zur Erhöhung der Atemarbeit und einer relevanten Zustandsverschlechterung kommen. Außerdem gibt es in dem beschriebenen Fall der extrathorakalen Atemwegsobstruktion überhaupt keinen sinnvollen intravenösen Therapieansatz – die inhalative Medikation ist das Mittel der Wahl!

Intubation Standardmaßnahme, die in der Luftrettung großzügiger indiziert wird, um Atemwegszwischenfälle während des Fluges zu vermeiden. Im beschriebenen Fall gibt es nur eine geringe Wahrscheinlichkeit, dass im Verlauf eine Intubation notwendig wird. Die Durchführung präklinischer Notfallnarkosen und invasiver Atemwegssicherungen bei Kindern ist grundsätzlich mit einem deutlich erhöhten Risiko verbunden – auch in erfahrener Hand. Die Indikation sollte daher grundsätzlich auch in der Luftrettung zurückhaltend gestellt werden – die kindliche Atemnot kann meistens erfolgreich nichtinvasiv therapiert werden.

39.3.2 Anwendung und Interpretation des PAT

Das PAT ist eine typische „Quick-Look-Strategie“: Durch eine kurze (30–60 s.) Beobachtung wird der Gesamtzustand eingeschätzt und daraus werden unmittelbare Handlungskonsequenzen abgeleitet. Außer zur Erhebung der Rekapillarisierungszeit ist dazu keine Patientenberührung nötig. Wenn keine der drei Qualitäten auffällig ist, so ist das Kind (noch) stabil. Ist eine beeinträchtigt, so liegt eine (isolierte) ZNS-/Atem- oder Kreislaufstörung vor. Ab zwei auffälligen Seiten muss mit einer Dekompensation gerechnet werden.

Das PAT kann auch zur Verlaufsbeurteilung während des Fluges bei eingeschränkter Kommunikationsmöglichkeit und ggf. artefaktanfälligem Monitoring angewendet werden.

Was tun im Worst Case?

Die erhöhte Atemarbeit, also eine Ventilationsstörung und evtl. eine zusätzliche Oxygenierungsstörung sind die therapiebedürftigen Probleme der akuten Atemnot im Kindesalter. In schweren Fällen ist also eine Übernahme der Atemarbeit mittels assistierter Beatmung und hoher Sauerstoffkonzentration erforderlich. Der Einsatz von Notfallnarkose, Tubus oder Larynxmaske hat hinsichtlich dieser Therapieziele keinen spezifischen Zusatznutzen, birgt aber erhebliche Gefahren!

Im Worst Case des beschriebenen Falls, also bei schwerem Krupp-Syndrom, wäre also eine nichtinvasive Beatmung (NIV) erforderlich, die dann auch während des Transportes fortgeführt werden muss. Zunächst empfiehlt sich der Start mit assistierter Beutel-Masken-Beatmung, die das Kind bei entsprechend erhöhter Atemarbeit i. d. R. ohne Sedierung toleriert, während die NIV vorbereitet wird. Starteinstellungen für die NIV zeigt ➤ Tab. 39.4 – im Verlauf sollten Drucke und FiO_2 bei Besserung reduziert werden.

Tab. 39.4 NIV-Starteinstellungen

Beatmungsform	• Druckunterstützte Beatmung • Pressure Support Ventilation (PSV) • Assisted Spontaneous Breathing (ASB)
FiO2	1,0 (100 %)
PEEP	5 mbar
Δp (über PEEP)	10 mbar
P_{insp} (PEEP + Δp)	15 mbar
Inspirationstrigger	1 l/min
Exspirationtrigger	50 %
Rampe	100 ms

39.4 Rettungsprozedere

Bei pädiatrischen Notfällen abseits von Gebirgsrettung und Polytraumaversorgung gibt es andere Herausforderungen an die „Rettungstechnik“:

- Rückhaltesystem: Säuglinge und Kleinkinder können i. d. R. nicht ohne Umrüstung auf dem Hubschrauber-Tragensystem transportiert werden. Für diese Altersgruppe sollte ein spezifisches Rückhaltesystem mitgeführt werden, das vor dem Gebrauch an die Trage adaptiert werden muss und unbedingt geübt werden sollte! Im Notfall kann mittels Vakuummatratze eine „Babyschale“ erzeugt werden, die aber trotzdem mit einer Gurtfixierung kombiniert werden sollte. Auch der Transport von Kindern im Bergesack muss trainiert werden – sichere Fixierung und symmetrische Gewichtsverteilung an Seil, Winde oder Tau sind nicht so einfach!
- Mitnahme einer Bezugsperson: Es gilt der Grundsatz „Jedes kontaktfähige Kind braucht während Notfallversorgung und Transport jederzeit ein Elternteil oder eine Bezugsperson an seiner Seite!“ Wenn also Hubschraubermuster, Wetter, flugbetriebliche oder einsatztaktische Gründe der

Mitnahme einer Bezugsperson entgegenstehen, so kann dies für sich genommen ein hinreichender Grund für einen Bodentransport sein.
- Kommunikation: In jedem Fall ist die Kommunikation mit Kindern während des Fluges noch schwieriger als mit Erwachsenen. Einerseits muss auf einen guten Gehörschutz geachtet werden, weil der Lärm einen eigenen Stressfaktor darstellt. D.h., dass altersentsprechender Gehörschutz für Kinder (Mehrweg) und Säuglinge (zum Aufkleben, Einweg) mitgeführt werden muss. Dadurch ist eine Kommunikation i. d. R. nur nonverbal möglich, daher müssen vor Flugbeginn der Ablauf erklärt und einige wenige Zeichen bzw. Strategien für Beschwerden und Ängste verabredet werden. Selbst wenn ein Hör-Sprech-Set (Head-Set) für Kind und Begleitperson zur Verfügung steht, muss man davon ausgehen, dass die Benutzung nicht ohne weiteres gelingt.
- Druckausgleich: Säuglinge und kleine Kinder können bei schnellen und relevanten Höhendifferenzen nicht aktiv einen Druckausgleich vornehmen, sodass dies ggf. aktiv zusammen mit der Begleitperson durchgeführt werden muss, insbesondere wenn im Steig- oder Landeanflug eigentlich ruhige Kinder plötzlich unruhig werden und über Ohrenschmerzen klagen.

39.5 Zielklinik und Transport

Kinderkliniken höherer Versorgungsstufen gibt es deutlich seltener als vergleichbare Erwachsenenkliniken. Das führt zu folgenden Effekten:
- Hubschrauber werden häufig gerade bei Kindernotfällen in ländlichen Regionen alarmiert, um eine größere Transportstrecke schneller überwinden zu können. Dabei wird gelegentlich übersehen, dass der Lufttransport aus psychologischen und pathophysiologischen Gründen nicht immer die erste bzw. bessere Wahl darstellt.
- Dort, wo Kindernotarztsysteme verfügbar sind, wird der Hubschrauber bei weit entfernter Einsatzstelle oft als schneller Zubringer verwendet. Dabei ergeben sich gelegentlich einsatztaktisch fragwürdige Konstellationen, bei denen zunächst in die entgegengesetzte Richtung geflogen wird, um den Kindernotarzt abzuholen, und sich die notärztliche Eintreffzeit dadurch erheblich verlängert.
- Hubschrauber werden häufig zu Verlegungen von kleinen Kinderkliniken ohne Intensivtherapie angefordert, um erstversorgte Kinder in eine Kinderklinik höherer Versorgungsstufe zu verlegen. Dabei können aufgrund eingeschränkter Personalressourcen immer häufiger weder Quell- noch Zielklinik eine pädiatrische Transportbegleitung stellen.

Während des Lufttransports ergeben sich einige spezifische Herausforderungen:
- Für das Kind: Räumliche Enge, evtl. fehlende Sicht auf die Bezugsperson, Lärmkulisse, Kommunikationsprobleme können Angst, Stress auslösen und damit fast jedes medizinische Problem verstärken. Körper- und Sichtkontakt zur Begleitperson und beruhigende, kindgerechte Information können helfen. Eine nicht medizinisch notwendige Sedierung ist die schlechtere Alternative.
- Für die Begleitperson: Auch hier hilft die vorherige zielgerichtete Information, dass oft Sicht- und Körperkontakt die einzige Zuwendungsmöglichkeit darstellen. Selbst wenn für Kind und Begleitperson eine Intercom-Option besteht, so ist doch mit Schwierigkeiten beim Gebrauch zu rechnen.
- Für die Crew: Hier muss akzeptiert werden, dass nicht jedes Kind nur „komplett verkabelt" – also außerhalb des gewohnten Komfortbereichs – transportiert wird. Im oben beschriebenen Worst Case könnte es sein, dass das Kind sinnvollerweise mit NIV und Monitoring, aber ohne i. v.-Zugang und nicht intubiert transportiert wird!

39.6 TOPS & FLOPS

TOP:
- Durch das vorherige Arzt-Arzt-Gespräch, das beim Primäreinsatz eigentlich nicht üblich ist, wurde ein einsatztaktisch und medizinisch nicht sinnvoller Hubschraubereinsatz verhindert.
- Durch sinnvollen Einsatz nichtinvasiver Behandlungsstrategien konnte die Notfallsituation stabilisiert werden.

- Die Alternative, also langer Anflug, invasive Vorversorgung für den Lufttransport (evtl. mit Intubation) und anschließend kurze Lufttransportzeit, wäre hinsichtlich Patientenrisiko und Outcome die deutlich schlechtere Alternative gewesen.

FLOP: Hätten Vor-Ort-Team und/oder Leistelle die logistischen Probleme antizipiert, so hätte der Bodentransport 20–30 min früher beginnen können und das Kind wäre wesentlich früher in der Kinderklinik angekommen.

MERKE

- Die häufigsten Kindernotfälle sind akute Atemnot, Krampfanfall und Monotrauma – ein kindliches Polytrauma ist die Rarität. Bei den meisten dieser Fälle haben wir es mit einem nicht komatösen Kind zu tun, was für den Lufttransport eine besondere Herausforderung darstellt.
- Obwohl die durchschnittliche Transportstrecke in eine geeignete Zielklinik bei Kindernotfällen länger ist, stellt nicht immer der Lufttransport die bessere Alternative dar.
- Therapeutische Automatismen der Erwachsenen-Notfallmedizin, wie z. B. großzügige Indikationsstellung für i. v.-Zugang oder Intubation vor einem Lufttransport gelten für Kindernotfälle nicht.
- Trotz vieler Schwierigkeiten muss bei kontaktfähigen Kindern nach Möglichkeit immer eine Begleitperson mitgenommen werden.

Was wäre, wenn …

- … das Team doch hingeflogen wäre?
  Dann wäre zu erwarten gewesen, dass sich in der langen Zeit der Zustand entweder durch die Adrenalin-Inhalation so gebessert hätte, dass die Eltern die Notwendigkeit einer Krankenhauseinweisung bezweifeln oder dass sich nach Beendigung der Inhalation alles wieder verschlechtert hätte. Immer wenn Adrenalin inhaliert wurde, sollte das Kind auch mitgenommen werden, und bei Bedarf kann die Adrenalin-Inhalation auch bis zur Klinik fortgesetzt werden.
- … das Team vor Ort auf einem Hubschraubereinsatz bestanden hätte?
  Dann wären sie natürlich hingeflogen, denn im Durchschnitt ist die Kindernotfall-Expertise in der Luftrettung besser, weil der Anteil an Kindernotfällen hier größer ist als in der Bodenrettung. Außerdem ist die notärztliche Kompetenz – zumindest in Deutschland – in der Luftrettung meist auf Facharztniveau – oft mit zahlreichen Zusatzqualifikationen (z. B. EPALS-Kurs, Kinderanästhesieerfahrung). Vor Abflug wäre dann der telefonische Hinweis auf die nächsten Maßnahmen (z. B. Fortführung der Adrenalin-Inhalation und Kortison-Gabe) und die Handlungsoptionen bei Verschlechterung (z. B. assistierte Beatmung) sinnvoll gewesen.
- … das Kind bei unserem Eintreffen komatös und bradypnoeisch gewesen wäre?
  - Dann wären eine kontrollierte Beatmung und bei entsprechender Expertise eine Notfallnarkose und Atemwegssicherung nötig gewesen. Es gibt keine Evidenz dafür, dass in einer solchen Situation eine Atemwegssicherung erfolgen muss, aber rein praktisch betrachtet wäre sie für einen Lufttransport natürlich sinnvoll. Trotzdem könnte man guten Gewissens das Kind auch unter kontrollierter Maskenbeatmung transportieren (Monitoring einschließlich Kapnografie obligat!).
  - Wenn man sich zur Atemwegssicherung entschließt, dann soll sie – außer bei Reanimation – immer mit Narkose erfolgen, um eine funktionelle Atemwegsverlegung zu vermeiden. Zur sicheren Vorbereitung und Durchführung einer Notfallnarkose ist der Einsatz kognitiver Hilfen (z. B. Kindernotfallkarte, Checkliste, Narkoseschablone) – auch für erfahrene Teams – dringend zu empfehlen! Ob der Atemweg dann mit Larynxmaske (2. Generation) oder Tubus gesichert wird, hängt in erster Linie von der Teamexpertise ab – einen Outcome-Unterschied gibt es nicht.

Zusammenfassung

- Zu Kindernotfällen wird die Luftrettung wegen Transportzeitersparnis und mutmaßlich größerer Expertise häufiger disponiert. Nicht in allen Fällen ist dies medizinisch und/oder einsatztaktisch sinnvoll – der gesunde Menschenverstand sollte von allen Beteiligten großzügig eingesetzt werden.
- Bei den meisten Kindernotfällen ist das Kind kontaktfähig und ein Lufttransport nicht immer die beste Alternative.
- Bei der Mehrzahl der Kindernotfälle führen nichtinvasive Maßnahmen zur Stabilisierung, oft z. B. bei Schmerzen, Atemnot oder Krampfanfall ist gar kein i. v.-Zugang erforderlich. Die Grundregel „So wenig invasiv wie nötig“ sollte auch in der Luftrettung beachtet werden.

LITERATUR

Deutsche Interdisziplinäre Vereinigung für Intensiv- und Notfallmedizin (DIVI) e.V. DIVI-Kindernotfallkarte. Aus: https://www.divi.de/sektionen/paediatrische-intensiv-und-notfallmedizin (letzter Zugriff: 24. Juni 2025)

Eich C, Russo SG, Heuer JF, Timmermann A et al. Characteristics of out-of-hospital paediatric emergencies attended by ambulance- and helicopter-based emergency physicians. Resuscitation. 2009; 80: 888–892.

Eimer C, Reifferscheid F, Jung P et al. Prehospital analgesia in pediatric trauma and critically ill patients – An analysis of a German air rescue service. Scand J Trauma Resusc Emerg Med. 2023; 31(1): 5.

Gliwitzky B, Olivieri M, Bathe J et al. Intranasale Analgesie bei Säuglingen und Kleinkindern – Teil 1 der „glorreichen Sieben“ der pädiatrischen Notfallmedizin. Notfall Rettungsmed. 2022; 25: 53–57.

Kaufmann J et al. S2k-Leitlinie „Medikamentensicherheit bei Kindernotfällen“ – Kurzversion. AWMF-Register-Nr. 027/071. Aus: https://www.awmf.org/leitlinien (letzter Zugriff: 24. Juni 2025)

Landsleitner B, Jung P, Lehner M. Das kindliche Polytrauma – neue Leitlinie. Anästh Intensivmed. 2022; 63: 307–319.

Mockler S, Metelmann C, Metelmann B, Thies KC. Prevalence and severity of pediatric emergencies in a German helicopter emergency service: implications for training and service configuration. Eur J Pediatr. 2023; 182(11): 5057–5065.

Timmermann A, Böttiger BW, Byhahn C et al. S1-Leitlinie: Prähospitales Atemwegsmanagement (Kurzfassung). Anästh Intensivmed. 2019; 60: 316–336.

Van de Voorde P, Turner NM, Djakow J et al. Lebensrettende Maßnahmen bei Kindern (Paediatric Life Support, PLS) Leitlinien des European Resuscitation Council 2021. Notfall Rettungsmed. 2021; 24: 650–719.

Wirtz S, Eich C, Becke K et al. Anwendung kognitiver Hilfsmittel im Kindernotfall: Interdisziplinär konsentierte Stellungnahme. Anaesthesist. 2017; 66: 340–346.

Sereina Roffler
Unter Mitwirkung von Bert Gutermuth, Rahel Jauch

KAPITEL

40 Geburtshilfe: Plan for Disaster but Be Prepared for a Happy End

Fallbericht

Setting

Helikopterstandort

Einsatzbasis im Mittelland auf 657 m ü. M. mit ausgewogenem Einsatzprofil. Um 1.000 Einsätze pro Jahr, davon 60 % Primäreinsätze und 40 % Sekundäreinsätze, ca. 70 Windeneinsätze im Jahr.

Helikopter

Airbus Helicopters H145-D2

Besatzung

Pilot, HCM, MCM (Notärztin)

Operationelle Besonderheiten

Nachtflug, Rettungswinde (auch nachts), die Einsatzbasis ist speziell für Interhospitaltransporte mit ECMO und IABP ausgestattet.

Alarmierung

An einem Herbstabend kommt auf dem Rückflug zur Basis nach einer Verlegung die Anforderung für einen Folgeeinsatz. Die Einsatzmeldung ist knapp: „Drohende Geburt, 38. SSW, Erstgebärende, Patientin unter Heparin und im Substitutionsprogramm mit Subutex". Bis auf den Einsatzort folgen keine weiteren Informationen oder Updates zum Geschehen vor Ort.

Preflight-Abklärungen (Wetter/Team/Einsatztaktik)

Entsprechend der Jahreszeit ist es um 17:45 Uhr bereits dunkel und der Nebel breitet sich aus. Es ist kalt, zudem ist starker Regen angesagt. Der Einsatzort kann aber problemlos angeflogen werden, auch die primär avisierte Zielklinik wäre (noch) erreichbar (➤ Tab. 40.1).

Tab. 40.1 Abklärungen und Gedanken

Pilot	Einsatzort ist bekannt, es liegen keine objektiven Gefahren vor. Obwohl die Nebelsituation in dieser Jahreszeit herausfordernd ist, ist eine Landung am Einsatzort mit Unterstützung durch die HCM gut möglich.
HCM	Einsatzort und Anflugtaktik sind bekannt, die Situation vor Ort ist jedoch nicht restlos geklärt.
MCM	Möglich ist alles – von der Verlegung einer stabilen Patientin am Anfang der Geburt bis zu einer komplexen Situation mit 2 Patienten (PPH, Neugeborenen-Reanimation). Aufgrund der spärlichen Informationslage bleibt eine unangenehme Ungewissheit. Da die Patientin Erstgebärende ist, wird aus Erfahrung eher das erste Szenario erwartet.
Weitere Teammitglieder?	Bei Anflug ist unklar, ob eine Hebamme zur Unterstützung vor Ort sein wird oder ob diese bereits durch das Team vor Ort angefordert wurde. Eine Nachfrage diesbezüglich wird versucht, bleibt jedoch unbeantwortet.
Einsatzkräfte vor Ort?	Gemäß Anforderung befindet sich eine Ambulanz vor Ort, die genaue Besatzung ist jedoch nicht bekannt.

Anflug und Ersteindruck bei Landung

Die Einsatzmeldung ist ein präklinischer Klassiker, der bei Anforderung Herzklopfen auslöst. In der Mehrzahl der Fälle hat die Geburt schon stattgefunden oder ist noch nicht so weit, und die Patientin kann in einen Gebärsaal transportiert werden.

Beim Anflug werden im Team die möglichen Szenarien besprochen. Die Patientin steht unter Opioid-Substitutionstherapie (Subutex), es muss mit einer Störung der Primäradaption und Atemproblemen des Neugeborenen gerechnet werden. Entsprechend wird der Neugeborenen-Reanimationsalgorithmus durchgegangen.

Zudem ist die Patientin mit Heparin antikoaguliert, was ein Risikofaktor für eine postpartale Hämorrhagie (PPH) ist. Entsprechend werden daher auch die Behandlungsetappen der (schweren) PPH besprochen.

Da nicht bekannt ist, wer genau vor Ort ist, wird im Anflug mit der Anforderung zusätzlicher Unterstützung noch abgewartet. Der Rettungswagen (RTW) steht auf einem großen, aufgeräumten Parkplatz, sodass der Helikopter problemlos direkt daneben landen kann. Mittlerweile ist es stockdunkel und Regen hat eingesetzt.

40.1 Medizinische Ersteinschätzung und Erstmaßnahmen nach Eintreffen

Um 18:07 Uhr trifft das Team vor Ort beim Rettungswagen ein. Die Patientin liegt stöhnend auf der Patiententrage, neben ihr steht ein Rettungssanitäter, welcher sie beim Pressen anleitet. Unterstützung erhält er von einer Transporthelferin. Eine Hebamme ist nicht vor Ort, aber über Telefonlautsprecher zugeschaltet (➤ Tab. 40.2).

VERDACHTSDIAGNOSE

Aktive Geburt in der Austreibungsphase

Tab. 40.2 xABCDE

xABCDE	Beschreibung	Maßnahme
e**X**sanguination	Kein Anhalt für Blutung	–
Airway	i. O.	–
Breathing	i. O.	–
Circulation	i. O.	–
Disability	i. O.	–
Exposure & **E**nvironment	Einschneiden des kindlichen Kopfes während Wehen; peripher Venenkatheter (pVK) 20G Unterarm (UA) links, Fruchtblase bereits geplatzt	Kontrolle pVK: Läuft gut ohne Widerstand

40.2 Anamnese

Der Rettungssanitäter berichtet: Die 34-jährige G2P0 sei in der 37+1 SSW, im Tagesverlauf habe sie zunehmende Wehen verspürt. Die Patientin sei für eine Geburt im ca. 45 min entfernt liegenden Zentrumsspital mit Neonatologie geplant aufgrund der bestehenden Substitutionstherapie mit Subutex. Zudem stehe sie unter therapeutischer Antikoagulation mit Innohep 12.000 E s. c. einmal täglich nach einer tiefen Venenthrombose (TVT). Letzte Applikation erfolgte morgens um ca. 8:00 Uhr. Alarmierung der Ambulanz wegen zunehmender Wehentätigkeit, eine private Fahrt in die Geburtsklinik sei nicht mehr möglich gewesen. Pressdrang seit ca. 20 min. Sie berichtet über keine weiteren Erkrankungen, ein Beikonsum zur Substitutionstherapie wird verneint. Ein Mutterpass existiere, aber wurde in der Eile nicht mehr gefunden. Die Hebamme am Telefon kann aber alle Angaben rückbestätigen, die Kontrollen seien unauffällig gewesen, normale Kindslage, keine Auffälligkeiten der Plazenta bekannt. (➤ Tab. 40.3).

Tab. 40.3 SAMPLER

SAMPLER	Beschreibung
Symptome und Befunde	Fortgeschrittene Geburt mit Einschneiden des Kopfes
Allergien	Keine bekannt
Medikation	Subutex 16 mg (Buprenorphin), Innohep 12.000E s. c. (= niedermolekulares Heparin in therapeutischer Dosierung)
Patientenvorgeschichte	Status nach i. v.-Drogenabusus, Status nach TVT
Letzte Mahlzeit	Ca. 12:00 Uhr
Ereignisse direkt vor dem Notfall	Zunehmende Wehentätigkeit, Platzen der Fruchtblase
Risikofaktoren	Therapeutische Antikoagulation, Substitutionstherapie

40.3 Medizinische Versorgung und Maßnahmen

Aufgrund des fortgeschrittenen Geburtsverlaufs gibt es wenig zu entscheiden: Die Patientin bleibt vor Ort. Durch die HCM wird ein Reanimationsplatz für das Neugeborene hergerichtet. Die MCM übernimmt die Leitung der Geburt. Der Pilot kümmert sich um den ebenfalls anwesenden Vater, der in der Fahrerkabine der Ambulanz gesetzt wurde. Da durch das Telefon mit der Hebamme kein zusätzlicher Nutzen besteht, wird das Gespräch beendet. Es sorgt in der Situation eher für Verwirrung und wird als Störfaktor angesehen. Die Hebamme ist zudem nicht abkömmlich, und in Rücksprache mit der Leitstelle lässt sich keine andere Hebamme mobilisieren. Sie ist aber mit dem Plan, vor Ort zu gebären, einverstanden und für Rückfragen jederzeit erreichbar.

Beim weiteren Pressen schneidet der Kopf jeweils ein, in den Wehenpausen zieht er sich jedoch wieder zurück. Das Angebot für einen Positionswechsel lehnt die Patientin ab. Die HCM positioniert sich links, der Rettungssanitäter rechts von der Patientin, sodass sie mit den Füßen während den Wehen mehr Widerstand hat und die Beine in der Hüfte stärker gebeugt werden. Dadurch soll die Kindesentwicklung erleichtert werden.

Der Pilot organisiert den Ultraschall aus dem Helikopter zur Überwachung der kindlichen Herztöne. Dies gestaltet sich als unerwartete Herausforderung, da die MCM mit dem Dammschutz händisch zwischen den Beinen der Patientin gebunden ist und die HCM mündlich zur richtigen Schallfenster-Einstellung anleiten muss. Ein kontinuierliches Monitoring ist nicht möglich, aber die darstellbare ausreichende Herzaktion gibt Sicherheit.

Die Geburt zieht sich jedoch hin, nach 30 min vor Ort gibt es nur einen marginalen Geburtsfortschritt, der Kopf schneidet weiterhin nicht durch. Die Patientin äußert sich zunehmend erschöpft zu fühlen. In einer Wehenpause werden die Optionen mit der Patientin besprochen: Weitermachen und Zuwarten des natürlichen Geburtsverlaufs oder Durchführen einer Episiotomie, um das Durchschneiden des Kopfes zu erleichtern. Nach Besprechung im Team und mit der Patientin wird bei zunehmender Erschöpfung eine mediolaterale Episiotomie rechts durchgeführt.

Mit der nächsten Wehe tritt der Kopf durch: Das Neugeborene öffnet die Augen, schluckt und ist rosig. Allerdings ist die Nabelschnur zweimal straff um den Hals gewickelt. Die MCM fährt mit dem Daumen unter die Nabelschnurschlingen und hebt diese an, sodass eine Strangulation vermieden wird, aber gleichzeitig die Nabelschnur nicht allzu sehr komprimiert wird, da das Neugeborenen noch darüber versorgt wird. Um 18:27 Uhr folgt mit der nächsten Wehe problemlos der Körper: Emma ist geboren! Sie ist rosig und zeigt einen guten Tonus. Der Pilot wird angewiesen, die Zeiten für die Erhebung des Apgar-Scores mitzuteilen. Die Abnabelung erfolgt nach 60 s, anschließend wird das Neugeborene der Patientin auf die Brust gelegt. Das „Bonding" soll die physiologische Oxytocin-Ausschüttung stimulieren, was sich positiv auf die Plazentarphase und den Uterotonus auswirkt.

Palpatorisch zeigt sich nach 10 min ein gut kontrahierter Uterus. Gemäß aktuellen Guidelines zur Prävention einer PPH wird 5E Syntocinon i. v. als Bolus appliziert. Da das Neugeborene erfreulicherweise eine (sehr) gute Primäradaption aufweist mit einem Apgar-Score von 8/9/9, wird auf das Aufgebot eines zweiten Rettungsdienstteams zur Unterstützung verzichtet, nicht jedoch auf die kontinuierliche klinische Überwachung auf eine mögliche Bradypnoe des Neugeborenen.

40.4 Rettungsprozedere

Beide Patientinnen sind stabil, die Situation kontrolliert. Es wird daher im Team der Entscheid für einen bodengebundenen Transport gefällt, da die Umlagerung in und der Transport mit dem Helikopter keinen Mehrwert mit sich bringt. Im Gegenteil: Der gut gewärmte RTW und das Bonding von Mutter und Kind bieten einen idealen Wärmeerhalt, zudem regnet es mittlerweile sehr stark. Aufgrund der Wettersituation ist der Pilot auf Unterstützung durch die HCM angewiesen, weswegen das Helikopter-Team aufgeteilt wird: Die MCM fährt mit der Ambulanz und den beiden Patientinnen mit, Pilot und HCM fliegen mit dem Helikopter in die Zielklinik. In dieser Klinik wurde die Patientin bereits präklinisch betreut, zudem verfügt sie über eine Neonatologie.

40.5 Zielklinik und Transport

Auf der Fahrt lässt sich die Plazenta problemlos und vollständig entwickeln, sie wird für eine Kontrolle in der Klinik asserviert. Mit der Plazenta löst sich noch ein Koagel von ca. 3 × 5 cm Durchmesser, weswegen die Patientin 1 g Tranexamsäure erhält sowie 20 IE Syntocinon ad Infusion über vier Stunden. Anschließend zeigen sich keine weiteren Blutungsstigmata bei gut kontrahiertem Uterus. Da der Blutverlust sich schlecht einschätzen lässt, werden die Kompressen für eine besser objektivierbare Einschätzung gesammelt. Während der knapp 40-minütigen Fahrt in die Zielklinik bleiben Mutter und Kind stabil, die Vitalparameter sind bei beiden unauffällig, insbesondere weist das Neugeborene eine gute Atemfrequenz sowie präduktale Sättigungswerte von über 90 % auf.

40.6 Klinischer Verlauf

In der Zielklinik können Mutter und Tochter in gutem Zustand in die Hände der Geburtshelfer, Hebammen und Neonatologen übergeben werden. Die Episiotomie wird mit einer Einzel-Knopf-Naht versorgt. Der geburtshilfliche Untersucher bestätigt den problemlosen Verlauf: Der Uterus ist weiterhin gut kontrahiert, die Plazenta wird auch von der Hebamme als vollständig beurteilt. Das Kind wird für fünf Tage auf der Neonatologie für einen Subutex-Entzug betreut und kann danach in einem sehr guten Zustand mit der Mutter nach Hause entlassen werden.

40.7 TOPS & FLOPS

Die Teamkonstellation war ein großes **TOP:** Eine HCM mit Erfahrung in der Neonatologie-Pflege, ein Rettungssanitäter, der bereits mehrere präklinische Geburten mitgemacht hat und eine MCM mit Kenntnissen der Geburtshilfe. Dies ermöglichte ein effizientes und konzentriertes Arbeiten, das von allen Beteiligten als sehr angenehm empfunden wurde. Nicht immer ist eine solche Konstellation möglich, und nicht immer verläuft die Arbeit in einem Team, das sich ad hoc auf Platz zusammenstellt, so reibungslos. Bei fehlender Erfahrung oder auch Unsicherheit ist es angebracht, frühzeitig Unterstützung nachzufordern. Allgemein soll bei präklinisch (drohender) Geburt, wenn immer möglich, eine Hebamme hinzugezogen werden. In kritischen Situationen helfen bekannte Strukturierungsmaßnahmen wie z. B. „10 Sekunden für 10 Minuten", um für alle eine Übersicht zu schaffen.

Die technische Unterstützung durch den Ultraschall ist grundsätzlich ebenfalls **TOP,** da präklinisch eine Verdachtsdiagnose weiterabgeklärt oder wie im beschriebenen Fall eine zusätzliche Überwachung möglich ist. Allerdings ist die Handhabung nicht trivial, gerade wenn diese Aufgabe durch jemanden mit wenig Sonografie-Kenntnissen vorgenommen werden muss. Situativ helfen: ruhige Anweisungen, mehrmaliges Einstellen und nicht den Überblick über das Gesamtgeschehen verlieren. Es lohnt sich zudem, in Ruhezeiten immer mal wieder mit dem Ultraschallgerät zu üben. Es sollte aber immer die Klinik im Vordergrund stehen. Jede Untersuchung braucht ihre Indikation und entsprechend auch eine Reaktion – dies sollte im Team auch besprochen werden. Der Ultraschall wäre auch für die Anlage eines zweiten Venenzugangs bei schwierigem Venenstatus nach i. v.-Drogenabusus sehr nützlich gewesen.

TOP oder **FLOP?**

- Die Frage, ob die Episiotomie wirklich notwendig war, lässt sich nicht restlos klären. Dafür spricht, dass die Geburt anschließend rasch voranging. Andererseits zieht sich gerade bei Erstgebärenden die Austreibungsphase oft in die Länge und kann auch gut mehr als eine Stunde dauern. Bei unauffälligen kindlichen Herztönen kann zugewartet werden. Schlussendlich bleibt es ein Situationsentscheid, abhängig von der Expertise des Teams vor Ort. Die Indikation sollte aber maximal restriktiv gestellt werden. Auch innerklinisch wird eine Episiotomie immer weniger durchgeführt. Insbesondere soll gerade dieser Eingriff unbedingt mit der Patientin abgesprochen sein. Grundsätzlich wäre für uns in dieser Situation auch ein Telefonjoker möglich gewesen – die nicht abkömmliche Hebamme wäre ja telefonisch für eine Rücksprache erreichbar gewesen.

- Ebenso lässt sich über den Transport der Patientin und des Kindes diskutieren. Es war eine Teamentscheidung, dass es vorteilhafter ist, das Kind auf der Mutter in der Ambulanz zu transportieren. Nicht jedes Team wird dies so einschätzen.
- Wetterbedingt musste in einer kritischen Phase das Team aufgeteilt werden, wodurch Unterstützung wegfiel. Bezüglich des Kindes war es für alle Beteiligten ein vertretbares Vorgehen, da es eine ausgezeichnete Primäradaption aufwies. Bei einer Plazentaretention oder Uterusatonie wäre eine geburtshilfliche Intervention notwendig, daher war es folgerichtig nicht vor Ort auf die Plazentageburt zu warten. Die Nachgeburtsphase kann ebenfalls bis zu einer Stunde dauern. In dieser Zeit wurde die Zielklinik erreicht und es hätten bei Auffälligkeiten Maßnahmen ergriffen werden können. Zudem wurde ein Eskalationsplan besprochen, welche Maßnahmen bei Uterusatonie oder (zunehmender) Blutung zu treffen gewesen wären. Trotzdem – bei akutem Problem beider Patientinnen wären schnell zu wenig Hände und Hirn vorhanden gewesen, trotz aller Absicherung!

MERKE

- „Plan for Disaster" – sich im Vorfeld schon Gedanken über mögliche Komplikationen machen und im Team diese auch verbalisieren. So können Aufgaben verteilt und alle auf eine gemeinsame Strategie eingestimmt werden.
- Eine klare und strukturierte Kommunikation ist für die immer wieder neuen Teamkonstellationen in herausfordernden Situationen eine große Hilfe. Gerade wenn man sich nicht persönlich kennt, helfen bekannte Strukturen.
- Kritische und nicht alltägliche Maßnahmen (im Fall die beschriebene Episiotomie) sollten nach Möglichkeit mit den Patienten selbst besprochen, wie auch vom ganzen Team akzeptiert werden.

Was wäre, wenn …

- … das Kind nicht gut eingestellt gewesen wäre (z. B. Beckenendlage)?
  Primär wäre hier ein Transport mit erhöhtem Becken und (leichter) Linksseitenlage (zur Vermeidung eines Vena-cava-Kompressionssyndroms) sowie – anhängig von der Wehentätigkeit – unter Tokolyse in die Zielklinik anzustreben. Falls ein Transport unter keinen Umständen mehr möglich bzw. die Austreibung des Kindes immanent wäre, dann ist die Vierfüßlerposition eine mögliche Rescue-Strategie, da so die Kindesentwicklung als einfacher verglichen mit der Rückenlage beschrieben wird.
- … das Kind eine schlechte Primäradaption gehabt hätte?
  Bei schlechter Primäradaption würde entsprechend dem Neugeborenen-Reanimationsalgorithmus vorgegangen. Rechtzeitig an die Nachforderung von Unterstützung denken!
- … die Patientin eine schwere PPH gehabt hätte?
  Bei schwerer PPH kann neben dem verabreichten Syntocinon und Tranexamsäure Misopristol rektal oder sublingual (Cave: mögliches Aspirationsrisiko bei oraler Gabe) verabreicht werden. Den Blutverlust mit ausreichender Volumengabe ersetzen! Bei einer PPH ist die Anlage eines zweiten peripheren Venenkatheters obligat. Bei weiterhin hämodynamisch instabiler Patientin bimanuelle Uteruskompression und/oder manuelle Aortenkompression zur Kontrolle der Blutung bis zur Ankunft in der Zielklinik.

Zusammenfassung

- Der Transport im Helikopter ist aufgrund der Einschränkungen nicht immer die erste Wahl bei einer drohenden oder gar laufenden Geburt.
- Eine risikoreiche Patientin brachte unerwartet ihr Kind präklinisch zur Welt – dank ausgezeichneter interdisziplinärer Zusammenarbeit konnte diese Situation gut gemeistert und Mutter mit Kind in gutem Zustand in die geplante Geburtsklinik verlegt werden.

LITERATUR

Cash RE, Swor RA, Samuels-Kalow M et al. Frequency and severity of prehospital obstetric events encountered by emergency medical services in the United States. BMC Pregnancy Childbirth. 2021; 21(1): 655.

Cash RE, Swanton MF, Meeker MA et al. Frequency and Factors Associated with Patient Safety Events During Prehospital Obstetric Emergencies. Prehosp Emerg Care. 2025; 23: 1–8.

Collis R, French L. Massive Obstetric Haemorrhage. In: Fernando R. Pervez S. Philips S (Hrsg.). Quick Hits in Obstetric Anesthesia. Cham: Springer; 2022. S. 121–130.

Collis R, French L. Uterine Atony. In: Fernando R, Pervez S, Philips S (Hrsg.). Quick Hits in Obstetric Anesthesia. Cham: Springer; 2022. S. 131–136.

Deutsche Gesellschaft für Gynäkologie und Geburtshilfe e.V. (DGGG) et al. S2k-Leitlinie Peripartale Blutungen, Diagnostik und Therapie. AWMF-Registernummer 015/063. Aus: https://register.awmf.org/de/leitlinien/detail/015-063 (letzter Zugriff: 24. Juni 2025)

Kaufner I, von Heynmann C. Gerinnung in der Schwangerschaft und peripartale Blutung. In: Kranke P (Hrsg.). Die geburtshilfliche Anästhesie. Würzburg: Springer; 2018. S. 501–511.

Obstetric Anaesthesis' Association. Quick Reference Handbook for Obstetric Emergencies. Aus: https://www.oaa-anaes.ac.uk/downloads/oaa-qrh/june-2024-v1.2/final-obs-qrh-v.1.2.pdf (letzter Zugriff: 24. Juni 2025)

Papsdorf M, Wöckel A. Die normale Geburt. In: Kranke P (Hrsg.). Die geburtshilfliche Anästhesie. Würzburg: Springer; 2018. S. 203–2014.

Schweizerische Gesellschaft für Neonatologie (SGGG). Die Unterstützung der Adaption und Reanimation des Neugeborenen. Revidierte Empfehlungen der Schweizerischen Gesellschaft für Neonatologie. Aus: https://www.paediatrieschweiz.ch/die-unterstutzung-der-adaptation-und-reanimation-des-neugeborenen-2023/ (letzter Zugriff: 24. Juni 2025)

Wirbelauer J, Speer CP. Beurteilung des Neugeborenen und Reanimation. In: Kranke P (Hrsg.). Die geburtshilfliche Anästhesie. Würzburg: Springer; 2018. S. 392–407.

KAPITEL

41

Johannes Moeckel
Unter Mitwirkung von: Christian P. Both

Wasser, Essig und 100 °C

Fallbericht

Setting

Helikopterstandort
Einsatzbasis im Schweizer Mittelland auf 657 m ü. M. mit ausgewogenem Einsatzprofil, ca. 900–1.000 Einsätze im Jahr (60 % Primär, 40 % Sekundär), davon ca. 70 Windeneinsätze

Helikopter
Airbus Helicopters H145 D2

Besatzung
Pilot, HCM, MCM (Notarzt)

Operationelle Besonderheiten
Nachtflug, Rettungswinde (auch nachts), die Einsatzbasis ist speziell für Interhospitaltransporte mit ECMO und IABP ausgestattet

Alarmierung

Am späten Vormittag, bei strahlendem Frühlingswetter in der näheren Umgebung der Einsatzbasis, meldet die Alarm-App: „Unfall Haushalt. Verbrennung/Verbrühung. 7 Jahre, männlich" Der Einsatzort befindet sich in einem ländlichen Wohngebiet am Ufer des Bodensees auf ca. 400 m ü. M. Ein Rettungswagen befindet sich ebenfalls auf der Anfahrt zum Einsatzort.

Preflight-Abklärungen (Wetter/Team/Einsatztaktik)

Die Wetterlage wurde im Daily Briefing als „bestes Flugwetter, aber über dem See hängt wie immer der Nebel" beschrieben. Bis zu einer Höhe von ca. 550 m ü. M. befindet sich über dem See und der angrenzenden Region eine dichte Nebeldecke, die sich erst am frühen Nachmittag auflösen wird. Die Temperatur auf der Einsatzbasis liegt bei ca. 16 °C. Die heutige Crew besteht aus einem erfahrenen Piloten, welcher die lokalen Wetterverhältnisse bestens kennt, sowie HCM und MCM, die ein erfahrenes medizinisches Team bilden. Die Flugdauer zum Einsatzort beträgt 13 min. Die erwartete Transportdauer in das nächstgelegene Kinderspital beträgt 15 min, in ein Verbrennungszentrum sind es 25 min (➤ Tab. 41.1).

Tab. 41.1 Abklärungen und Gedanken

HEZ	Aufgrund der ländlichen Lage der Einsatzstelle und den weiten Transportdistanzen erfolgt bereits nach der Alarmierung die Abklärung verfügbarer Aufnahmekapazitäten im nächstgelegenen Verbrennungszentrum. Diese muss früh erfolgen, da es nur wenige Verbrennungszentren mit einer Behandlungsmöglichkeit für Kinder gibt. Eventuell muss hierbei eine Koordination mit ausländischen Zentren und Leitstellen stattfinden.
Pilot	Der Pilot macht sich Gedanken zur Wetterlage im Einsatzgebiet. Reichen die Sichtverhältnisse für das Erkennen von schwer lokalisierbaren Hindernissen wie Strom- oder Telefonleitungen? Kann für den Anflug zu einem Verbrennungszentrum das „Low Flight Network" (LFN) genutzt werden? Befindet sich das nächstgelegene Verbrennungszentrum im Ausland?
HCM	Der HCM unterstützt den Piloten auf dem Anflug und bewertet mit ihm die Wetterlage und Sichtbedingungen. Er macht sich Gedanken zur medizinischen Situation, kann sich aber, da er den Piloten unterstützt, nicht mit Nachschlagehilfen auf den Einsatz vorbereiten.
MCM	Nutzt wie bei jedem pädiatrischen Einsatz eine App-basierte Kindertabelle und notiert sich die altersentsprechenden physiologischen Normwerte, das benötigte Material sowie die wichtigsten Medikamentendosierungen schriftlich auf einem Blatt Papier (➤ Abb. 41.1).

Anflug und Ersteindruck bei Landung

Der Nebel hat sich im Bereich der Einsatzstelle bereits gelichtet, sodass im Rekoflug neben einem Einfamilienhaus der bereits geparkte RTW ausgemacht werden kann. Das Team des bodengebundenen Rettungsdienstes reagiert nicht auf die Funksprüche des HCM. Da sich in den Gärten der angrenzenden Häuser diverse lose Gegenstände wie Trampoline und Plastikplanen befinden, entscheidet sich der Pilot zu einer Landung auf offenem Feld, ca. 150 m von der Einsatzstelle entfernt.

41.1 Medizinische Ersteinschätzung und Erstmaßnahmen nach Eintreffen

Bereits kurz vor Erreichen des Rettungswagens hört die Crew den Patienten schreien. Als der MCM die Tür des RTW öffnet, erblickt er einen Jungen im Schulkindalter mit großflächigen Verbrühungen im Bereich des Thorax, der Schultern und des Oberbauchs. Es haben sich bereits große, prall gefüllte Brandblasen gebildet. Der Junge ist motorisch unruhig, schreit durchgehend und zieht an den Kabeln von Blutdruckmanschette und Pulsoximeter. Die Mutter des Kindes versucht leider vergeblich, beruhigend auf ihren Sohn einzuwirken. Gerne hätte sich der MCM genauer mit dem Team besprochen, jedoch ist dies aufgrund der Lautstärke des Patienten und der Dynamik der Gesamtsituation nicht möglich. Er bittet den HCM eine intranasale Esketamin-Gabe vorzubereiten. Während der HCM noch am Aufziehen der Medikation ist, gelingt es dem MCM am Arm des Patienten einen venösen Zugang zu etablieren. Da dem Team eine alleinige Analgesie nicht als ausreichend erscheint, um die Situation zu beruhigen, entscheidet sich der MCM Esketamin intravenös mit dem Ziel einer Analgosedation, zu verabreichen. Die Mutter kann sich nicht an das letzte Gewicht ihres Sohnes erinnern, sodass der MCM der Empfehlung seines Nachschlagewerks folgt, welches 24 kg als altersentsprechendes Normalgewicht angibt. Bei einer Dosierung von 0,25 mg/kgKG entspricht dies 6 mg Esketamin. MCM und HCM vergewissern sich mithilfe des Vier-Augen-Prinzips von der korrekten Konzentration und Dosierung, bevor das Medikament verabreicht wird. Der Junge beruhigt sich innerhalb weniger Sekunden, schließt die Augen und wird unter ruhiger Spontanatmung in die stabile Seitenlage gedreht. Es erfolgt die Anlage des restlichen Basismonitorings mit Messung von EKG, Blutdruck und Pulsoximetrie sowie die Gabe von 10 l/min O_2 über eine Gesichtsmaske mit Reservoir.

VERDACHTSDIAGNOSE

Verbrühung von ca. 20 % der Körperoberfläche analog Verbrennungsgrad 2a/b.

41.2 Anamnese

Der Vater des Patienten wollte im Garten Unkraut vernichten. Hierzu hat er fünf Liter Wasser mit Essig versetzt, die Mischung zum Kochen gebracht und den Topf mit noch kochendem Wasser vom Herd genommen, um ihn über einen störenden Brennnesselbusch zu schütten. Als er aus der Terrassentür in den Garten trat, rannte sein 7-jähriger Sohn, der gerade mit seinem Bruder Fangen spielte, dem Vater in die Seite. Dieser verlor das Gleichgewicht, stolperte und schüttete dabei das heiße Wasser über das Kind. Der Knabe hat laut der Mutter keine Vorerkrankungen, keine Allergien, ist altersentsprechend entwickelt, sportlich und nach schweizerischem Impfschema geimpft. Die letzte Mahlzeit war das Frühstück vor ca. drei Stunden.

41.3 Medizinische Versorgung und Maßnahmen

In Seitenlage kann das Ausmaß der Verbrühungen beurteilt werden. Da die 9er-Regel nach Wallace bei einem Schulkind nur annäherungsweise angewendet werden kann, erfolgt die Berechnung der betroffenen Körperoberfläche mithilfe einer App. Hierfür eignet sich beispielsweise die „E-Burn“-App des französischen Centre Hospitalier St. Joseph St. Luc. Die Teammit-

41

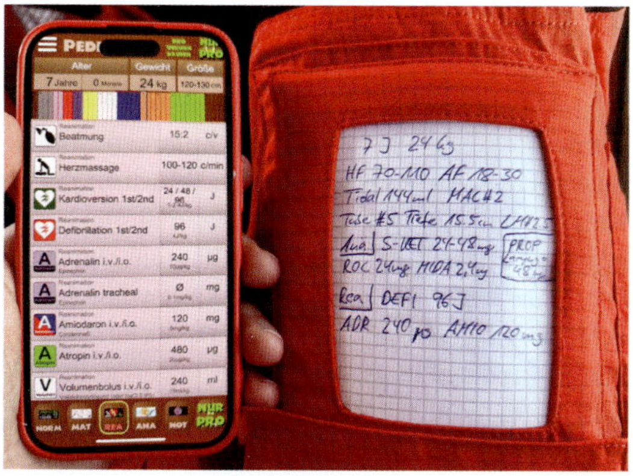

Abb. 41.1 Beispielhafte Darstellung der Vorbereitung eines Kindereinsatzes mithilfe der App „Pedi Help". Altersentsprechende Normwerte, Material und Dosierungen für Allgemeinanästhesie und Reanimation sollten jederzeit griffbereit sein [W1385].

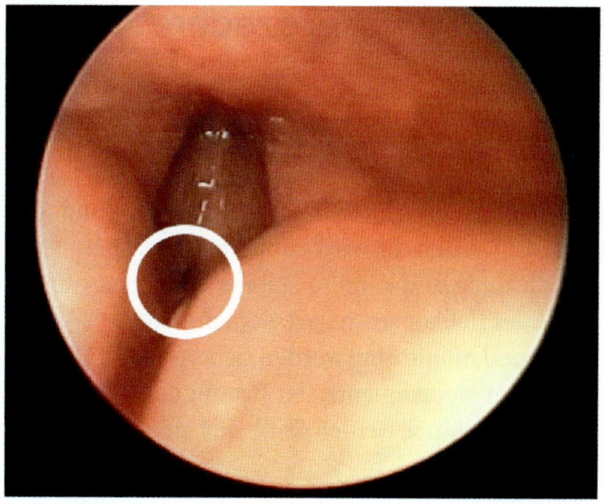

Abb. 41.2 Fiberoptische Sicht auf einen Laryngospasmus. Häufig verbleibt, im Sinne eines partiellen Laryngospasmus, eine kleine Öffnung der Glottis (weißer Kreis). Mittels sofortiger hochfrequenter Beatmung kann hierdurch eine Oxygenierung erfolgen [M1714].

glieder errechnen hiermit ein ungefähres Ausmaß der Verbrühungen von 20 % Körperoberfläche analog Verbrennungsgrad 2 a/b. Aufgrund der Tatsache, dass die verbrühte Körperoberfläche über 10 % betrifft und auch der Achselbereich und Nacken betroffen sind, fällt die Entscheidung, den Patienten in ein Verbrennungszentrum für Kinder zu transportieren (DGKJCH 2025).

Die Rettungssanitäterinnen des RTW decken die betroffenen Hautpartien locker mit aluminiumbeschichteten Verbandtüchern ab und sorgen für einen aktiven Wärmeerhalt mit einer Wärmedecke. Außerdem wird bei einer verlängerten Rekapillarisierungszeit ein Volumenbolus von 250 ml Ringer-Lösung verabreicht. Der MCM beobachtet langsame Spontanbewegungen des Patienten und macht sich Gedanken, ob eine erneute Esketamin-Gabe oder die zusätzliche Gabe von Midazolam zur Verhinderung eines Ketamin-Emergenzphänomens erfolgen soll. Er vernimmt ein leises glucksendes Geräusch. Plötzlich kommt es zu einem Abfall der SpO_2. Der Junge zeigt eine zunehmend zyanotische Hautfarbe. Sofort dreht die Rettungssanitäterin ihn auf den Rücken, während der MCM zum bereitgelegten Beatmungsbeutel mit PEEP-Ventil greift und beginnt den Jungen zu beatmen. Der Beatmungswiderstand ist erhöht und es ist ein leises inspiratorisches Pfeifen hörbar, der Thorax hebt sich jedoch beidseits. Die SpO_2 verbleibt kurzzeitig auf einem Wert von 80 % und erholt sich dann zügig auf 98 %. Das Kind zeigt zunehmende Spontanbewegungen. Erst jetzt fällt dem MCM der große Speichelfleck am Kopfende der Trage auf. Er weist das Team an, Propofol und Rocuronium aufzuziehen, das Material für eine mögliche Intubation bereitzulegen und die Absaugpumpe vorzubereiten. Er bespricht das stufenweise Eskalationsschema für den Fall, dass ein erneuter Laryngospasmus auftritt (➤ Abb. 41.2) sowie den Plan, das Kind jetzt vorsichtig enoral abzusaugen. Das Absaugmanöver gelingt in erneuter Seitenlage problemlos. Es kann reichlich Speichel abgesaugt werden. Der Junge wird zunehmend wacher und fängt leise an zu wimmern. Hierauf entscheidet sich der MCM, die medikamentöse Therapie zu ändern und zur weiteren Analgesie Fentanyl zu verabreichen.

MERKE

Beispielhaftes Vorgehen bei Laryngospasmus

1. Auslösenden Stimulus beseitigen (z. B. Speichel/Blut vorsichtig absaugen)
2. 100 % Sauerstoff verabreichen
3. Esmarch-Handgriff
4. Hochfrequente Beutel-Masken-Beatmung mit PEEP
5. Sedierung mit Propofol (z. B. 0,5–1–2 mg/kgKG)

Bei weiterhin bestehendem Laryngospasmus und weiterem Abfall der SpO_2

1. Gabe eines Muskelrelaxans (z. B. Rocuronium i. v. 1,2 mg/kgKG oder Succinylcholin i. v. 1 mg/kgKG bzw. i. m. 4 mg/kgKG)

Gegebenenfalls: Hohe Beatmungsdrücke akzeptieren, Guedel-Tubus einlegen.

Frühzeitig: bei (drohender) Bradykardie Gabe von Adrenalin 1 µg/kgKG i. v.

41.4 Rettungsprozedere

Der Junge kann unter fraktionierter und vorsichtiger Fentanyl-Gabe (2-mal 12,5 μg Fentanyl i. v.) ohne Zwischenfall zum Helikopter transportiert und umgelagert werden. Er wird zunehmend wacher, bleibt jedoch ruhig und kann in stabiler Seitenlage auf der Trage des Helikopters fixiert werden. Aktiver Wärmeerhalt und Monitoring werden sichergestellt. Die vorbereiteten Medikamente, der Beatmungsbeutel sowie die Absaugpumpe werden griffbereit am Kopfende der Trage platziert.

41.5 Zielklinik und Transport

Nach Besprechung im Team wird entschieden, das nächstgelegene Verbrennungszentrum mit der Möglichkeit zur Versorgung von Kindern anzufliegen. Die Abklärung der verfügbaren Aufnahmekapazitäten erfolgte bereits durch die Helikopter-Einsatzzentrale (HEZ), sodass sich die Crew auf die medizinischen und aviatischen Vorbereitungen des Transports konzentrieren kann. Aufgrund der unbeständigen Wettersituation wird der HCM den Piloten im Cockpit unterstützen. Die Mutter kann ihren Sohn auf dem Flug begleiten. Unter permanentem klinischem Blick auf den Patienten und das Monitoring erfolgt ein komplikationsloser Flug zum Verbrennungszentrum.

41.6 Klinischer Verlauf

Die Verbrühungen heilten im Verbrennungszentrum mit nur oberflächlicher Narbenbildung und ohne die Notwendigkeit einer Hauttransplantation ab. Das Gesicht sowie die Gelenke waren zum Glück nur leicht betroffen und heilten folgenlos ab.

41.7 TOPS & FLOPS

Kindernotfälle stellen in der präklinischen Notfallmedizin nur 3–8 % aller Einsätze dar. Auch erfahrene Notärzte haben im Umgang mit Material, Dosierungen und Geräteeinstellungen keine Routine. Durch die konsequente Anwendung von Merkhilfen lassen sich Fehldosierungen vermeiden und verlässliche Anhaltspunkte für die richtige Auswahl des Materials finden. Aufgrund der übersichtlichen Benutzbarkeit ist die Anwendung App-basierter Merkhilfen inzwischen weit verbreitet.

- **TOP** war in diesem Einsatz, sich bereits im Anflug die entsprechenden Werte handschriftlich zu notieren, sodass sie in einer Notfallsituation sofort ablesbar sind.
- **TOP:** Analgesie und Analgosedation mit Ketamin sind bei Kindern generell sichere Verfahren. Eine Fallserie von iatrogenen Dosierungsfehlern zeigt beispielhaft die enorme therapeutische Breite (Green et al. 1999).
- **FLOP:** Die durch Ketamin vermittelte Hypersalivation sowie die oft vergessene pharyngeale und laryngeale Hyperreagibilität sind jedoch unbedingt zu beachten. Zur Prophylaxe und Therapie der Hypersalivation kann Atropin (10 μg/kgKG) eingesetzt werden.
- **TOP** war in diesem Fall, dass MCM und HCM die Situation erkannt und mit der sofortigen Therapie begonnen haben. Auch kinderanästhesiologisch unerfahrene Notärzte müssen ein mentales Schema besitzen, um einen Laryngospasmus zügig zu durchbrechen. Die konsequente Anwendung der Kapnografie (z. B. mit einer CO_2-O_2-Brille) bei jeder Form von Sauerstoffgabe und Beatmung kann helfen, Veränderungen der Atemmechanik oder eine Atemwegsverlegung frühzeitig zu erkennen.
- Am Ende der Therapieeskalation bei Laryngospasmus steht die Gabe von Muskelrelaxanzien. Entsprechend muss der Patient kontrolliert beatmet werden. Die Beutel-Masken-Beatmung ist vor allem bei Kindern eine suffiziente Maßnahme der Atemwegssicherung und Beatmung. Sie muss zwingend von jedem MCM beherrscht werden. Weitere invasive Maßnahmen zur Sicherung des Atemwegs wie die Einlage einer Larynxmaske mit Absaugmöglichkeit oder die endotracheale Intu-

bation sollten nur erfolgen, wenn der Anwender hierin erfahren ist (van de Voorde et al. 2021).

- **TOP:** Vor jeder Form der Atemwegssicherung müssen bestmögliche Ausgangsvoraussetzungen geschaffen werden. Die Nutzung von Checklisten, Videolaryngoskopie, Apnoe-Oxygenierung und frühzeitiger Katecholamin-Gabe sollte immer erfolgen.
- **FLOP:** Allgemein kommt es durch die Größe von Infusionsbeuteln und das einfache „Laufenlassen" bei Kindern leicht zu einer übermäßigen Volumentherapie.
- **TOP:** Die Gabe sollte wie in unserem Fall altersentsprechend bolusweise erfolgen. Insbesondere bei Verbrennungswunden beobachtet man häufig eine initial unverhältnismäßig hohe Volumenzufuhr. Aufgrund der präklinisch oft überschätzten betroffenen Körperoberfläche besitzen auch Formeln wie die allgemein bekannte Parkland-Baxter-Formel eine subjektive Ungenauigkeit. Ein Therapieschema mit festgelegten Volumenboli, z. B. 10 ml/kgKG und deren Wiederholung nach klinischen Zeichen (Rekapillarisierungszeit, Hautkolorit, Herzfrequenz, Vigilanz), stellt in der präklinischen Versorgungsphase eine adäquate Herangehensweise dar.

MERKE

Eine EKG-Überwachung ist bei kritisch kranken Kindern obligat. Sie ermöglicht z. B. das sofortige Erkennen einer hypoxischen Bradykardie. Die Pulsoximetrie ist hier aufgrund häufig schlechter Ableitungsqualität unzuverlässig. Bei jeder Form der Sauerstoffgabe sollte eine Kapnografie erfolgen, um Veränderungen der Atemmechanik oder eine Verlegung des Atemwegs frühzeitig zu erkennen.

Was wäre, wenn …

- … es nicht möglich gewesen wäre, einen venösen Zugang zu legen?
  Eine Analgesie kann suffizient über die intranasale Gabe von Esketam/Ketamin oder Fentanyl erfolgen. Soll zusätzlich zum Abmildern der psychomimetischen Nebenwirkungen des Ketamins eine Sedation mit Midazolam erfolgen, ist dessen „brennendes" Gefühl bei der intranasalen Applikation zu beachten. Eine zu hohe Dosierung von Midazolam kann durch die intranasale Gabe von Flumazenil, die von Fentanyl durch die intranasale Gabe von Naloxon aufgehoben werden. Die intranasale Anwendung der genannten Medikamente ist ein „Off-Label-Use", welcher jedoch laut pädiatrischer Leitlinien die bestmögliche Therapie darstellen kann (DGKJ 2025). Bei einer vital bedrohlichen Situation, ohne Möglichkeit eines intravenösen Zugangs, soll die Medikamentengabe intraossär erfolgen. In seltenen Fällen ist eine intramuskuläre Injektion erforderlich.
- … der Laryngospasmus während des Flugs aufgetreten wäre?
  Das stufenweise Vorgehen unterscheidet sich nicht vom Ablauf am Boden und muss sofort begonnen werden. Bei häufig schlechter Ableitungsqualität der SpO_2-Sensoren ist vor allem bei Kindern die Messung der Herzfrequenz mittels EKG-Monitoring obligat, um eine eventuelle hypoxische Bradykardie zu erkennen. Da der MCM den Patienten in der Kabine häufig allein betreut und die Platzverhältnisse stark eingeschränkt sind, sollte zur Durchführung dringend notwendiger Interventionen eine Zwischenlandung erfolgen. Hierbei ist es wichtig, ruhig und klar zu kommunizieren. Den Stress der Akutsituation auf das fliegerische Team zu übertragen muss vermieden werden.
- … es sich um eine Verbrennung und nicht Verbrühung gehandelt hätte?
  Im umgekehrten Sinne gilt: Wo Feuer ist, ist auch Rauch. Da Kohlenmonoxid (CO) eine etwa tausendfach höhere Affinität zu Hämoglobin als Sauerstoff besitzt, ist eine akute Vergiftung sowohl in der Pulsoximetrie (falsch hohe Werte), als auch im klinischen Erscheinungsbild (rosiges Hautkolorit) leicht zu übersehen. Es sollte daher immer eine Messung des CO-Hb mit einem entsprechenden Sensor erfolgen. Die Akuttherapie besteht in der Gabe von 100 % Sauerstoff. Bei der Verbrennung von kohlenwasserstoffhaltigen Gegenständen (Plastik) kann es außerdem zu einer Zyanidvergiftung mit Blo-

ckierung der Atmungskette kommen. Befand sich der Patient in einem Brandraum und ist vital gefährdet, bietet sich zur Akuttherapie die Gabe von Hydroxocobalamin (Cyanokit) an. Ein Inhalationstrauma wird mit der Inhalation von Adrenalin oder nach Abwägung von Transportdauer und Erfahrung des Behandlungsteams mit der frühzeitigen Intubation behandelt. Der Benefit einer Gabe von Steroiden ist nicht bewiesen.

Zusammenfassung

- Nachschlagehilfen sollten schon vor dem Eintreffen am Einsatzort zur Vorbereitung genutzt werden. App-basierte Anwendungen sind hilfreich. Nachschlagewerke mit längenbasierter Gewichtsschätzung weisen die höchste Genauigkeit auf (DGKJ 2025).
- Vor jeder Analgesie und Analgosedation im Kindesalter sollten die Abläufe bei Komplikationen wie Überdosierung, Kreislaufinstabilität oder Atemwegsverlegung im Team kommuniziert und das benötigte Material bereitgestellt werden.
- Das Ausmaß einer Verbrennung wird oft überschätzt, die Verbrennungstiefe unterschätzt (DGKJCH 2025). Die Handinnenfläche, inklusive Finger des Patienten, entspricht unabhängig von der Altersklasse ungefähr 1 % der Körperoberfläche.
- Hypothermie nach Verbrennungen führt zu einer erhöhten Letalität und muss unbedingt verhindert werden (Ziegler et al. 2019).
- Eine Volumentherapie sollte bolusweise (z. B. 10 ml/kgKG) und anhand klinischer Zeichen wie Rekapillarisierungszeit, Hautkolorit, Herzfrequenz und Vigilanz erfolgen. Bei Hypotonie oder Hypovolämie ist es wichtig, aktiv nach weiteren Ätiologien wie Sepsis oder Trauma zu suchen.
- Der RTH-Transport in ein überregionales Verbrennungszentrum ist aufgrund der zeitlichen Komponente immer zu favorisieren.
- Nach Möglichkeit sollte bei Kindern stets ein Elternteil als Begleitperson mitfliegen können. Die endgültige Entscheidung darüber trifft jedoch der Pilot, abhängig von Faktoren wie Wetterbedingungen, Gewicht und weiteren einsatzrelevanten Aspekten.

41

LITERATUR

Deutsche Gesellschaft für Kinder- und Jugendchirurgie e.V. (DGKJCH). S2k-Leitlinie Behandlung thermischer Verletzungen im Kindesalter (Verbrennung, Verbrühung). AWMF-Register Nr.: 006/128. Aus: https://register.awmf.org/de/leitlinien/detail/006-128 (letzter Zugriff: 08. Oktober 2025)

Deutschen Gesellschaft für Kinder- und Jugendmedizin e.V. (DGKJ). Medikamentensicherheit bei Kindernotfällen. S2k – Leitlinie. AWMF-Register Nr.: 027-071. Aus: https://register.awmf.org/assets/guidelines/027-071l_S2k_Medikamentensicherheit-bei.Kindernotf%C3%A4llen_2021-03.pdf (letzter Zugriff: 08. Oktober 2025)

Green SM, Clark R, Hostetler MA et al. Inadvertent ketamine overdose in children: clinical manifestations and outcome. Ann Emerg Med. 1999; 34(4 Pt 1): 492–7.

van de Voorde P, Turner NM, Djakow J et al. Lebensrettende Maßnahmen bei Kindern (Paediatric Life Support, PLS). Notfall Rettungsmed. 2021; 24: 650–719.

Ziegler B, Kenngott T, Fischer S et al. Early hypothermia as risk factor in severely burned patients: A retrospective outcome study. Burns. 2019; 45(8): 1895–1900.

KAPITEL

Jürgen Knapp
Unter Mitarbeit von: Philipp Imboden

42 Des Menschen bester Freund: Hund am Notfallort

Fallbericht

Setting

Helikopterstandort
Hochalpine Basis in der Schweiz
Helikopter
Bell 429
Besatzung
Pilot, HCM, MCM
Operationelle Besonderheiten
Keine

Alarmierung

Die Alarmierung erfolgt gegen 14:00 Uhr an einem strahlend schönen Hochsommertag mit der Meldung: „Sturz/Absturz über 10 m, Wanderweg, kein Kontakt zum Patienten."

Preflight-Abklärungen (Wetter/Team/Einsatztaktik)

Bereits die Einsatzmeldung lässt erwarten, dass der Patient nur per Windenaktion erreicht werden kann. Daher bereiten sich der MCM und die HCM, während die Turbinen des Hubschraubers anlaufen, entsprechend vor (➤ Tab. 42.1). Die HCM steigt bereits initial in die Kabine ein (und nicht ins Cockpit), um bei Erreichen des Einsatzortes sofort mit der Windenaktion beginnen zu können. Beide legen ihre Sicherungsgurte an und führen einen „Partnercheck" durch. Kurz nach dem Start meldet die Helikopter-Einsatzzentrale (HEZ) über Funk, dass der Anrufer (und Unfallzeuge) mit einer roten Jacke bekleidet auf dem genannten Wanderweg stehe. Er hätte beobachtet, dass eine Wanderin einige Schritte abseits des Weges gegangen und dann in steiles Gelände abgestürzt sei. Aktuell sei kein Kontakt zur Patientin möglich.

Tab. 42.1 Abklärungen und Gedanken

HEZ	Rettungsspezialist Helikopter wird angefordert. Aufgrund der Einsatzmeldung und des vermuteten kritischen Zustandes des Patienten sowie der Nähe des Einsatzortes zur Helikopterbasis jedoch Helikopter direkt zum Einsatzort
Pilot	Gutes Wetter, windstill, erfahrenes Team, keine Probleme zu erwarten. HCM steigt direkt in die Kabine ein (und nicht primär ins Cockpit), um unverzüglich die Windenaktion starten zu können.
HCM	Hochwahrscheinlich Windenbergung notwendig
MCM	Windenbergung, an Partnercheck und Funkcheck denken
Weiteres Teammitglied?	Keines
Einsatzkräfte vor Ort?	Keine

Anflug und Ersteindruck bei Landung

Der Einsatzort ist nur 2–3 Flugminuten von der Helikopterbasis entfernt. Der Wanderweg ist an diesem Hochsommertag gut besucht. Dank der Beschreibung der HEZ kann die Crew den Melder und damit den exakten Ort des Absturzes aber rasch erkennen. Tatsächlich ist aus der Luft ein regloser Körper ca. 20 m unterhalb des Wanderweges zu sehen. Das Gelände erscheint steil, aber nicht absturzgefährdet. Da der Ersteindruck der Patientin beim Überflug extrem kritisch erscheint, ein Rettungsspezialist nicht sofort verfügbar ist und der MCM ein erfahrener Bergsteiger ist, entscheidet sich die Crew, die Rettungsaktion fortzusetzen. Daraufhin wird – nach Kontrolle der Funkverbindung zwischen Arzt und

Pilot (sog. „Radio Check") – die Windenaktion gestartet und der Arzt mit Bergesack, Einsatzrucksack und Monitor direkt bei der Patientin in einer problemlosen Windenaktion abgesetzt.

42.1 Medizinische Ersteinschätzung und Erstmaßnahmen nach Eintreffen

Die ➤ Tab. 42.2 gibt einen kurzen Überblick über die Situation.

VERDACHTSDIAGNOSE

Die medizinische Ersteinschätzung ergibt den Verdacht auf ein Polytrauma mit führendem schwerem Schädel-Hirn-Trauma.

Tab. 42.2 xABCDE

xABCDE	Beschreibung	Maßnahme
e**X**sanguination	Keine massive äußere Blutung zu erkennen.	–
Airway	Frei, HWS ist aufgrund des Unfallmechanismus gefährdet.	Keine. HWS-Immobilisation ist im Gelände aktuell nicht möglich. Patient wird im weiteren Verlauf auf der Vakuummatratze mit Headblocks immobilisiert.
Breathing	Tiefe, gleichmäßige Atemzüge	–
Circulation	Kräftiger, normofrequenter Radialispuls	–
Disability	GCS 3, Pupillen isokor und seitengleich lichtreagibel; Motorik und Sensibilität der Extremitäten nicht zu überprüfen bei GCS 3	Aktuell keine, im weiteren Verlauf an einem Zwischenlandeplatz Narkoseeinleitung und tracheale Intubation
Exposure & **E**nvironment	Zahlreiche Schürfwunden und Prellmarken am ganzen Körper	–

42.2 Anamnese

Da die Patientin bewusstlos ist, kann zu diesem Zeitpunkt keine Anamnese erfolgen (➤ Tab. 42.3).

Tab. 42.3 SAMPLER

SAMPLER	Beschreibung
Symptome und Befunde	Bewusstlosigkeit, zahlreiche Schürf- und Prellwunden
Allergien	Unbekannt
Medikation	Unbekannt
Patientenvorgeschichte	Unbekannt
Letzte Mahlzeit	Unbekannt
Ereignisse direkt vor dem Notfall	Absturz
Risikofaktoren	Unbekannt

42.3 Medizinische Versorgung und Maßnahmen

Die Patientin liegt in einem steilen Geröllfeld. Sie ist zwar nicht weiter absturzgefährdet, da die großen Felsen guten Halt bieten. Auch der MCM kann gut sicher stehen. Eine weitergehende medizinische Versorgung ist unter diesen Umständen aber nicht möglich. Daher entscheidet sich der MCM, die Patientin möglichst schnell auf der Vakuummatratze des Bergesacks zu lagern und mittels Rettungswinde aus dem Gelände zu evakuieren. Die weitere Versorgung und insbesondere die geplante Narkoseeinleitung und tracheale Intubation müssen unter besseren äußeren Bedingungen an einem Zwischenlandeplatz stattfinden. Auch ein Monitoring wird aus Zeit- und Praktikabilitätsgründen nicht etabliert. Der MCM muss sich auf den klinischen Eindruck verlassen: tiefe, gleichmäßige Atemzüge, rosige Lippen, normale Rekapillarisierungszeit an den Fingerspitzen und einen gut tastbaren Radialpuls. Die Patientin kann auch in Rückenlage die Atemwege selbstständig offenhalten, sodass auf die Platzierung einer oro- bzw. nasopharyngealen Atemwegshilfe verzichtet werden kann.

In dem Moment, als der MCM die Vakuummatratze neben der Patientin ausbreitet, um sie darauf zu lagern, nähert sich langsam ein Schäferhund an. Er schnuppert zunächst kurz am Gesicht der Patientin und beobachtet dann im weiteren Verlauf die Szene ruhig aus einer Distanz von 2–3 m.

Der MCM hat erhebliche Mühe, die Patientin im Gelände alleine auf die Vakuummatratze zu lagern. Da sie aber ein recht geringes Körpergewicht von nur ca. 50 kg hat und weitere personelle Unterstützung zeitnah nicht verfügbar ist, entschließt sich der MCM nach einer Nutzen-Risiko-Abwägung, die Bergung der Patientin weiter alleine durchzuführen. Er entscheidet sich daher primär für die Anlage einer HWS-Orthese und positioniert die Vakuummatratze am Kopfende der Patientin (in Verlängerung ihrer Körperachse). Er greift dann vom Kopf der Patientin herkommend unter ihre Schultern. Der Kopf der Patientin liegt auf seinen Unterarmen. Langsam und gleichmäßig kann er so die Patientin achsengerecht auf die Vakuummatratze ziehen, indem er rückwärts über die Vakuummatratze geht. Seine Füße positioniert er dabei sorgfältig links und rechts des Bergesacks. Der MCM informiert nun per Funk den Rest seines Teams, dass er in ca. zwei Minuten für die Bergung per Rettungswinde bereit wäre und die weitere Versorgung an einem Zwischenlandeplatz stattfinden müsse.

42.4 Rettungsprozedere

Bereits wenige Sekunden nachdem der MCM die Luft aus der Vakuummatratze abgesaugt, den Bergesack sorgfältig verschlossen und die Aufhängung kontrolliert hat, sieht er den Hubschrauber im Anflug vor sich. Der Hund, der sich zuvor die ganze Zeit auf Distanz gehalten hat, erscheint aber nun zunehmend unruhig und nähert sich immer mehr der Patientin und dem MCM an.

In dem Moment, als Bergesack und MCM vom Boden abgehoben werden, versucht der Schäferhund, der Patientin und dem MCM zu folgen, und beginnt (zumindest vom optischen Eindruck her), laut zu bellen. Im Abflug vom Einsatzort beobachtet die Crew, wie der Hund versucht, am Boden durch das Geröllfeld in Richtung des Hubschraubers „hinterherzulaufen". Die Crew vermutet daher rasch, dass der Hund zur Patientin gehört. Über Funk wird daher die Einsatzzentrale gebeten, einen lokalen Rettungshundeführer zu informieren und über das Vorkommnis zu unterrichten. Dieser macht sich unverzüglich zu Fuß auf den Weg zur Absturzstelle der Patientin. Dort kann er tatsächlich den Schäferhund beobachten, wie er scheinbar ziellos und unruhig im Bereich des Geröllfeldes herumläuft.

Der Hundeführer orientiert sich Richtung Hund und geht in die Hocke, wodurch er für den Hund weniger bedrohlich wirkt. Durch Klopfen mit seinen Händen auf den Oberschenkel motiviert er den Hund spielerisch. Keinesfalls darf in so einem Fall die Hand zum Kopf des Hundes vorgestreckt werden. Aus seinem Rucksack nimmt der Hundeführer ein paar „Leckerli" hervor, um dadurch den Hund weiter anzulocken. Der Schäferhund reagiert aber nicht darauf. So wählt der Hundeführer folgendes Vorgehen: Er wirft ein Leckerli in Richtung Hund und verkürzt dann den Abstand zu ihm um einige Meter, als dieser beim Leckerli angekommen ist und es frisst. Dies wiederholt er mehrere Male, bis er nach sechs weiteren Leckerli-Würfen direkt neben dem Hund in der Hocke sitzt. So kann er den Hund letztlich von unten an seinem Halsband greifen und an die von ihm mitgebrachte Leine nehmen.

MERKE

Folgendes Material sollte man in so einem Fall im Rucksack dabeihaben:

- Hundefutter bzw. Hunde-Leckerli, zusätzliche Leine, Maulkorb (kann auch mit einer Gaze-Binde provisorisch angefertigt werden).
- Falls der Helfer selbst einen Hund dabeihat, kann das helfen, den freilaufenden Hund zu motivieren, herzukommen, da er dadurch spielerisch motiviert werden kann.

42.5 Zielklinik und Transport

Während des Transports entwickelt die Patientin zunächst eine einseitig, später dann beidseitig lichtstarre Pupille. Hämodynamisch und respiratorisch bleibt sie stabil und kann nach einer Flugdauer von 37 min im Schockraum des überregionalen Traumazentrums (Universitätsspital) übergeben werden.

42.6 Klinischer Verlauf

Die computertomografische Diagnostik ergibt ein schweres Schädel-Hirn-Trauma mit massiver Hirnschwellung und nahezu aufgehobenen inneren Liquorräumen. Es wird eine dekompressive Hemikraniektomie durchgeführt.

Der erfahrene Rettungshundeführer erklärte sich bereit, den Hund der Patientin für einige Tage bei sich zu Hause aufzunehmen, bis die weitere Versorgung und Unterbringung geklärt waren. Glücklicherweise konnte die Schwester der Patientin den Hund aufnehmen und ihn noch während des Intensivaufenthalts der Patientin beim Hundeführer abholen.

Im weiteren Verlauf der Intensivtherapie der Patientin muss leider der Hirntod diagnostiziert werden. Die Angehörigen entscheiden sich im Hinblick auf den mutmaßlichen Willen der Patientin für eine Organspende. Lunge, Leber, Herz und beide Nieren können erfolgreich transplantiert werden.

42

42.7 TOPS & FLOPS

TOP:
- Zeitersparnis durch Vorausdenken: Aufgrund der langjährigen Erfahrung von HCM und MCM konnten sie antizipieren, dass eine Windenaktion bevorsteht, und haben diese bereits vor und während des Startvorgangs der Triebwerke vorbereitet. Auch bei der Bergung der Patientin vom Unfallort konnte wertvolle Zeit gespart werden, da der Pilot die Turbinen starten und zum Unfallort anfliegen konnte, während der MCM noch die letzten Vorbereitungen zur Windenaktion traf, sodass keine „Leerlaufzeit“ entstand.
- Zügige Versorgung durch sorgfältige Nutzen-Risiko-Abwägung: Natürlich ist es hinsichtlich der Immobilisation suboptimal, alleine eine Patientin auf einer Vakuummatratze zu lagern. Andererseits hätte es zu deutlichen Verzögerungen im Rettungsablauf geführt, noch zusätzliches Personal zur Unfallstelle einzufliegen.
- Verfügbarkeit eines lokalen, erfahrenen Rettungshundeführers durch gutes Netzwerk

Ein **FLOP** war, dass der Hund der Patientin zunächst allein an der Absturzstelle zurückgelassen wurde. Hier bestand die Gefahr, dass er bis zum Eintreffen des Hundeführers sich auf der Suche nach seiner Besitzerin im Gelände verirrt und nicht mehr auffindbar ist oder gar abstürzt. Aufgrund der lebensbedrohlichen Verletzung der Patientin war jedoch in dieser Situation kein anderes Vorgehen möglich.

MERKE

Was ist beim Umgang mit fremden Hunden zu beachten?
- Gefahrensignale für ein mögliches aggressives Verhalten des Hundes: Knurren, Zähne zeigen, steif verharren mit erhobener Rute, tiefes Bellen und dabei Verharren oder Nähertreten des Hundes.
- Es besteht die Möglichkeit, dass der Hund seinen Halter verteidigt. Hier ist Vorsicht geboten!
- Hund nicht mit den Augen fixieren, dies gilt als Kampfansage. Wenn möglich, seitlich zum Hund stehen. Mit ruhiger Stimme dem Hund zureden.

Was wäre, wenn …

- … der Hund sich aggressiv gegenüber dem medizinischen Personal verhalten hätte?
  Im Notfall gilt es, den Hund zu verscheuchen und die Priorität auf den Patienten zu lenken. Bei den meisten Hunden funktioniert das ohne Probleme. Mit lauter Stimme und viel Gestik. Ein Risiko bleibt aber bestehen, wenn der Hund sehr ernsthaft und bestimmt ist. Hier wird es schwierig, die Situation in den Griff zu bekommen. Im Extremfall muss ein Wildhüter oder Hundeexperte hinzugezogen werden.
- … der hinzugerufene Rettungshundeführer den Hund nicht hätte an die Leine nehmen können und dieser im Gelände verblieben wäre?
  Information an die Angehörigen der Patientin, die sich anschließend gemeinsam mit einem Hundeführer sowie einem ortskundigen Bergführer oder Rettungsspezialisten erneut um das Einfangen des Hundes bemühen können. Falls dies nicht möglich ist: Meldung über Vorkommnis und Lokalisation des Hundes an die örtliche Polizei und Wildhüter.

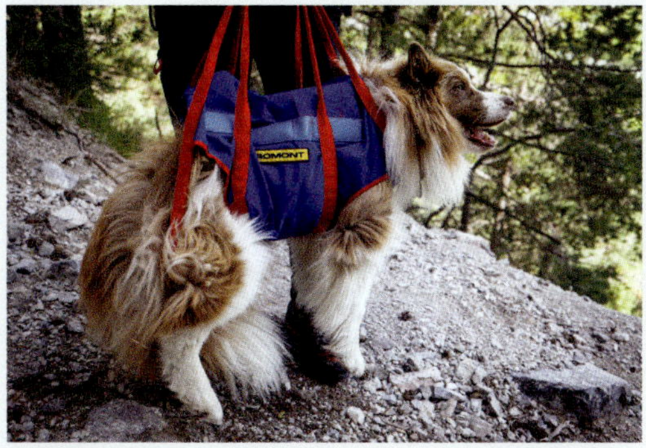

Abb. 42.1 Hund im Rettungsgurt zur Evakuation per Winde [M1707]

- … das Gelände für eine fußläufige Bergung des Hundes zu steil und/oder absturzgefährdet gewesen wäre?
  In diesem Fall besteht auch die Möglichkeit, den Hund in einem Sicherungsgurt per Winde aus dem Gelände zu retten (➤ Abb. 42.1).

Zusammenfassung

Priorität hat natürlich immer die Versorgung des Patienten. Sobald es die Situation erlaubt, sollte sich das Rettungsteam aber auch um die Evakuation des begleitenden Hundes kümmern oder zusätzliche Spezialisten alarmieren, die sich um dessen Evakuation und Versorgung kümmern, da ansonsten sehr zeit- und personalaufwendige Suchaktionen drohen oder im schlimmsten Fall ein Verlust des Hundes möglich ist. Falls sich aus dem Rettungsteam niemand mit dem Umgang mit Hunden auskennt, sollte – falls keine Angehörigen anwesend sind – frühzeitig (bereits bei Eintreffen) ein Hundeführer nachalarmiert werden. Falls entsprechende Expertise vorliegt und es der Patientenzustand zulässt, kann auch das Rettungsteam die Evakuation des begleitenden Hundes vornehmen.

Pablo Pütz
Unter Mitwirkung von: Giorgio Faustinelli, Lukas Styger, Marco Salis, Marcel Schenk, Leo Luminatti, Nadin Hofer, Marcia Wiederkehr

KAPITEL 43 Verschüttet in Eislawine: Herausforderung nicht nur für eine feine Spürnase

Fallbericht

Setting

Helikopterstandort
Höchstgelegene Einsatzbasis der Schweiz auf 1.707 m ü. M. mit durchschnittlich 700 Einsätzen pro Jahr, davon 90 % Primäreinsätze

Helikopter
Leonardo AW109SP

Besatzung
Pilot, HCM, MCM (Notarzt), optional RSH (Rettungsspezialist Helikopter) der Alpinen Rettung Schweiz im Milizsystem

Operationelle Besonderheiten
Nachtflug, Rettungswinde (inkl. Nachtwinde), Longline, Seilbahnevakuation, Eisrettung

Alarmierung

An einem Februartag inmitten der Skiferienhochsaison erreicht die Helikopter-Einsatzzentrale (HEZ) um 17:06 Uhr die Vermisstenmeldung eines 42-jährigen Gleitschirmfliegers. Am Vortag startete er mit seinem Gleitschirm von einer Bergstation und flog in ein Gletschertal, wo er auf einem zugefrorenen See landete. Er beabsichtigte, in der Nähe des Sees in einer Gletschergrotte zu biwakieren und am nächsten Tag zu Fuß ins Tal abzusteigen. Von der Landung auf dem See sowie von seinem Biwakplatz in der Eisgrotte sendete er bis 23:54 Uhr mehrere Bilder an seine Freunde. Als er am Folgetag bis etwa 17 Uhr nicht erreichbar war, alarmierten diese die HEZ. Diverse Abklärungen durch die HEZ über Kontakt-SMS und Mobilfunklokalisationsdatenbanken blieben erfolglos.

Da ein akutes Ereignis nicht ausgeschlossen werden kann und trotz einbrechender Dunkelheit sehr gute meteorologische Bedingungen vorliegen, erfolgt um 18:27 Uhr die Alarmierung des nächstgelegenen Rettungshelikopters inklusive eines ortskundigen Rettungsspezialisten (RSH).

Erster Suchflug

Beim ersten Suchflug stellt sich heraus, dass es durch einen Eisabbruch von einer Gletscherzunge zu einem Lawinenniedergang auf die Eisgrotten kam, die dadurch größtenteils verschüttet und gefüllt wurden.

Eine Suche aus dem Helikopter mit LVS (Lawinenverschüttetensuchgerät) und RECCO kann kein Signal nachweisen. Aufgrund der erhöhten Gefahr einer Nachlawine durch restliche instabile Eismassen wird dieser Suchflug abgebrochen.

Zweiter Suchflug

In der darauffolgenden Nacht wird ein speziell für die Suche ausgerüsteter Helikopter angefordert, der über die Suchfunktion durch IMSI (International Mobile Subscriber Identity) verfügt. Mit IMSI kann der Standort eines Mobiltelefons innerhalb einer Funkzelle eingegrenzt werden. Dennoch wird erneut kein Signal gefunden. Die Crew bricht die Suche aus der Luft um 03:14 Uhr ab. Sie entscheidet, am Morgen des nächsten Tages mit einer neuen Crew (außer HCM) des Rettungshelikopters, einem zusätzlichen RSH sowie einer Hundeführerin eine erneute Suche bei Tageslicht durchzuführen.

Preflight-Abklärungen (Wetter/Team/Einsatztaktik)

Eine stabile Hochdrucklage sorgt in den Tagen während des Ereignisses für ein ausgesprochen sonniges und mildes Winterwetter (WSL-Institut für Schnee- und Lawinenforschung SLF). Die Nullgradgrenze liegt oberhalb von 2.500 m und überschreitet am Einsatztag sogar die

3.000-m-Marke. Das Lawinenbulletin gibt ein mäßiges Risiko an (Stufe 2), mit Gefahrenstellen in Höhen über 2.000 m in den Expositionen West, Nord, Ost sowie mit der zunehmenden Gefahr von Gleitschneelawinen im Tagesverlauf (WSL-Institut für Schnee- und Lawinenforschung SLF).

Aufgrund der Ortskenntnisse der beiden RSH ist bekannt, dass eine Öffnung im „Dach" der Eisgrotte vorhanden ist. Die Einsatztaktik wird mit allen Beteiligten am Morgen um 7:00 Uhr auf der Einsatzbasis des Rettungshelikopters besprochen. Ziel ist es nun, die beiden RSH und die Hundeführerin mittels Windeneinsatz durch diese Öffnung im Inneren der Grotte abzusetzen. Neben der Suche mittels LVS und RECCO ist die Suche mit Lawinenhunden insbesondere dann vorteilhaft, wenn davon auszugehen ist, dass kein LVS-Gerät getragen wird. Es wird entschieden, einen Zwischenlandeplatz mit Depot an einer nahe gelegenen und zu diesem Zeitpunkt nicht bewirteten Hütte einzurichten. Von dieser Position kann auch der Einsatzleiter mittels eines Fernglases die noch nicht abgegangenen Eismassen beobachten, um bei einem erneuten Abbruch die Rettungskräfte rechtzeitig warnen zu können. Um 08:26 Uhr werden die Windeneinsätze gestartet (➤ Tab. 43.1).

Anflug und Ersteindruck bei Landung

Die beiden RSH werden in zwei Windeneinsätzen zuerst und anschließend die Hundeführerin durch das Loch in der Decke der Grotte im Inneren abgesetzt (➤ Abb. 43.1, ➤ Abb. 43.2). Dort finden sie eine bis an die Decke (➤ Abb. 43.3) mit Eis und hartem, kompaktem Schnee ausgefüllte

Tab. 43.1 Abklärungen und Gedanken

HEZ	Zwei HEZ-Mitarbeitende bearbeiten den eingehenden Notruf parallel: • HEZ-Mitarbeiter 1: Kontakt-SMS an Vermissten, Alarmierung ARS (Alpine Rettung Schweiz) und Absprache mit Rettungschef, Alarmierung von Rettungshelikopter und Polizei, Einsatzführung. • HEZ-Mitarbeiter 2: parallele Abfragung der Mobilfunklokalisationsdatenbanken • Einschätzung, dass nach den vergeblichen Kontaktversuchen ein akutes Ereignis vorliegen könnte und eine sofortige Suchaktion indiziert ist.
Pilot	Glücklicherweise herrschen von meteorologischer Seite günstige Verhältnisse bzgl. Sicht und Referenzen bei fehlenden Turbulenzen, da das Absetzen eines Retters in einem Loch insofern heikel ist, da ein plötzliches Wegfliegen erschwert wird. Gleichzeitig auch Sorgen um die in der Grotte abgesetzten Rettungskräfte.
HCM	• Nachteinsatz: Die Orientierung im hochalpinen Gelände bei Nacht für den Erkundungsflug vor Ort und die nachfolgende LVS- und RECCO-Suche erfordert eine überdurchschnittliche Crew-Leistung in Bezug auf Erfahrung, Kommunikation und Vertrauen. • Tageinsatz: Gesamtsituation im Blick behalten, insbesondere bezüglich der Sicherheit. Verlässliche Kommunikation mittels Funkgeräts zwischen Rettungschef (Beobachtungsposten), RSH, Hundeführerin und Helikoptercrew gewährleisten. • Das Lösen vom Windenhaken durch die Rettungskräfte in der Grotte darf erst erfolgen, wenn die Funkverbindung kontrolliert bzw. sichergestellt ist.
MCM	Er stellt sich gedanklich auf die Szenarien eines potenziell unterkühlten leicht-/unverletzten Patienten bis hin zum Patienten im Herz-Kreislauf-Stillstand bzw. bereits verstorbenen Patienten ein. Hält sich an Zwischenlandeplatz mit medizinischem Material bereit für Windeneinsatz in der Eisgrotte.
RSH/Rettungschef	• RSH stellen sich aufgrund der Ortskenntnisse auf schwierige bis unmögliche Bergung ein. Hoffnung, dass Patient sich in den hinteren Teil der Grotte hat retten können. • Überlegung, dass bei Ankunft in der Grotte noch vor dem Trennen vom Windenhaken zur Sicherheit eine Funkcheckkontrolle mit Helikoptercrew und dem Einsatzleiter gemacht und der Handyempfang überprüft wird. • Rettungschef: Hoffnung, mit möglichst wenig Manpower in kurzer Zeit Gewissheit zu bekommen, ob die vermisste Person noch am Leben ist.
Hundeführerin	Windeneinsatz mit Hund stellt für sie eine Premiere dar, Gedanken über sichere Durchführung.

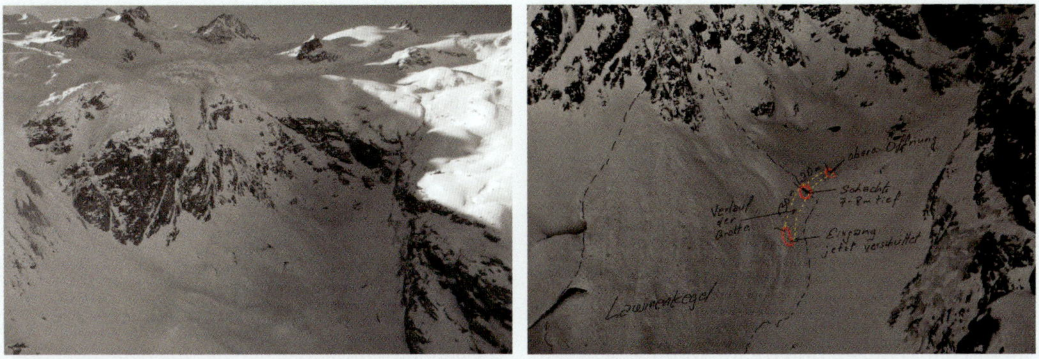

Abb. 43.1 Lagebild aus der Luft und Markierung der Situation in einem vergrößerten Ausschnitt [O777]

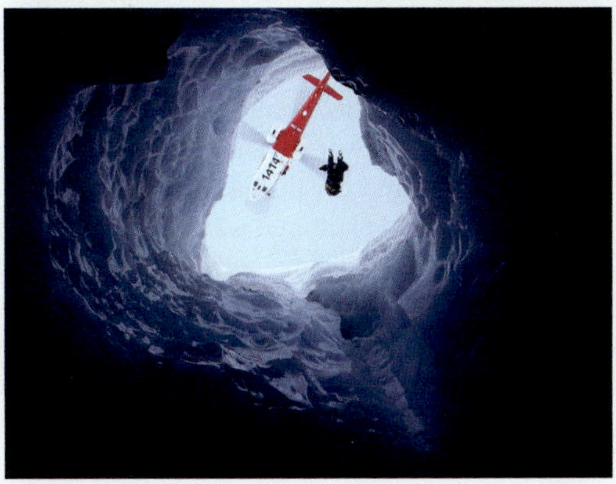

Abb. 43.2 Windeneinsatz durch Loch in der Grottendecke mit Hundeführerin [O778]

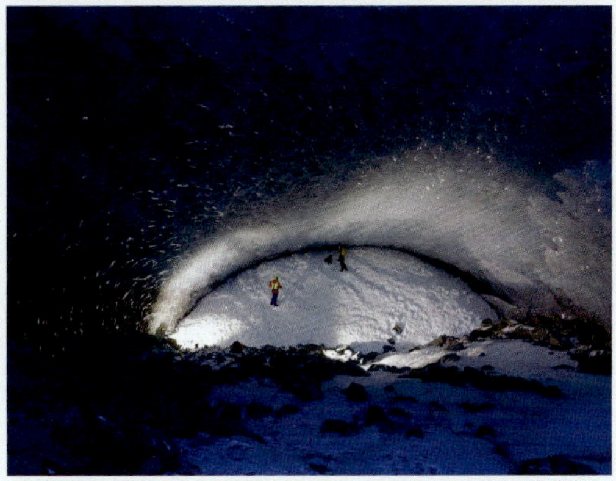

Abb. 43.3 Situation im Inneren der Grotte [O778]

Höhle vor. Die Einsatzkräfte suchen mit dem LVS- und RECCO-Gerät nach potenziellen Signalen. Die Schnee- und Eismassen sind so kompakt, dass auch mit Lawinensonden keine Suche möglich ist. Auch der Lawinenhund kann zunächst keine Witterung aufnehmen.

43.1 Medizinische Ersteinschätzung und Erstmaßnahmen nach Eintreffen

Da kein Patient geortet bzw. ausgegraben werden kann, können somit keine medizinischen Maßnahmen eingeleitet werden.

VERDACHTSDIAGNOSE

Verschüttete und nicht ortbare Person

43.2 Rettungsprozedere

Unter diesen Voraussetzungen ist es nicht realistisch, durch Graben in vertretbarer Zeit weiter in die Höhle vorzudringen. Auch der Einsatz einer Schneefräse ist bei diesen kompakten Verhältnissen unmöglich. Zudem droht mit zunehmender Zeit auch ein weiterer Abbruch, der den kleinen Zugang in die Grotte verschütten oder sogar diese zum Einsturz bringen könnte. Dadurch bestünde das Risiko, dass auch die Retter in der Höhle eingeschlossen oder verschüttet werden. Daher entscheidet die Crew um 09.28 Uhr, die Rettungsaktion abzubrechen und die Retter aus der Höhle mittels Rettungswinde zu evakuieren. Um 09:33 Uhr ist die Aktion abgeschlossen. Aufgrund der Gefahr für die Rettungskräfte und der vorgefundenen Situation muss die Suchaktion abgebrochen werden.

43.3 Nachtrag

Während der Schneeschmelze im Sommer wurden mehrere terrestrische Suchaktionen am Unfallort durchgeführt. Bis Mitte Juli war der Eingang zur Grotte noch völlig von Eis und Schnee verstopft. Anfang August konnte schließlich der Leichnam der gesuchten Person gefunden werden. Vermutlich wurde er im Schlaf von der Lawine überrascht.

43.4 TOPS & FLOPS

Ein großes **TOP** in diesem Fall war die profunde Ortskenntnis des Einsatzgebietes von Piloten, HCM und RSH. Weil man von der Öffnung im Grottendach wusste, bestand die Möglichkeit, Retter durch diese Öffnung in die Höhle zu bringen.

Ein weiteres **TOP** war die Möglichkeit, einen Lawinenhund mit Hundeführerin durch einen Windeneinsatz in der Grotte absetzen zu können. Dadurch konnte die potenzielle Lokalisation des Vermissten parallel zu den RECCO- und LVS-Suchmaßnahmen ohne weiteren Zeitverlust erfolgen. Dank des fundierten Trainings und der Wesensstärke des braunen Labradors verlief der Windeneinsatz mit Hund erfolgreich.

Ein von allen Beteiligten erwähntes **TOP** war das gute Teamwork und gegenseitiges Vertrauen sowie das gemeinsame Mindset aller Beteiligten.

Ein potenzieller **FLOP** mit vermutlich schwerwiegenden Konsequenzen, der die beteiligten Retter herausgefordert hätte, wäre der Abgang einer Nachlawine mit Verschüttung der Retter in der Eisgrotte gewesen. In Anbetracht dieser Gefahr wurden neben der Kontrolle des Eisabbruches über einen Beobachtungsposten sowohl die Anzahl der Personen als auch die Aufenthaltsdauer vor Ort auf das absolut Notwendigste reduziert und der Einsatz anschließend auch abgebrochen. Zu diskutieren wäre, ob bei größeren personellen Ressourcen und anderer Topografie ggf. eine zweite Person zur Unterstützung auf einem Beobachtungsposten sinnvoll gewesen wäre. In diesem Fall war die Aussicht auf den gesamten Hang gegeben und die Kommunikation an die Retter somit problemlos möglich.

MERKE

Die Sicherheit aller Teammitglieder hat stets die allerhöchste Priorität!

Was wäre, wenn …

- … der Patient unterkühlt und mit Kreislauf vorgefunden worden wäre?
  Da die Öffnung in der Grottendecke eine horizontale Bergung ermöglicht hätte, wäre der Bergesack zum Einsatz gekommen. Damit kann der Patient immobilisiert werden und neben dem Wärmeerhalt ist auch eine Wärmezufuhr möglich. So wird ein weiteres Auskühlen – wie es bei vertikalen Bergemitteln auftreten kann – verhindert. Aufgrund der Enge der Öffnung am Grottendach wäre jedoch vermutlich eine Halteleine am Bergesack zum Stabilisieren nötig gewesen.
- … der Patient stark unterkühlt, aber ohne Kreislauf in der Grotte vorgefunden worden wäre?
  Da der Zeitpunkt des Eintretens des Herz-Kreislauf-Stillstandes aufgrund einer schweren Hypothermie unbekannt gewesen wäre, hätte man Wiederbelebungsmaßnahmen (CPR) nach den aktuellen (Lott et al. 2021) akzidentelle Hypothermie-Guidelines (keine Medikamente und maximal drei Defibrillationen bei ösophagealer Temperatur < 30 °C) begonnen. Bei einem tief hypothermen Patienten (< 28 °C) kann die CPR auch verzögert erfolgen, falls es

am Unfallort zu gefährlich ist. Eine intermittierende CPR kann bei technisch schwierigem Transport erwogen werden (Lott et al. 2021 und Pasquier et al. 2023). Das Zielspital sollte ein Zentrum mit ECLS-Kapazität sein, wo neben dem Serum-Kalium zur Prognosestellung auch z. B. der HOPE-Score bestimmt werden kann.

- … der Patient nach initialer Totalverschüttung (inklusive verschlossener Atemwege) unterkühlt und ohne Kreislauf geborgen worden wäre?
  In diesem Fall wäre der Lawinenverschütteten-Algorithmus (Pasquier et al. 2023) zur Anwendung gekommen. Bei Nachweis einer Asystolie im EKG und im Falle eines verschlossenen Atemweges hätte man im Rahmen einer Verschüttungsdauer von mehr als 60 min unabhängig von der ösophagealen Temperatur die Wiederbelebungsmaßnahmen abgebrochen.
- … nur eine terrestrische Bergung möglich gewesen wäre?
  Dies hätte neben einer deutlichen Zeitverzögerung und einem größeren Personalaufwand auch eine erhöhte Expositionszeit im kritischen Gebiet bedeutet. Eine Möglichkeit wäre dann gewesen, mittels eines sog. Zweibein Retter abzusetzen und ggf. eine Bergung vorzunehmen.
- … es zu einem weiteren Abgang von Eismassen gekommen wäre?
  Für diesen Fall hatte sich das Team in der Grotte abgesprochen, in den bergseitigen Teil der Grotte zu flüchten, sobald dies per Funk vom Einsatzleiter kommuniziert worden wäre. Im weiteren Verlauf hätten dann rasch weitere Einsatzmittel durch die HEZ aufgeboten werden müssen, um die Teammitglieder schnell bergen zu können.

Zusammenfassung

- Meldungen von vermissten Personen sollten nach vergeblicher Kontaktaufnahme und sorgfältigen Abklärungen im Zweifel eine Suchaktion auslösen.
- Bei der Rettung im Hochgebirge gibt es Einsätze, die nicht nach eingeübten Standards ablaufen. Richtiges Antizipieren, eine lösungsorientierte Kommunikation und ein gemeinsames Mindset aller Beteiligten erhöhen die Sicherheit und den Erfolg der Mission.
- „Mission first – Safety always" muss rechtzeitig aufgrund eines stets neu gemachten Risk-Assessments umgesetzt werden. Dies kann bzw. muss ggf. auch zu einem Einsatzabbruch führen.

43

LITERATUR

Lott C, Truhlář A, Alfonzo A et al. European Resuscitation Council Guidelines 2021: Cardiac arrest in special circumstances. Resuscitation. 2021; 161: 152–219.

Pasquier M, Strapazzon G, Kottmann A et al. On-site treatment of avalanche victims: Scoping review and 2023 recommendations of the international commission for mountain emergency medicine (ICAR MedCom). Resuscitation. 2023; 184: 109708.

WSL-Institut für Schnee- und Lawinenforschung SLF. Aus: https://www.slf.ch/de/lawinenbulletin-und-schneesituation/avablog/2018/19/wochenbericht-15-21-februar-2019/ (letzter Zugriff: 24. Juni 2025)

KAPITEL

44 Hubschrauber, Drohne, Einsatzkraft – ein Team

Alexander Hausmann
Unter Mitwirkung von: Simon Gillich

Fallbericht

Setting

Drohnenteam
Bergwacht Spezialeinsatzgruppe LKLD (Unterstützung Einsatzleitung und Drohnenteam), mit ca. 15 Einsätzen pro Jahr, davon 90 % nur als Drohnenteam tätig

Drohne
DJI Matrice 300 RTK, 8 kg mit Wärmebild und Zoomkamera

Besatzung
Pilot, Sensor-Operator, Führungskraft (Koordinator), Assistent

Operationelle Besonderheiten
Nachtflug, Gebirge

Alarmierung

An einem Sonntag im November beginnt um 18:10 Uhr, also bereits bei Dunkelheit, eine Vermisstensuche. Die Polizei bittet die Bergwacht, die Suche nach einer vermissten Frau zu unterstützen, die tagsüber vermutlich an einem bei Wanderern sehr beliebten Berg unterwegs war. Zusätzlich zur bodengebundenen Suche werden vom Einsatzleiter ein Hubschrauber der Landespolizei Bayern und das Drohnenteam der Bergwacht angefordert.

44.1 Einsatzplanung

Zunächst wird innerhalb des Drohnenteams ein Koordinator bestimmt. Dieser ist ein erfahrener Drohnenpilot und klärt mit der Einsatzleitung den konkreten Einsatzauftrag ab. Währenddessen melden sich die verfügbaren Einsatzkräfte aus dem Team, da es keine feste Rufbereitschaft gibt.

Eine Vermisstensuche mit Drohne ist für den Einsatzleiter der Bergwacht kein Standardeinsatz. Er benötigt daher von dem Drohnenpiloten eine fachliche Beratung, um das Optimum für den Einsatz herauszuholen. Der koordinierende Drohnenpilot schlägt vor, vor allem Flächen ohne Bewuchs aus der Luft abzufliegen. Da die maximale Flughöhe der Drohne begrenzt ist (➤ Kap. 44.1.1), wird der Drohne ein Suchgebiet im unteren Bereich des Bergs auf nördlicher Seite zugewiesen. Der Hubschrauber der Polizei soll im oberen Bereich um den Gipfel herum suchen.

Der Koordinator verwendet für die Planung des Drohneneinsatzes eine Spezialsoftware: Das Gelände wird sehr detailgetreu dargestellt, viel besser, als man es aus herkömmlichen digitalen Kartenlösungen kennt (➤ Abb. 44.1). Zusätzlich gibt es Werkzeuge, die beim Planen von Flugrouten helfen. So kann er z. B. günstig gelegene Startpunkte ermitteln.

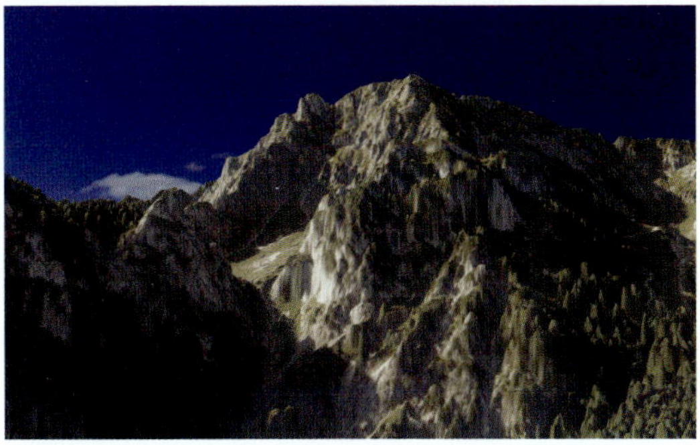

Abb. 44.1 Virtuelles 3D-Modell: Sicht auf den Berg vom Tal aus, oben die Steilwände des Gratwegs [V1088]

44.1.1 Erste Einschätzung des Fluggebiets

Der Koordinator führt eine grobe Risikoanalyse für die Flüge im geplanten Gebiet durch. Nachts sind in diesem Gebiet in der Regel nur Hubschrauber der

Polizei oder des Rettungsdienstes sowie Drohnen anderer Organisationen unterwegs. Da die Leitstellen der Polizei und des Rettungsdienstes über die Vermisstensuche und den Drohnenflug informiert sind und die Polizei selbst Teil des Einsatzes ist, ist ein Kollisionsrisiko mit zufällig dort fliegenden Luftfahrzeugen sehr gering.

Im primären Fluggebiet befinden sich wenig Wanderwege, und diese werden nachts praktisch nicht begangen. Es gibt keine Hütten oder Wohnhäuser, daher ist auch das Risiko für Dritte am Boden sehr gering.

Die Wetterparameter sind innerhalb der Betriebsbedingungen: Wind von ca. 10 km/h, Temperatur von ca. 5 °C, kein Regen. Der Himmel ist praktisch wolkenfrei. Durch die geringe Luftfeuchtigkeit von 65 % besteht auch keine Vereisungsgefahr. Somit ergibt sich ein geringes Flugrisiko für den Drohneneinsatz. Die Erfolgschancen sind dagegen hoch, denn die meisten Flächen im Suchgebiet sind nicht bewachsen.

Allerdings ist die Bewegungsfreiheit der Drohne durch die vielen Felstürme und Berggrate eingeschränkt. Der Startpunkt der Drohne muss für jeden Hang gewechselt werden. Da die Drohne ganz neu ist, ist die softwareseitige Limitierung der Flughöhe von 500 m (relativ zum Startpunkt) bisher nicht entfernt. Dies muss von Behörden und Hilfsorganisationen beim Hersteller beantragt werden und dient zur Verringerung von Missbrauch.

44

44.1.2 Vorbereitung auf Anfahrt

Während der Anfahrt werden die Akkus der Drohne und der zwei Fernsteuerungen geladen. Sie werden im Lager immer nur auf 50 % Ladung gehalten, um eine hohe Lebenszeit (200 Ladezyklen) zu erhalten. Ein Akku-Set der Drohne wird innerhalb einer halben Stunde von 50 % auf 100 % geladen. Die Drohne verbraucht die Energie schneller, als die Akkus geladen werden können. Das Vorabladen auf der Anfahrt zum Einsatz ist entscheidend. Mit den zwei Akku-Sets kann man im Winter ungefähr drei Viertel der Einsatzzeit fliegen, im Sommer aufgrund der Hitze weniger.

44.1.3 Besprechung mit Einsatzleitung vor Ort

Bei Ankunft bespricht sich das Drohnenteam noch einmal mit der lokalen Einsatzleitung, da die Anfahrt über 50 min dauert. Währenddessen trifft auch der Hubschrauber der Polizei ein. Die Piloten des Hubschraubers, das Drohnenteam und der Einsatzleiter verständigen sich auf das folgende Vorgehen. Das primäre Suchgebiet sind die Steilwände unterhalb des Gratwegs am Gipfel des Berges auf 1.881 m. Abstürze von diesem Gratweg sind leider relativ häufig sowohl Unfälle als auch Suizide.

Da die Flughöhe der Drohne begrenzt ist, kann die Drohne nicht für den Gipfelbereich genutzt werden und nur eingeschränkt für die Kessel (➤ Abb. 44.2: Nummern 1, 2 und 3) und oberen Steilwände (➤ Abb. 44.2: grüne Fläche). Daher wird dieser Bereich dem Polizeihubschrauber zugewiesen. Die Drohne soll stattdessen die niedrigeren Freiflächen im unteren Talbereich absuchen (➤ Abb. 44.2: rote Fläche).

Der Hubschrauber wird zunächst die Kessel 1, 2 und 3 alleine absuchen. Anschließend wird er auf eine größere Flughöhe steigen und den oberen Teil der grünen Fläche (➤ Abb. 44.2) absuchen. Parallel dazu kann die Drohne den roten Bereich (➤ Abb. 44.2) absuchen, der in einer Talsenke liegt und damit weit genug entfernt vom Fluggebiet des Hubschraubers.

Nach der Besprechung beginnt der Hubschrauber mit der Suche und das Drohnenteam begibt sich zu

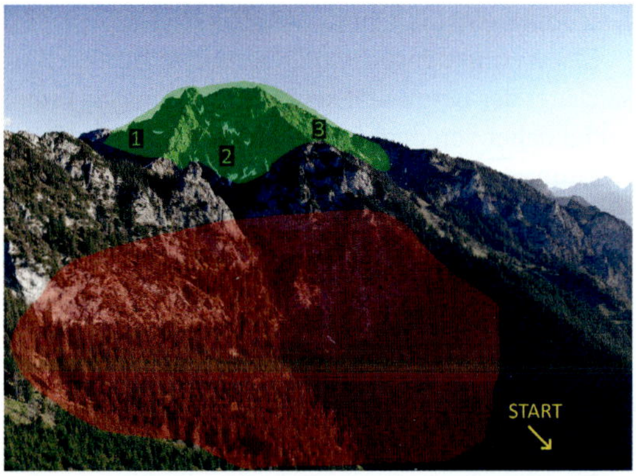

Abb. 44.2 3D-Ansicht des Einsatzgebiets. Grün markiert sind die Steilwände unterhalb des Gratwegs, rot markiert das Suchgebiet der Drohne, nummeriert (1–3) sind die Kessel [W1391].

seinem ersten Startpunkt, begleitet von einer Einsatzkraft der Bergwacht, die sich im Suchgebiet gut auskennt.

44.1.4 Anflug Hubschrauber und Ersteindruck

Als Startpunkt wählt das Drohnenteam für die Suche eine Wiese in der Nähe einer Hütte (ca. 1.220 m) aus, die knapp unterhalb des Suchbereichs (➤ Abb. 44.2: rote Fläche) liegt. Das Suchgebiet liegt in einem Tal, das teilweise bewaldet ist. Geplant ist, die Freiflächen im Tal und die Scharte abzusuchen, die vom Startpunkt (➤ Abb. 44.2: Start) an einem Felsturm vorbei in Richtung Gipfel führt. Nachdem die Drohne flugbereit gemacht wurde, wartet das Drohnenteam auf die Startfreigabe durch die Piloten des Hubschraubers.

Um ca. 19:30 Uhr macht die Besatzung des Polizeihubschraubers eine verdächtige Wärmesignatur aus. Die Besatzung ist sich sicher, eine Person entdeckt zu haben. Sie kann den genauen Standort nicht ermitteln, er liegt aber am unteren Ende der nördlichen Steilwand. Da der Polizeihubschrauber nicht für einen Bergrettungseinsatz ausgerüstet ist, kehrt er zurück zu seinem Standort. Stattdessen wird ein Rettungstransporthubschrauber (RTH) mit Winde alarmiert, der die Person hoffentlich lebend bergen kann. Er wird in ca. 20 min am Einsatzort eintreffen. Da die Position weiterhin unklar ist, wird das Drohnenteam beauftragt, die Person bis zum Eintreffen des RTH möglichst präzise zu lokalisieren.

44.1.5 Überprüfungsflug: Drohneneinsatz

Die Position befindet sich 800 m vom Kessel entfernt und 500 Höhenmeter darunter – im Vergleich zu anderen Drohneneinsätzen im Gebirge also relativ nahe. Die Besonderheit des Fluggebiets besteht darin, dass der Kessel nur einen schmalen Eingang hat. Dieser ist links von einem Felsturm und rechts von einem steilen Bergrücken begrenzt und nur 100–150 m breit. Durch diesen Eingang kann die Drohne vom Startpunkt nur in die Mitte des Kessels fliegen. Sobald sie sich in Richtung Rand oder in Richtung Boden bewegt, besteht keine Sichtverbindung und damit auch keine Funkverbindung mehr.

Falls die Drohne die Funkverbindung zur Fernsteuerung verliert, kehrt sie nach ca. 10 s automatisch zum Startpunkt zurück. Die Drohne wird normalerweise so konfiguriert, dass sie zunächst bis auf eine vordefinierte Höhe steigt (z. B. 100 m höher als der höchste Berg in der direkten Umgebung). Dies ist in diesem Fall aber leider nicht möglich, da die Drohne per Software auf eine maximale Flughöhe von 500 m über Startpunkt limitiert ist. Das heißt, ein Verlust der Funkverbindung könnte zur Kollision der Drohne mit dem Gelände führen. Um dies zu vermeiden, wird regelmäßig mithilfe der Drohnenkamera zum Startpunkt zurückgeblickt und überprüft, wie groß die direkte Sichtverbindung zum Gelände noch ist. In diesem Flug kann also aus Sicherheitsgründen nicht die optimale Entfernung der Wärmebildkamera zum Boden eingehalten werden.

In weniger als 5 min befindet sich das Drohnenteam in der Mitte des Kessels, dessen südliche Begrenzung die genannte Steilwand ist. Als Erstes nutzt der Pilot die Wärmebildkamera, um sich ein Bild von der Umgebung zu machen und mögliche Hindernisse zu erkennen. Dann übernimmt der Sensor-Operator die Kamera und beginnt die Suche. Es gestaltet sich sofort als schwierig (➤ Abb. 44.3):

1. Das Gelände besteht aus vielen Grasstücken, die mit vielen einzelnen Felsen übersät sind.
2. Die Felsen sind tagsüber relativ stark aufgeheizt worden und strahlen jetzt viel Wärme ab.

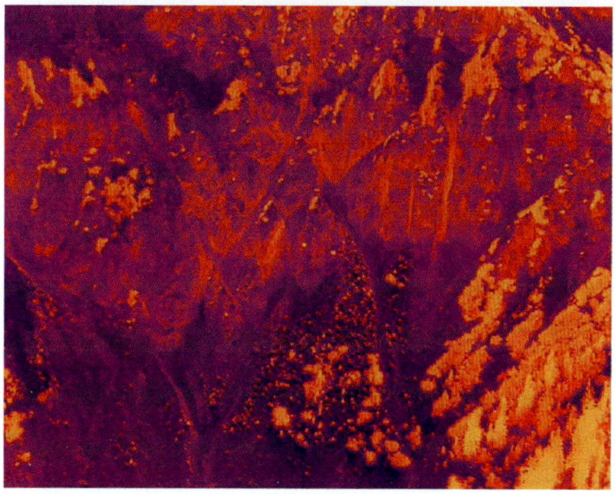

Abb. 44.3 Wärmebild vom unteren westlichen Bereich der Steilwände [W1391]

3. Es kann nicht so bodennah geflogen werden, wie es optimal wäre (ca. 100–120 m), da sonst die Drohne hinter einen Bergrücken des Kessels geraten und die Funkverbindung abbrechen könnte.

Eine Filterung des Wärmebildes ist leider wenig effektiv, da nicht bekannt ist, ob die vermisste Person noch genügend Wärme ausstrahlt oder viele Störungen durch einzelne Felsen vorhanden sind. Außerdem ist die Orientierung beim Suchen damit erschwert und eine zuverlässige, strukturierte Suche fast nicht möglich.

Die Suche wird erheblich leichter, als Einsatzkräfte im Kessel entdeckt werden, die dann als Größenreferenz benutzt werden (➤ Abb. 44.4). Dadurch können viele verdächtige Wärmesignaturen bereits anhand ihrer Größe ausgeschlossen werden.

Nach ein paar Minuten entdeckt das Drohnenteam drei potenzielle Wärmesignaturen an einer Stelle am Ende der Steilwand (➤ Abb. 44.5).

Mithilfe des in die Kamera eingebauten Lasers können die genauen Koordinaten und die Höhe bestimmt werden. Diese Informationen gibt die Führungskraft des Drohnenteams an den RTH weiter. Da sich der RTH bereits im Anflug befindet, landete der Pilot die Drohne schnellstmöglich.

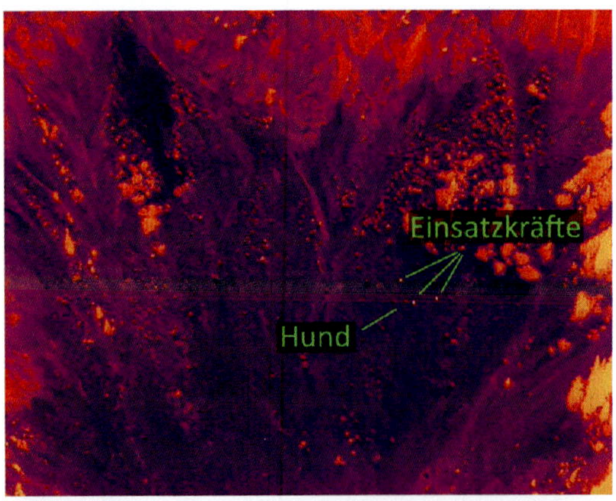

Abb. 44.4 Wärmebild mit drei Einsatzkräften und einem Hund [W1391]

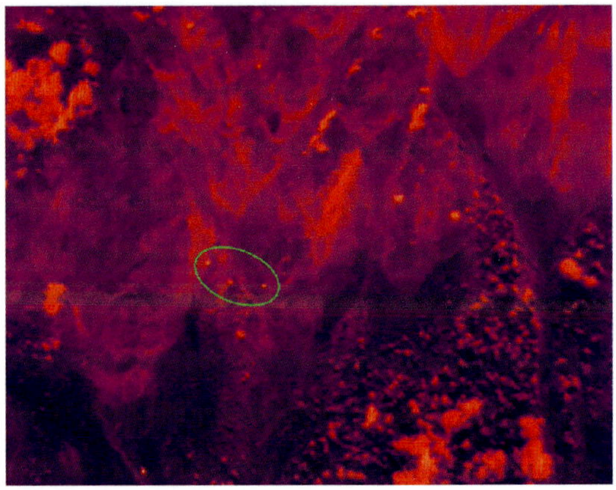

Abb. 44.5 Wärmebild von den drei verdächtigen Wärmesignaturen [W1391]

44.2 Rettungsversuch und Einsatzende

Die Besatzung des RTH kann in der kurzen Zeit bis zum Eintreffen am Berg die Koordinaten nicht in ihr Navigationssystem einpflegen, da dies manuell erfolgen muss und entsprechend Zeit benötigt. Daher verwendet sie die Höhenangabe in Kombination mit der Beschreibung der Polizeihubschrauber. Bereits nach kurzer Zeit wird die vermisste Person gefunden, aber der Notarzt kann nur noch der Tod feststellen. Da die Bergung eines Leichnams in Deutschland grundsätzlich Aufgabe der Polizei ist, beendet der RTH seinen Einsatz. Aufgrund der Lage in der Steilwand entscheidet das Team, dass die Bergung durch einen Hubschrauber der Landespolizei am nächsten Tag bei Tageslicht erfolgen soll. Alle Einsatzkräfte ziehen sich zurück und der Einsatz wird um 22:10 Uhr beendet.

44.3 TOPS & FLOPS

TOP:

- Die klare Kommunikation zwischen den Luftfahrzeugen und der Einsatzleitung hat zu einem sicheren Flug für alle geführt.
- Der gleichzeitige Einsatz von Drohne und Hubschrauber kann gerade bei größeren Suchgebieten

die benötigte Suchzeit reduzieren und trotzdem dabei die Sicherheit gewährleisten. Inzwischen wird das immer wieder praktiziert, es ist aber noch lange kein Standardverfahren.

- Der Datenaustausch, insbesondere von Koordinaten zwischen verschiedenen Rettungsmitteln gestaltet sich als häufig schwierig, hat in diesem Fall jedoch sehr gut funktioniert. Erstens gibt es unterschiedliche Formate, zweitens sind die Möglichkeiten des Auslesens und Einprogrammierens gerade bei Hubschraubern oft limitiert. Drittens ist der mündliche Austausch über Funk oft fehlerbehaftet.
- Die Ortskenntnisse der Bergretter war ein großer Vorteil. Genauso wie bei Hubschraubereinsätzen meist ein ortskundiger Bergretter an Bord ist, um mit seiner Erfahrung zu unterstützen, ist auch bei Drohneneinsätzen die Anwesenheit einer ortskundigen Person von großer Bedeutung. Besonders wenn Einsatzkräfte per Drohne an einen bestimmten Ort geführt werden sollen, sind Ortskenntnis und der persönliche Draht zu den Kollegen wichtig und hilfreich.
- Die Nutzung von virtuellen 3D-Modellen für die Einsatzplanung und Durchführung ist essenziell im Gebirge. Nur mithilfe solcher Werkzeuge kann man überhaupt erst abschätzen, ob und wie ein Drohneneinsatz durchgeführt werden kann.

FLOP:

- Die künstliche Begrenzung der maximalen Flughöhe der Drohne hat die Einsatzmöglichkeiten deutlich eingeschränkt – insbesondere bei diesem Einsatz, bei dem es nur wenige Fahrwege auf den Berg gab und die Drohne meist vom Tal aus starten musste. Das Entfernen solcher Limitierungen ist häufig beim ersten Mal ein aufwendiger Prozess.
- Ein ähnliches Problem stellen No-Fly-Zones dar, die Flüge komplett verhindern können und daher ebenfalls deaktiviert werden müssen.

MERKE

Wenn alle eingesetzten Mittel ihre jeweiligen Stärken einbringen und sinnvoll miteinander kombiniert werden, entsteht ein besonders effektiver und erfolgreicher Einsatz. Die Drohne ist nicht einfach nur eine günstigere Hubschrauberalternative oder eine Schlechtwetteralternative, sie ist oft eine sinnvolle Ergänzung.

Was wäre, wenn …

- … das Wetter schlechter gewesen wäre?
  - Erfahrungen haben gezeigt, dass Drohnen oft selbst bei widrigen Bedingungen eingesetzt werden können, unter denen bemannte Hubschrauber am Boden bleiben müssen. Das liegt einerseits daran, dass für Drohnen lediglich das Wetter am Einsatzort relevant ist, während Hubschrauber zusätzlich auf günstige Bedingungen am eigenen Standort und entlang der Flugstrecke angewiesen sind. Andererseits ist das Risiko bei einem Unfall oder Verlust einer Drohne deutlich geringer – sowohl finanziell als auch personell.
  - In diesem Fall hätte die Drohne wahrscheinlich alleine das gesamte Suchgebiet abfliegen müssen. Aufgrund der Höhenlimitierung und der besseren Position hätte man dann das Drohnenteam per Seilbahn auf den Berggipfel transportiert und wäre von dort gestartet.
- … die Drohne nicht gleichzeitig mit dem Hubschrauber hätte fliegen dürfen?
  Die Drohne hätte z. B. während des Tankvorgangs des Hubschraubers fliegen können. Dies erfordert zwar eine gute Vorbereitung und Kommunikation, ist aber durchaus machbar und bietet immer noch einen Mehrwert.
- … der RTH nicht hätte kommen können?
  Dann hätten die Einsatzkräfte am Boden entweder aus dem Kessel durch die steile Felswand zur Person aufsteigen oder sich vom Gratweg nach unten abseilen müssen. So oder so hätte man die Einsatzkräfte am Boden per Drohne und Funk direkt zur Person lotsen können. Sie hätten sich nicht durch die einzelnen Felsrinnen kämpfen müssen.

Zusammenfassung

- Gute Kommunikation und Informationsaustausch sind bei Einsätzen mit so vielen beteiligten Organisationen von großer Bedeutung. Dabei hilft vor allem der neue Digitalfunk, der inzwischen sowohl organisationsübergreifend (Polizei, Hilfsorganisationen) als auch grenzübergreifend funktioniert. Leider ist er aber nur für mündliche Kommunikation geeignet und nicht für andere Daten.
- Ortskenntnis und virtuelle Modelle der Umgebung sind unerlässlich für die Planung und Durchführung.

KAPITEL

Mattia Corti
Unter Mitwirkung von: Patrick Maurer, Marco Lei, Albert Gübeli

45 Suchflug nach vermisster Person

Fallbericht

Setting

Helikopterstandort
Schweizer Suchhelikopterbasis auf 580 m ü. M. mit durchschnittlich 30 Sucheinsätzen pro Jahr

Helikopter
Leonardo AW109SP Da Vinci

Besatzung
Pilot, HCM, FSS (Fachspezialist Suche)

Operationelle Besonderheiten
Suchflüge nach vermissten Personen, Wärmebildkamera, Mobilfunkortung

Alarmierung

Es ist eine ruhige Nacht gegen Ende September, als die Polizei um 02:11 Uhr die Helikopter-Einsatzzentrale (HEZ) wegen einer vermissten Person alarmiert. Die Person wird mit ihrem Auto vermisst und wurde seit einigen Tagen nicht mehr gesehen. Es liegen keine Informationen über geplante Aufenthaltsorte oder mögliche Vorhaben vor. Das Mobiltelefon der vermissten Person funktioniert noch, aber es nimmt niemand ab. Eine Suchaktion wird eingeleitet und die Einsatzzentrale alarmiert den Fachspezialisten Suche (FSS) der die Einsatzabklärung übernimmt.

Preflight-Abklärungen (Wetter/Team/Einsatztaktik)

Bevor die Crew aufgeboten wird, möchte sich der FSS ein Bild von der aktuellen Lage machen und nimmt Kontakt mit der HEZ und dem zuständigen Polizeibeamten auf. Der FSS erkundigt sich nach den Personalien/Signalementen, dem letzten bekannten Aufenthaltsort und den möglichen Routen. Die Polizei bestätigt, dass die Person zuletzt zwei Tage zuvor gesehen wurde und sie höchstwahrscheinlich mit ihrem Auto unterwegs ist, da dieses nicht in der Garage parkiert ist. Diese Information ist für die FSS sehr wichtig, da die vermisste Person mit ihrem Fahrzeug eine große Distanz hinter sich lassen kann, was das Suchgebiet potenziell vergrößert. Die Polizei hat bereits mit verschiedenen Patrouillen die Straßen der Region abgesucht und mit verschiedenen Kameras den Straßenverkehr kontrolliert. Das Auto kann vom Boden aus nicht gefunden werden.
Da das Handy noch funktioniert, will der FSS das Suchgebiet mittels Mobilfunkortung eingrenzen. Handyortungen mit dem Suchhelikopter dürfen nur in Zusammenarbeit mit der Polizei durchgeführt werden. Die Polizei hat bereits den Prozess (Notsuche) zur Ortung des Mobilfunkgeräts der vermissten Person gestartet. Sobald die Informationen vorliegen, wird die Polizei sie an die FSS kommunizieren.

Bei einer Notsuche kann die Polizei die notwendigen Telefoninformationen, z. B. die letzte Antenne, an der das Handy eingebucht ist oder war, inkl. Abdeckungskarte und die IMSI-Nummer abfragen. Alle Daten werden von der Polizei an die HEZ übermittelt und die HEZ wird somit mit der Handyortung beauftragt.

Nach dem Briefing mit dem zuständigen Polizeibeamten liegen alle Daten vor. Die Position der letzten Antenne ist nun bekannt und die Abdeckungskarte – eine Karte des Gebietes, in dem das Handy mit der höchsten Wahrscheinlichkeit mit dieser Antenne verbunden ist – ist sehr groß – zu groß, um die Alpine Rettung Schweiz (ARS) oder eine bodengebundene Suche aufzubieten. Der FSS steht im Austausch mit dem Fachspezialisten der Polizei, der die Notsuche unterstützt. Die Durchführung einer Ortung aus der Luft wird in gemeinsamer Absprache entschieden.

Der Rest der Crew, Pilot und HCM werden alarmiert. Die Crew führt ein Flight Briefing durch, bei dem über das geplante Suchgebiet informiert wird und dass es sich dabei um eine Handyortung handelt. Der Pilot überprüft das Wetter, die Kabelsituation vor Ort und die Betankungsmöglichkeiten. Das Wetter ist gut und das Gebiet fliegerisch unproblematisch (➤ Tab. 45.1). Nach dem Briefing wird der Helikopter aufgetankt und die Crew ist startbereit.

Tab. 45.1 Abklärungen und Gedanken

FSS	• Frau mit Auto unterwegs und seit zwei Tagen vermisst. • Keine Informationen über die Absichten der vermissten Person. • Das Fahrzeug konnte bodengebunden nicht lokalisiert werden. • Das Telefon ist aktiv. Es werden Telefondaten angefordert. • Das Suchgebiet kann mithilfe der Abdeckungskarte auf ein Gebiet von ~30 km^2 eingegrenzt werden. • Das Gebiet ist noch zu groß, um Einsatzkräfte wie ARS mit Hundeführern sinnvoll am Boden einzusetzen → ARS in Stand-by. • Alle Informationen über das Mobiltelefon sind vorhanden und können mit der Suche starten.
Pilot	• Überflug und Einsatzgebiet sowie Flugwetter sind unproblematisch • Keine besonderen DABS oder NOTAM • Festlegung des erforderlichen Kraftstoffs und der Betankungsmöglichkeiten • Prüfung von Weight and Balance und die Performances des Helikopters • Notfallverfahren werden besprochen • Zeitplan wird festgelegt
HCM	• Überflug und Einsatzgebiet unproblematisch

Anflug und Ersteindruck bei Landung

Das Wetter ist wie erwartet unproblematisch und der HCM gibt die Koordinaten der anzufliegenden Antenne in das Flugmanagementsystem (FMS) ein. Der Punkt ist auf der Karte im Cockpit sichtbar und nach 20 min Flugzeit ist die Antenne in unmittelbarer Nähe sichtbar. Mit der Polizei wird vereinbart, kein Briefing vor Ort durchzuführen und direkt in das Suchgebiet zu fliegen. Die Fluggeschwindigkeit wird reduziert und der FSS kann mit dem Scannen der Mobilfunkkonfiguration beginnen. Die gewünschte Antenne wird nicht sofort decodiert und ein zweiter Anflug ist notwendig. Nach einigen Minuten wird die Antenne beim zweiten Versuch decodiert und der FSS kann das Mobilfunkortungsgerät (Lifeseeker) entsprechend konfigurieren. Der Mobilfunkspezialist der Polizei, der per Fernzugriff auf dem Lifeseeker eingeloggt ist, kann die Konfiguration überprüfen und gegebenenfalls neue Informationen des Mobiltelefons mitteilen. Das Suchsystem ist nun konfiguriert und einsatzbereit. Die zweite Phase des Einsatzes, die Suche nach Mobiltelefonen, kann beginnen.

45.1 Suche nach dem Mobilfunkgerät

Nach Festlegung einer Flughöhe von etwa 300 m über Grund wird die Suche im entsprechenden Gebiet aufgenommen. Der FSS gibt die Flugrichtungen vor und der Pilot fliegt mit Unterstützung des HCM jeweils in diese Richtungen. Die Flugrichtungen können eingehalten werden, da der Wind schwach ist und das Gelände keine großen Schwierigkeiten aufweist.

Nach einigen Minuten loggt sich das Mobiltelefon der vermissten Person zum ersten Mal auf dem Lifeseeker ein. Der FSS erhält eine Meldung und sieht auf der Bedienoberfläche des Lifeseekers eine Fläche, ähnlich einem Donut, wo sich das Mobiltelefon befinden soll. Diese Fläche ist immer noch sehr groß, aber man ist sich nun sicher, dass sich das Telefon in diesem Bereich befindet. Nach dieser ersten Messung kann die Crew zur dritten und letzten Phase übergehen – der Feinortung des Mobiltelefons.

45.2 Feinortung des Mobilfunkgeräts

Ziel der Feinortung ist es, diese große Fläche auf eine Koordinate zu reduzieren. Der FSS gibt Richtungsangaben ins Cockpit weiter, um die Suchfläche möglichst genau zu überfliegen. Nach einigen Minuten ist die Verbindung wieder stabil und das System kann weiter messen.

Die diversen Messungen von verschiedenen Positionen aus ermöglichen die Triangulation des Mobilfunksignals bis zu den Koordinaten, die je nach Situation 30–100 m genau sein können. Durch die Flugtaktik wird eine Koordinate erkannt und stabilisiert. Da das Mobiltelefon in einem Auto vermutet wird, also ein großes und sichtbares Objekt, wird entschieden, auf die Koordinaten zu fliegen und direkt mit der visuellen Suche zu beginnen. Die angegebenen Koordinaten führen in einen dichten Wald. Der FFS schaltet den Suchscheinwerfer ein und die Suche beginnt. Zunächst ist nichts zu erkennen, doch nach einigen Minuten und einem veränderten Blickwinkel wird etwas Reflektierendes entdeckt. Nach einer Überprüfung ist klar, dass es sich um ein Auto handelt.

Das Fahrzeug befindet sich in einem dichten und steilen Waldstück und der Suchhelikopter ist nicht für Windeinsätze ausgerüstet. Der Pilot sucht einen geeigneten Landeplatz in der Nähe und vereinbart einen Treffpunkt mit der Polizei. Die Polizisten begleiten die Crew bis zu einer scharfen Kurve. Von der Straße aus sind keine Spuren eines Unfalls zu sehen. Die Besatzung betritt den Wald. Rund 20 m hinter dem Waldrand befindet sich das Fahrzeug – auf der linken Seite liegend und zwischen Bäumen eingeklemmt.

45.3 Medizinische Ersteinschätzung und Erstmaßnahmen nach Eintreffen

Der HCM erkundet sofort das Auto und kann eine Person darin erkennen. Umgehend nimmt er mit der Patientin Kontakt auf, welche zum Erstaunen aller Beteiligten adäquat antworten kann. Da aufgrund der misslichen Lage nicht zu ihr ins Auto vorgedrungen werden kann, wird die medizinische Befragung und Diagnosestellung von außen vollzogen. Es stellt sich schnell heraus, dass die Patientin zwar unverletzt, jedoch erschöpft, dehydriert und unterkühlt ist (die Frau ist seit zwei Tagen eingeklemmt). Daher wird die Kommunikation bis zum Eintreffen der Feuerwehr und des Rettungsdienstes durch den HCM sichergestellt. Das mitgeführte medizinische Equipment (Grundmodul) der Crew wird nicht benötigt, steht jedoch jederzeit zur Verfügung, bis der Rettungswagen eintrifft.

45.4 Rettungsprozedere, Transport und Zielklinik

Gleichzeitig mit einem windentauglichen RTH sind der Rettungsdienst und die Feuerwehr eingetroffen. Die Feuerwehr leuchtet die Einsatzstelle aus und kann mit der Bergung beginnen. Die Frau kann in wenigen Minuten auf eine Rettungstrage gelegt und aus dem Wald gebracht werden. Nach einer ersten Kontrolle durch den MCM (Notarzt) wird entschieden, die Patientin mit der Ambulanz ins nächstgelegene Regionalspital zu transportieren.

45.5 TOPS & FLOPS

Ein **TOP** war die Zusammenarbeit zwischen HEZ, Polizei und FSS. Die wenigen verfügbaren Informationen wurden zusammengetragen und diskutiert, um die beste Einsatzmöglichkeit zu bestimmen.

Ein zweites **TOP** war die Ortung der Vermissten über ihr Handy. Dieses technische Hilfsmittel hat es ermöglicht, die Person in einem sehr großen Gebiet sehr schnell zu lokalisieren und das Risiko für die Einsatzkräfte am Boden zu reduzieren, da sie nicht in einem unwegsamen Gebiet ohne Informationen eingesetzt werden mussten.

Was wäre, wenn …

- … das Handy der vermissten Person keinen Akku mehr gehabt hätte?
  Das Suchgebiet könnte durch eine rückwirkende Telefonkontrolle und die letzte Zelle durch die Polizei reduziert werden. Die Suche müsste jedoch mit der Wärmebildkamera und viel Personal am Boden, ARS-Rettern mit u. a. Hundeführern, durchgeführt werden, was die Einsatzzeit erheblich verlängert hätte.
- … das Auto tiefer in den Wald gerutscht wäre?
  Die Patientin hätte mithilfe einer Windenaktion des RTH gerettet werden können.

45.6 Suchhelikopter

Ein Suchhelikopter hilft Patientinnen und Patienten in jeder Situation, auch wenn der Standort nicht bekannt ist und eine Suchaktion notwendig wird. Der Suchhelikopter ist mit einer Wärmebildkamera und einem Mobilfunkortungsgerät ausgerüstet. Zudem gibt es ein Team von FSS, die das Bindeglied zwischen der Einsatzzentrale und den verschiedenen möglichen Einsatzmitteln bilden.

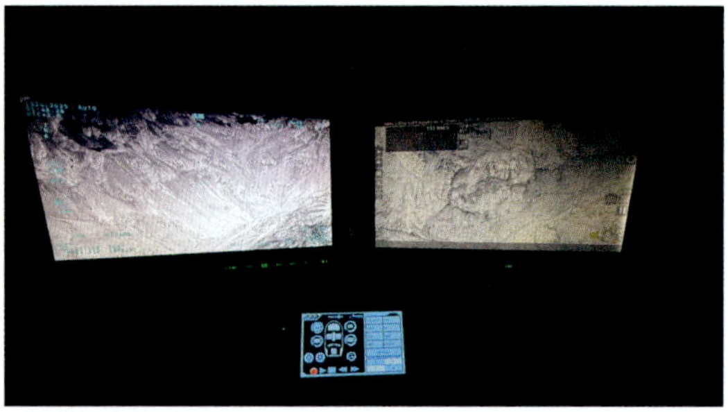

Abb. 45.1 Die Steuerungskonsole [M1709]

45.6.1 Die Fachspezialisten Suche

Die FSS sind an den Einsatzmitteln wie Wärmebildkamera und Mobilfunkortungsgerät sowie an den verschiedenen Einsatzmitteln der Partner ausgebildet. Sobald eine Suche notwendig ist, werden sie durch die Einsatzzentrale alarmiert und beginnen mit der Einsatzabklärung. Gemeinsam mit der Polizei und der ARS werden die Suchstrategie und die geeigneten Einsatzmittel festgelegt. Sobald der Suchhelikopter im Einsatz steht, bedient der FSS die Wärmebildkamera und das Mobilfunkortungsgerät im Helikopter.

45

45.6.2 Mobilfunkortungsgerät

Der Suchhelikopter kann das Mobilfunkortungsgerät nur in Zusammenarbeit mit der Polizei einsetzen. Sobald das Mobiltelefon der vermissten Person im Spiel ist, kann die Polizei die Notsuche anfordern und die HEZ mit der Ortung per Helikopter beauftragen. Mit den Daten des Mobiltelefons kann das Suchgebiet auf ein mehr oder weniger großes Gebiet (einige Quadratkilometer) eingegrenzt werden, anhand der Informationen der letzten Antenne, bei der das Mobiltelefon eingebucht ist oder war. Dieses priorisierte Gebiet kann dann mit dem Helikopter überflogen werden, bis das Gerät die Position mit einer Genauigkeit von 100 m bestimmen kann. Sobald der FSS die Position evaluiert hat, kann diese auf das Wärmebildkamerasystem übertragen werden (➤ Abb. 45.1).

45.6.3 Wärmebildkamera

Der Suchhelikopter ist mit einer Wärmebildkamera (Multisensorensuchsystem IR/EOS) ausgestattet (➤ Abb. 45.2). Diese ist seitlich am Hubschrauber

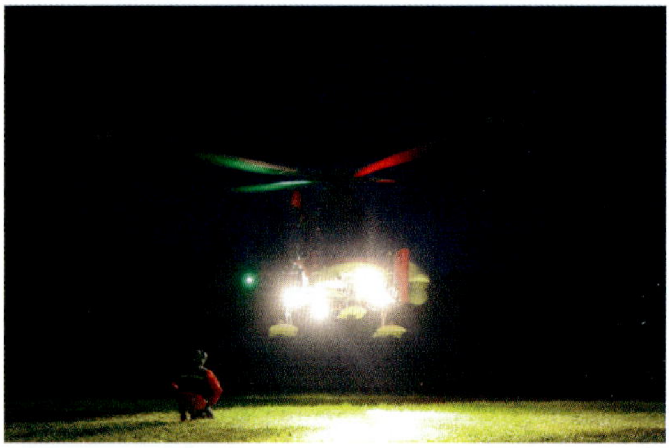

Abb. 45.2 Das Multisensorensuchsystem IR/EOS (rechts im Bild) und Suchscheinwerfer (links im Bild) [M1709]

montiert. Sobald der Helikopter in der Luft ist, kann die Kamera heruntergefahren werden, sodass der Operator eine 360°-Sicht ohne Abschattung durch den Helikopter hat. Sobald die Koordinaten des Mobilfunkortungsgerätes eingegeben sind, fährt die Kamera automatisch zu diesem Punkt und der Suchspezialist beginnt mit der Feinsuche, bis die Person lokalisiert ist. Sobald die Person lokalisiert ist, wird die HEZ informiert und der nächstgelegene Rettungshubschrauber zur Rettung eingesetzt.

Zusammenfassung

Der Einsatz eines spezialisierten Suchhelikopters in der medizinischen Luftrettung ermöglichte eine rasche Lokalisierung und Versorgung der vermissten Person auch in schwierigem Gelände. Ausgestattet mit moderner Sensortechnologie wie Wärmebildkamera und Mobilfunkdetektor bietet ein Suchhelikopter optimale Voraussetzungen für Such- und Rettungseinsätze. Der Fall unterstreicht auch, wie wichtig eine enge und gute Zusammenarbeit zwischen Rettungsdiensten und der Polizei für den Einsatzerfolg ist.

KAPITEL

46 MANV: Explosion mit multiplen Amputationen

Niklas Meyer und Chadlia Willms

Fallbericht

Setting

Basis

Vorwiegend ländliche Gegend an den Ausläufern von Mittelgebirgen, ca. 1.900 Einsätze pro Jahr

Helikopter

EC 135 P2+

Besatzung

Pilot, TC-HEMS, Notärztin

Operationelle Besonderheiten

Zur besonderen Ausstattung des RTH gehören zwei Erythrozytenkonzentrate der Blutgruppe Null negativ, um präklinisch Patienten im hämorrhagischen Schock zu transfundieren.

Alarmierung

An einem Tag im August 2024 erhält die Crew des Christoph 23 um 18:23 Uhr den Alarm mit dem Einsatzstichwort „Explosionstrauma/mehrere Verletzte". Zu diesem Zeitpunkt befindet sich die Crew bereits im Anflug zu einem anderen Einsatz und wird durch den Disponenten der hubschrauberführenden Leitstelle in der Luft umdisponiert.

Preflight Abklärungen (Wetter/Team/Einsatztaktik)

Im Anflug nutzt die Crew die verfügbare Zeit, um auf Basis der Erstmeldung verschiedene Optionen potenzieller Zielkliniken zu besprechen (➤ Tab. 46.1). Die bewusste Diskussion während des Anflugs ermöglicht es allen Professionen, relevante Aspekte einzubringen: Die Piloten weisen auf Limitationen durch Wetter (z. B. aufziehendes Gewitter, Nebelbänke, Starkregenfelder) oder Kraftstoffvorräte hin. Dies gilt vor allem im Kontext der Einsatzentfernung und des Patientengewichts (welches nach der Landung noch zugeladen werden kann, um einen sicheren Start zu gewährleisten). Die HEMS-Crewmitglieder berücksichtigen organisatorische Faktoren wie Dachlandeplatz versus Zeitverlust bei der Landung am Boden mit anschließendem RTW-Transfer und klären, ob ein luftgebundener oder bodengebundener Weitertransport für das Patientenwohl und das Zeitmanagement effizienter ist.

Tab. 46.1 Abklärungen und Gedanken

HEZ	Vorabfrage überregionaler Traumazentren im Umkreis, Information an RTH, dass weitere Luftrettungsmittel angefragt werden für weitere Patienten.
Pilot	Limitationen des Patiententransportflugs bezüglich Wetter und Zuladung prüfen. Geeigneten Abstellort für die Maschine wählen, um nachrückenden Einsatzkräften eine ungehinderte Zufahrt zu ermöglichen. Maschine so positionieren, dass eine Landung weiterer Luftrettungsmittel weiterhin möglich ist.
TC-HEMS	Welche Zielkliniken kommen infrage? Wie viele Verletzte sind es insgesamt? Ist „unser" Patient tatsächlich der Kritischste? Rücken noch Kräfte nach? Wer ist kommissarisch verantwortlich – OrgL/LNA? Wurde die Sichtung bereits abgeschlossen?
Notarzt	Welches Verletzungsmuster ist zu erwarten? Ist der Patient adäquat vorversorgt? Welches Equipment wird ggf. zusätzlich benötigt? Kurze Absprache mit TC-HEMS über die durchzuführenden und zu delegierenden Maßnahmen. Sekundäre Traumafolgen?

In diesem Fall favorisiert die Crew aufgrund der Einsatzörtlichkeit einen luftgebundenen Transport, da die bodengebundenen Transportzeiten zum nächstgelegenen überregionalen Traumazentrum etwa 60 min betragen. Im Anschluss folgt ein kurzes medizinisches Briefing durch die

Notärztin, in dem priorisierte Maßnahmen festgelegt werden. Auch der Pilot wird einbezogen, um nach der Landung zusätzliches Material (Monitoring, Ready-Heat-Decke etc.) zur Einsatzstelle zu bringen.

Die verbleibende Flugzeit nutzt die Crew, um via Digitalfunk Kontakt zu den bereits vor Ort befindlichen Rettungsmitteln aufzunehmen und sich über die Lage sowie den Zulauf weiterer Einsatzmittel zu informieren – auch zur optimalen Wahl des Landeplatzes. Es kommt die Rückmeldung, dass sich ein RTH bereits in der Endanflugphase befindet und weitere Hubschrauber angefragt sind. Die Landung erfolgt um 18:38 Uhr.

Anflug und Ersteindruck bei Landung

Die Landung gestaltet sich unproblematisch bei guten Wind- und Wetterverhältnissen. Der Landeplatz ist zu drei Seiten eingezäunt, an der offenen Seite stehen RTW sowie ein halbes Dutzend Feuerwehrleute, hinter den Zäunen im näheren Umfeld einige Passanten/Betroffene/Einsatzkräfte. Die Abstellposition wird so gewählt, dass ein Einladen des Patienten problemlos möglich ist. Bei Eintreffen befindet sich der zu übernehmende Patient bereits im RTW direkt neben dem Landeplatz und wird dort von einem Notarzt sowie der RTW-Besatzung versorgt: Die Maßnahmen umfassen einen peripheren Venenkatheter mit 500 ml Vollelektrolyt-Lösung, zwei nicht suffizient angelegte Tourniquets und die Vorbereitung einer Analgesie sowie Intubation.

Zum Zeitpunkt des Eintreffens besteht seit etwa vier Minuten Patientenkontakt durch die RTW-/NEF-Besatzung. Aufgrund der mitgehörten Kommunikation zwischen Leitstelle und RTH entscheidet sich das Team, sich aus dem unübersichtlichen Einsatzbereich zurückzuziehen und in Richtung des festgelegten Landeplatzes zu verlegen, um die RTH-Crew möglichst rasch in die Versorgung einbinden zu können.

46.1 Medizinische Ersteinschätzung und Erstmaßnahmen nach Eintreffen

Die Crew betritt den RTW durch die Hecktüren, da sich der seitliche Eingang durch einen hohen Zaun unmittelbar neben dem RTW nicht öffnen lässt. Der Patient liegt auf der Trage, das Einmaltuch ist stark mit Blut durchtränkt, da die initial angelegten Tourniquets keine ausreichende Blutstillung erzielt haben. Als Erstmaßnahme werden deshalb beidseits in proximaler Position neue Tourniquets angelegt, um die ersten, nicht suffizient platzierten Tourniquets zu ersetzen und die Blutung effektiv zu stoppen (➤ Tab. 46.2). Anschließend erfolgte eine kurze Übergabe durch den bodengebundenen Notarzt.

Nach dem Primary Survey wird die Narkose eingeleitet, und zwar mit jeweils einer Einleitungsdosis Ketanest, Midazolam und Rocuronium. Aufgrund der beengten Platzverhältnisse im RTW – neben dem Patienten befinden sich der bodengebundene Notarzt am Kopfende, der NEF-Fahrer und zwei Notfallsanitäter des RTW an der rechten Seite sowie ein Feuerwehrmann – kommt es zu einem Ad-hoc-Team-Split. Die Aufgabenverteilung wird von der Crew der Luftrettung kurz abgestimmt und für alle verständlich kommuniziert: Die Neuanlage der Tourniquets übernimmt der TC-HEMS beidseits, die Atemwegssicherung erfolgt durch die Notärztin des RTH in Zusammenarbeit mit dem Notarzt des NEF, der NEF-Fahrer ist für die Absaugbereitschaft zuständig und die Medikamentengabe für die Rapid Sequence Induction (RSI) erfolgt durch die RTW-Notfallsanitäter auf Anweisung der RTH-Notärztin.

Der Feuerwehrmann bemüht sich, trotz aufgesetztem Helm und voluminöser Innenangriffsbekleidung möglichst wenig im Weg zu stehen – eine durchaus anspruchsvolle Aufgabe ohne Möglichkeit, den Patientenraum zu verlassen. In diesem Moment ist er passiver Beobachter und versucht, aufmerksam nachzuvollziehen, was um ihn herum geschieht.

Zur Sicherung des Atemweges etabliert die Notärztin unter Absaugbereitschaft mithilfe eines Videolaryngoskops einen Endotrachealtubus (8,0 mm ID). Zuvor wird die Halswirbelsäule mittels Stifneck immobilisiert. Nach Fixierung des Tubus erfolgt der Wechsel von manueller zu maschineller Beatmung.

Tab. 46.2 xABCDE

xABCDE	Beschreibung	Maßnahme
e**X**sanguination	Nicht suffiziente Anlage Tourniquets beidseits bei anhaltender Blutung Unterschenkel beidseits	Anlage Tourniquet beidseits proximaler Oberschenkel
Airway	Nicht gesichert	Sicherung des Atemwegs mit Endotrachealtubus 8,0 mm ID unter Videolaryngoskopie, HWS-Immobilisation durch Stiffneck-Anlage
Breathing	Masken-Beutel-Beatmung, AF 14, Thoraxexkursion beidseits, Atemgeräusche beidseits	Kontrollierte Beatmung, Modus „Pressure Controlled Ventilation", FiO_2 1,0, Pmax 30, PEEP 7, AF 14
Circulation	Radialispuls nicht tastbar, SpO_2 nicht ableitbar, tastbarer Femoralispuls, HF > 110 bpm	Etablierung eines zweiten peripheren Zugangs 14 G, Flüssigkeits- und Volumenmanagement mit Einleitung Transfusion 0 negativ und Fortführung Vollelektrolytlösung
Disability	Unter Analgosedierung GCS 3, Pupillen mittelweit, isokor, lichtreagibel	Narkosefortführung mit Ketanest und Midazolam
Exposure & **E**nvironment	eFAST ohne Anhalt auf freie Flüssigkeit intraabdominell oder thorakal, kein Anhalt auf Pneumothorax, beidseitige Amputation distal des Kniegelenkes, BZ 174 mg/dl	Einleitung Gerinnungsmanagement mit Tranexamsäure 2 g, Fibrinogen 2 g, Calcium 10 % 20 ml, Wärmeerhalt: Ready-Heat

Parallel läuft im Rahmen von CRM und Cross Competence die Abfrage geeigneter Zielkliniken durch den Piloten in Rücksprache mit der einsatzführenden Leitstelle. Dieses Vorgehen führt zu einer subjektiv spürbaren Zeitersparnis an der Einsatzstelle, da der TC-HEMS intensiv in die Versorgung des Patienten eingebunden ist und der Pilot in unmittelbarer Nähe steht, um organisatorische Aufgaben zu übernehmen.

Der Pilot befindet sich aufgrund der Nähe zum Hubschrauber – rund 20 m hinter dem Rettungswagen – jederzeit einsatzbereit an den Hecktüren, um auf Zuruf weiteres Material vom RTH zur Einsatzstelle zu bringen. Das medizinische Equipment der RTH-Crew liegt in geöffneten Taschen hinter dem Rettungswagen bereit; auch hier wird der Pilot unterstützend eingebunden.

MERKE

Trotz fehlender medizinischer Ausbildung absolvieren die Piloten regelmäßig interne Schulungen für einfachere Tätigkeiten wie Herz-Lungen-Wiederbelebung, das Entlüften von Infusionssystemen oder das Aufziehen von Medikamenten, um in Ausnahmesituationen gezielt entlasten zu können. Im Einsatz kann die Crew dem Piloten eine 10-ml-Spritze, eine Aufziehkanüle und eine Brechampulle mit 1 g TXA übergeben – mit den Worten: „Mach was Sinnvolles daraus!" Der Pilot zieht dann unter Vier-Augen-Kontrolle das Medikament auf und verschafft der Crew wertvolle Zeit.

Parallel erfolgt zur Kreislaufstabilisierung nach weiterer Flüssigkeitsgabe die Anlage eines zusätzlichen peripheren Zugangs (G14) an den oberen Extremitäten. Gleichzeitig wird die Transfusion von zwei mitgeführten Erythrozytenkonzentraten (null negativ) vorbereitet und das Fibrinogenkonzentrat (2 g) gelöst.

Nach Abschluss der Vorbereitungen wird das erste Erythrozytenkonzentrat über das patientenseitige Erwärmungssystem durch einen der beiden großvolumigen Venenkanäle transfundiert, während das Fibrinogenkonzentrat über den zweiten Zugang verabreicht wird. Zur Optimierung der Gerinnung erhalten Patienten zusätzlich 2 g Tranexamsäure und 20 ml Calciumgluconat (10 %). Bis sich ein tastbarer Radialispuls und eine messbare arterielle Blutdruckkurve einstellen, kommt Theoadrenalin-Cafedrin zum Einsatz. Nach erfolgreichem Flüssigkeits- und Volumenmanagement ist eine weitere medikamentöse Kreislaufunterstützung nicht mehr nötig.

Nach Abschluss dieser Maßnahmen führt die Crew einen „10-for-10"-Check durch und plant das weitere Vorgehen. Sie kontrollieren die Tourniquets erneut, führen einen „Check-the-Back" durch, wechseln im Rettungswagen auf das Standardmonitoring (Extremitätenableitung, SpO_2, nichtinvasive Blutdruckmessung, Kapnometrie) und lagern den Patienten auf eine Vakuummatratze um, wobei sie eine Beckenschlinge anlegen.

In der Crew kommt die Frage nach den Amputaten auf. Der Pilot informiert: „Mir hat gerade ein Feuerwehrmann zwei Amputatbeutel gebracht, sie liegen in der Maschine im Fußraum." Parallel übernimmt der Pilot die Validierung der Zielklinik und informiert über die Eintreffzeit.

VERDACHTSDIAGNOSE

Explosionstrauma

46.2 Anamnese

In dem hier dargestellten Fall handelt es sich um eine Explosionsverletzung aufgrund einer Umsetzung einer Druckflasche.

MERKE

Eine Explosion ist gekennzeichnet durch eine massive Umsetzung von hohen Energiemengen, die eine schnelle Volumenausdehnung von Gasen beinhaltet. Darunter entsteht eine Druckwelle mit hohen Druckspitzen und eine Freisetzung von hohen Temperaturen. Die Einteilung der Verletzungsarten des Explosionstraumas erfolgt in fünf Kategorien (➤ Tab. 46.3).

Bei dem Patienten ist davon auszugehen, dass die scharfen Wundränder auf eine Splitteramputation hindeuten. Eine kombinierte Verletzung infolge eines Druckstoßes kann zu diesem Zeitpunkt jedoch nicht ausgeschlossen werden (➤ Abb. 46.1, ➤ Tab. 46.4).

Tab. 46.3 Verletzungsarten des Explosionstraumas (Hauer et al. 2022)

Kategorie	Definition	Betroffene Organe	Typische Verletzungen
Primär	Hervorgerufen durch Druckstoß	Vor allem luftgefüllte Organe, z. B. Lunge, Mittelohr, Magen-Darm-Trakt	• Trommelfell • Lungenverletzungen (Blast Lung) • Darmperforation • ZNS-Schädigung • Augenverletzungen
Sekundär	Hervorgerufen durch herumfliegende Splitter	Gesamter Körper (im militärischen Bereich durch ballistischen Körperschutz v. a. Gesicht, Hals und Extremitäten)	• Penetrierende Verletzungen • Lazerationen • Kompartmentsyndrom
Tertiär	Durch den Druckstoß wird das Opfer umgeworfen, oder das Opfer wird durch einstürzende Gebäudeteile verschüttet	Gesamter Körper	• Stumpfes Trauma (Quetschverletzungen, Kontusionen, Frakturen) • Polytrauma • Amputationsverletzungen • Kompartmentsyndrom • Crush-Syndrom • Schädel-Hirn-Trauma
Quartiär	Sonstige explosionsbedingte Verletzungen und Erkrankungen, z. B. durch Hitze	• Gesamter Körper • Verbrennungen: ungeschützte Haut (Gesicht, Hals, Hände)	• Verbrennungen • Inhalationstrauma • Rauchgasintoxikation • Infektionen
Quintär	Absichtlich zugesetzte Schadstoffe, radioaktive Stoffe, Mikroorganismen (Bakterien, Viren), z. B. „schmutzige Bomben"	• Gesamter Körper • Immunsystem	• Strahlenkrankheit • Intoxikationen • Infektionen

46

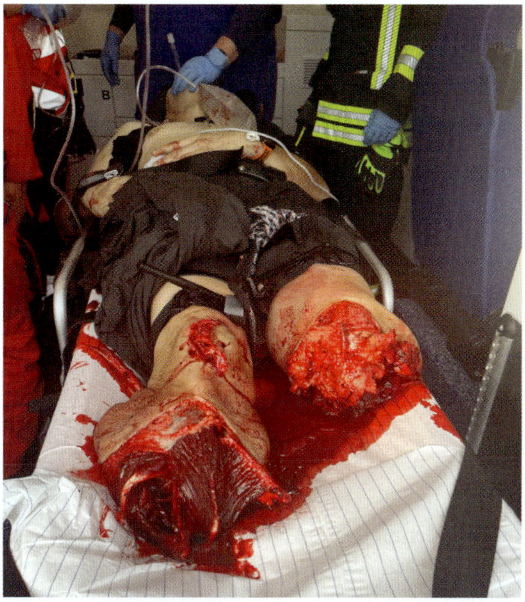

Abb. 46.1 Verletzung aufgrund eines Druckstoßes [M1719/M1720].

Tab. 46.4 SAMPLER

SAMPLER	Beschreibung
Symptome und Befunde	Vorab unbekannt
Allergien	Während Versorgung unbekannt
Medikation	Während Versorgung unbekannt
Patientenvorgeschichte	Während Versorgung unbekannt
Letzte Mahlzeit	Während Versorgung unbekannt
Ereignisse direkt vor dem Notfall	Während Versorgung unbekannt
Risikofaktoren	Während Versorgung unbekannt

46.3 Medizinische Versorgung und Maßnahmen

Das Treatment wird nicht als starre Reihenfolge bewertet, sondern erfolgt nach Priorisierung und Aufgabenverteilung gemäß dem Prinzip „treat first what kills first". Bei anhaltender aktiver Blutung legt der TC-HEMS, trotz bereits angelegter Tourniquets, zwei weitere Tourniquets in High-and-Tight-Position an, um die Blutung gezielt zu adressieren. Danach entfernt er die distalen Tourniquets und kontrolliert erneut die Blutungssituation. Mehrere Maßnahmen werden zeitgleich eingeleitet, indem die Atemwegssicherung parallel zur Neuanlage suffizienter Tourniquets begonnen wird.

MERKE

Tourniquets stellen eine lebensrettende Standardmaßnahme bei bedrohlichen Extremitätenblutungen dar.

Tourniquets Bei der Anwendung von Tourniquets sind eine ständige Beurteilung und Kontrolle der Blutungssituation und eine mögliche Änderung der Maßnahme zu berücksichtigen. Um potenziell fatale Komplikationen wie Ischämien, Schädigungen vitalen Gewebes oder die Entwicklung eines Kompartmentsyndroms mit anschließendem Verlust der Extremität zu vermeiden, sollte – abhängig von der Art der Verletzung und den einsatztaktischen Möglichkeiten – frühzeitig vom Tourniquet auf einen suffizient angelegten Druckverband unter zusätzlicher Verwendung hämostatischer Wundauflagen gewechselt werden. Bei Patienten im hämorrhagischen Schock sollte dies allerdings nicht versucht werden. Bei Amputationen kann ein Wechsel der distalen Tourniquets auf proximale, stammnahe Position (d. h. mindestens 5 cm von der Blutungsquelle) angezeigt sein. Besonders bei Sprengverletzungen kann es durch eine Fragmentation des Gewebes der betroffenen Extremität zu einer Retraktion der Gefäße kommen. Eine sorgfältige Dokumentation des Zeitpunktes der Anlage des Tourniquets ist erforderlich. Tourniquets, die länger als zwei Stunden angelegt sind, haben das Risiko, einen ischämischen Gewebeschaden zu erzeugen.

Blutung Der geschätzte Blutverlust liegt analog zur Klassifikation eines hämorrhagischen Schocks nach ATLS bei ca. 30–40 %, einem fehlenden Radialispuls und einer Herzfrequenz > 100 bpm. Aus dieser Konstellation ergibt sich eine Klasse-3-Blutung, die eine Transfusion von Blutprodukten erfordert. Weitere klinische Anzeichen wie eine erhöhte Atemfrequenz oder der GCS lassen sich unter manueller assistierter Beatmung in eingeleiteter Analgosedierung nicht für die Klassifikation heranziehen.

MERKE

Unkontrollierte Blutungen führen zu Azidose, Hypothermie und traumaassoziierter Koagulopathie und bleiben die häufigste vermeidbare Todesursache beim Polytrauma.

Erythrozytenkonzentrat Die prähospitale Gabe von Erythrozytenkonzentraten und Gerinnungskomponenten kann eine Therapieoption im hämorrhagischen Schock sein. Diese Therapieoption steht allerdings im Spannungsfeld zwischen einer präzisen Nutzen-Zeit-Analyse am Einsatzort mit hohem personellen Ressourcenbedarf und der zeitlichen Verfügbarkeit der nächstgelegenen erforderlichen Zielklinik. Zusätzlich ist das Verhältnis von Kosten und Nutzen zu berücksichtigen, insbesondere angesichts der im Vergleich zu anderen Staaten wie den USA oder Großbritannien geringeren Fallzahlen penetrierender Traumata in Deutschland.

46.4 Rettungsprozedere, Zielklinik und Transport

Nach dem achsengerechten Umlagern von der RTW-Trage (initial keinerlei Immobilisation) wird der Patient auf der RTH-Trage in die RTH-Vakuummatratze gelagert und diese abgesaugt. Die Crew entscheidet sich angesichts der topografischen und infrastrukturellen Bedingungen gegen einen bodengebundenen Transport, da die Transportzeit zu lang ist.

Für den Flugtransport passt die Crew die Sitzkonfiguration im RTH an und stimmt sich kurz mit dem Piloten ab. Bei gutem Wetter und bekannter Strecke fliegt der Pilot die Maschine allein vorn, sodass der TC-HEMS während des Transports die Notärztin in der Kabine unterstützen kann. Über das gespiegelte Digitalfunkgerät in der Kabine nimmt der TC-HEMS während des Transports Funkkontakt mit der einsatzführenden Leitstelle auf und meldet die konkrete Eintreffzeit im Zielkrankenhaus. Die Übergabe im Schockraum eines überregionalen Traumazentrums erfolgte um 19:36 Uhr.

46.5 TOPS & FLOPS

TOP: Hier hat sich gezeigt, wie wichtig ein gutes Teamgefüge und Cross Competence sind. Die Mischung aus hoher Eigenmotivation aller Beteiligten, das Beste für den Patienten zu wollen, sowie die diskussionsfreie, kurze, knappe, militärisch geprägte Verständigung in Verbindung mit „blindem Verstehen“ ermöglicht es, in kürzester Zeit ohne viele Worte die Versorgung mit vielen sich zeitlich überschneidenden Aufgaben zu gewährleisten.

FLOP: Die Crew bedachte zunächst nicht die Gefahr eines sogenannten Second Hit, also eines zweiten gezielten Angriffs im Kontext einer terroristischen Handlung während laufender Rettungsmaßnahmen bei einer öffentlichen Veranstaltung. Aufgrund der unübersichtlichen Lage hielten sich zeitweise Zivilpersonen zwischen den zahlreichen Einsatzkräften auf.

Was wäre, wenn …

- … der Patient durch Schrapnellverletzungen zusätzliche penetrierende Verletzungen im Thorax- und/oder Abdominalbereich erlitten hätte, die ein Wundtamponieren (Wound-packing) oder eine primäre chirurgische Intervention wie eine Minithorakotomie notwendig gemacht hätten?
  Dies hätte eine noch längere On-scene-Time zur Folge, da aufgrund der beengten Platzverhältnisse in der EC135 keine der Maßnahmen suffizient während des Fluges durchgeführt werden kann. Gleiches gilt für die Atemwegssicherung oder die Anlage der Tourniquets.
- … es kein Unfall, sondern ein Terroranschlag mit dem Ziel eines Second Hits gewesen wäre?
  Dies hätte weitreichende Folgen für den Luftrettungsdienst im Rettungsdienstbereich, darunter den Ausfall von bis zu vier Rettungshubschraubern sowie zahlreicher Einsatzkräfte des bodengebundenen Rettungsdienstes und der Feuerwehr. Darüber hinaus würde ab diesem Zeitpunkt beziehungsweise ab dem Verdacht eines Anschlags ein rein polizeilich geführtes Einsatzszenario nach den Vorgaben der „Besonderen Aufbauorganisation“ (BAO) bei komplexen Gefahrenlagen gelten.

Zusammenfassung

Die korrekte Anlage der Tourniquets muss zwingend überprüft werden, da andernfalls die Gefahr besteht, den Punkt „unkontrollierbare Blutung" mental abzuhaken, obwohl das Problem weiterhin besteht und der Patient unbemerkt ausblutet.

LITERATUR

Drew B, Bird D, Matteucci M et al. Tourniquet Conversion: A Recommended Approach in the Prolonged Field Care Setting. J Spec Oper Med. 2015; 15(3): 81–85.

Hauer T, Grobert S, Wenniges H et al. Explosionstrauma Teil 1 : Physikalische Grundlagen und Pathophysiologie [Explosion trauma part 1 : Physical principles and pathophysiology]. Unfallchirurg. 2022; 125(2): 145–159.

Heldeweg MLA, Heldeweg TTR, Stohlmann JAH et al. Simulating the methodological bias in the ATLS classification of hypovolemic shock: a critical reappraisal of the base deficit renaissance. Scand J Trauma Resusc Emerg Med. 2024; 32(1): 104.

Holcomb JB, Dorlac WC, Drew BG et al. Rethinking limb tourniquet conversion in the prehospital environment. J Trauma Acute Care Surg. 2023; 95(6): e54–e60.

Jänig C, Willms C, Schwietring J et al. Patients at Risk for Transfusion-A Six-Year Multicentre Analysis of More Than 320,000 Helicopter Emergency Medical Service Missions. J Clin Med. 2023; 12(23): 7310.

Mutschler M, Paffrath T, Wölfl C et al. The ATLS(®) classification of hypovolaemic shock: a well established teaching tool on the edge? Injury. 2014; 45(Suppl 3): S35–8.

Shackelford SA, Butler FK Jr, Kragh JF Jr et al. Optimizing the Use of Limb Tourniquets in Tactical Combat Casualty Care: TCCC Guidelines Change 14-02. J Spec Oper Med. 2015; 15(1): 17–31.

KAPITEL

47 Sturzflut im Ahrtal

Martin Schiffarth und Eicke Neubert
Unter Mitwirkung von: André Schmitz, Jochen Weinlich, Christoph Herbst, Benedict Körtgen, Vivien Schmitz-Solheid, Andreas Solheid, Florian Weidenbach, Jacqueline Stockhammer

Fallbericht

Setting

Helikopterstandort/Aufnahmepunkt des LNA
Anforderung von Hubschraubern mit Rettungswinde zur Personenrettung und Aufgabenerfüllung der Leitenden Notärzte (LNA) im Einsatzabschnitt II – obere Ahr; Bedarfslandeplatz für diverse Hubschrauber (Polizei, Bundeswehr, Rettungshubschrauber)

Helikopter
Diverse: EC 135, EC 145, EC 155

Besatzung
Unterschiedliche Crew-Konzepte der Hubschrauber und Zustieg des LNA (Leitender Notarzt) sowie eines Führungsassistenten

Operationelle Besonderheiten
Hubschrauber überwiegend mit Rettungswinde, aus mehreren Bundesländern; eingesetzt als Führungsinstrument, zur Lageerkundung, dem Materialtransport und im Rahmen der jeweils eintägigen Dienstübergabe durch den LNA

Alarmierung

Die Leitende Notarztgruppe des Landkreises Ahrweiler wurde am Abend des 14. Juli 2021 nach anhaltendem Starkregen alarmiert. Die Sturzflut im Ahrtal forderte 134 Todesopfer, über 750 Verletzte und zerstörte Hunderte Häuser sowie rund 70 Brücken (➤ Abb. 47.1). Zu den Spitzenzeiten waren mehr als 5.000 Einsatzkräfte im Katastrophengebiet tätig. Wir schildern die ersten Stunden der Katastrophe und die folgenden zwei Wochen unserer Tätigkeit.

LNA und Organisatorischer Leiter (OrgL) trafen in der Technischen Einsatzleitung (TEL) der Feuerwehr ein. Ein Lagebild der in etwa 6 km entfernten Ahr war nicht möglich, die Funk- und Mobilkommunikation mit Einsatzkräften in Ahr-

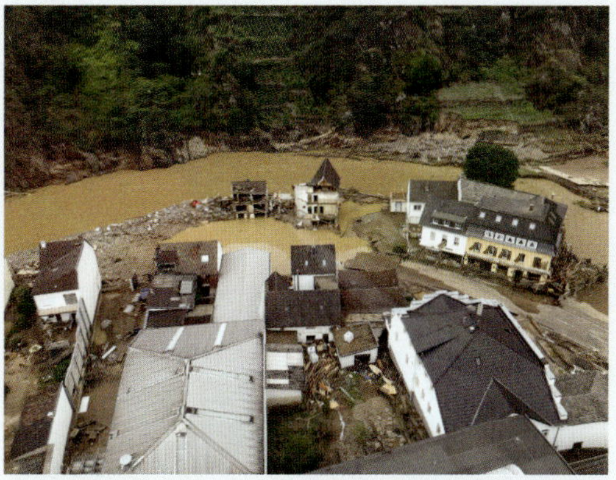

Abb. 47.1 Zerstörte Häuser im Ahrtal (Ortslage Mayschoß, 16. Juli 2021) [M1707]

Nähe war eingeschränkt und später unmöglich. Zwei LNA übernahmen in zunächst zwei Einsatzabschnitten die medizinische Einsatzleitung (MEL). Nach dem Anforderungsprofil: „versiert in der Luftrettung und im Umgang mit Hubschraubern, regionale Ortskenntnis, Qualifikation als LNA und persönliche Bekanntheit“ wurde nach weiteren kommissarischen LNAs und führungsunterstützenden Ärzten gesucht – bei zunehmender Erschöpfung nach einigen Tagen.

Zur Sicherstellung einer durchhaltefähigen Führungsstruktur erfolgte eine 1–2-tägige überlappende Einarbeitung der nachfolgenden LNA-Kollegen, die dann 2–3 Tage Dienst leisteten. Dazu gehörten ein Lageupdate, die Teilnahme an der täglichen TEL-Besprechung und eine Helikoptersichtung des Schadensgebiets. In zwei Wochen fanden insgesamt neun Sichtungsflüge statt – exemplarisch wird hier berichtet und allgemeine Erkenntnisse dieser neuartigen Herangehensweise einer MEL abgeleitet.

Preflight-Abklärungen (Wetter/Team/Einsatztaktik)

Aufgrund der Unsicherheit, ob in den folgenden Tagen erneut mit Starkregen zu rechnen sei, wurde frühzeitig mit einem Polizeihubschrauber und einem Arzt eine Landeplatzerkundung mit Kartierung durchgeführt. Im weiteren Verlauf wurden diese als Absetzpunkte für die Hilfsgüterlogistik genutzt. Ab dem Folgetag der Katastrophe stellte sich, anders als antizipiert, zunehmend stabil sommerliches Wetter ein (➤ Tab. 47.1).

Tab. 47.1 Abklärungen und Gedanken

HEZ	• Anforderung von Rettungshubschraubern/Hubschraubern mit Winde erfolgte in den Abendstunden der Katastrophe; ein Bereitstellungsraum wurde eingerichtet, ein Einflug war wetterbedingt nicht möglich. • Erste Sichtungsflüge und Rettung von Hausdächern ab dem ersten Tag nach Eintritt der Katastrophe möglich • In den Folgetagen wurde eine Telefonnummer zur Verfügung gestellt, über die bei Bedarf Hubschrauber angefordert werden konnten. • Koordiniert wurden die RTH über die HEZ, teilweise durch direkte Aufträge von uns
Piloten	• Bundes- u. Länderpolizei, Bundeswehr, ADAC-Luftrettung
HCM/ Flight Crew	• Flight Crew des jeweiligen Hubschraubers
Notärzte	• Notarzt des RTH: Mit konkreten Aufträgen zur Sichtung oder zwecks konkreter Versorgungsaufträge (z. B. Lieferung von Babynahrung im Bergesack) angefordert. • Leitender Notarzt: Im Rahmen der Dienstablösung und mindestens 1–2-tägigen Übergabe gemeinsamer Sichtungsflug von abzulösendem und „frischem" LNA durchgeführt.

Sichtungsflug

Eine erste Lageerkundung mittels Hubschrauber durch den LNA erfolgte am Morgen des 15. Juli. Der LNA wurde von einem SAR-Hubschrauber in unmittelbarer Ahr-Nähe aufgenommen und der Einsatzabschnitt abgeflogen. Ein erstes Lagebild über die eingetretene Zerstörung der flussnahen Ortschaften wurde zunächst prozentual geschätzt und handschriftlich erfasst (➤ Abb. 47.2).

Nach der Rückkehr in die TEL wurde das Lagebild (Zerstörung von Straßen, Brücken, Infrastruktur, Häusern) übermittelt. Gleichzeitig wurden frühzeitig Maßnahmen zur Trinkwasserversorgung, Bereitstellung mobiler Toiletten, Versorgung mit Nahrungsmitteln sowie zur sanitätsdienstlichen Unterstützung eingeleitet.

Der direkte Zugriff auf die Hubschrauber gelang erst nach mehreren Tagen und persönlichen Gesprächen mit dem Innenminister von Rheinland-Pfalz sowie der Bundeskanzlerin. Danach genügte ein Anruf, und innerhalb von etwa 15 min stand ein Hubschrauber bereit. Insgesamt waren über 30 Hubschrauber im Einsatzgebiet.

Vor jedem Flug erfolgte ein Briefing mit der Flight Crew zur Zielsetzung. Der Einsatzabschnitt erstreckte sich über 30 km mit Seitentälern und abgeschnittenen Ortschaften, deren Straßen und Brücken zerstört waren.

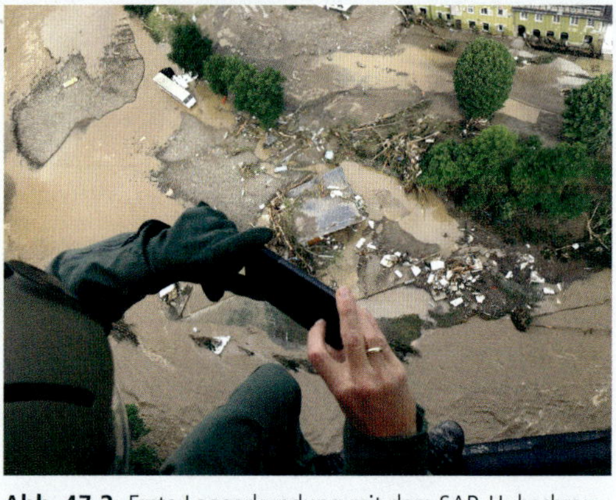

Abb. 47.2 Erste Lageerkundung mit dem SAR-Hubschrauber der Bundeswehr am 15.07.21 [M1707]

47.1 Medizinische Ersteinschätzung und Erstmaßnahmen nach Eintreffen

Üblicherweise umfasst die Aufgabe des Leitenden Notarztes im Landkreis Ahrweiler die Sicherstellung der medizinischen Versorgung sowie die Leitung, Koordination und Überwachung medizinischer Maßnahmen, einschließlich Sichtung.

In der Katastrophe reichte das Spektrum weit darüber hinaus: Anfangs lag der Fokus auf Rettungsmedizin, später entwickelte sich ein herausforderndes Spektrum aus Notfall-, Allgemein- und Katastrophenmedizin.

Landungen direkt im Einsatzgebiet wurden nur selten durchgeführt, da sie sehr zeitraubend waren. Sie führten zu Staubverwirbelung bei massiver Zerstörung vor Ort und waren verbunden mit individuellen Versorgungsaufträgen (u. a. Medikamentenlieferung) unter potenzieller Vernachlässigung des originären Auftrages. Nach Austausch mit den Kollegen und Selbstreflexion wurde diese Praxis schnell aufgegeben, da die Bindung an den Einzelstellen zu lange war. Stattdessen wurde eine Bedarfsprognose für das Katastrophengebiet erstellt.

BEDARFSPROGNOSE

Statt Individualversorgung stand die Bedarfsprognose im Fokus der Tätigkeit:
- Identifikation besonders verwundbarer Gruppen
- Aufbau einer stabilen Führungsstruktur
- Logistik für Hilfsgüter
- Sicherstellung von Regelrettungsdienst und Einsatzkräfteabsicherung

Hubschrauber dienten dabei als unverzichtbares Führungsinstrument und „Multitool".

47.2 Lageerfassung

Eine dezidierte Vorbereitung auf eine Katastrophenlage dieses Ausmaßes war seinerzeit kein Bestandteil der LNA-Ausbildung – hilfreich war jedoch die Vorerfahrung aus der Luftrettung, dem dortigen hohen „Caseload" und der vereinzelten Erfahrung mit flutbedingten Hochwassern.

Ein „greifbares", checklistenbasiertes Schema zur Aufgabenerfüllung lag nicht vor, sodass eine entsprechende Liste angefertigt wurde, welche sich als hilfreich erwies (➤ Abb. 47.3).

47.3 Medizinische Versorgung und Maßnahmen

Die Zerstörung von Versorgungsleitungen, Klärwerken und freigespülten Friedhöfen sowie treibende Särge, Tierkadaver und mutmaßliche Opfer im Fluss führten zu einem infektiologischen „Worst-Case-Szenario". Infektionsprävention wurde zentral, zumal die Delta-Variante die COVID-Pandemie weiterhin das Geschehen bestimmte.

Ein Krankenhaushygieniker der Bundeswehr wurde zur Planung eingeflogen. Einsatzkräfte wurden mit Desinfektionsmitteln, Masken gegen aufgewirbelten Staub, hygienischen Verhaltenshinweisen, Mückenspray sowie Schutzkleidung versorgt. Der Tetanus-Impfstatus wurde geprüft und COVID-Impfungen per Impfbus angeboten.

Kliniken im Umfeld wurden aufgefordert, Antibiotika- und Infusionsvorräte aufzustocken. Trinkwasser und mobile Toiletten wurden zunächst über die erprobte Veranstaltungslogistik des Nürburgrings bereitgestellt.

Bereits vier Jahre zuvor zeigte sich, dass Hochwasser Medikamente fortschwemmt. 2021 war das Problem durch den Verlust von Häusern, Praxen und Apotheken kaum zu bewältigen. Funktionsfähige Apotheken und Praxen wurden identifiziert, direkt unterstützt. Medikamente wurden zusammengestellt und per Hubschrauber ausgeliefert. Später wurde ein Apotheker in die MEL integriert.

MERKE

Die Medikamentenversorgung ist zeitkritisch – Unterbrechungen von Dauermedikationen führen schnell zu weiteren Notfällen.

Schwangere, Pflegebedürftige und Kleinkinder unter zwei Jahren wurden als besonders verwundbare Gruppe identifiziert (➤ Abb. 47.4). In unserem Einsatzabschnitt gab es 54 Kleinkinder, die mit Nahrung und Hygieneartikeln versorgt werden mussten. Da keine pädiatrische Praxis verfügbar war, wurde eine Klinik-

Lagebeurteilung Checkliste

Grundversorgung Medizin

- Gibt es eine hausärztliche Anbindung?
- Gibt es genügend Medikamente/Verbrauchsmaterialien?

Grundversorgung Bedürfnisse

- Gibt es eine Lebensmittelversorgung?
- Gibt es genügend Trinkwasser?
- **Gibt es genügend mobile Toiletten?**

Infektionsprävention/-schutz

- Gibt es genügend Desinfektionsmittel und Hygienemasken?
- Werden Impfungen für die Bevölkerung bzw. Einsatzkräfte benötigt?
- Gibt es Informationsquellen für die Bevölkerung über durchzuführende Präventionsmaßnahmen?

Akutmedizin

- Gibt es eine Notfallversorgung (RTW, San-Stationen)?
- Gibt es akute Infektionserkrankungen?
  - *Wenn ja:*
    - Welche Symptome? (wässriger Stuhl, blutig, etc.)
    - Inkubationszeit
- Rettungswege bodengebunden frei?
- Hubschrauberlandeplatz kommuniziert? (Wichtig für Rendezvous)

Kommunikation

- Wer ist Ansprechpartner für die Abschnittsleitung Gesundheit im Unterabschnitt?
  - *Telefonnummer/Kontakt*
- Werden Kommunikationsmittel benötigt?

Einsatzkräfte

- Wird eine Ablösung benötigt?
  - *Wenn ja, ist dies selbst organisiert?*
  - *Wenn nein, wann wird eine Ablösung benötigt?*
- Gibt es fehlende Ressourcen? Wird etwas akut benötigt?

Abb. 47.3 Improvisierte Checkliste Lagebeurteilung [M1707, L143]

räumlichkeit mit freiwilligen Pädiatern als Anlaufstelle eingerichtet.

Rund 100 Schwangere im letzten Trimenon wurden erfasst. Eine ortsansässige Gynäkologin stellte ein Sectio-Instrumentarium bereit, ein Notfallkontakt wurde vereinbart und eine potenzielle Zuführung bei Geburtsbeginn organisiert. Anästhesisten aus unserer LNA-Gruppe waren einsatzbereit.

Schwieriger war die Identifikation von pflegebedürftigen Personen. Ambulante Pflegedienste waren selbst von den Folgen der Flut massiv betroffen. Die Unterbringung und Betreuung konnten zum Teil mithilfe ortsansässiger, funktionsfähiger Hotels sichergestellt werden. Psychosoziale Notfallversorgungskräfte (PSNV) wurden dorthin entsandt, ebenso wie pflegerische und ärztliche Unterstützung.

Unfälle wie Abstürze, Verschüttungen, Stromschläge, Frakturen, Verkehrsunfälle oder Wundinfektionen bei den Einsatzkräften machten eine umfassende Absicherung der Einsatzkräfte erforderlich.

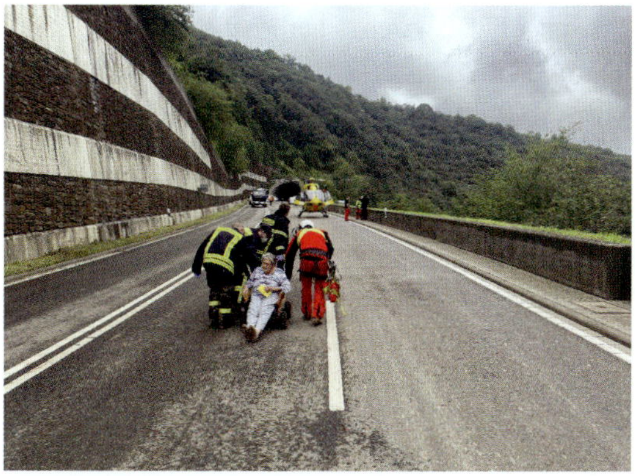

Abb. 47.4 Improvisierte Rettung [O779]

Darüber hinaus wurden Hunderte Kilo an Sprengmitteln aus dem Zweiten Weltkrieg im Flussbett freigespült und stellten eine weitere nicht kalkulierbare Gefahr für freiwillige Helfer und Einsatzkräfte mit schwerem Gerät dar.

47.4 Rettungsprozedere

Weite Teile des Einsatzgebietes waren über Wochen nicht terrestrisch erreichbar, sodass die Sicherstellung des notärztlichen Regelrettungsdienstes und die Absicherung der Einsatzkräfte mittels RTH mit Rettungswinden erfolgten (➤ Abb. 47.5 und ➤ Abb. 47.6).

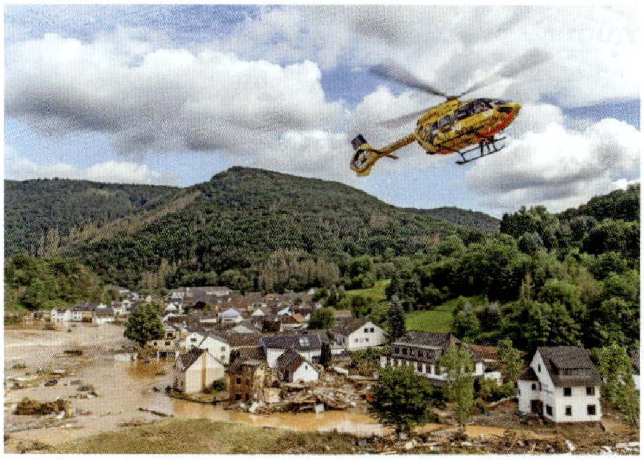

Abb. 47.5 RTH über der Ortslage Altenburg [W161-003]

47.5 Klinische Versorgung

Entlang des Flussverlaufes waren weitere Fachkliniken, Praxen und Apotheken massiv beschädigt: funktionsunfähig oder zu evakuieren. Mit Aufwuchs des Katastrophenschutzes folgten mobile Arztpraxen sowie Verpflegungs-, Betreuungs- und Behandlungseinheiten – was eine spürbare Entlastung darstellte.

47.6 Weiterer Verlauf

Im Prozessverständnis des Lebenszyklus einer Katastrophe folgt auf die Phase der eigentlichen Reaktion (Response) des Katastrophenschutzes, der Übergang in die Phase Erholung (Recovery) einer Katastrophenregion. Nach ca. zwei Wochen beendeten wir unseren Einsatz, um zunächst in die persönliche Phase der Erholung einzutreten und Schlaf nachzuholen. Luftrettungsmittel mit Rettungswinde waren in der Summe acht Wochen im Ahrtal aktiv. Im Nachgang zum Katastropheneinsatz erfolgten noch Zeugenvernehmungen seitens des Landeskriminalamtes und eine Ladung in den Untersuchungsausschuss zur Ahr-Flut in den rheinland-pfälzischen Landtag – ein ungewohnter Abschluss unserer LNA-Tätigkeit.

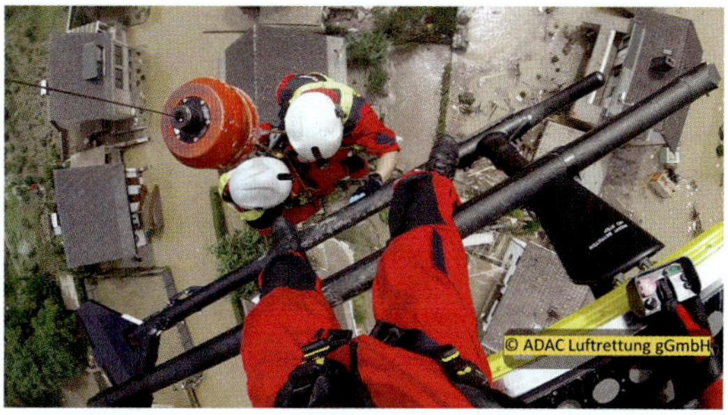

Abb. 47.6 Perspektive des Windenoperators [W161-003]

47.7 TOPS & FLOPS

TOP …

- … war die Kenntnis historischer Katastrophenberichte: hilfreich für die Einordnung der Magnitude des Sturzflutereignisses. Hilfreich waren ebenfalls die veranstaltungsmedizinischen Erfahrungen aus den jährlichen Großveranstaltungen auf der benachbarten Rennstrecke.
- … waren die regionalen Ortskenntnisse aus dem boden- und luftgebundenen Rettungsdienst und regionaler Ansprechpartner.
- … war der hundertfache, lebensrettende Einsatz der Hubschrauber und die Nutzung als „Multitool" für vielfältige Aufgaben.
- … war darüber hinaus das neu etablierte System „Helfer-Shuttle", das dazu führte, dass Tausende freiwillige Helfer nicht ungerichtet ins Katastrophengebiet kamen, vielmehr über Sammelstellen und mit Bussen „kanalisiert" und konkret zugeführt wurden.
- … war die Nutzung des RTH als „fliegendes Auge" der MEL. Die dezidierten Rückmeldungen aus diversen Ortslagen waren mit Blick auf das kontinuierliche Lagebild essenziell.
- … waren die unverzichtbare zivil-militärische Zusammenarbeit und die Fähigkeiten der Bundeswehr.
- … war die Zusammenarbeit mit dem örtlichen Verwaltungsstab und den Bürgermeistern.

TOP oder **FLOP** waren sicherlich die wenigen „Individualversorgungsflüge" bei konkreten medizinischen Problemen im Schadensgebiet – zu zeitraubend, zu weit von unserem Aufgabenfeld entfernt und besser in den Händen der notärztlich besetzten RTH.

Aufgrund der massiv eingeschränkten Kommunikationsmöglichkeiten war der Austausch mit dem Stab des Landes nach Feststellung der Katastrophenlage sehr schwierig und teils zeitraubend – Vor-Ort-Besprechungen im Lagezentrum waren nur per Hubschrauber zeitgerecht wahrnehmbar. Wünschenswert wäre gewesen: Identifikation der Bedarfe und konkrete Hilfe durch den Krisenstab. Dies gelang teilweise sehr gut, manchmal verzögert oder gar nicht. Kein **TOP,** aber auch kein **FLOP.**

MERKE

Flutbedingte Katastrophen können hochdynamisch sein, die Infrastrukturunabhängigkeit von Hubschraubern kann hier lebensrettend sein, wenngleich wetter- oder tageszeitabhängige Limitationen auftreten können. Existente medizinische Strukturen vor Ort sind frühzeitig zu identifizieren und materiell/personell zu unterstützen. Die Aufgabenvielfalt und die Größe des Einsatzgebietes erfordern eine durchhaltefähige und belastbare ärztliche und nicht ärztliche MEL – über Wochen. Das medizinische Versorgungsspektrum weicht deutlich von bekannter Individualversorgung ab, vielmehr reicht das Spektrum von Rettungsmedizin über Notfall- und Allgemein- bis hin zu Katastrophenmedizin.

Was wäre, wenn …

- … kein „adäquates Flugwetter" gewesen wäre oder ein erneutes Starkregenereignis zu weiterem Pegelanstieg und großen Abflussvolumen geführt hätte?
  Dies hätte die Rettung und Erreichbarkeit der Menschen auf Hausdächern massiv erschwert, verzögert oder unmöglich gemacht. Es hätte aus unserer Sicht – ohne Einsatzoption Hubschrauber mit Winde – bedeutet zuzuwarten, bis das Abflussvolumen im Fluss so deutlich nachlässt, dass andere Wege der Erreichbarkeit von Personen auf oder in Häusern sichergestellt werden kann.
- … Hubschrauber für die Zwecke der ALG ab dem ersten Tag vollumfänglich zur Verfügung gestanden hätten?
  Dies hätte sehr geholfen, da ein sehr frühes und kontinuierliches Lagebild hätte aufrechterhalten werden können. Die vielen Aufgaben der Checkliste (➤ Abb. 47.3) hätten recht autark und schnell abgearbeitet werden können, um dem Bedarf im Einsatzabschnitt näherungsweise gerecht zu werden.

Zusammenfassung

- Ein erster Schritt zum Verständnis potenzieller Naturgefahren im eigenen Lebensumfeld sowie entsprechender Wirkketten ist deren Identifikation – noch vor Eintritt einer Katastrophe. Liegen jedoch Jahrzehnte oder Jahrhunderte zwischen katastrophalen Ereignissen in einem Flusstal („Katastrophen-Demenz"), kann dies erschwert sein.
- Sturzfluten zählen zu den gefährlichsten Naturphänomenen und sind gekennzeichnet durch hohe Prozessgeschwindigkeit: kurze Dauer und großes Schadenspotenzial. Die persönliche Verhaltenssicherheit sollte oberste Priorität haben. So verstarb während unseres Einsatzes leider eine junge Feuerwehrfrau in unserem Einsatzabschnitt.
- Das Aufgabenspektrum eines solchen Einsatzes umfasst Bereiche der Allgemeinmedizin, der Rettungsmedizin und der Katastrophenmedizin.
- Ausreichend Zeit für die Übergabe der Lage an nachfolgende LNA einplanen und in durchgängigen Schichten von 2–3 Tagen denken.
- Die Nutzung von Hubschraubern zur Aufgabenerfüllung des LNA ist sehr hilfreich.

LITERATUR

Roggenkamp T, Herget J. Reconstructing peak discharges of historic floods of the river Ahr, Germany. Erdkunde. 2014; 68(1): 49–59.

Schiffarth M, Link A, Lepping T et al. Starkregen, Überschwemmung, Sturzflut & Erdrutsch, Nutze Historische Informationen! CRM-Basierte Einsatzanalyse des Jahrhunderthochwassers im Ahrtal 2016. Anästh Intensivmed. 2019; Supplement (DINK 2019).

Schiffarth M. The Ahr disaster 2021: Path to a scenario-based mission profile for HEMS with hoists using historical evidence and reconstructed peak discharges. Anästh Intensivmed. 2019; Supplement (DINK 2023).

Schiffarth M. CASE REPORT: Die Ahrtal-Katastrophe am 14. Juli 2021. In: Ruppert M, Hinkelbein J (Hrsg.) Notfallmedizin extrem. Berlin: Medizinisch Wissenschaftliche Verlagsgesellschaft, 2023.

Schiffarth M. Von der Naturgefahr zur Naturkatastrophe. In: Ruppert M, Hinkelbein J. (Hrsg.) Notfallmedizin extrem. Berlin: Medizinisch Wissenschaftliche Verlagsgesellschaft, 2023.

Schiffarth M. Flut im Ahrtal. In: Wenzel V. (Hrsg.) Mehr Fallbeispiele Notfallmedizin. Berlin, Heidelberg: Springer, 2023.

Sene K. Flash Floods: Forecasting and Warning. Heidelberg: Springer, 2013.

KAPITEL

48 Unwetter im Maggiatal

Peter-Christian Müller
Unter Mitwirkung von: Martin Felix, Christian Schmittinger, Massimo Gaggetta, Nicolas Warnez

Fallbericht

Setting

Helikopterstandort
Höchstgelegene Einsatzbasis der Schweiz auf 1.707 m ü. M. mit durchschnittlich 700 Einsätzen pro Jahr, davon 90 % Primäreinsätze

Helikopter
Leonardo AW109SP

Besatzung
Pilot, HCM, MCM (Notarzt), optional RSH (Rettungsspezialist Helikopter) der Alpinen Rettung Schweiz im Milizsystem

Operationelle Besonderheiten
Nachtflug, Rettungswinde (auch nachts), Longline, Tau, Seilbahnevakuation, Eisrettung

Alarmierung

Es regnet schon seit Tagen ununterbrochen auf der Alpensüdseite. Starke Gewitter lassen die Bäche und Flüsse anschwellen. Der Basisleiter rechnet schon fast mit einem Einsatz und geht als diensthabender Pilot mit gemischten Gefühlen zu Bett. Auch der Einsatzleiter in der Helikopter-Einsatzzentrale (HEZ) macht sich auf eine ereignisreiche Nacht gefasst.

Um 02:47 Uhr klingelt das Alarmtelefon des Piloten. Der Einsatzleiter aus Zürich teilt mit, dass es im Maggiatal (Kanton Tessin) zu starken Überschwemmungen, Felsstürzen und Erdrutschen gekommen sei. Neben der lokalen Basis im Tessiner Ereignisgebiet sei der Leonardo AW109SP aktuell das einzig verfügbare Mittel auf der Alpensüdseite. Von Norden her sei selbst unter Instrumentenflugregeln kein Durchkommen über die Alpen möglich. Der Pilot solle checken, ob man aus dem Engadin ins Tessin gelangen könne. Möglicherweise sei ein ganzes Dorf verschüttet, die Situation sei unklar und chaotisch.

Preflight-Abklärungen (Wetter/Team/Einsatztaktik)

Von einer Minute auf die andere hellwach setzt sich der Pilot an den Computer und versucht, auf den diversen Webcams in Richtung Tessin etwas zu erkennen: alles schwarz. Auf dem Wetterradar sind immer noch starke Gewitter auszumachen, die mit hoher Geschwindigkeit aus dem Piemont in Richtung Tessin ziehen.

Trotz der unklaren Wettersituation entscheidet sich der Pilot, einen Versuch zu wagen, und ruft den Einsatzleiter um 02:54 Uhr zurück, um ihm seine Entscheidung mitzuteilen. Kurz darauf ertönt der Alarm per App auf dem Alarmhandy. Nun sind auch die beiden Kollegen (HCM und MCM) angefordert worden.

Der Pilot macht sich Gedanken über den bevorstehenden Einsatz: Was wird sie erwarten? Bereits zu diesem Zeitpunkt kommt in ihm das Gefühl auf, dass dies „einer dieser Einsätze“ sein wird, den die Crew nicht mehr vergessen wird.

Der HCM und MCM treffen praktisch zeitgleich beim Helikopter ein. Die Crew bespricht ein erstes Mal den bevorstehenden Einsatz. Der HCM und MCM sind bisher nicht auf demselben Wissensstand wie der Pilot, da sie nur stichwortartig per App informiert wurden. Der Pilot erzählt, was er bereits vom Einsatzleiter weiß.

Der MCM entscheidet, zusätzliche MANV-Karten einzupacken. Die Crew muss mit zahlreichen Opfern rechnen. Der Pilot klärt nochmals das Wetter ab. Da mit einem Umweg gerechnet werden muss, wird zusätzlicher Treibstoff getankt. Wenige Minuten später macht sich die Crew auf den Weg in die schwarze Nacht (➤ Tab. 48.1).

Tab. 48.1 Abklärungen und Gedanken

Einsatzleiter der HEZ	Wie viele und welche Mittel braucht es? Welche Mittel kommen hin? Welche anderen Mittel könnten noch zusätzlich angefordert werden und über welchen Kanal? Wenn noch weitere Einsätze in anderen Tälern dazukommen, welche Priorisierung macht Sinn? Wann übernimmt der Kanton Tessin die Gesamtkoordination des Großeinsatzes? Und wer übernimmt sie bis dahin? Wie kann der Einsatzleiter bis dahin die Helikoptercrews und das ARS-Personal bestmöglich unterstützen? Wie kann der Einsatzleiter wissen, wer welche Informationen schon hat und wer welche noch braucht? Welche Kommunikationskanäle funktionieren noch – auch bei Stromausfall? Weitet sich dieser Stromausfall aus? Bleibt als letzter Notnagel nur die Kommunikation über Satcom aus dem Heli, wenn nötig auch vom Boden aus? Wie kann die Flugüberwachung der Helis sichergestellt werden, wenn sie keine Positionen mehr senden? Welche Informationen, die auf der Zentrale zu sehen sind, stimmen? Welche stimmen nicht, welche sind veraltet? Wurde wirklich alles richtig verstanden oder vielleicht etwas falsch interpretiert, was zu einem Fokussierungsfehler führen könnte? Wie kann das verhindert werden? Und schließlich: Woran wurde bisher nicht gedacht, was kann noch getan werden?
Pilot	Welche Route führt ins Tessin? Wie ist die Situation vor Ort? Was erwartet die Crew? Wie ist die Hindernissituation am Einsatzort? Wo bekommt man Treibstoff? Glücklicherweise spricht der Pilot Italienisch, was bei diesem Einsatz sicher hilfreich sein wird.
HCM	Eigentlich hätte der HCM aufgrund der Einsatzmeldung gerne die MANV-Checkliste und Triage-Algorithmen hervorgenommen, um sie kurz als Vorbereitung zu repetieren. Aufgrund des schlechten Wetters konzentrierte er sich aber auch auf den Flugweg und die „Naked-Eye"-Sichtreferenzen. Dazu beobachtete er im Radarbild den Verlauf der Gewitter.
MCM	Ein ganzes Dorf verschüttet? Das klingt nach einem „Worst-Case-Szenario" mit zahlreichen, wenn nicht sogar unzähligen Schwerstverletzten und Toten. Tausend Gedanken schießen gleichzeitig durch den Kopf. Der MCM muss groß denken! Wie groß ist das Dorf? Wie viele Menschen leben dort derzeit? Wo und wie kann bei den vielen Überschwemmungen die Noria errichtet werden? Was kann auf die Schnelle noch mitgenommen werden? Zusätzlich MANV-Karten, Venflons, Fentanyl-Ampullen? Der MCM ist ggf. als ersteintreffender Notarzt bis auf Weiteres LNA (dafür werden die Italienischkenntnisse nicht ausreichen). Wer ist der MCM auf dem anderen RTH? Kann der evtl. dolmetschen oder die LNA-Funktion übernehmen? Eine schwierige Aufgabe wird sein, viele vom ersten Rettungsdrang zurückzuhalten, bis die Noria steht.
RSH	Nach den ersten Informationen war dem RSH sofort klar, dass es sich um einen sehr komplexen und langen Einsatz handeln würde. Seine Gedanken bestätigen sich vor Ort.
Einsatzkräfte vor Ort?	Zu Beginn sind es zwei RTHs, Polizei, Bergrettung (ARS), im weiteren Verlauf Armee, Zivilschutz, kommerzielle Helikopter und weitere Einsatzkräfte.

Anflug und Ersteindruck bei Landung

Bereits kurz nach dem Start um 03:33 Uhr auf 1.707 m ü. M. wird die Crew mit einer tiefen Wolkenbasis und moderatem Niederschlag konfrontiert. Die Referenzen lassen jedoch einen sicheren Weiterflug zu. Im anschließenden Tal muss sie zusätzlich mit starken Turbulenzen kämpfen. Vor sich sehen sie die Blitze der Gewitterfront, die den Nachthimmel erhellen. Aufgrund der tiefhängenden Wolken muss die Crew einen Umweg über Italien in Kauf nehmen und fliegt kurz darauf wieder in den Schweizer Luftraum ein. Auf dem iPad zeigt sich eine violette Gewitterzelle über dem Eingang zum Maggiatal (➤ Abb. 48.1). In Gewitternähe und im Starkregen (➤ Abb. 48.2) fliegen sie an Ascona vorbei, können aber aufgrund der Bedingungen und der Dunkelheit trotz Nachtsichtgeräten keine Referenzen weiter

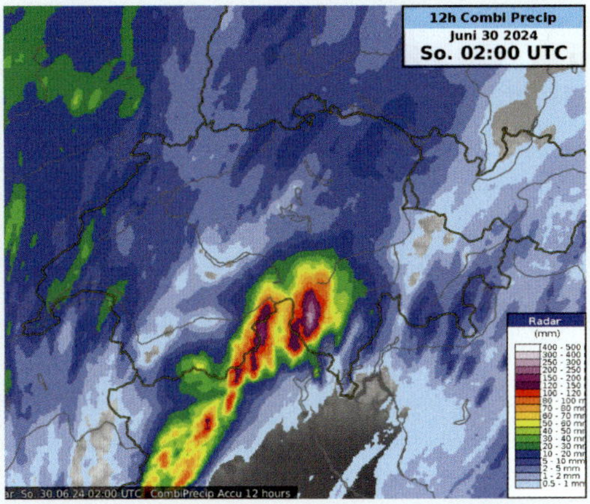

Abb. 48.1 Bild des Niederschlagsradars während der Unwetternacht [V1089]

hinten im Tal ausmachen. Der Pilot entscheidet sich unter diesen Bedingungen und aufgrund der Kabelsituation nicht in das Tal einzufliegen. Der Pilot dreht um und zieht mehrere Warteschlaufen über dem Lago Maggiore.

Dank der starken Höhenwinde zieht das Gewitter rasch in Richtung Nordosten ab, und der Pilot startet einen weiteren Versuch. Nun sind die Dörfer und die Straße hinter der Talenge klar zu erkennen – er fliegt ins Maggiatal ein. Von seinen regelmäßigen Einsätzen im Tessin kennt er die Hindernisse und wendet die bewährte Taktik an: Über der Straße bleiben, denn bis auf wenige bekannte Ausnahmen sind in diesem Gebiet keine hohen Kabel über die Hauptverkehrsachsen gespannt.

Die Crew weiß, dass die Kollegen der lokalen RTH-Basis bereits vor Ort sind, und versucht, mit ihnen Kontakt aufzunehmen, ohne Erfolg. Über das Funknetz kann die HEZ erreicht werden. Die Crew informiert den Einsatzleiter, dass sie im Anflug sind. Sogleich erhalten sie einen ersten Auftrag der Polizei – eine Rekognoszierung aus der Luft, ob die Brücke über den Fluss Maggia bei Cevio noch steht. Im Anschluss soll der Helikopter auf dem Fußballplatz von Cevio landen. Der Pilot fliegt die Brücke an und erkennt im Scheinwerferlicht erstmals das Ausmaß der Überschwemmungen.

Die Brücke aus dem frühen 19. Jahrhundert ist zerstört und somit der Zugang zum Katastrophengebiet blockiert. Die Crew teilt ihre Beobachtung der HEZ per Funk mit und landet in Cevio (flussaufwärts der zerstörten Brücke), wo sie in Empfang genommen wird. Vor dem Abstellen der Turbinen erfährt die Crew von lokalen RTH-Kollegen per Funk, dass sie bereits seit einer knappen Stunde dabei seien, mit der Winde Überlebende aus einem teilweise verschütteten Dorf ins Tal zu evakuieren. Sie müssen jedoch zurück zur Basis fliegen, da die Winde einer geplanten Wartung unterzogen wird. Zudem steht ein Crewwechsel an. Einzig ihre Notärztin (NÄ) bleibt vor Ort. So befindet sich die RTH-Crew nun als auswärtige Crew in Cevio, abgeschnitten von der Außenwelt, die Straßen und Häuser stockdunkel. Im ganzen Tal ist der Strom ausgefallen, und auch das Handynetz funktioniert nicht mehr. Wenigstens lässt der Regen nach.

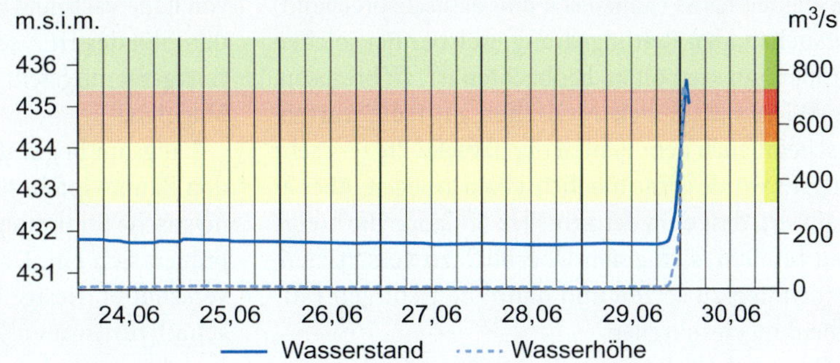

Abb. 48.2 Durchflussmenge und Pegelstand des Flusses Maggia während der Unwetternacht (nach Daten Bundesamt für Umwelt) [L143]

48.1 Medizinische Ersteinschätzung und Erstmaßnahmen nach Eintreffen

Die medizinische Versorgung wird im Verlaufe des Morgens zentral in einem vorgeschobenen Sanitätsposten, knapp 20 km Luftlinie südlich des Katastrophengebietes, organisiert. Alle näher gelegenen Flächen sind entweder überschwemmt oder von der Außenwelt abgeschnitten. Im vorgeschobenen Sanitätsposten stehen zu Beginn zwei Ambulanzen 144, ein Notarzteinsatzfahrzeug, ein Einsatzleiter Sanität, ein fliegender Einsatzleiter (FEL) der Polizei, Mitglieder der Alpinpolizei sowie zahlreiche weitere Helfer zur Verfügung.

VERDACHTSDIAGNOSE
Massenanfall von Verletzten und Toten, unklares Ausmaß

48.2 Rettungsprozedere

Mit vor Ort auf dem Fußballplatz in Cevio befinden sich zwei lokale Polizisten, zwei RSH, einige Bergretter, die verbliebene NÄ des lokalen RTH sowie vereinzelte Einwohner. Die italienischsprechende NÄ übernimmt zusammen mit dem deutschsprechenden MCM die Aufgabe des LNA und berät die lokalen Retter über das weitere Vorgehen. Mit Stirnlampen wird über einer Landkarte des oberen Maggiatals gebrütet (➤ Abb. 48.3).

Es wird diskutiert, trotzdem herrscht eine ruhige und konzentrierte Stimmung, wobei insbesondere die beiden LNAs (italienisch und deutschsprechend) versuchen, den Rettungsdrang, welcher bei solchen Großereignissen oft zu beobachten ist, zu bremsen. Im Wissen, dass viele Menschen auf Hilfe warten, erscheint auch dem Piloten der aktuelle Prozess sehr lang. Er würde gerne möglichst bald loslegen. Aber er realisiert, dass es in der aktuellen Situation die nötige Zeit braucht, sich einen Überblick zu verschaffen, Prioritäten zu setzen und dann die richtigen Entscheidungen zu treffen.

Dann erhält die Crew den Auftrag der Einsatzleitung, einen Rekognoszierungsflug mit einem Polizisten und einem lokalen RSH durchzuführen, um

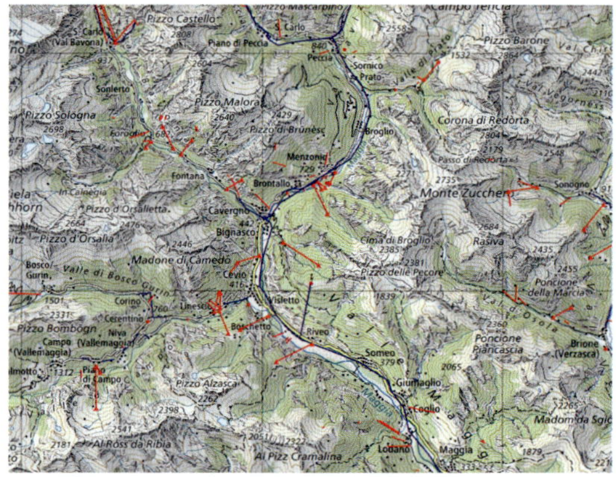

Abb. 48.3 Maggiatal inkl. Luftfahrthindernisse [X425]

einen Überblick über die Situation zu bekommen. Zu zahlreichen Seitentälern hatte man bis jetzt noch keinen Kontakt. Man erfährt von einem Fußballfest mit bis zu 300 Jugendlichen in einem Dorf. Man hat bisher noch keine Lebenszeichen von ihnen. Weiter oben im Tal befindet sich zudem ein Ferienlager mit 40 Kindern und mehreren Begleitern direkt am Fluss. Die Crew entscheidet sich, für die Rekognoszierungsflüge den MCM aus Gewichtsgründen in Cevio zu lassen. Was die Crew bis dahin nicht weiß: Sie werden den MCM erst in ein paar Stunden wieder an Bord nehmen können. In der Zwischenzeit wird der MCM maßgeblich daran beteiligt sein, die initiale Organisation des vorgeschobenen Sanitätspostens in die Wege zu leiten.

Der RSH hingegen begleitet die Crew den Rest des Tages. Seine Gebietskenntnisse und seine Muttersprache erweisen sich als sehr wertvoll, denn – eine kleine Hürde gibt es – der RSH spricht kein Deutsch und der HCM kein Italienisch. So übersetzt der Pilot die gesamte Kommunikation innerhalb der Crew simultan von Italienisch auf Deutsch und umgekehrt. Nachdem der Pilot der HEZ seine Absicht per Polycom-Handfunkgerät mitgeteilt hat, startet er in Richtung oberes Maggiatal.

Langsam beginnt die Morgendämmerung. Über den Baumwipfeln bilden sich Nebelschwaden, eine mystische Stimmung. Die Bilder, welche sich zeigen, prägen sich ein. Der Weiler Fontana ist zur Hälfte verschüttet, riesige Felsblöcke verändern die Landschaft für immer. Zersplittertes Holz überall, da und dort zermalmte Autos oder was davon übrig ist (➤ Abb. 48.4).

48

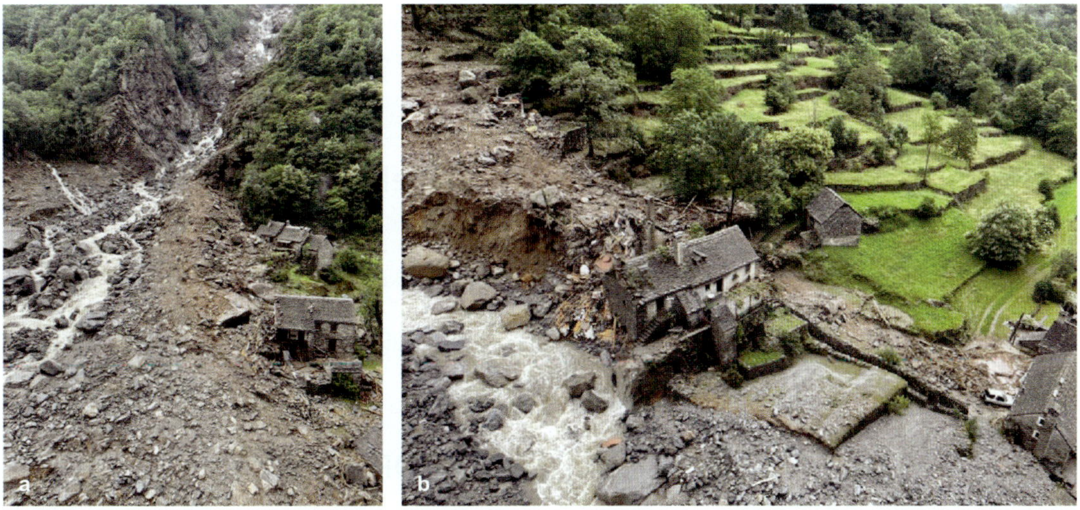

Abb. 48.4 Weiler [M1710]

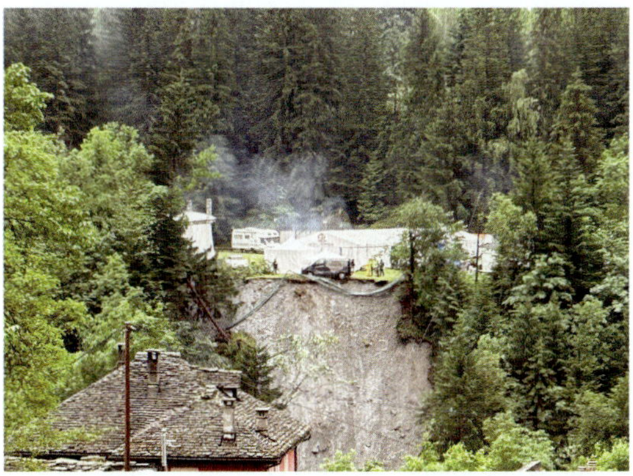

Abb. 48.5 Landung beim Zelt des Fußballfestes [M1710]

Im Uferbereich des Haupttals hat die Maggia alles weggerissen, was sich ihr in den Weg stellte – Häuser, Brücken, Wohnmobile, Baumaschinen, sogar eine Eishalle wurde zerstört. An unzähligen Orten ist die Straße nicht mehr passierbar, in praktisch jeder Rinne ein Erdrutsch. Die Crew landet beim Zelt des Fußballfestes (➤ Abb. 48.5). Der RSH und der Polizist klären ab, wie es den Jugendlichen geht. Sie sind wohlauf und versorgt, auch wenn der Hang neben dem Zelt bedrohlich abgerutscht ist. Eine einzige Person hat im Verlaufe der Nacht das Fest mit dem Auto verlassen. Sie gilt bis heute als vermisst.

Die Crew fliegt weiter zum Ferienlager: So weit ist alles in Ordnung. Allerdings steht das Gebäude jetzt nicht mehr am Fluss, sondern ist vom Wasser umspült. Dank eines Stromgenerators brennt Licht im Haus. Ein Gefühl der Hilflosigkeit macht sich beim Piloten breit: Wo sollen sie beginnen? Wie kann all diesen Menschen geholfen werden? Wie viele Opfer sind zu beklagen? Wo sind die anderen Hilfsorganisationen und die kommerziellen Helikopter? Über das Funknetz versucht der Pilot, die Situation und Eindrücke der HEZ zu schildern. Armee, Zivilschutz, Hundeführer und weitere Helikopter stehen bereit. Alles, was in den Sinn kommt. Ebenso verlangt der Pilot Treibstoff im Tal. Das Handynetz ist tot, die Funkverbindung schwach. Er ist sich nicht sicher, ob seine Meldung angekommen ist, bekommt aber mit, dass ein Tankfahrzeug mit Kerosin unterwegs ins Maggiatal ist: Hot Refueling.

Der nächste Auftrag der Polizei lautet: Helfer mit der Winde in den zerstörten Weiler Fontana im Bavonatal zu bringen. Beim Überflug der Trümmer macht die Crew leblose Körper aus. Sie scheinen äußerlich unversehrt. Allmählich nähern sich die ersten kommerziellen Helikopter, auch der lokale RTH-Helikopter ist wieder im Einsatz. Der einberufene kantonale Führungsstab, so erfährt der Pilot später, hat in der Zwischenzeit entschieden, einen vorgeschobenen Sanitäts- und Kommandoposten in einem Schulhaus, ca. 20 km Luftlinie weiter unten im Maggiatal, aufzubauen. Dort befindet sich eine Triage-Station, mehrere Helikopterlandeplätze mit Betankungsmöglichkeit sowie Verpflegung. Die Crew evakuiert zahlreiche Personen – teilweise mit der Winde, teilweise in der Kabine – nach Cevio, wo sie der MCM entgegennimmt, um sie zu betreuen und die Personalien festzustellen. Dabei erleben sie bizarre Szenen: Unverletzte werden aus den gepflegten Gärten ihrer Häuser abgeholt und nur wenige Meter daneben die komplette Zerstörung.

Die Verletzten sollen in den vorgeschobenen Sanitätsposten ausgeflogen werden. Nur eine Person erlitt eine Schnittwunde an der Hand – weitere Verletzte gibt es nicht. Die Crew birgt die Verstorbenen mit der Winde und bringt sie ebenfalls zum Sanitätsposten. Wieder Hot Refueling und weiter geht es.

Die Infrastruktur, welche von den Tessiner Behörden in kürzester Zeit aufgebaut wurde, ist beeindruckend. Immer mehr Helikopter finden den Weg ins Katastrophengebiet: eine neue Herausforderung. Auch die Armee ist unterdessen mit einem SAR-Helikopter vor Ort. Weitere Einsatzmittel sind aufgrund des Wetters noch immer auf der Alpennordseite blockiert. Sie werden im Laufe des Tages ins Maggiatal gelangen. Nebst den Hindernissen gilt es, die anderen Helikopter im Auge zu behalten. Der Pilot sehnt sich ein wenig zurück an den frühen Morgen, als sie die einzigen im Tal waren. Mit dem Erscheinen der kommerziellen Helikopter werden die Aufgaben weniger, die Kollegen der Tessiner Helikopterfirmen übernehmen die Hauptlast der Evakuationen der Unverletzten.

Die Crew organisiert Medikamente für blockierte Personen hinten im Tal und evakuiert eine Mutter mit Baby. Mit den beiden an Bord wird nach dem Mittag in Cevio der MCM wieder an Bord genommen. Die RTH-Crew ist nun wieder vollständig. Nach über sechs Stunden reiner Flugzeit sind alle ziemlich ausgelaugt und finden etwas Zeit für Pause und Verpflegung am Sanitätsposten. Sie ruhen sich auf der Tribüne des Fußballplatzes aus.

Pausenlos starten und landen die Helikopter auf dem Fußballplatz. Das Handynetz funktioniert mittlerweile wieder. Die Aufträge werden nun zentral vom Kommandoposten aus koordiniert. Ein letztes Mal wird die Crew zu einer Evakuation aus Fusio, dem hintersten Dorf im Tal, angefordert. Die Kirchturmuhr zeigt den Zeitpunkt des nächtlichen Stromausfalls: 01:31 Uhr.

Die Crew verabschiedet sich von den anderen Kollegen und macht sich nach einem weiteren Hot Refueling auf den Rückweg zur Heimatbasis, wo sie um 17:02 Uhr landet. Das Tessin hat an diesem Tag eine Jahrhundertkatastrophe erlebt. Insgesamt sind sechs Tote zu beklagen. Eine Person wird weiter vermisst. Die Folgen des Unwetters werden das Tal noch lange Zeit beschäftigen.

48.3 Zielklinik und Transport

Es müssen keine Patienten in ein Spital geflogen werden. NACA 7 werden zum vorgeschobenen Sanitätsposten gebracht.

48.4 TOPS & FLOPS

TOP:

- Die Zusammenarbeit innerhalb der Crew trotz Sprachbarrieren (Deutsch/Italienisch).
- Die Informationsübermittlung funktionierte ungeachtet des Sprachenwirrwarrs in die HEZ gut.
- Die Koordination mit der HEZ trotz schlechter Funkverbindung und ohne Handyempfang.
- Die HEZ hat Statusupdates per Polycom von den Crews per Handfunkgerät erhalten, was die Koordination ungemein erleichtert hat.
- Die Unterstützung durch die lokalen Behörden.
- Die Koordination innerhalb der alpinen Rettung im Tessin funktioniert (nicht nur bei diesem Ereignis) makellos. Fast alle kennen fast alle.
- Die Erstellung der Infrastruktur und das Aufgebot von zahlreichen Helfern in kürzester Zeit.
- Das Hochhalten der Konzentration über lange Zeit (Kabel, Traffic, Übersetzen, Sprechfunk).

FLOP:

- Satellitentelefon im Helikopter wurde nicht eingesetzt.
- Initial war der MCM planmäßig als ersteintreffender Notarzt der LNA. Sobald der vorgeschobene Sanitätsposten eingerichtet und das Einsatzleitungsteam (LNA und EL-San) übernommen hatte, hätte man ihn wieder in die RTH-Crew integrieren sollen.
- Der HEZ waren die Ereignisse weiter oben im Maggiatal (z. B. Fußballfest mit 300 Jugendlichen) nicht bekannt, bis sie von uns darüber informiert wurde.

MERKE

- Bei komplexen Situationen sollte man sich Zeit nehmen für die Bestandsaufnahme und Entscheidungsfindung. Dies hat sich auch in diesem Fall sehr bewährt, auch wenn anfangs Geduld gefragt war.
- Der Helikopter ist in solchen Ausnahmesituationen das ideale Einsatzmittel, um sich im wahrsten Sinne des Wortes „einen Überblick" zu verschaffen, und spielt somit auch eine wertvolle taktische Rolle.

Was wäre, wenn …

- … der Pilot aufgrund des Wetters nicht ins Tessin hätte fliegen können?
  In diesem Fall hätte in einer ersten Phase der lokale RTH als einziges Rettungsmittel die Hauptlast des Einsatzes tragen müssen. Allenfalls hätten ausländische Rettungshelikopter aus Italien aufgeboten werden können, allerdings verfügen diese Crews nicht über die nötigen lokalen Kenntnisse betreffend Hindernisse sowie über die in der Schweiz üblichen Kommunikationskanäle.
- … aufgrund des Wetters kein Helikopter hätte fliegen können?
  In diesem Fall hätte die Rettung terrestrisch organisiert werden müssen. Allerdings wäre dies mit großem materiellem und zeitlichem Aufwand verbunden gewesen, da die Straßen ins Unwettergebiet unterbrochen waren.
- … es zu viel mehr Opfern gekommen wäre? Wohin wären die zahlreichen Schwerverletzten transportiert worden?
  In diesem Fall wäre das Tessiner Zentrumsspital sehr schnell überfordert gewesen. Aufgrund der Wettersituation hätten keine Patienten auf die Alpennordseite gebracht werden können, somit wären einzig umliegende Zentrumsspitäler in Italien infrage gekommen.
- … die Crew mit ihrer Einsatzzentrale nicht hätte kommunizieren können, z. B. bei einem Ausfall des digitalen Polycom-Funknetzes oder einem großräumigen Ausfall des Handynetzes?
  In diesem Fall hätte es noch die Möglichkeit der Satellitenkommunikation gegeben, die im aktuellen Fall nicht in Betracht gezogen wurde. Falls auch dies nicht funktioniert hätte, wäre die Crew auf sich allein gestellt gewesen. Sie hätte in Zusammenarbeit und Absprache mit den lokalen Behörden das Möglichste getan, bis die Kommunikationskanäle zur Zentrale wiederhergestellt worden wären.
- … keiner von der Crew das Einsatzgebiet gekannt und/oder niemand aus dem Team Italienisch gesprochen hätte?
  In beiden Fällen wäre es sinnvoll gewesen, vor dem nächtlichen Flug ins Maggiatal auf der lokalen Einsatzbasis einen einheimischen italienischsprachigen Piloten oder HCM aufzunehmen – sei es, um die Crew als Supervisor zu unterstützen oder um direkt in der jeweiligen Funktion in die Besatzung integriert zu werden.

Zusammenfassung

Wie vor dem Abflug in Richtung Tessin erwartet, hat sich dieser Einsatz in die Erinnerung der Crew eingeprägt. Die Komplexität und das Ausmaß der Situation, die anfängliche Schwierigkeit, sich einen Überblick zu verschaffen, das reibungslose Teamwork über Sprachgrenzen hinweg sowie die von den Tessiner Behörden in kürzester Zeit aufgebaute Krisenorganisation hinterließen tiefen Eindruck. Auch wurde vor Augen geführt, zu welcher Gewalt die Natur in kürzester Zeit fähig ist, insbesondere in exponierten Berggebieten wie der Region des Maggiatals. Einmal mehr zeigte dieser Einsatz die Bedeutung und Leistungsfähigkeit der Luftrettung.

KAPITEL

49 Bewusstlos im Bad: Es kann (fast) nur eines sein!

Anna Giulia Brunello

Fallbericht

Setting

Helikopterstandort
Südlich gelegene Einsatzbasis in der Schweiz
198 m ü. M. ca. 800 pro Jahr, davon 70 % Primäreinsätze

Helikopter
Leonardo AW109SP

Besatzung
Pilot, HCM, MCM (Notärztin), optional RSH (Rettungsspezialist Helikopter) der Alpinen Rettung Schweiz im Milizsystem

Operationelle Besonderheiten
Nachtflug, Rettungswinde (auch nachts), Tau, Seilbahnevakuation, Löscheinsätze

Alarmierung

Am Silvestertag erreicht die Helikopter-Einsatzzentrale (HEZ) um 09:51 Uhr ein Notruf: „V. a. CO-Intoxikation, zwei Opfer, der Meldende ist über das Mobiltelefon erreichbar."

Der Einsatzort befindet sich in einer abgelegenen Siedlung, die nur zu Fuß erreichbar und wenige Flugminuten von der Basis entfernt ist. Während des Fluges informiert die Einsatzzentrale, dass zwei Personen betroffen sind. Eine davon ist bewusstlos. Die Crew bestätigt um 9:52 Uhr die Übernahme des Einsatzes.

Preflight-Abklärungen (Wetter/Team/Einsatztaktik)

Das Flugwetter wird bereits im Daily Briefing als unproblematisch erachtet. Die Siedlung ist bekannt und verfügt über einen kleinen Landeplatz (➤ Tab. 49.1).

Tab. 49.1 Abklärungen und Gedanken

HEZ	Auf dem Flug zu der Unfallstelle bestätigt die HEZ, dass es sich sehr wahrscheinlich um zwei Patienten handelt. Möglicherweise beide mit einer CO-Intoxikation. Eine Person vor Ort wird den Weg zeigen. Ein zweiter Helikopter wird nach örtlicher Beurteilung bei Bedarf zur Verfügung gestellt.
Pilot	Einsatzort und zu erwartende Situation inkl. Kabelsituation und Landemöglichkeiten sind gut bekannt, Flugwetter ist unproblematisch.
HCM	Einsatzort und zu erwartende örtliche bzw. medizinische Situation sind bekannt.
MCM	Brainstorming während des Fluges: Safety first! CO-Detektor entscheidend, da CO geruchlos und farblos ist. Spezielles Monitoring: CO-Sat% griffbereit. DD: andere Vergiftungen? Welche Symptome könnten vorliegen? Welche Reaktionsmöglichkeiten gibt es?
RSH	Zur Unterstützung für die Bergung später angefordert.

Überlegungen in Anflug und Ersteindruck bei Landung

Die Lage aus der Vogelperspektive scheint sicher: keine sichtbaren Brandstellen oder Rauchemissionen. Die Landung gestaltet sich unproblematisch, der Landeplatz liegt etwa 50 m vom Haus entfernt. Der Weg zur Siedlung ist, falls ein liegender Patient getragen werden muss, steil und unbequem. Es führt keine Straße zu der Siedlung. Eine Windenbergung im Bergesack bzw. Netz scheint unumgänglich. Die Grundausrüstung wird mitgenommen (Grundmodul als Rucksack O_2 mit angebrachtem CO-Detektor [➤ Abb. 49.1] Propaq Monitor).

Der Alarmierende kommt den Einsatzkräften entgegen. Er wirkt hilflos und ist agitiert. Das Gebäude ist eine typische „Cascina", daher ist klar, was zu erwarten ist: enge und tiefe Räume, steile

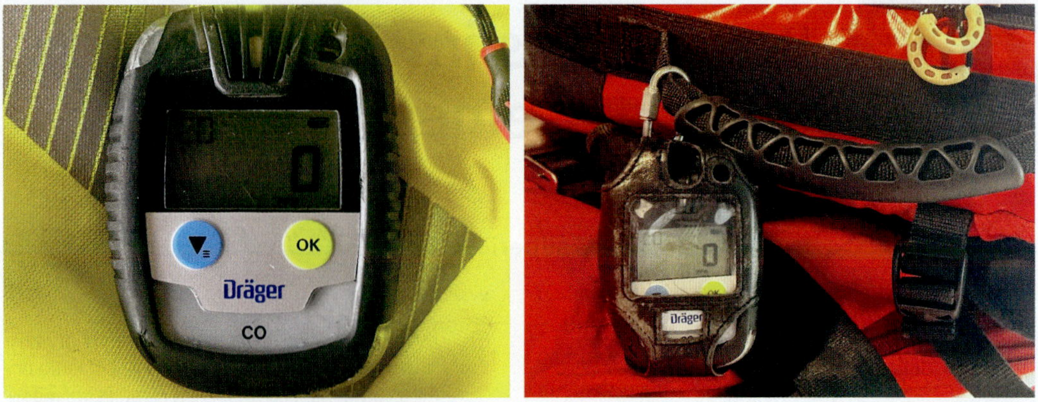

Abb. 49.1 Der CO-Detektor (Dräger Pac 6500 CO, Kohlenstoffmonoxid, 0–2000 ppm) ist an beiden Rucksäcken (Grund- und Rettungsmodul) angebracht und ist bei jedem Rettungseinsatz vorhanden [M1711].

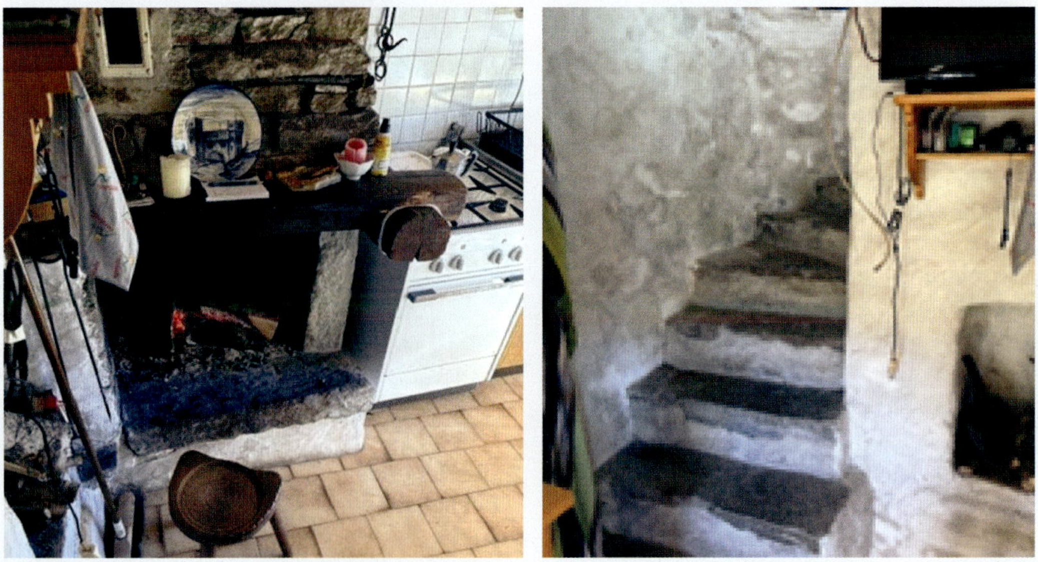

Abb. 49.2 Küche und Treppenhaus zum ersten Stock [O776]

Treppen und kleine Fenster und schlechter Beleuchtung.

Eine Cascina ist ein traditionelles Bauernhaus aus dem Tessin (Italienische Schweiz), das für die Landwirtschaft gebaut wurde. Sie besteht oft aus mehreren Gebäuden, die um einen zentralen Hof gruppiert sind, und ist aus massiven Materialien wie Stein oder Ziegel errichtet, um den klimatischen Bedingungen standzuhalten. Typisch sind große Dächer, Ställe und Schuppen für Tiere und landwirtschaftliche Geräte. Ursprünglich war die Cascina ein Arbeits- und Wohnraum für die Bauernfamilien, und heute wird sie oft restauriert und für touristische oder private Zwecke genutzt.

In der kalten Jahreszeit wird oft ein großer Kamin genutzt, um Wärme zu erzeugen. Auch Holz als Heizquelle ist typisch. In vielen modernisierten Cascina-Häusern wird auch Gas zum Heizen verwendet, insbesondere, wenn sie an das Gasnetz angeschlossen sind. Die Wohnräume sind meist einfach und kompakt, oft mit niedrigen Decken.

Die Eingangstür ist offen. Im Wohn-Esszimmer brennt noch ein Cheminée (offenes Feuer; ➤ Abb. 49.2). Es ist chaotisch, drei bellende

Hunde rennen der Crew entgegen. Kein Rauch, kein Geruch. Alle vorhandenen Fenster sind offen. Die zwei Opfer befinden sich nach fremdanamnestischen Angaben im oberen Stock des Hauses (➤ Abb. 49.3).

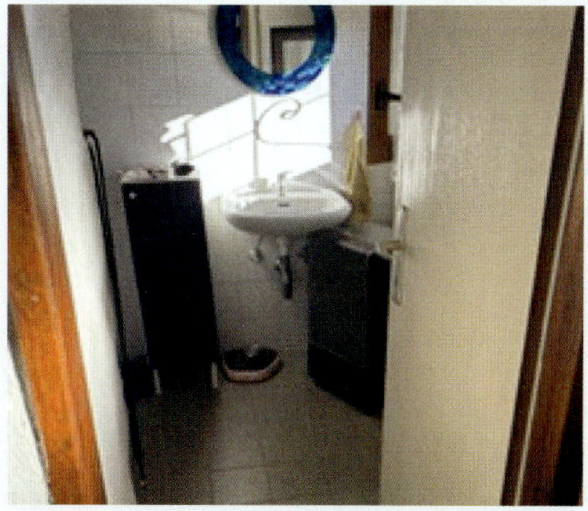

Abb. 49.3 Zweiter Stock, Eingang zum Bad [O776]

49.1 Medizinische Ersteinschätzung und Erstmaßnahmen nach Eintreffen

Sicherheit Der CO-Detektor schlägt Alarm. Die Gasheizung ist ausgeschaltet, der Boiler befindet sich auf der niedrigsten Stufe und wird von den Einsatzkräften abgestellt. Alle vorhandenen Fenster sind bereits weit geöffnet. Es sind keine sichtbaren Brandstellen oder Rauchemissionen zu sehen. Die Crew vermutet, dass die CO-Emissionen entweder von der Gasheizung (➤ Abb. 49.3 neben dem Waschbecken) und/oder aus dem Boiler stammen. Das Cheminée im Eingangsbereich spielt in dem Zusammenhang wahrscheinlich keine wesentliche Rolle.

Übersicht Es befinden sich zwei Personen in der Rechtsseitenlage. Eine weibliche Person (Patientin 1) ist entkleidet, die männliche Person (Patient 2) umarmt sie von hinten, als wolle er sie beschützen (➤ Abb. 49.4). Patientin 1 ist bewusstlos, während Patient 2 geweckt werden kann und mithilfe aus dem Bad herauskriecht.

Ressourcen:

- Ein zweiter Helikopter wird nachalarmiert, der nächstverfügbare kann allerdings erst in ca. 30 min am Unfallort eintreffen.

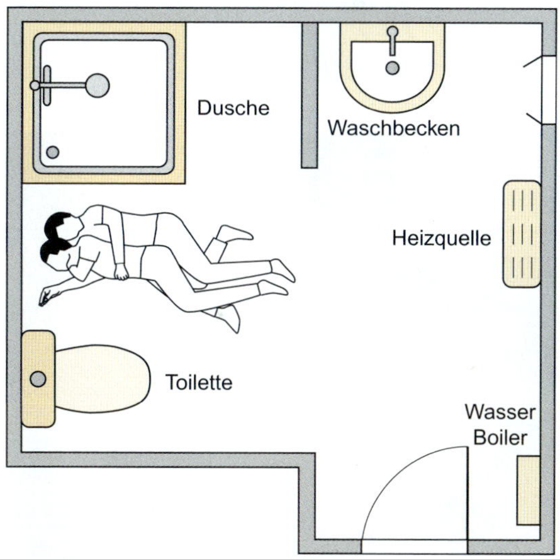

Abb. 49.4 Erste Sicht in das Bad [L143].

- Festlegung des Rettungsablaufes: HCM versorgt Patient 2, MCM übernimmt Patientin 1.
- RSH-Anforderung im Hinblick auf eine schwierige Bergung.
- Abklärung der vorhandenen Sauerstoffreserven.
- Abklärung betreffend freier Behandlungsplätze für eine hyperbare Sauerstofftherapie (HBO) in der Schweiz oder angrenzendem Ausland durch die HEZ.

Nach Umlagerung ist die Patientin 1 für eine genaue medizinische Beurteilung zugänglich (➤ Tab. 49.2).

49

Tab. 49.2 xABCDE Patientin 1

xABCDE	Beschreibung	Maßnahme
e**X**sanguination	Keine	–
Airway	Offen	–
Breathing	Bradypnoe, SpO_2 nicht messbar	15 l/min O_2 mit Maske
Circulation	Schwacher Radialispuls, massiv zentralisiert, kalte Peripherie, bleiche Hautfarbe mit hellrötlichem Ausschlag	Volumengabe bei Bedarf über peripheren Venenkatheter
Disability	Augen auf Schmerzreiz geöffnet, drückt die Hand auf Aufforderung. GCS maximal 11	Atemwegeschutz
Exposure & **E**nvironment	Nackt, keine Hinweise auf Trauma, Hautmarmorierung (➤ Abb. 49.5), Temperatur tympanal 33,7°	Kälteschutz

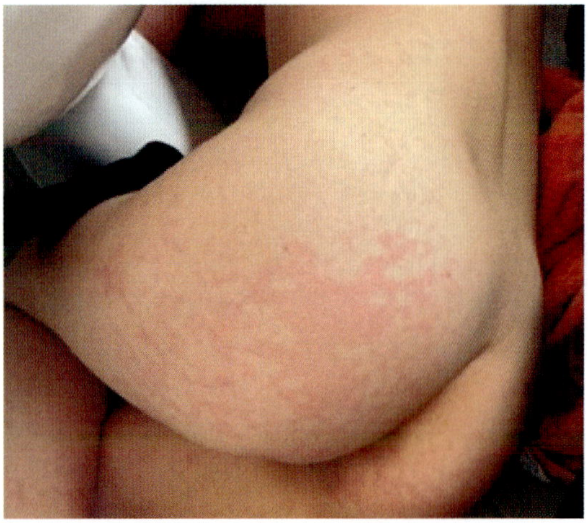

Abb. 49.5 Lage der Patientin 1 und typisches Hautbild [M1711]

Patient 2 liegt in Rechtslage zwischen Dusche und WC und umarmt von hinten seine Partnerin. Er wacht auf und wird nach außen begleitet. Die charakteristische rötliche oder kirschrote Färbung kann am ganzen Körper auftreten (➤ Abb. 49.5), insbesondere in Bereichen mit besser durchbluteter Haut. In einigen Fällen können die Symptome regional begrenzt sein, wie bei der Patientin, obwohl sie typischerweise generalisiert sind.

Tab. 49.3 xABCDE Patient 2

xABCDE	Beschreibung	Maßnahme
e**X**sanguination	Keine Blutungen	–
Airway	Offen	–
Breathing	Tachypnoe, COHb 54 %, SpO_2 % 88	O_2 15 l/min O_2 mit Maske
Circulation	Kräftiger Puls, kann selbstständig gehen	–
Disability	GCS 15	–
Exposure & **E**nvironment	Keine Hinweise auf Trauma	–

VERDACHTSDIAGNOSE

- Patientin 1: CO-Intoxikation? Zusätzliche Zyanid-Intoxikation? Substanzabusus? Liegetrauma? Hypothermie? Primäre zerebrale Pathologie?
- Patient 2: CO-Intoxikation? Zusätzliche Zyanid-Intoxikation? Substanzabusus?

49.2 Anamnese

Der Unfallhergang wird wie folgt beschrieben: Die junge Frau (Patientin 1) wurde in ihrer abgelegenen Hütte von ihrem Partner in der Dusche bewusstlos aufgefunden. Er rief um Hilfe bei einem Freund, der mit dem Hund in der Nähe unterwegs war. Als der Freund ankam, erkannte er die Situation und alarmierte die HEZ. Der Partner wollte seine Partnerin nicht allein lassen und legte sich zu ihr ins Bad (➤ Tab. 49.4).

Tab. 49.4 SAMPLER Patientin 1

SAMPLER	Beschreibung
Symptome und Befunde	Keine Symptome bekannt. Die Patientin wird bewusstlos aufgefunden.
Allergien	Keine
Medikation	Keine
Patientenvorgeschichte	Asthma
Letzte Mahlzeit	Unbekannt
Ereignisse direkt vor dem Notfall	Keine
Risikofaktoren	Keine

49.3 Medizinische Versorgung und Maßnahmen

Die primäre Versorgung der Patientin 1 (zunächst nur von der MCM betreut) gestaltet sich anspruchsvoll: Die Räumlichkeiten sind eng. Patientin 1 kooperiert nicht und reißt sich immer wieder die O_2-Maske vom Gesicht. Nachdem die Messung des CO-Hb% nicht möglich ist (am ehesten aufgrund der Zentralisierung), wird das CO-Hb%-Gerät vorerst bei Patient 2 verwendet. Der klinische Befund lässt eine schwere CO-Vergiftung vermuten (wahrscheinlich: CO-Hb > 55–60 %)

Patientin 1 erhält sofort eine O_2-Maske mit Reservoir, die sie aber immer wieder abreißt. Die Vigilanz schwankt zwischen GCS 9 und 11. Sobald der HCM verfügbar ist, wird versucht, Patientin 1 mittels MAD zu sedieren. Jedoch ohne Erfolg, da überhaupt keine Kooperation vorhanden ist. Die Venenpunktion löst Aggressivität aus. Erst nach der Verabreichung von 10 mg Dormicum (Midazolam) intramuskulär beruhigt sie sich und kann gelagert und monitorisiert werden. Das CO-Hb% ist die ganze Zeit nicht messbar. Wie oben erwähnt, wird von einem Wert weit über 50 % ausgegangen. Die erste unter Sauerstofftherapie gemessene konventionelle SpO_2 beträgt 98 %.

49.4 Rettungsprozedere

Für die Bergung aus dem Gebäude wird beschlossen, einen RSH anzufordern. Während MCM und HCM die Patientin 1 und den Patienten 2 medizinisch versorgen, fliegt der Pilot auf die Einsatzbasis zurück, um den einsatzbereiten RSH abzuholen, und nimmt gleichzeitig auch noch zusätzliche Sauerstoffflaschen mit.

Patientin 1 weist weiterhin ein eingeschränktes Bewusstsein auf, das nun auch durch die Sedation bedingt sein könnte. Sie wird mithilfe des inzwischen verfügbaren RSH ins Freie getragen und dort von der MCM und des HCM in den Bergesack gelagert. Nach dem Transfer an die frische Luft und weiterhin unter 100 % Sauerstoff unter Maske klart die Patientin langsam auf. Da sie weiterhin wechselhafte neurologische Befunde zeigt und eine Windenbergung bevorsteht, wird beschlossen, eine Schutzintubation mit anschließender kontrollierter Beatmung einzuleiten. Die Patientin wird mit der Winde bis zum Zwischenlandeplatz transportiert und dort in das Innere des Helikopters umgelagert und dann ins Zielspital geflogen.

Patient 2 erholt sich rasch an der frischen Luft und unter zusätzlicher Sauerstoffzufuhr unter Maske. Ein zweiter Helikopter ist nach wie vor nur verzögert verfügbar, daher wird er nicht nachgefordert. Nach rund einer Stunde Überwachung und Reevaluation durch die MCM wird der Patient zu Fuß zum Helikopter gebracht und in Begleitung eines RSH zur Einsatzbasis geflogen (Flugdauer etwa zwei Minuten). Dort erfolgt die Übergabe an das bodengebundene Ambulanzteam.

49.5 Zielklinik und Transport

Patientin 1 wird nach Rücksprache mit dem Koordinator Schweiz für hyperbare Sauerstofftherapie in ein Universitätsklinikum in Italien angemeldet. Der Überflug nach Italien (ca. 25 min) ist problemlos. Eine Einweisung in ein in der nördlichen Schweiz gelegenes hyperbares Sauerstoffzentrum ist wetterbedingt nicht möglich.

Patient 2 wird nach der Übergabe auf der Helikopter-Einsatzbasis durch das bodengebundene Ambulanzteam in das nächste Zentrumsspital gebracht (ca. 30 min Fahrzeit).

49.6 Klinischer Verlauf

Patientin 1 wird in den folgenden 2–3 Stunden auf der Notfallstation extubiert und anschließend einer 24-stündigen hyperbaren Sauerstofftherapie unterzogen. Es werden keine weiteren Krankheitsbilder festgestellt. Sie kann bereits am nächsten Tag entlassen werden.

Patient 2 erhält ebenfalls eine hyperbare Sauerstofftherapie und kann ebenfalls am Folgetag entlassen werden.

49.7 TOPS & FLOPS

TOP:

- Die Crew hat eine sichere medizinische Versorgung in einer unvorteilhaften Umgebung (enge Räumen, kleine Fenster) in einer abgelegenen Siedlung (nur zu Fuß oder luftgebunden erreichbar) mit eingeschränkten Ressourcen (ein HCM und eine MCM für zwei Patienten) geleistet. Obwohl 30 min Wartezeit für eine zweite Helikoptercrew zwar nicht lange sind, hätte ein zweiter Helikopter vor Ort aus Platzgründen nicht landen können. Das hätte zu einer anspruchsvollen Koordination und Windenaktionen (Kabel, Wald, Lärm) geführt.
- Aufgrund der Anamnese, des Unfallhergangs und der Alarmierung durch das CO-Hb%-Detektionsgerät waren die Sicherheitsmaßnahmen bei einer CO-Intoxikation klar: lüften, lüften, lüften. Laut dem Freund, der alarmiert hatte, sei das obere Zimmer „sicher" – das hieß, die Gasheizung sei abgestellt und es bestünde keine Brandgefahr. Als die Crew jedoch bei den Patienten ankam, war der Boiler noch immer auf der niedrigsten Stufe eingeschaltet und wurde erst von ihr abgedreht: Alles selbst erneut kontrollieren – das sollte immer gemacht werden!
- Es wurde frühzeitig an einen möglicherweise sehr hohen Sauerstoffverbrauch gedacht. Zusätzliche Sauerstoffflaschen wurden vom Piloten auf der Helikopter-Einsatzbasis mitgenommen, als er den einsatzbereiten RSH abholte.
- Der Kompromiss: Patient 2 ohne fachmedizinische Begleitung in einem kurzen Überflug (2 min) zur Helikopter-Einsatzbasis zu transportieren und dort dem bodengebundenen Ambulanzteam zu übergeben, entsprach zwar nicht den Leitlinien, war jedoch der Situation angemessen angepasst.

FLOP:

- Was, wenn innerhalb des Gebäudes versteckte Brandstellen, Rauchemissionen oder Explosionsgefahr vorhanden gewesen wären? Die Crew ging grundsätzlich von einer CO-Intoxikation aus und hat dabei andere potenzielle Gefahren nicht berücksichtigt bzw. nicht in Betracht gezogen. Ebenfalls hatte keiner nach einem Feuerlöscher gesucht.
- Die Indikation zur Intubation wurde großzügig gestellt bei einem GCS 13 in Anbetracht der äußeren Umstände. Als Plan B hätte man bei einer kontinuierlichen Oxygenierung bei einer kooperativen Patientin und kurzer Transportzeit auch darauf verzichten können.
- Die Entscheidung, ein Opfer in ein ausländische HBO-Zentrum zu fliegen, war aus meteorologischen Gründen unumgänglich, logistisch gesehen eine Herausforderung, welche letztlich zu Missverständnissen geführt hat. Das Spitalteam ging davon aus, dass Patientin 1 lediglich für die hyperbare Behandlung zugewiesen war. Sie waren nicht darauf vorbereitet, eine intubierte Patientin auf der Intensivstation vor- oder nachzubehandeln. Für diesen Zweck standen zunächst keine Betten zur Verfügung.

MERKE

- Die Standard-Pulsoximetrie ist bei einer CO-Intoxikation trügerisch! Die Standard-Pulsoximetrie (SpO_2) kann nicht auf eine CO-Exposition hinweisen, da sie nicht zwischen COHb und Oxyhämoglobin unterscheidet. Pulsoximeter mit acht Wellenlängen, die COHb und Methämoglobin messen (auch Rainbow-Oxymetrie genannt), sind verfügbar. Sie gelten jedoch als nicht genau genug, um die Blut-CO-Oxymetrie zu ersetzen. Sie spielen aber eine wichtige Rolle als präklinisches Screening, zusammen mit den klinischen Symptomen.
- Sauerstoffbedarf frühzeitig berechnen und bei Bedarf Nachschub anfordern: Der Sauerstoffbedarf kann bei zwei Patienten gleichzeitig und bei zeitaufwendigen Bergungen sehr hoch sein. Deshalb frühzeitig an Nachschub denken und entsprechend anfordern.
- Eine 2-l-O_2-Flasche mit 200 bar enthält 400 l: Eine Gabe von 15 l/min O_2 reicht für 26 min. Der gesamte Verbrauch während des Einsatzes betrug ca. 1000 l Sauerstoff. Während der Versorgung der ersten Patientin wurde der zweite Patient mit dem Helikopter evakuiert. Die Crew nutzte diese Gelegenheit, zusätzliche Sauerstoffflaschen von der Helikopter-Einsatzbasis zur Unfallstelle zu bringen.

Was wäre, wenn …

- … innerhalb des Gebäudes versteckte Brandstellen, Rauchemissionen oder Explosionsgefahr vorhanden gewesen wären?
  - Die Verfügbarkeit von Feuerlöschern, auch in abgelegenen Dörfern, liegt in eigener Verantwortung. Ein größerer Brand hätte wahrscheinlich nur mithilfe eines kommerziellen Hubschraubereinsatzes kontrolliert werden können.
  - Fazit: Die eigene Sicherheit hat Vorrang, auch bei der Patientenbergung.
- … keine Sauerstoffreserve mehr verfügbar gewesen wären?
  - Die wichtigste therapeutische Maßnahme bei Verdacht auf eine CO-Intoxikation ist neben der Stabilisierung der Vitalfunktionen die sofortige und lückenlose Sauerstofftherapie mit höchstmöglicher Konzentration. Die CO-Eliminationszeit (5 Halbwertszeiten) beträgt bei Raumluft (21 % O_2-Konzentration) etwa 25 h und mit einer Highflow-Maske (15 l/min) immer noch ca. 8 h – im Vergleich zu nur ca. 2 h in einer hyperbaren Umgebung. Für die Elimination beziehungsweise Einwirkdauer von CO-Hb ist Frischluft als Oxygenierungsverfahren somit etwa dreimal weniger effektiv als die O_2-Highflow-Zufuhr, dafür jedoch jederzeit verfügbar.
  - Fazit: In dieser Situation wäre die Patientin mit einer Crash-Bergung ins Freie gebracht worden.
- … plötzlich das Wetter keinen Helikopterabtransport mehr erlaubt hätte?
  - Es wäre eine bodengebundene Rettung mit der Alpinen Rettung bis zur nächsten befahrenen Straße notwendig gewesen, was sehr zeitaufwendig gewesen wäre.
- … kein CO-Detektor und Mehrwellen-Pulsoximeter COHb Sat% vorhanden gewesen wäre?
  - Die Konstellation „Bewusstlosigkeit beim/nach Duschen“ in ländlichen Gebäuden in der kalten Zeit ist immer für eine toxische CO-Exposition verdächtig. Dies aufgrund von veralteten und/oder leicht beschädigten Heizkörpern. Immer daran denken!
  - Mehrwellen-Pulsoximeter: Die Klinik (Kopfschmerzen, Schwindel, Übelkeit, Erbrechen, Vigilanzminderung – bis hin zu Bewusstlosigkeit und Herz-Kreislauf-Stillstand) ist ausschlaggebend für die Indikation einer unmittelbaren Sauerstofftherapie und ggf. einer hyperbaren Sauerstofftherapie. Nicht die Verfügbarkeit eines Pulsoximeter, sondern der Sauerstoff rettet den Patienten.
  - Schließlich ist zu betonen, dass die Schwere der klinischen Symptomatik und der Grad der CO-Intoxikation nicht zwingend mit der Höhe der gemessenen (perkutane) CO-Hb% Werte korrelieren. CO-Hb% zeigt lediglich eine Exposition an. Die Schwere der klinischen Symptomatik (Bewusstseinsstörung, kardiale Ischämie, neurologische Defizite) bestimmt das Ausmaß der Intoxikation und ist insbesondere präklinisch entscheidend für eine hyperbare Sauerstofftherapie.

Zusammenfassung

- Eigene Sicherheit hat immer Vorrang.
- Situationskenntnisse im eigenen Einsatzgebiet sind von großer Bedeutung.
- Bewusstlos im Badezimmer/Gasheizung/Boiler: Immer an CO-Intoxikation denken.

LITERATUR

Chenoweth JA, Albertson TE, Greer MR. Carbon Monoxide Poisoning. Crit Care Clin. 2021; 37(3): 657–672.

Fichtner A, Staak C. Kohlenmonoxidintoxikation. Notfallmedizin up2date. 2024; 19(02): 213–231.

Hampson NB, Piantadosi CA, Thom SR et al. Practice recommendations in the diagnosis, management, and prevention of carbon monoxide poisoning. Am J Respir Crit Care Med. 2012; 186(11): 1095–101.

Reumuth G, Alharbi Z, Houschyar KS. Carbon monoxide intoxication: What we know. Burns. 2019; 45(3): 526–530.

KAPITEL

50 Rot, gelb, grün: vom Standard-Skieinsatz zum MANV

Florian Wechselberger

Fallbericht

Setting

Basis

Eine der höchstgelegenen Einsatzbasen in Österreich auf 1.500 m ü. M. mit durchschnittlich 350 Einsätzen in der Wintersaison, vorwiegend Primäreinsätze im alpinen Raum. Einsatzbetrieb von Ende Oktober bis Ende April

Helikopter

Airbus EC 135 T3

Besatzung

Pilot, FLRÄ (Notärztin), HHO-TCM (Notfallsanitäter und Bergführer)

Operationelle Besonderheiten

Longline Fixtau bis 60 m, Variables Tau bis 140 m, permanentes Spezialequipment Lawineneinsatz und Alpineinsätze, Gletscherrettung, Seilbahnevakuierung, bei Bedarf Sekundär-/Interhospitaltransporte, Nachtflug NVG

Alarmierung

An einem kalten Wintertag erreicht die Leitstelle um 10:14 Uhr ein weitergeleiteter Notruf der Polizeilandesleitstelle. Nach dem standardmäßigen Notfallabfragesystem NOAS der LT ergab der Abfragestatus folgende Einsatzmeldung: „ALP-A2-TRAUMA: Bergnotfall, Person am Berg abgestürzt, eine Person abgestürzt, unklare Anzahl Personen bewusstlos/schwer verletzt, Sonne am Notfallort, Hubschrauberlandung nicht möglich, Einsatzortsbeschreibung (BereichsGPS)".

Aufgrund der Einsatzabfrage wird der nächstgelegene Notarzthubschrauber (NAH) zu diesem Einsatz disponiert. Die Alarmierung erfolgt über Pager. Zusätzlich wird eine Alarmmail an das Rettungsmittel versendet. Die Einsatzübernahme erfolgt über Digitalfunk. Die Crew nimmt im Bereitschaftsraum gemeinsam den Einsatz über Digitalfunk entgegen. Die LT gibt zusätzlich zu den Infotexten weitere Informationen zum Einsatz über das Funkgespräch durch. Eine Person sei „über den Pistenrand durch einen Fangzaun hinaus abgestürzt, schwer verletzt, bewusstlos". Die Crew bespricht in kurzen Worten den Einsatz, es gibt keine Fragen. Aufgrund des Meldebilds scheint es ein Standardeinsatz im alpinen Gelände im Nahbereich einer Skipiste auf ca. 2.000 m zu sein. Aufgrund der Informationen werden zum Standardequipment keine zusätzlichen Materialien (Evakuierungsset, Gletscherrettung) mitgenommen. Pilot, FLRÄ und HHO-TCM begeben sich zum NAH, der vor dem Stützpunkt auf einer mobilen Plattform einsatzbereit steht. Innerhalb von 3 min ist der NAH in der Luft und sendet um 10:20 Uhr den Status 3 „unterwegs zum Einsatzort".

Preflight-Abklärungen (Wetter/Team/Einsatztaktik)

Bereits beim Daily Briefing am Morgen werden das Flugwetter, Wind, Lawinensituation, Krankenhausverfügbarkeiten und besondere Umstände (militärischer Truppenübungsplatz im primären Einsatzgebiet) besprochen. Es steht ein gut ausgebautes Netz an Web- und Panoramakameras zur Verfügung, das Einsatzdurchführbarkeit und Flugplanung erleichtert. Der Wetterbericht verspricht einen klaren, kalten, sonnigen Wintertag mit Wind aus dem Süden. Die Lawinensituation im primären Einsatzgebiet beschreibt mäßige bis erhebliche Lawinengefahr ab einer Höhe von 2.000 m.

Die potenziellen Krankenhäuser haben ausreichend Kapazitäten, um Patienten aufzunehmen und zu versorgen. In der Ferienzeit rund um

Weihnachten und Neujahr sind viele Touristen in den umliegenden Skigebieten unterwegs, die Skipisten werden täglich am Abend präpariert. Die aktuellen Schnee- und Wetterverhältnisse sind auch einladend, Ski(hoch)touren und Eisklettertouren in der Region zu unternehmen, so sind auch zahlreiche Bergsteiger in den Bergen unterwegs. Alle Crew-Mitglieder fühlen sich gesund, fit und bereit für den Tag.

Die Crew-Konstellation besteht an diesem Tag aus einer langjährig tätigen FLRÄ, die Anästhesistin und Intensivmedizinerin, Alpin- und Bergrettungsärztin aus der Region und auch Leitende Notärztin (LNA) ist. Der Pilot ist ein erfahrener Rettungspilot mit unzähligen Hochgebirgslandungen und Außenlastflügen. Der HHO-TCM – Notfallsanitäter und Bergführer – ist seit 2005 in der Flugrettung tätig und kennt das Einsatzgebiet und die Berge sehr gut. Er ist auch Bergretter und Einsatzleiter bei überregionalen Bergrettungseinsätzen.

Aufgrund der Koordinaten und Beschreibung können Pilot, FLRÄ und HHO-TCM wegen ihrer lokalen Kenntnisse den Einsatzort schnell einordnen. Es ist allen sofort klar, wo der Notfallort ist und wie die örtlichen Begebenheiten (Felsen, Waldgebiet, Schneelage, Skipiste, Flughindernisse, enges Tal) sind. Die Steigeisen sind griffbereit im NAH gelagert. Der Notfallort befindet sich im selben Tal wie der Stützpunkt auf ca. 1.900 m Höhe, somit ist die Flugdauer zum Einsatzort sehr kurz (➤ Tab. 50.1).

Tab. 50.1 Abklärungen und Gedanken

Pilot	Flugwetter unproblematisch. Einsatzort und zu erwartende Situation inklusive Kabelsituation. Flughindernisse sind gut bekannt, in der Nähe befinden sich Seile von Liftanlagen sowie ein markiertes Seil einer Materialseilbahn für Lawinenschutzbauten. Sollte keine Landung am Notfallort möglich sein, wird die Crew mittels Fixtau zum Einsatzort geflogen. Koordination der luftgebundenen Einsatzmittel.
FLRÄ	Geht von einer zeitlichen Dringlichkeit aufgrund der Beschreibung aus. Im Laufe des Anfluges stellt sich die FLRÄ auf mindestens zwei schwer verletzte Patienten nach Hochrasanztrauma ein, evtl. besteht die Notwendigkeit einer Triage. Anforderung weiterer Notarztmittel in Absprache mit HHO-TCM. FLRÄ übernimmt die medizinische Führung des Einsatzes und ist die Entscheidungsträgerin für Zielkrankenhäuser (=Aufgabe LNA bei einer großen Anzahl von Beteiligten/Verletzten).
HHO-TCM	Einsatzort und Flughindernisse sind gut bekannt, es ist mit keiner Gefahr durch Lawinen rechnen. Eventuell herrscht Absturzgefahr am Einsatzort, somit ist an die Möglichkeit einer Sicherung von FLRÄ, Patientin, HHO-TCM zu denken. Sollte keine Landung am Notfallort möglich sein, werden FLRÄ und HHO-TCM mittels Fixtau zum Einsatzort gebracht. Sollte an der Einsatzstelle Absturzgefahr herrschen, sind Steigeisen an den Bergschuhen von FLRÄ und HHO-TCM montiert. Einsatztaktische Führung des Einsatzes.

Anflug und High Reconning

Im Anflug zur Unfallstelle werden sowohl die bekannten Informationen ausgetauscht als auch etwaige Flughindernisse, die Einsatztaktik sowie das medizinische sowie etwaige rettungstechnische Material besprochen, das – zusätzlich zum Standardequipment – zum Einsatzort mitgenommen wird (➤ Tab. 50.1). Die FLRÄ will aufgrund der Einsatzmeldung die maximale Versorgung für die Patientin gewährleisten, somit werden alle medizinischen und diagnostischen Gerätschaften (Einsatzrucksack, Monitoring, Beatmungsrucksack, Sonografiegerät, Drucker, Shelter) am Notfallort sein. Zum Abtransport werden Bergesack inklusive Vakuummatratze vorbereitet. Wenn möglich, strebt die Crew eine Landung nahe dem Einsatzort an. Sollte die Patientin im unwegsamen Gelände liegen, wird die Medical Crew inklusive aller Materialien standardmäßig mittels Fixtau zum Notfallort gebracht. FLRÄ und HHO-TCM tragen bei jedem Einsatz einen Kombigurt, um jederzeit für Rettungsaktionen mittels Taus vorbereitet zu sein. Um die Kommunikation jederzeit aufrechtzuerhalten, ist jeweils ein Funkgerät am Gurt montiert. Ein Flughelm inklusive Kopfhörer

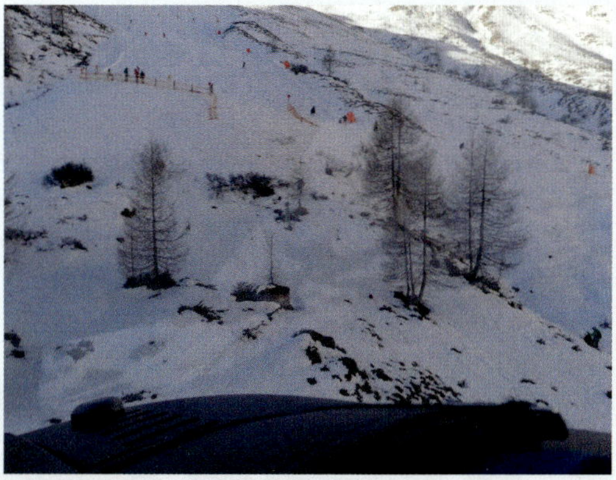

Abb. 50.1 Lagebild beim High Reconning [M1712]

schützt alle Crew-Mitglieder vor Gefahren und Fluglärm und ermöglicht die lückenlose Kommunikation im Flug über Intercom und bei Taubergungen mit Funkgerät. Da sich der Einsatzort im Nahbereich einer Skipiste befindet, nimmt der NAH sofort per taktischem Funk Kontakt mit der Pistenrettung auf.

In der Zwischenzeit gibt es seitens der LT eine Lageänderung und die Information, dass es sich um einen weiteren schwer verletzten Patienten handelt und ein zweiter NAH alarmiert wird. Nach einer Flugzeit von 3 min kreist der erste NAH über dem Einsatzort und macht sich beim sogenannten High Reconning ein Luftbild von der Lage (➤ Abb. 50.1). Aus der Vogelperspektive können sich Einsatzkräfte ein gutes Bild der Schadens- und Einsatzlage machen, um so die weiteren taktischen und rettungstechnischen Entscheidungen zu treffen.

Das High Reconning ergibt folgendes Bild: Der für die Crew bekannte Einsatzort liegt im Schatten. Auf der Skipiste sind viele Menschen zu sehen, teilweise stehend, offenbar rutschend am Hang oder stehend in der Kurve, in der die Skipiste in einen Skiweg mündet. Unterhalb der Skipiste stehen vereinzelt Lärchenbäume, Sträucher und Baumgruppen. An der Mündung zum Skiweg sind gelbe und rote Hinweis- bzw. Markierungstafeln postiert. Zwischen den Schildern ist ein gelbroter Zaun aufgebaut, der zum Teil durchbrochen scheint. Einige Skifahrer, stehend am Rand der Skipiste, schauen talabwärts. Dort sind auch Stöcke überkreuzt aufgestellt, vermutlich um eine Sicherheitsabsperrung herzustellen, und Skier liegen am Boden. Die markanten orangen Polster auf der orthografisch linken Seite der Skipiste dienen zur Absicherung von Schneekanonen. In unmittelbarer Nähe zu einem ca. vier Meter hohen Lärchenbaum sieht man drei Menschen, eine Person liegend (Patientin 1), zwei stehend bzw. kniend davor. Außerdem bewegt sich eine weitere Person zu dieser Gruppe. Diese Menschengruppe ist ca. 12–15 m unterhalb des Skiweges. In einem Graben am rechten unteren Bildrand sieht man eine Person sitzend (Patient 2) und eine weitere stehend dabei, ca. 25 m unterhalb des Skiweges. Es sind keine Leitungen oder Flughindernisse zu erkennen, lediglich die etwa 10–15 m hohen Bäume. Es scheint, dass eine Landung ca. 20 m unterhalb der Personengruppe möglich ist. Die Sicherheit am Einsatzort für die Crew scheint zum aktuellen Zeitpunkt gegeben zu sein.

Die Crew informiert die Pistenrettung darüber, dass der NAH in unmittelbarer Nähe zum Einsatzort landet und die Unterstützung weiterhin nötig ist. Es wird um die Absperrung und Sicherung der Einsatzstelle und der Piste gebeten. Außerdem wird die LT darüber informiert, dass eine medizinische und taktische Lagemeldung folgt. Die Crew fasst die Situation kurz zusammen und beschließt folgende Vorgangsweise:

- Landung möglichst nahe am Notfallort
- FLRÄ und HHO-TCM inklusive gesamten Materials steigen aus.
- FLRÄ geht zur liegenden Person.
- Medizinischer Ersteindruck der Patientin 1
- HHO-TCM macht sich einen einsatztaktischen Überblick über die Situation und bespricht dann die weiteren Maßnahmen gemeinsam mit der FLRÄ und dem Piloten.
- Pilot sichert den NAH ab und kommt im Anschluss zu seinem Team, um dieses zu unterstützen bzw. Kontakt mit dem zweiten NAH zu halten.

Nach sicherer Landung und Statusmeldung wird wie besprochen vorgegangen.

50.1 Medizinische Ersteinschätzung und Erstmaßnahmen nach Eintreffen

Patientin 1 scheint im oberen Bereich der Skipiste gestürzt, über den Hang nach unten gerutscht, die Absperrung durchbrochen und ungebremst im freien Fall auf den ca. vier Meter hohen Baum geprallt zu sein. Wie beschrieben befinden sich mittlerweile drei weitere Personen bei der Patientin 1, wobei eine der Anwesenden eine Fachkraft der Feuerwehr ist, die gerade eben mit Basic Life Support (BLS) startet. Der Ersteindruck von Patientin 1 ist wie folgt: Nach Hochrasanztrauma wird bei der Patientin 1 im Rahmen des AVPU- und ABCDE-Schemas ein kritischer Zustand ohne Lebenszeichen festgestellt (➤ Tab. 50.2 und ➤ Tab. 50.3). Die bereits begonnene Laienreanimation wird professionell weitergeführt.

Tab. 50.2 AVPU: Ersteindruck Patientin 1

A	Nicht ansprechbar
V	Verbal nicht kontaktierbar
P	Keine Reaktion auf Schmerzreiz
U	Unresponsive, keine Reaktion

Die FLRÄ beginnt unverzüglich mit der notfallmedizinischen Behandlung von Patientin 1 gemäß ERC-Guidelines Traumatic Cardiac Arrest (Peri-Arrest Algorithm). In ➤ Tab. 50.3 sind die Erstmaßnahmen beschrieben, die während der Reanimation durchgeführt wurden. ➤ Abb. 50.2 zeigt die FLRÄ während der Erstversorgung von Patientin 1. Auch der Pilot unterstützt die FLRÄ bei ihrer Arbeit.

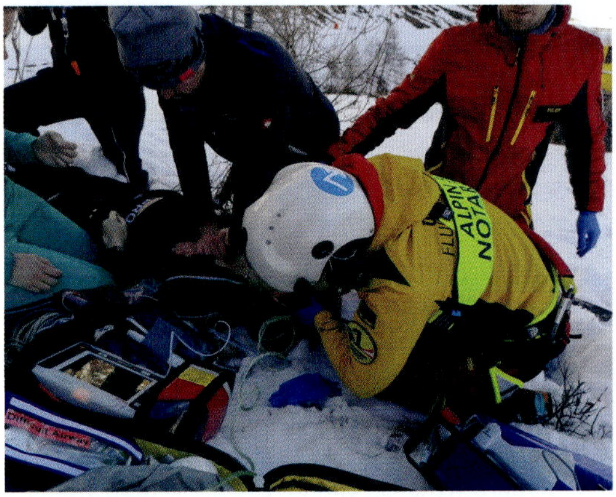

Abb. 50.2 Erstversorgung von Patientin 1 [M1712]

Tab. 50.3 xABCDE Patientin 1

xABCDE	Beschreibung	Maßnahme
e**X**sanguination	Keine lebensbedrohlich äußere Blutung erkennbar	Vorbereitung Beckenschlinge
Airway	Atemwege frei, keine Atemgeräusche	Supraglottischer Atemweg zur primären Atemwegssicherung und zur Detektion $etCO_2$. Absaugbereitschaft. Standardmäßig wird nach Stabilisierung und zum Transport endotrachial intubiert; manuelle Stabilisierung HWS
Breathing	Keine Atmung, keine Thoraxexkursion, kein Hautemphysem, keine Halsvenenstauung, Zyanose, kein Hinweis auf Pneumothorax	Suffiziente kontrollierte Ventilation und Oxygenierung, Thorax beidseits belüftet, hebt sich seitengleich
Circulation	Keine äußeren Blutungen offensichtlich, Asystolie, Hautkolorit grau, Rekap-Zeit größer 2 s, Becken instabil, Abdomen hart.	Erweiterte Reanimationsmaßnahmen, nicht schockbarer Rhythmus, zwei großlumige Zugänge, Medikamentengabe und kristalloide Flüssigkeit laut Guidelines, FAST-Sonografie
Disability	GCS 3, AVPU s. ➤ Tab. 50.2, kein Bewusstsein, Pupillen lichtstarr, keine Reaktion, keine Motorik, Extremitäten	Komplettes Monitoring EKG, Blutdruck, Pulsoxymetrie, endtidales CO_2, Blutzuckermessung
Exposure & **E**nvironment	Temperatur nicht gemessen, keine Anzeichen auf Hypothermie, traumabedingte Verletzungen am Körperstamm	Hypothermieprophylaxe, weitere Untersuchung

VERDACHTSDIAGNOSE

Patientin 1: Kreislaufstillstand mit massiven Verletzungen am Körperstamm bedingt durch Hochrasanztrauma, xABCDE instabil, NACA 6; DD: Kreislaufstillstand mit spinalem Schock bei HWS-Trauma.

50.2 Anamnese

Im Unfallhergang wird beschrieben, dass die Patientin 1 im oberen Bereich der Skipiste gestürzt, mit hoher Geschwindigkeit eine Absperrung durchbrechend über den Pistenrand hinausgeschleudert, an einen Baum geprallt ist und dort leblos liegen blieb. Ersthelfer wählten den Notruf und begaben sich zur Unfallstelle. Nach wenigen Minuten trafen diese dort nahezu zeitgleich mit der NAH-Crew ein und begannen gemeinsam mit den Reanimationsmaßnahmen. Die Patientin 1 wird von Angehörigen als gesunde junge Frau ohne Vorerkrankungen beschrieben.

50.3 Rettungsprozedere

In der Zwischenzeit führt der HHO-TCM die Lageerkundung durch, bespricht die weitere Vorgehensweise im Team und gibt Rückmeldung an die LT. Es handelt sich offenbar um zwei Patienten nach Hochrasanztrauma, die über den Pistenrand hinausgeschleudert wurden. Patient 2 wird als wach und ansprechbar beschrieben. Da die Reanimation von Patientin 1 läuft und die Situation sicher ist, verschafft sich die FLRÄ einen Ersteindruck von Patient 2 zur Priorisierung im Rahmen der Triage. Im ABCDE-Schema ergeben sich bei C Hinweise auf mögliche innere Verletzungen, bei D besteht eine Wirbelsäulenverletzung ohne neurologische Ausfälle. Der GCS beträgt 13, was auf eine leichte Bewusstseinsstörung hinweist. Aufgrund des Hochrasanztraumas ein fraglich kritischer Patient 2. Es ist geplant, Patient 2 an den nachfolgenden NAH zu übergeben.

Während die FLRÄ zu Patientin 1 zurückkehrt, wendet sich die Situation und die Sicherheitslage sowohl für die NAH-Crew als auch für die Pistenrettung, die Patienten und die Ersthelfer ändert sich drastisch. Dramatische Szenen spielen sich ab, denn plötzlich werden laute Hilferufe, panische Schreie von weiteren Anwesenden oberhalb wahrgenommen. Unsicherheit verbreitet sich, da in der näheren Umgebung Wintersportgeräte einschlagen, scharfkantige Ski mit schweren Bindungen und Skistöcke. Des Weiteren „fliegen" Menschen mit einem geschätzten Luftstand von mehr als 8–10 m über die Crew und die Anwesenden. In diesen Minuten stürzen weitere sieben Personen über den Pistenrand hinaus und bleiben in einem Umkreis von ca. 50–80 m im unwegsamen, zum Teil steilen Waldgelände und in einem Bachbett liegen.

Die Lage wird überraschend unübersichtlich und äußerst gefährlich für alle Personen. Die durch die Luft gewirbelten Wintersportgeräte wirken wie Geschosse, die unkontrolliert und mit hoher Geschwindigkeit am Boden einschlagen. Menschen fliegen in unterschiedlichen Abständen wie Spielzeugfiguren durch die Luft. Nach wenigen Minuten scheint das Spektakel vorbei zu sein und es ist mit keiner Gefahr von oben mehr zu rechnen, da sich nun keine Menschen mehr auf der Piste befinden.

Nun ist es die Aufgabe von FLRÄ und HHO-TCM des ersten NAH, die plötzlich große Anzahl der Patienten zu erkunden, zu triagieren und lebensrettende Sofortmaßnahmen durchzuführen (➤ Abb. 50.3). Es stehen keine Patientenleittaschen (PLT) zur Verfügung. Die FLRÄ hat nunmehr die Funktion eines (bisher nicht definierten) Alpin-LNA, der HHO-TCM die Funktion als organisatorischer alpiner Einsatzleiter inne. Ein großer Vorteil in dieser speziellen Einsatzsituation ist, dass die FLRÄ schon zahlreiche Großeinsätze medizinisch geleitet hat und auch der HHO-TCM Erfahrung im Führen von großen terrestrischen Alpineinsätzen hat. Der Pilot fungiert ab jetzt als fliegerischer Einsatzleiter und koordiniert die Luftfahrzeuge, die am Einsatz beteiligt sind. So kann in Folge der Einsatz gemeinsam mit den anwesenden Einsatzkräften gezielt und koordiniert abgearbeitet werden.

Die neue Lage wird so dargestellt: insgesamt neun Patienten, davon drei rot, zwei gelb und vier grün gemäß Triageeinstufung. Weitere Kräfte werden nun vom HHO-TCM bei der LT angefordert. Hinzu werden ein weiterer NAH, Flugpolizei, Alpinpolizei, Bergrettung, Krisenintervention, bodengebundener und Rettungsdienst alarmiert. Die Reanimation von Patientin 1 entwickelt sich frustran. Die Crew ist nun mit mehreren weiteren notarztpflichtigen Patienten konfrontiert.

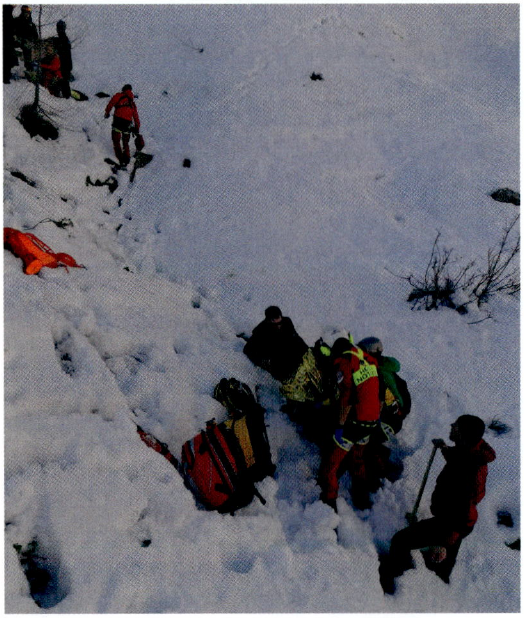

Abb. 50.3 Versorgung weiterer Verletzter im steilen alpinen Gelände [M1712]

Daher stellt die Crew die Versorgungstaktik von der Behandlung einzelner Patienten auf eine größere Menge von Patienten um. Bei Patientin 1 wird die Reanimation nach 25 min abgebrochen. Bei Eintreffen der weiteren boden- und luftgebundenen Rettungskräfte werden die Patienten entsprechend der Triage versorgt und in weiterer Folge abtransportiert.

50.3.1 Beteiligte Einsatzkräfte

An diesem Einsatz sind folgende Rettungskräfte im Einsatz:

- drei NAH
- ein Polizeihubschrauber
- Pistenrettung
- Bergrettung
- Alpinpolizei
- Rettungsdienst
- Team Österreich Lebensretter
- First Responder
- Krisenintervention
- Betriebsleitung Seilbahn

Die letzten Einsatzkräfte schließen den Einsatz kurz nach 16 Uhr ab.

50.3.2 Krankenhausabfrage und Alpin-LNA

Im urbanen Einsatzgebiet sind regelmäßig Einsätze mit mehreren Verletzten abzuarbeiten. Eine größere Anzahl von Patienten und Betroffenen kommt im alpinen Gelände nicht so häufig vor. So ist es auch bei Bergeinsätzen wichtig, regelmäßige Lagemeldungen durchzugeben und frühzeitig Verfügbarkeiten von Krankenhäusern zu erfragen. Dies liegt auch hier wie im urbanen und bodengebundenen Rettungsdienst im Verantwortungsbereich des LNA, um die weitere Versorgung der Patienten im geeigneten Zielkrankenhaus zu gewährleisten. Die LT gab auch bei diesem Einsatz rasch Informationen über die verfügbaren Krankenhäuser an die Einsatzkräfte durch.

ANMERKUNG

Wie beschrieben ist in Österreich aktuell die Funktion eines Alpin-LNA (Leitender Notarzt im alpinen Gelände) nicht definiert und steht nicht zur Verfügung. In Anbetracht der Einsatzumstände kann darüber diskutiert werden, ob solche Funktionen in Zukunft von erfahrenen alpinen Berg- und Flugrettungsärztinnen und -ärzten, die auch aktiv als LNA im urbanen Bereich tätig sind, ausgeführt werden.

50.3.3 Rettung aus unwegsamem Gelände

Das alpine und unwegsame Gelände bringt die Schwierigkeit mit sich einerseits die Patienten im steilen Bereich notfallmedizinisch zu versorgen und dann von dem exponierten Notfallort abzutransportieren. In diesem Fall konnten die meisten der Patienten nur mittels Fixtaubergung aus dem Gelände gerettet und zu einem Zwischenlandeplatz geflogen werden, um von dort in die vorbereiteten Rettungsmittel, terrestrisch oder luftgebunden, in die Zielkrankenhäuser gebracht zu werden. ➤ Abb. 50.4 zeigt, wie ein Patient mittels Fixtaubergung aus dem unwegsamen Gelände gerettet wird. Andere wurden mittels Seilsicherung von der Bergrettung aus dem Gelände und terrestrisch zum Übergabeplatz gebracht.

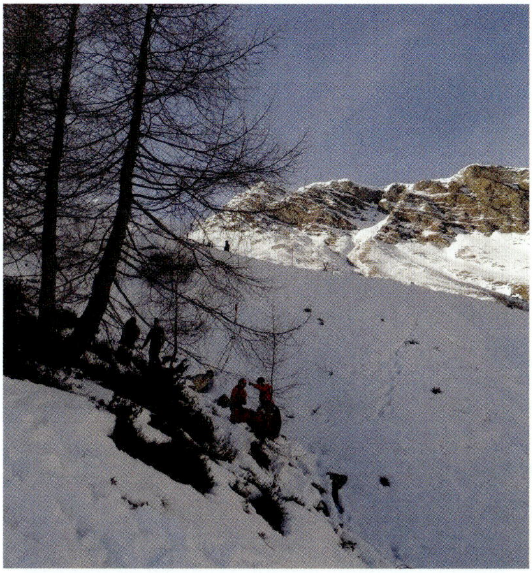

Abb. 50.4 Rettung aus dem steilen Gelände nur mittels Taubergung [M1712]

50.4 Zielkrankenhaus

Die Patienten wurden vorangemeldet sowohl ins Traumazentrum als auch in die umliegenden geeigneten Krankenhäuser transportiert. Es stellte sich heraus, dass nicht erfasste, aber auch leicht verletzte Patienten im Verlauf selbstständig medizinische Behandlung beim praktischen Arzt in Anspruch nahmen.

50.5 TOPS & FLOPS

Ein **TOP** in diesem Fall ist sicher ein allgemein besonders wertvoller Umstand, wenn die Crew-Mitglieder über gute Ortskenntnisse im Einsatzgebiet verfügen. Des Weiteren bringen die Crew-Mitglieder zusätzliche Qualifizierungen und Professionen zum Arbeiten im alpinen Gelände und zum Abschätzen alpiner Gefahren mit. Die Tätigkeit von Crew-Mitgliedern in anderen Rettungsorganisationen fördert das Verständnis und das Kennen von Einsatzabläufen. Die gute Kommunikation und die langjährige professionelle Arbeit im Flugrettungsteam sind ein Garant für erfolgreiche Einsatzabwicklung.

Als besonders gelungen und weiteres **TOP** kann der spontane und rasche Wechsel von der Versorgung eines individuellen einzelnen Patienten zur Organisation und Abarbeitung einer größeren Anzahl von Patienten bezeichnet werden. Lageerkundung, Entscheidungsprozesse und Kommunikation nach innen und außen liegen hier sehr eng beieinander und bedürfen besonderer Einsatzerfahrung. Ein Vorteil in diesem Einsatz war auch die kurze Anflugzeit zum Notfallort. Somit konnte eine rasche Situationsübersicht hergestellt werden.

Zu der Zwischenkategorie **TOP/FLOP** gehört, dass die NAH-Crew während der Durchführung von Triage und lebensrettenden Sofortmaßnahmen für die notfallmedizinische Individualversorgung nicht zur Verfügung stand. Außerdem standen keine PLT zur Verfügung, um Triage richtig durchzuführen. Hier kann man noch mal die kurze Anflugzeit erwähnen, die der Crew nur wenig Zeit für die mentale Einsatzvorbereitung ließ.

Als **FLOP** muss festgehalten werden, dass kurzzeitig die Sicherheit aller anwesenden Personen durch herabfliegende Materialien und Menschen nicht gewährleistet war. Diese Situation stellte ein erhebliches Gefahrenpotenzial dar, bei dem Retter, Patienten und weitere Beteiligte hätten schwer verletzt oder sogar getötet werden können. Die völlige Unüberschaubarkeit der Lage zwang die NAH-Crew zur Untätigkeit und machte das Team handlungsunfähig. Hier hätte mit großer Wahrscheinlichkeit auch der zur PSA gehörende Flughelm nicht vor schweren Verletzungen geschützt.

Da bei diesem Einsatz NAH-Crews unterschiedlicher Betreiber im Einsatz waren, stellte sich die Kommunikation während der Versorgungen der Patienten als schwierig heraus, da die Funkgeräte anders programmiert waren. Dies konnte jedoch durch den Einsatzradius kompensiert werden, dass man sich an bestimmten Punkten getroffen hat, um miteinander zu kommunizieren.

MERKE

In der Flugrettung erleben wir aufgrund des Einsatzes von Hubschraubern nicht nur schnelle Transporte von Notärzten zu Einsatzorten und effiziente Patiententransporte, sondern auch schnelle Änderungen von Einsatzsituationen. Die Sicherheit für Crews, Patienten und Beteiligte muss in jeder Situation gegeben sein. Der rasche Wechsel zwischen Individualmedizin und Katastrophenmedizin bedarf einer hohen Resilienz, Handlungsfähigkeit, Kompetenz und Erfahrung von NAH-Crews.

50

Was wäre, wenn …

- … die Sicherheit am Einsatzort weiterhin gefährdet gewesen wäre?
  Eine schnelle Evakuierung aller Beteiligten und mobilen Personen muss gestartet werden.
- … das Wetter an diesem Tag schlecht bzw. kein Flugwetter geherrscht hätte?
  Die NAH-Crew hätte mit einem Pistengerät zur Einsatzstelle gebracht werden müssen. Die Übersicht über die Situation wäre sehr schwierig gewesen. Zufahrt und Anflug nachkommender Rettungsmittel hätten lange Zeit in Anspruch genommen. Auch die Transporte in die Zielkrankenhäuser hätten terrestrisch sehr lange gedauert.
- … ein Crew-Mitglied durch herabstürzende Teile oder Menschen verletzt worden wäre?
  Die Versorgung des verletzten Crew-Mitgliedes hätte wahrscheinlich Priorität innerhalb der überlebenden Mannschaft. Das wäre eine starke emotionale Herausforderung für die restliche Mannschaft gewesen, eventuell mit posttraumatischen Belastungsstörungen (PTBS) im Verlauf.

Zusammenfassung

- Crew-Briefings zu Dienstbeginn erleichtern die Einsatzabwicklung; Entscheidungen bei Einsätzen und ermöglichen einen guten Austausch von Informationen.
- Sicherheit am Weg zum Einsatzort, an der Notfallstelle und beim Transport des Patienten ist von größter Bedeutung.
- Gute Kenntnisse über das primäre Einsatzgebiet und die Versorgungsmöglichkeiten der Zielkrankenhäuser sind unerlässlich.
- Medizinische Standards für professionelle, leitliniengerechte Behandlung von Patienten als Voraussetzung für Medical Crews.
- Kommunikation und klare Absprachen der Crew erhöhen die Sicherheit sowie den reibungslosen Ablauf eines Einsatzes. Dabei sollen bewusst alle fachspezifischen Aspekte aus den unterschiedlichen Blickwinkeln einfließen. Daraus ergibt sich ein gemeinsames und abgestimmtes Vorgehen (Planning and Decision Making)
- Sollte eine unmittelbare Landung beim Notfallort nicht möglich sein, ist vorausschauend daran zu denken, die richtigen Einsatzmaterialien mitzunehmen.
- Training und Übungen innerhalb der Crews und mit anderen Rettungsorganisationen fördern die gute Zusammenarbeit bei Einsätzen.

LITERATUR

Badke-Schaub P, Hofinger G, Lauche K. Human Factors. Psychologie sicheren Handelns in Risikobranchen. Heidelberg: Springer, 2012.

Ellebrecht N. Organisierte Rettung. Studien zur Soziologie des Notfalls. Heidelberg: Springer, 2020.

Koppenberg J. Der Faktor Mensch – Human Factors. In: Neumayr A, Schinnerl A, Baubin M (Hrsg.) Risikomanagement in der prähospitalen Notfallmedizin. Berlin: Springer; 2016.

Koppenberg J, Voelckel W, Albrecht R, Becker S. Risikomanagement in der Luftrettung. In: Neumayr A, Schinnerl A, Baubin M (Hrsg.) Risikomanagement in der prähospitalen Notfallmedizin. Heidelberg: Springer; 2016.

Koppenberg J, v. Hintzenstern U. Patientensicherheitsmanagement im Notarztdienst. In: v. Hintzenstern U (Hrsg.). Der Notarztleitfaden. 10. Aufl. München: Elsevier; 2023.

Pietsch U, Lischke V, Koppenberg J. Notfälle im Hochgebirge – die Rolle der alpinen Luftrettung. Notfallmedizin up2date. 2023; 18(01): 101–115.

KAPITEL

51

Simon Hübenthal
Unter Mitwirkung von: Marius Hegner, Mario Ziegler, Martin Schiffarth, Guido Michels

Disposition trotz Dislokation

Fallbericht

Setting

Helikopterstandort
Standort in Deutschland mit ca. 1.800 Einsätze pro Jahr, davon 90 % Primäreinsätze
Helikopter
CH 135
Besatzung
Pilot, Notarzt, TC-HEMS (Notfallsanitäter)
Operationelle Besonderheiten
Keine

Alarmierung

Am Nachmittag eines Julitages geht um 17:07 Uhr ein Notruf in der Feuer- und Rettungsleitstelle ein. Der Anrufer ist ein Nachbar des betroffenen Patienten, der zuvor von dessen Ehefrau über einen medizinischen Notfall informiert wurde. Aufgrund der indirekten Informationsweitergabe kann der Nachbar dem Leitstellendisponenten nur eine unvollständige Beschreibung der Lage übermitteln. Er berichtet, dass der Patient im Garten liege und nicht adäquat auf Ansprache reagiere. Basierend auf dieser Einschätzung veranlasst der zuständige Disponent um 17:09 Uhr die Alarmierung eines Rettungswagens (RTW) sowie eines Notarztes.

Preflight-Abklärungen (Wetter/Team/Einsatztaktik)

Die Wetterbedingungen sind gut und werden im Rahmen des morgendlichen Briefings vom Piloten als unkritisch eingeschätzt. Für die Einsatzbereitschaft von Besatzung und Luftfahrzeug bestehen an diesem Tag keinerlei Einschränkungen. Die Alarmierung des Rettungshubschraubers (RTH) erfolgt um 17:20 Uhr (➤ Tab. 51.1). Der Notarzt ist aufgrund eines parallelen Einsatzes nicht anwesend.

Anflug und Ersteindruck bei Landung

Vor Beginn des Fluges findet ein kurzes Briefing zwischen dem TC-HEMS und dem Piloten bezüglich des aktuellen Einsatzes statt. Solche Besprechungen sind im Rahmen eines regulären Primäreinsatzes nicht Bestandteil der Standardprozedur. Aufgrund der besonderen Umstände dieses Einsatzes wird jedoch teamintern reflektiert, ob alle Beteiligten den Anforderungen der Situation gewachsen sind. Nach gemeinsamer Einschätzung entschließt sich das Team, den Einsatz durchzuführen. Anschließend wird der standardisierte Startvorgang des RTH eingeleitet.

Die Leitstelle übermittelt die Information, dass es sich mutmaßlich um einen Apoplex handle. Das initiale taktische Vorgehen wurde im Flug abgestimmt: Der Pilot sollte am Luftfahrzeug verbleiben und für den TC-HEMS telefonisch erreichbar sein, falls eine Unterstützung an der Einsatzstelle erforderlich werden sollte.

Im Weiteren wird die zeitliche Koordination hinsichtlich der geplanten Aufnahme des Notarztes aus dem Zielkrankenhaus besprochen. Die geschätzte Flugzeit bis zur Rückkehr an die Einsatzstelle beträgt etwa 15 min. Diese Überlegung dient der Absicherung, falls die Lage vor Ort durch den TC-HEMS allein nicht adäquat beherrscht werden kann.

Ebenfalls abgestimmt wird das mitzuführende medizinische Equipment, da der TC-HEMS im Falle fehlender Unterstützung nicht in der Lage wäre, das vollständige Material zum Patienten zu transportieren. Laut Rückmeldung der Leitstelle ist nicht mit qualifizierter Hilfe vor Ort zu rechnen.

Die Wahl des Landeplatzes erfolgt unter der Prämisse, eine möglichst direkte und barrierefreie Verbringung des Patienten in den RTH zu ermöglichen, unter der Annahme, dass kein weiteres Fachpersonal zur Verfügung stehen wird.

Tab. 51.1 Abklärungen und Gedanken

Leitstelle	Aufgrund der exponierten Lage des Einsatzortes sowie eines gleichzeitig hohen Einsatzaufkommens ist das nächstverfügbare Rettungsmittel bereits in einem anderen Einsatz gebunden. Dies führt zu einer verlängerten Anfahrtszeit des RTW von über 45 min. Auch das nächstgelegene Notarzteinsatzfahrzeug (NEF) ist zum Zeitpunkt der Alarmierung nicht verfügbar. Der nächstgelegene freie RTH kann den Einsatz aufgrund technischer Probleme nicht übernehmen. Vor diesem Hintergrund entscheidet sich der zuständige Leitstellendisponent, die Besatzung des RTH zu kontaktieren. Dies geschieht mit dem Wissen, dass der diensthabende Notarzt zu diesem Zeitpunkt einen Patienten bodengebunden in den Schockraum eines Krankenhauses begleitet. Der Anruf der Leitstelle erreicht daraufhin den diensthabenden TC-HEMS des RTH.
Pilot	Der genaue Einsatzort ist dem Piloten nicht im Detail bekannt. Da sich der Einsatz jedoch innerhalb seines Einsatzgebiets befindet und die Wetterbedingungen keine Einschränkungen aufweisen, bestehen keine Bedenken gegen die Durchführung des Einsatzes.
TC-HEMS	Es bestehen keine Einwände gegen die Übernahme des Einsatzes. Besonderheit dieses Einsatzes ist, dass er zunächst ohne Notarzt durchgeführt werden soll. Vorab erfolgt eine kurze Abstimmung der beiden übrigen Besatzungsmitglieder (Pilot und TC-HEMS), ob sie sich in der Lage sehen, den Einsatz eigenständig zu bewältigen.
Notarzt	Der Notarzt ist an der Entscheidungsfindung nicht beteiligt, da er sich zu diesem Zeitpunkt in einem anderen Einsatz befindet. Die Leitstelle wird darüber informiert, dass während des Fluges keine direkte Kommunikation mit dem Notarzt möglich ist und dieser zu gegebener Zeit informiert werden soll.
Weiteres Teammitglied?	Weitere Teammitglieder sind nicht in den Einsatz involviert.
Einsatzkräfte vor Ort?	Zum Zeitpunkt des Eintreffens befinden sich keine Einsatzkräfte an der Einsatzstelle. Der RTW hat eine verlängerte Anfahrt und die Alarmierung eines First Responders verläuft frustran.

51.1 Medizinische Ersteinschätzung und Erstmaßnahmen nach Eintreffen

Die Landung des RTH erfolgt um 17:28 Uhr. Der TC-HEMS wird unmittelbar nach der Landung von einem Nachbarn mit einem privaten Pkw an die eigentliche Einsatzstelle verbracht. Durch diese Transportmöglichkeit ist es möglich, das vollständige medizinische Equipment im Kofferraum des Fahrzeugs unterzubringen, wodurch die zunächst angedachte Strategie eines Materialtransports in reduzierter Form verworfen wird. Der Pilot verbleibt planmäßig am RTH.

An der Einsatzstelle befindet sich die Ehefrau des Patienten am Eingang des Grundstücks und weist dem TC-HEMS den Weg in den Gartenbereich. Dort befindet sich der Patient in Rückenlage am Boden. Bis zum Zeitpunkt des Eintreffens sind keine Erste-Hilfe-Maßnahmen durch anwesende Personen erfolgt (➤ Tab. 51.2).

Tab. 51.2 xABCDE

xABCDE	Beschreibung	Maßnahme
eXsanguination	Keine ersichtliche Blutung	–
Airway	Atemfrequenz: 14/min	–
Breathing	Periphere Sauerstoffsättigung: 94 %	–
Circulation	Hypertensive Kreislaufsituation (Blutdruck: 180/95 mmHg), Herzfrequenz: 83/min	Etablierung eines peripher venösen Zuganges und Kreislaufüberwachung
Disability	GCS 15; Pupillenstatus: isokor und lichtreagibel beidseits; Neurologie: Aphasie, Hemiparese links	Tolerieren der hypertensiven Blutdrucksituation, Blutzuckerkontrolle
Exposure & Environment	Körpertemperatur: 36,8 °C, unauffälliger Hautstatus	–

VERDACHTSDIAGNOSE
Schlaganfall, DD: intrazerebrale Blutung

51.2 Eigen- und Fremdanamnese

Laut Aussage der Ehefrau hatte sich ihr Ehemann nach dem Kaffeetrinken gegen 16:30 Uhr in den Garten begeben. Gegen 17:05 Uhr fand ein Nachbar den Patienten in der später dokumentierten Auffindesituation liegend am Boden vor und informierte daraufhin die Ehefrau. Nach Angaben der Angehörigen war keine Tätigkeit in erhöhter Position geplant. Der Patient habe im Bereich des Bodens ein Abwasserrohr verlegen wollen. Die Auffindesituation befindet sich in unmittelbarer Nähe zu diesem Arbeitsbereich.

Weitere Informationen zum genauen Hergang des Ereignisses können durch die Angehörigen sowie dem Nachbarn nicht erhoben werden. Im Rahmen der Fremdanamnese berichtet die Ehefrau, dass in der jüngeren Vergangenheit eine zunehmende leichte Vergesslichkeit beim Patienten aufgefallen sei. Diese kann von ihr zeitlich aber nicht genauer definiert werden. Hinweise auf kardiale oder pulmonale Vorerkrankungen werden verneint (➤ Tab. 51.3).

Tab. 51.3 SAMPLER

SAMPLER	Beschreibung
Symptome und Befunde	Es besteht eine motorische Aphasie. Der Patient zeigt eine adäquate Reaktion auf verbale Ansprache. Auf Aufforderung kann er den rechten Arm sowie das rechte Bein aktiv bewegen. Eine schlaffe Parese der linken oberen und unteren Extremität ist ausgeprägt, mit einem Kraftgrad von null. Die Pupillen sind isokor und beidseits prompt lichtreagibel.
Allergien	Keine
Medikation	Keine
Patientenvorgeschichte	Keine bekannt
Letzte Mahlzeit	Um 16:30 Uhr
Ereignisse direkt vor dem Notfall	Unbekannt
Risikofaktoren	Keine bekannt

51.3 Medizinische Versorgung und Maßnahmen

Primär wird ein standardisiertes Monitoring zur Vitalzeichenüberwachung eingerichtet. Im weiteren Verlauf wird ein peripherer venöser Zugangs (18G) am linken Unterarm gelegt. Über diesen Zugang wird eine Vollelektrolytlösung infundiert. Die Wahl der Zugangsgröße erfolgt mit Blick auf eine mögliche direkte Kontrastmittelgabe im Rahmen der geplanten radiologischen Diagnostik.

51

51.4 Rettungsprozedere

Zum Zeitpunkt des geplanten Transportbeginns ist der alarmierte RTW noch nicht an der Einsatzstelle eingetroffen. Eine Rücksprache mit der Leitstelle ergibt, dass kurzfristig keine zusätzlichen Einsatzkräfte zur Unterstützung an den Einsatzort entsendet werden können. Aufgrund der Einschätzung des klinischen Zustands ist klar, dass der Patient einer zeitkritischen Verlegung in eine akutmedizinisch spezialisierte Klinik (Neurologie und Neurochirurgie) bedarf.

Die anwesenden Nachbarn werden um Unterstützung beim Transport des Patienten zum Landeplatz des RTH gebeten. Aufgrund eigener körperlicher Einschränkungen kann diese Hilfe jedoch nicht geleistet werden. Der TC-HEMS bittet daraufhin darum, weitere Helfer aus dem unmittelbaren dörflichen Umfeld zu organisieren. Innerhalb weniger Minuten können durch die Nachbarn zusätzliche Hilfspersonen rekrutiert werden.

Parallel dazu wird der Pilot informiert, entlädt die Trage aus dem RTH und begibt sich zu Fuß zur Einsatzstelle. Währenddessen wird der Patient in der Zielklinik angemeldet. Der zurückgebliebene Notarzt wird durch den TC-HEMS telefonisch über die aktuelle Lage sowie die bereits eingeleiteten medizinischen Maßnahmen informiert. Durch eine vorab erfolgte Benachrichtigung der Rettungsleitstelle befindet sich der Pilot bereits einsatzbereit am Heliport.

In Absprache mit dem Notarzt wird entschieden, ihn im weiteren Einsatzverlauf aufzunehmen. Diese taktische Maßnahme erfolgt unter Berücksichtigung der geografischen Lage. Denn das Krankenhaus, an dem sich der Notarzt aufhält, befindet sich auf der Flugstrecke zum Zielkrankenhaus und somit ist kein relevanter Zeitverlust zu erwarten. Weiterhin ist eine notärztliche Versorgung während des weiteren Transportes gegeben.

Nach Eintreffen der Trage an der Einsatzstelle wird der Patient darauf umgelagert und mit Unterstützung der vor Ort befindlichen Helfer fußläufig zum RTH transportiert. Die zurückzulegende Strecke zwischen Einsatzort und Landeplatz beträgt etwa 500 m. Kurz vor dem Verladen trifft der RTW am RTH ein, wodurch die Besatzung unterstützend beim Umlagern in den RTH tätig wird. Unmittelbar vor dem Abflug wird der Notarzt telefonisch über den aktuellen Status sowie den bevorstehenden Start informiert.

51.5 Zielklinik und Transport

Der TC-HEMS begleitet den Patienten während des Lufttransports in der Kabine des RTH. Diese Vorgehensweise wurde im Vorfeld kurz mit dem Piloten abgestimmt. Da keine witterungsbedingten Einschränkungen vorliegen, kann der Flug ohne Verzögerung aufgenommen werden.

Nach wenigen Flugminuten erfolgt die planmäßige Aufnahme des Notarztes am Krankenhaus unter laufendem Rotorbetrieb. Während des Fluges macht der TC-HEMS eine kurze Übergabe des bisherigen klinischen Verlaufs. Um eine schnellstmögliche Übergabe in der Zielklinik zu gewährleisten, setzt das Team den Transport ohne weitere medizinische Maßnahmen fort.

Die Leitstelle informiert die neurologische Abteilung des aufnehmenden Krankenhauses über die erwartete Ankunftszeit. Die Landung am Zielkrankenhaus erfolgt um 18:08 Uhr. Der Patient kann anschließend dem Schockraumteam übergeben werden.

51.6 Klinischer Verlauf

Nach der Übergabe in der Zielklinik wird umgehend eine kraniale CT-Diagnostik durchgeführt. Dabei zeigt sich eine linksseitige intrazerebrale Blutung (➤ Abb. 51.1). In der Folge erfolgt eine operative Hämatomausräumung. Postoperativ wird der Patient zur engmaschigen Überwachung auf die neurochirurgische Intensivstation übernommen. Die im Anschluss durchgeführte Kontroll-CCT bestätigt eine deutliche Reduktion der raumfordernden Wirkung der Blutung.

51.7 TOPS & FLOPS

Die Besonderheit dieses Einsatzes liegt im Spannungsfeld zwischen Routine und Ausnahme: Was aus akutmedizinischer Sicht sowie im rettungsdienstlichen Kontext als Standardsituation eingestuft werden kann, entwickelte sich in der taktischen Umsetzung zu einem außergewöhnlichen Szenario. Einsätze dieser Art werden in vielen Regionen regelmäßig ohne notärztliche Beteiligung durchgeführt. Dennoch ist die operative Vorgehensweise in diesem Fall aufgrund der

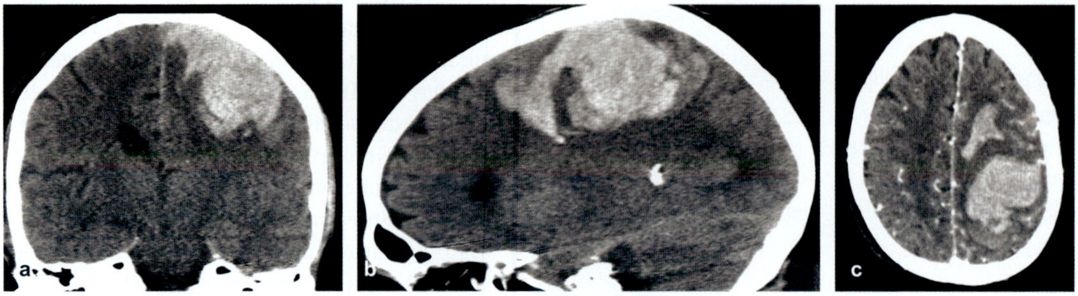

Abb. 51.1 Angio-CCT a) Frontal-, b) Sagittal- und c) Transversalebene [T1608]

speziellen Rahmenbedingungen nicht als alltäglich zu bewerten.

Insbesondere die Tatsache, dass ein RTH ohne Notarzt entsendet wurde, stellt in Deutschland eine seltene Ausnahme dar. Im vorliegenden Fall ergab sich jedoch keine alternative Möglichkeit, den Einsatz adäquat zu besetzen. Die zeitliche Abfolge zeigt deutlich, dass dieses Vorgehen den schnellstmöglichen Versorgungsweg darstellte und somit wahrscheinlich zu einem günstigen Patientenergebnis beigetragen hat. Bereits 48 min nach Alarmierung befand sich der Patient in einer geeigneten Zielklinik (**TOP**).

Als besondere Herausforderung wurde von der Besatzung die Kommunikation während des Einsatzes benannt (**TOP**). Im Debriefing wurde die interne Abstimmung zwischen Pilot, TC-HEMS und Notarzt als effektiv und strukturiert bewertet (**TOP**). Die Prinzipien des Crew Resource Managements (CRM) konnten angewendet werden (**TOP**).

CRM-Leitsätze InPASS PATIENTENSICHERHEIT

Nach Rall & Gaba in Miller's Anesthesia 8th edition

1. **Kenne Deine Arbeitsumgebung.**
2. **Antizipiere und plane voraus.**
3. **Fordere Hilfe an – lieber früh als spät.**
4. **Übernimm die Führungsrolle oder sei ein gutes Teammitglied mit Beharrlichkeit.**
5. **Verteile die Arbeitsbelastung.** *(10-für-10-Prinzip)*
6. **Mobilisiere alle verfügbaren Ressourcen.** *(Personen und Technik)*
7. **Kommuniziere sicher und effektiv – sag, was Dich bewegt.**
8. **Beachte und verwende alle vorhandenen Informationen.**
9. **Verhindere und erkenne Fixierungsfehler.**
10. **Habe Zweifel und überprüfe genau.** *(Double check! Nie etwas annehmen!)*
11. **Verwende Merkhilfen und schlage nach.**
12. **Re-evaluiere die Situation immer wieder.** *(10-für-10-Prinzip)*
13. **Achte auf gute Teamarbeit – andere unterstützen und sich koordinieren.**
14. **Lenke eine Aufmerksamkeit bewusst.**
15. **Setze Prioritäten dynamisch.**

Abb. 51.2 CRM-Leitsätze (© M. Rall, InPASS) [V817]

51.8 Crew Resource Management

Ziel des CRM ist es, kommunikative und koordinative Verhaltensweisen zu identifizieren und in komplexen Einsatzsituationen systematisch einzusetzen (Ant 2024, Kersten et al. 2021). In diesem Einsatz wurde versucht, die 15 Leitsätze des CRM gezielt anzuwenden (Rall 2019, ➤ Abb. 51.2). Im Folgenden werden drei der zentralen Prinzipien, die für diesen Einsatz relevant waren, näher erläutert (Kurrig 2023):

- Kenne deine Arbeitsumgebung!
- Kommuniziere effektiv!
- Setze Prioritäten, angepasst an die Situation!

Kenne deine Arbeitsumgebung Bedeutete in diesem Zusammenhang, die Leistungsgrenzen und Einsatzmöglichkeiten des vorhandenen Personals und Materials realistisch einzuschätzen. Entscheidend war die frühzeitige Evaluation, ob das initial eingesetzte Team in der Lage war, den Einsatz ohne Notarzt eigenverantwortlich zu übernehmen. Diese Einschätzung fiel positiv aus, da es sich um eine im Rettungsdienst häufig vorkommende Einsatzart handelte, die üblicherweise ohne notärztliche Intervention durchgeführt wird. Gleichzeitig wurde eine alternative Strategie vorbereitet, in der der Notarzt zu einem späteren Zeitpunkt in den Einsatz integriert werden konnte.

Effektive Kommunikation Stellte einen weiteren kritischen Erfolgsfaktor dar. Die medizinische Indikation war in diesem Fall nicht die zentrale Herausforderung, sondern die veränderte Teamkonstellation. Sämtliche relevanten Informationen mussten innerhalb kürzester Zeit transparent an alle Teammitglieder übermittelt werden. Dank der Möglichkeit zur telefonischen Kommunikation mit Mobiltelefonen wurde eine durchgängige interne Abstimmung gewährleistet. Dennoch wurde erkannt, dass die ländliche Struktur mit unzureichender Netzabdeckung potenzielle Störungen in der Kommunikation hätte verursachen können. Als Ausweichmöglichkeit standen die Handsprechfunkgeräte zur Verfügung.

Für die koordinierende Leitstelle stellte die Einsatzkonstellation eine neue Herausforderung dar. Zwar bemühte sich die Leitstelle, die Kommunikation aktiv zu unterstützen, jedoch wurde dies im Nachgang von der Besatzung teilweise kritisch bewertet.

Insbesondere im Hinblick auf das zeitweise belegte Telefon, das die interne Koordination erschwerte. Zur Optimierung solcher Prozesse erscheint es sinnvoll, in enger Abstimmung mit der Leitstelle standardisierte Abläufe für derartige Einsatzsituationen zu definieren. Eine mögliche Maßnahme wäre, dass ein Mitglied der Besatzung die externe Kommunikation übernimmt, während die interne Abstimmung davon entkoppelt erfolgt.

Prioritäten werden fortlaufend evaluiert und situativ angepasst Im ersten Schritt stand die schnelle Versorgung des Patienten im Vordergrund, weshalb entschieden wurde, den Einsatz primär ohne Notarzt zu beginnen. Nachdem festgestellt wurde, dass der Patient sich in einem zeitkritischen Zustand befand, jedoch keine unmittelbaren notärztlichen Maßnahmen erforderlich waren, wurde die Strategie auf eine rasche Verbringung in ein geeignetes Zielkrankenhaus ausgerichtet. Der Zeitvorteil durch den Einsatz des RTH konnte voll ausgeschöpft werden. Die nachträgliche Aufnahme des Notarztes erfolgte unter laufendem Rotorbetrieb und führte zu keiner relevanten Verzögerung. Die Priorisierung der Maßnahmen wurde im Team kontinuierlich kommuniziert und situationsgerecht angepasst.

Dass ein solches einsatztaktisches Vorgehen in Ausnahmefällen zulässig und durchführbar ist, wird auch im „Konzept zur Bewältigung rettungsdienstlicher Großereignisse sowie besonderer Einsatzlagen in der StädteRegion Aachen“ beschrieben (Städteregion Aachen 2023).

MERKE

Ein zunächst alltäglicher Einsatz im Rettungsdienst kann sich durch geringfügige taktische Veränderungen zu einem besonderen Einsatzszenario entwickeln. Trotz der abweichenden Einsatzkonstellation konnte in diesem Fall eine zeitnahe Verlegung des Patienten in eine geeignete Zielklinik sichergestellt werden. Für derartige Situationen ist es von zentraler Bedeutung, sowohl eine stabile interne als auch externe Kommunikation aufrechtzuerhalten und die Prinzipien des CRM konsequent anzuwenden.

Was wäre, wenn …

- … der Patient primär ABCD-kritisch instabil gewesen wäre?
  In diesem Fall hätte der Pilot den RTH unmittelbar zum Krankenhaus geflogen, an dem der Notarzt stationiert war. Der TC-HEMS wäre am Einsatzort verblieben und hätte den Patienten bis zum Eintreffen des Notarztes stabilisiert. Parallel dazu hätte eine telefonische Rücksprache im Sinne einer telenotärztlichen Begleitung erfolgen können, um notfallmedizinische Entscheidungen durch ärztliche Expertise abzusichern.
- … das nächstgelegene geeignete Krankenhaus keine Aufnahmekapazität gehabt hätte?
  Wäre das primär vorgesehene Zielkrankenhaus nicht verfügbar gewesen, hätte die gesamte einsatztaktische Planung angepasst werden müssen. Das nächstgelegene, alternativ geeignete Krankenhaus hätte sich in größerer Entfernung befunden, wodurch das ursprünglich auf dem Flugweg liegende Krankenhaus mit dem dort stationierten Notarzt keine taktische Rolle mehr gespielt hätte. In einem solchen Fall wäre der Pilot zunächst zum Krankenhaus des Notarztes geflogen, um diesen aufzunehmen, und anschließend zur Einsatzstelle zurückgekehrt. Währenddessen hätte der TC-HEMS den Patienten transportfähig vorbereitet.
- … der Patient während des Lufttransports ABCD-kritisch instabil geworden wäre?
  Der Transport war so vorbereitet, dass jederzeit eine notfallmedizinische Intervention während des Fluges möglich gewesen wäre. Sowohl eine Atemwegssicherung im Sinne einer „In-Flight-Intubation“ als auch Maßnahmen zur Kreislaufstabilisierung hätten durch das medizinische Personal unmittelbar durchgeführt werden können.

Zusammenfassung

- Eine strukturierte und zielgerichtete Kommunikationsstrategie sowohl innerhalb des Einsatzteams als auch mit externen Akteuren trägt maßgeblich zur Optimierung des Patientoutcomes bei.
- Effiziente und störungsfreie Einsatzabläufe ermöglichen ein effektives Zeitmanagement und unterstützen eine zeitkritische Patientenversorgung.
- Die Anwendung der Grundsätze des CRM fördert in besonderen Einsatzkonstellationen eine stabile und situationsgerechte Kommunikation.

LITERATUR

Ant M. Klassisches Crew Resource Management (CRM). In: Ant M (Hrsg.) Effizientes Crew Resource Management. Der Faktor Mensch im Unternehmen. Wiesbaden, Heidelberg: Springer Gabler, 2024. S. 43–66.

Kersten C, Fink K, Michels G et al. Crew Resource Management im Schockraum. Med Klin Intensivmed Notfmed. 2021; 116: 377–388.

Kurrig F. Crew Resource Management in der präklinischen Notfallversorgung [Bachelorarbeit]. Hamburg: Medical School Hamburg, 2023.

Rall M. Sicherheit trotz Fehlern: Crew Resource Management (CRM) für Medizinische Einsatzteams (MET). In: Koch T, Heller AR, Schewe JC (Hrsg). Medizinische Einsatzteams. Prävention und optimierte Versorgung innerklinischer Notfälle, Scoringsysteme, Fallbeispiele. Berlin, Heidelberg: Springer, 2019: 75–86.

Städteregion Aachen. Konzept zur Bewältigung rettungsdienstlicher Großereignisse sowie besonderer Einsatzlagen in der StädteRegion Aachen. Aus: https://www.staedteregion-aachen.de/fileadmin/user_upload/A_32/Dateien/Rettungswesen_Bevoelkerungsschutz/Rettungsdienst/Konzept_RDGROSS_04092023.pdf (letzter Zugriff: September 2025)

KAPITEL

52 Einklemmung: Every Minute Counts …

Michael Rosner
Unter Mitwirkung von: Günter Grassinger, Markus Amon

Fallbericht

Setting

Helikopterstandort
Ländlicher Bereich auf einem Zivilflugplatz mit Nähe zu einer Stadt in Niederösterreich, keine direkte Krankenhausanbindung

Helikopter
EC 135

Besatzung
Pilot, FLR (Flugretter), FLRA (Flugrettungsarzt)

Operationelle Besonderheiten
Keine Alpinausrüstung, Nachtflug, Einsatzfahrzeug

Alarmierung

Im Frühsommer 2016 wird die Crew um die Mittagszeit mit dem Code 29D4 von der Leitstelle in das nordwestliche Niederösterreich zu einem Unfall mit einer herausgeschleuderten Person alarmiert. Laut SMS-Pager-Alarmierung handelt es sich um einen männlichen Patienten, der aus einem Radlader geschleudert und darunter begraben wurde. Das Wetter ist sommerlich warm und es gibt witterungsbedingt keine Limitationen.

Preflight-Abklärungen (Wetter/Team/Einsatztaktik)

Die ➤ Tab. 52.1 gibt einen kurzen Überblick über die Situation.

Tab. 52.1 Abklärungen und Gedanken

Pilot	Wetter okay, Alarmierung wird sofort übernommen.
FLR	Keine Besonderheiten
FLRA	Keine Besonderheiten
Weiteres Teammitglied?	Keines
Einsatzkräfte vor Ort?	Feuerwehr, Sanitätsdienst ÖBH (Österreichisches Bundesheer), Rettungswagen (RTW)

Anflug und Ersteindruck bei Landung

Am Einsatzort stellt die Crew Folgendes fest: Ein Radlader ist nach links seitlich umgekippt (➤ Abb. 52.1). Der Patient liegt auf der rechten Seite. Becken sowie beide untere Extremitäten sind unter der Fahrzeugkabine begraben. Der

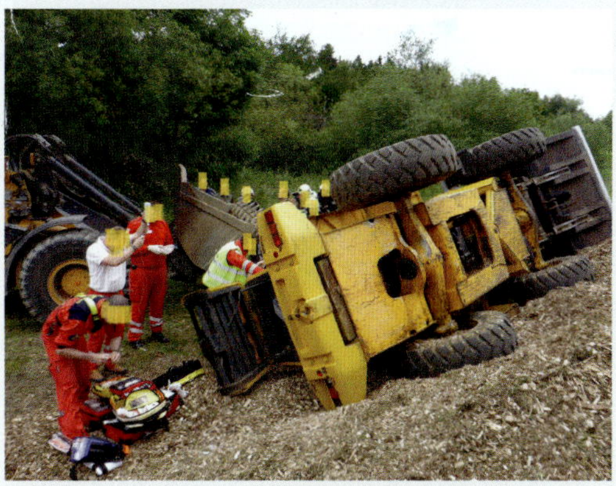

Abb. 52.1 Radlader in Seitenlage nach Eintreffen NAH, Rettungsmaßnahmen in Vorbereitung [M1713]

Patient erscheint wach und ansprechbar. Die medizinische Erstversorgung durch den RTW und den First Responder ist bereits angelaufen. Die Feuerwehr hat bereits mit Sicherungsmaßnahmen begonnen, um die Unfallstelle abzusichern und den Patienten zu befreien. Eine sichere Landung des Rettungshubschraubers ist in unmittelbarer Nähe des Unfallortes möglich. Die Landung am Notfallort erfolgt um 13:02 Uhr.

52.1 Medizinische Ersteinschätzung und Erstmaßnahmen nach Eintreffen

In ➤ Tab. 52.2 sind die Ersteinschätzung und Maßnahmen beschrieben (➤ Abb. 52.2).

VERDACHTSDIAGNOSE

Polytrauma: instabile Beckenfraktur, LWS-Fraktur, stumpfes Bauchtrauma, Fraktur rechter Oberschenkel, NACA 5

Tab. 52.2 xABCDE

xABCDE	Beschreibung	Maßnahme
e**X**sanguination	Keine aktive Blutung nach außen, nach innen sehr wahrscheinlich; Hämatome an beiden Flanken, Abdomen gespannt, Becken instabil	Vorbereitung Beckengurt, Vakuummatratze, Venflonanlage, Vollelektrolytlösung; Vorbereitung Vasopressor
Airway	Frei	–
Breathing	Hyperventilation schmerz- und angstbedingt, AF 25–30/min, SpO_2 94 %, Thorax stabil, AG beidseits auskultierbar	O_2-Maske, 6 l/min; Vorbereitung Rapid Sequence Induction (RSI)
Circulation	hyperton-kompensiert; RR 180/107, Sinustachykardie 112/min	Venflon, Vollelektrolytlösung; Vorbereitung L-Adrenalin; Vorbereitung Beckengurt
Disability	GCS 15, agitiert-orientiert, spürt seine beiden unteren Extremitäten nicht, Plegie rechte und linke untere Extremität, keine Amnesie	Vakuummatratze
Exposure & **E**nvironment	Beide unteren Extremitäten sind unter dem Radlader, starke Schmerzen LWS und Becken	Analgosedierung; Vorbereitung Vakuummatratze und Beckengurt; Warten auf technische Rettung durch Feuerwehr

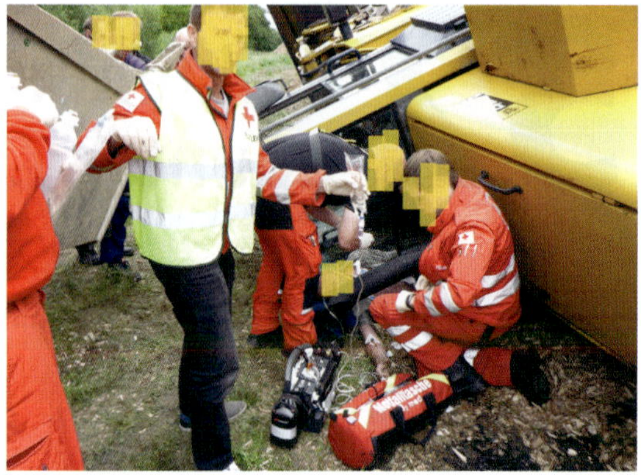

Abb. 52.2 Monitoring und Analgosedierung des eingeklemmten Patienten vor Rettung [M1713]

52.2 Anamnese

Bei Arbeiten mit einem Radlader auf einem Hackschnitzelhaufen kippte das Fahrzeug im Rahmen einer Schräglage auf die linke Seite. Laut Angabe des Patienten war die Kabinentür wegen der sommerlichen Hitzeentwicklung offen und er versuchte noch abzuspringen. Dabei wurde er mit der unteren Körperhälfte unter der Kabine des Radladers begraben und kam auf der rechten Körperseite zu liegen. Der Unfallhergang wird vom Patienten nachvollziehbar geschildert. Er klagt über starke Schmerzen in der LWS und im Beckenbereich. Die Beine spürte er laut eigenen Angaben nicht mehr (➤ Tab. 52.3).

Tab. 52.3 SAMPLER

SAMPLER	Beschreibung
Symptome und Befunde	Starke Schmerzen LWS und Becken, spürt seine beiden Beine nicht
Allergien	Keine bekannt
Medikation	Keine Dauermedikation
Patientenvorgeschichte	Keine bekannt
Letzte Mahlzeit	Frühstück
Ereignisse direkt vor dem Notfall	Patient hat mit dem Radlader Hackschnitzel aufgeladen, Kabinentür war wegen Hitze offen.
Risikofaktoren	Nikotinabusus

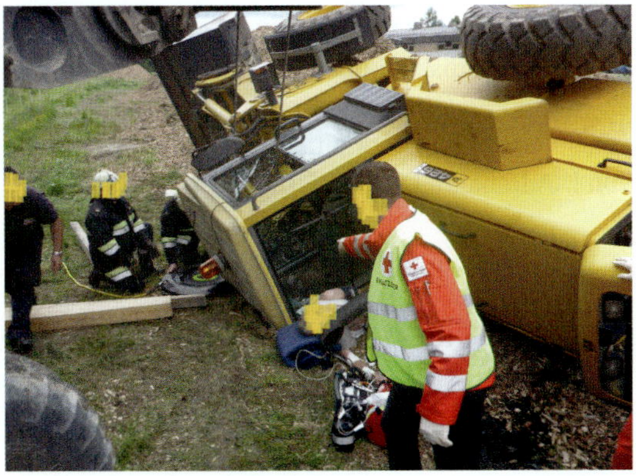

Abb. 52.3 Gesicherter Radlader kurz vor Befreiung des Patienten [M1713]

Zum Zeitpunkt des Eintreffens des Notarzthubschraubers (NAH) befindet sich der Patient weiterhin in einer akuten Notlage. Er ist, wie zuvor beschrieben, unter dem Fahrzeug eingeklemmt und wird vom kurz zuvor eingetroffenen Rettungsdienst bereits erstversorgt. Bei Eintreffen des NAH beginnt die anwesende Feuerwehr mit der Sicherung des Radladers (➤ Abb. 52.3), um ein weiteres Abrutschen zu verhindern und die Rettung des Patienten zu ermöglichen.

52.3 Medizinische Versorgung und Maßnahmen

Die Crew hält zunächst Rücksprache mit den bereits anwesenden Einsatzkräften vor Ort, um das weitere Vorgehen und das geplante Rettungsprozedere abzustimmen. Nach der Sichtung und Ersteinschätzung des Patienten bespricht die Crew die nächsten Schritte sowie die erforderlichen Vorbereitungen. Vor der Rettung werden folgende Maßnahmen durchgeführt (➤ Abb. 52.4):

- Anlage einer PVK, O_2-Gabe 6 l/min, Analgosedierung (mit Esketamin 50 mg frakt. i.v. und Midazolam 5 mg frakt. i.v.), 500 ml Ringer-Lactat
- Vorbereitung Vakuummatratze am Stretcher, Beckengurt, zweiter venöser Zugang, Katecholamin
- Vorbereitung RSI mit Hypnomidate, Fentanyl und Rocuronium, Endotrachealtubus 8,0

52.4 Rettungsprozedere

Nach der Analgosedierung des Patienten unternimmt die Crew gemeinsam mit den anwesenden Feuerwehrkräften den Versuch, den mit Drahtseilen gesicherten Radlader mithilfe eines zweiten Radladers anzuheben und so den Patienten zu befreien. Während dieses Anhebens kommt es jedoch zunächst zu einer Scherbewegung, die den Verdacht aufkommen lässt, dass weitere Körperteile des Patienten im Bereich von Abdomen und Thorax gefährdet werden können. Nach einer Neuausrichtung der Hebeachse erfolgt die zügige Befreiung und Rettung des Patienten aus der Notlage.

Unmittelbar danach leitet die Crew folgende Maßnahmen ein: Zunächst wird ein Beckengurt angelegt. Im weiteren Verlauf kommt es zu einem hämodynamischen Einbruch sowie zu einer zunehmenden Vigi-

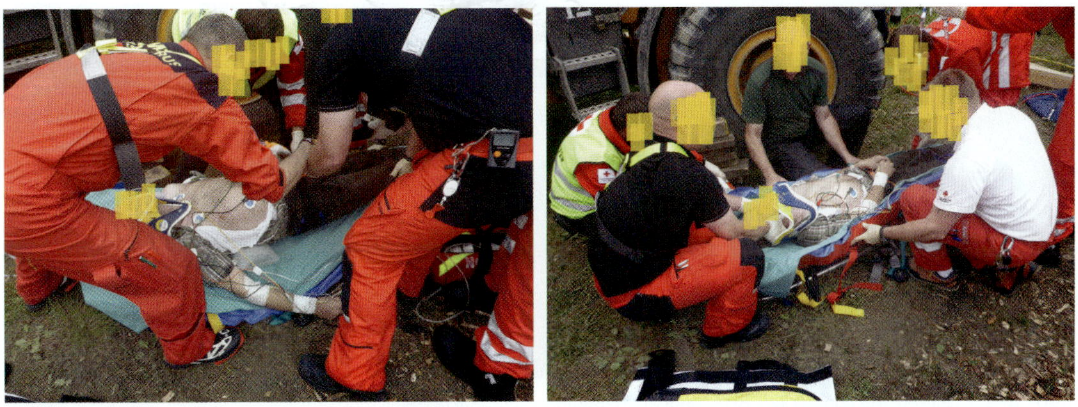

Abb. 52.4 Versorgung unmittelbar nach Rettung [M1713]

lanzminderung des Patienten, was auf ein vermutetes hämorrhagisches Schockgeschehen hinweist.

Der FLRA leitet eine RSI mit Hypnomidate/Fentanyl und Rocuronium ein. Parallel dazu wird versucht, den Kreislauf durch die laufende Gabe von 500 ml Ringer-Lactat, 500 ml Volulyte, fraktioniert verabreichtem L-Adrenalin sowie 1 g Tranexamsäure i. v. zu stabilisieren. Der Patient liegt auf einer Vakuummatratze.

Beim Abtransport sind die peripheren Pulse nur schwach tastbar, die Rekapillarisierungszeit (CRT) beträgt 4–5 s. Nach der Gabe von 0,8 mg L-Adrenalin (frakt. i.v.) bessert sich die CRT auf 2–3 s. Der endtidale CO_2-Wert ($etCO_2$) liegt bei 33 mmHg, der Blutdruck bei 90/60 mmHg. Zur weiteren Analgosedierung verabreicht der FLRA Esketamin und Midazolam.

52.5 Zielklinik und Transport

Initial strebt die Crew ein Krankenhaus der Traumamaximalversorgung (Level-I-Traumazentrum inkl. Neurochirurgie) wie von der Leitstelle vorgeschlagen (erwartete Flugzeit 19 min) an. Im Verlauf wird klar, dass der sich zunehmend ausprägende hämorrhagische Schock nach Rettung des Patienten einen längeren Transport nicht zulassen wird. Daher entscheidet sich die Crew für den Transport in ein regionales Traumazentrum der Versorgungsstufe II, das in nur sieben Flugminuten erreichbar ist und sowohl die Möglichkeit zur Damage Control Resuscitation als auch zur Damage Control Surgery bietet.

Während des Fluges bestehen stabile Beatmungsverhältnisse unter kontrollierter, maschineller Beatmung (CPPV) mit dem Oxylog 2000. Die Hämodynamik bleibt jedoch instabil mit einer Sinustachykardie bei einer Herzfrequenz von 140/min und einem Blutdruck von 90/60 mmHg, trotz laufender, fraktionierter Gabe von L-Adrenalin. Die CRT ist weiterhin verlängert.

52.6 Klinischer Verlauf

Der kritische Patient wird um 13:40 Uhr im Schockraum des regionalen Schwerpunktkrankenhauses übergeben und die u. g. Diagnosen werden erhoben. Dabei zeigt sich zusätzlich ein V. a. Thoraxtrauma rechts mit Anlage einer Bülau-Drainage noch im Schockraum (wurde später im Polytrauma-CT nicht bestätigt). Deren Lage muss nach Röntgenkontrolle auf der ICU noch korrigiert werden.

In den folgenden vier Stunden erhält der Patient im Schockraum und auf der Intensivstation insgesamt 10 Erythrozytenkonzentrate, 8 g Fibrinogen und ein weiteres Gramm Tranexamsäure (TXA). Durch die zusätzliche Gabe von Vollelektrolytlösungen und die kontinuierliche Norepinephrin-Gabe kann der Patient hämodynamisch stabilisiert und für den weiteren Transport vorbereitet werden.

Nach etwa vier Stunden erfolgt eine erneute Alarmierung zum dringlichen Sekundärtransport in ein Zentrum der Traumamaximalversorgung zur weiteren operativen Versorgung.

Diagnosen bei Verlegung (➤ Abb. 52.5):

- Komplexe instabile Beckenverletzung
- Lumbosakrale Luxationsfrakturen mit Paraplegie bei Spinalkanalstenose L5/S1

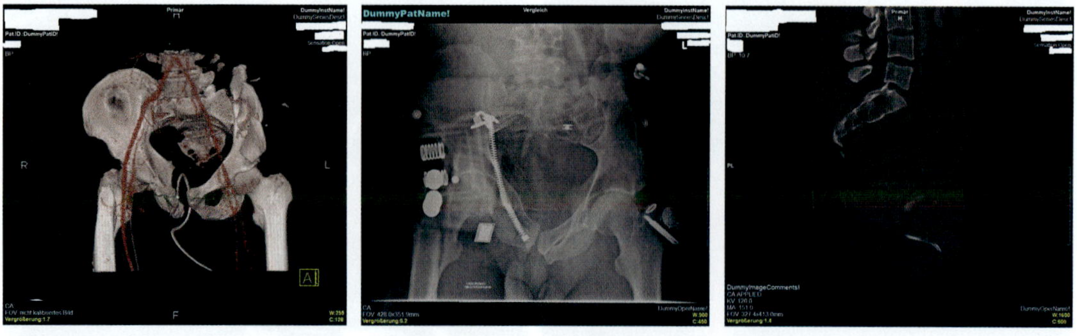

Abb. 52.5 CT Rekonstruktion Becken, Beckenübersicht, Röntgen lumbosakral seitlich [M1713]

- Ruptur der Harnblase
- Fraktur der per- und subtrochantären Region des rechten Femurs
- Subkutanes Décollement linke Flanke

52.7 TOPS & FLOPS

TOP war die Antizipation der zu erwartenden Verschlechterung der Kreislaufsituation nach Rettung aus der Notlage und Änderung des primären Zielkrankenhauses zugunsten einer raschen Stabilisierung der Hämodynamik.

Bezüglich des Thoraxtraumas erschien der Thorax stabil und klinisch unauffällig. Sonografie stand damals noch nicht zur Verfügung, aber ein eFAST hätte in dieser Situation hilfreich sein können.

Ein **FLOP** aus heutiger Sicht war, dass 2016 noch kein reiner Vasopressor im NAH zur Verfügung stand und die Narkoseeinleitung mit Hypnomidate stattfand.

MERKE

- Bei diesem Patienten spielte der Faktor Zeit eine wesentliche Rolle.
- Damage Control Resuscitation konnte zur Stabilisierung der präklinisch schwierig beherrschbaren Kreislauf- und Blutungssituation im deutlich näher gelegenen Schwerpunktkrankenhaus zur Rettung des Patienten beitragen.
- Die definitive und endgültige Versorgung im weiter entfernten Krankenhaus der Maximalversorgung muss manchmal aus o. g. Gründen hintangestellt werden.

Was wäre, wenn …

- … der Schockraum im peripheren Traumakrankenhaus nicht offen gewesen wäre?
  Das hätte eine längere Transportzeit, eine sich verschärfende kritische Patientensituation sowie eingeschränkte Behandlungsmöglichkeiten im präklinischen Bereich und während des Transports zur Folge gehabt – möglicherweise sogar eine Verschlechterung des Outcomes bis hin zum Tod des Patienten.
- … der Patient wesentliche kardiovaskuläre Komorbiditäten ± Antikoagulation mit eingebracht hätte?
  Dies hätte zu einer Aggravation des hämorrhagischen Schockgeschehens führen und die ohnehin eingeschränkte Kreislauftoleranz des Patienten weiter verringern können.
- … die Kreislaufsituation nach Rettung des Patienten anders eingeschätzt bzw. unterschätzt worden wäre?
  Wie oben beschrieben, hätte die längere Transportdauer (19 min vs. 7 min) mit den damit verbundenen eingeschränkten Behandlungsmöglichkeiten das Behandlungsergebnis des Patienten und/oder die Mortalität mit hoher Wahrscheinlichkeit negativ beeinflusst.

Zusammenfassung

Es ist davon auszugehen, dass die deutlich kürzere Flugzeit in das periphere Schwerpunktkrankenhaus (7 min vs. 19 min) trotz bekannter, wahrscheinlich nicht möglicher definitiver Versorgung wesentlich zum positiven Outcome im Sinne des Überlebens des Patienten beigetragen hat.

Die dort erfolgte Damage Control Resuscitation unter intensivmedizinischen Bedingungen führte zu einer weitgehenden hämodynamischen Stabilisierung und ermöglichte den Weitertransport in eine Klinik der Traumamaximalversorgung, in der der Patient operativ und intensivmedizinisch noch am Unfalltag endgültig versorgt werden konnte.

KAPITEL

53 Folgeeinsatz mit potenziellen Folgen

Daniel Werner

Fallbericht

Setting

Helikopterstandort

Luftrettungsstandort am Klinikum der Maximalversorgung in unmittelbarer hochalpiner Umgebung

Helikopter

H145 mit Winde (90 m)

Besatzung

Pilot, TC-HHO (Windenoperator), TC-HEMS (Notfallsanitäter), Notarzt

Operationelle Besonderheiten

Dual Use, sowohl Primärrettung als auch Intensivtransport, Rettungswinde, Berg- und Wasserrettung, Nachtflugtauglichkeit

Alarmierung

An einem sehr warmen Sommertag in den Vormittagsstunden wird die Crew wegen eines Notfalleinsatzes im alpinen Gelände alarmiert. Gemeldet ist eine gestürzte Person im Bereich einer Alm: Diese habe sich im Rahmen eines auf der Alm durchgeführten Arbeitsdienstes eine Beinverletzung zugezogen. Die verletzte Person habe stärkste Schmerzen, zudem sei das Bein sichtbar fehlgestellt.

Die Rettungsleitstelle kann den Melder über das Handy orten und überliefert der Crew mittels Datentransfer die genaue Position. Der Einsatzort liegt auf ca. 1.400 m ü. M. im Bereich einer weitläufigen Almwiese. Das umliegende Wiesengelände ist allerdings sehr steil, sodass eine Anlandung nicht möglich ist und man sich im Team von Beginn an für den Einsatz der Rettungswinde entscheidet. Die Übernahmemöglichkeit des Einsatzes wird sofort nach Alarmierung der Rettungsleitstelle mittels Status übermittelt und die Crew startet innerhalb 2–3 min in Richtung Einsatzgebiet.

Preflight-Abklärungen (Wetter/Team/Einsatztaktik)

Das Wetter ist bereits vormittags sommerlich warm und windstill. Während des morgendlichen Briefings wird vonseiten der Flight Crew beste Wetterverhältnisse für den ganzen Tag vorhergesagt. Auch in den Abendstunden sind keine Gewitter oder Niederschläge zu erwarten. Die aus vier Besatzungsmitgliedern bestehende Crew ist ganztags auch für den alpinen Einsatz gerüstet. Sowohl der Notarzt als auch der TC-HEMS tragen den ganzen Tag den Sitzgurt, welcher im Alarmfall um einen Brustgurt erweitert wird. Dies hat zur Folge, dass in solchen Einsatzfällen mit wenigen Handgriffen unmittelbar in die Rettungswindenmission gestartet werden kann. Der Ausbau von Materialien, wie z. B. der Bestuhlung oder der Trage ist in der Regel nicht notwendig. Einbauten wie die Trage können problemlos innerhalb des Hubschraubers (auch während des Fluges) verstaut werden, sollte z. B. ein Einladen eines liegenden Patienten im Bergesack notwendig werden. Zum anderen liegt die Einsatzstelle auf einer Höhe, bei der – unter Berücksichtigung der äußerlichen Temperaturen – die Leistungsfähigkeit des Hubschraubers für die geplante Mission ausreichend ist. Der Anflug erstreckt sich über einige Kilometer und es wird erwartungsgemäß im Bereich der Einsatzstelle viele Gleitschirmflieger geben. Daher nimmt der TC-HHO auf dem Co-Pilotensitz Platz, um dem Piloten/der Pilotin zu assistieren und eine erweiterte Luftraumbeobachtung vornehmen zu können. Notarzt und TC-HEMS befinden sich in der Kabine und nehmen während des Anfluges erste Konfigurationen der Kabine vor, damit die Rettungswinde zügig zum Einsatz kommen kann (➤ Tab. 53.1).

Tab. 53.1 Abklärungen und Gedanken

TC-HHO	Erstkontakt über Funk mit dem zuständigen Einsatzleiter Bergrettung. Hierbei Verifizierung der Aspekte: medizinische Lage an der Einsatzstelle, geografische Gegebenheiten, Einsatztaktik (Direktanflug, Aufnahme Luftretter, Rettungskräfte vor Ort)
Pilot	Flug ins Einsatzgebiet, Informationen über Hinderniskulisse, Vorbereitung Windeneinsatz
TC-HEMS	Notärztliche Assistenz, Vorbesprechung von Möglichkeiten der medizinischen und technischen Rettung. Zudem Klärung, welches Material im ersten Windengang mitgenommen wird (Kreislauf- und Beatmungsrucksack, Monitor, Rettungsdreieck, Bergesack)
Notarzt	Besprechung mit dem TC-HEMS und Vorüberlegung hinsichtlich der in der Nähe befindlichen Krankenhausstruktur

Anflug und Ersteindruck bei Landung

Nach Kontaktaufnahme mit dem Einsatzleiter Bergrettung über Funk wird aufgrund der Dringlichkeit entschieden, die Einsatzstelle direkt anzufliegen. Dank der übermittelten Koordinaten kann die Einsatzstelle rasch lokalisiert werden. Im Überflug steht bereits ein Einweiser vor der Hütte und gibt mittels „YES-Zeichen" klar zu verstehen, dass es sich um die Einsatzstelle handelt. Wie im Vorfeld bereits bekannt, ist das Gelände für eine direkte Landung zu steil, sodass die Rettungswinde zum Einsatz kommt. Nach einem orientierenden Überflug werden der Notarzt und der TC-HEMS im Doppelwinch mit komplettem medizinischem Equipment (Notfallrucksäcke, Defibrillator-Monitor) problemlos an der Einsatzstelle abgesetzt. Von der Absetzstelle sind es wenige Meter zum Patienten. Hier präsentiert sich ein 60-jähriger männlicher Patient, der wohl vor der Hütte gestolpert ist und sich dabei die deutlich ersichtliche offene Sprunggelenksluxationsfraktur zugezogen hat.

53

53.1 Medizinische Ersteinschätzung und Erstmaßnahmen nach Eintreffen

Die ➤ Tab. 53.2 bietet einen kurzen Überblick über die Situation.

VERDACHTSDIAGNOSE
Offene Sprunggelenksluxationsfraktur, Präsynkope

Tab. 53.2 xABCDE

xABCDE	Beschreibung	Maßnahme
e**X**sanguination	Es ist keine stark blutende Wunde ersichtlich.	–
Airway	Patient spricht klar und deutlich, keine Verlegung erkenn- oder hörbar.	–
Breathing	Keine Zyanose, vesikuläre Atemgeräusche beidseits, Tachypnoe (22/min.)	Vorerst keine, im Verlauf Sauerstoffgabe
Circulation	Blasses Hautkolorit, Kaltschweißigkeit, Radialispuls flach, Tachykardie (112/min)	Volumengabe
Disability	Wach, ansprechbar, vierfach orientiert, starke Schmerzen, ängstlich, Durchblutung und Sensorik am Sprunggelenk intakt, Motorik schmerzbedingt nicht beurteilbar	Analgosedierung
Exposure & **E**nvironment	Flaches Gelände vor einer Alm	Wundverband, Reposition, Schienung

53.2 Anamnese

Zum Unfallhergang ist zu eruieren, dass der Patient zügig aus der Hütte gelaufen war und durch die blendende Sonne die Eingangsstufe übersehen hatte. Dabei knickte der Patient an der Stufe mit dem rechten Sprunggelenk um und fiel über die Türschwelle hinaus. Sofort war eine deutliche Fehlstellung mit Knochenaustritt über einer Wunde ersichtlich. Zudem beklagte der Patient sofort eintretende stärkste

Tab. 53.3 SAMPLER

SAMPLER	Beschreibung
Symptome und Befunde	Klar ersichtliche offene Luxationsfraktur Sprunggelenk rechts, Durchblutung und Sensorik sind intakt, Motorik ist schmerzbedingt nicht beurteilbar, stärkste Schmerzen. Der Bodycheck ergibt keine weiteren Verletzungen oder sonstige Auffälligkeiten.
Allergien	Keine
Medikation	Bisoprolol
Patientenvorgeschichte	Arterielle Hypertonie
Letzte Mahlzeit	Vor 2 h
Ereignisse direkt vor dem Notfall	Körperliche Betätigung
Risikofaktoren	Keine

Schmerzen. Man habe den Verunfallten bequem gelagert, die Wunde notdürftig abgedeckt und ihm 400 mg Ibuprofen als Tablette zur Schmerzbekämpfung verabreicht (➤ Tab. 53.3).

53.3 Medizinische Versorgung und Maßnahmen

Die Crew verabreicht dem Patienten mittels Reservoir-Maske Sauerstoff (8 l/min). Über einen intravenösen Zugang appliziert der Notarzt 1.000 ml Vollelektrolytlösung. Zur Reposition und einer damit notwendigen Schmerzbekämpfung entscheidet er sich für eine Analgosedierung mittels Midazolam und Esketamin. Vor Verabreichung der Medikamente werden zur kardiorespiratorischen Überwachung Blutdruck, Sauerstoffsättigung, EKG und die Kapnometrie gemessen. In der Summe benötigt der Patient bis zur Schmerzfreiheit und adäquaten Sedierung 75 mg Esketamin und 3 mg Midazolam. Unter dieser Sedierung kann die Crew das fehlgestellte Sprunggelenk reponieren und anschließend steril verbinden sowie schienen. Während der Prozedur ist der Patient aufgrund der Medikation nicht ansprechbar. Die Kreislaufparameter wie Herzfrequenz und Blutdruck stabilisieren sich durch die verabreichte Volumengabe (500 ml Vollelektrolytlösung). Die Atemfunktion bleibt unter Sauerstoffapplikation unbeeinträchtigt stabil.

53.4 Rettungsprozedere

Zum Transport wird der Patient in den vorgesehenen Bergesack gelegt, um ihn dann mithilfe der Rettungswinde in den Hubschrauber aufzunehmen. Während der Umlagerungsmaßnahmen bleibt der Patient bedingt ansprechbar, aber stets kardiorespiratorisch stabil. Noch während der Patient zur Bergung vorbereitet wird, erreicht den TC-HEMS des Rettungshubschraubers eine Anfrage für einen Folgeeinsatz im alpinen Gelände. Nicht weit von der Einsatzstelle entfernt (ca. 5 Flugminuten) sei es zu einem Absturz einer Person gekommen. Näheres sei bisher nicht bekannt. Rettungskräfte seien noch nicht vor Ort. Der TC-HEMS möge zeitnah Rückmeldung geben, ob der Notarzt abkömmlich sei und gegebenenfalls bereits vorab per Rettungswinde zur neuen Einsatzstelle verbracht werden könne.

Es erfolgt eine Abstimmung zwischen dem TC-HEMS und dem Notarzt zum weiteren Vorgehen – im Sinne einer Güterabwägung. Gemeinsam wird entschieden, als Team zusammenzubleiben, da sowohl die personellen Ressourcen (TC-HEMS und Notarzt) als auch die Ausrüstungsgegenstände (Rucksäcke und Defibrillator-Monitor) für den ersten Patienten benötigt und nicht aufgeteilt werden können. Im Vordergrund der Entscheidung stehen insbesondere die Patientensicherheit sowie eine adäquate, leitliniengerechte Versorgung. Der Patient wird problemlos mittels Rettungswinde geborgen und ins nahe gelegene Klinikum eingeliefert.

53.5 Zielklinik und Transport

Der Patient wird im nahegelegenen Klinikum der Versorgungsstufe (Grund- und Regelversorger) angemeldet. Die Aufnahme soll über die Notaufnahme erfolgen. Das Klinikum kann nach Bergung in ca. zehn

Flugminuten erreicht werden. Das Klinikum verfügt über einen direkten Landeplatz.

53.6 Klinischer Verlauf

In der Notaufnahme präsentiert sich der Patient A/B/C-stabil. Er ist zwischenzeitlich wieder ansprechbar, kann sich aber weder an die Bergung noch an die zuvor erfolgte Versorgung zum aktuellen Zeitpunkt erinnern.

Nach Übergabe des Patienten wird nach Rücksprache mit der Rettungsleitstelle der Folgeeinsatz übernommen. In Abwägung aller in der Nähe zur Verfügung stehenden Luftrettungsmittel ist dieser Rettungshubschrauber der schnellste. Die Crew hat die Ausrüstung hierfür wieder vervollständigt und kann den Einsatz bedienen.

53.7 Diskussion

Rettungseinsätze im unwegsamen Gelände stellen die Teams oftmals vor Herausforderungen. Neben anspruchsvollen Verfahren zum Erreichen der Notfallorte (Rettungswinde, Aussteigen im Schwebeflug) sind Ausrüstungsgegenstände und personelle Kapazitäten oftmals nicht in redundanter oder in grundsätzlich reduzierter Menge vorhanden. Die Versorgung muss somit unter besonderen Umständen erfolgen und benötigt viel Erfahrung der Rettungskräfte. Neben Entscheidungsfindungen hinsichtlich einer adäquaten und leitliniengerechten Patientenversorgung müssen zudem auch besondere logistische Aspekte beachtet werden.

In diesem Einsatzfall bestand die Herausforderung darin, einen Patienten im unwegsamen Gelände zu versorgen. Dies durch eine Analgosedierung, die in vielen Aspekten einer besonderen Herangehensweise bedarf. Zur Reposition sollte der Patient in der Regel schmerzfrei sein und von der Prozedur nichts bemerken. Hierfür braucht es meist die Kombination aus zwei Medikamenten, die beide – neben der eigentlichen Wirkung – auch das Potenzial zur Depression von Atmung und Kreislauf haben. Somit stellt die Überwachung eines solchen Patienten einen zentralen Behandlungsaspekt dar. Zum Einsatz kommen die Blutdruckmessung, die EKG-Überwachung sowie die Messung der Sauerstoffsättigung. Sowohl inner- als auch präklinisch sollte die Überwachung durch die Messung des endexpiratorischen Kohlendioxids (etCO_2) erfolgen, um schnell eine Bradypnoe oder sogar eine Apnoe zu detektieren. Ferner sollten Atemwegs- und Kreislaufkomplikationen mit unmittelbar zur Verfügung stehenden Ausrüstungsmitteln therapiert werden können.

In der Regel stehen all diese Ausrüstungsgegenstände nur einmal zur Verfügung, dies insbesondere im unwegsamen Gelände. Die medizinische Crew hat sich im beschriebenen Einsatzfall gegen die Übernahme des Folgeeinsatzes entschieden. Hierbei wurden folgende Aspekte berücksichtigt und im Team diskutiert:

- **Teilung des Rettungsteams:** Die Teilung des Rettungsteams kann in solchen Fällen angedacht werden, sollte aber immer unter Berücksichtigung aller möglichen Konsequenzen erfolgen. Das nichtärztliche Personal (TC-HEMS) ist heute notfallmedizinisch sehr gut ausgebildet. Oftmals dürfen diese eigenverantwortlich Analgosedierungen durchführen – vorausgesetzt, sie beherrschen das Verfahren sicher. Somit ist davon auszugehen, dass ein TC-HEMS, der auf einem Rettungshubschrauber tätig ist, auch mit der Weiterbetreuung eines solchen Patienten zurechtkommt. In diesem Fall war der Patient ABC-stabil und befand sich noch in einem sedierten Zustand. In einer solchen Situation ist damit zu rechnen, dass sich die Vigilanz im weiteren Verlauf deutlich verbessern wird. Die Trennung des Rettungsteams ist somit eine Option und kann auch in anderweitigen Extremfällen vorgenommen werden, wie z. B. beim luftgestützten Transport von Patienten im Rahmen eines Massenanfalls von Verletzten. Hier wird oftmals der Notarzt an der Unglücksstelle zur Versorgung benötigt. Die Betreuung während des Transports im Rettungshubschrauber kann durch den TC-HEMS erfolgen.
- **Ausrüstung:** Für ein Komplikationsmanagement benötigte Ausrüstungsgegenstände stehen in der Regel nur einmal zur Verfügung. Da in einem solchen Fall nicht parallel ein Rettungswagen oder auch die Bergrettung vor Ort sein kann, muss mit der vorhandenen Ausrüstung gehaushaltet

werden. Elementar wichtig ist in diesem Fall, dass eine Ateminsuffizienz schnell mittels Beatmungsbeutel und Sauerstoffgabe therapiert werden kann. Auch für eine potenziell auftretende Hypotonie müssen Volumen und Katecholamine sofort zur Verfügung stehen. Somit sind auch diese Ausrüstungsgegenstände am Patienten zu belassen.

- **Fremdausrüstung:** Die Übergabe weiterer Ausrüstungsgegenstände – etwa Notfallrucksäcke und Monitor – hilft, den Notarzt für den Folgeeinsatz einsatzbereit zu machen. Allerdings stellt die Verwendung fremder Ausrüstung oftmals eine Herausforderung dar. Nicht selten liegt die vollumfängliche Kenntnis über die komplette Ausrüstung schwerpunkthaft beim TC-HEMS – steht er nicht zur Verfügung, fehlt eine wertvolle Unterstützung.
- **Überwachung:** Gerade im Rahmen einer Analgosedierung ist die Überwachung elementar. Die Reduzierung – auch bei einem ABC-stabilen Patienten – auf den reinen „diagnostischen Blick" stellt keine adäquate Option dar. Pulsoximetrie sowie die Kapnometrie sind essenzielle Überwachungsanteile. Oftmals werden kleine tragbare Pulsoximeter mitgeführt und isoliert zum Monitoring eingesetzt. In diesem Zusammenhang sei erwähnt, dass das Erkennen eines Abfalls der Sauerstoffsättigung nur unzureichend bzw. oftmals verspätet mit dem Pulsoximeter erfolgt. Gerade bei lungengesunden und mit Sauerstoff vorbehandelten Patienten fällt die Sauerstoffsättigung im Rahmen einer Ateminsuffizienz erst sehr spät. Somit stellt die Kapnometrie bei spontan atmenden Patienten eine wertvolle Ergänzung im Sinne einer adäquaten Patientenüberwachung dar.
- **Notärztliche Assistenz:** Sie stellt einen wesentlichen Aspekt einer guten medizinischen Versorgung dar. Gerade im Rahmen der Polytraumaversorgung ist eine erfahrene Unterstützung durch adäquat ausgebildetes Personal immens wichtig, sodass auch das Teamgefüge für einen solchen Folgeeinsatz intensiv bedacht werden sollte. Denn nicht selten müssen anspruchsvolle medizinische Maßnahmen unter schwierigen Bedingungen vorgenommen werden (Intubation, Venenpunktion, Minithorakotomie etc.)

MERKE

Entscheidungen immer wohlüberlegt treffen – auch wenn diese einmal ein paar Minuten in Anspruch nehmen könnten. Ein adäquat gelebtes Crew Resource Management ist hier unerlässlich!

53

Was wäre, wenn …

- … eine Übernahme des Folgeeinsatzes erfolgt wäre?
  Hierbei würde der primär versorgte Patient mit dem TC-HEMS erst einmal an der Einsatzstelle zurückbleiben und der Notarzt würde dem weiteren Einsatz zugeführt werden. Da die Versorgung des potenziell Schwerverletzten eine erweiterte Ausrüstung erfordert, würde der Notarzt das gesamte Equipment mitnehmen. Zumal die meisten Ausrüstungsgegenstände nur einmal vorgehalten werden. Dies könnte zur Folge haben, dass der erstversorgte Patient im Falle des Auftretens einer Komplikation oder bei Bedarf einer weiteren Behandlung nicht adäquat versorgt werden könnte. Der Patient könnte erneut Schmerzen oder auch Übelkeit entwickeln. Eine damit verbundene medikamentöse Therapie wäre dann nur eingeschränkt oder gar nicht möglich. Im Falle der Analgesie würde man sich ggf. für ein peripher wirksames Analgetikum entscheiden, um eine Ateminsuffizienz zu vermeiden. Dies mit der möglichen Folge, dass die analgetische Potenz nicht ausreichend ist. Auch eine Kreislaufinsuffizienz könnte bei unvollständiger Ausrüstung nicht adäquat therapiert werden. In seltenen Fällen kann es im späteren Verlauf durch die im Rahmen der Analgosedierung verabreichten Medikamente zu einer Ateminsuffizienz kommen, welche mindestens die Vorhaltung eines Beatmungsbeutels erforderlich macht – ggf. sogar Sauerstoff.

In der Gesamtschau stellt die Übernahme des Folgeeinsatzes bei fehlender Redundanz von Ausrüstungsgegenständen (Beatmungsbeutel, Medikamente zum Kreislaufmanagement) keine sinnvolle Option dar, sondern bringt sogar eine erhebliche Patientengefährdung mit sich.

Zusammenfassung

Oberste Priorität hat immer eine adäquate, situationsangepasste und leitlinengerechte Patientenbehandlung. Jeder Patient hat das Recht darauf – auch im extremen oder schwer zugänglichen Gelände. Sollte es zu einem personellen und/oder materiellen Engpass kommen, ist grundsätzlich durch eine wohlüberlegte Güterabwägung zu prüfen, wie das weitere Vorgehen ist. Eine Gefährdung eines bereits anvertrauten Patienten ist hierbei unvertretbar!

V Interhospitaltransporte

KAPITEL

54 Postprimäreinsatz: Pädiatrischer Krampfanfall mit fatalem Ausgang

Michael Gäßler
Unter Mitwirkung von: Mirjam Schunk, Klaus Schmid

Fallbericht

Setting

Helikopterstandort
RTH-Station in Süddeutschland mit 90 % Primäreinsätzen

Helikopter
H145

Besatzung
Pilot, TC-HEMS, Notarzt, TC-HHO (Windenoperator)

Operationelle Besonderheiten
Rettungswinde

Alarmierung

Auf dem Rückflug zur Luftrettungsstation wird der Rettungstransporthubschrauber (RTH) zu einem Postprimäreinsatz (Notfallverlegung) über Funk alarmiert (sog. Luftalarm/Air Dispatch). Ein Arzt-Arzt-Gespräch findet daher nicht statt. Die Leitstelle informiert die RTH-Crew über eine notfallmäßige Verlegung eines 14-jährigen Mädchens aus einem Krankenhaus der Grund- und Regelversorgung auf die Intensivstation eines pädiatrischen Zentrums. Die Patientin sei im Rahmen eines Krampfanfalles intubiert worden – die Übernahme sei im Schockraum des Krankenhauses. Kurz vor der Landung übermittelt die Leitstelle, dass die Patientin zwischenzeitlich reanimationspflichtig gewesen sei.

Preflight-Abklärungen (Wetter/Team/Einsatztaktik)

Es herrscht gutes Flugwetter und die Quellklinik und der Kliniklandeplatz sind der Crew bekannt. Im Team wird auf dem Anflug über potenzielle Ursachen spekuliert, da die erhaltenen Informationen nicht zum erwarteten klinischen Verlauf eines kindlichen Krampfanfalls passen. Die Option der bodengebundenen Begleitung im Rettungswagen (RTW) – in Abhängigkeit vom Patientenzustand und der Distanz zur Zielklinik – wird diskutiert (➤ Tab. 54.1).

Anflug und Ersteindruck bei Landung

Die RTH-Crew wird am Landeplatz von Mitarbeitern der Zentralen Notaufnahme erwartet und zum nahegelegenen Schockraum begleitet. Das komplette Equipment wird mitgeführt.

Tab. 54.1 Abklärungen und Gedanken

HEZ	Alarmierung des sich in der Luft befindlichen und am nächsten gelegenen RTH
Pilot	Fliegerisch erst mal keine Einschränkungen. In Abhängigkeit von der (Verdachts-) Diagnose bei Eintreffen Diskussion der Transportoptionen
TC-HEMS	Mitnahme des gesamten Equipments inkl. Beatmungsgerät und Perfusoren. Checkliste „Infektionstransport" des Handbuches ist verfügbar
Notarzt	Unklare Lagemeldung; Übergabe und Erstbefund/-eindruck abwarten, dann kurzes Team-Briefing anstreben

54.1 Medizinische Ersteinschätzung und Erstmaßnahmen nach Eintreffen

Im Schockraum finden TC-HEMS und Notarzt eine junge Patientin mit einem fulminant verlaufenden Schockgeschehen vor. Sie ist intubiert und beatmet und bedarf einer hochdosierten Katecholamintherapie (➤ Tab. 54.2).

VERDACHTSDIAGNOSE

Distributiver (septischer) Schock mit Hirnödem nach Aufenthalt in den Tropen. DD: Meningokokken-Sepsis, Malaria tropica, hämorrhagisches Fieber

Tab. 54.2 xABCDE

xABCDE	Beschreibung	Maßnahme
e**X**sanguination	Epistaxis	Labor (Quellklinik): Thrombozyten 23.000; Kompresse
Airway	Patientin ist intubiert	Fortführung
Breathing	Patientin wird beatmet. Lunge beidseits belüftet, $etCO_2$: 33 mmHg	Fortführung
Circulation	RR 80/40 mmHg; HF 140/min; Noradrenalin-Perfusor	Labor (Quellklinik): Laktat 13 mmol/l; Echo: stark reduzierte LV-Funktion, EF: 10 %; Fortführung Volumen- und Katecholamintherapie über liegenden ZVK (4-Lumen, V. subclavia links); liegende arterielle Kanüle (A. femoralis links)
Disability	GCS 3, Pupillen beidseits mittelweit, träge Lichtreaktion	CCT (Quellklinik): massives Hirnödem
Exposure & **E**nvironment	Bodycheck unauffällig, febril (38,5 °C)	Antibiose (Quellklinik)

54.2 Anamnese

Folgende Informationen ergibt die Übergabe vom Schockraum-Team: Die Patientin sei in Westafrika geboren und in Deutschland aufgewachsen. Sie sei bis vor ca. zehn Tagen mit ihren Eltern bei einem Besuch der Verwandten in Westafrika gewesen. In den letzten Tagen hätten rezidivierende Fieberschübe und Abgeschlagenheit bestanden. Heute Vormittag erstmalige Vorstellung beim Kinderarzt, der eine Blutuntersuchung veranlasst hat. Da zum Zeitpunkt der Vorstellung eine subjektive Besserung eingetreten und das Fieber gesunken war, wurde die Patientin aus der Praxis nach Hause entlassen. Während des Mittagessens am selben Tag, ca. zwei Stunden nach dem Kinderarztbesuch, habe sie erstmalig generalisiert gekrampft (➤ Tab. 54.3). Durch den Notarzt erfolgte eine Zuweisung in das nächstgelegene Krankenhaus.

Bei persistierender Vigilanzminderung, rezidivierenden Krampfäquivalenten und progredient verlaufendem Schockgeschehen wurden in der Quellklinik die Atemwege gesichert, eine aggressive Schocktherapie eingeleitet, diagnostische Maßnahmen durchgeführt sowie die Verlegung organisiert.

Tab. 54.3 SAMPLER

SAMPLER	Beschreibung
Symptome und Befunde	Fieber und Abgeschlagenheit
Allergien	Keine bekannt
Medikation	Keine Dauermedikation, keine Malariaprophylaxe während des Aufenthalts in Westafrika
Patientenvorgeschichte	Gesundes Mädchen
Letzte Mahlzeit	Mittagessen
Ereignisse direkt vor dem Notfall	Keine
Risikofaktoren	Verwandtschaftsbesuch in Westafrika bis vor wenigen Tagen

54.3 Medizinische Versorgung und Maßnahmen

Bereits vor dem Eintreffen des RTH wurde in der abgebenden Klinik bereits eine umfassende Diagnostik (Labor, CCT, Echo, Liquorpunktion) und Therapie (ZVK, Arterie, Katecholamine, Blutkulturen, Volumen, Antibiose, NaBic etc.) durchgeführt. Die angeforderten Laborergebnisse sind zum Zeitpunkt der Übernahme nur partiell verfügbar. Folgende pathologischen Laborwerte liegen der RTH-Besatzung bei der Übernahme vor:

- pH: 7,6 (nach Gabe von NaBic)
- Laktat: 13 mmol/l
- Hb-Wert: 10,7 g/dl
- Thrombozyten: 23.000/µl
- Leukozyten: 19.000/µl
- Kreatinin: 2,5 mg/dl
- Transaminasen-Werte: um das 2- bis 3-Fache erhöht
- PTT: 42 s
- Quick: 71 %

Das Schädel-CT habe ein massives Hirnödem gezeigt. Der Liquor sei blutig und nicht trüb gewesen. Eine transthorakale Echokardiografie habe eine stark eingeschränkte linksventrikuläre Funktion mit einer EF von ca. 10 % gezeigt. Therapeutisch sei eine Azidose mit einem pH von 7,1 mit 100 ml 8,4%-igem Natriumbikarbonat behandelt worden. Zudem seien 2 mg Rifampicin intravenös appliziert worden.

54.4 Rettungsprozedere

Bei einer sehr dringlichen Verlegung einer kritisch kranken, kreislaufinstabilen Patientin unter intensivmedizinischen Bedingungen stehen der Faktor Zeit und die Therapiekontinuität im Vordergrund. Dies bedarf einer sorgfältigen Transportvorbereitung, die zügig und überlegt erfolgen muss.

Wichtig bei der Verlegung solcher Patienten ist auch die Sicherstellung der nahtlosen Patientenübernahme in der Zielklinik. Dazu empfiehlt sich eine kurze Rücksprache mit dem dort übernehmenden Arzt bezüglich des Patientenzustandes, des Übernahmeortes (Schockraum, Intensivstation, in einzelnen Fällen auch „Abholung" am Landeplatz) sowie der geplanten Ankunftszeit, bevor das abgebende Krankenhaus verlassen wird. Ggf. kann direkt vor dem Abflug nochmals Rückmeldung an das übernehmende Team in der Zielklinik erfolgen und die konkrete Ankunftszeit genannt werden (Delegation dieses Anrufs auch an den Arzt in der abgebenden Klinik möglich).

54.5 Zielklinik und Transport

Die abgebende Klinik hat die Patientin bereits in einem geeigneten pädiatrischen Zentrum mit intensivmedizinischer und infektiologischer Expertise angemeldet. Die Flugzeit beträgt ca. 5–7 min, die bodengebundene Transportzeit ca. 25–30 min.

Aufgrund des Verdachts auf eine infektiologische Genese nach einem Tropenaufenthalt wird der Transportmodus mit der gesamten Crew kurz diskutiert, da das Tragen von Schutzmasken und Schutzbrillen im Cockpit aus flugsicherheitstechnischen Gründen (Kommunikations- und Sichteinschränkung) untersagt ist (ADAC Luftrettung, Stand 2016).

Im „Handbuch Medizin" sind im Kapitel „Hygiene" für alle wesentlichen Erreger die entsprechenden Hygienemaßnahmen/Schutzmaßnahmen (persönliche Schutzausrüstung) definiert (➤ Abb. 54.1). In der Regel ist jedoch im Rahmen von Primäreinsätzen/Postprimäreinsätzen der Erreger nicht bekannt und die Crew muss eine Nutzen-Risiko-Abwägung unter Berücksichtigung des Zeitvorteils und des Eigenschutzes der Crew durchführen. Bei nicht zeitkritischen Transporten in unklaren Infektionssituationen wird in der Regel ein bodengebundener Transport favorisiert.

Im vorliegenden Fall werden die Schwere der Erkrankung und die potenziellen Erreger erörtert. Letztendlich ist ein Zusammenhang mit der Reise wahrscheinlich aber keinesfalls sicher, und somit haben alle Überlegungen einen spekulativen Charakter. Dabei werden u. a. folgende Erkrankungen in Erwägung gezogen und bezüglich des Lufttransportes bewertet:

- Malaria tropica → Lufttransport ohne Einschränkungen möglich
- Meningokokken-Sepsis → Lufttransport intubiert mit Schutzkleidung möglich

Legende:

Erreger-Typ
B: Bakterien
V [b]: Viren [behüllt]
V [ub]: Viren [unbehüllt]
Pr: Prionen
Ps: Parasiten
Pz: Protozoen

Art der Ansteckung
Tröpfchen, Aerosole
Fäkal-oral
Kontakt (direkt)

Eintrittspforten:
respiratorisch (über Atemwege)
enteral (über Mund, Magen, Darm)
permukös (über Schleimhäute)
hämatogen (über Verletzungen)

Postexpositionsprohylaxe (PEP)
Kennzeichnung, wenn Möglichkeit besteht. Auf ausreichenden Impfschutz des Personals achten! Nur nach Rücksprache mit dem jeweils zuständigen betriebsärztlichen Dienst möglich!

Lufttransport (LT)
1 immer möglich, unter Berücksichtigung der normalen Hygienestandards
2 Patient in Laken gehüllt, Wunden sachgerecht versorgt, Mundschutz für Patient bei Nasen- Rachen-Besiedlung. Wird der Mundschutz nicht toleriert, dann Einstufung nach LT 3
3 nur intubiert mit Beatmungsfilter, Diskonnektionen vermeiden
nein kein Lufttransport

Schutzmaßnahmen (SM) gelten für Personal mit direktem Patientenkontakt
1 Einsatzleidung
2 Einsatzkleidung + Schürze/Schutzoverall + Handschuhe
3 Einsatzkleidung + Schutzoverall + Handschuhe + Gesichtsmaske (FFP3) + Augenschutz (beim Intubieren, Absaugen etc.) Mundschutz für den Patienten, sofern er es toleriert!
4 Schutzanzug, Gebläsehaube, Handschuhe mit langen Stulpen, Überschuhe, abgeklebte Übergänge

Desinfektionsmaßnahmen im Hubschrauber (D)
1 Desinfektion der Kontaktflächen von Patient und med. Personal
2 Schlussdesinfektion aller Oberflächen des RTH/ ITH
4 Behördlich angeordnete Desinfektion

Desinfektionsmittel: Dosierung und Einwirkzeit
Kohrsolin® extra 0,5% oder 3,0%

Wäsche (W)
1 Desinfektionswäsche, Kurzwahltaste 1 (Chemothermische Desinfektion 60°C/20min.)
2 Spezialwäsche (Wäsche wird luftdicht verpackt), Entscheidung durch Gesundheitsamt

Abfall (A)
B Maßnahmen siehe Abfallentsorgungsplan
C Maßnahmen siehe Abfallentsorgungsplan

Allgemein
Die Desinfektionsmaßnahme richtet sich immer nach dem Übertragungsweg und dem vorhandenen infektiösen Material. Somit beschreibt sie den Maximalaufwand um die Ein-satzbereitschaft des Hubschraubers wieder herzustellen. Tritt kein infektiöses Material aus, so sind lediglich die Maßnahmen nach **D1** einzuhalten. (Siehe Kap. 8.6 Wiederherstellung der Einsatzbereitschaft)

Risikogruppen
1-Krankheit: nein Bevölkerung: nein
2-Krankheit: möglich Bevölkerung: nein
3-Krankheit: schwer Bevölkerung: möglich
4-Krankheit: schwer Bevölkerung: hoch
n.b. = nicht benannt

Nr.	Krankheiten A-Z	Typ	Infektiöses Material	Art der Ansteckung	PEP	LT	SM	D	Dosierung / Zeit	W	A	Risikogruppe (Einteilung nach §3 Biostoffverordnung)
A1	Adenovirus	V [ub]	Blut, Sekrete	Fäkal-oral, gelegtl. Tröpfchen		2	2	2	0,5% - 30 Min.	1	B	2
A2	Amöbenruhr	Pz	Stuhl	Fäkal-oral		2	2	2	0,5% - 30 Min.	1	C	2

Abb. 54.1 Entscheidungshilfe Infektionstransport. Handbuch Medizin Teil C – Hygiene [W161-001].

- Hämorrhagisches Fieber (z. B. Ebola-, Lassafieber) → Lufttransport nicht zulässig

Aus folgenden Gründen entscheidet sich die gesamte Crew für den Lufttransport:

- Dringlichkeit: extrem hohe Transport-Dringlichkeit
- Einsatztaktik:
  - Landeplatz an der abgebenden Klinik direkt an der Zentralen Notaufnahme (kein Zwischentransport)
  - Dachlandeplatz in der Zielklinik
  - Übernahme in der Zielklinik bereits vollumfänglich organisiert
  - Aktuell kein RTW am abgebenden Krankenhaus verfügbar
- Infektion: bereits intubierte Patientin – unter diesen Umständen ist der Lufttransport für fast alle potenziellen Erkrankungen möglich, mit Ausnahme eines Ebola- oder Lassafiebers. Diese Erkrankungen sind zwar in Westafrika endemisch, bei Reiserückkehrern aber extrem selten.

MERKE

Solche Entscheidungen werden immer Einzelfallentscheidungen bleiben und lassen sich nur bedingt auf vergleichbare Fälle übertragen.

54.6 Klinischer Verlauf

Es bestätigt sich eine komplizierte, fulminant verlaufende Malaria tropica. Neben der Kausaltherapie wird notfallmäßig eine Kraniotomie bei massivem Hirnödem durchgeführt. Die Patientin verstirbt in der Nacht an Multiorganversagen.

54.7 TOPS & FLOPS

Zu den **TOPS** zählt die hervorragende Versorgung in der abgebenden Klinik, die in kürzester Zeit eine umfassende Diagnostik und Therapie sowie die Verlegung und die Anmeldung in ein geeignetes Zentrum veranlasst hat.

Weiterhin ist die zügige und gemeinschaftliche Entscheidungsfindung der RTH-Crew bezüglich des Transportmittels als **TOP** zu werten. Hilfreich war dabei sicherlich, dass der diensthabende Notarzt in der Vergangenheit Mitarbeiter in einer tropenmedizinischen Einrichtung war und somit Häufigkeiten und Ausprägungen der potenziellen Verdachtsdiagnosen dem Reisegebiet zuordnen konnte.

Zu einem großen **FLOP** hätte dieser Einsatz werden können, wenn es sich um einen hochpathogenen Krankheitserreger (High Consequence Infectious Diseases, HCID) wie Ebola- oder Lassafieber gehandelt hätte, da ein ausreichender Schutz der Crew im RTH nicht möglich gewesen wäre. Unter dieser Annahme wäre eine kurzfristige Verlegung nicht möglich gewesen, da zumindest eine Kontaktaufnahme mit einem Kompetenzzentrum des STAKOB (Ständiger Arbeitskreis der Kompetenz- und Behandlungszentren für Krankheiten durch hochpathogene Erreger) notwendig gewesen wäre. Bei einem entsprechenden Verdacht erfolgt der Transport in der Regel durch Spezialfahrzeuge in ein entsprechendes STAKOB-Behandlungszentrum.

MERKE

Der Hubschraubertransport ist bei einzelnen Krankheitserregern nur eingeschränkt oder nicht möglich. Detaillierte Informationen dazu geben die Hygienehandbücher des jeweiligen Betreibers. Im Rahmen von Primäreinsätzen sind die potenziellen Erreger in der Regel nicht bekannt. In jedem Einzelfall bedarf es daher einer Einschätzung und Nutzen-Risiko-Abwägung der diensthabenden Crew, welche dann über die Transportmodalitäten entscheidet.

Was wäre, wenn …

- … die Patientin eine Malariaprophylaxe genommen hätte?
  In großen Teilen Afrikas besteht ein hohes Malariarisiko (➤ Abb. 54.2). Aus Westafrika gibt es mit großem Abstand die meisten importierten Malariafälle in Deutschland. Es gibt eine klare Empfehlung für eine kontinuierliche Malariaprophylaxe bei Reisen in diese Region. Es ist jedoch bekannt, dass bei Menschen, die sich auf Verwandtschaftsbesuch dort befinden

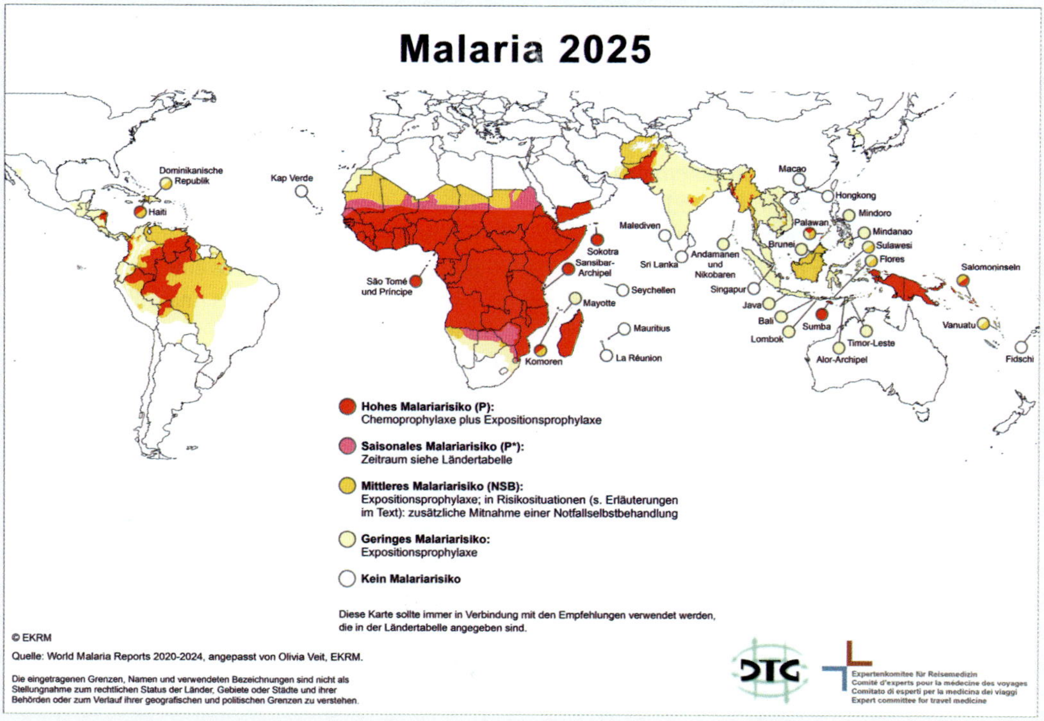

Abb. 54.2 DTG-Empfehlungen zur Malariaprävention – Übersichtskarte [W1388].

(sog. „visiting friends and relatives" [VFR]), die Compliance bezüglich dieser Empfehlung schlecht ist und häufig fälschlicherweise eine noch bestehende Teilimmunität angenommen wird. Mit Malariaprophylaxe wäre das Mädchen mit großer Wahrscheinlichkeit nicht bzw. keinesfalls so schwer erkrankt.

- … der Kinderarzt eine direkte Klinikeinweisung veranlasst hätte?
  Es handelte sich um einen fulminanten Verlauf. Man kann nur mutmaßen, was eine frühere Klinikeinweisung bewirkt hätte, und es ist unklar, ob aus dem ambulanten Setting heraus so schnell eine Vorstellung in einer geeigneten Einrichtung mit tropenmedizinischer Expertise funktioniert hätte (der Krampfanfall war ja bereits ca. zwei Stunden nach dem Kinderarztbesuch). Trotzdem wäre retrospektiv eine Klinikeinweisung natürlich richtig gewesen.
- … der bodengebundene Notarzt primär eine Zentrumszuweisung favorisiert hätte?
  Die Umstände und Modalitäten bei der Primärversorgung sind nicht im Detail bekannt. Mutmaßlich war das bodengebundene Team nicht für die potenziellen Verdachtsdiagnosen der Reiserückkehrerin sensibilisiert. Dieser Fall veranschaulicht, dass es auch außerhalb der sogenannten Tracerdiagnosen den Bedarf an direkter Zentrumszuweisung gibt und sich dies nicht vollumfänglich in Algorithmen und Leitlinien abbilden lässt. Der klassische kindliche Fieberkrampf mag auch außerhalb von Zentren versorgt werden können. In diesem Fall war der Krampfanfall jedoch Ausdruck einer zerebralen Beteiligung der Malaria tropica. Ob die direkte Zentrumszuweisung bei diesem fulminanten Verlauf das Outcome noch verändert hätte, ist reine Spekulation.
- … die Patientin wieder reanimationspflichtig geworden wäre?
  Die Entscheidung, ob ein Patient im RTH transportiert wird oder nicht, trifft immer gemeinschaftlich die diensthabende Crew. Bei sehr instabilen oder reanimationspflichtigen Patienten wird gelegentlich der bodengebundene Transport vorgezogen mit dem Argument der besseren Zugänglichkeit zum Patienten. Auf der anderen Seite sind es gerade diese Patienten, für die der Zeitvorteil sowie die Zuweisung in ein überregionales oder spezialisiertes Zentrum durch den Lufttransport wirklich outcomerelevant sind. Daten aus dem Traumaregister zeigen klar, dass durch die Luftrettung die Zuweisung in die maximalversorgenden Kliniken signifikant häufiger ist.
  Selbstverständlich können auch während des Lufttransports Reanimationsmaßnahmen durchgeführt werden. Dies bedarf einer gewissenhaften Vorbereitung (wie auch beim bodengebundenen Transport) mit sicheren Zugängen, geklebten Paddels und aufgezogenen Medikamenten sowie einer entsprechenden Positionierung und Absprache von TC-HEMS und Notarzt in der Kabine. Durch die Verwendung von Thoraxkompressionssystemen können die Qualität der Thoraxkompressionen und die Sicherheit des Personals unter Transportbedingungen (Boden wie Luft) verbessert werden. Beim Lufttransport ist durch die deutlich kürzere Transportzeit die Reanimationsphase unter Transportbedingungen kürzer. Im vorliegenden Fall ist die Patientin bereits intubiert und umfassend versorgt, sodass eine Reanimation während des kurzen Fluges unproblematisch durchzuführen wäre.
- … sich die Crew gegen einen Lufttransport entschieden hätte?
  Dann wäre das auch eine zu respektierende und nachvollziehbare Entscheidung gewesen. Es hätte über die Leitstelle ein RTW angefordert werden müssen. Anschließend Briefing des RTW-Teams zu dem Fall, ggf. Monitor-/Gerätewechsel und bodengebundener Transport. Dies hätte die Ankunft in der Zielklinik schätzungsweise um 45–60 min verzögert.

Zusammenfassung

- Notfallmäßige Verlegungen im Rahmen sogenannter Postprimäreinsätze haben ein großes Potenzial für „Überraschungen".
- Bei einem Luftalarm des Hubschraubers zu einer Verlegung bestehen in der Regel Informationsdefizite durch das fehlende Arzt-Arzt-Gespräch.
- Der luftgebundene Transport von Patienten mit Infektionen unterliegt gewissen Einschränkungen.
- Die Zentrumszuweisung kann auch außerhalb der Tracerdiagnosen outcome-relevant sein.
- Bei der Bewertung des Zeitvorteils des Hubschraubertransportes sind neben der Distanz, der Straßeninfrastruktur und der Verkehrslage unter anderem auch erneute Übergabeszenarien sowie potenzielle Zwischentransporte zwischen Landeplatz und Klinik zu berücksichtigen.
- Der Transport von besonders instabilen (ggf. reanimationspflichtigen) Patienten im RTH/ITH ist grundsätzlich möglich. Bei hoher Dringlichkeit der (Zentrums-)zuweisung und relevantem Zeitvorteil auch zu favorisieren.
- Eine (komplizierte) Malaria ist eine wichtige Verdachtsdiagnose bei passender Reiseanamnese.

LITERATUR

ADAC Luftrettung. Handbuch Medizin Teil C – Hygiene. Stand: 30.09.2016 (internes Dokument, nicht frei zugänglich)

Robert Koch-Institut. Infektionsepidemiologisches Jahrbuch meldepflichtiger Krankheiten für 2022. Aus: https://edoc.rki.de/handle/176904/11825.2 (letzter Zugriff: 11. September 2025)

Rothe C, Veit O, Rosenbusch D et al. Empfehlungen zur Malariaprävention für Reisende. FTR. 2025; 32(04): 176–215.

KAPITEL

55 Hochrisikotransport eines Neugeborenen im Ambulanzjet

Philipp Meyer

Fallbericht

Setting

Jetstandort
Flughafen in der Schweiz
Jet
Bombardier Challenger C 604
Besatzung
Drei Piloten, Medical Flight Nurse (Neonatal Intensive Care Nurse), Neonatal Intensive Care Specialist (MD – Neonatologist)
Operationelle Besonderheiten
Auftrags-Langstreckentransport

Alarmierung

Anfrage zum Auftragstransport: Für ein zehn Tage altes, schwer erkranktes Neugeborenes aus dem südöstlichen Großraum Kasachstan wird ein Transport in ein spezialisiertes Zentrum nach Spanien benötigt. Die medizinischen Informationen zum Patienten sind zu diesem Zeitpunkt noch sehr vage. Der Transfer soll baldmöglichst mit einem Jet und einer spezialisierten neonatologischen Transport-Crew im Inkubator erfolgen. Um die medizinische Situation zügig und umfassend einschätzen zu können, wird das neonatologische Expertenteam von Beginn an beratend in alle Abklärungen einbezogen.

Preflight-Abklärungen (Wetter/Team/Einsatztaktik)

Die medizinische Abklärung zur Einschätzung der Situation gestaltet sich – wie so oft – herausfordernd: Sprachbarrieren und ein unterschiedliches medizinisches Verständnis erschweren die Kommunikation. Hinzu kommt die Besonderheit eines schwer kranken Neugeborenen als Patient. Der verfügbare schriftliche medizinische Bericht enthält aufgrund der Übersetzung etliche Fragezeichen und Lücken.

Aus den vorliegenden Informationen ergibt sich: Nach unauffälligem Schwangerschaftsverlauf erfolgte in der 38. Schwangerschaftswoche die Geburt eines Jungen per Sectio caesarea bei einem Geburtsgewicht von 3.800 g. Unmittelbar nach der Geburt zeigten sich ein schweres Atemnotsyndrom mit respiratorischer Insuffizienz, eine ausgeprägte Hepatomegalie und eine Kreislaufdepression. Das Kind wurde auf der dortigen neonatologischen Intensivstation mit CPAP (Continuous Positive Airway Pressure) atemunterstützt, antibiotisch behandelt und erhielt eine parenterale Ernährung.

Im weiteren Verlauf bestand weiterhin ein Bedarf an CPAP und zusätzlichem Sauerstoff. Es zeigte sich eine große, unklare abdominelle Raumforderung: Differenzialdiagnostisch kommen Teratom, Hepatoblastom, Nephroblastom oder Neuroblastom in Betracht. Sonografisch und im MRT ergab sich der primäre Verdacht auf eine hepatische Neoplasie, wobei der Tumor das gesamte Abdomen einnimmt. Kardiale Befunde (Echokardiografie): offenes Foramen ovale, persistierender Ductus arteriosus sowie eine leichte, persistierende pulmonale Hypertonie des Neugeborenen. Die Schädelsonografie zeigte postischämische zerebrale Veränderungen mit neurologischer Beeinträchtigung. Es liegt eine Koagulopathie mit Thrombopenie und Anämie vor, wahrscheinlich im Zusammenhang mit dem Tumorgeschehen. Im Thorax-CT wurden konfluierende Verdichtungen beschrieben, die als mögliche Pneumonie gewertet werden.

Entscheidung und medizinische Vorbereitung Preflight

Die Beurteilung und die Entscheidung, einen elektiven Neugeborenen-Transport durchzuführen, geschehen immer individuell auf den Patienten und seinen Zustand bezogen. Es existieren in der Patientengruppe keine fixen Standardkriterien. Hier braucht es die Erfahrung der Fachspezialisten.

Die Betreuungs- und Therapiemöglichkeiten vor Ort sind ausgeschöpft. Um dem Kind eine Chance zur weiteren Diagnostik und Therapie zu geben, ist eine Verlegung an ein spezialisiertes Zentrum unumgänglich. Dies entspricht auch dem Wunsch der Eltern und der Familie. Der Transport muss aufgrund des Zustandes des Kindes und des langen Transports als High-Risk eingestuft werden. Die Eltern müssen dahingehend informiert werden. Unter diesen Voraussetzungen wird die Entscheidung für den Einsatz getroffen.

Die Einsatzleitung plant die Verfügbarkeit des Jets und klärt die Aufnahmekapazität am Zielspital. Die neonatologische Transport-Crew wird zusammengestellt, das zusätzlich notwendige Material bereitgestellt. Die Einsatzzentrale prüft das Vorhandensein aller notwendigen Reisedokumente der Passagiere. 24 Stunden vor Abflug wird ein Update eingeholt, um letzte Anpassungen der medizinischen Vorbereitungen vorzunehmen (➤ Tab. 55.1).

Tab. 55.1 Abklärungen und Gedanken

HEZ	Die HEZ plant die Verfügbarkeit des Jets und klärt die Aufnahmekapazität am Zielspital, eine neonatologische Transport-Crew wird zusammengestellt.
Pilot	Er überlegt, wo er ein Zwischenstopp für einen Fuel Stop einplanen kann.
Flight Nurse	Überlegungen, welche zusätzlich notwendigen Materialien benötigt werden.
Notarzt/ Neonatologe	Einschätzung der medizinischen Transportfähigkeit des Patienten bei geschätzter totaler Transportzeit von 10–15 h, evtl. mit zusätzlichem Fuel Stop. Viele unklare medizinische Fakten und ein unklarer Verlauf bis zur Übernahme des Patienten ab dem Entscheid, den Einsatz zur Planung freizugeben. Abwägen: medizinische Betreuungsmöglichkeit am aktuellen Aufenthaltsort des Patienten versus Benefit am Zielort in Korrelation zum Transportrisiko. Für die Entscheidung wesentliche unklare Fakten: effektive pulmonale Situation versus Möglichkeiten und Limitationen auf Reiseflughöhe. Unklare Diagnose und damit Dynamik der abdominellen Situation. Unklare neurologische Situation. Insgesamt ist der Transport v. a. aufgrund vieler Unklarheiten als High-risk einzustufen, jedoch auch als einzige Chance für den Patienten.

Hinflug und erste Erkenntnisse vor Ort

Der Flughafen vor Ort liegt etwas außerhalb der Stadt und ca. 20 Fahrminuten vom Spital entfernt, das in einem unscheinbaren Gebäude älteren Baudatums ist. Die Verständigung mit den lokalen Ärzten und Ärztinnen sowie Pflegefachpersonen ist auf Englisch nur sehr lückenhaft möglich. Die meiste Kommunikation basiert auf Handzeichen und Gesten. Eine leitende Person kommuniziert etwas auf Englisch.

55.1 Planung eines Inkubator-Einsatzes

Bei jedem Einsatz mit einem Inkubator müssen zahlreiche Aspekte beachtet werden. Die in ➤ Tab. 55.2 aufgeführten Überlegungen und Maßnahmen bilden die Grundlage für eine sorgfältige Vorbereitung.

55.2 Medizinische Ersteinschätzung und Erstmaßnahmen nach Eintreffen

55.2.1 Erstbeurteilung des kleinen Patienten

Die Erstbeurteilung findet am Abend der Ankunft nach sieben Stunden Flug der Transport-Crew statt.

55

Der eigentliche Patiententransport ist für den Folgetag geplant. Der zu transportierende Patient befindet sich in einer offenen Einheit, d. h. in einem Neugeborenen-Intensivbett mit Wärmeeinheit. Die Atmung ist spontan mit Unterstützung von Sauerstoff (FiO_2: 1,0) über eine Nasenbrille mit unbekanntem Flow direkt aus einem reinen Sauerstoffanschluss an der Wand. Als venöser Zugang liegt ein Jugularis-Katheter. Der Patient hatte eine Magensonde.

Der Patient ist klinisch sehr krank mit stoßender, angestrengter Atmung, mit aber auf gutem Niveau stabilem Kreislauf ohne medikamentöse Unterstützung. Das Abdomen ist sehr ausladend mit Resistenz allseits, wahrscheinlich dem vorbeschriebenen Tumor entsprechend. Der Patient ist nüchtern und erhält parenterale Ernährung. Neurologisch sind die Augen geschlossen. Beim Prüfen der Augen sind sie nach kranial gedreht. Das ganze Kind ist muskulär steif und leicht im Opisthotonus.

Die vorliegenden Laborwerte sind im Rahmen dessen, was vorbeschrieben wurde. Die Blutgase sind kompensiert, die Leberparameter sind erwartungsgemäß erhöht, die Funktionsparameter eingeschränkt, aber für den Transport nicht à priori bedrohlich.

Insgesamt befindet sich der Patient in einem schlechteren allgemeinen Zustand, als während der Vorabklärungen erwartet wurde. Insbesondere die offensichtliche schwere neurologische Beeinträchtigung war nicht derart ausgeprägt beschrieben worden. Ebenso ist das Abdomen ausladender, der anzunehmende Tumor somit wohl größer und fortgeschrittener als erwartet. Die Atmung ist dadurch schwerer beeinträchtigt als vermutet. Gemäß letztem Thorax-Röntgenbild liegt keine wesentliche Lungenpathologie vor.

Der Patient kann nicht spontan atmend transportiert werden, da aufgrund möglicher Veränderungen im Abdomen auf Reiseflughöhe die Atembelastung zunehmen wird. Eine Ateminsuffizienz ist dann zu befürchten. Zudem wird eine Druckbeatmung notwendig sein, um die Oxygenierung zu gewährleisten. In welchem Ausmaß dies eintreten wird, ist nur schwer abschätzbar. Daher wird entschieden, dass der Patient vor Transport noch im Spital intubiert werden muss, um gesicherte Atemwege zu haben und um In-Flight mehr Eskalationsspielraum zu haben.

55.2.2 Vorbereitende Maßnahmen vor Ort

Zur letzten Vorbereitung auf den Flug mit dem Patienten an Bord werden die in ➤ Tab. 55.2 genannten Punkte erneut überprüft. Zusätzlich werden die am Patienten vorhandenen Installationen auf ihre Kompatibilität mit den zur Verfügung stehenden Geräten und Monitoren geprüft und ggf. ersetzt.

Die Installationen sind mit den für den Transport verfügbaren Geräten nur teilweise kompatibel (i. v.-Zugänge). Die Magensonde ist ein anderes Fabrikat, jedoch ist das Reservematerial kompatibel – damit war zu rechnen!

Gemäß Planung bleibt der Patient über Nacht noch auf der Neugeborenen-Intensivstation und wird am Morgen des Transporttages durch das lokale neonatologische Team zum Flughafen und direkt zum Flugzeug gebracht. Die Temperaturen sind mild, das Kind mit gutem Gewicht nicht akut hypothermiegefährdet, sodass ein Inkubator-Transfer auf dem Tarmac (Vorfeld) möglich sein wird.

Neu für die Crew ist, dass der Patient intubiert transportiert werden muss. Nach intensiver Kommunikation – mit Händen und Füßen – wird zugesichert, dass der Patient am Morgen intubiert und beatmet zum Flugzeug gebracht wird.

Nach der Klärung der letzten medizinischen Vorbereitungen führt die medizinische Crew das Gespräch mit den Eltern. Im aktuellen Fall ist eine Kommunikation auf Englisch machbar. Die Eltern werden über die Einschätzung der Situation und der besprochenen notwendigen Maßnahmen informiert. Ebenso erhalten sie eine Aufklärung über die aktuellen Transportrisiken und mögliche Einschränkungen während des Fluges.

Die Eltern werden das Kind auf dem Flug begleiten, daher müssen sie gut auf mögliche Notfallszenarien vorbereitet sein, damit die Crew in den engen Platzverhältnissen des Jets das Vertrauen der Eltern hat und die medizinisch notwendigen Maßnahmen zügig und ungestört umsetzen kann. Hier sind immer auch kulturelle Gepflogenheiten und Haltungen zu berücksichtigen.

Tab. 55.2 Wesentliche Vorbereitungsschritte bei einem Inkubator-Einsatz

Medizinische Transportfähigkeit	• **Atmung** – Stabile Oxygenierung und Ventilation sichergestellt? – Atmung suffizient? Gefahr der Erschöpfung auf Transport? – Aktuelle Situation, mögliche Eskalationsreserve In-Flight? – Abschätzung Effekt Sea Level vs. Flight Level (= 0–500 m ü. M. versus 2.000–2.500 m ü. M. = Kabinendruck) • **Kreislauf** – Überwachung gewährleistet? – Aktuelle Situation vs. Transport (Akzelerationen, Dezelerationen) – Zerebrale Durchblutung? Bei Frühgeborenen und Neugeborenen mit HIE (Hypoxisch Ischämische Enzephalopathie) zusätzlich: fehlende zerebrale vaskuläre Autoregulation, Perfusionsschwankungen zerebral bei Start und Landung sowie durch Erschütterungen. **Cave:** Hirnblutungen! • **Thermoregulation** – Fehlende thermische Reserven zum Erhalt der Körpertemperatur (Frühgeborene > Neugeborene) bedenken – Sicherstellen der kontinuierlichen Wärme während des Transports (=Transportinkubator) • **Neurologie** – Was ist unterwegs zu erwarten: Krampfanfälle oder anderes? – Vorbestehende Risiken für Hirnblutungen klären, die während des Transports (Frühgeboren, schwere Gerinnungs- oder hämatologische Probleme, HIE) eintreten könnten. – Posthämorrhagischer oder anderer Hydrozephalus? – Shunt-Implantate – seit wann? (Ausschluss Post-OP-Luft im oder um das System) • **Gastrointestinal** – Ernährungszustand und Zustand Darm: Hinweise auf NEC-Gefahr und/oder intraabdominelle Luft irgendeiner Form? • **Ernährung** – Enteral spontan oder Magensonde (Muttermilch, anderes)? – Parenteral/teilparenteral? Welche Infusionslösung? – Aktuelle i. v.- oder andere Zugänge?
Elternbetreuung	• Wer begleitet das Neugeborene auf dem Transport? • Wer klärt die Eltern vor dem Flug auf? • Betreuungssituation der Eltern an Bord im Falle von Komplikationen beim Kind klären.
Spezielle logistische Aspekte	• Bodenzeiten großzügig berechnen: Verladen von Transportinkubator ist immer sehr zeitaufwendig und technisch herausfordernd – hohes Gewicht, Technik ist den meisten Helfern unbekannt, Kompatibilität im Ausland (Strom, Gase, Befestigungen/Sicherung des Transportinkubators bei Transport in Ambulanzfahrzeugen im Ausland etc.) ist unklar. • Wo findet die Übergabe statt: Flughafen oder Spital? – **Cave:** Temperaturregulation des Kindes außerhalb des Transportinkubators bedenken! – Installationen klein und fein – es geht nicht schnell. **Cave:** Katheter-Dislokationen etc!
Ethische Aspekte	• Einschätzung, ob Transport dem Neugeborenen zumutbar ist: Benefit am Zielort vs. Risiko am aktuellen Ort und Risiko/Belastung durch den Transport. • Information der Eltern und offene Kommunikation sind wichtig.
Material	• Spezialmaterial Neugeborene (Geräte etc.). • Spezielles Zusatzmaterial (kleinere Spritzen, Kanülen, Ear-Muffs für Neugeborene zum Schutz vor Lärm, Lagerungsmaterial etc.). • Material Atemunterstützung Neugeborene (High-Flow, CPAP, invasive Beatmung). • Standardmedikamente vs. Medikamente für Neugeborene abgleichen. • Labordiagnostik unterwegs: Kapillare Blutentnahme für Analyse möglich? • Kühlmöglichkeit für Muttermilch, falls vorhanden. • Ersatzflaschen Sauerstoff für Transportinkubator bei langen Transporten außerhalb des Jets.

55.3 Transfer zum Jet

Die Crew trifft eine Stunde vor dem Patienten beim Jet ein. Der Transportinkubator wird aufgeheizt, alle benötigten Systeme werden vorbereitet und eingeschaltet. Der Transportinkubator ist an die bordeigene Sauerstoffversorgung angeschlossen, die Druckluftversorgung wird über einen Kompressor oder eine Turbine im Beatmungsgerät gewährleistet. Für Neugeborenen-Transporte ist die Verfügbarkeit von Druckluft essenziell, da FiO_2 nach Bedarf titriert werden muss.

Mit den Piloten findet das Briefing statt. Die Crew bespricht Flug- und Zeitplan. Aufgrund guter Windverhältnisse kann von der ursprünglich geplanten Zwischenlandung (Fuel Stop) abgesehen werden, was die Transportzeit wesentlich verkürzen wird.

Die Übergabe verläuft allerdings nicht so wie erwartet: Das Team des Spitals bringt den Patienten auf dem Arm tragend zum Flugzeug. Er erhält währenddessen Sauerstoff über eine mit Sauerstoff gefüllte Luftmatratze und einen angeschlossenen Schlauch, der zur Sauerstoffbrille führt. Die Crew übernimmt den Patienten sofort in den Transportinkubator im Jet und schließt ihn an die Sauerstoffversorgung an. Er ist auf bekanntem Niveau stabil, die Atmung nach wie vor angestrengt. Außerdem ist der Patient entgegen der Absprache nicht intubiert. Nach einer kurzen Übergabe wird dieser Punkt aber nicht angesprochen; der Fokus liegt auf der Lösung des Problems und dem weiteren Vorgehen.

55.4 Medizinische Versorgung und Maßnahmen

Ziel jedes Neugeborenen-Transportes ist es, das Neugeborene vor Abflug im Spital so zu versorgen, dass unterwegs nach Möglichkeit keine weiteren Maßnahmen notwendig sind. Unterwegs erweiterte Maßnahmen treffen zu müssen, birgt neben schwierigen Platzverhältnissen vor allem auch die Gefahr der Hypothermie für das Neugeborene.

MERKE

Das „ABC" beim Erwachsenen ist das „TABC" beim Neugeborenen, wobei „T" für Temperatur steht.

Im geschilderten Fall müssen jedoch noch Maßnahmen im Jet durchgeführt werden. Mit den Piloten wird daher ein Verschieben des Abflugslots besprochen, da die semielektive Intubation Zeit braucht.

Der Transportinkubator ist nicht dafür ausgelegt, dass darin intubiert wird. Daher wird zur Beibehaltung der Normothermie als Erstes die Kabine des Jets auf höhere Temperatur geheizt. Die Eltern werden über das geplante Vorgehen informiert. Die sich im Jet befindende Erwachsenentrage dient als Versorgungseinheit. Entsprechend wird das Kind zur Intubation darauf gelagert. Bei sehr steifem, opisthotonem Kind ist die Intubation als erschwert einzuschätzen, da auch bei Muskelrelaxierung nicht die gesamte Spannung nachlassen wird. Die Intubation gelingt im Teamwork ruhig und gut. Wesentlich ist hier, Ruhe zu bewahren, da auf engem Raum mit vielen unterschiedlichen Personen gearbeitet wird: medizinisches Personal, Flight Crew, Eltern.

Kurz nach erfolgter Intubation zeigt sich ein neues Problem: Der ZVK ist verstopft (2 Fr-Katheter). Es brauchte etwas Zeit und Aufwand, den Katheter wieder funktionstüchtig zu bekommen. Es zeigt sich dabei ein hoher Verschleiß von sehr kleinen Spritzen. Es muss daher vorab immer bedacht werden, dass ausschließlich das mitgeführte Material für Neugeborene zur Verfügung steht.

Der Patient ist unter invasiver Beatmung gut stabilisiert, sodass er im Transportinkubator gelagert und für den Transport gesichert werden kann: Die Sicherung des Patienten erfolgt durch Gurte über dem Körper (für den Fall von Turbulenzen) sowie durch eine zusätzliche Längssicherung für Start und Landung. Der Kopf wird in Flugrichtung gelagert. Anbringen der Lärmschutz-Muffen an den Ohren des Kindes. Wenn nicht wie in diesem Fall schon vorhanden, wird zur Entlastung des Magens bei Transport mit bevorstehendem Wechsel des Luftdrucks eine Magensonde gelegt und außer bei Ernährung offengelassen.

55.5 Flug

Kurz vor Start werden die Sicherung des Kindes sowie seine Installationen erneut überprüft. Das Monitoring soll sichtbar und Alarme sollen hörbar sein. Je nach Konfiguration des Jets muss bei einem Inkubatortransport dies speziell eingerichtet werden.

Vor Start findet eine intensivere Kommunikation mit dem Cockpit statt, um die Sicherheit aller zu gewährleisten – Safety always first! Im Präzedenzfall hat die Sicherheit der Crew Vorrang vor medizinischen Problemen – insbesondere in kritischen Phasen wie Start und Landung oder bei ausgeprägten Turbulenzen, wenn das medizinische Team aus Eigenschutz angeschnallt bleiben muss. Daher muss das Neugeborene im Inkubator so vorbereitet sein, dass auch ohne unmittelbare Interventionsmöglichkeit die Sicherheit gewährleistet ist. Dieser Umstand muss auch den Eltern kommuniziert werden.

Bis zum Erreichen der Reiseflughöhe ist die Oxygenierung des Neonatens gut zu überwachen. Aufgrund der geringeren Reserven kann es schnell zu Entsättigungen kommen. Sobald die Reiseflughöhe erreicht ist, befindet man sich im neuen Steady State.

Bei Patienten, die anders als der geschilderte Patient keine parenterale Ernährung erhalten und die nicht sowieso nüchtern sind, ist das Ernährungsmanagement zu bedenken. Bei langen Flügen ist bei nahrungsaufgebauten Neonaten eine Teilernährung enteral möglich. Jedoch wird oft nur eine Teilmenge gegeben, um Erbrechen und anderes zu vermeiden. Die restliche Flüssigkeit kann intravenös, z. B. über einen peripheren Zugang, gegeben werden.

Spontanatmenden Neugeborenen empfiehlt es sich, bei Start und Landung bzw. bei wesentlichen Änderungen des Kabinendruckes eine Saugmöglichkeit anzubieten (Schnuller, Nuggi), da mit dem Saugen auch ein Druckausgleich gemacht wird.

Bei Patienten mit einer schweren Lungenerkrankung, die schwer zu oxygenieren sind, und insbesondere bei freier Luft bzw. freiem Gas im Körper, muss geprüft werden, ob ein Sea-Level-Flight notwendig ist. Dies bedeutet, dass der Kabinendruck dem Druck auf Meereshöhe angeglichen wird. Dies bedeutet jedoch, dass die Reiseflughöhe ebenfalls deutlich tiefer ist. Die effektiv mögliche Reiseflughöhe hängt dabei von der Rumpfgeometrie des jeweiligen Flugzeuges ab. Dies führt jedoch zu einem höheren Kerosinverbrauch und zu Flügen in turbulenteren Luftschichten und ist daher nur bedingt bzw. gerade auf Langstrecken oder z. B. bei Transatlantikflügen für alle eine Herausforderung. In diesem Fall verläuft der Flug mit dem Patienten ruhig und problemlos auf 41.000 ft Reiseflughöhe.

55.6 Zielklinik und Transport

Die Zielklinik wird aufgrund ihrer renommierten Kompetenz im Bereich der pädiatrischen Onkologie ausgewählt. Der Transfer vom Flughafen zur Klinik ist mit der lokalen Ambulanz geplant.

55.7 Klinischer Verlauf

Der Transport vom Flughafen in die Zielklinik erfolgt durch die Crew, sodass der Patient nicht in einen anderen Transportinkubator umgeladen werden muss. Er kann zusammen mit dem Transportinkubator vom Jet in die Ambulanz umgeladen werden. Der Transport verläuft problemlos, der kleine Patient kann dem empfangenden Team in stabilem Zustand übergeben werden.

Nach Patientenübergaben erfolgt die Rückreise des Teams mit Equipment. Nach Ladung und Entladung des Jets folgen die Reinigung und Neubestückung des Transportinkubators sowie das Debriefing.

55.8 TOPS & FLOPS

Die Tops und Flops wurden beim Debriefing mit der ganzen Crew am Einsatzende besprochen. Ein **FLOP** war, dass die zuvor verfügbaren Informationen nicht vollständig mit dem Patientenzustand übereinstimmten. Gründe dafür sind unterschiedliches medizinisches Verständnis bzw. je nach Land eingeschränkte diagnostische, aber auch therapeutische

Möglichkeiten. Ein wichtiger Faktor sind zudem sprachliche Hürden.

Ebenso wahrscheinlich im Rahmen der erschwerten Kommunikation ist der Umstand zu werten, dass der Patient nicht wie abgemacht bereits intubiert zum Flugzeug gebracht wurde (**FLOP**). Dies führte zu einer Verzögerung im Zeitplan um insgesamt ca. eine Stunde, was aber im Rahmen der einzukalkulierenden Zeitreserven war. Dem Patienten ist dadurch kein Nachteil entstanden. Digitale Übersetzungshilfen werden das Kommunikationsproblem zunehmend minimieren.

An den letzten Punkt oben anschließend war es hingegen **TOP**, dass die Korrektur des Flops trotz erschwerter Umstände problemlos ging. Hier hat es sich ausgezahlt, ausreichend patientenadaptiertes Material dabei zu haben. Die große Erfahrung der spezialisierten Crew war ebenso wertvoll, da solche ungeplanten Aktionen bei ihnen keine Unruhe auslösen und dadurch ein ruhiges, lösungsorientiertes Vorgehen effizient umgesetzt werden kann.

Die gesamte Organisation hat ansonsten ausgezeichnet funktioniert – penible vorausgehende Einsatzplanung lohnt sich immer, auch wenn nie alles vorausgesehen werden kann.

MERKE

- Die penible Vorbereitung eines solchen Einsatzes ist essenziell im Wissen, dass immer Informationslücken bleiben werden. Diese müssen durch Antizipation des Unerwarteten gefüllt werden.
- Beim Transport von Neugeborenen ist ein besonderes Augenmerk auf das benötigte Material und die benötigten Geräte zu werfen, da diese nicht zum Standard in einem Ambulanz-Jet gehören. Hier das Verbrauchsmaterial nicht vergessen!
- Betreuung und Information der Eltern immer ebenso einplanen. Die Kommunikation ist hier von besonderer Bedeutung: Die Eltern befinden sich in einem emotionalen Ausnahmezustand!

Was wäre, wenn ...

- ... der Patient so schwer krank gewesen wäre, dass ein Transport im Flugzeug mit hoher Wahrscheinlichkeit zu einer medizinischen Schädigung geführt hätte?
  Dieser Fall muss immer erwogen werden. Man muss dabei bedenken, dass die Eltern des Kindes mit an Bord des Flugzeuges sind. Wie würden diese reagieren, wenn ihr Kind im Flug reanimiert werden oder sterben würde? Bei High-risk-Transporten ist es wichtig, dies offen mit den Eltern zu thematisieren: Risiko versus Nutzen am Zielort. Alternativ muss man den Einsatz allenfalls auch vor Ort noch stornieren, wenn der Patient zu krank ist und/oder die Eltern das Risiko nicht mittragen.

Zusammenfassung

- Flugzeugtransporte (Fixed-Wing-Transport) sind mit spezialisierten Teams und entsprechender Planung sicher durchführbar.
- Die penible Vorbereitung des Einsatzes mit Neugeborenen im Jet ist essenziell. Diese beinhaltet auch das individuelle Evaluieren des bestmöglichen Zeitpunktes für den Transport unter Berücksichtigung von Betreuungsmöglichkeiten vor Ort plus Transportrisiko versus Betreuungsmöglichkeiten am Zielort.
- Unerwartetes bestmöglich antizipieren, auch in der Wahl der Ausrüstung. Man hat für Neugeborene nur das dabei, was man eingeplant hat. Das Ausweichen auf Erwachsenenmaterial ist meist nicht möglich.
- Die Eltern müssen immer auch emotional und bzgl. Informationsstand mitbetreut werden.
- Ein erfahrenes, spezialisiertes Team ist daher ebenso essenziell.

LITERATUR

Feldman A, Krummer S, Schwabe D et al. Safety and Feasibility of Long-Distance Aeromedical Transport of Neonates and Children in Fixed-Wing Air Ambulance. J Pediatr Intensive Care. 2021; 12(3): 235–242.

Schierholz E. Flight physiology: science of air travel with neonatal transport considerations. Adv Neonatal Care. 2010; 10(4): 196–9.

55

KAPITEL

56

Arne Fleischhacker
Unter Mitwirkung von: Martin Blohm

Neonatologie: Transport eines Neugeborenen mit Hindernissen

Fallbericht

Setting

Helikopterstandort

Norddeutscher großstädtischer Standort mit ca. 1.200 Einsätzen im Dual-Use (RTH/ITH) – Betrieb von Sonnenaufgang bis Sonnenuntergang

Helikopter

Airbus BK117 D2 (H145)

Besatzung

Pilot, TC-HHO (hubschraubertechnisch ausgebildeter Notfallsanitäter mit Zusatzaufgabe Windenoperator), Notarzt

Operationelle Besonderheiten

Ausstattung für komplexe Sekundärtransporte: u. a. Neugeborenen-Transportsystem (BabyPod), ECMO-Patienten und Teamtransport, Rettungswinde inkl. Wasserrettung

Alarmierung

Vor Dienstbeginn erreicht den TC-HHO des Rettungs- und Intensivhubschraubers von der hubschrauberführenden Leitstelle ein dringender Anruf. Die Leitstelle fragt an, ob ein zügiger luftgebundener Transport eines kritisch kranken Neugeborenen mit Atemnotsyndrom im eigenen **Baby-Transportsystem** der Luftrettungsstation möglich ist. Ein bodengebundener Intensivtransporter hat einen technischen Defekt (Ausfall der 230-V-Stromversorgung).

Es handelt sich um den Weitertransport eines drei Tage alten Kindes zur ECMO-Anlage (Extrakorporale Membranoxygenierung), der zügig erfolgen muss. Aufgrund der verbleibenden 130 km Transportstrecke ist die Luftrettung die vermeintlich schnellste Option. Das Team des Intensivtransportwagens (ITW) hat unter schwindenden Akkureserven den Schockraum der nächstliegenden Klinik angefahren und wird dort vom pädiatrischen Team der Klinik unterstützt.

Im folgenden Arzt-Arzt-Gespräch stellt sich die Komplexität des Einsatzes erstmals dar.

Preflight-Abklärungen (Wetter/Team/Einsatztaktik)

Ein Baby-ITW mit Personal der aufnehmenden Klinik ist gegen 22 Uhr des Vorabends alarmiert worden. Ein Lufttransport war zu diesem Zeitpunkt witterungsbedingt nicht möglich. Nach Übernahme des NG in der Quellklinik durch einen pädiatrischen Intensivmediziner und eine Fachkrankenschwester hat gegen 03:30 Uhr der bodengebundene Intensivtransport im Inkubator begonnen. Während des Transportes kommt es zu einem **Ausfall der 230-V-Bordversorgung.** Damit fällt die Netzversorgung sowohl des Inkubators als auch des Intensivrespirators aus.

Über die zuständige Rettungsleitstelle wird nach Einschätzung des kritischen Zustandes des Neugeborenen versucht, einen Lufttransport zu organisieren. Dies gestaltet sich aufgrund der Wettersituation in der zu Ende gehenden Nacht schwierig. Mehrere Rettungs- und Intensivtransporthubschrauber in der Umgebung müssen den Transport wetterbedingt ablehnen, da Nebelfelder bereits den Start verhindern. Der Pilot unserer Maschine prüft die Wettersituation.

Das medizinische Team beginnt parallel, den Helikopter für den Einsatz des Baby-Pods (Advanced Healthcare Technology) vorzubereiten. Der Vorteil des Systems, das beim Luftrettungsbetreiber an vielen Stationen eingesetzt wird, ist das zügige Aufschnallen auf die Hubschraubertrage und damit eine schnelle Einsatzbereitschaft. Da insgesamt fünf Perfusoren (darunter Katecholamine) bei dem Neugeborenen laufen und Stickstoffmonoxid (NO-Beatmung) zur Entlastung der Lungenstrombahn appliziert wird, ist hier bereits die **Komplexität** des Einsatzes zu erahnen (➤ Tab. 56.1).

Anflug und Ersteindruck bei Landung

Als der Pilot bestätigt, dass ein Anflug auf das Quellkrankenhaus durchgeführt werden kann, machen sich im Team sowohl Erleichterung als auch Anspannung bemerkbar. Der Pilot informiert die Leitstelle, dass ein Hinflug wahrscheinlich möglich ist, empfiehlt jedoch gleichzeitig, parallel einen **„Plan B"** vorzubereiten – in diesem Fall die Entsendung eines weiteren bodengebundenen ITW.

Der Anflug gestaltet sich wetterbedingt herausfordernd (knapp oberhalb der gesetzlichen Minima), aber zu jeder Zeit sicher für unseren erfahrenen Piloten und den erfahrenen TC-HHO durchführbar.

Tab. 56.1 Abklärungen und Gedanken

Leitstelle	Warten auf Rückmeldung, ob der Einsatz übernommen werden kann (Hinweis: Ob alternative Planungen laufen, kann von den Autoren nicht gesagt werden.)
Pilot	Abklärung des Wetters auf der Flugroute für Hin- und Rückweg unter einem gewissen Zeitdruck
TC-HHO	Vorbereitung der Maschine (Baby-Pod, Begleittasche, Perfusoren)
Notarzt	Arzt-Arzt-Gespräch, Vorplanung der Beatmung und Perfusoren-Laufraten, Mithilfe bei der Vorbereitung der Maschine
Weiteres Teammitglied	Nicht vorhanden
Intensivteam vor Ort	Lösung für Transportproblem scheint möglich

56.1 Medizinische Ersteinschätzung und Erstmaßnahmen nach Eintreffen

Der Ersteindruck bei Betreten des Schockraums ist, dass sich eine komplizierte und **länger dauernde Übernahmesituation** einstellen wird, insgesamt herrscht eine hoch konzentrierte Arbeitsatmosphäre (➤ Tab. 56.2, ➤ Abb. 56.1)

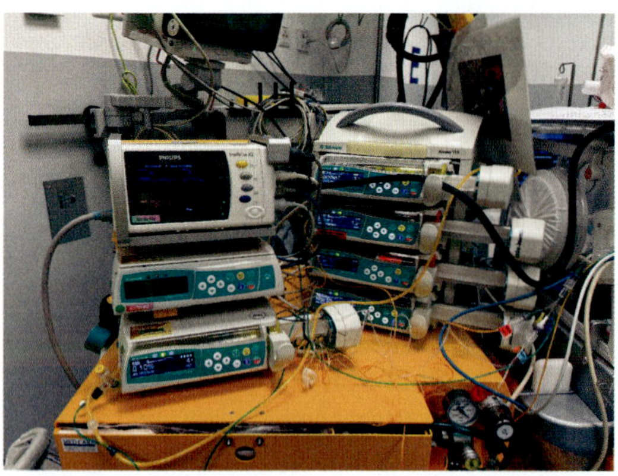

Abb. 56.1 Laufende Perfusoren vor Übernahme im Schockraum [M1708]

Tab. 56.2 xABCDE

xABCDE	Beschreibung	Ersteinschätzung
e**X**sanguination	–	–
Airway	Intubiert und beatmet am Beatmungsgerät der Kinderintensivstation im Schockraum	Atemweg sicher
Breathing	• **FiO_2 1,0 und 20ppm NO-Beatmung** • Atemfrequenz 80/min • Pinsp 34 mmHg, PEEP 7 mmHg, SPO_2 88 %	**Hochkritisch** und vulnerabel
Circulation	Kreislauf stabilisiert mit Suprarenin-Perfusor 0,12 µg/kg/min über jugulären ZVK	Kritisch, aber stabil
Disability	Morphin, Midazolam und Cisatracurium (Perfusoren), Glukose 10 %, alle über jugulären ZVK	Steady-State der Narkose
Exposure & **E**nvironment	Im ITW-Transport-Inkubator	Anderes Tragensystem des ITW im Vergleich zum Hubschrauber → **Umlagerung in BabyPod notwendig**

VERDACHTSDIAGNOSE
PARDS (Pediatric Acute Respiratory Distress Syndrome)

56.2 Anamnese

Fünf Stunden nach der Geburt in einem perinatalen Schwerpunktversorger hat sich das reife Neugeborene (38+1 Schwangerschaftswochen) respiratorisch deutlich verschlechtert. Es wird in ein Level-1-Perinatalzentrum ohne ECMO-Möglichkeit verlegt. Am Abend des zweiten Lebenstages wird bei frustraner **Therapieeskalation** die Indikation zur Verlegung in ein universitäres Kinderzentrum mit ECMO-Versorgung gestellt.

56.3 Medizinische Versorgung und Maßnahmen

Die Tragengestelle des Hubschraubers und des ITW sind nicht kompatibel, daher muss das Kind in den mitgebrachten BabyPod umgelagert werden. Da ebenso die Mitnahme von Stickstoffmonoxid in einer Druckflasche üblicherweise nicht vorgesehen ist, wird ein Weaning (Entwöhnung) für wenige Minuten begonnen. Dies verläuft mit einem **Sättigungseinbruch auf 59 %** frustran. Nach Wiederanfluten und Anstieg der Sauerstoffsättigung auf 87 % wird deutlich, dass der Transport nur mit zusätzlicher NO-Inhalation möglich ist. Der für die Transportsicherheit verantwortliche Pilot entscheidet, dass die NO-Flasche auf der Trage mit mehreren Gurten fixiert werden kann. Diese **Ultima-Ratio-Entscheidung** ermöglicht es, den Transport überhaupt durchführen zu können.

Die Umlagerung des Neugeborenen erfolgt nach dem MOVE-Schema (Medication, Observation, Ventilation, Umlagerung) und dauert in Summe mindestens 50 min (➤ Abb. 56.2).

Da der ITW über die gleichen Perfusoren wie der RTH verfügt, werden diese nicht getauscht, sondern in die Halterungen des RTH an der Trage geklickt. Nach Wechsel des Beatmungsgeräts auf den Intensivrespirator des Helikopters (Hamilton T1) zeigt sich eine weiterhin **vulnerable, aber stabilisierte Beatmungssituation.**

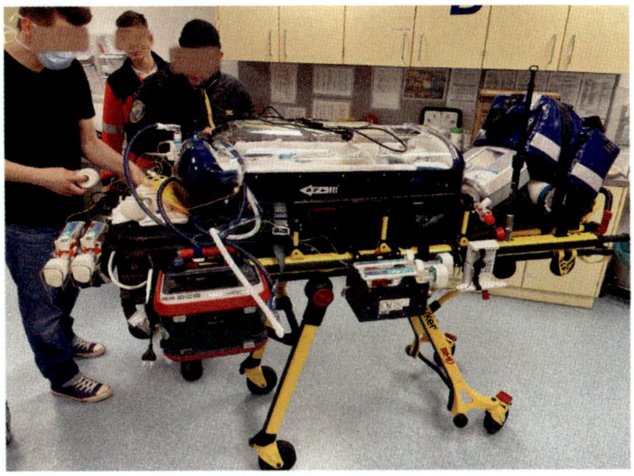

Abb. 56.2 Fahrtrage mit Baby-Pod und medizinischen Installationen nach Umlagern [M1708]

Der Helikopter ist aufgrund der Windenkonfiguration in der Kabine mit zwei Sitzen ausgestattet. Zu jeder Zeit muss aus Sicherheitsgründen eine eingewiesene Person im Patientenraum sitzen. Somit wird deutlich, dass nur ein Teammitglied des pädiatrischen Teams mitfliegen kann. Es wird unter anderem im Hinblick auf **Fatiguemanagement** im Konsens entschieden, dass die Intensivpflegekraft den Transport begleitet und der Hubschraubernotarzt die medizinische Verantwortung übernimmt. Schließlich war das pädiatrische Notfallteam schon viele Stunden im Einsatz.

56.4 Rettungsprozedere

Der Umstand, dass das Tragenuntergestell des ITW nicht zum Gestell des RTH passt, ist in der Situation natürlich zu beanstanden, kann aber akut nicht geändert werden. Somit wird die Entscheidung getroffen, das Neugeborene in den BabyPod des RTH umzulagern. Die Umlagerung findet unter hoher Sorgfalt und trotzdem unter gewissem Zeitdruck statt. Der Transport vom Schockraum in den Helikopter ist fußläufig zügig möglich.

56.5 Zielklinik und Transport

Die Aufnahme ins Zielkrankenhaus ist seit dem Vorabend geplant, daran hat auch die Zeitverzögerung nichts geändert. Des Weiteren besteht das intensivmedizinische Team des ITW aus Personal der Zielklinik.

Der Lufttransport gestaltet sich auch wetterbedingt ohne Komplikationen und das Neugeborene wird gegen 11:30 Uhr am Morgen in weiterhin kritischem, aber leicht gebesserten Zustand der Intensivstation übergeben.

56.6 Klinischer Verlauf

Noch am Aufnahmetag erfolgt bei schwerem PARDS (Horovitz-Index 52) der Anschluss an eine **ECMO.** Leider verstirbt das Neugeborene im Verlauf der nächsten Tage an einem therapierefraktären Lungenversagen. Eine genetisch bedingte Anlagestörung der Lunge wird als Ursache vermutet.

56.7 Tops & Flops

Aus neonatologischer Sicht Die Indikation zur Anlage einer ECMO war eindeutig gegeben. Idealerweise muss ein kritisch krankes Neugeborenes nur selten verlegt werden, da bereits pränatal eine Pathologie erkannt wird und die Entbindung in einer Klinik mit entsprechender intensivpädiatrischer Versorgung erfolgt. Falls ein Interhospitaltransport dann doch notwendig wird, ist er meist zeitkritisch. In diesem Fall war die Pathologie pränatal nicht zu erkennen. Über längere Strecken wird meist aus Zeitgründen luftgebunden transportiert. Aufgrund der Wettersituation und der spätabendlichen Zeit musste eine bodengebundene Verlegung stattfinden. Wegen der technischen Defekte an der Stromversorgung wurde **pragmatisch** entschieden, ein eigentlich nicht dafür geeignetes Krankenhaus anzufahren. So konnte die Situation auf niedrigem Niveau stabil gehalten werden. Ein **FLOP** war die fehlende Kompatibilität der Tragenuntergestelle, die jedoch mit dem RTH-eigenen Transportsystem umgangen werden konnte.

Aus Luftrettungssicht Dieser Einsatz spiegelt die gesamte Bandbreite an Aufgaben und Problemstellungen wider, die im Rahmen eines Luftrettungseinsatzes auf eine Crew zukommen können. Angefangen mit der Möglichkeit, bereits vor der offiziellen Anmeldezeit mit einer komplexen Einsatzanfrage konfrontiert zu werden. Die Umstände waren initial nicht voll erfasst, aber mit dem **subjektiven Druck** verbunden, bei einer bereits von einer schweren technischen Komplikation betroffenen Transportsituation zeitnah zu einer Lösung beizutragen. **TOP** war, dass in einem Arzt-Arzt-Gespräch vorab die kritischen Vitalwerte erfasst und logistische Anforderungen (u. a. fünf Perfusoren, Beatmung, aktuelle NO-Abhängigkeit) besprochen werden konnten.

Die Wetterbedingungen waren für den Flug herausfordernd, ohne dass zu einem Zeitpunkt Sicherheitsbedenken bestanden, aber ein **Abbruch** des Anfluges immer eine Option darstellte. **TOP** war die trainierte Kommunikation der Crew und die fliegerische Erfahrung des Piloten, durch die der Hinflug wetterbedingt zwar langsamer, aber ohne Zwischenfälle durchgeführt wurde.

Im Schockraum wurde die erwartete Komplexität des Einsatzes dann objektivierbar. Da der Transportinkubator auf einem nicht kompatiblen Fahrgestell stand, bewährte sich das seit etwa zehn Jahren beim Luftrettungsbetreiber etablierte Konzept des Baby-Pod-Systems. Die Übernahme des Kindes dauerte fast eine Stunde, hier war vor allem die fragile Beatmungssituation ausschlaggebend. Die hohe Anzahl an notwendigen Medizingeräten erforderte eine zielorientierte Herangehensweise an die Verlastung, die bei mehr Vorlaufzeit sicherlich professioneller stattfinden würde. Hier ist die Fixierung eines Perfusors aus Platzgründen mittels mehrerer Lagen Klebeband auf der Trage zu nennen. Auch die Fixierung der Stickstoffmonoxid-Flasche und der Steuerungseinheit erschien provisorisch, aber sicher. Da in der Endverantwortung unter den Gesichtspunkten der Flugsicherheit der Pilot steht, war seine Zustimmung hier unabdingbar (➤ Abb. 56.3).

Ein Zeitvorteil eines Bodentransportes in Bezug auf die Umlagerungssituation kann dahingehend erkannt

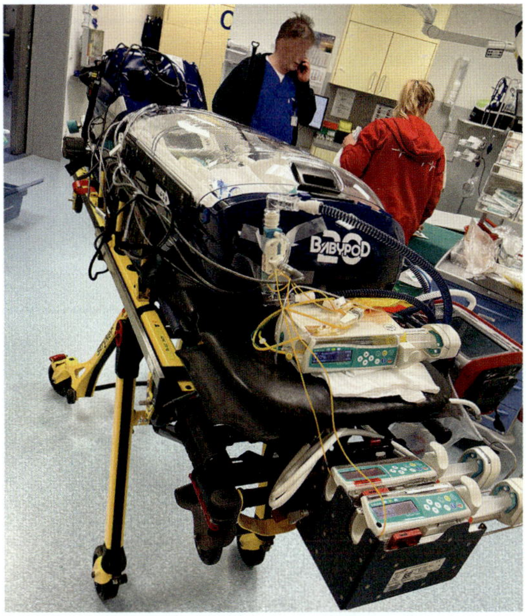

Abb. 56.3 Beatmungsinstallation mit NO-Zufuhr vor Verbringung in Hubschrauber [M1708]

werden, dass ein bodengebundenes Rettungsmittel mit passender Aufnahme des Tragenuntergestells das Neugeborene nicht hätte umlagern müssen. Hier ist eine **Standardisierung** zwischen Luft- und Bodenrettung und Kliniken dringend empfohlen. Im direkten Umfeld der Luftrettungsstation gibt es Konzepte und regelmäßigen Austausch mit Perinatalzentren, jedoch nicht mit den bodengebundenen Rettungsdiensten, da so ein zeitkritischer Fall bisher nicht aufgetreten ist.

Ein Wechsel vom Klinikrespirator auf den Transportrespirator des bodengebundenen Fahrzeugs wäre vermutlich aufgrund der fragilen Beatmungssituation ebenso zeitintensiv gewesen wie der Wechsel auf das Beatmungsgerät des ITH. Einzig der frustrane Weaningversuch des Notarztes hätte vermieden werden können.

Die Übernahme der **ärztlichen Verantwortung** durch den Hubschraubernotarzt (Facharzt Anästhesiologie, Weiterbildung Intensivmedizin, mehrjährige kardioanästhesiologische Tätigkeit) war eine schnell getroffene, aber überlegte Entscheidung. Mit der medizinisch-klinischen Kompetenz des TC-HHO (Notfallsanitäter, operationstechnischer Assistent) und der Anwesenheit der Fachpflegeschwester wurde die Verantwortungsübernahme als zumutbar eingeschätzt. Sie widerspricht in Teilen allerdings der neuen S2k-Leitlinie Neugeborenen-Transport (GNPI et al. 2024), jedoch lag in unseren Augen eine Ultima-Ratio-Situation vor. Zu diskutieren ist, ob eine Mitnahme eines dritten Stuhls in der Hubschrauberkabine im Vorfeld eine sinnvolle Ergänzung gewesen wäre. Hieran wurde aber von allen Beteiligten nicht gedacht, zumindest wurde es nicht angesprochen. Die Dringlichkeit der Anfrage ist hier sicherlich grundlegend. Die Mitflugentscheidung des Intensivteams ist ebenso nicht alltäglich, aber in der Situation vor allem im Rahmen des Fatiguemanagements durchaus vertretbar gewesen (➤ Abb. 56.4).

Insgesamt zeigt dieser Einsatz die Notwendigkeit, Crews in allen Bereichen des Handels weiterzubilden. Als **TOP** hat sich hier betreiberintern das **Aeromedical-Crew-Ressource-Management-Konzept** (ACRM) bewährt. Dieses interprofessionelle Training für alle Luftrettungs-Crew-Mitglieder entwickelt die sog. nicht-technischen Fertigkeiten (Non-technical Skills) wie Kommunikation, Teamarbeit, Führung, Situationsbewusstsein und **Entscheidungsfindung.** Das Ziel des ACRM-Trainings ist die nachhaltige Verbesserung der Interaktion auch in Ad-hoc-Teams und damit eine Erhöhung der Flug- und Patientensicherheit.

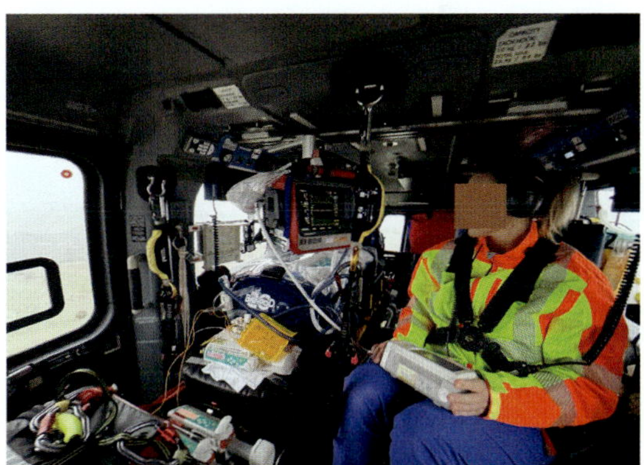

Abb. 56.4 Transportsituation in-flight mit Fachpflegeschwester [M1708]

Was wäre, wenn …

- … der Pilot den Einsatz von vornherein wetterbedingt abgelehnt hätte?
  Dies wäre vom Team nicht infrage gestellt worden, aber ein ethischer Konflikt („Stirbt unseretwegen evtl. ein Neugeborenes?") könnte im Raum stehen.
- … die pragmatischen Entscheidungen des Teams so nicht getroffen worden wären?
  Hier beginnt es mit der Übernahme des Einsatzes und der gemeinsamen Entscheidung des Teams, die medizinische Verantwortung zu übernehmen, bis hin zur Verlastung der Medizinprodukte. Jede einzelne dieser Entscheidungen hätte für sich genommen bereits zum Abbruch des Einsatzes führen können.

Zusammenfassung

Manchmal benötigt es bei komplexen Intensivtransporten neben dem rein technisch-medizinischen Wissen einen pragmatisch-lösungsorientierten Ansatz. Dennoch bestand zu jedem Zeitpunkt das Risiko, dass die Durchführung des Einsatzes abgesagt oder abgebrochen werden muss. Eine andere Teamzusammensetzung hätte an diesem Tag auch zu anderen Entscheidungen führen können. Für den Luftrettungsbetreiber ist ein hoher Grad an Professionalität und Können beim Personal unerlässlich, doch auch damit sind nicht alle potenziellen Fälle immer zu meistern. Auch in der Luftrettung darf man vor allem in Ultima-Ratio-Situationen auch demütig sein.

LITERATUR

Gesellschaft für Neonatologie und pädiatrische Intensivmedizin e.V. (GNPI) et al. S2k-Leitlinie Neugeborenen-Transport. Aus: https://register.awmf.org/de/leitlinien/detail/024-003 (letzter Zugriff: 01. Juli 2025)

KAPITEL

57

Tobias Aigner
Unter Mitwirkung von: Mathias van Hemelrijck

Keine Luft zum Atmen

Fallbericht

Setting

Helikopterstandort
Überland-Basis mit kurzer Anflugzeit auf das nächstgelegene Universitätsspital/ECMO-Zentrum
Helikopter
Airbus Helicopters H145 D-2
Besatzung
Pilot, HCM, MCM (Notarzt), Herzchirurg, Perfusionist
Operationelle Besonderheiten
Nachtflug, Isolation, MCS-Transport (Mechanical Circulatory Support)

Fallbericht

Nachts um 02:15 Uhr meldet sich die Intensivstation eines peripheren Krankenhauses über die ECMO-Hotline am Universitätsspital. Eine 23-jährige Patientin, seit mehreren Tagen hospitalisiert und mit progredienter respiratorischer Verschlechterung, lässt sich trotz erfolgter maximaler Therapie im Rahmen der Möglichkeiten des Spitales nicht stabilisieren. Im CT-Thorax zeigen sich ausgedehnte konsolidierende Infiltrate in allen Lungenlappen. Trotz zweifach negativer SARS-COVID-19-Abstriche und einer Multiplex-PCR auf respiratorische Erreger erhärtete sich aufgrund der Symptomatik der Verdacht, der nach dem dritten Abstrich positiv bestätigt wurde. Die Patientin musste am Vortag des Einsatzes intubiert werden. Initial stabilisierte sich die Situation.

In der Nacht des Anrufs zeigt sich ein Sättigungsabfall auf 86 % unter FiO_2 1,0 bei beginnendem Lungenödem. Nach Indikationsstellung zur venovenösen ECMO-Implantation wird der Transport mit der Helikopter-Einsatzzentrale (HEZ) aufgegleist und ein schnellstmöglicher Transport des ECMO-Teams organisiert.

Alarmierung

Während des Anrufes vom verlegenden Spital an die Hotline des Universitätsspitals werden die wichtigsten Fragen geklärt. Dazu gehören:

- Personalien Patient (inkl. Größe/Gewicht)
- Ansprechpartner vor Ort (inkl. Telefonnummer), Station und Spital (ausgeschrieben, da bei Abkürzungen Verwechslungsgefahr besteht)
- Anamnese: Fokus auf aktuelles Problem (Isolation, andere Devices, was wurde bereits abgeklärt? Resultate?)
- Komorbiditäten: relevante Kontraindikationen für ECMO-Anlage
- Organfunktion (Respiration, Kreislauf, Herz, Labor)
- Kann nach Abklärung auch ein Transport ohne ECMO ins Zentrumsspital durchgeführt werden? Gibt es therapeutische Optimierungsmöglichkeiten?

Vorbereitungsaufgaben:

- Gefäßzugänge (besteht bereits ein zentraler Venenkatheter [ZVK] V. jugularis rechts? Belassen und Neueinlage V. jugularis links oder V. femoralis) Ultraschall für Gefäßpunktion und TEE bereits am Patientenbett?
- Erythrozytenkonzentrate vorhanden oder abrufbereit aus der Blutbank?
- Angehörige informieren

Im Anschluss, direkt nach Indikationsstellung, wird die HEZ durch das Zentrumsspital alarmiert und der Einsatz geplant. Notwendigkeiten können somit gleich besprochen werden.

Preflight-Abklärungen (Wetter/Team/Einsatztaktik)

Es herrscht unproblematisches Flugwetter (Bodentemperatur 6 °C) bei guter Sicht und niedrigen Windgeschwindigkeiten. Ab Alarmierung bis zum Eintreffen im peripheren Spital vergehen insgesamt 50 min; die eigentliche Flugzeit beträgt dabei 40 min.

Das ECMO-Team, bestehend aus einem Herzchirurgen und einem Perfusionisten, wird mit dem benötigten Material am Landeplatz des Universitätsspitals aufgenommen. Anschließend erfolgt der primäre Personentransport zum peripheren Krankenhaus, wobei am Zielort ein Aufenthalt beziehungsweise eine Wartezeit erforderlich ist.

Nach Abschluss der notwendigen Maßnahmen werden das gesamte Team und die Patientin – weiterhin mit laufender ECMO (Fixationsplatte) – gemeinsam zurücktransportiert (➤ Tab. 57.1).

Tab. 57.1 Abklärungen und Gedanken

MCM	Erfahrung mit mechanischer Kreislaufunterstützung (MCS) im intensivmedizinischen Setting
Herzchirurg und Perfusionist	Welche speziellen Materialien müssen für den Einsatz vom Zentrumsspital mitgenommen werden? Wie sind das Vorgehen und das Agieren im Isolationssetting? Anweisung vom ECMO-Team zur Vorbereitung: Anlage eines neuen ZVK in die V. jugularis interna links und Hinzuziehen eines erfahrenen Echokardiographeurs zur Durchführung eines transthorakalen Ultraschalls.
Einsatzkräfte vor Ort	Wie können die Therapie bis zum Eintreffen des ECMO-Teams weiter optimiert werden? Wurden alle Vorbereitungen getroffen?

Anflug und Ersteindruck bei Eintreffen auf der Intensivstation

Das Pflegepersonal des peripheren Spitals steht zur Unterstützung des Materialtransportes am Landeplatz bereit. Dort erhält das Team die Auskunft: Der Zustand der Patientin verschlechtere sich zunehmend. Zum aktuellen Zeitpunkt werde sie medikamentös reanimiert, die arterielle Blutgasanalyse zeige einen pH von 7,1, p_aO_2 8,5 kPa und p_aCO_2 von 9,6 kPa. Bei Eintreffen auf der Intensivstation zeigt sich ein hektisches, aber koordiniertes Umfeld mit viel personeller Unterstützung am Patientenbett (Isolationsbereich).

57.1 Medizinische Ersteinschätzung und Erstmaßnahmen nach Eintreffen

Die ➤ Tab. 57.2 gibt einen kurzen Überblick über die Situation.

VERDACHTSDIAGNOSE

Schweres akutes Atemnotsyndrom/akutes Lungenversagen (ARDS) aufgrund SARS-COVID-19-Superinfektion mit beginnendem Lungenödem

Tab. 57.2 xABCDE

xABCDE	Beschreibung	Maßnahme
eXsanguination	–	–
Airway	Intubierte Patientin	–
Breathing	Horivitz-Index 86 mmHg; intermittierende Bauchlage BiPAP; P_{peak} 35 mbar; PEEP 15 mbar	–
Circulation	Noradrenalin 80 µg/min; Vasopressin 0,02 I.U/min, Dobutamin 300 mg/min	–
Disability	GCS 9, Pupillen isokor, lichtreagibel	–
Exposure & Environment	ICU, Isolationsbereich	Vorbereitung des Materials außerhalb des Isolationsbereiches

57

Tab. 57.3 SAMPLER

SAMPLER	Beschreibung
Symptome und Befunde	Trotz invasiver Beatmung nicht mehr kontrollierbares ARDS
Allergien	Keine relevanten bekannt
Medikation	Heparin 20000 IE/24 h, Propofol 20 mg/h, Midazolam 10 mg/h, Fentanyl 50 µg/h Levofloxacin 500 mg alle 12 h, Mephameson 1 × 6 mg/d
Patientenvorgeschichte	Gesund
Letzte Mahlzeit	Keine Angabe
Ereignisse direkt vor dem Notfall	Bauchlagerung
Risikofaktoren	Instabile Kreislaufsituation

57.2 Anamnese

Die ➤ Tab. 57.3 gibt einen kurzen Überblick über die Situation.

57.3 Medizinische Versorgung und Maßnahmen

Der HCM führt ein zügiges Briefing für das gesamte Einsatzteam durch. Nach Klärung der offenen Fragen, interdisziplinärer Bestätigung der Indikation und Disposition der Maßnahmen werden die Vorbereitungen zur Kanülenimplantation gestartet. Das Team bespricht intensiv, welche Form der extrakorporalen Oxygenation die bessere Strategie für die adäquate Versorgung der Patientin darstellt. Die Therapie kann mit dem vorhandenen Material jederzeit adaptiert/eskaliert werden. Das Team entscheidet sich für die initiale, zügige Implantation einer $veno_{fem}$-$venösen_{jug}$ ECMO-Konfiguration mit zusätzlicher Einlage einer arteriellen Schleuse in die A. femoralis links.

Nach Einschleusung in den Isolationsbereich sichtet der Herzchirurg die Patientin und trifft notwendige Vorbereitungen zur Implantation der großlumigen Gefäßzugänge inguinal rechts (efferente Kanülierung), jugulär rechts (afferente Kanülierung) und der arteriellen Schleuse inguinal links. Der Perfusionist instruiert den HCM über die Verortung des Materials in den verschiedenen Taschen und schleust benötigtes Material ein. Das vorkonfigurierte Abwasch- und Abdeck-Set (Sterilgut) wird geöffnet und mit der Hautdesinfektion des kompletten Becken- und rechtsseitigen Halsbereiches begonnen. Die benötigten Gefäßdilatatoren, Kanülen und Instrumente wurden bereits bereitgelegt und das ECMO-Schlauchset vorbereitet. Nach dem sterilen Abdecken der Patientin wird die Gefäßpunktion mithilfe eines Gefäßultraschalls durchgeführt. Nach Einlage des jeweiligen Führungsdrahtes und der Lagekontrolle mittels transösophagealer Echokardiografie (durchgeführt von hausinterner Kardiologie) können die venösen Gefäße schrittweise bis zur gewünschten Kanülengröße aufdilatiert werden. Aufgrund der Körperoberfläche von 1,6 m^2 (DuBois bei einer Größe von 164 cm und 56 kg) entscheidet sich der Perfusionist für eine 15-Fr.-beschichtete zuführende Kanüle und eine 23-Fr.-femoralvenöse drainierende Kanüle. Eine drainierende 21-Fr.-Kanüle wäre in dieser Konfiguration ausreichend gewesen. Aufgrund der möglichen Therapieeskalation auf eine Kombinationstherapie V_{fem}-$V_{jug}A_{fem}$ wird eine 23-Fr.-Kanüle implantiert. Nach vorheriger Heparinsubstitution (150 IE/kgKG) und luftfreier Konnektion der ECMO-Schläuche wird die Perfusion mit einem Blutfluss von 3,8 l/min und einer Gaseinstellung von FiO_2 100 % (inspiratorische Sauerstofffraktion) und einem Gasfluss von 1 l/min gestartet (Sauerstoffsättigung 97 %, pO_2 23 kPa, pCO_2 6,8 kPa). Eine Rezirkulation des Blutes kann durch eine Blutgasanalyse des prä- und postoxygenatorischen Blutes ausgeschlossen werden. Die Oxygenation verbesserte sich zügig, die respiratorische Azidose wird langsam ausgeglichen und die Katecholamine können reduziert werden. Die zu- und abführenden ECMO-Schläuche werden ausreichend chirurgisch gesichert. Die Beatmung wird protektiv angepasst.

Nach einer kurzen interdisziplinären Nachbesprechung kann die Patientin für den Transport an das Zentrumsspital vorbereitet werden. Transportbeatmungsgerät, Monitoring und Perfusoren werden installiert, die Patientin auf die Patiententrage umgelagert und die Schläuche der ECMO im fixierten Bogen nach kranial verlegt. Der Wärmeisolationssack wird aufgrund der Außentemperatur mit Decken ausgefüllt und das Pack-Rack installiert.

Besondere Isolationsmaßnahmen außer dem Tragen einer FFP2-Maske durch die Crew werden aufgrund der Intubation nicht getroffen. Der Gasfluss an der ECMO wird auf 2 l/min erhöht und der Transfer zum Helikopter durchgeführt. Am Helikopter angekommen, steigt der Perfusionist durch die Seitentür in das Heck des Helikopters ein, um das ECMO-Gerät vom HCM entgegenzunehmen. Während des Ladevorganges muss das Gerät unter Vermeidung von Zug auf den blutführenden Schläuchen in Richtung Kabine getragen werden. Im Anschluss wird das ECMO-Gerät auf der bereits installierten Halteplatte fixiert. Um die Transportvorbereitung abzuschließen, werden die Handkurbel (Notfall-Device) und ein Notfall-Entlüftungspack bereitgelegt. Die Sauerstoffversorgung des Respirators und der ECMO wird auf die Bordversorgung umgestellt, um die O_2-Flasche ordentlich verstauen zu können. Nach erneutem Check-up im Rahmen des „10-für-10" (Crew Resource Management) kann der Transport problemlos in das Universitätsspital durchgeführt werden.

57.4 Zielklinik und Transport

Vor Abflug werden alle beteiligten Instanzen über den Zustand der Patientin und das gelaufene Prozedere informiert. Bei Ankunft im Universitätsspital wird das ECMO-Gerät auf den bereitgestellten ECMO-Sprinter befestigt und auf die dort vorhandene Sauerstoffflasche gewechselt. Direkt nach dem Eintreffen wird eine CT-Diagnostik durchgeführt. Im Anschluss wird die Patientin auf die behandelnde Intensivstation verlegt. Vor Umlagerung in das Patientenbett findet eine Übergabe an das Personal der Intensivstation statt. Nach Abschluss des Transports führen die Helikoptercrew und das ECMO-Team ein Debriefing durch.

57.5 Klinischer Verlauf

Die Explantation der V-V-ECMO erfolgte am vierten Tag, die Extubation wurde zehn Tage nach der ECMO-Implantation durchgeführt. Am 19. Tag erfolgte die Rückverlegung in das zuweisende Krankenhaus mit anschließender Rehabilitation.

57.6 TOPS & FLOPS

Als wichtigstes **TOP** ist die Vorbereitung auf solch einen speziellen Einsatz zu sehen. Aufgrund der speziellen Anforderungen an das Material und die individuellen Situationen im klinischen Setting ist es wichtig, für möglichst viele Optionen gerüstet zu sein. Dazu finden trotz der langjährigen Erfahrung kontinuierliche personelle, materielle und strukturelle Optimierungen statt. Dies beinhaltet neben Simulationstrainings auch eine stetige Aktualisierung der technischen und materiellen Ausstattung. Auch Kommunikationsabläufe werden fortwährend verbessert, um die Patienten möglichst schnell unterstützen zu können. Als Beispiel wurden die Materialtaschen so konfiguriert, dass inhaltlich alles verfügbar ist, um bei externen Implantationsszenarien schnell und sicher agieren zu können und viele notwendige Maßnahmen und Komplikationen behandelbar sind. Externe Kliniken besitzen selten Material zur Behandlung solcher Patienten, somit ist man auf das verfügbare/mitgebrachte Material angewiesen. Die Taschengröße und das Gewicht wurden im Vorfeld definiert und die Verortung im Helikopter standardisiert.

Als weiteres **TOP** kann die Zusammenarbeit der unterschiedlichen Disziplinen und Abteilungen vor Ort genannt werden. Durch eine gute interdisziplinäre Absprache und Verteilung der Aufgaben können solche Einsätze auch in Abteilungen mit wenig oder keiner Erfahrung in Bezug auf ECMO-Therapie durchgeführt werden. Die Unterstützung der Mediziner vor Ort während der Implantation oder aber auch das Anreichen des Materials in die Isolationszone durch den HCM nach vorheriger Absprache beschleunigt und vereinfacht einige Prozesse in einem Notfallsetting. Gewisse Abläufe lassen sich antizipieren. Aufgrund der Individualität und Komplexität ist es jedoch oft nicht möglich, alle Schritte zu planen.

Eine gute Kommunikation ist enorm wichtig, so auch die Information über die instabile Situation der Patientin bei Ankunft am verlegenden Spital. Dadurch konnte man bereits auf dem Weg zur Station notwendige Diskussionen führen und mögliche Optionen definieren, welche nach dem Briefing auch umgesetzt wurden. Auch ein regelmäßiges Update mit dem Team des Zentrumspitals ist enorm wichtig, denn aufgrund unklarer Zeiten und der individuellen Situation können durch frühzeitige Informationen entsprechende Vorbereitungen getroffen werden und der Patient kann im Anschluss schnell und sicher übernommen werden.

Als **TOP** oder **FLOP** kann die Diskussion bezüglich der richtigen Kanülierungsstrategie in der speziellen Situation der Patientin gesehen werden. Da sie eigentlich kein kardiales Problem hatte, wurde sich trotz der medikamentösen Kreislaufunterstützung für eine rein respiratorische Unterstützung entschieden. Durch die Einlage einer arteriellen Schleuse wäre während des Aufenthaltes im verlegenden Spital jederzeit eine Eskalation möglich gewesen. Materiell hätte es keine Einschränkungen gegeben. Am Ende stellte sich heraus, dass die Perfusionsstrategie die richtige für die Patientin war. Hätte sich die Kreislaufsituation nicht verbessert, wäre die Implantation einer weiteren Kanüle (arteriell) notwendig gewesen, jedoch hätte dies das Komplikationsrisiko deutlich erhöht.

In den meisten Fällen kann die für die Implantation benötigte Zeit nicht vorhergesagt werden. Diese kann bei erfahrenen Chirurgen und einem einfachen Habitus/Gefäßstatus unter einer Stunde inklusive Verladung stattfinden, in komplexen Situationen oder bei Auftreten von Komplikationen kann es oft mehrere Stunden dauern.

Situativ ist auch die Wettersituation zu beachten. Sollte sich eine zunehmende Verschlechterung zeigen, kann es sein, dass der Helikopter vorzeitig abrücken muss und der Transport zu einem späteren Zeitpunkt (Verbleiben des ECMO-Teams im verlegenden Spital) oder bodengebunden (Langstrecke, Verfügbarkeit der Ressourcen) durchgeführt werden muss. Eine gewisse Ressourcenbindung bzw. vorherige Kapazitätsabklärung in allen Bereichen ist zu beachten.

MERKE

Vorbereitung ist alles! Jede Abteilung/Einheit muss ihre materiellen, organisatorischen und personellen Ressourcen im Vorfeld gut strukturieren. Die Patienten, die mit einem ECMO-System unterstützt werden müssen, sind meist instabil. Ein schnelles, zielgerichtetes und sicheres Organisieren und Handeln sind wichtig. Materiell müssen mögliche Komplikationen abgedeckt werden, da viele Spitäler nicht über diese Ausstattung verfügen.

Was wäre, wenn …

- … die Patientin nach venovenöser Implantation weiterhin eine instabile Kreislaufsituation gezeigt oder sich die Situation spontan während des Transportes verschlechtert hätte?
  Eine arterielle Schleuse wäre bereits vorbereitet worden. Während des Transports hätte keine zusätzliche Kanüle implantiert werden können, was jedoch bei Ankunft eine deutlich schnellere Implantation ermöglicht hätte.
- … ungenügend oder das falsche Material vor Ort gewesen wäre?
  Situativ muss auf das zur Verfügung stehende Material zurückgegriffen werden. Je nach Situation muss das im Haus vorhandene Material von diversen Abteilungen organisiert oder improvisiert werden.
- … es während der Implantation/des Transfers/des Transports zu einer Komplikation gekommen wäre?
  Das ECMO-Team ist auf gewisse Komplikationen trainiert und vorbereitet, jedoch müssen in manchen Bereichen gute Vorbereitungen getroffen werden (gute chirurgische Fixierung der Kanülen, ausreichend lange Schläuche, gutes Wärmemanagement). Während des Fluges hat man nur Zugriff auf eine limitierte Menge an Material. Primär wird Volumenersatz benötigt.

Zusammenfassung

- Jede (externe) ECMO-Implantation und jeder Transport stellen einen Hochrisikoeingriff dar. Ein schnelles und sicheres Komplikationsmanagement mit den verfügbaren Ressourcen ist das A und O.
- Eine korrekte Indikationsstellung (telefonische Abklärung) ist zwingend notwendig, da bei jedem Einsatz enorme Ressourcen gebunden werden.
- Kommunikationswege zwischen allen involvierten Abteilungen müssen klar strukturiert sein.

LITERATUR

Albrecht R, Knapp J, Theiler L et al. Transport of COVID-19 and other highly contagious patients by helicopter and fixed-wing air ambulance: a narrative review and experience of the Swiss air rescue Rega. Scand J Trauma Resusc Emerg Med. 2020; 28(1): 40.

Combes A, Hajage D, Capellier G et al. Extracorporeal Membrane Oxygenation for Severe Acute Respiratory Distress Syndrome. N Engl J Med. 2018; 378(21): 1965–1975.

Schmiady MO, Hofmann M, Sromicki J et al. Initiation of an inter-hospital extracorporeal membrane oxygenation transfer programme for critically ill patients with coronavirus disease 2019: bringing extracorporeal membrane oxygenation support to peripheral hospitals. Interact Cardiovasc Thorac Surg. 2021; 32(5): 812–816.

Tonna JE, Abrams D, Brodie D et al. Management of Adult Patients Supported with Venovenous Extracorporeal Membrane Oxygenation (VV ECMO): Guideline from the Extracorporeal Life Support Organization (ELSO). ASAIO J. 2021; 67(6): 601–610.

Simon Ilger
Unter Mitwirkung von: Helge Haberl

KAPITEL 58 Mit dem Rücken an der Wand und dem Patienten auf dem Bauch

Fallbericht

Setting

Helikopterstandort
24/7-Intensivtransporthubschrauber (ITH) in Deutschlands bevölkerungsreichstem Bundesland

Helikopter
Airbus Helicopters H145

Besatzung
Zwei Piloten, TC-HEMS (Doppelqualifikation Notfallsanitäter und Fachkrankenpfleger für Intensivpflege und Anästhesie), Notarzt (Facharzt Anästhesie, Zusatzbezeichnung spezielle Intensivmedizin)

Operationelle Besonderheiten
Night Vision Imaging System (NVIS)

Einleitung

Die Crew des ITH, bestehend aus einem Piloten, Co-Piloten, Notarzt und TC-HEMS, erhält den Auftrag, einen Patienten mit schwerem ARDS zur ECMO-Therapie zu transportieren. Die Meldung erfolgt durch die Leitstelle um 19:25 Uhr. Im Rahmen des Arzt-Arzt-Gesprächs stellte sich die Situation des Patienten als äußerst kritisch dar. Die Crew bereitet die Trage mit dem ECMO-Material vor (➤ Abb. 58.1).

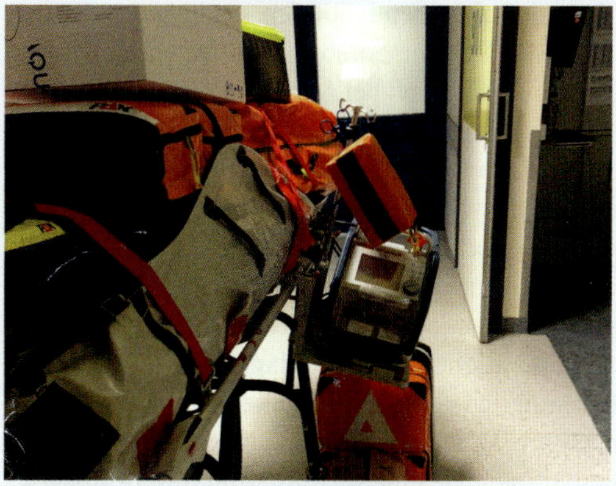

Abb. 58.1 ITH-Trage mit ECMO-Material [M1715].

Preflight-Abklärungen (Wetter/Team/Einsatztaktik)

Die Quellklinik hat bereits leitlinienkonform eine dorsoventrale Wechsellagerung durchgeführt. Sie wird darum gebeten, den Patienten in Rückenlage zu lagern. Während des Preflight Briefings äußert die medizinische Crew Bedenken hinsichtlich der sicheren Durchführung des Transportes, da der Gasaustausch des Patienten stark eingeschränkt ist. Der Abflug erfolgt um 19:44 Uhr, und um 20:10 Uhr erreicht der ITH die abgebende Klinik.

58.1 Therapierefraktäres ARDS und ECMO

Die therapierefraktäre Hypoxämie bleibt ein Zustand mit hoher Mortalität, und es gibt nur wenige evidenzbasierte Therapieoptionen. Bei hypoxischem respiratorischen Versagen, das mit einer erwarteten Mortalität von über 50 % einhergeht, sollte gemäß den aktuellen Richtlinien der Extracorporeal Life Support Organization (ELSO) eine Extrakorporale Membranoxygenierung (ECMO) in Betracht gezogen werden, wobei sie ab einer prognostizierten Letalität von 80 % indiziert ist. Zur Bewertung werden der PaO_2/FiO_2-Quotient sowie der Murray-Score herangezogen.

In der Regel wird die ECMO-Therapie von einem Team eines ARDS-Zentrums in der Quellklinik initiiert. Diese Vorgehensweise gilt als die sicherste Option für die Patienten, da die extrakorporale Zirkulation zu einer Stabilisierung der respiratorischen Situation führt und auch die oft beeinträchtigte hämodynamische Lage sich verbessert. Der anschließende Transport in das ARDS-Zentrum zur weiteren Behandlung kann dann sicherer erfolgen.

Allerdings ist die Initiierung einer ECMO-Therapie in der Quellklinik aus logistischen Gründen nicht immer möglich. In solchen Fällen kann die Therapie erst im ARDS-Zentrum beginnen, was einen Transport dieser häufig grenzwertig instabilen Patienten unter konservativen Bedingungen erforderlich macht.

Laut den aktuellen Leitlinien wird bei den Patienten regelmäßig eine dorsoventrale Wechsellagerung durchgeführt, und oft befinden sie sich zum Zeitpunkt der Übernahmeanfrage in Bauchlage. Vor dem Transport wird der Patient üblicherweise auf den Rücken umgelagert, was erfahrungsgemäß häufig zu einer weiteren Verschlechterung des bereits grenzkompensierten Gasaustausches in Bauchlage führt. Früher galt die Auffassung, dass ein Transport eines kritisch kranken Patienten in Bauchlage im Hubschrauber nicht möglich sei, da die Rückenlage während des Transports als notwendig erachtet wurde, um weitere Maßnahmen wie eine Reanimation durchführen zu können.

58.2 Medizinische Ersteinschätzung und Erstmaßnahmen nach Eintreffen

Als die Crew in der Quelleklinik eintrifft, findet sie die in ➤ Tab. 58.1 beschriebene Situation vor.

DIAGNOSE

Konservativ therapierefraktäres ARDS mit Indikation zur Extrakorporalen Membranoxygenierung

58.3 Anamnese

Ein 47-jähriger Patient, etwa 185 cm groß und 100 kg schwer, wurde zunächst mit produktivem Husten und Fieber in einem Haus der Regelversorgung stationär in der Quellklinik aufgenommen. Abgesehen von einer arteriellen Hypertonie lagen keine weiteren Komorbiditäten vor, und die Anamnese war unauffällig. Bei Verdacht auf eine ambulant erworbene Pneumonie

Tab. 58.1 xABCDE

xABCDE	Beschreibung	Maßnahme
e**X**sanguination	–	–
Airway	Gesichert mittels Endotrachaeltubus	–
Breathing	Hochinvasive Beatmung	–
Circulation	Instabil unter hochdosierter Noradrenalintherapie	–
Disability	Tiefe Analgosedierung, RASS –4, neuromuskuläre Blockade	–
Exposure & **E**nvironment	–	–

und den entsprechenden Infektparametern im Labor (CRP 337 mg/l, Leukozyten 3,1/pl, PCT 43,88 µg/l) wurde eine kalkulierte antibiotische Therapie mit Ampicillin/Sulbactam und Clarithromycin eingeleitet.

Die respiratorische Situation verschlechterte sich schnell, sodass eine NIV-Therapie notwendig wurde. Bei hypoxischem respiratorischen Versagen, therapierefraktärer respiratorischer Azidose und zunehmender hämodynamischer Instabilität erfolgte zunächst eine bodengebundene Verlegung in ein nahegelegenes Schwerpunktkrankenhaus zur weiteren Diagnostik und Therapie. Im Zuge der Transportvorbereitungen wurde eine endotracheale Intubation durchgeführt, bei der es zur Aspiration kam.

Direkt nach der Übernahme auf der Intensivstation der Zielklinik wurde eine Bronchoskopie durchgeführt, bei der die Aspiration bestätigt und eine bronchoalveoläre Lavage vorgenommen wurde. Eine Röntgenaufnahme des Thorax zeigte bipulmonal eine diffuse, fleckige Verschattung.

Aufgrund eines stark reduzierten PaO_2/FiO_2-Quotienten (70,6) und nach Ausschluss einer relevanten kardialen Funktionsstörung wurde gemäß der Berlin-Definition die Diagnose „schweres ARDS" gestellt. Zudem lag eine septische Kreislaufsituation mit steigendem Vasopressorbedarf vor. Die kalkulierte antibiotische Therapie wurde fortgesetzt.

Die Sedierung gestaltete sich schwierig und wurde zunächst mittels kontinuierlicher Gabe von Propofol, Fentanyl und Esketamin durchgeführt. Später wurde dieses Regime um eine volatile Sedierung mit Isofluran ergänzt. Muskelrelaxanzien wurden nicht verabreicht. Der Patient wurde im Biphasic-Positive-Airway-Pressure-Modus (BIPAP) beatmet.

Trotz fortschreitender Verschlechterung der respiratorischen Situation war eine Eskalation des positiven endexpiratorischen Drucks (PEEP) und des Spitzendrucks (Pinsp) erforderlich. Zuletzt wurden ein PEEP von 14 mbar und ein Pinsp von 30 mbar eingestellt. Die Beatmungsfrequenz betrug 18/min bei wechselndem Atemzeitverhältnis (I:E) von 1:1,8 bis 3:1. So konnten Tidalvolumina von 500 ml und ein Minutenvolumen von 9–11 l erreicht werden. Eine inspiratorische Sauerstofffraktion (FiO_2) von 100 % war ebenfalls notwendig.

Trotz intensiver Therapie persistierten Hypoxie, Hyperkapnie und Azidose (7:21 Uhr: pH 7,184, pCO_2 76,1 mmHg, pO_2 70,6 mmHg, FiO_2 1,0). Am Mittag (11:49 Uhr: pH 7,176, pCO_2 78,4 mmHg, pO_2 62,7 mmHg, FiO_2 1,0) wurde eine Lagerungstherapie in Form einer 135°-Lagerung eingeleitet. Bei ausbleibender Verbesserung des Gasaustauschs (17:00 Uhr: pH 7,158, pCO_2 82,9 mmHg, pO_2 66,0 mmHg, FiO_2 1,0) erfolgte die Entscheidung zur Verlegung in ein ARDS-Zentrum mit Therapiemöglichkeit bei einem Murray-Score von 3,5.

Eine Universitätsklinik, etwa 100 km entfernt, bestätigte die Übernahme, konnte jedoch aufgrund fehlender personeller Kapazitäten kein ECMO-Team vor Ort bereitstellen. Daher wurde über die örtliche Leitstelle eine Verlegung mittels ITH organisiert.

58.4 Medizinische Versorgung und Maßnahmen

Wegen der Instabilität des Patienten hatte die Quellklinik bislang von einer Rückenlagerung abgesehen. Als die Besatzung des Intensivtransporthubschraubers auf der Intensivstation eintrifft, befindet sich der Patient noch in der 135°-Lage. Es liegt eine Sinustachykardie mit 144/min vor. Zur hämodynamischen Stabilisierung ist eine kontinuierliche intravenöse Noradrenalinzufuhr von 3,4 mg/h erforderlich. Die periphere Sauerstoffsättigung beträgt nur 65 %.
Trotz der Gabe von Muskelrelaxanzien und einer weiteren Eskalation der Beatmungsintensität (Pinsp 32 mbar, PEEP 15 mbar, Frequenz 28/min, I:E 1:1) kann keine Verbesserung der respiratorischen Situation erzielt werden. Die Lage wird als maximal kritisch eingeschätzt.

Der Hubschraubernotarzt gibt zunächst eine Rückmeldung an das aufnehmende Universitätsklinikum und schildert die extrem kritische Situation des Patienten. Obwohl das übernehmende Zentrum die Indikation zur externen Initiierung der ECMO-Therapie bestätigt, ist diese weiterhin nicht möglich.

58.4.1 Entscheidungsfindung mit FORDEC-Methode

Nachfolgend diskutiert die gesamte Crew am Patientenbett die Machbarkeit des Transports sowie die erforderlichen Bedingungen. Die Entscheidungsfindung erfolgt gemäß der in der Luftfahrt etablierten FORDEC-Methode.

Facts

Ein junger Patient mit wenigen Vorerkrankungen leidet an schwerem ARDS und benötigt dringend eine ECMO-Therapie. Die Initiierung der ECMO vor Ort ist nicht möglich. Ein Verbleib vor Ort hätte voraussichtlich eine infauste Prognose. Der Transport birgt jedoch ein erhebliches Risiko.

Options

- Verbleib am aktuellen Standort
- Transport in Rückenlage
- Transport in Bauchlage
- Transport mit einem alternativen Rettungsmittel (z. B. ITW)

Risks & Benefits

- Ein Verbleib vor Ort ist keine Option, da der Patient mit hoher Wahrscheinlichkeit versterben würde.

- Eine Umlagerung in Rückenlage birgt das Risiko einer weiteren Verschlechterung während des Fluges, mit erhöhter Gefahr einer Hypoxie und eines möglichen Kreislaufstillstandes.
- Der Transport in Bauchlage ermöglicht die Stabilisierung der aktuell grenzkompensierten respiratorischen Situation. Allerdings bestünde im Falle einer weiteren Verschlechterung, insbesondere einer Reanimationssituation, keine adäquate Reaktionsmöglichkeit.
- Ein alternatives Rettungsmittel (ITW) würde mehr Handlungsspielraum bieten, jedoch zu einem erheblichen Zeitverzug führen.

Decision

Als einzige realistische Option wird der Transport in Bauchlage (Option 3) gewählt. Ohne eine zeitnahe ECMO-Therapie erscheint die Prognose infaust, sodass ein sofortiger Transport erforderlich ist. Die Wahrscheinlichkeit schwerwiegender Komplikationen während des Fluges wird als hoch eingeschätzt. Dennoch ermöglicht die Bauchlage zumindest den Erhalt der derzeit noch grenzkompensierten Oxygenierung und bietet somit eine Chance, die Zielklinik zu erreichen.

Eine Umlagerung in Rückenlage wird als nicht durchführbar angesehen. Die Crew ist sich des Nachteils bewusst, dass eine suffiziente Reanimation in Bauchlage nicht möglich ist und eine Umlagerung während des Fluges keine Option darstellt. Trotzdem entscheidet sich das gesamte Team gemeinsam, dass der Transport nur in Bauchlage durchgeführt werden kann (➤ Kap. 58.8). Die Teams der abgebenden und aufnehmenden Klinik werden über die Entscheidung informiert. Unmittelbar danach beginnt die Transportvorbereitung.

Execution & Check

In ➤ Abb. 58.2 sind die Vitalparameter des Patienten zu Beginn des Transports zu sehen.

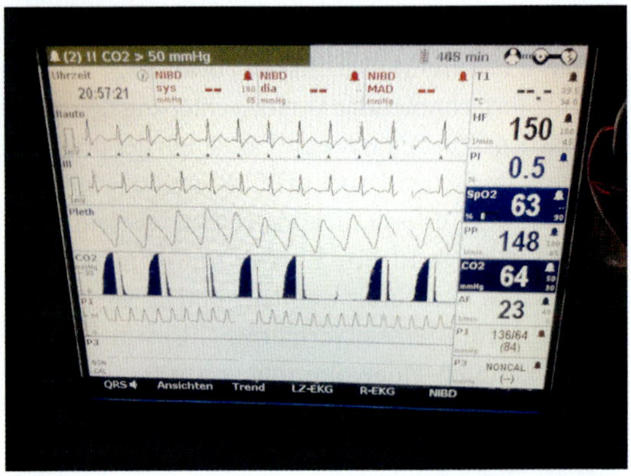

Abb. 58.2 Vitalparameter des Patienten zu Beginn des Transportes [M1715]

58.4.2 Umlagerung und Stabilisierung

Der Patient wird zunächst für die Umlagerung auf die Trage des Intensivtransporthubschraubers vorbereitet. Dazu wird die Sedierung vertieft und der Patient von der 135°-Lage in die vollständige Bauchlage (180°) gebracht (➤ Kap. 58.5). Die Umlagerung auf die Trage erfolgte mittels Bettlaken und vertikalem Zug unter besonderer Berücksichtigung einer druckstellenfreien Lagerung und des Schutzes des Gesichts. Zur Druckentlastung im Gesicht wird ein Ring aus Watte improvisiert. Die oberen Extremitäten werden seitlich neben dem Körper positioniert, da eine Lagerung in Richtung Kopf aufgrund der Tragekonstruktion nicht möglich ist.

Während der Umlagerung kommt es zu einer pulmonalen Mobilisation großer Mengen dünnflüssigen, bräunlichen Sekrets, was eine endotracheale Absaugung und den Wechsel des Beatmungsfilters erforderlich macht. Anschließend verschlechtert sich der Gasaustausch weiter (20:43 Uhr: pH 7,14 pCO_2 84,8 mmHg, pO_2 31,7 mmHg, FiO_2 1,0, SpO_2 35 %).

Zur Abklärung behandelbarer Ursachen wird eine orientierende Sonografie der Pleura in Bauchlage durchgeführt. Trotz erschwerter Schallbedingungen können keine neu aufgetretenen intrathorakalen Pathologien wie Pleuraergüsse oder ein Pneumothorax festgestellt werden. Als letzte therapeutische Maßnahme wird ein Lachmann-Manöver durchgeführt, woraufhin sich die Oxygenierung stabilisiert. Anschließend wird die Beatmung weiter eskaliert (Pinsp

36 mbar, PEEP 15 mbar, Frequenz 28/min, I:E 1:1), wodurch die periphere Sauerstoffsättigung wieder auf 60 % ansteigt.

58.4.3 Transportvorbereitung

Nach der Stabilisierung wird auf das Monitoring des Hubschraubers umgestellt und die Spritzenpumpen für Noradrenalin (3,4 mg/h), Fentanyl (0,25 mg/h) und Propofol (200 mg/h) werden übernommen. Die metabolische Azidose wird mit gewichtsadaptierter TRIS-Puffer-Gabe behandelt. Der Wechsel auf das Beatmungsgerät des Hubschraubers (Hamilton T1) verläuft komplikationslos. Ebenso problemlos gestaltet sich der Transport zum Intensivtransporthubschrauber und das Einladen in die Maschine. Kurz vor 21:00 Uhr startet der Intensivtransporthubschrauber mit geplanter Ankunft an der Universitätsklinik um 21:25 Uhr.

58.5 Transport in Bauchlage

Die Bauchlage in vollständiger 180°-Lagerung oder die überdrehte Seitenlagerung (135°–180°) dient primär der Verbesserung des Gasaustausches sowie der Sekretmobilisation. Die S3-Leitlinie „Invasive Beatmung und Einsatz extrakorporaler Verfahren bei akuter respiratorischer Insuffizienz" (2017) beschreibt mehrere positive Effekte der Bauchlage. Dazu gehören eine veränderte Atemmechanik, die Reduktion des Pleuradruckgradienten sowie eine Verringerung der tidalen Hyperinflation und beatmungsassoziierten Lungenschädigung (Guerin et al. 2014, Lamm et al. 1994, Guerin 2014, Mure und Lindahl 2001, Pelosi et al. 1998, Mackenzie 2001). Dies führt zu einer homogeneren Verteilung der Atemgase, einer Reduktion des Ventilations-Perfusions-Mismatchs und einer Rekrutierung zuvor nicht ventilierter Lungenareale (Galiatsou et al. 2006, Mure et al. 2000, Guerin et al. 2013, Nyren et al. 1999). Absolute Kontraindikationen werden in der Leitlinie nach individueller Risiko-Nutzen-Abwägung nicht aufgeführt (DGAI et al. 2025).

Metaanalysen randomisierter Studien legen nahe, dass die frühzeitige (< 48 Stunden nach ARDS-Beginn) oder langfristige (mindestens 16 Stunden täglich über 7 Tage) Bauchlagerung einen Überlebensvorteil bieten kann (Bloomfield et al. 2015, Park et al. 2015). Während es zur ECMO-unterstützten Patientenverlegung Fallberichte und kleinere Kohortenstudien gibt, ist die Datenlage zum Transport in Bauchlage äußerst begrenzt. Bis zur Corona-Pandemie gab es lediglich einen kanadischen Case Report. Dieser beschreibt zwei Transportfälle, bei denen ein spezifisches Protokoll implementiert wurde (Hersey et al. 2018).

Im Rahmen der Pandemie wurden weitere – auch deutschsprachige – Fallberichte veröffentlicht. Betreiber von Intensivtransportmitteln erstellten zudem entsprechende Verfahrensanweisungen zum Transport von Patienten in Bauchlage (Schellhaaß et al. 2021).

Der vorliegende Fall zeigt, dass der Transport eines Patienten mit schwerem ARDS in Bauchlage eine sinnvolle Option sein kann, wenn eine ECMO-Therapie vor Ort nicht verfügbar ist. Eine Umlagerung in Rückenlage ist nicht zwingend erforderlich, sodass damit verbundene Risiken und mögliche Zustandsverschlechterungen vermieden werden können. Dennoch bleibt diese Transportform eine Ultima Ratio, da die Interventionsmöglichkeiten stark eingeschränkt sind und eine Umlagerung während des Fluges – insbesondere in einem Hubschrauber – praktisch unmöglich erscheint.

58.6 Verlauf während des Fluges

Während des Fluges bleibt der Patient zunächst auf niedrigem, aber stabilem Niveau. Die Überwachung ergibt eine Sinustachykardie von 150/min, einen arteriellen Blutdruck von 135/65 mmHg unter Noradrenalin (3,4 mg/h), ein endtidales CO_2 von 65 mmHg sowie eine peripher gemessene Sättigung am Ohrläppchen von etwa 65 %.

Die Beatmung erfolgt im BIPAP-Modus mit den zuvor eingestellten Parametern, wodurch ein Tidalvolumen von ca. 400 ml und ein Atemminutenvolumen von rund 10 l erreicht werden. Im weiteren Verlauf des Fluges steigt die periphere Sauerstoffsättigung auf bis zu 80 %, während das $etCO_2$ auf etwa 60 mmHg sinkt. Eine Blutgasanalyse um 21:18 Uhr ergibt:

- pH 7,225
- pCO_2 69,9 mmHg
- pO_2 91,7 mmHg
- SO_2 94,8 %

58.7 Ankunft in der Universitätsklinik

Nach der komplikationslosen Landung und dem Transport per Rettungswagen auf die internistische Intensivstation wird der Patient übergeben und gemeinsam ins Klinikbett umgelagert. Dabei wird er in Rückenlage verbracht.

Nach der Umlagerung zeigt sich zunächst eine erneute Verschlechterung des Gasaustauschs mit sinkender peripherer Sättigung und abnehmendem Tidalvolumen. Vermutlich sind die Verbringung in Rückenlage und der Wechsel des Respirators ursächlich, wobei der Tubus unter Vermeidung eines PEEP-Verlusts abgeklemmt wurde.

58.8 Klinischer Verlauf

Unmittelbar im Anschluss erfolgte die venovenöse ECMO-Implantation ohne Komplikationen. Unter den etablierten ARDS-Therapiemaßnahmen besserte sich der Zustand des Patienten zeitnah.

Rückblickend erwies sich die gewählte Vorgehensweise als erfolgreich. Es traten keine Komplikationen auf, und der Patient konnte in stabilisiertem Zustand in der Zielklinik übergeben werden.

58.9 TOPS & FLOPS

Die ECMO-Therapie ist ein essenzieller Bestandteil der Rescue-Therapie bei therapierefraktärer Hypoxämie im Rahmen eines schweren ARDS. Die Bauchlagerung (s. ➤ Kap. 58.5) zählt zu den wenigen evidenzbasierten konservativen Maßnahmen in der ARDS-Therapie und wird in der S2e-Leitlinie „Lagerungstherapie und Frühmobilisation zur Prophylaxe oder Therapie von pulmonalen Funktionsstörungen" der DGAI mit einer Grad-A-Empfehlung für Patienten mit moderater bis schwerer Oxygenierungsstörung (Horowitz-Index < 150) versehen (Bein et al. 2015).

TOP:

- Die im beschriebenen Fall beobachtete Verbesserung des Gasaustausches ist bemerkenswert und vermutlich multifaktoriell bedingt. Neben der weiteren Eskalation der Beatmung könnten auch die Mobilisation sowie die Vibrationen während des Hubschrauberflugs zur Sekretolyse und zur Rekrutierung bislang unzureichend ventilierter Lungenareale beigetragen haben.
- Neben den medizinischen Beobachtungen muss ganz klar die Bedeutung der strukturierten Entscheidungsfindung in der gesamten Crew hervorgehoben werden. Durch aus der Luftfahrt bekannte Mechanismen konnte hier patienten- und lösungsorientiert eine Entscheidung herbeigeführt werden.
- Die Durchführung erfordert eine hohe Expertise in der Versorgung von ARDS-Patienten in Bauchlage, die in diesem Fall durch den begleitenden Intensivmediziner sowie das Fachpflegepersonal/ Notfallsanitäter-Team gewährleistet wurde. In jedem Fall muss eine individuelle Nutzen-Risiko-Abwägung erfolgen, idealerweise unter Einbeziehung der Bevollmächtigten des Patienten oder seiner Angehörigen.

MERKE

Der Transport eines kritisch kranken Patienten in Bauchlage ist prinzipiell durchführbar, stellt jedoch eine erhebliche Herausforderung für das Team dar. Er erfordert eine sorgfältige Nutzen-Risiko-Abwägung sowie ein hohes Maß an Fachkompetenz. Diese Option sollte nur in Betracht gezogen werden, wenn sicherere Alternativen wie die ECMO-Implantation vor Ort nicht umsetzbar sind.

LITERATUR

Bein T, Bischoff M, Brückner U. et al. Kurzversion S2e-Leitlinie – „Lagerungstherapie und Frühmobilisation zur Prophylaxe oder Therapie von pulmonalen Funktionsstörungen". Anaesthesist. 2015; 64: 596–61.

Bloomfield R, Noble DW, Sudlow A. Prone position for acute respiratory failure in adults. Cochrane Database Syst Rev. 2015; 11: CD008095.

Deutsche Gesellschaft für Anästhesiologie und Intensivmedizin e.V. (DGAI), Deutsche Interdisziplinäre Vereinigung für Intensiv- und Notfallmedizin e.V. (DIVI), Deutsche Gesellschaft für Innere Medizin e.V. (DGIM) et al. S3-Leitlinie Invasive Beatmung und Einsatz extrakorporaler Verfahren bei akuter respiratorischer Insuffizienz (Stand: 01.08. 2025). Aus: https://register.awmf.org/de/leitlinien/detail/001-021 (letzter Zugriff: 17. September 2025)

Extracorporeal Life Support Organization. ELSO Guidelines for ECMO Centers. Aus: https://www.elso.org/portals/0/elso%20guidelines%20general%20all%20ecls%20version%201_4.pdf (letzter Zugriff: 18. September 2025)

Galiatsou E, Kostanti E, Svarna E et al. Prone position augments recruitment and prevents alveolar overinflation in acute lung injury. Am J Respir Crit Care Med. 2006; 174: 187–197.

Guerin C. Prone position. Curr Opin Crit Care. 2014; 20: 92–97.

Guerin C, Reignier J, Richard JC et al. Prone positioning in severe acute respiratory distress syndrome. N Engl J Med. 2013;368(23): 2159–68.

Guerin C, Baboi L, Richard JC. Mechanisms of the effects of prone positioning in acute respiratory distress syndrome. Intensive Care Med. 2014; 40: 1634–1642.

Hersey D, Witter T, Kovacs G. Transport of a Prone Position Acute Respiratory Distress Syndrome Patient. Air Med J. 2018; 37(3): 206–210.

Lamm WJ, Graham MM, Albert RK. Mechanism by which the prone position improves oxygenation in acute lung injury. Am J Respir Crit Care Med. 1994; 150: 184–193.

Mackenzie CF. Anatomy, physiology, and pathology of the prone position and postural drainage. Crit Care Med. 2001; 29: 1084–1085.

Mure M, Domino KB, Lindahl SG et al. Regional ventilation-perfusion distribution is more uniform in the prone position. J Appl Physiol (1985). 2000; 88: 1076–1083.

Mure M, Lindahl SG. Prone position improves gas exchange – but how? Acta Anaesthesiol Scand. 2001; 45: 150–159.

Mure M, Lindahl SG. Prone position improves gas exchange – but how? Acta Anaesthesiol Scand. 2001; 45: 150–159.

Nyren S, Mure M, Jacobsson H et al. Pulmonary perfusion is more uniform in the prone than in the supine position: scintigraphy in healthy humans. J Appl Physiol (1985). 1999; 86: 1135–1141.

Park SY, Kim HJ, Yoo KH et al. The efficacy and safety of prone positioning in adults patients with acute respiratory distress syndrome: a meta-analysis of randomized controlled trials. J Thorac Dis. 2015; 7(3): 356–67.

Pelosi P, Tubiolo D, Mascheroni D et al. Effects of the prone position on respiratory mechanics and gas exchange during acute lung injury. Am J Respir Crit Care Med. 1998; 157:387–393.

Schellhaaß A, Pöselt S, Schwietring J et al. Luftgebundene Intensivverlegung in Bauchlage bei COVID-19-ARDS. Notfall Rettungsmed. 2021; 24: 1114–1118.

KAPITEL

59

Roland Albrecht

Fieber unklarer Genese: sichere Repatriierung aus Ebola-, Lassa- und Marburg-Gebieten

Fallbericht

Setting

Standort Ambulanzflugzeug
Ambulanzjet am internationalen Flughafen in Zürich, pro Jahr ca. 1.050 Einsätze

Ambulanzflugzeug
Ambulanzjet Bombardier CL-650 Challenger

Besatzung
Drei Piloten, eine Flight Nurse, ein Flugarzt

Operationelle Besonderheiten
Reichweite Ambulanzjet: 6.500 km, maximale Einsatzdauer: 30 Stunden, dann mit 4 Piloten. Neben Standard-Repatriierungen gibt es auch Spezialeinsätze mit:

- Patient Isolation Unit (PIU) für Repatriierung von Patienten mit hochinfektiöser Erkrankung
- PIU für Einsätze von Patienten vor und/oder nach Organtransplantation oder akutem Immundefizit
- Inkubator (begleitet durch Neonatologie-Team)
- Diverse Heart Assist Devices: ECMO, Impella, IAPB (begleitet durch Kardiotechniker und Herzchirurg)

Alarmierung und Anamnese

Die Ehefrau des Patienten (WHO-Ärztin) meldet sich telefonisch auf der internationalen Einheit der Jet-Einsatzzentrale (JEZ) am internationalen Flughafen Zürich. Ihr Mann, 63 Jahre alt, bisher körperlich fit und gesund, ist seit einigen Wochen beruflich in Sierra Leone unterwegs. Sierra Leone, offiziell „Republik Sierra Leone", ist ein Staat in Westafrika. Das Land ist hoch verschuldet und zählt zu den ärmsten Ländern weltweit.

Der Patient hat sich vor 24 Stunden wegen hohem Fieber (> 38,6 °C), Schwindel, Kopf- und Gliederschmerzen sowie Übelkeit auf einer kleinen Krankenstation im Landesinneren ca. 180 km entfernt von der Hauptstadt Freetown, gemeldet. Es besteht der dringende Verdacht auf eine Malaria tropica. Dies, obwohl der Patient bis zu diesem Zeitpunkt eine korrekte Malariaprophylaxe (Malarone) eingenommen hatte. Zusätzlich wurde ein Malariatest durchgeführt mit negativem Resultat. Der Patient wurde ohne weitere Diagnostik und/oder Therapie zurück in die Unterkunft geschickt. Nach 24 Stunden erneutes Aufsuchen der gleichen Krankenstation, da sich der Zustand deutlich verschlechtert hat (zusätzlich somnolent und undeutliches Sprechen). Der diensthabende Arzt, ein erfahrener Tropenmediziner, entscheidet sich für eine intravenöse Malariatherapie trotz korrekt eingenommener Malariaprophylaxe und negativem Malariatest. Er gibt aber zu bedenken, dass seine diagnostischen und therapeutischen Möglichkeiten sehr stark eingeschränkt sind. Insbesondere gibt es in dieser kleinen Krankenstation keine Möglichkeit für eine invasive Beatmung oder andere intensivmedizinische Therapien. Er empfiehlt eine rasche Verlegung in die Hauptstadt Freetown und dann eine rasche Repatriierung in die Schweiz für weitere Diagnostik und Therapie. Die Hauptstadt ist ca. 180 km entfernt und ein Transport mit dem Auto bei sehr schlechten Straßenverhältnissen dauert zwischen 4–6 Stunden. Die Ehefrau lehnt eine Hospitalisation in Freetown ab, da dort die Spitäler nicht besser sind und die diagnostischen und intensivmedizinischen Möglichkeiten ebenfalls sehr limitiert sind. Sie fordert von uns mit Nachdruck eine sofortige Repatriierung in die Schweiz in ein Universitätsspital.

Preflight-Abklärungen

Das staatliche Gesundheitswesen in Sierra Leone ist unzureichend ausgebaut und entspricht in keinem Bereich den internationalen Anforderungen an Ausstattung und Hygiene. Die Ärzte- bzw. Ärztinnen-Dichte beträgt 0,7/10.000 Einwohner. Große Teile der Bevölkerung haben kaum Zugang zu ausreichender Gesundheitsversorgung, vor allem in den ländlichen Regionen. Es kommen auch immer wieder Epidemien von Ebola, Lassa- und Marburg-Fieber, Gelbfieber, Dengue-Fieber, Cholera und Meningitis vor. Malaria ist ebenfalls weit verbreitet.

Vor Abflug ist dem Team Folgendes über den Patienten bekannt (s. a. ➤ Tab. 59.2):

- 63-Jähriger, bisher ein gesunder und fitter Patient
- Akut erkrankt mit hohem Fieber (> 38,6 °C), Schwindel, Somnolenz, undeutlicher Sprache, Übelkeit, allgemeiner Schwäche, Kopf- und Gliederschmerzen
- Malariaprophylaxe mit Malarone korrekt eingenommen
- Malariatest negativ
- Trotzdem Beginn mit intravenöser Malariatherapie (Chininsulfat und Artemisia)
- Nach drei Tagen Stabilisierung mit Tendenz zu leichter Besserung der Beschwerden
- Medizinische Unterversorgung vor Ort (diagnostisch und intensivmedizinisch)

Als sinnvolles weiteres Prozedere wird Folgendes festgelegt (➤ Tab. 59.1):

- Rasche Evakuierung aus Sierra Leone in ein anderes Land mit besserer Gesundheitsversorgung oder
- Direkte Repatriierung in die Schweiz
- Rückflug mit einem normalen Linienflugzeug ist nicht möglich, da hochfebrile Patienten aus möglichen Epidemie-Ländern für virales hämorrhagisches Fieber (VHF) strikt abgelehnt werden.

Anflug und Ersteindruck bei Landung

Der Überflug von Zürich nach Freetown, der Anflug sowie die Landung auf dem internationalen Flughafen in Freetown sind Routine und problemlos. Der Ersteindruck der Crew nach dem Aussteigen aus dem Ambulanzjet ist positiv. Das Sanitätsfahrzeug mit dem Patienten wartet bereits auf dem Flugfeld und ist für den Umladevorgang bereit. Auch sämtliche Vorbereitungen für die Bodenabfertigung des Ambulanzjets – einschließlich Starterlaubnis, Zollformalitäten und Betankung etc. – sind bereits abgeschlossen.

Tab. 59.1 Abklärungen und Gedanken

JEZ	Normale organisatorische Abklärungen für eine Repatriierung: Erstellen des Flugplanes, Überflugbewilligungen einholen, Landerechte einholen, Koordination des Antransportes des Patienten in Sierra Leone, Koordination des Abtransportes des Patienten in Genf in das Universitätsspital Genf, Bodenabfertigung inkl. Betankung, Zoll- und Einreiseformalitäten abklären, Kostengutsprache bei Versicherung einholen.
Pilot	Keine besonderen Maßnahmen nötig. Aufgrund der berechneten Einsatzdauer werden drei Piloten aufgeboten. Der Anflug auf den internationalen Flughafen in Freetown (Sierra Leone) stellt keine besonderen Herausforderungen dar, ebenso der Anflug auf den internationalen Flughafen in Genf (Schweiz). Geplantes Auftanken des Fliegers in Freetown, damit Überflug nach Genf ohne Zwischenlandung möglich ist.
Flight Nurse	Neben Standardvorbereitungen zusätzliches Bereitstellen der PIU.
Flugarzt	Die Diagnose ist weiterhin unklar. Weitere diagnostische Möglichkeiten vor Ort gibt es nicht. Deshalb kann ein VHF nicht ausgeschlossen werden. Falldefinition erfüllt. Auf eine rasche erneute Verschlechterung der Vitalparameter und des neurologischen Zustandes muss man vorbereitet sein, insbesondere, da der Patient in der PIU transportiert wird.
Weiteres Teammitglied	Für das Umladen des Patienten in Freetown in die PIU ist ein sog. „Supervisor" notwendig, welcher die Umladung streng koordiniert und überwacht. Bis zum Beweis des Gegenteils kann ein VHF nicht ausgeschlossen werden.

59.1 Medizinische Ersteinschätzung und Erstmaßnahmen nach Eintreffen

Vor Abflug aus der Schweiz lagen bereits folgende Informationen zum Patienten vor (➤ Tab. 59.2).

Gegenüber dem letzten Informationsstand vor Abflug in der Schweiz hat sich bei Ankunft der Zustand des Patienten erfreulicherweise verbessert. Die bisherigen Beschwerden – insbesondere Kopf- und Gliederschmerzen, Schwindel, Benommenheit, undeutliche Sprache, Übelkeit sowie das hohe Fieber – sind deutlich zurückgegangen. Der Patient ist inzwischen sogar in der Lage, einige Schritte selbstständig zu gehen.

Klinischer Status:
- GCS 15, voll orientiert, Sensibilität und Motorik aller vier Extremitäten uneingeschränkt vorhanden
- NIBD 150/80 mmHg, HR regelmäßig 61/min
- SPO_2 97 % (mit Air)
- Abdomen bland, kein Ikterus
- Temperatur 37 °C
- Kein Blasen-Dauerkatheter, kein peripherer Venenkatheter in situ

Maßnahmen:
- Anlegen eines peripheren Venenkatheters inklusive Abnahme eines POC-LAB (venös).

Tab. 59.2 VHF-Assessment-Tool

	Criteria	Yes	No	Unknown
A	Recent onset fever over 38,6 °C	X		
B	Headache	X		
	Myalgia/Joint pain	X		
	Vomiting	X		
	Exanthema		X	
	Anorexia/Lack of appetite		X	
	Respiratory problems		X	
	Abdominal pain		X	
	Lethargia	X		
	Diarrhea		X	
	Pharyngitis/Difficulties in swallowing/Sore throat	X		
	Leukopenia		X	
	High liver enzymes		X	
	Thrombopenia		X	
	Bleeding tendency		X	
	(Sudden unexplained death)			
C	Stay in one of the countries affected by the actual outbreak within the last 21 days before onset of symptoms	X		
	Contact with a patient with suspected or confirmed VHF within the last 21 day before onset of symptoms			X
	Contact with animals (bats, rodents, primates) in countries affected by actual outbreak			X
	Malaria-Tests			
	• Type of test	Unknown, result negativ		
	• Parasitaemia	No		

- pH 7,4, Na+ 143 mmol/l, K+ 3,7 mmol/l, Hb 158 g/l, Hkt 46 %, Glucose 6,0 mmol/l, Kreatinin 70 µmol/l, Lactat 1,4 mmol/l.
- Aufgrund der Differenzialdiagnose kann ein VHF nicht ausgeschlossen werden, obwohl der erfreuliche klinische Verlauf jetzt eher dagegenspricht.
- Deshalb wird entschieden, den Patienten wie geplant vorsichtshalber in der PIU zu transportieren.
- Das Unterbringen des Patienten in der PIU und die Verladung der PIU in den Ambulanzjet verlaufen problemlos (➤ Abb. 59.1, ➤ Abb. 59.2).

VERDACHTSDIAGNOSE

Hohes Fieber unbekannter Ursache (FUO), Falldefinition (VHF-Assessment-Tool) positiv (➤ Tab. 59.2) DD: virales hämorrhagisches Fieber (Ebolavirus, Lassavirus, Marburgvirus), Dengue-Fieber, Malaria

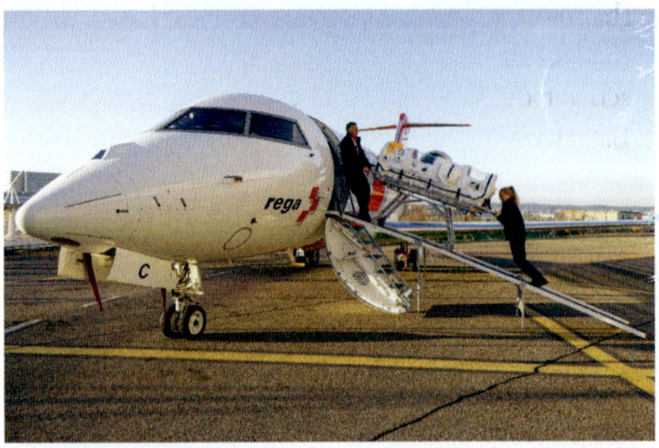

Abb. 59.1 Verladen der PIU in den Ambulanzjet über die Rampe [M1716]

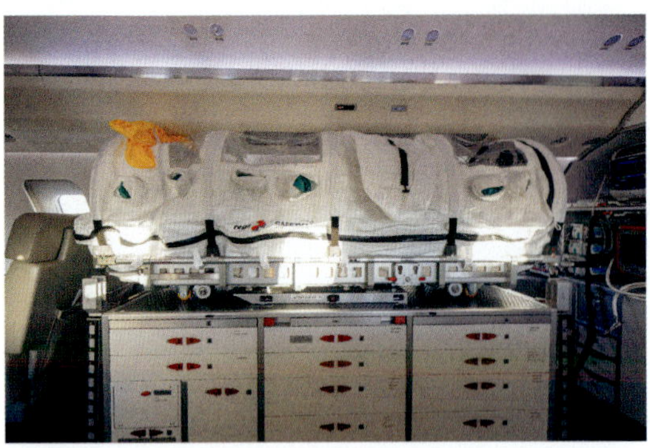

Abb. 59.2 Installierte PIU auf dem Intensivplatz 1 im Ambulanzjet [M1716]

59.2 Überflug in die Zielklinik in der Schweiz

Der gut sechs Stunden dauernde Flug von Freetown nach Genf sowie der anschließende Transport vom internationalen Flughafen zum Universitätsspital verlaufen problemlos (➤ Abb. 59.3). Sämtliche überwachten Vitalparameter bleiben durchgehend im Normbereich.

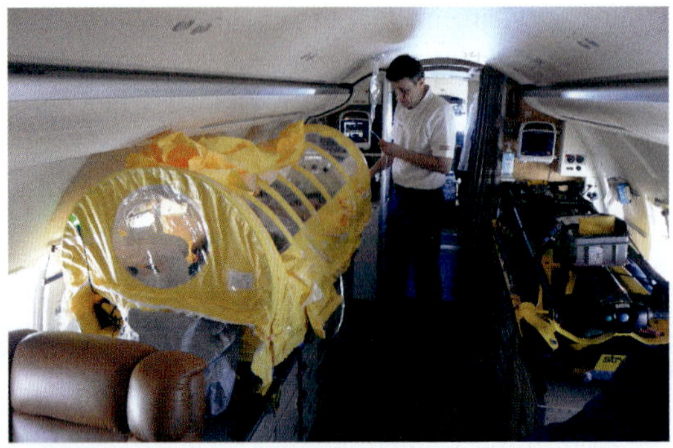

Abb. 59.3 Transport einer Patientin mit Verdacht auf Ebola von Freetown (Sierra Leone) nach London (UK) (Februar 2015) [M1716]

59.3 Klinischer Verlauf und weitere Diagnostik

Die weiterführenden Laboruntersuchungen ergaben negative Ergebnisse für Malaria, Ebola, Lassa und Marburg. Hingegen ergab der Labortest für Dengue-Fieber ein positives Resultat. Der Verlauf der Hospitalisation war komplikationslos. Der Patient erholte sich innerhalb weniger Tage vollständig und konnte das Spital verlassen.

59.4 TOPS & FLOPS

TOP:

- Die Zusammenarbeit innerhalb der Crew im Ambulanzjet und auch beim Verladen des Patienten auf dem Flugplatz hat dank eines für alle bekannten und mehrfach trainierten „Einsatzkonzepts für hochinfektiöse Patienten" sehr gut funktioniert.

- Wichtig dabei ist auch die Funktion des sog. „Supervisors", der alle „Handgriffe" beim Verladen des Patienten in die PIU ansagt und genau kontrolliert.
- Ist der Patient einmal in die PIU eingeladen, kann die Schutzausrüstung der Crew ausgezogen und in der Standard-Arbeitskleidung weitergearbeitet werden. Dies, da das Konzept „Closed Isolation" streng befolgt wird (die PIU wird im Überflug nicht mehr geöffnet, erst wieder im endversorgenden Spital beim Ausladen des Patienten).
- Für einen reibungslosen Ablauf des gesamten Einsatzes war die umfassende Arbeit und weltweite Erfahrung der JEZ von großer Bedeutung, da sie alle notwendigen organisatorischen Prozesse für die Bodenabfertigung des Ambulanzjets auch auf bislang unbekannten Flugplätzen vorbereitet und regelt.

Zum Glück sind keine Probleme aufgetreten! Grundsätzlich darf es bei VHF-Einsätzen zu keinerlei Fehlleistungen kommen, da diese Einsätze mit einem hohen Risiko für die Crew verbunden sind. Aus diesem Grund wird jede Handlung beim Verladen des Patienten in die PIU vom Supervisor angesagt und überwacht. Alle Schritte werden nacheinander ausgeführt; parallele Abläufe sind nicht erlaubt, damit der Supervisor jeden einzelnen Vorgang genau kontrollieren kann.

Was wäre, wenn …

- … keine Möglichkeit bestanden hätte, eine PIU einzusetzen, um verdächtige oder bestätigte hochinfektiöse Patienten sicher im Helikopter oder Ambulanzjet transportieren zu können? In solchen Fällen wären Repatriierungen aus Regionen mit wiederkehrenden kleineren oder größeren Epidemien von viralem hämorrhagischem Fieber (z. B. Ebola, Lassa, Marburg) für Patienten mit positiver Falldefinition nur schwer durchführbar, ohne die Sicherheit der Einsatzcrew zu gefährden.

59.5 Hochinfektiöse Patiententransporte (Schweiz) – national und international

Die erste Einheit der komplett überarbeiteten „Patient Isolation Unit" (PIU) zum Transport von hochinfektiösen Patientinnen und Patienten ist seit dem Frühjahr 2024 im Einsatz. Der große Vorteil dieser PIU 2.0 ist der modulare Aufbau, der es jetzt erlaubt, sie jederzeit einfach im Ambulanzjet mitzuführen und bei Bedarf in wenigen Minuten aufzubauen (> Abb. 59.4, > Abb. 59.5). So kann auch erst am Zielort entschieden werden, ob die PIU benötigt wird oder nicht. Bisher musste diese Entscheidung noch im JEZ vor dem Abflug getroffen werden.

Diente die PIU bislang primär dem Schutz der Crews, können jetzt auch immunsupprimierte, frisch transplantierte oder für Transplantationen vorgesehene Patientinnen und Patienten in keimfreier Luft darin transportiert werden. Zwei Helikopter-Einsatzbasen wurden als Kompetenzzentren für PIU-Flüge definiert. Die Transporte werden durch die Jet-Crew begleitet.

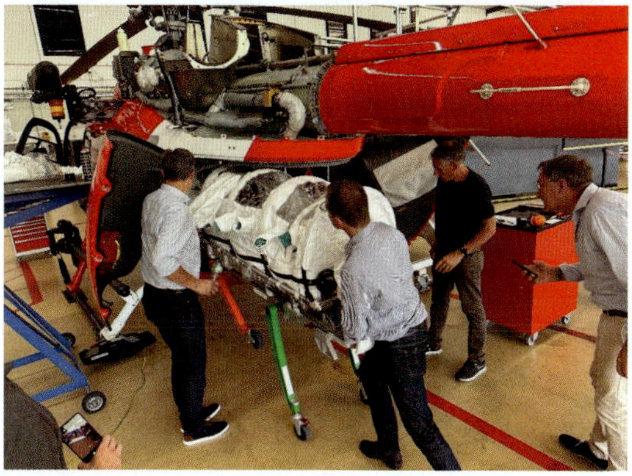

Abb. 59.4 Einladen der PIU in den Airbus Helicopters H145 D-2 [M1716]

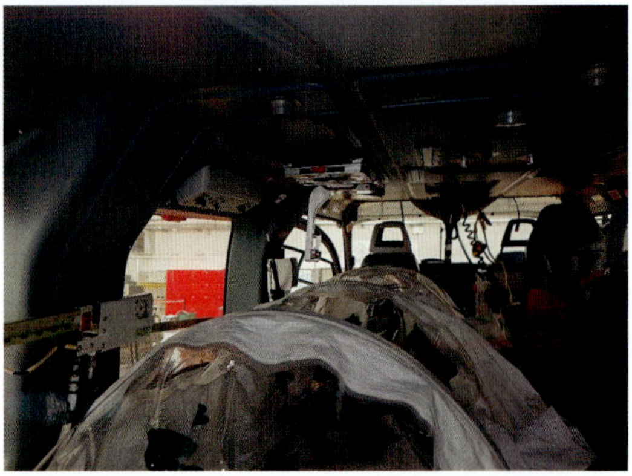

Abb. 59.5 Installierte PIU im Airbus Helicopters H145 D-2 [M1716]

Zusammenfassung

- Die PIU kann sowohl international auf dem Jet als auch national und im angrenzenden Ausland im Helikopter eingesetzt werden und bietet dadurch eine hohe Flexibilität.
- Permanentes Training ist notwendig, wie dieser Fall eindrücklich zeigt. In Regionen, in denen VHF vorkommt, ist das Risiko per Definition nie null – auch wenn zum Repatriierungszeitpunkt keine Epidemie besteht.
- Bei internationalen Einsätzen bietet es große Sicherheit, dass Patienten bei unklarer Situation jederzeit in die PIU transferiert werden können. Ein hohes Maß an Sicherheit minimiert das Risiko für die Crew.

LITERATUR

Albrecht R, Kunz A, Voelckel WG. Airplane transport isolators may loose leak tightness after rapid cabin decompression. Scand J Trauma Resusc Emerg Med. 2015; 23: 16.

Albrecht R, Knapp J, Theiler L et al. Transport of COVID-19 and other highly contagious patients by helicopter and fixed-wing air ambulance: a narrative review and experience of the Swiss air rescue Rega. Scand J Trauma Resusc Emerg Med. 2020; 28: 40.

Hilbert-Carius P, Braun J, Abu-Zidan F et al. Pre-hospital care & interfacility transport of 385 COVID-19 emergency patients: an air ambulance perspective. Scand J Trauma Resusc Emerg Med. 2020; 28(1): 94.

Pedersen T, Plazikowski E, Greif R et al. Emergency procedures in highly contagious, isolated patients. A randomized controlled manikin trial comparing airway management in different isolation strategies. 3rd European Airway Congress Valencia, Spain. 2016 (Dezember)

KAPITEL

60 Troubleshooting bei Sekundärtransport

David Schurter

Fallbericht

Setting

Helikopterstandort
Höchstgelegene Einsatzbasis der Schweiz (und Europa) auf 1.707 m ü. M. mit durchschnittlich 700 Einsätzen pro Jahr, davon 90 % Primäreinsätze

Helikopter
Leonardo AW109SP

Besatzung
Pilot, HCM, MCM, optional RSH (Rettungsspezialist Helikopter) im Milizsystem

Operationelle Besonderheiten
Nachtflug, Rettungswinde (auch nachts), Longline, Fixtau, Seilbahnevakuation, Eisrettung

Alarmierung

An einem Vormittag im Herbst alarmiert ein Regionalspital telefonisch die Helikopter-Einsatzzentrale (HEZ) zwecks Transports einer kritisch kranken Patientin in das zuständige Zentrumsspital, welches bereits durch die anmeldende Klinik festgelegt wurde. Grund für die Verlegung ist eine akute Kreislaufdekompensation bei Verdacht auf ein septisches Zustandsbild. Der nächstgelegene Rettungshelikopter befindet sich gerade auf dem Rückweg von einem vorhergehenden Einsatz und ist kurz davor, in den Endanflug auf die Einsatzbasis zu gehen. Um unnötige Verzögerungen zu vermeiden, gibt die Einsatzzentrale den Einsatz an die Helikoptercrew weiter, ohne die Details des Einsatzes bereits vollständig erhoben zu haben.

Preflight-Abklärungen (Wetter/Team/Einsatztaktik)

Für die Helikoptercrew ist gut nachvollziehbar, weshalb die Alarmierung – für Sekundärtransporte ungewöhnlich – früh erfolgen musste. Andernfalls hätte eine spätere Alarmierung durch die Einsatzzentrale dazu geführt, dass die Crew bereits die Triebwerke des Helikopters ausgeschaltet hätte. So konnte die Einsatzzentrale mehrere Minuten Rotor-Dreh-Zeit und die mit dem Aus- und Einschalten der Triebwerke (sog. Cycle) verbundene Materialbelastung vermeiden.

Die Wetterbedingungen an diesem Herbsttag sind herausfordernd, entsprechen aber einer häufigen Wetterlage in der Region. Das Hochtal südlich des Alpenhauptkamms bietet gute Flugbedingungen und die Alpenübergänge sind gut passierbar. An den Hängen auf der Alpennordseite präsentiert sich jedoch eine herausfordernde Wettersituation. Es herrscht mitunter dichter Hochnebel, der an diesem Tag außergewöhnlich hoch liegt. Das Zielspital liegt deutlich unter der Nebeldecke (➤ Tab. 60.1).

Anflug und Ersteindruck bei Landung

Der Anflug erfolgt auf dem der gesamten Crew bekannten Landeplatz der abgebenden Klinik. Der Weg sowie die Zutrittsberechtigungen sind allen bekannt und die Patientin kann direkt erreicht werden. Die Mitarbeitenden der Klinik haben die Patientin bereits für den Transport vorbereitet. Berichte und Laborwerte scheinen am Bett bereit zu liegen. Der Ehepartner der Patientin sitzt im Wartebereich und ist – seiner Aussage nach deutend – offensichtlich informiert über den geplanten Zielort der Verlegung.

Die Crew findet eine intubierte Patientin mit normalen Vitalwerten (normokard, normoton mit einer invasiven Blutdruckmessung) vor. Es laufen drei Perfusoren, davon einer mit einer weißen Flüssigkeit. Die Displays sind zu diesem Zeitpunkt aus Sicht der Helikoptercrew nicht einsehbar. Das Team der abgebenden Klinik wirkt ruhig und ist mit Aufgaben für den bevorstehenden Transport beschäftigt. Es sind keine Gerätealarme aktiv.

Tab. 60.1 Abklärungen und Gedanken

HEZ	Die HEZ ist zu dieser Zeit noch mit der Erhebung weiterer Details zur Vorgeschichte beschäftigt. Besondere Faktoren, die für den Einsatz von Relevanz sein könnten, werden erhoben: Wie stabil ist die Patientin aus medizinischer Sicht? Welche Installationen sind vorhanden (z. B. zentralvenöse Zugänge, Anzahl Perfusoren oder invasive Druckmessungen)? Gibt es spezielle Anforderungen an den Transport (z. B. hygienische Isolation)? Übergewicht mit Überschreiten des maximal zulässigen Patientengewichts?
Pilot	Für den Piloten ist die Wetterlage herausfordernd; ein Flug über den Alpenhauptkamm wird auf der Alpennordseite erschwert sein, da dort Hochnebel herrscht, welcher ein Absinken (nach Sichtflugregeln) mutmaßlich verunmöglicht, mindestens aber erschwert und verzögert. Welche anderen Zentrumsspitäler sind als alternative Optionen erreichbar? Aufgrund des vorherigen durchgeführten Einsatzes ist die Reichweite in Bezug auf den mitgeführten Treibstoff eingeschränkt. Bei einem Transport über den Alpenhauptkamm wäre – gerade angesichts herausfordernder Wetterbedingungen – ein Nachtanken des Rettungshelikopters sinnvoll.
HCM	Im Rahmen der Vorbereitungen stellt der HCM einen kombinierten (Helikopter plus Rettungswagen) respektive komplett bodengebundenen Transport in den Raum. Die erhaltenen Informationen sind unvollständig; entsprechend großzügig Material in die Klinik mitnehmen, um auf alles vorbereitet zu sein. Sollte ein Nachtanken notwendig sein, so stellt sich die Frage, ob der HCM den Piloten bei einem „Hot Refueling" unterstützt. Dabei handelt es sich um eine Betankung bei laufenden Treibwerken resp. unter drehenden Rotoren. Oder wäre es sinnvoller, den Arzt bei der Übernahme der Patientin medizinisch zu unterstützen?
MCM	Die Angaben sind zu diesem Zeitpunkt noch sehr vage. Mögliche Schwierigkeiten sind insbesondere im Kreislaufmanagement zu erwarten – Patienten mit einer floriden Sepsis erfordern ein maßgeschneidertes Management von Flüssigkeit und Vasoaktiva-Gabe. Bei einer schweren Sepsis können begleitende Probleme (z. B. ARDS, Pleuraergüsse) auftreten, die andere Organsysteme betreffen.
Einsatzkräfte vor Ort	An der abgebenden und – insbesondere – der aufnehmenden Klinik wäre der Einsatz eines Begleitdienstes möglich, dies müsste jedoch speziell angefordert werden (z. B. bei speziellen Transportwegen innerhalb der Klinik aufgrund von Bauarbeiten). Der Crew sind beide Kliniken gut bekannt, hier sind keine Schwierigkeiten zu erwarten.

60.1 Medizinische Ersteinschätzung und Erstmaßnahmen nach Eintreffen

Nach der Übergabe präsentiert sich eine sedierte, kreislaufstabile Patientin, aktuell mit 18 µg/min Noradrenalin via Perfusor. Klinisch imponieren keine Sepsiszeichen wie marmorierte und zentralisierte Haut, keine ausgeprägten Zeichen einer peripheren Vasodilatation. Die Patientin fühlt sich nicht fiebrig an. Insgesamt wirkt die Patientin klinisch deutlich gesünder, als es der Vasoaktiva-Bedarf vermuten ließe (➤ Tab. 60.2).

VERDACHTSDIAGNOSE

Unmittelbar postoperativ zeigt sich eine kreislaufinstabile Patientin. Differenzialdiagnostisch kommen eine Sepsis, eine medikamentös bedingte Vasoplegie, eine Hypovolämie, ein abdominelles Kompartmentsyndrom oder – am wahrscheinlichsten – eine Kombination dieser Ursachen in Betracht.

Tab. 60.2 xABCDE

xABCDE	Beschreibung	Maßnahme
e**X**sanguination	i.O.	–
Airway	Intubiert, Kapnografiekurve unauffällig, symmetrische Belüftung, Tubustiefe 21 cm ab Zahnreihe	–
Breathing	Druckkontrolliert beatmet, symmetrisch belüftet, normale Oxygenation	–
Circulation	Invasive Blutdruckmessung (IBP): 120/90 mmHg, HR 95/min, keine Vasoplegie	–
Disability	Kontinuierliche Sedation mit Propofol	–
Exposure & **E**nvironment	Normotherm, Integument komplett unauffällig, alle Verbände ohne Blutung nach außen.	–

60.2 Anamnese

Es wurde eine notfallmäßige Cholezystektomie bei akuter Cholezystitis durchgeführt. Dabei zeigte sich interoperativ Eiter im Operationssitus. Schon während des Eingriffs und insbesondere nach Operationsende bestand ein unerwartet hoher Vasoaktiva-Bedarf, sodass entschieden wurde, die Patientin noch intubiert zur weiteren intensivmedizinischen Behandlung in eine Zentrumsklinik zu überführen (➤ Tab. 60.3).

Tab. 60.3 SAMPLER

SAMPLER	Beschreibung
Symptome und Befunde	Mehrere Tage unspezifische Oberbauchschmerzen
Allergien	Keine
Medikation	Aktuell Ceftriaxon intravenös, Analgesie
Patientenvorgeschichte	Bekannte Cholezystolithiasis, Endometriose
Letzte Mahlzeit	Am Vorabend
Ereignisse direkt vor dem Notfall	Siehe Anamnese
Risikofaktoren	Keine

60.3 Medizinische Versorgung und Maßnahmen

Nach der mündlichen Patientenübergabe erfolgt die Umlagerung auf die Trage des Helikopters mit kompletter Monitorisierung (EKG, IBP, NIBP angelegt, aber Stand-by, Kapnografie bzw. -metrie). Die Teams sichern alle Zu- und Ableitungen (Blasendauerkatheter, zweilumiger zentraler Venenkatheter) am Patienten resp. an der Trage. Hier arbeiten beide Teams zügig und Hand in Hand zusammen. Material wird primär von der abgebenden Klinik zur Verfügung gestellt, um die Helikopterressourcen zu schonen. Der Wechsel der Beatmung erfolgt als letzter Schritt, um möglichst lange Sauerstoff vom Wandanschluss der Klinik beziehen und unsere mobilen Flaschen schonen zu können.

Das Einladen und die Sicherung im Rettungshelikopter verlaufen problemlos. Der Pilot rechnet mit etwas Umwegen auf großer Höhe, um „on top" über der Bewölkung Richtung Norden zu fliegen und um dann durch eine genügend große wolkenfreie Lücke innerhalb der Bewölkung den Sinkflug auf die Zielklinik einleiten zu können. Kurz nach Abflug wird die Patientin progredient hypoton und das $etCO_2$ sinkt ebenfalls. Die Noradrenalin-Laufrate am Perfusor wird entsprechend gesteigert.

60.4 Rettungsprozedere

Die Crew kommuniziert, dass eine Verschlechterung der Situation stattgefunden hat bzw. stattfindet. Die vom Piloten angebotene Rückkehr zum abgebenden Spital wird verworfen, da dort keine definitive Therapie erfolgen kann. Die ➤ Tab. 60.4 zeigt verschiedene Gründe, deren Wahrscheinlichkeit und die Konsequenzen. Wie könnte dann zu zweit (HCM, MCM) gehandelt werden?

Bei der Kontrolle der ZVK-Lage fällt auf, dass beim Übergang des eigentlichen Katheters auf die einzelnen

Tab. 60.4 Ursachen der Verschlechterung und die möglichen Konsequenzen

Ursache	Wahrscheinlichkeit	Konsequenz
Technisch bedingt (Fehlmessung)	Als alleiniger Grund unwahrscheinlich, da auch das $etCO_2$ sinkt. Der Transducer ist auf der korrekten Höhe, Nullung ist erfolgt.	Erneute Nullung, insbesondere da eine hohe Flughöhe den invasiven Blutdruck falsch tief erscheinen lässt (abnehmender Umgebungsdruck); wenig effektiv
Hypovolämie	Vorhanden, Volumenbolus ohne relevanten Effekt	–
Sepsis, Vasoplegie	Keine passende Klinik dazu; Vorgeschichte würde passen	–
Behandlungsfehler	Verdünnung von Noradrenalin sowie Programmierung der Spritzenpumpe wurden im Spital im Vieraugen-Prinzip kontrolliert	Kontrolle aller Medikamentenapplikationen: Perfusoren aktiv, alle Leitungen konnektiert, zentraler Venenkatheter (ZVK) in situ?

Infusionsleitungen eine klare Flüssigkeit austritt. Bei Bewegung des Katheters ist an der Vasoaktiva-Leitung ein Einschnitt in der Leitung sichtbar. Je nach Manipulation klafft dieser auf und Flüssigkeit tritt aus dem Katheter aus (➤ Abb. 60.1). Das applizierte Noradrenalin läuft nur teilweise oder gar nicht an den Zielort.

Das festgestellte technische Problem lässt sich leicht beheben, indem die Crew für die Applikation der Vasoaktiva das Katheterlumen wechselt und anschließend sowohl Sedation als auch Vasoaktiva – mangels weiterer Alternativen – über denselben Schenkel appliziert.

60.5 Zielklinik und Transport

Innerhalb von Minuten ist die Kreislaufsituation stabilisiert und bis zur Ankunft in der Zielklinik reduziert sich der Vasoaktiva-Bedarf auf 2 µg/min. Das defekte Lumen verbleibt inaktiv und es tritt auch retrograd kein Blut aus. Der Katheter muss jetzt unbedingt im Blickfeld des Behandlungsteams bleiben, um Veränderungen rasch wahrzunehmen. Aus Sicherheitsgründen darf aktuell auch keine Oberkörperhochlagerung erfolgen, um ein Ansaugen von Luft über das Leck zu verhindern.

60.6 Klinischer Verlauf

Innerklinisch erfolgt eine Neuanlage des zentralen Venenkatheters. Die Patientin stabilisiert sich unter moderater Flüssigkeitsgabe schnell und kann noch am gleichen Tag extubiert und auf die Normalstation verlegt werden. Sie erholt sich im weiteren Verlauf rasch und vollständig und kann die Klinik nach wenigen Tagen verlassen.

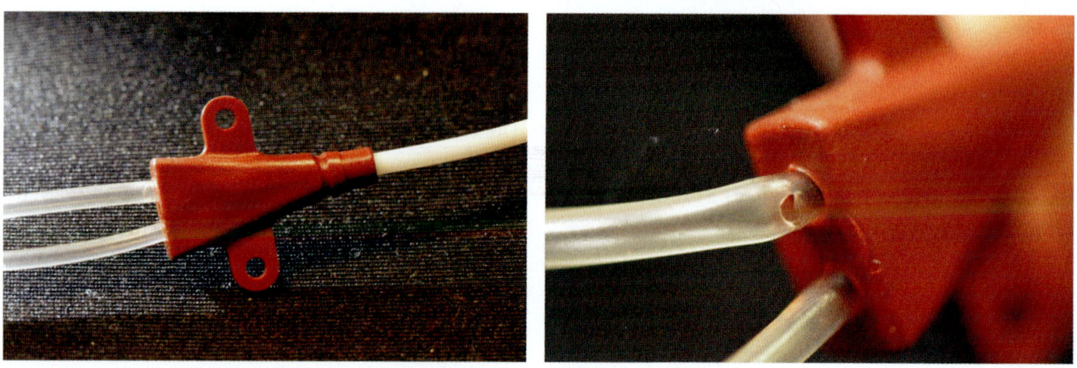

Abb. 60.1 „Corpus delicti": der mechanische Defekt am ZVK [M1717].

60.7 TOPS & FLOPS

Bei Primäreinsätzen kommt es regelmäßig vor, dass man mit einem absolut mangelhaften Lagebild in den Einsatz startet. Manchmal liegt nicht viel mehr als ein Einsatzort sowie wenige Stichworte vor. Teilweise sind Angaben auch komplett falsch, sodass sich der gemeldete 5-jährige Sohn als effektiv 50-jähriger Sohn herausstellt. Sekundäreinsätze haben ein ganz anderes Setting – aber auch hier kann wie in diesem Beispiel ein Informationsmangel vorliegen.

Rückblickend können Zeitpunkt und Ursache des Defekts nicht klar rekonstruiert werden. Denkbar wäre ein Produktionsfehler oder eine Beschädigung im Rahmen der Einlage, z. B. beim Abschneiden der Fäden zur Katheterfixation. Letztlich führte dies dazu, dass die Vasoaktiva-Gabe mindestens teilweise nicht in den Patienten hinein erfolgte und schon der erhöhte Vasoaktiva-Bedarf intra- und postoperativ in diesem Zusammenhang zu sehen ist. Aufgrund der tiefen Laufrate der Medikamentengabe war die Menge austretender Flüssigkeit wohl zu gering gewesen, um aufzufallen.

Überspitzt formuliert lag hier eine Placebo-Situation vor: eine Behandlung, die zwar den Schein erweckt, einen Effekt zu haben, diesen aber gar nicht hat bzw. haben kann. Auch das Behandlungsteam wusste hier nicht, dass es sich lediglich um eine „Scheinbehandlung " handelte.

TOP:

- Frühzeitige Feststellung durch die übernehmende Crew, dass der hohe Vasoaktiva-Bedarf kaum mit der Klinik korreliert: So präsentiert sich keine Patientin in einer schweren Sepsis.
- Es ist dank einer strukturierten Problemanalyse schnell gelungen, die Ursache zu ermitteln. Der Erfolg der Korrekturmaßnahme bestätigte das Problem rückblickend.
- Antizipation möglicher technischer Probleme mit der invasiven Blutdruckmessung und Installation der gewöhnlichen Blutdruckmanschette am Oberarm als Back-up.
- Eine saubere „Organisation" von Kabeln und Schläuchen hat die Fehlersuche erleichtert. Nichts ist schlimmer als ein „Kabelsalat" in einer solchen Situation.

FLOP: Die Kontrollmessung mittels nichtinvasiver Blutdruckmessung hätte unmittelbar dann erfolgen sollen, als das Blutdruckproblem auftrat. Die Messung war schon vorbereitet und hätte nur mittels Knopfdrucks ausgelöst werden müssen. Das kam erst verzögert.

MERKE

- Eine Fehlersuche muss strukturiert und systematisch erfolgen. Jeder Schritt einer physiologischen oder technischen Abfolge sollte gedanklich infrage gestellt werden. Funktioniert hier wirklich alles gerade so, wie ich es mir vorstelle?
- „Ordnung am Patienten = Ordnung im Gehirn": Ein gutes Konzept bei der Kabelführung (Monitoring, Zu- und Abgänge) ermöglicht eine schnelle Fehlersuche im Bedarfsfall. Hier lohnt es sich, von Beginn an diesem Konzept zu folgen.
- Ein bewährtes Konzept ist (Ebenen von unten nach oben): Monitoring – Infusionen – Beatmung.
- Mit Nutzung von redundanten Systemen kann ein Problem schnell eingegrenzt werden. In diesem Beispiel differenziert die NIBP-Messung zwischen technischem und pathophysiologischem Problem.
- Eine invasive Blutdruckmessung benötigt den sogenannten regelmäßigen Nullabgleich („Nullung") gegenüber der Atmosphäre – insbesondere beim Helikoptertransport. Bei Flügen ändert sich diese Atmosphäre mit der Höhe: Zwischen Meereshöhe und 3.000 m ü. M. macht das einen Unterschied von 240 mmHg aus!

Was wäre, wenn …

- … eine echt therapierefraktäre Kreislaufdepression vorgelegen hätte?
  Mittels Volumenbolus und dem entsprechenden Therapieansprechen kann überprüft werden, ob ein Ansprechen auf Volumengabe vorliegt. Als weitere kreislaufstützende Maßnahmen stehen zur Verfügung, die Vasoaktiva-Dosis zu erhöhen oder das Vasoaktivum zu wechseln bzw. zusätzlich ein anderes – z. B. Adrenalin – einzusetzen.
- … der Defekt den anderen Schenkel (Sedation) oder sogar beide betroffen hätte und die Patientin unter einem Mangel an Sedativa gelitten hätte?
  Hier würden sich Ketamin und Midazolam als Sedativa anbieten, da sie notfalls auch ohne vorhandenen vaskulären Zugang appliziert werden können. Dadurch kann Zeit gewonnen werden, bis ein peripherer i. v.-Zugang etabliert ist. Eine ZVK-Anlage im Flug ist keine echte Option.
- … ein retrogrades Bluten aus dem Katheter vorgelegen hätte?
  Mittels Klemme kann ein mechanischer Defekt eines Lumens schnell und effektiv isoliert werden. Zudem ist eine Klemme eine prinzipiell reversible Maßnahme, sollte eine Reaktivierung des Lumens notwendig werden.

Zusammenfassung

- Bei kritisch erkrankten Patienten ist bei Transfer ein gedankliches Konzept betreffend Kabel- und Schlauchführung hilfreich: „Ordnung am Patienten = Ordnung im Gehirn".
- Beim Troubleshooting medizinischer Probleme sollte stets strukturiert vorgegangen werden – beispielsweise durch die Nutzung von Checklisten, Akronymen oder anderen etablierten Schemata. Ungezieltes Raten möglicher Ursachen sowie Fixationsfehler sind zu vermeiden.
- Der Einfluss der Flughöhe beim Transport von Patienten wird häufig unterschätzt. Gerade bei der Alpenüberquerung treten relevante Luftdruckveränderungen auf.
- Ein Mangel an Sedativa kann zu einer gefährlichen Situation – dem Verlust des gesicherten Atemwegs – führen.

KAPITEL 61

Florian Reifferscheid

Nächtlicher Sekundärtransport von einer Insel

Fallbericht

Setting

Helikopterstandort

Dual-Use-Standort im 24-Stunden-Betrieb zwischen Nord- und Ostsee

Helikopter

Airbus H145 D3

Besatzung

Zwei Piloten (PIC und PF), TC-HEMS (Notfallsanitäter), Notarzt

Operationelle Besonderheiten

Konfiguriert für einen Dual-Use-Betrieb sowie Nachtflug inklusive Instrumentenflugs

Fallbericht

Alarmierung

In einer Winternacht erhält die Besatzung von der zentral eingerichteten Koordinierungsstelle für Luftrettung und Sekundärverlegungen um 20:34 Uhr einen Einsatzauftrag. Ein 72 Jahre alter männlicher Patient soll von einer peripheren Inselklinik dringlich in eine Zentrumsklinik verlegt werden.

Preflight-Abklärungen (Wetter/Team/Einsatztaktik)

Vor Einsatzantritt erfolgt bei Sekundäreinsätzen grundsätzlich eine Abklärung. Diese gliedert sich in einen medizinischen und einen flugbetrieblichen Teil.

Medizinisch

wird seitens des diensthabenden Notarztes ein Arzt-Arzt-Gespräch – im Idealfall gemeinsam mit dem TC-HEMS – geführt. Dieser Dialog mit dem behandelnden Arzt aus dem abgebenden Krankenhaus dient dazu, weitere Informationen zu Patientenzustand und Verlegungsgrund zu erfragen und eventuell erforderliche zusätzliche therapeutische oder diagnostische Maßnahmen zu besprechen. Im Gespräch ergeben sich folgende Details: Der Patient hatte sich 45 min zuvor mit seiner Ehefrau in der Klinik vorgestellt. Als Urlauber auf der Insel habe er am späten Nachmittag mit einem geliehenen E-Bike unbehelmt einen Fahrradsturz erlitten. Da sich der Unfallort nahe der Ferienwohnung befunden habe, habe er sich zunächst dorthin begeben. Bei näherer Nachfrage habe die Ehefrau berichtet, dass der Patient nach dem Unfall zunächst nicht voll orientiert gewesen sei. Er habe sich dann aber „berappelt". Am Abend habe sich die Ehefrau dann aber doch Sorgen gemacht, weil er seit dem Unfall zwei Mal erbrochen habe und immer noch etwas verwirrt sei. In der durchgeführten Computertomografie des Schädels habe sich eine kleine traumatische Subarachnoidalblutung gezeigt.

Die Halswirbelsäule zeigt sich im CT unverletzt. Der Patient ist zum Zeitpunkt des Arzt-Arzt-Gesprächs wach und ansprechbar, etwas desorientiert, aber mit prompten und gezielten Reaktionen auf Aufforderungen (GCS 14). Er hat eine suffiziente Spontanatmung und ist kreislaufstabil. An Vorerkrankungen hat er einen arteriellen Hypertonus und Vorhofflimmern, die mit Candesartan und Apixaban (DOAK) behandelt werden. Körpergewicht und -größe stellen keine Einschränkungen für einen Hubschraubertransport dar.

Flugbetrieblich

klären die Piloten die Wetterbedingungen und prüfen, welche Betankung für den Umlauf erforderlich ist. Insbesondere bei eingeschränkten Witterungsbedingungen und nächtlichen Einsätzen wird das Wetter neben den an der Station zur Verfügung stehenden Instrumenten auch anhand einer telefonischen Flugwetterberatung geprüft. Der Wetterberater berichtet von einer aus dem Nordwesten heranziehenden Regenfront, die neben tiefen Wolken auch stark eingeschränkte Sichten mit sich bringt. Diese wird innerhalb der nächsten zwei Stunden im Bereich des Einsatzgebietes erwartet. Aktuell sind sowohl der Einsatzort als auch die Zielklinik innerhalb der Wetterminima erreichbar.

Nachdem die medizinische und flugbetriebliche Abklärung gelaufen ist, findet ein gemeinsames Crewbriefing zu diesem Einsatz statt (➤ Tab. 61.1). Darin wird anhand der eingeholten Fakten beraten, ob und wie der Einsatz am besten durchgeführt werden kann. Ziel ist, dass jederzeit die Patienten- und Flugsicherheit gewährleistet sind und zumindest das Zielkrankenhaus sicher innerhalb der Wetterminima erreicht werden kann (➤ Abb. 61.1). Nach der Entscheidung erfolgt eine Mitteilung an die Leitstelle und im Anschluss die Alarmierung mit Übermittlung der Einsatzdaten.

Tab. 61.1 Abklärungen und Gedanken

Leitstelle	Einsatzort? Zusätzliche Rettungsmittel erforderlich? Informationen an Krankenhaus erforderlich?
Piloten	Erforderliches Routing, Wetterbedingungen und -entwicklungen entlang des Routings und im erwarteten Einsatzverlauf? Aktuelle Betankung ausreichend und Möglichkeiten zum Nachtanken im Einsatzverlauf?
Notarzt und TC-HEMS	Arzt-Arzt-Gespräch mit der abgebenden Klinik. Eventuell erforderliche therapeutische oder diagnostische Maßnahmen? Ggf. erforderliche Zwischentransporte am Start- oder Zielort? Benötigtes Material für den Transport? Rücksprache Zielkrankenhaus.

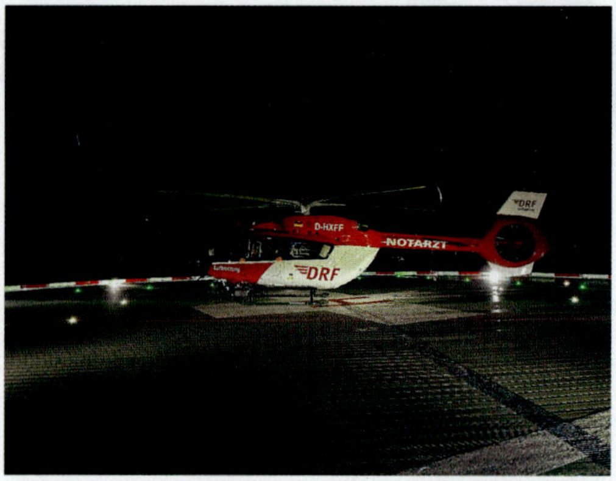

Abb. 61.1 Nächtlicher Hubschraubereinsatz [M1718]

Das wetterbedingte Zeitfenster ist eng und der Transport erscheint dringlich. Der Zustand des Patienten ist aktuell kaum eingeschränkt. Daher erkundigt sich die Besatzung beim abgebenden Krankenhaus, ob der Zwischentransport von der Inselklinik zum dortigen Flugplatz durch den örtlichen Rettungsdienst übernommen werden kann.

Da die Klinik nicht über einen eigenen Landeplatz verfügt, werden die Transporte über den Sportflugplatz der Insel durchgeführt, an dem es ein rund um die Uhr nutzbares Helipad gibt. Auf diese Weise kann der Umlauf auf das erforderliche Minimum reduziert und der Einsatz durchgeführt werden. Für den Patienten bedeutet dies eine Zeitersparnis, da die Alternative zum luftgestützten Transport tagsüber aus einem Rettungswagen (RTW) und einer Fähre besteht, während außerhalb des Fährfahrplans nur der Seenotkreuzer zur Verfügung steht, was mit einem erheblichen Zeitaufwand verbunden ist.

61.1 Medizinische Ersteinschätzung und Erstmaßnahmen nach Eintreffen

Wie zuvor im Arzt-Arzt-Gespräch und mit der Leitstelle abgestimmt, wird der Zwischentransport von der Klinik zum Flugplatz durch die örtlich zuständige Leitstelle organisiert. Die etwa 30-minütige Anflugzeit des Hubschraubers auf die Insel wird hierfür genutzt. Kurze Zeit nach der Landung des Hubschraubers trifft der Patient im RTW ein. Notarzt und TC-HEMS des Hubschraubers betreten den RTW, um eine kurze Übergabe des Patienten mit der RTW-Besatzung und dem begleitenden Arzt aus der Klinik zu machen.

Bei der Übergabe wird nach dem sogenannten SINNHAFT-Schema (➤ Abb. 61.2) vorgegangen, damit eine strukturierte Informationsweitergabe

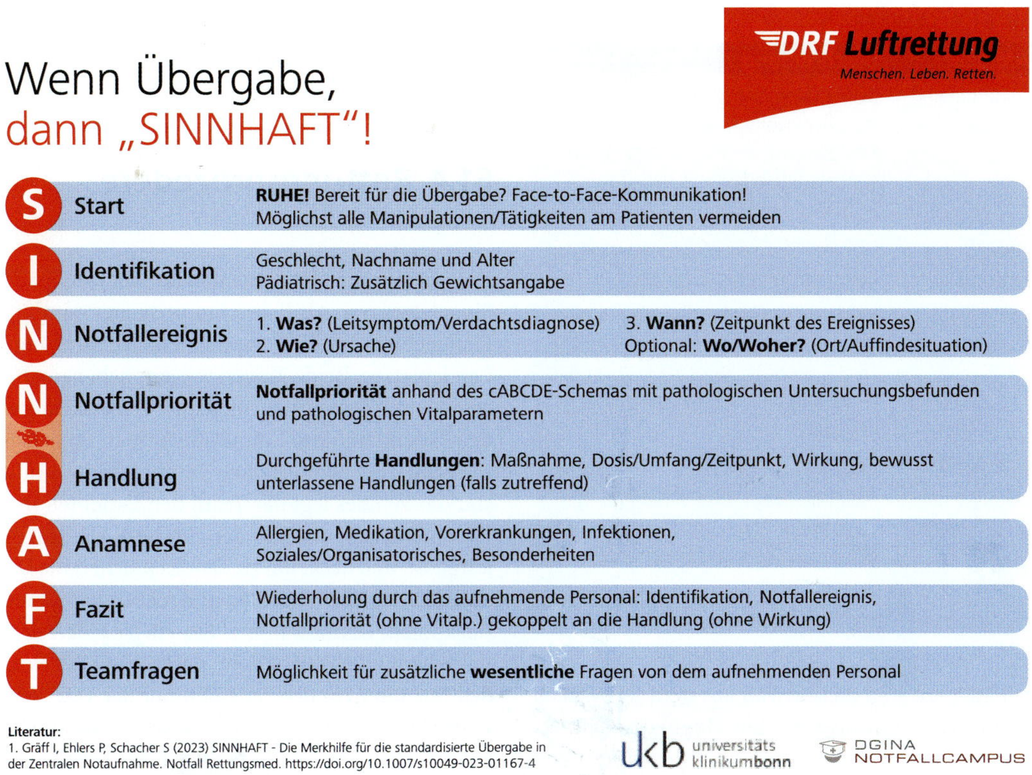
DRF Luftrettung
Menschen. Leben. Retten.
Wenn Übergabe, dann „SINNHAFT"!
S Start
RUHE! Bereit für die Übergabe? Face-to-Face-Kommunikation!
Möglichst alle Manipulationen/Tätigkeiten am Patienten vermeiden
I Identifikation
Geschlecht, Nachname und Alter
Pädiatrisch: Zusätzlich Gewichtsangabe
N Notfallereignis
1. Was? (Leitsymptom/Verdachtsdiagnose)
2. Wie? (Ursache)
3. Wann? (Zeitpunkt des Ereignisses)
Optional: Wo/Woher? (Ort/Auffindesituation)
N Notfallpriorität
Notfallpriorität anhand des cABCDE-Schemas mit pathologischen Untersuchungsbefunden und pathologischen Vitalparametern
H Handlung
Durchgeführte Handlungen: Maßnahme, Dosis/Umfang/Zeitpunkt, Wirkung, bewusst unterlassene Handlungen (falls zutreffend)
A Anamnese
Allergien, Medikation, Vorerkrankungen, Infektionen,
Soziales/Organisatorisches, Besonderheiten
F Fazit
Wiederholung durch das aufnehmende Personal: Identifikation, Notfallereignis,
Notfallpriorität (ohne Vitalp.) gekoppelt an die Handlung (ohne Wirkung)
T Teamfragen
Möglichkeit für zusätzliche wesentliche Fragen von dem aufnehmenden Personal
Literatur:
1. Gräff I, Ehlers P, Schacher S (2023) SINNHAFT - Die Merkhilfe für die standardisierte Übergabe in der Zentralen Notaufnahme. Notfall Rettungsmed. https://doi.org/10.1007/s10049-023-01167-4
ukb universitäts klinikumbonn
DGINA NOTFALLCAMPUS

Abb. 61.2 SINNHAFT-Schema [W946]

gesichert ist und möglichst keine Informationen verloren gehen. Gegenüber dem Arzt-Arzt-Gespräch hat sich der Patientenzustand nicht verändert. Der Patient wird als stabil und ohne weitere Maßnahmen transportfähig eingeschätzt (➤ Tab. 61.2).

VERDACHTSDIAGNOSE

Mittelschweres Schädel-Hirn-Trauma mit traumatischer Subarachnoidalblutung nach Fahrradsturz unter Antikoagulation im CCT gesichert.

61.2 Anamnese

Es handelt sich um einen Sekundärtransport eines bereits in der Notaufnahme eines erstbehandelnden Krankenhauses untersuchten und diagnostizierten Patienten. Die Anamnese wird erstmals im Arzt-Arzt-Gespräch übermittelt, das bereits vor dem Abflug an der Heimatstation geführt wurde. Bei der Übernahme

Tab. 61.2 xABCDE bei Übernahme des Patienten am Flugplatz

xABCDE	Beschreibung	Maßnahme
e**X**sanguination	Keine starken Blutungen nach außen sichtbar	–
Airway	Atemwege frei	–
Breathing	Normopnoe, SpO_2 von 96 % unter 2 l O_2 über Nasenbrille	Fortsetzung der bestehenden O_2-Insufflation
Circulation	Rekapillarisierungszeit < 2 s, tachykarder Sinusrhythmus mit 100 bpm, gut tastbarer Radialis-Puls, RR 160/95 mmHg	–
Disability	GCS 14, Sprache etwas verzögert, aber orientiert, bewegt Arme spontan seitengleich, Pupillen mittel und isokor	–
Exposure & **E**nvironment	Temperatur normwertig, 30° Oberkörper-Hochlage	–

Tab. 61.3 SAMPLER

SAMPLER	Beschreibung
Symptome und Befunde	Normopnoe, tachykarder Sinusrhythmus, hypertone Kreislaufsituation, Kopfplatzwunde links frontal, durch erstbehandelnde Klinik versorgt, GCS 14
Allergien	Unbekannt
Medikation	Candesartan und Apixaban
Patientenvorgeschichte	Bekannter arterieller Hypertonus und intermittierendes Vorhofflimmern; vor ca. 3,5 Stunden Sturz mit E-Bike ohne Helm, anschließend kurze Bewusstlosigkeit
Letzte Mahlzeit	Gegen 15.00 Uhr
Ereignisse direkt vor dem Notfall	Kontrolle über E-Bike verloren und bei starkem Wind und sandigem Untergrund ohne Fremdverschulden gestürzt
Risikofaktoren	Vorhofflimmern, arterieller Hypertonus

des Patienten – in diesem Fall aus dem RTW nach einem Zwischentransport zum Flugplatz der Insel – werden die Anamnese und die bisher bekannten Befunde noch einmal im kollegialen Gespräch wiederholt (➤ Tab. 61.3). Daneben werden die erhobenen Vitalparameter und deren Verlauf ausgetauscht und im Anschluss wird eine eigene Messung etabliert. Es folgt eine kurze Untersuchung des Patienten durch das übernehmende Team.

61.3 Medizinische Versorgung und Maßnahmen

In Licht und Wärme des RTW wechselt das Team das Monitoring und leitet das EKG, den Blutdruck und die Sauerstoffsättigung über das Gerät des Hubschraubers ab. Dabei werden die einzelnen Parameter nach dem MOVe-Schema so gewechselt, dass zu jeder Zeit eine minimale Überwachung der Parameter gegeben ist. Anschließend bereitet der Notarzt den Patienten mental auf den bevorstehenden Flug und die eingeschränkten Kommunikationsmöglichkeiten vor. Es wird sichergestellt, dass zwei peripher-venöse Zugänge vorhanden sind und über einen Zugang eine Vollelektrolytlösung läuft. Das Blutdruckintervall setzt das Team auf fünf Minuten.

61.4 Rettungsprozedere

Das Team lagert den Patienten auf dem Helipad des Flugplatzes um. Als Beleuchtung dienen nur die Außenleuchten des RTW und die Flurbeleuchtung des Landeplatzes. Beide Tragen werden nebeneinandergestellt, und gemeinsam mit der RTW-Besatzung wird der Patient auf dem Einmal-Bergetuch umgelagert. Aufgrund der winterlichen Temperaturen und des starken Windes legt das Team den Patienten in den Patiententransportsack, der auf der RTH-Trage befestigt ist, und deckt ihn zu. Der Sack sichert die Decke und die Arme des Patienten und schützt vor weiterem Auskühlen. Damit während des Fluges jederzeit eine Zuspritzmöglichkeit besteht, positioniert der Notarzt den rechten Arm des Patienten mit der 18G-Venenverweilkanüle auf dem Handrücken so, dass der Zugang jederzeit gut erreichbar bleibt. Anschließend lädt das Team den Patienten über die Clamshell-Door des Hubschraubers mithilfe der bordeigenen Fahrtrage ein. Im Hubschrauber bekommt er einen Gehörschutz. Abschließend überprüft der Notarzt Vitalparameter, Monitoring und die freie Funktion des Zugangs.

61.5 Zielklinik und Transport

Da es sich um einen Sekundärtransport eines Patienten handelt, der bereits in einem erstversorgenden Krankenhaus behandelt wurde, musste das abgebende Krankenhaus ein geeignetes weiterbehandelndes Krankenhaus finden und dessen Bereitschaft zur Übernahme des Patienten sicherstellen. Dabei handelt es sich um ein überregional zertifiziertes Traumazentrum, das in dieser Eigenschaft auch über eine Neurochirurgie sowie Intensivstationen verfügt. Die aufnehmende Klinik wird vor dem Abflug direkt durch das RTH-Team angerufen und die ungefähre Eintreffzeit in ca. 25 min angekündigt sowie die Alarmierung des Brandschutzes erbeten.

Da es sich um einen Nachtflug handelt, erübrigt sich die Frage, ob der TC-HEMS beim Notarzt in der Kabine Platz nimmt. In der Operation des eingesetzten Luftrettungsmittels wird im Nachtflug konstant mit einem zweiten Piloten, also insgesamt mit einer 4-Mann-Besatzung, geflogen. Dabei werden durch die Cockpitbesatzung sog. Restlichtverstärker eingesetzt, um die Sichtbedingungen und damit auch die Flugsicherheit zu verbessern. Notarzt und TC-HEMS überprüfen erneut gemeinsam den Patienten, kontrollieren dessen Vitalwerte und Instrumentierung und gehen eventuelle Zwischenfälle noch einmal durch. Danach beobachtet der TC-HEMS den Anlassvorgang, bevor die Maschine in den Nachthimmel aufsteigt. Für die rund 60-km-Strecke wird üblicherweise eine Flugzeit von etwa 15 min benötigt. Bei starkem Gegenwind am Einsatztag verlängert sich diese auf etwa 20 min.

Nach etwa 5 min bis dahin unauffälligen Transports zeigt der Patient einen tonisch-klonischen Krampfanfall und erbricht. Sofort öffnet der seitlich sitzende Notarzt den Patientensack und die Gurte und dreht den Patienten auf dessen rechte Seite. Der TC-HEMS bereitet den Beatmungsbeutel vor und schließt an die seitlich angebrachte tragbare Sauerstoffflasche ein Demand-Ventil an. Über Intercom erfolgt eine Information an die Cockpitbesatzung, dass sich in der Kabine ein medizinischer Zwischenfall ereignet hat. Notarzt und TC-HEMS tauschen rasch die Plätze, damit der Notarzt hinter dem Kopfende des Patienten zum Sitzen kommt. Während der TC-HEMS eine Notfallnarkose und Intubation vorbereitet, saugt der Notarzt mit einem starren Sauger Erbrochenes aus dem Mund-Rachen-Raum des Patienten und hält die Atemwege frei. Bei etwa 80 kg Körpergewicht des Patienten werden für die Narkose 100 mg Rocuronium und 250 mg Esketamin vorbereitet.

Standardmäßig werden auf dem Hubschrauber ein Videolaryngoskop mit einem Macintosh-Spatel sowie ein Intubationsstab für den ersten Intubationsversuch verwendet. Nachdem alle Vorbereitungen abgeschlossen sind, erfolgt ein kurzes Team-Time-out, währenddessen das vorbereitete Material sowie das weitere Vorgehen kurz besprochen werden. Zur Narkoseeinleitung werden in kurzer Folge 100 mg Esketamin und 100 mg Rocuronium appliziert. Im Anschluss erfolgt die komplikationslose Atemwegssicherung unter Anwendung des sogenannten SALAD-Manövers, bei dem zunächst der Mund-Rachen-Raum mit dem starren Sauger freigesaugt wird und im nächsten Schritt die Videolaryngoskopie erfolgt.
Das Team stimmt sich kurz darüber ab, ob das Ziel in ein nahegelegenes Regionalkrankenhaus geändert oder der Flug wie geplant fortgesetzt werden soll. Gemeinsam entscheidet es sich für eine Fortsetzung des Fluges und ein Beibehalten des Transportziels, da das nahegelegene Krankenhaus zwar eine Intensivstation, nicht aber eine Neurochirurgie hat. Zudem ist um diese Uhrzeit mit einem Vorlauf für eine Übernahme zu rechnen, der dann keinen zeitlichen Vorteil mehr gegenüber dem initialen Zielkrankenhaus hat.

Nach der erfolgten Intubation wird noch einmal der Atemweg durch den Tubus tief endotracheal abgesaugt. Dabei ist wenig Erbrochenes zu bergen. Der TC-HEMS verkürzt das Blutdruckintervall auf drei Minuten und überprüft noch einmal alle Vitalparameter. Die Beatmung erfolgt mit dem vorgehaltenen Intensivbeatmungsgerät druckkontrolliert mit einem PEEP von 5 und einem Inspirationsdruck von 20. Initial wird der FiO_2 auf 1,0 gestellt. Erfreulicherweise kam es während des Krampfanfalls und der Atemwegssicherung lediglich zu einem vorübergehenden Sättigungsabfall mit einem Minimalwert von 80 %. Unter der angelegten Beatmung steigt die Sauerstoffsättigung rasch wieder auf 98 %, sodass der FiO_2 schrittweise gesenkt werden kann. Die Narkose wird bolusweise durch Gaben von Esketamin und Midazolam aufrechterhalten. Insgesamt bleiben die Vitalparameter des Patienten stabil; jedoch zeigt die neuerliche Untersuchung der Pupillen, dass inzwischen eine Anisokorie besteht, bei der die rechte Pupille größer ist als die linke.

Die Leitstelle informiert das aufnehmende Haus, dass der Patient zwischenzeitlich intubiert werden musste. Der Flug kann ohne weitere Komplikationen fortgesetzt werden und es erfolgt die Übergabe des kreislaufstabilen Patienten im Schockraum des Zielkrankenhauses.

61.6 Klinischer Verlauf

In der unmittelbar nach Übernahme im Schockraum durchgeführten CCT-Untersuchung zeigen sich eine Contre-Coup-Blutung und eine Hirnschwellung. Dabei sind die Liquorräume verkleinert und die Mittellinie leicht verlagert. Der Patient wird direkt in den OP übernommen und neurochirurgisch versorgt.

61.7 TOPS & FLOPS

Im Anschluss an die Übergabe, nachdem die Einsatzbereitschaft wiederhergestellt wurde, erfolgt ein Debriefing im gesamten Hubschrauberteam.

TOP: Positiv bewertet wird die insgesamt gute Zusammenarbeit im RTH-Team sowie mit dem übergebenden Team des bodengebundenen Rettungsdienstes und des abgebenden Krankenhauses. Als Alternative zum nächtlichen Hubschraubertransport wäre lediglich ein langwieriger Transfer mit dem Seenotkreuzer und anschließendem Landweg möglich. Daher wird bei eingeschränkten Wetterverhältnissen gelegentlich der Kompromiss gewählt, den Patienten während des Hubschrauberanflugs durch den bodengebundenen Rettungsdienst zum Flugplatz zu bringen. Dies führt zu einer weniger übersichtlichen Übergabesituation als bei einer Übergabe im beleuchteten und geschützten Umfeld des Krankenhauses.

FLOP: Auch wenn eine Vigilanzminderung infolge einer traumatischen Hirnblutung eine typische Komplikation sein kann, bleibt deren Eintrittswahrscheinlichkeit schwer abschätzbar. Dennoch hätte durch die Vorbereitung von Medikamenten für Notfallnarkose und Kreislaufstabilisierung sowie eines geeigneten Tubus etwas Zeit in der akuten Situation eingespart werden können.

MERKE

Medizinische Komplikationen können im Rahmen eines luftgestützten Patiententransports ebenso wie im bodengebundenen Rettungsdienst jederzeit auftreten. Insbesondere bei Nachtflügen und Flügen über See, bei denen eine Zwischenlandung nicht oder nur stark verzögert möglich ist, müssen realistische Komplikationen vorab antizipiert und geeignete Gegenmaßnahmen vorbereitet werden. Vor dem Abflug empfiehlt es sich, die Vitalwerte und die Instrumentierung des Patienten erneut zu überprüfen sowie Medikamente, Beatmungsbeutel und Sauerstoff griffbereit bereitzulegen. Im interprofessionellen Team sollte außerdem gemeinsam abgestimmt werden, wo der TC-HEMS während des Transports sitzt, damit im Falle einer Komplikation ausreichend Personal für notwendige Maßnahmen bereitsteht. Es ist daher ratsam, entsprechende Checklisten vorzuhalten und diese sowie typische Szenarien regelmäßig im Team zu trainieren.

Was wäre, wenn …

- … der Patient bereits bei der Übernahme stärker vigilanzgemindert gewesen wäre?
  Da die Möglichkeiten für medizinische Interventionen innerhalb der Hubschrauberkabine abhängig vom Flugmuster begrenzt sind, sollte sorgfältig abgewogen werden, welche Maßnahmen bereits vor dem Abflug durchgeführt werden sollten. Insbesondere bei relevanter Vigilanzminderung ist es sinnvoll, eine Narkoseeinleitung und Atemwegssicherung – idealerweise bereits im abgebenden Krankenhaus – frühzeitig zu prüfen und im Team zu diskutieren.
- … der Patient im Flug reanimationspflichtig geworden wäre?
  Während eine Narkoseinduktion und Intubation im Flug zwar nicht ideal, aber möglich sind, ist eine manuelle Reanimation nur eingeschränkt durchführbar. Es empfiehlt sich daher, Defibrillationselektroden und eine mechanische Reanimationshilfe – wenn verfügbar – bereits vor dem Abflug außerhalb des Hubschraubers anzulegen, damit beide bei Bedarf sofort einsatzbereit sind. Falls dies versäumt wird, sollte im Einzelfall eine Zwischenlandung erwogen werden, die nachts jedoch mehrere Minuten Vorbereitung erfordern kann.
- … das geeignete Zielkrankenhaus aufgrund der Wetterbedingungen nicht erreichbar ist?
  Bei Sekundärtransporten von Inseln sollte stets sorgfältig abgewogen werden, welche Alternativen für die Weiterbehandlung des Patienten bestehen. Häufig sind die Krankenhäuser auf den Inseln, sofern sie einen Transport anfordern, nicht für die fortgesetzte Versorgung des Patien-

ten ausgestattet. Ein Transfer zum Festland ist daher oft die einzige lebensrettende Option. Der Lufttransport bietet mit Abstand die schnellste und gerade nachts häufig die einzige Alternative, da beispielsweise bei Niedrigwasser ein Schiffstransport nicht jederzeit möglich ist. Es kann daher sinnvoll sein, den Patienten zumindest ans Festland zu bringen und von dort den weiteren Transport in einem Rettungswagen zu begleiten.

Zusammenfassung

- Auch der Sekundärtransport eines vermeintlich stabilen Patienten kann mit Komplikationen einhergehen.
- Das Arzt-Arzt-Gespräch und die sorgfältige, strukturierte Übernahme nach dem SINNHAFT-Schema können Mittel sein, Komplikationen zu vermeiden.
- Im Fall einer Komplikation bedarf es zu deren Beherrschung einer klaren interprofessionellen Kommunikation unter Einbindung aller Beteiligten.
- Es ist sinnvoll, für die Beherrschung medizinischer Komplikationen eine geeignete Checkliste vorzuhalten und diese sowie die erforderlichen Handgriffe regelmäßig im Team zu trainieren.
- Eine Zwischenlandung an einem anderen Krankenhaus kann eine Alternative darstellen, sie ist aber sorgfältig abzuwägen, da sie mit einer eingeschränkten und auch verzögerten Versorgung des Patienten verbunden sein kann.

LITERATUR

Akademie der Unfallchirurgie GmbH (AUC). TraumaNetzwerk DGU. Aus: https://map.traumaportal-dgu.de/ (letzter Zugriff: 30. Oktober 2025)

Gräff I, Ehlers P, Schacher S. SINNHAFT – die Merkhilfe für die standardisierte Übergabe in der zentralen Notaufnahme. Notfall Rettungsmed. 2024; 27: 19–24.

Lin LW, Huang CC, Ong JR et al. The suction-assisted laryngoscopy assisted decontamination technique toward successful intubation during massive vomiting simulation: A pilot before-after study. Medicine (Baltimore). 2019; 98(46): e17898.

Reifferscheid F. Der arztbegleitete Intensivtransport. Notfallmedizin up2date. 2013; 8(2): 109–122.

Register

Abbildungsnachweis

Der Verweis auf die jeweilige Abbildungsquelle befindet sich bei allen Abbildungen im Werk am Ende des Legendentextes in eckigen Klammern.

F781-036	Lott C, Truhlář A, Alfonzo A et al. Kreislaufstillstand unter besonderen Umständen: Leitlinien des European Resuscitation Council 2021 [Cardiac arrest under special circumstances]. Notf Rett Med. 2021;24(4):447-523.
F781-058	Lott C. Kreislaufstillstand unter besonderen Umständen bei Erwachsenen. Notfall Rettungsmed (2025). https://doi.org/10.1007/s10049-025-01647-9
G1513	Verlagsgesellschaft Stumpf & Kossendey mbH, Redaktion Rettungsdienst, Edewecht
K444	Philip Bockshammer, pb_helimedia
L141	Stefan Elsberger, Planegg
L143	Heike Hübner, Berlin
M1692	Bernd Lang, Wien (A)
M1693	Dr. Reinhard Doppler, Aigen im Ennstal (CH)
M1694	Maria Elisabeth Mair, Tscherms (IT)
M1695	Dr. med. Philipp Venetz, Bern (CH)
M1696	Dr. med. Marius Forster, Oberstaufen
M1697	Riccardo Muster, Zürich (CH)
M1698	Univ. Prof. Dr. Wolfgang Voelckel, Salzburg (A)
M1699	Philipp Lex, Haar
M1700	Tobias Barnstorf, Mammendorf
M1701	Dr. med. Martin Schiffarth, Adenau
M1702	Dr. med. Elisabeth Weichselberger, Hart i. Zillertal (A)
M1703	Dr. med. Mathias Schmid, Sauerlach
M1704	PD Dr. med. Markus Stuhr, Hamburg
M1705	PD Dr. med. Roman Lukas, Münster
M1706	Dr. med. Julian Wehrle, Suhr (CH)
M1707	PD Dr. med. Jürgen Knapp, Schwyz (CH)
M1708	Dr. med. Arne Fleischhacker, Hamburg
M1709	Mattia Corti, Bulle (CH)
M1710	Peter Christian Müller, Samedan (CH)
M1711	Anna Giulia Brunello, Rhäzüns (CH)
M1712	Florian Weichselberger, Schwendau (A)
M1713	Michael Rosner, Waldreichs (A)
M1714	Dr. med. Johannes Moeckel, Güttingen (CH)
M1715	Simon Ilger, Sylt
M1716	Dr. med. Roland Albrecht, St. Gallen (CH)
M1717	David Schurter, Maur (CH)
M1718	Dr. med. Florian Reifferscheid, Kiel
M1719	Niklas Meyer, Herschbach
M1720	Chadlia Wilms, Koblenz
M1721	Dr. med. Luca Moroder, Bozen (IT)
O768	Jürgen Salutt, Lana (IT)
O769	Sigmund Edda, Luttach (IT)
O770	Ignaz Niedermann, Oberbüren (CH)
O771	Cyrill Inauen, Appenzell (CH)
O772	Lena Stenger, Hohenleimbach
O773	Michi Nellen, Blatten
O774	Thomas Salzmann, Termen
O775	Jeanne Picart, Wallis (CH)
O776	Stefan Siegrist, Base Rega Ticino Airport, Gordola (CH)
O777	Marco Salis, Pontresina (CH)
O778	Marcel Schenk, Pontresina (CH)
O779	Florian Weidenbach, Nürburg
O780	Adam Holzknecht, St. Ulrich i. Gröden (IT)
O781	P. Mazzalai (Bergrettung)
T1398	Dr. med. Joachim Koppenberg, Scuol (CH)
T1608	Radiologie des Brüderkrankenhauses Trier
V817	InPASS – Institut für Patientensicherheit und Teamtraining GmbH
V1087	Kantonspolizei Appenzell Ausserhoden, Herisau (CH)
V1088	3D RealityMaps GmbH, München
V1089	Bundesamt für Meteorologie und Klimatologie MeteoSchweiz, Zürich (CH)
W161-003	ADAC Luftrettung gGmbH, Weßling
W946	DRF Stiftung Luftrettung gemeinnützige AG, Filderstadt
W957-001	Berufsfeuerwehr München, Pressestelle
W1385	Schweizerische Rettungsflugwacht Rega, Zürich (CH)
W1386	Northern Helicopter GmbH (NHC), Emden
W1386-001	Andreas Weiß, Freelancer Northern Helicopter, Rastede
W1387	SAFEROPE ENGENEERING, Groß Pankow
W1388	Dr. Olivia Veit, EKRM- Schweizerisches Expertenkomitee für Reisemedizin/ Prof. Bernhard Fleischer, DTG-Deutsche Gesellschaft für Tropenmedizin, Reisemedizin und Globale Gesundheit e.V., Hamburg
W1389	Air Glaciers AG Sion (CH)
W1390	Ärztlicher Leiter Rettungsdienst des Landes Tirol (ÄLRD-Tirol), Innsbruck
W1391	Bergwacht Allgäu, Immenstadt
X425	Bundesamt für Landestopografie swisstopo, Wabern (CH)